U1075615

江苏卫生年鉴(2004)卷

荣获首届中国地方志年鉴一等奖

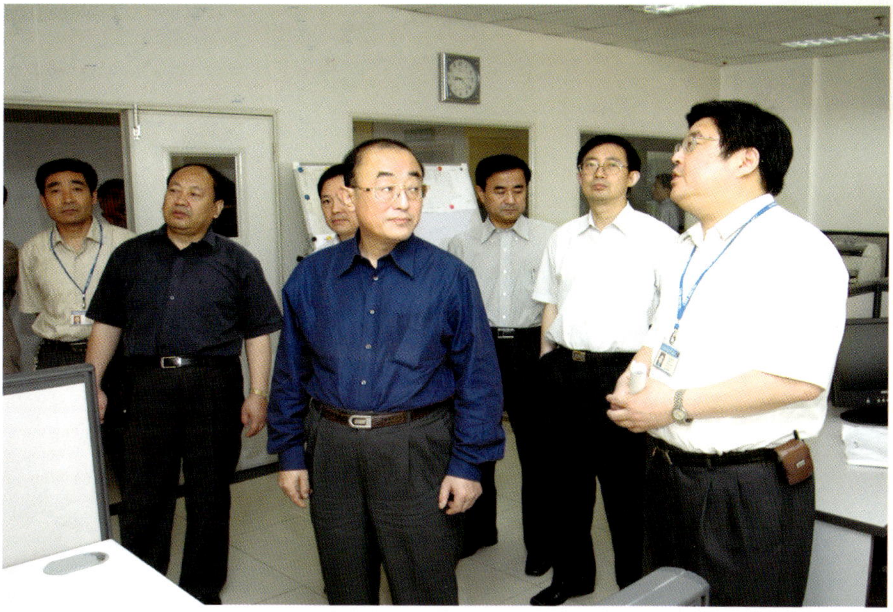

卫生部党组书记、常务副部长高强视察江苏省疾病预防控制中心和省卫生监督所

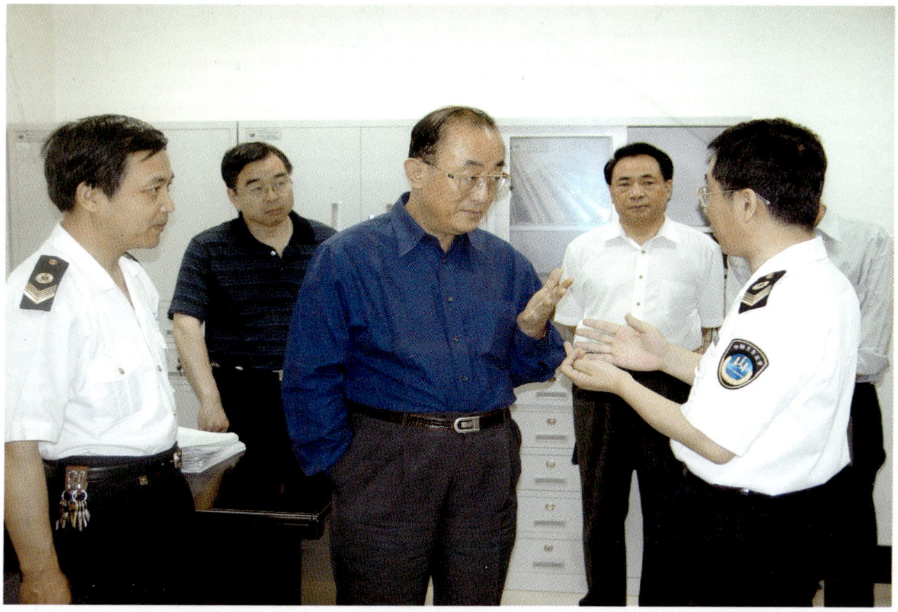

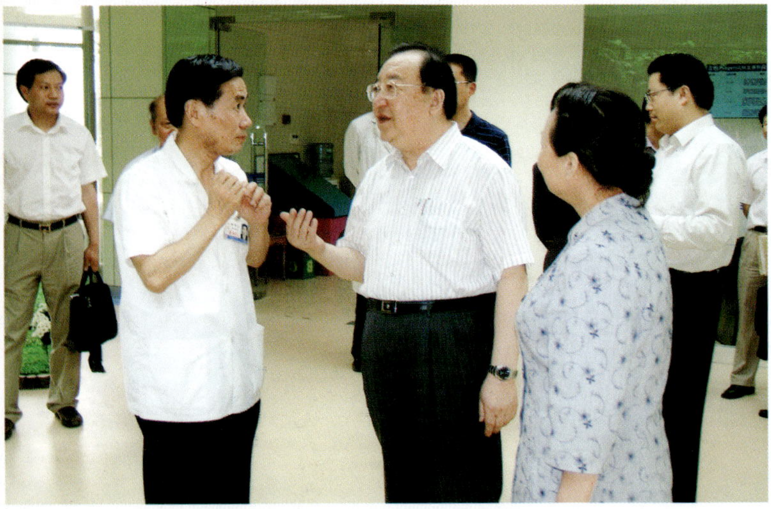

卫生部副部长朱庆生视察苏州市医疗卫生工作

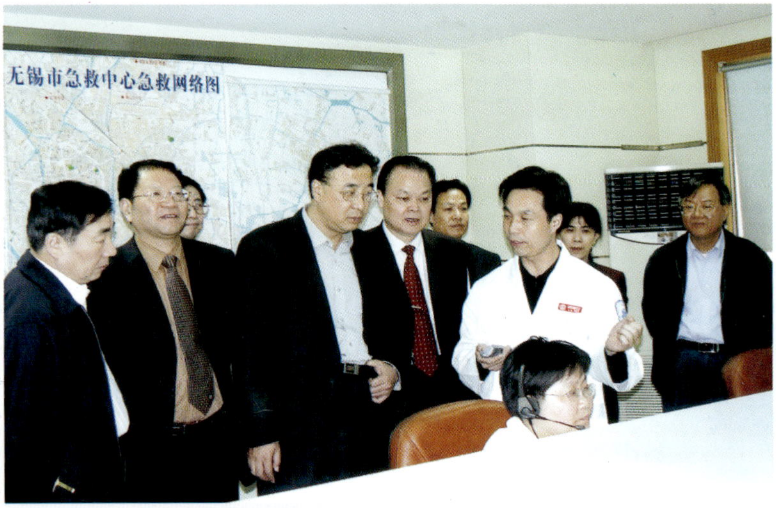

卫生部副部长马晓伟在无锡调研

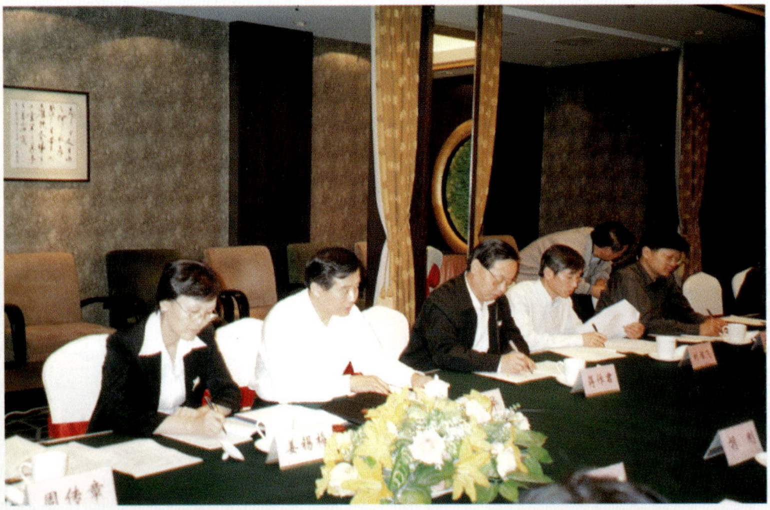

卫生部副部长蒋作君在江苏调研卫生改革情况

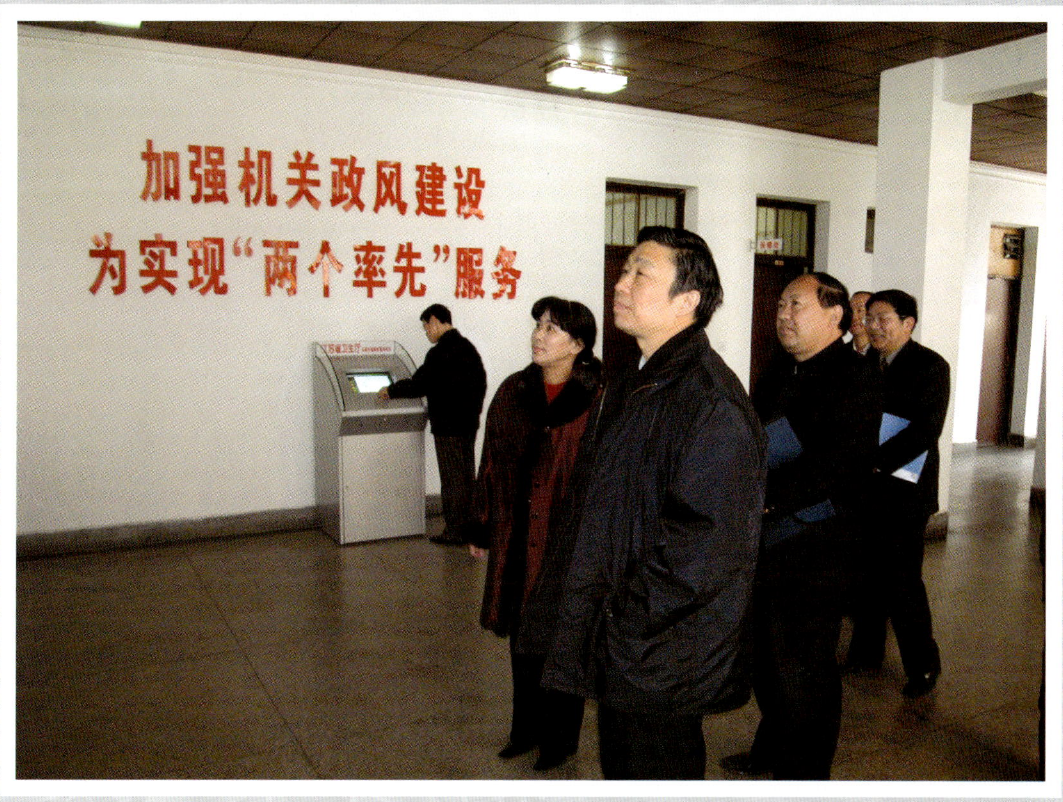

省委书记李源潮在省卫生厅检查机关作风建设，厅长周珉、副厅长唐维新、吴坤平陪同

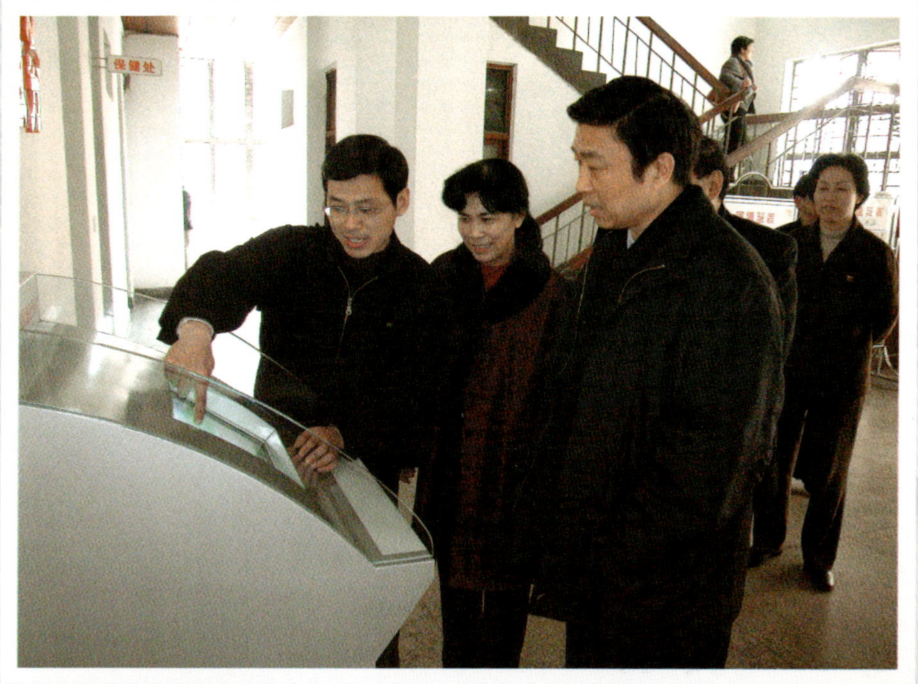

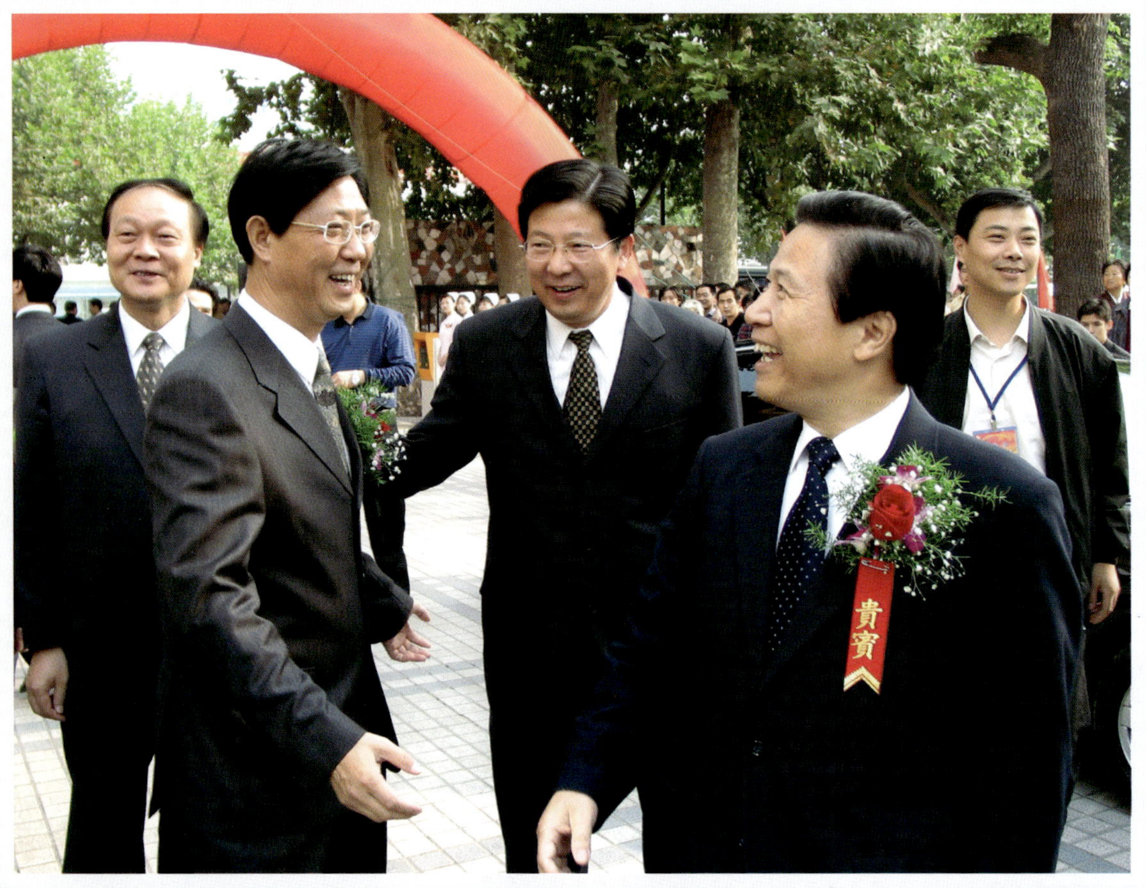

省长梁保华视察省中医院

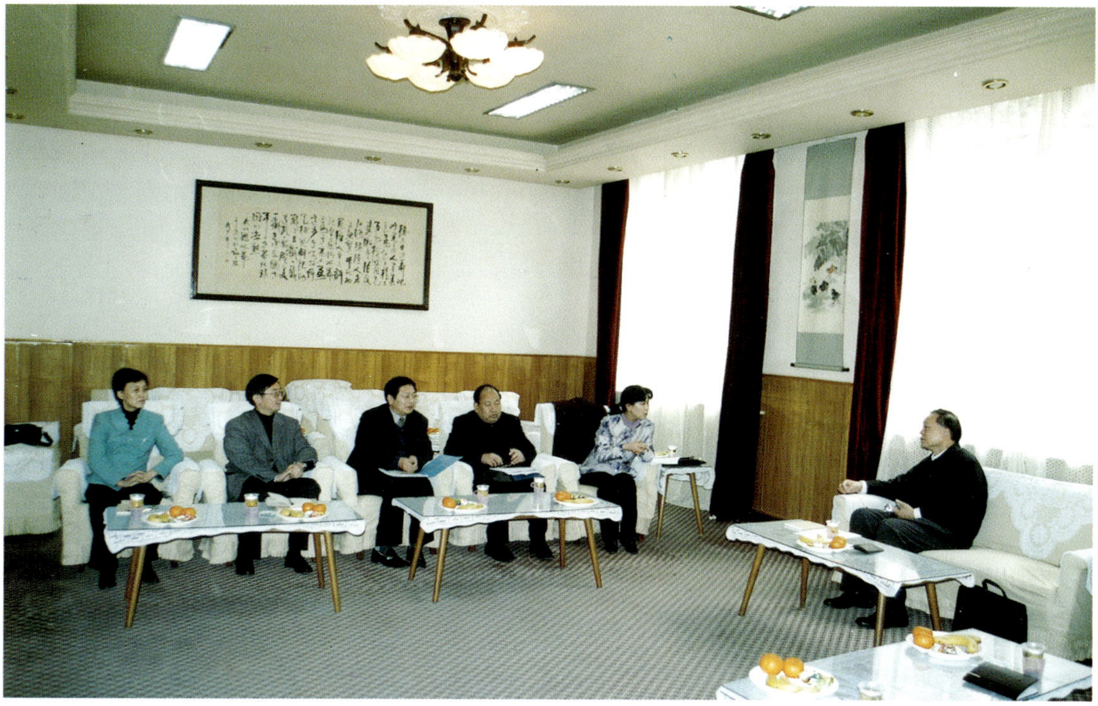

副省长王湛到省卫生厅研究工作，厅长周珉，副厅长唐维新、吴坤平、黄祖瑚、姜锡梅参加

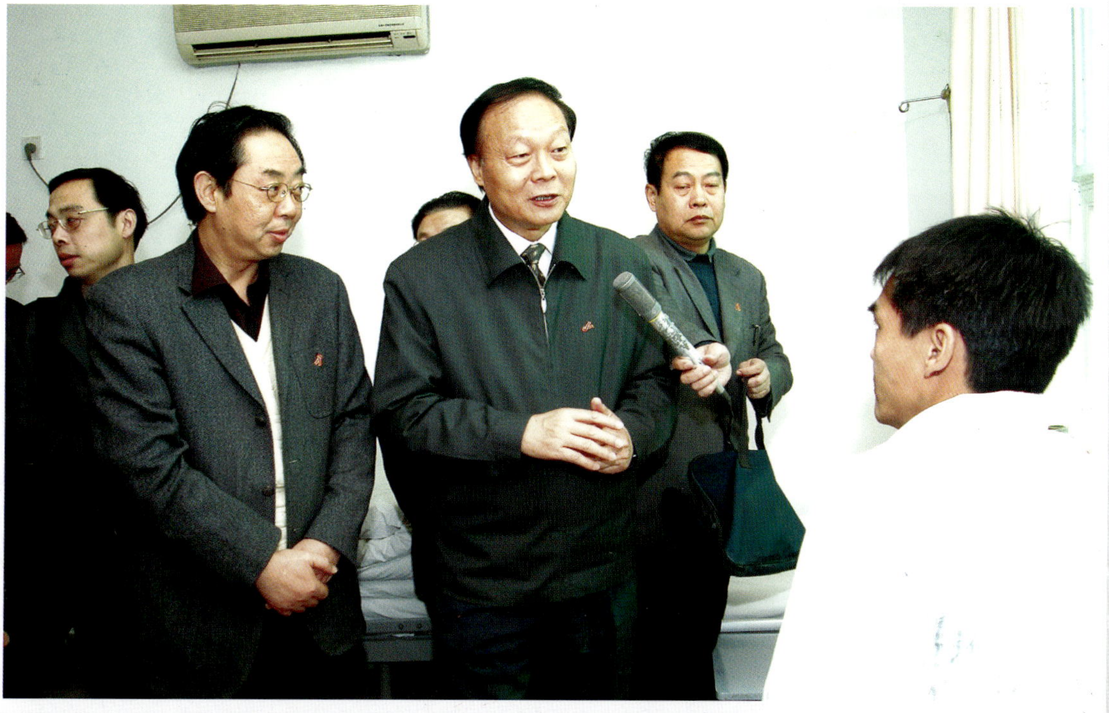

副省长王湛在南京市第二医院看望正在接受治疗的艾滋病患者

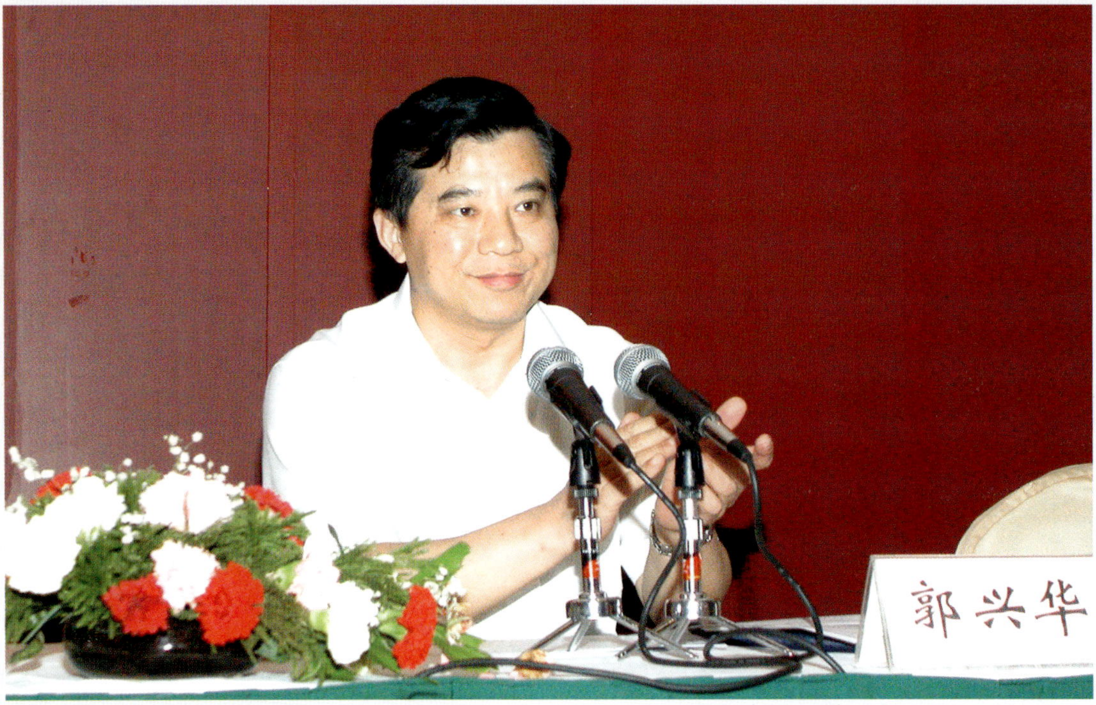

厅长郭兴华在全省卫生系统办公室工作会议上讲话

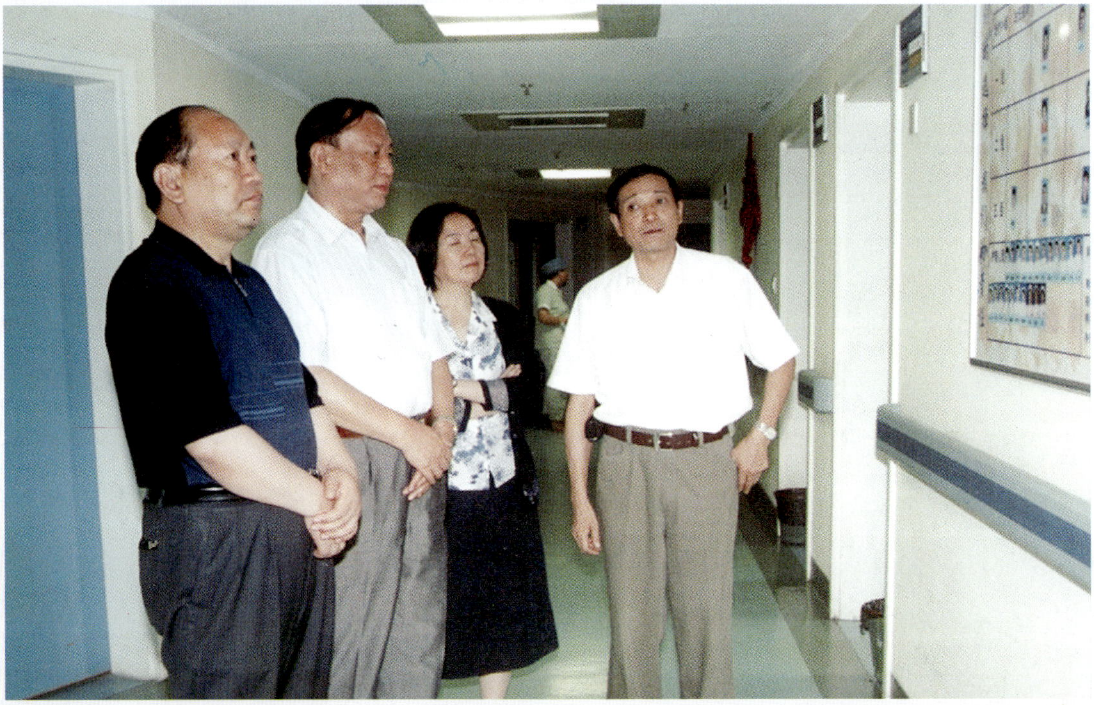

副厅长唐维新在苏州大学附属第一医院检查工作

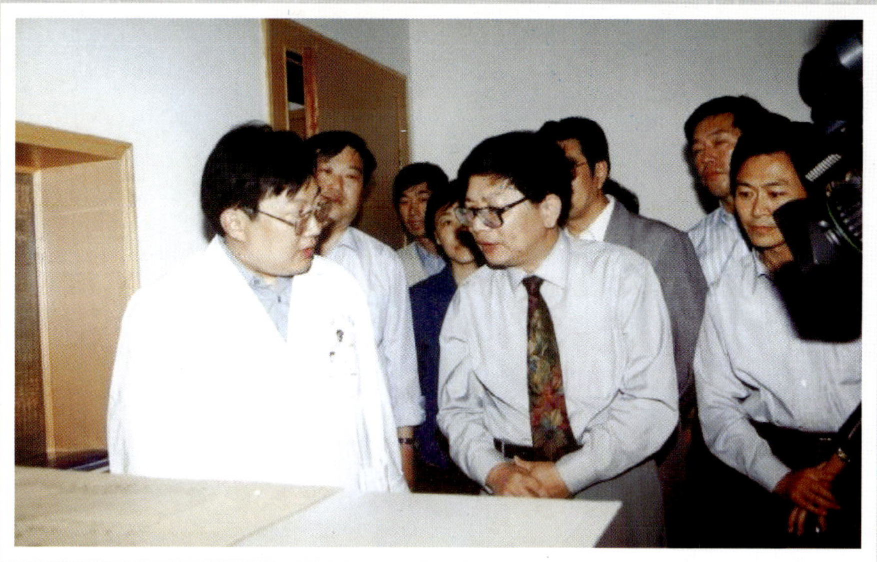

副厅长吴坤平在射阳县中医院调研农村中医工作

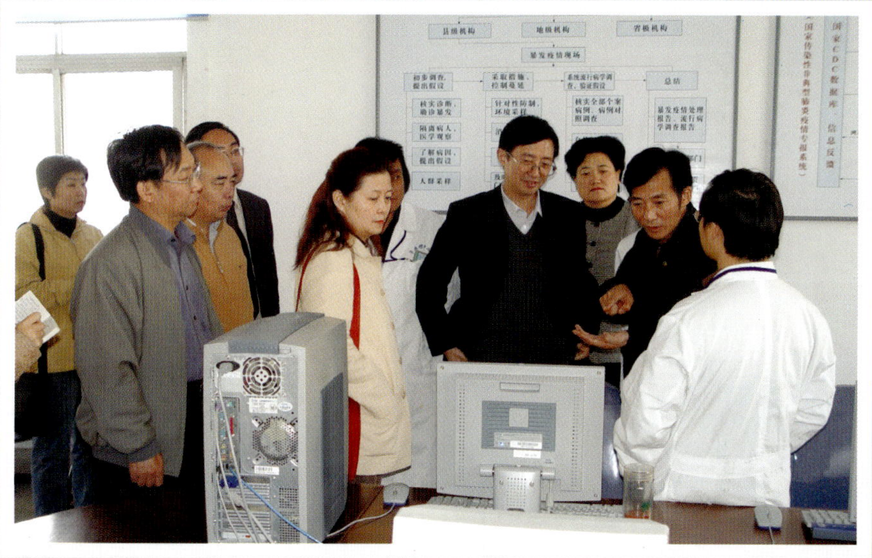

副厅长黄祖瑚在基层督查卫生防病

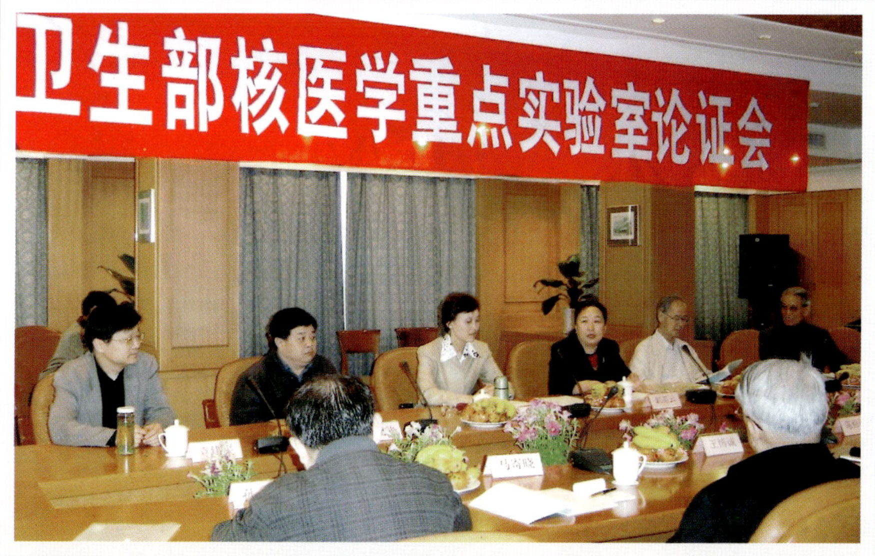

副厅长姜锡梅参加江苏省原子医学研究所卫生部核医学重点实验室论证会

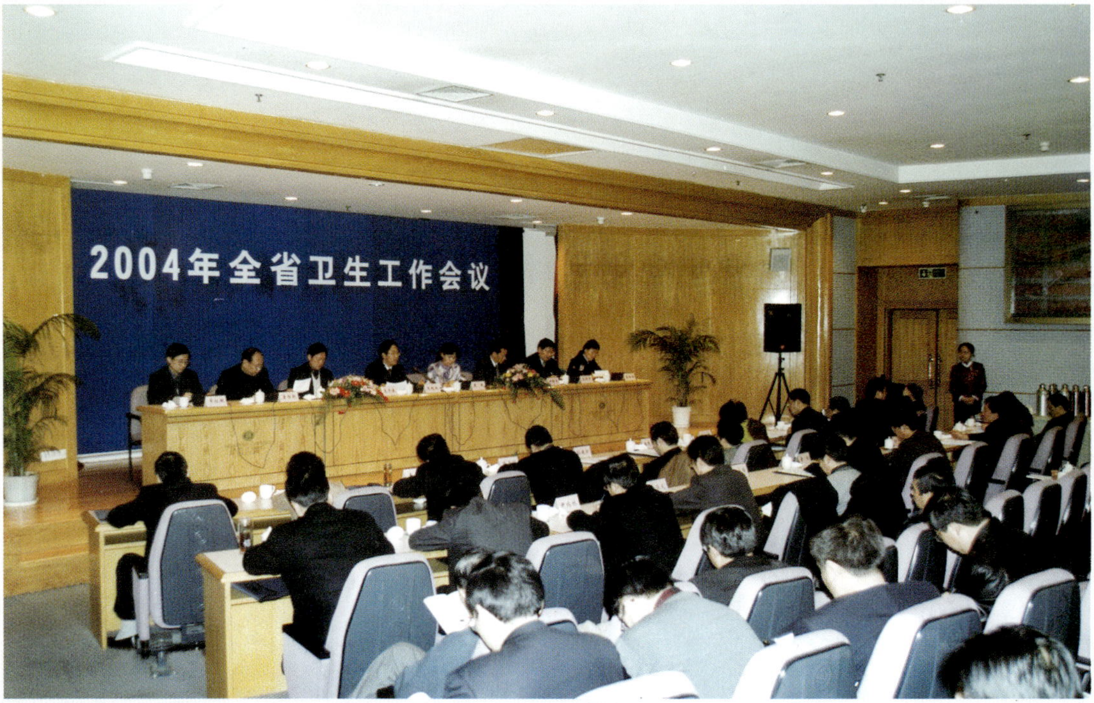

2004 年全省卫生工作会议在南京召开

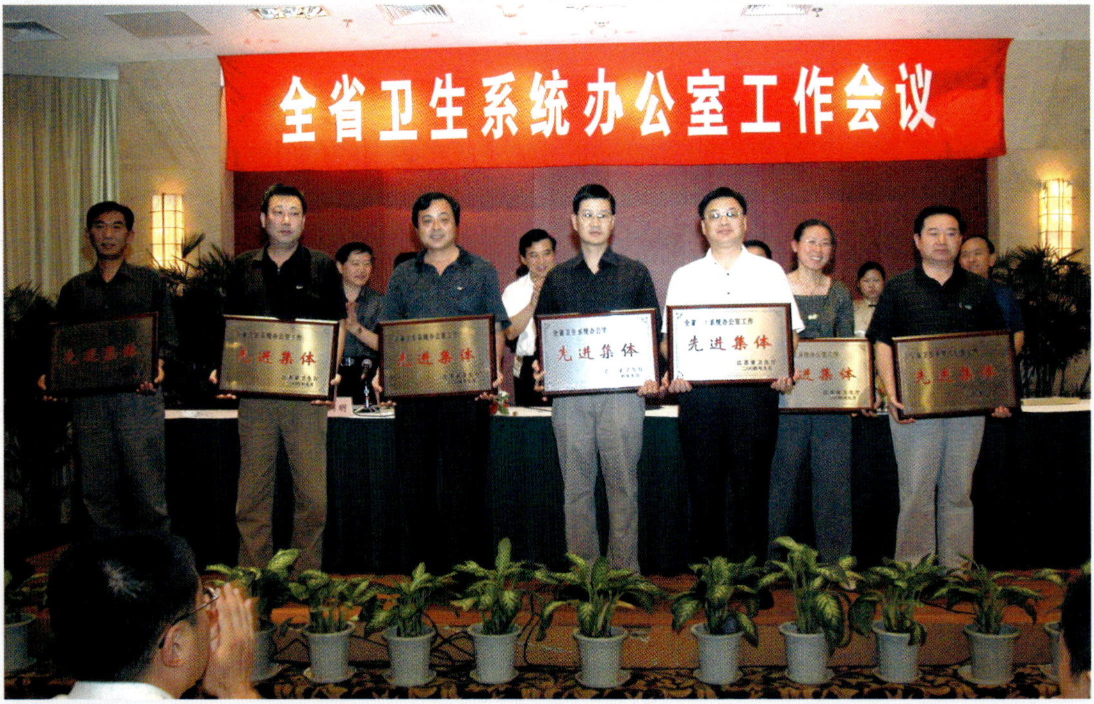

省卫生厅在南京召开全省卫生系统办公室工作会议，会上为办公室工作先进集体和先进个人颁奖

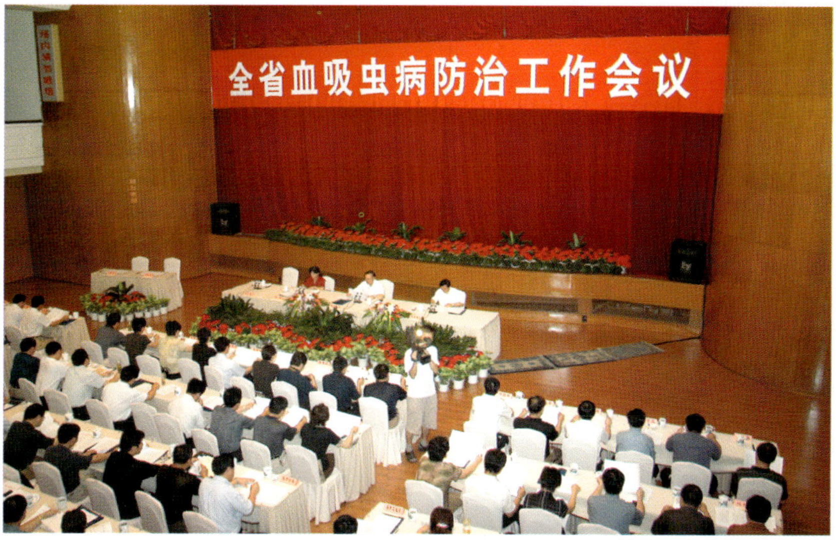

省政府在南京召开全省血吸虫病防治工作会议

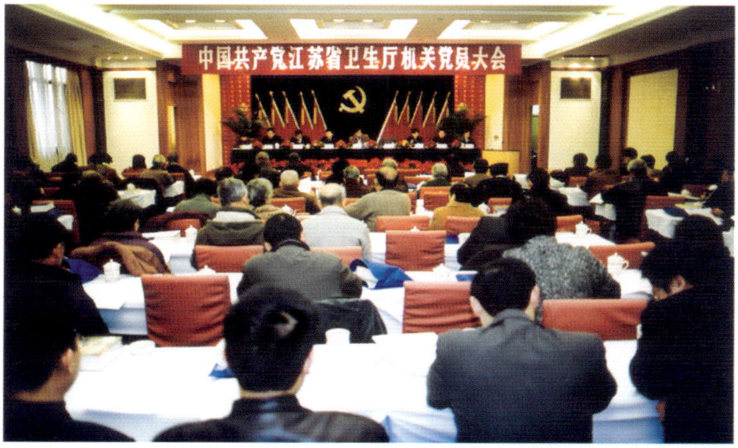

省卫生厅机关党员大会

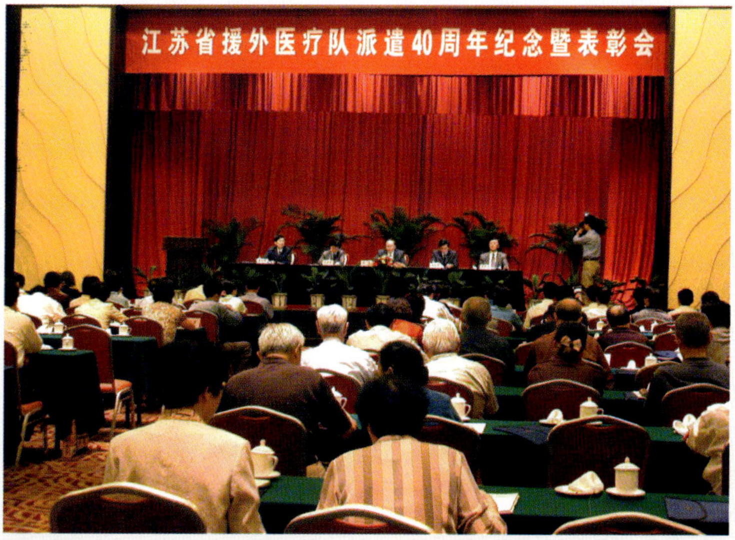

省政府召开江苏省援外医疗队派遣40周年纪念暨表彰会

OTC

经前保安宁 天天好心情

经前平颗粒

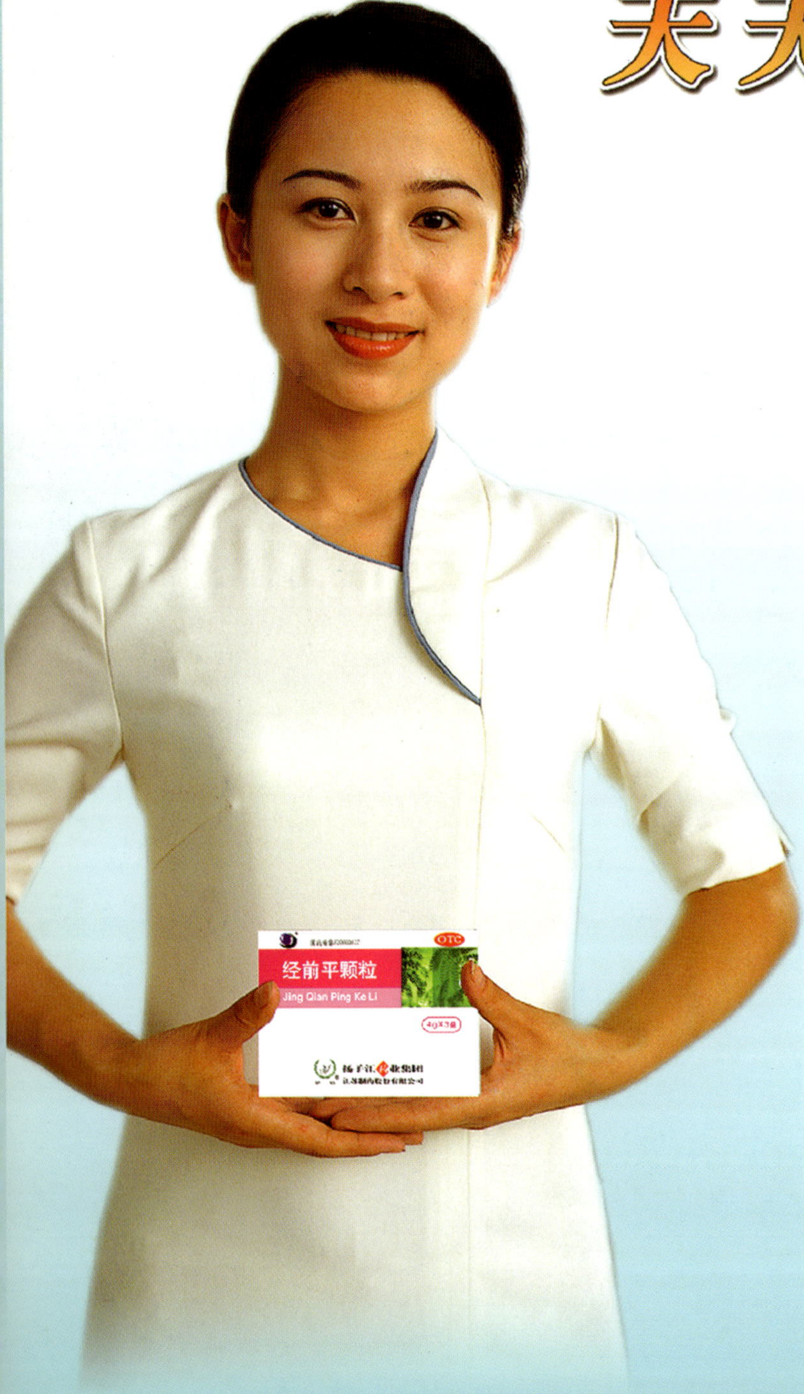

什么是经前期综合征

多数人认为这是一种生理现象，过了这一阶段就好了，其实这是一种发病率很高的疾病——经前期综合征。经前期综合征是由于月经来潮前体内雌激素、孕激素水平的平衡失调而引起并导致电解质平衡紊乱而出现的一系列症状。时间长了，严重影响身体机能，并导致其他疾病，因此，及时治疗这一疾病是很重要的。

治疗“经前期综合征“的药物

经前期综合征发病率很高，经前平颗粒即是针对经前期综合征而研制的新药，它能很好地纠正经前期综合征引起的体内病理改变，帮助女性平稳、舒适地度过经前及月经期，提高生活与工作的质量。

扬子江药业集团
江苏制药股份有限公司

请按说明书使用或在药师指导下购买和使用
禁忌症：孕妇忌服；其它详见说明书。
国药准字Z20000127

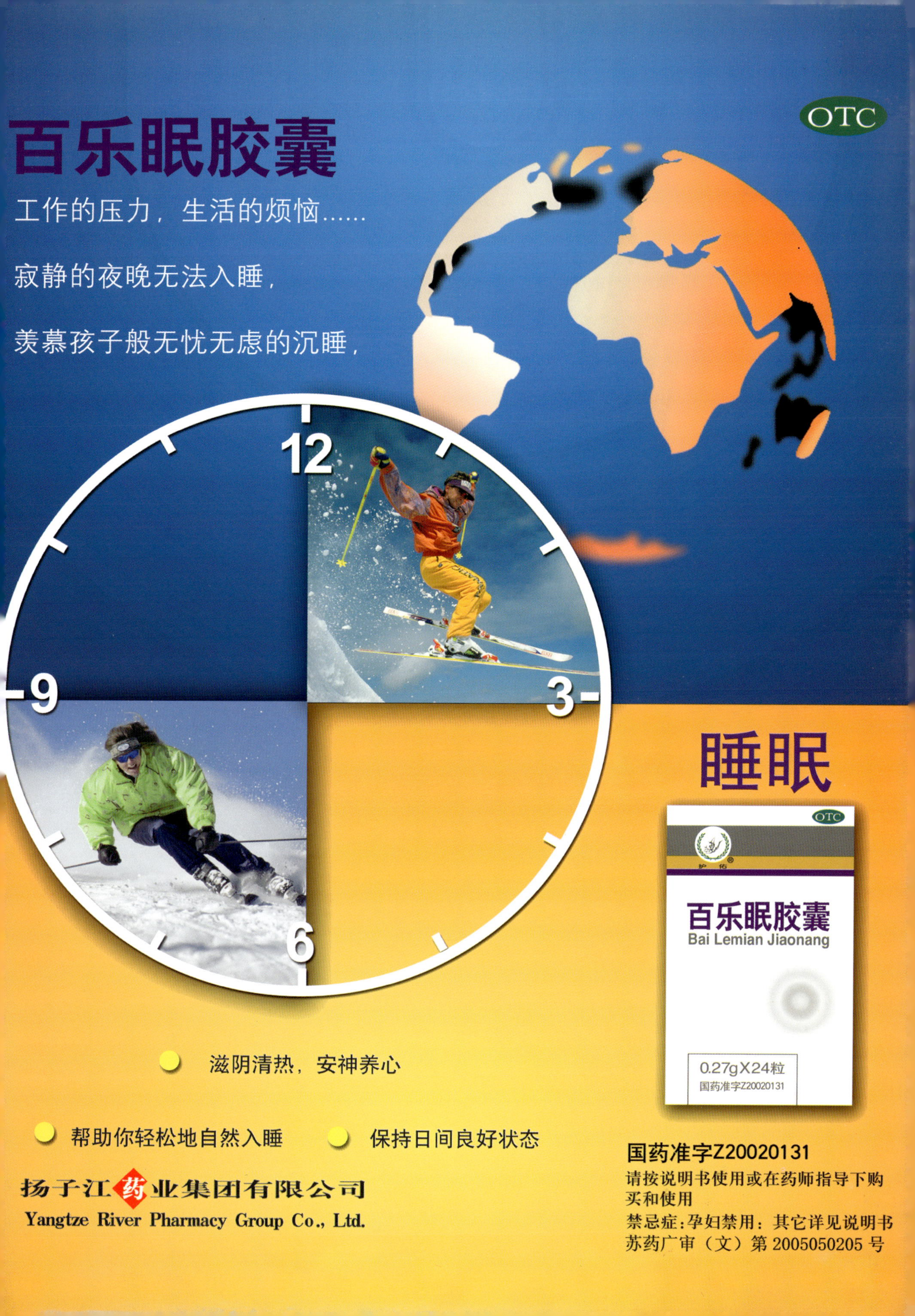
OTC
百乐眠胶囊
工作的压力，生活的烦恼……
寂静的夜晚无法入睡，
羡慕孩子般无忧无虑的沉睡，
12
3
6
9
睡眠
OTC
百乐眠胶囊
Bai Lemian Jiaonang
0.27gX24粒
国药准字Z20020131
滋阴清热，安神养心
帮助你轻松地自然入睡
保持日间良好状态
扬子江药业集团有限公司
Yangtze River Pharmacy Group Co., Ltd.
国药准字Z20020131
请按说明书使用或在药师指导下购买和使用
禁忌症：孕妇禁用；其它详见说明书
苏药广审（文）第2005050205号

江苏省人民医院
Jiangsu Province Hospital

2004. 南京医科大学第一附属医院
The First Affiliated Hospital with Nanjing Medical University

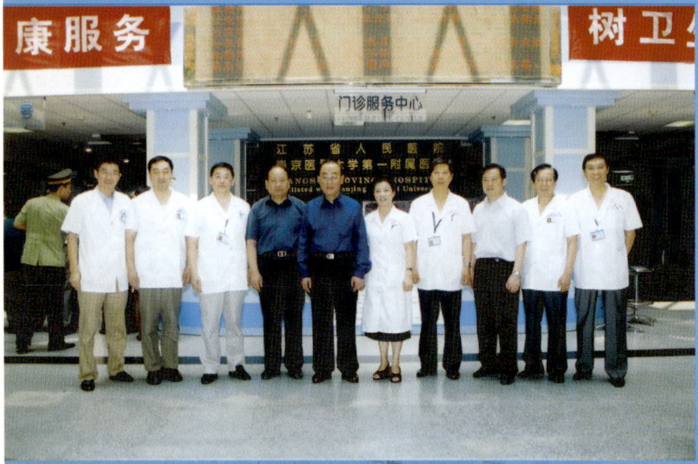

■ 卫生部常务副部长高强等视察江苏省人民医院与院领导班子合影

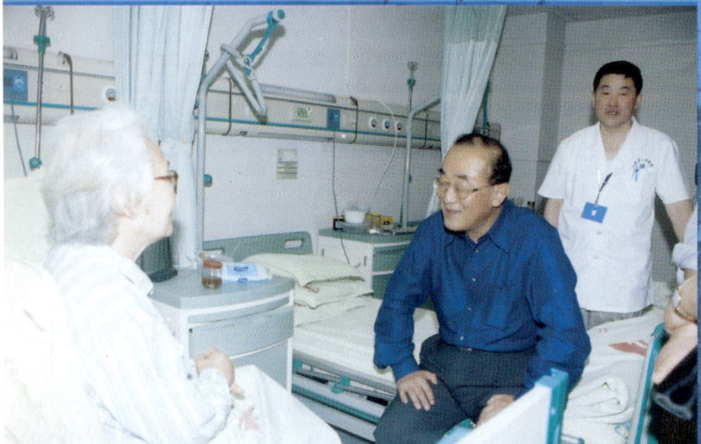

■ 卫生部常务副部长高强视察江苏省人民医院国际骨关节病中心

2004年江苏省人民医院围绕创建本现代化医院，以科学发展观为指导，落以人为本的观念，以争取病人对医院的务、技术和环境三满意为目标，积极探索实践人性化服务的新模式，通过创新不提高医疗技术水平，努力营造温馨的就环境，各项工作取得显著进步，顺利通过省卫生厅的评审，成为首批基本现代化院，医院的社会效益和经济效益迈上了个新台阶。

2004年，医院门急诊达189万人次继续居全省各医院之首，住院病人3.6人次，手术2.2万台次；获各类科研项185项，其中国家自然科学基金13项；获类科研项目经费1406万，135学科和人建设经费1500万元；获各类科研成果33项，其中国家科技进步二等奖2项，中医学二等奖2项；发表学术论文942篇。脏科在省135重点学科考核评估中位居省总分第一；肝脏移植中心主任王学浩授被《中国医学论坛报》评为年度封面物。

在省委省政府和省卫生厅的指导下，2004年10月成立了江苏省人民医院集团集团以省人民医院为核心，包括省妇幼健中心和省级机关医院。集团的成立为院的学科建设与发展拓展了空间，更好发挥了优势资源的辐射作用。

地址：南京市广州路300号
邮编：210029
电话：025—83718836、83714511
传真：025—83724440
网址：http://www.jsph.net

江苏省人民医院
Jiangsu Province Hospital

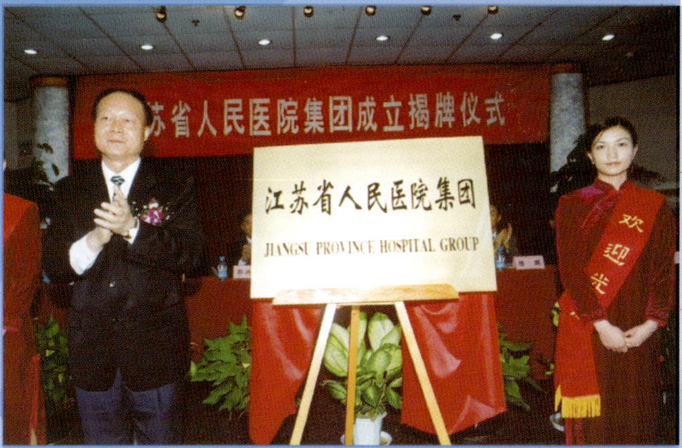

■ 副省长王湛为江苏省人民医院集团成立揭牌

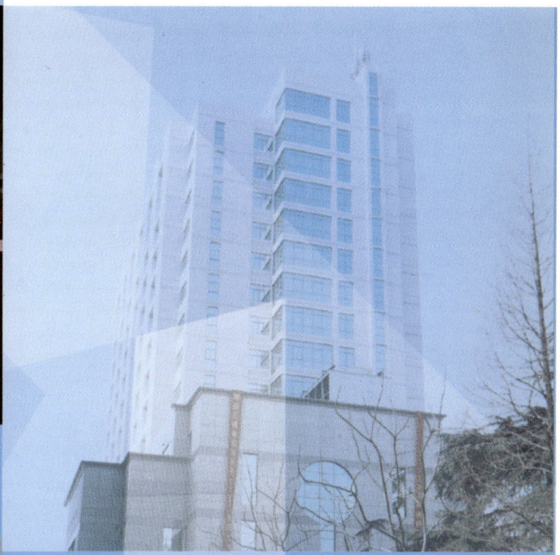

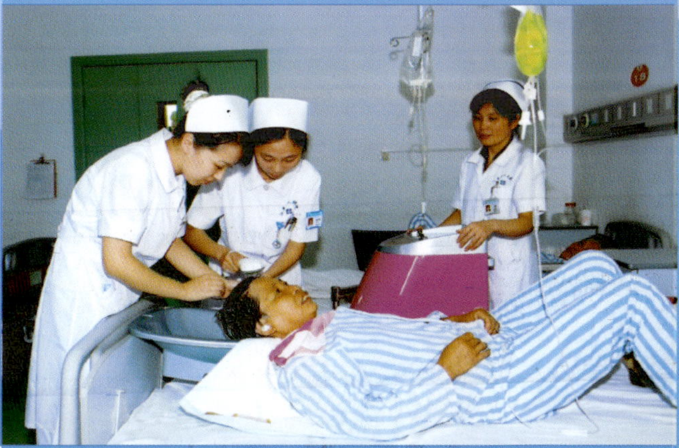

■ 江苏省人民医院创建基本现代化医院工作取得成效，环境面貌有了很大改善

■ 江苏省人民医院开展“舒心病房”工作受到病人好评

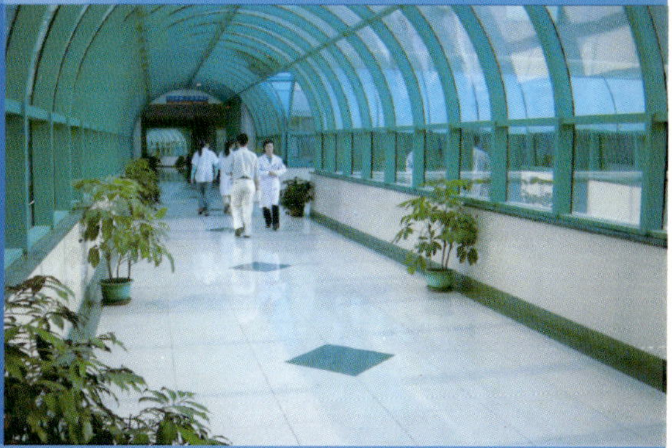

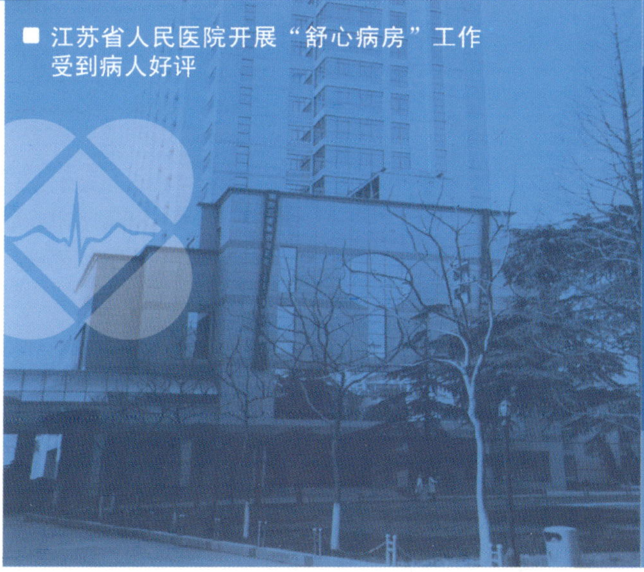

江苏省南京中医药

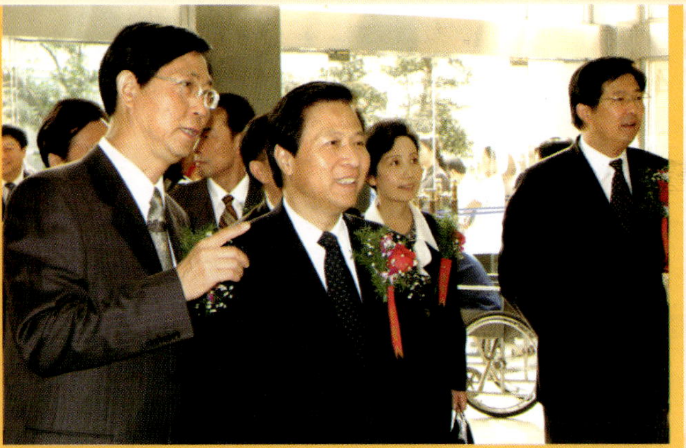

▲ 2004年10月省中医院举行建院50周年庆典，梁保华省长等省、市领导参加庆祝大会并视察该院

江苏省中医院(南京中医药大学附属医院、江苏省红十字中医院)是一所集医教研、预防保健于一体的综合性三级甲等中医医院，是省委、省政府重点建设的省级医院之一，在江苏乃至全国享有较高声誉。医院实际开放病床1100张，2004年门急诊量达152万人次，年住院病人数2.1万人次，综合实力在全国同级中医医院中名列前茅。

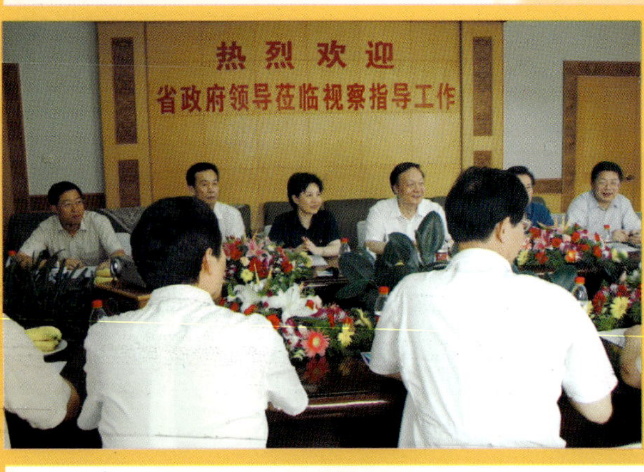

▲ 副省长王湛就省中医院南扩建设工程在该院召开现场办公会

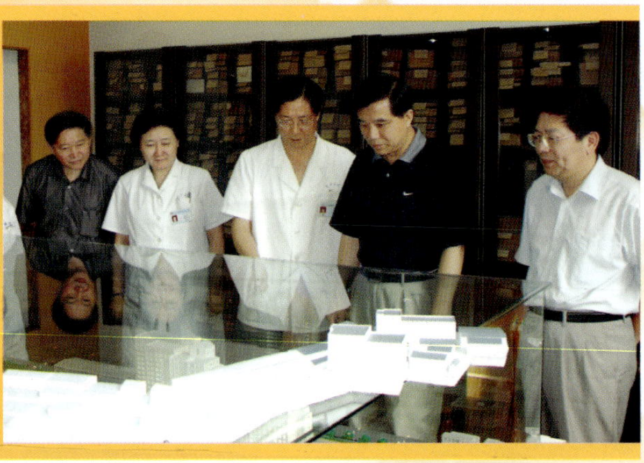

▲ 厅长郭兴华、副厅长吴坤平在省中医院检查工作

医院坚持中医医院办院方向和中西医并重的方针，在努力提高中医水平、发展特色优势的同时，不断加强人才队伍建设，大力发展专科综合处理能力，相继开展了肾、肝、心脏移植等重大技术项目。

医院有职工1500余名，其中医技人员占77%，在职主任医师、教授60名(其中省名中医、名中西医结合专家56名，博士生导师19名，享受政府特殊津贴专家27名)。设有32个临床科室，其中国家级中医重点专科5个，省级重点专科11个，并配备CT、磁共振等技术先进、功能全面、适应临床医疗教学科研需要的设备，医疗设备总值近2亿元。医院制剂部常年制备或配制20余种剂型200多个品种有中药特色的制剂，其中许多品种源于医院名医验方，特色明显、疗效显著，深受广大病员欢迎。重视中医科研工作，致力于中医药的现代化研究。五年来中标各级科研课题117项，其中国家级课题9项，获成果奖21项。

医院先后被定为国际针灸培训中心、世界卫生组织传统医学合作中心临床基地、全国中医临床进修基地、国家药品临床研究基地、国家中药临床试验研究（GCP）中心(南京）。医院先后被

中医院
大学附属医院

评定为全国省级示范中医院、全国卫生系统先进集体、省卫生行风先进集体，省、市“十佳医院”、“江苏省文明单位”、全国“百佳医院”等荣誉称号，2000年蝉联第二届江苏省“十佳医院”，2003年被评为省、市“非典型肺炎防治工作先进集体”，2004年蝉联全国卫生系统先进集体。

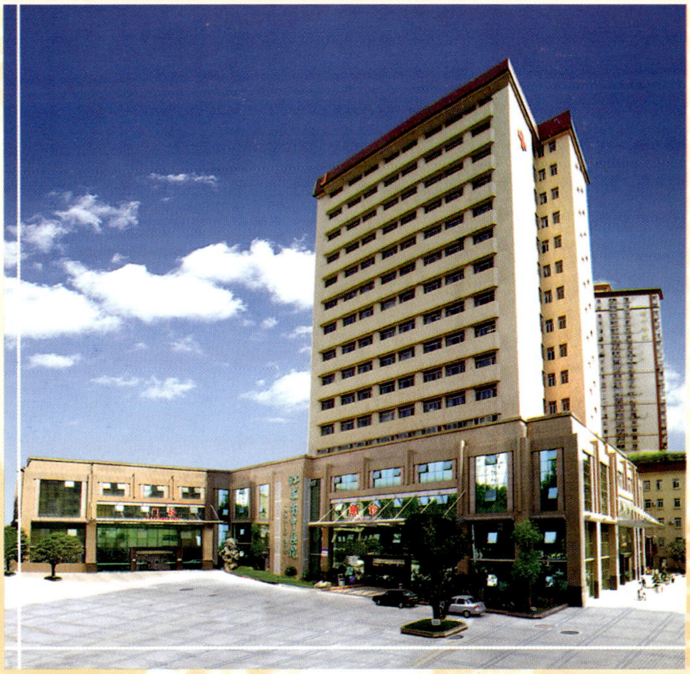

▲ 装修一新的省中医院门诊大楼

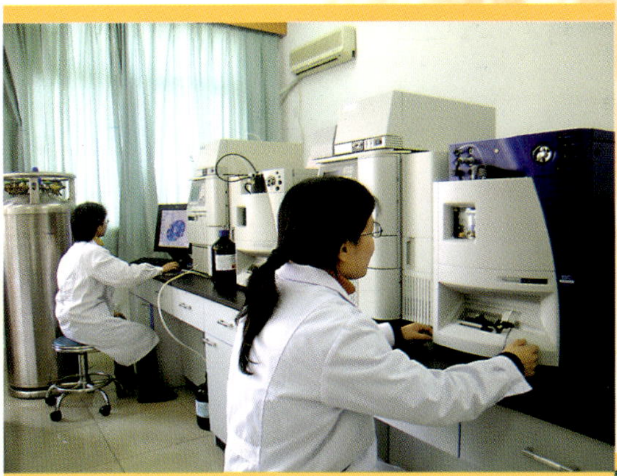

▲ 医院科研能力不断增强，图为国家中药临床试验研究中心（南京）临床药理实验室

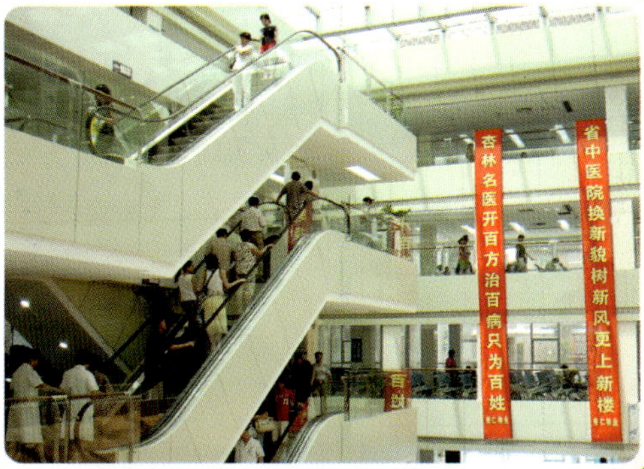

▲ 改造一新的门诊大楼为患者提供便捷舒适的就医环境

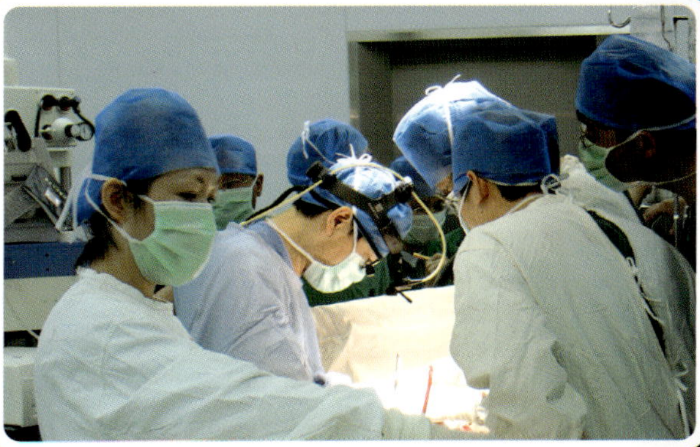

▲ 积极开展新技术、新疗法，相继完成肾、肝、心脏移植等重大手术项目，不断填补江苏中医医疗技术空白

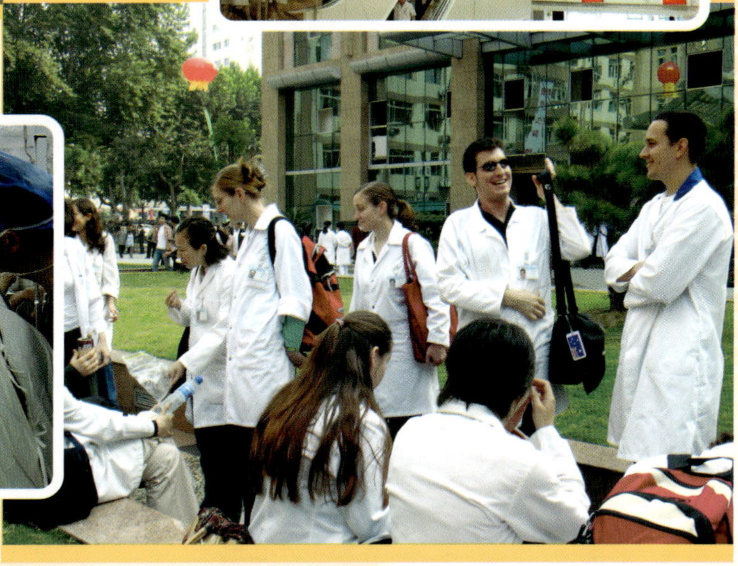

▲ 省中医院每年吸引大批外国留学生来院进修学习

苏州大学附属第一医院

苏州大学附属第一医院前身是苏州博习医院，创建于1883年。经过122年的建设和发展，现已成为一所学科齐全、技术力量雄厚、设备先进、诊疗条件优良、学术水平较高、医德医风良好的集医疗、科研、教学、预防保健于一体的大型综合性医院，为江苏省首批通过卫生部评定的三级甲等医院，并成为苏南地区医疗指导中心。

医院占地面积8.8万平方米，开放床位1087张。2004年门急诊量110.55万人次，出院人数3.39万人次，择期手术例数1.46万人次，床位使用率达109.3%。医院注重医疗技术的引进和医疗设备的更新，不断提高医疗质量的科技内涵与层次。万元以上医疗设备有1464台，其中10万元以上设备402台，拥有多排CT、多排高速螺旋CT、1.5兆MRI、DSA、平板式全数字化心血管影像系统等国内一流的诊疗和科研设备。

医院科系齐全，技术力量雄厚。设有临床科室30个，医技科室7个，附设江苏省血液研究所。血液病学为国家级重点学科；血液科、骨外科、心血管内科、神经外科、普外科、泌尿外科、心胸外科、妇产科、呼吸内科、感染病科、麻醉科、放射科、核医学科是江苏省重点临床专科；血液病学、骨外科学、心血管病学和神经外科学为江苏省“135”工程医学重点学科，临床免疫实验室为江苏省“135”工程医学重点实验室。

苏州大学临床医学一系、医学影像系、护理系、口腔系设在该院，承担着培养博士、硕士生及本科生的教学任务。医院设有博士点14个，硕士点23个，临床医学博士后科研流动站1个。医院现有在职职工1700余人，高级专业技术职务250余名，中级专业技术职务400余名。拥有中国工程院院士1名、博士生导师30名、硕士生导师123名，江苏省“135”工程医学重点人才13名，享受国务院特殊津贴专家39名。

近年来，医院的诊疗水平不断提高，院有重点、科有特色、人有特长的格局已基本形成。医院在异体骨髓移植和干细胞移植及非亲缘异基因骨髓移植治疗白血病、肝脏移植、肝肾联合移植、心脏移植、肺移植、试管婴儿、腔内斑块旋切术、冠脉内支架植入术、球囊扩张锥体后凸成形术、脊柱椎弓根内固定技术、靶血管栓塞后手术治疗骶骨肿瘤、脑血管动脉瘤夹闭术、心脏不停跳旁路移植术等新技术、新疗法分别达到省内、国内或国际先进水平。自1978年以来，医院共获科研成果奖363项，其

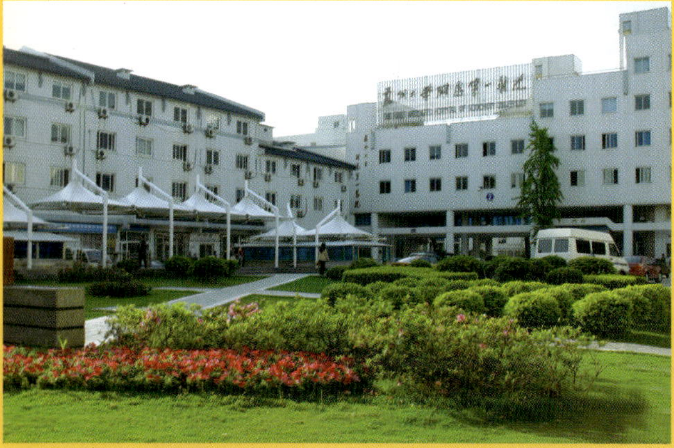

▲ 门诊广场绿化

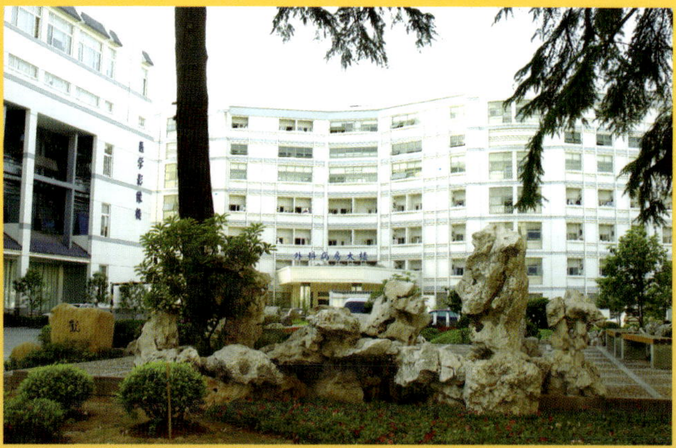

▲ 外科病房大楼

中国家级科技成果奖7项，部省级195项，市厅级158项。陈子兴教授等的单篇论文经SCI检索自1995年起连续三年国际引用次数名列全国第一；2002年以来连续两年SCI排序名列全国医疗机构前列，列江苏省首位；2003年由骨科唐天驷教授、杨惠林教授等主持研究的科研成果“脊柱后路经椎弓根内固定的基础和临床研究”，荣获了国家科技进步二等奖；2004年院长耿院士所带博士生获得全国百名优秀博士论文奖，实现了苏州大学零的突破；血研所成功培育出世界罕有白血病细胞系株，为世界白血病研究做出重大贡献。

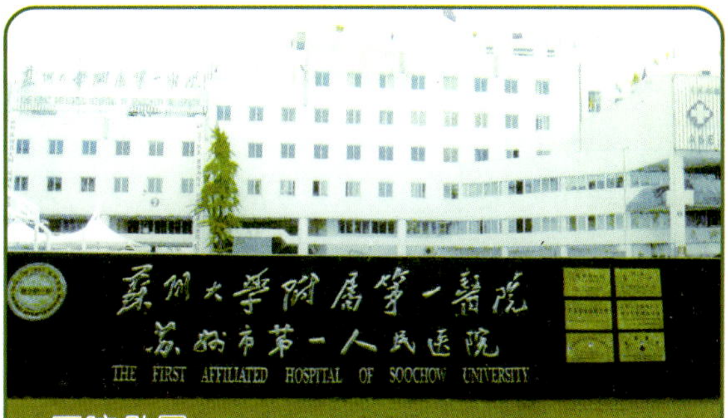

医院外景

“博习创新，厚德厚生”。二十一世纪，苏大附一院机遇和挑战并存，医院领导班子和全体职工以“三个代表”重要思想为指导，在深化医疗体制改革的实践中以一流的服务、一流的技术、一流的设备、一流的环境为广大人民群众提供更加温馨、优质、高效、便捷、满意的医疗服务。

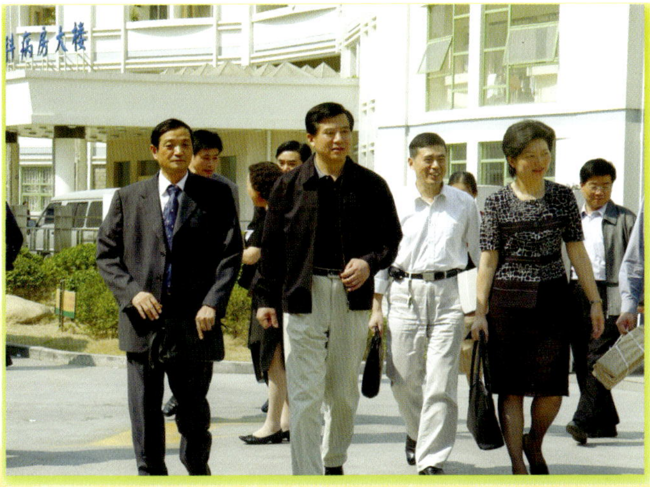
▲ 省卫生厅郭兴华厅长（前排中）来院视察（前排右一苏州市副市长谭颖、前排左一院长温端改、后排中院党委书记倪祥保）

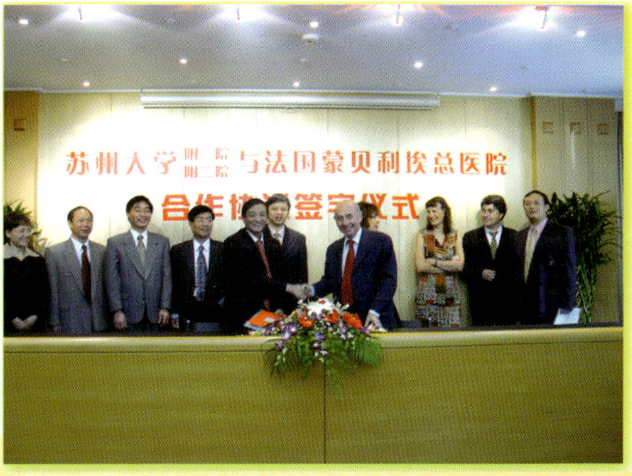

▲ 医院与法国蒙贝利埃总医院合作签字仪式

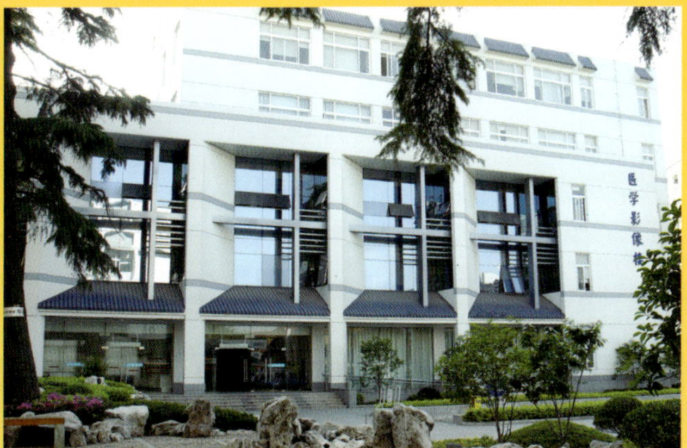
▲ 医学影像楼

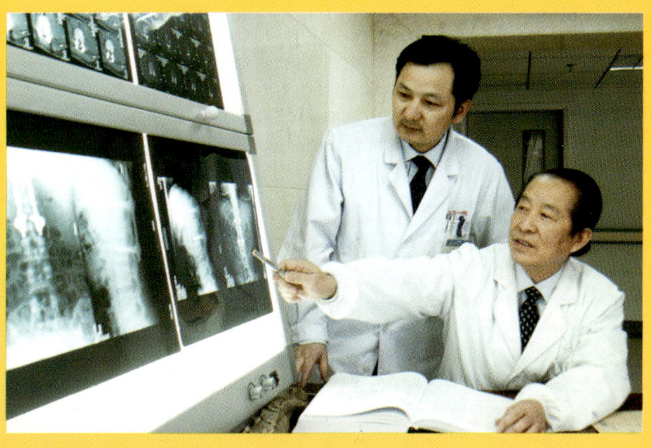
▲ 骨科唐天驷教授（右）、杨惠林教授荣获国家科技进步二等奖

南通大学

AFFILIATED HOSPITAL OF

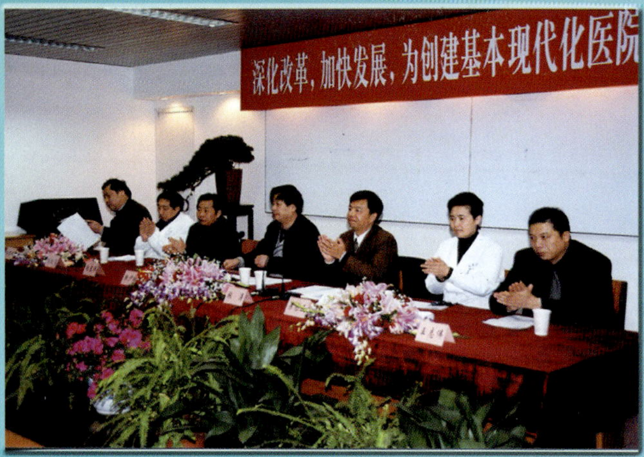

团结进取的院领导班子

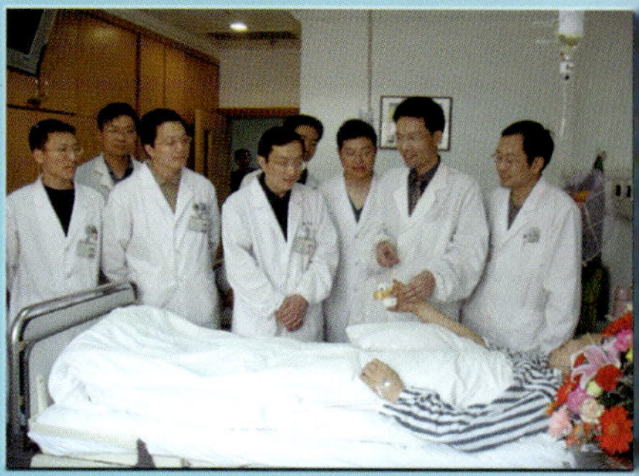

享誉国内外的手外科团队

南通大学附属医院是卫生部首批确定的三级甲等综合性医院，国际紧急救援中心网络医院。

医院由近代著名实业家张謇先生于 1911 年创办，经过近一个世纪的建设和发展，现已成为学科齐全、技术雄厚、设备先进、环境优美的大型省级综合性医院，是苏中地区医疗、教学、科研、保健中心。

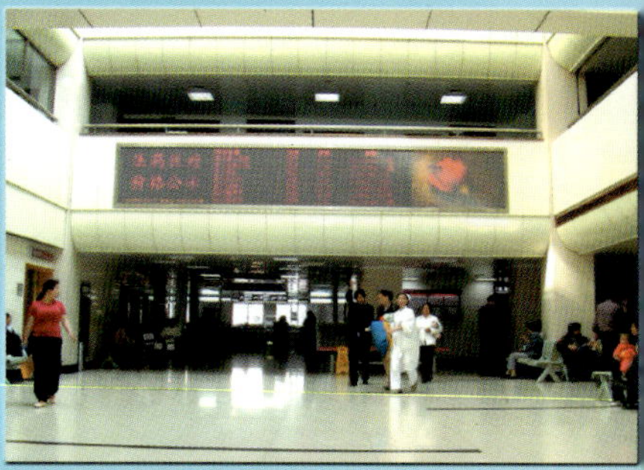

便捷高效的急诊大厅

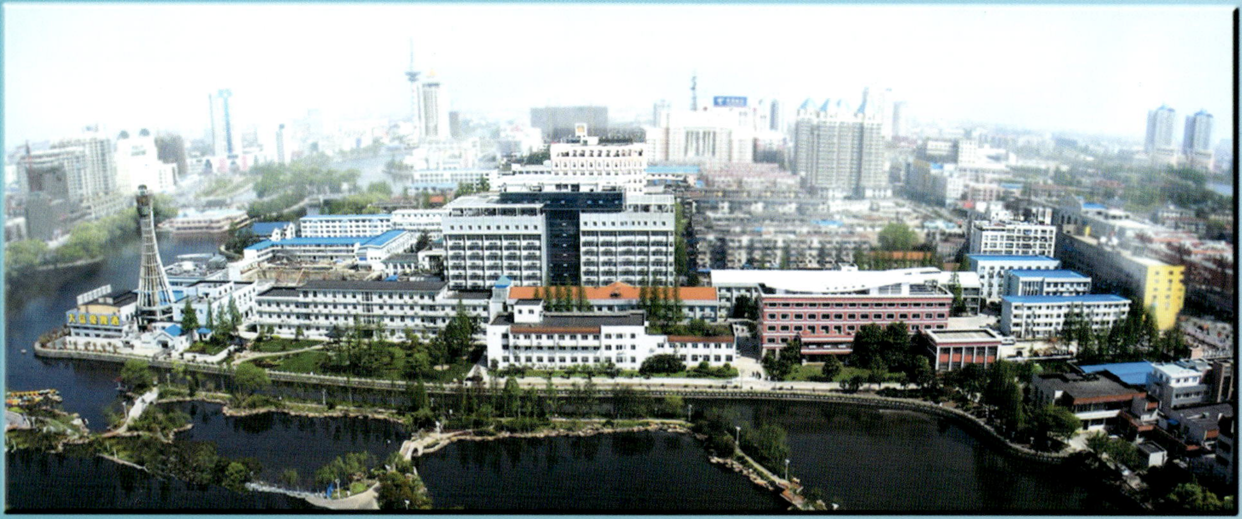

座落在濠河之滨的通大附院风光秀丽

附属医院

NANTONG UNIVERSITY

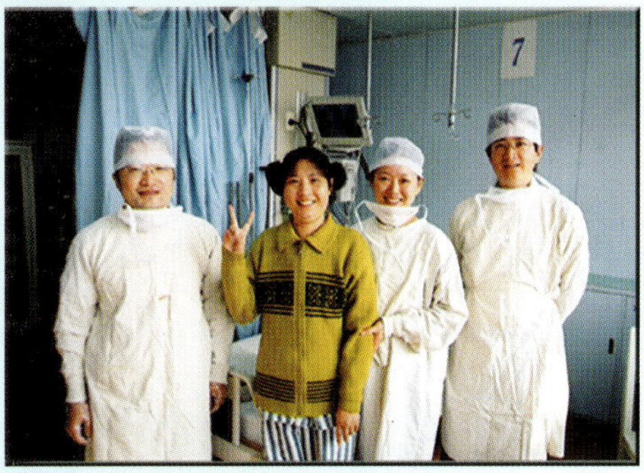

▲ 即将出院的心脏移植病人

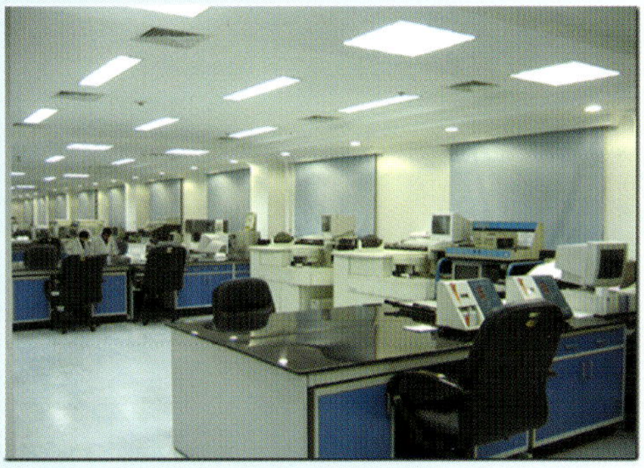

▲ 敞开式布局的检验中心

人才济济 医院现有职工1700余人，其中高级专家310人，享受政府特殊津贴的专家26人，省“135工程”重点人才5人，博士33人，硕士201人，40余名中青年业务骨干被评为省、市学术带头人和培养对象。

实力雄厚 医院开放床位1044张，设有临床专业科室35个。其中手外科为江苏省“135工程”重点学科，眼科为“135工程”重点建设学科，普外科、骨科、眼科、消化内科、血液内科、检验科、心血管内科为省临床重点专科。医院有硕士学位授权点16个。

设备精良 医院拥有3.0T核磁共振、16排螺旋CT、全数字乳腺机、准分子激光仪、DSA血管造影机、直线加速器等现代化仪器设备，所有设备计量系统都通过ISO10012国际标准认证。

技术精湛 医院力求“院有优势、科有特色、人有专长”，在苏中地区率先开展了肝脏移植、心脏移植、肾脏移植、人工全髋关节置换等高、精、尖手术，近年又创新推出150多个专病门诊。

硕果累累 近十年来，医院获国家、部省级、市厅级资助课题100多项，获各级科研成果奖136项；发表论文2648篇，其中被SCI收录78篇；编写医学著作82部。

环境优美 医院地处市中心，滨临濠河，三面环水，占地面积82800平方米。目前，一座建筑面积62000平方米、可容纳1000张床位的现代化、智能化病房大楼正拔地而起。经过连续的老院改造，花园式医院的目标初步实现。

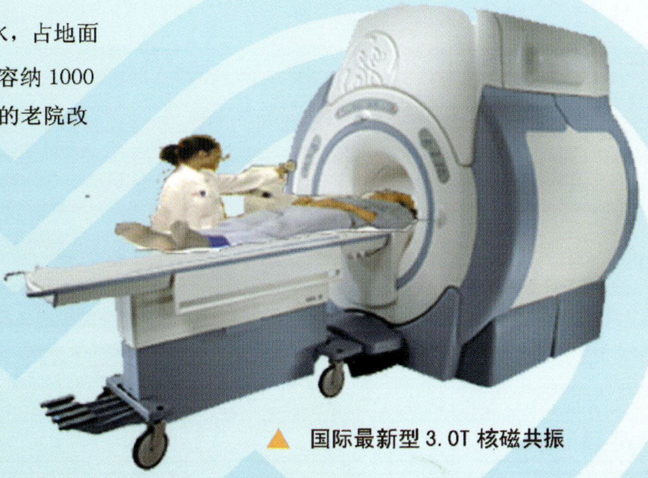

▲ 国际最新型3.0T核磁共振

医院秉承张謇先生“祈通中西 以宏慈善”的理念，一切以病人为中心，为患者提供便捷、高效、优质的服务。经过近百年的努力，特别是近年来，医院实行科学管理、强化优质服务、改善医疗环境、构筑人才高地，开展技术创新，实现了一次又一次的历史性跨越，连续三年荣获省卫生厅年度综合目标考核一等奖，成为当地老百姓最为信赖的医院。

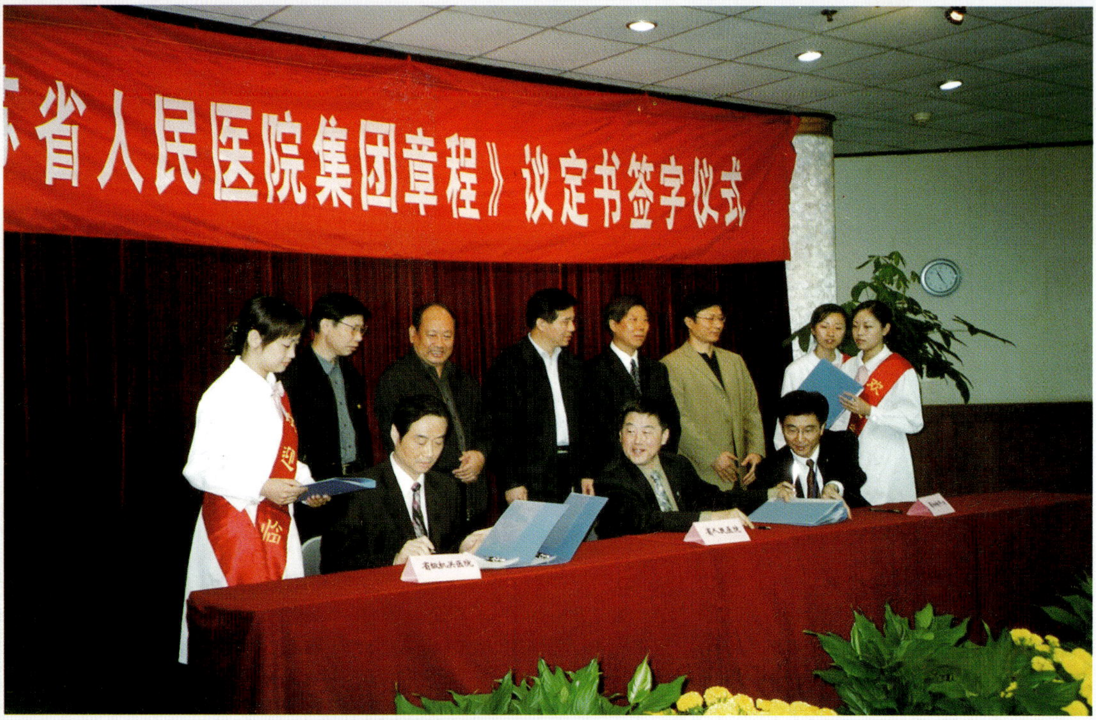

江苏省人民医院集团成立签字仪式

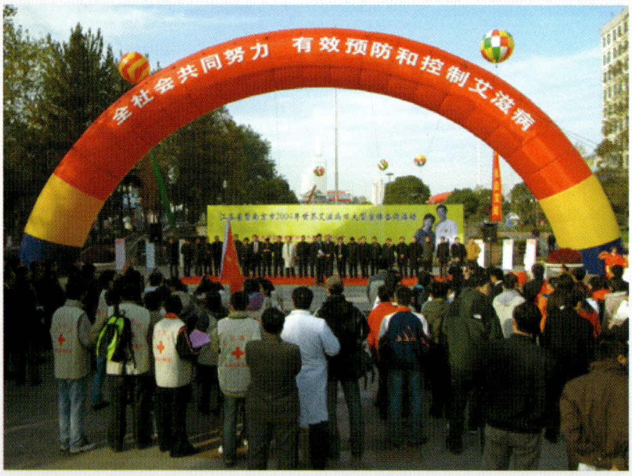

省卫生厅、南京市卫生局联合在南京鼓楼广场举办世界艾滋病防治日宣传咨询活动

江苏卫生年鉴

（2005）

《江苏卫生年鉴》编辑委员会　编

主办单位　江苏省卫生厅

协办单位　扬子江药业集团
江苏省人民医院
江苏省中医院
苏州大学附属第一医院
南通大学附属医院

科学技术文献出版社　出版

图书在版编目(CIP)数据

江苏卫生年鉴.2005/《江苏卫生年鉴》编委会编.
北京:科学技术文献出版社,2005.10
ISBN 7-5023-5130-2/R.1340

Ⅰ.江… Ⅱ.江… Ⅲ.卫生工作-江苏省-2005-年鉴 Ⅳ.R199.2-54

中国版本图书馆 CIP 数据核字(2005)第 108716 号

出版者:科学技术文献出版社
地址:北京市复兴路 15 号(中央电视台西侧)/100038
图书编务部电话:(010)68514027,(010)68537104(传真)
图书发行部电话:(010)68514035(传真),(010)68514009
邮购部电话:(010)68515381,(010)68515544-2172
网址:http://www.stdph.com
E-mail:stdph@istic.ac.cn;stdph@public.sti.ac.cn
策划编辑:周传章
责任编辑:周晓明
责任校对:陈少军 纪国富
责任出版:王芳妮
发行者:科学技术文献出版社发行 全国各地新华书店经销
印刷者:江苏省科学技术情报研究所印刷厂
版(印)次:2005 年 10 月第 1 版第 1 次印刷
开本:787×1092 16 开
字数:925 千
印张:23.125
印数:1~3500 册
定价:98 元

ISBN 7-5023-5130-2

9 787502 351304 >

《江苏卫生年鉴》(2005)编委会

《江苏卫生年鉴》编辑部

《江苏卫生年鉴》(2005)特约通讯员

南京市

丁　森　林　萍　古　琳　张芝堂　谢　俊　陈　玲　夏莉荔　魏定英　马峰雷
朱跃灵　张　蕾　刘桂荣　陈爱群　王生华

无锡市

俞勤龙　孙根福　邵天容　夏跃珍　秦马兰　吕　祥　孙　杰　曹国明　俞建平

徐州市

鹿　杰　单银斌　曹颖慧　孙　波　李传义　孙合贞　张道民　周生光　张晓妍
吴冬梅

常州市

张洪兵　滕慧波　张雪平　俞　瑜　沈世末　李建军　金　军

苏州市

袁菁华　王晓文　钱燕萍　叶伟强　邹家宁　王振东　顾炯文　朱建鸣　蔡　贤
郎菊明　冯俊元　徐文学　吴楚良

南通市

羌校君　钱德熙　孙瑞根　刘伟圣　陈和新　江雪梅　章京芝　缪兴波　黄汉南

连云港市

何　亮　罗时宝　王永红　江尧静　裴青松　陈士剑　陈东亚　张连生

淮安市

王大江　汤卫军　夏振文　刘海波　刘越鹏　朱杰明　周　刚　施　蓉　周树東

盐城市

陈迪明　居会干　徐　晖　谢韫华　吴跃华　陈　勇　江朝阳　顾晓宇　陈海高

扬州市

管文富　段叶青　徐乃清　溪广松　唐学成　孙德秋　吴祝平　周明灯

镇江市

杨　剑　吴晓军　陶卫国　陈国华　施为群　王国文

泰州市

金烨霞　严鹏贤　卞红兵　解应鹏　戈卫和　张树华

宿迁市

陈　香　倪飞鸣　徐壮飞　沈晓林　王德先　倪陆军

厅　直

胡津育　夏裕俊　闻　浩　徐剑琨　陈汉平　顾晓兰　万建华　韩红玉　王性云
于曙东　胡小燕　王　红　乔月华　倪举红　潘施文　杭盘宇　秦秋萍　严　华
陈　彬　滕　湘　朱运章

目　　录

·卫生工作记事·

·工作进展·

·市、县(区)卫生工作·

南京市

无锡市

徐州市

常州市

苏州市

南通市

连云港市

淮安市

盐城市

扬州市

·卫生统计·

重要会议报告

王湛在全省新型农村合作医疗和农村改水工作会议上的讲话(摘要)

(2004 年 3 月 30 日)

一、认清形势,进一步增强做好新型农村合作医疗和改水工作的责任感和紧迫感

去年全省农村五件实事工作会议之后,各地各部门认真贯彻省委、省政府的决策部署,加强组织领导,狠抓关键措施,大力推进新型农村合作医疗和农村改水工作,取得了重要进展。建立以大病统筹为主的新型农村合作医疗制度稳步展开。到去年底,新沂等 10 个试点县(市、区)新型农村合作医疗人口覆盖率达到 85.03%,资金到位率达到 99.46%;截至今年 2 月,全省共有 67 个县(市、区)实行新型农村合作医疗制度、占县(市、区)总数的 72%,人口覆盖率达到 48.7%。农村改水受益面不断扩大。去年全省新建农村水厂 252 座,延伸管网2 662处,受益乡镇 568 个、行政村2 378个,新增受益人口 344.04 万人、完成年度任务的 107.5%,农村自来水普及率达到 85%、居全国第 5 位。新型农村合作医疗制度和改水工程的顺利实施,使千家万户农民开始告别困扰多年的"看病难"、"饮水难",对提高广大农民群众健康水平和生活质量、发展农村卫生事业、加快小康社会建设步伐起到了重要的推动作用。特别是去年在遭受非典和洪涝灾害侵袭的严峻形势下,这两项工作任务重、时间紧,能形成这么好的局面是一个了不起的成就。这些成绩的取得,是各级党委、政府高度重视、正确领导的结果,是各有关部门和社会各界密切配合、大力支持的结果,也是从事农村合作医疗和改水工作的全体同志艰苦奋斗、扎实工作的结果。

在充分肯定成绩的同时,我们也要清醒地看到存在的薄弱环节和问题。在新型农村合作医疗工作方面,进展还不平衡,少数地方工作尚未启动;一些地方财政补助经费分担比例不够合理;部分县(市、区)合作医疗经办机构及编制没有落实,影响了工作开展;农村医疗卫生资源不足、服务体系不健全,难以适应建立新型农村合作医疗制度的需要;相当一部分农民健康风险和互助共济意识不强,对新型合作医疗制度存有疑虑,亟待有针对性地进行宣传教育和组织引导。在农村改水工作方面,一些地方财政配套资金到位不及时,影响改水工程顺利实施;有的地方宣传发动工作不够深入,群众筹资工作跟不上改水工程需要;少数地方改水工作规划、质量管理薄弱,科学改水有待进一步加强;农村水厂管理体制和运行机制亟待完善,巩固和发展农村改水成果仍需作艰苦的努力。对此,我们必须高度重视,认真研究并切实加以解决。

当前,我省正处于加快发展的重要战略机遇期。党的十六届三中全会提出,要坚持以人为本,树立全面、协调、可持续的发展观,促进经济社会和人的全面发展。树立和落实科学的发展观,很重要的一条,就是要坚持统筹城乡发展,统筹经济社会发展,更多地关注农村、关心农民、支持农业,切实改善农村、农民的基本生产生活条件。应当看到,我省虽然总体上已达到小康水平,但这只是一种低水平、不全面、不平衡的小康,差距主要在农村,尤其是农村社会事业发展严重滞后。目前,我省部分地区农村医疗卫生状况、农民健康状况令人担忧,饮水卫生条件尚未根本改善,已经成为影响农村发展的重要制约因素。建立新型农村合作医疗制度,可以有效缓解农民因病致贫、返贫问题,为广大农民群众提供基本医疗。在农民受惠的同时,农村卫生事业也得益,农村公共卫生事业和服务机构得到巩固和发展。加强农村改水工作,让农民饮上清洁卫生水,是提高农民生活质量和健康素质的必要保证。这两件实事,关系农民群众的切身利益,涉及基本民生问题,是为民、便民、利民的大好事,是为农民排忧、为农村解难的民心工程。各地各部门一定要从全局和战略的高度,充分认识做好新型农村合作医疗和农村改水工作的重要意义,坚持把这两项工作作为实践"三个代表"重要思想、落实科学发展观的具体体现,作为促进城乡经济社会统筹发展、加快实现"两个率先"的紧迫任务,进一步增强责任感和紧迫感,全力以赴抓紧抓好新型农村合作医疗和农村改水工作。

二、狠抓制度建设，推动新型农村合作医疗健康发展

在试点基础上，今年我省将全面推行新型农村合作医疗制度，确保试点县(市、区)覆盖率达到80%以上，各省辖市覆盖率不低于60%。实现上述目标，关键是要把制度建设放在突出位置，巩固和发展试点工作成果，尽快在全省全面建立新型农村合作医疗制度。工作中要着力抓好以下几个环节：

第一，合理确定保障水平。与传统农村合作医疗相比，新型农村合作医疗突出以大病统筹为主，把解决大额医药费用、缓解因病致贫作为基本点，使保障水平明显提高。各地在制定和完善实施方案时，必须坚持以大病统筹为主，处理好提高保障程度与扩大社会受益面的关系，探索建立适应地区发展水平、农民经济承受能力、医疗服务供需状况的新型农村合作医疗制度。要科学合理地确定大额或住院医药费用补助的起付线、封顶线和补助比例，并根据实际情况及时调整，既要防止因报销标准收得过紧造成资金沉淀，影响资金效益发挥，妨碍农民受益，又要防止因放得太松发生透支现象。在起步阶段，务必做到以收定支、略有结余。要积极探索以大额医疗费用统筹补助为主、兼顾小额费用补助的方式。可用个人缴费的一部分建立家庭账户，由个人用于支付门诊医疗费用；个人缴费的其余部分和各级财政补助资金建立大病统筹基金，对参保农民大额或住院医疗费用进行补助。苏南及有条件的地区要积极探索建立城乡联动的基本医疗保障制度，逐步向全民健康保障制度过渡，进一步提高农民健康保障水平。

第二，建立稳定的筹资机制。这是建立新型农村合作医疗制度的关键所在。首先要安排好各级财政补助资金。省政府已经明确，对财政转移支付县和黄桥、茅山老区乡镇，一旦农民个人缴费和地方财政配套资金到位，省财政将及时足额下拨省补资金。对没有列入财政转移支付县范围但县级财力困难地区的新型农村合作医疗工作，省财政也将适当给予补助，有关市、县(市、区)要认真落实配套补助资金，全额纳入财政预算，在农民个人缴费到位后；按规定及时划拨。有条件的乡(镇)、村集体经济组织要积极对本地新型农村合作医疗制度建设给予扶持。财政安排和集体出资部分不得向农民摊派或转嫁给农村卫生服务机构。其次，在坚持农民自愿原则的基础上，确保农民个人缴费及时足额到位。个人缴费要以户为单位根据筹资标准自愿缴纳，缴纳方式可在农民签约承诺的前提下，由乡镇农经或财税部门一次性代收，开具由省级财税部门统一印制的专用收据，也可采取其他行之有效的方式收取。此外，各地还要加快建立和完善医疗救助制度，对无力缴纳参保费用和参保后仍不能解决大额医药费用的农村五保户和贫困家庭，按有关规定及时给予救助。这方面，省里正在考虑具体办法，拟安排一定经费，对部分地区的农村困难人群实行全额补助。

第三，加强基金使用和管理。农村合作医疗基金是由农民自愿缴纳、集体扶持、政府资助的民办公助社会性资金，是农民群众的保命钱。各地要按照以收定支、收支平衡和公开、公平、公正的原则管好、用好新型农村合作医疗基金。一是尽快建立经办机构。省政府明确要求，县(市、区)政府设立新型农村合作医疗经办机构，所需编制在当地总编制数内调剂解决，经费纳入财政预算，不得从新型农村合作医疗基金中提取。最近，省编办将专门发文，对这项工作进行部署。希望各地按照省里的要求，尽快组建经办机构，合理配备人员，适当安排经费，形成长效管理机制。二是健全基金管理制度。重点是完善基金管理办法和基金会计制度，明确报账程序，既防止出现资金不合理使用或被挪用、浪费等现象，又方便农民群众报销兑付。合作医疗经办机构应在管理委员会认定的国有商业银行设立账户，专户管理新型农村合作医疗基金。实行基金收支分离、管用分开、封闭运行，做到管钱的不管账、管账的不管钱。这里需要指出的是，要加快运用计算机管理，简化并规范报销程序，尽可能方便群众，把好事办好。三是强化监督管理。农村合作医疗经办机构要定期向农村合作医疗管理委员会汇报基金的收支、使用情况，同时采取张榜公布等措施，定期向社会公布基金的具体收支、使用情况，保证参保农民的参与权、知情权和监督权。县级政府要成立合作医疗监督委员会，定期检查、监督基金使用和管理情况。农村合作医疗管理委员会要定期向监督委员会和同级人大汇报工作，主动接受监督。同时健全审计制度，强化审计监督，确保基金安全。

第四，努力提高医疗服务水平。实行新型农村合作医疗，不但要让农民有钱看病，而且要有地方看病、方便看病，得到优质的基本医疗服务。各地在加快建立新型农村合作医疗制度的同时，要大力加强农村卫生服务体系建设，深化农村卫生改革，不断提高服务水平。要按照农村医疗卫生体系建设规划，加快农村医疗卫生服务机构基础设施建设。在强化公共服务功能、调整乡镇卫生院布局和数量的基础上，积极改善乡镇卫生院设施条件，提高医护人员素质和医疗服务质量。要合理规划县、乡、村医疗服务机构的功能定位，尽可能做到合作医疗、卫生保健、卫生服务“三位一体”，使其各自在新型农村合作医疗工作中发挥应有的作用。鼓励县、乡、村卫生机构纵向合作，促进县级医疗机构向乡镇、乡镇医疗卫生机构向村延伸技术服务，同时鼓励发展民办医疗机构，努力做到农民“小病不出村、大病不出乡和县”。要积极推进县乡公立医疗卫生机构运行机制改革，抓紧完成乡镇卫生院上划县级卫生行政部门管理工作，实行全员聘任制，精简富余人员，提高服务质量和运行效率。此外，还要对新型农村合作医疗定点医疗服务机构实行动态管理，制订和完善诊疗规范,健全双向转诊制度,严格控制医疗收费标准,不断提高医疗服务质量,保证向农民提供合理、有效、质优、价廉的医疗卫生服务。

三、落实关键措施,进一步加快农村改水工作进程

今年是新一轮农村改水攻坚的第二年,也是全面完成农村改水任务的关键之年。省委、省政府明确要求,年内新增改水受益人口320万,农村自来水普及率达到90%以上;有条件的地方要力争提前完成改水任务,让农民尽快受益。从现有的工作基础看,如期实现这一目标,时间紧迫、任务艰巨。特别是当前农村改水大多集中在水源贫乏、经济基础薄弱的地区,加大了改水工作难度。各地各有关部门要按照省委、省政府的部署和要求,进一步明确工作重点,认真落实各项措施,集中力量主攻薄弱环节,扎扎实实抓好以下几个方面工作:

第一,认真落实改水资金。各地要继续坚持政府扶持引导、群众自筹和集体资助为主、社会各界共同参加的筹资方式,多渠道筹措改水资金,努力满足农村改水工作需要。一是确保财政补助资金按时拨付到位。从去年情况看,大多数地方财政配套情况较好,但也有少数地方财政配套资金不能及时、足额到位,影响改水进度。这个问题要切实加以解决。今年,省财政将及时按规定下拨改水资金,同时考虑采取以奖代补、奖补结合的办法,对超额完成年度改水任务的地区以奖励方式给予适当补助。各有关市、县(市、区)都要按确定的分担比例落实资金,尽快启动改水工程。二是做好农民管网入户费的筹集工作。群众管网入户费不落实,直接影响改水工作进程。省委、省政府早已明确,群众自筹管网入户费不属于加重农民负担,也不在减控之列。各地要广泛深入地开展宣传发动工作,使群众真正认识到改水是改善基本生存条件、保障身体健康、提高生活质量、造福子孙后代的一件大事,不仅是各级政府的责任,也是全社会的共同义务,更是广大人民群众自己的事。同时各地要充分考虑群众的承受能力,避免出现筹资额度过高、群众负担过重的现象。三是探索实行改水资金市场化筹集。积极引入市场机制,充分发挥财政投入的导向作用,通过注入部分资本金、财政补助、国债资金、贷款贴息等方式,调动民间资本、工商资本和其它社会资金包括外资参与投资农村改水。对民间和社会资金参与农村改水,政府财政引导、补助资金的标准不变,农村改水的优惠政策包括免收税费的优惠政策不变。坚持农村水事业的公益性质,合理确定水费标准,同时允许经费投入者获取合理回报。

第二,确保改水工程质量。改水工程惠及子孙后代,必须坚持百年大计、质量第一。一是要不断完善改水规划。各地要根据当地农村改水任务,按照"规划先行、稳步推进"的原则,精心设计,切实搞好农村改水规划的修订和完善工作。适应农村城镇化、城乡一体化要求,合理开发和有效利用洁净水源,尽量减少地下水开采。根据村镇建设规划,统筹新建水厂布局,做到方便群众、便于管理、降低造价、保证质量。特别要注重提高供水规模效益,严格按照"以集镇带农村"、"扩大规模"的原则,通过管网延伸,逐步实现区域供水。对布局不合理、运行效益差的农村水厂,要结合村镇建设规划,逐步撤并、联网。二是要加强技术指导和业务培训。各级改水技术指导组要积极推广先进改水技术,逐级培训改水技术骨干和项目管理人员,提高施工队伍和管理人员素质。三是要严格工程质量管理。全面实行项目法人制和招投标制度,加强工程质量过程控制,严格改水工程竣工验收制度,实行水质一票否决,切实保证工程质量。与此同时,尽快建立水资源保护区,大力加强水环境保护,确保水资源永续利用。

第三,搞好水厂运行管理。建设是基础,管理是关键。各地在农村改水工作中,要一手抓建设、一手抓管理,坚持建管并重,抓紧研究落实各项管理措施。一是创新农村水厂管理体制。按照"职能清晰、权责明确"的要求,建立健全农村水厂管理体系,制定完善各项规章制度,努力提高农村水厂管理水平。加快推进农村水厂产权制度改革,实现自主经营、自我约束、自负盈亏。二是开放农村水厂经营市场。通过特许经营鼓励有资质的企业或个人获取经营权,构建农村水厂市场化运作机制。鼓励和支持有条件的农村水厂组建农村供水集团,开展跨地区、跨行业经营。三是抓好农村水厂行业管理。加强农村水厂水价调控,根据供水成本合理定价,保证农民能够承受和水厂正常运营。强化农村水厂安全监管,规范水厂生产流程,完善净化清洁工艺,落实水质监控措施,确保农民群众饮水安全卫生。

四、加强组织领导,确保新型农村合作医疗和改水工作任务落到实处

做好新型农村合作医疗和改水工作,关键是要加强组织领导,层层落实责任。各级政府要牢固树立和落实科学发展观,按照"五个统筹"的要求,切实把新型农村合作医疗和改水工作摆上更加突出的位置,周密部署,精心组织,狠抓落实。加强和完善目标管理责任制,主要领导亲自抓、负总责,层层分解任务,逐级明确责任,确保责任到位、措施到位、投入到位。建立新型农村合作医疗制度、完成农村改水任务,既是当前解决"三农"问题的切入点,也是改进政府工作、抓基层工作、抓落实的着力点,各级领导要大力弘扬求真务实的精神,深入农村加强调查研究,带着深厚感情了解农民疾苦,尽责尽力地帮助基层解决实际问题,保证新型农村合作医疗和改水工作的各项措施落到实处。

建立新型农村合作医疗制度和农村改水是一项复杂的系统工程,需要各有关部门密切配合、协同动作。各级卫生部门担负着新型农村合作医疗和改水工作的统筹协调和检查监督责任,要认真履行职责,切实发挥作用。各级财政部门要根据建立公共财政并让广大农民群众沐浴公共财政阳光雨露的要求，调整支出结构，认真落实补助资金，加强资金使用管理，并会同审计部门抓好审计监督。各级发展改革、民政、劳动保障、建设、水利、农林、药监等部门要主动承担任务，落实相应措施，共同做好新型农村合作医疗和农村改水工作。省委、省政府多次强调，对建立新型农村合作医疗制度和农村改水，要严格执行政策、规范运作，使农民群众真正得到实惠，绝不允许以任何理由、任何形式借机向农民乱收费、乱集资、乱摊派。这是一条严肃的政治纪律，任何地方、任何人都不得违反。各级纪检、监察机关要加强监管，对违反政策规定、加重农民负担的行为，坚决予以查处。各地要运用多种形式，向广大农民进行宣传，把政策交给群众，尤其要通过农民喜闻乐见的形式把新型农村合作医疗和农村改水工作的意义讲透、政策讲准、内容讲清，使之真正得到农民群众的理解、支持、配合和参与，引导和帮助农民树立自我保健意识、互助共济意识和健康风险意识，为开展新型农村合作医疗和农村改水工作创造良好的环境。

（王湛为江苏省副省长）

周珉在2004年全省卫生工作会议上的讲话（摘要）

（2004年1月7日）

一、2003年全省卫生工作的简要回顾（略）

二、深入学习贯彻党的十六届三中全会和省委十届六次全会精神，进一步理清卫生改革与发展思路

（一）深刻理解全面、协调、可持续的发展观，增强做好卫生工作的使命感，为经济社会发展和人民健康提供有力保障

三中全会《决定》提出，完善社会主义市场经济体制，要“统筹城乡发展、统筹区域发展、统筹经济和社会发展、统筹人与自然和谐发展、统筹国内发展和对外开放”，还指出必须“坚持社会主义市场经济的改革方向，坚持尊重群众的首创精神，坚持正确处理改革发展稳定的关系，坚持统筹兼顾，坚持以人为本，树立全面、协调、可持续的发展观，促进经济社会和人的全面发展”。这里提出了一个极其重要的问题，就是要树立和落实全面发展、协调发展和可持续发展的科学发展观。这是20多年改革开放实践的经验总结，是战胜非典疫情给我们的重要启示，也是推进全面建设小康社会的迫切要求，反映了我们党对发展社会主义市场经济规律认识的不断深化。科学发展观的确立，为卫生工作创造了更好的环境，也提出了更高的要求。没有健康就没有小康，要小康先健康。我们要按照“五个统筹”的要求，抓住机遇，加快发展，乘势而上。

一是要坚持发展是硬道理的方针，切实发挥卫生工作对经济发展的保障作用。生产力的发展是人类社会发展的最终决定力量。经济建设为社会事业发展和人的全面发展提供物质基础，社会事业发展也会反过来对经济发展产生作用，在一定条件下还可以产生决定性作用。非典防治工作的实践，再一次证明了卫生事业发展与经济建设之间的互动关系。近些年来，我省卫生事业取得了很大发展，卫生行业的综合服务能力显著提高，但总体上与人民群众的医疗保健需求仍不相适应，与经济发展水平仍不相适应，与建立和完善市场经济体制的要求仍不相适应，卫生发展的任务还十分艰巨。我们要围绕“两个率先”大局，根据群众需求和社会发展需要，不断创新服务产品，拓展服务领域，逐步建立全方位、多层次的卫生服务网络，为人民提供安全、及时、高效的医疗、预防、保健、康复和急救等服务，提高卫生工作的保障能力与水平。

二是要坚持拓宽筹资渠道和加速科技进步，增强卫生事业发展的动力。事业发展说到底是要有足够多的资源和足够高的资源效益。对卫生工作而言，资金和人才两种资源同样重要，是事业发展的两翼。扩大投资、提高技术应当成为我们发展卫生事业的基本策略。要进一步完善相关政策措施，调动一切积极因素，尽可能多地吸引社会资金投向卫生事业，从单纯依赖政府转向依靠多方面力量，变单一渠道为多渠道。要进一步强化人才资源是第一资源的观念，继续认真组织实施全省医学重点学科和人才战略“135工程”及若干个联动项目，建设高水平学科群和学科带头人队伍，充分发挥重点学科人才的示范带动作用，加速科技成果转化和适宜技术推广应用。要抓住培养、吸引、用好人才三个环节，加强人力资源能力建设，建立优秀人才脱颖而出和人尽其才的有效机制和良好环境，建设一支结构合理、素质较高的卫生技术和管理人才队伍。完善规范化培训和继续医学教育制度。加快卫生信息化建设，用信息化带动医疗卫生现代化。

三是要坚持卫生工作根本宗旨，把人民健康水平的提高和群众满意作为事业发展的归宿。中央一再强调，发展经济的根本目的是提高全国人民的生活水平和质量。我们卫生工作做得好不好、卫生事业发展水平高不高，最终也要由群众来评判，看群众的多层次、多样化的医疗卫生服务需求是否得到满足。各级卫生行政部门要切实做到权为民所用、利为民所谋，始终坚持卫生工作宗旨，在谋划改革方案、制定政策措施、落实工作任务的过程中，把人民群众的利益放在首位，努力实现好、维护好、发展好人民群众的利益。要不断增强广大卫生工作者的服务意识，关心和尊重医疗卫生服务消费者的权益，不断提高服务质量。

（二）全面把握中央和省委的战略部署，充分认识改革的重要性和紧迫性，深化医疗服务体系改革

三中全会提出的把股份制作为公有制的主要实现形式和建立现代产权制度等措施，是经济体制改革的重大突破，标志着改革又进入了一个新阶段。省委十届六次

全会强调指出，江苏要率先发展，必须率先改革；发展要抢抓机遇，改革也要抢抓机遇。省委、省政府提出我省要在发展民营经济、深化国有企业改革、加快社会事业改革、转变政府职能等四个方面取得突破，而且把社会事业改革作为现阶段改革攻坚的重点和难点，摆上了前所未有的突出位置，要求按照政事分开的原则，彻底改革政府一概包办的状况，依靠全社会力量兴办社会事业。反思卫生改革的现状，尽管我们在许多方面进行了积极的探索，取得了一定进展，但仍存在不少问题。面对新的改革形势，我们要把卫生事业放到社会主义市场经济的大背景下来考量和谋划，提高对改革重要性和紧迫性的认识，以解放思想为先导，自觉地把思想认识从那些不合时宜的观念、做法和体制的束缚中解放出来，立足于创新体制、激活机制，更好地运用市场手段和方法，把卫生改革引向深入。

首先，改革城镇公立医院管理体制，探索建立卫生投融资新机制。公立医疗机构战线过长，一定程度上影响了竞争，也使已经出台的各项医院投入政策难以落实。要下大力气推进公立医院改革，进一步明确基本医疗服务领域的政府职责和政府办医规模，收缩战线，提高效益。今后政府举办的医疗机构应包括两部分，一部分是代表区域内医疗发展水平的综合性医院和中医院，以及具有社会公益性质、市场作用相对较弱的传染病和精神病防治机构、妇幼保健机构、急救医疗机构、采供血机构。各市要办好1～2所综合性医院和1所中医院，各县（市）要办好1所综合性医院和1所中医院；另一部分是基层社区卫生服务机构。政府举办的这两部分机构，构成城镇医疗服务体系的主体框架，发挥主导基本医疗服务、调控服务市场、平抑服务价格的功能。除此之外的医疗机构则要通过多种形式重组或改制。对于政府继续举办的医院，要在规范政府投入的基础上，允许吸纳民资和外资参与合作建设，进一步拓宽融资渠道。

其次，深化公立医院运行机制改革，激活内部活力。按照所有权与经营权分离的思路，建立公立医院出资人制度和法人治理结构，明确政府、资产管理组织、医院之间的责权利关系，规范各方面行为，建立公立医院绩效评估制度，做到既扩大医院经营自主权，又保证实现政府目标。要继续把人事分配制度改革作为公立医院内部运行机制改革的核心内容，加大改革力度，使职工由单位人向社会人转变，促进人员优胜劣汰和自由流动。

第三，大力发展非公立医疗机构，加快办医主体多元化步伐。医疗服务体系改革的核心是引入竞争。医疗机构分类管理制度实施以来，我省非公立医疗机构取得了较快发展，但其比重仍然较小，不能形成与公立医疗机构的有力竞争。要在完善监管措施的基础上，进一步研究制定优惠扶持政策，鼓励、支持、引导民间资本、境外资本兴办股份制、股份合作制等多种形式的医疗机构，促进医疗机构布局和所有制结构调整。各级卫生行政部门对不同投资渠道、不同所有制、不同隶属关系的医疗机构要一视同仁，创造公平、开放、有序的竞争环境，使各种所有制医疗机构在市场竞争中发挥各自优势，以竞争促发展。

（三）紧紧围绕转变政府职能的要求，进一步明确政府在卫生领域的责任，强化公共卫生、农村卫生服务和卫生监督执法

三中全会和省委十届六次全会，都强调加快职能转变，强化公共服务，建设服务型政府。做好卫生工作是政府履行公共服务职能的重要内容。我们要按照建设服务型政府的要求，重新审视卫生行政管理中的政府作用与责任。近些年来我国经济快速增长，但衡量人民健康水平的三个主要指标，即婴儿死亡率、孕产妇死亡率和人均期望寿命，无论与发达国家相比，还是与发展中国家相比，提高幅度并不大。世界卫生组织对其成员国卫生体系绩效评估表明，我国居世界后列。这说明经济增长并不能自动实现卫生与健康等人类发展目标，提高人民健康水平还要靠政府发挥组织与引导作用。加快卫生改革与发展，要进一步分清卫生工作中哪些应当是由政府发挥作用的、哪些是可以通过市场解决的，逐步规范和增加政府在公共卫生、农村卫生和卫生监督执法方面的投入，使有限的卫生资源得到充分利用，进而提高全体人民的健康水平。

第一，要加强公共卫生建设。公共卫生是卫生事业最重要、最基础的部分，强化公共卫生建设是政府的基本职责。我省公共卫生建设的目标是用三年左右的时间，建立健全突发公共卫生事件应急机制，完善指挥信息网络系统、疾病预防控制体系、应急医疗救治体系、卫生执法监督体系，全面提高卫生系统的应急处理能力，构筑保障人民群众身体健康与生命安全的防护屏障。总的原则是，立足当前、着眼长远，统筹规划、分级负责，平战结合、合理利用，完善网络、提高队伍。省政府办公厅已正式印发了《江苏省突发公共卫生事件应急防治体系建设规划》，各地卫生行政部门要做好争取协调工作，全面完成规划提出的任务，把公共卫生建设提高到一个新水平。

第二，要加强农村卫生工作。农村卫生是卫生工作的战略重点，也是薄弱环节。落实农村卫生工作中的政府责任，包括两个方面，一方面要对医疗服务供方即乡村卫生机构给予必要的投入和倾斜，尤其是对每个乡镇保留的一所政府举办的乡镇卫生院，要加强建设，改善其医疗设施和装备条件，保证其从事公共卫生服务所必需的经费；另一方面要对医疗服务需方即农村居民给予扶持，通过财政投入和农民自筹资金相结合的办法，建立新型农村合作医疗制度和医疗救助制度，对大额医疗费用进行补助。

第三，要加强卫生监督执法。依法行政、强化卫生监管，是政府

管理社会卫生和卫生行业的主要形式。要改革行政审批制度，健全行业准入管理。继续深化卫生监督体制改革，充实和加强卫生监督执法力量，保证卫生监督经费，改善监督执法条件，坚决打击各种违反卫生法律法规的行为。各级卫生行政部门不仅要依法监督健康相关产品市场，也要监督医疗机构、疾病预防控制机构和其他从事卫生服务的机构，实行卫生工作全行业监管。

三、突出重点，扎扎实实地做好今年卫生工作

2004年是省委、省政府确定的全面推进新一轮改革的“改革年”，也是我省率先全面建成小康社会的关键一年。今年全省卫生工作的总体要求是：以邓小平理论和“三个代表”重要思想为指导，贯彻落实党的十六届三中全会和省委十届六次全会精神，紧紧围绕“两个率先”目标，坚持以人为本和全面、协调、可持续的发展观，加强公共卫生体系建设，预防控制传染性非典型肺炎等重大疾病；深化城镇医疗机构改革，建立医疗服务新体系；抓好新型农村合作医疗和农村改水两件实事，提高农村卫生工作水平；强化卫生监督执法，保障群众医疗和食品安全；加强医疗服务质量监管，推进卫生行风建设，更好地发挥卫生工作对经济建设和人民健康的保障与促进作用。根据上述要求，今年要重点做好以下几方面的工作。

（一）继续抓好非典等重大疾病的预防控制，强化公共卫生体系建设

坚持预防为主、防治结合，针对严重危害人民群众身体健康的公共卫生问题，落实疾病预防控制措施，是卫生工作的首要任务。要继续把非典防治放在重中之重的位置，同时抓好其他重大疾病的防治，并启动实施全省突发公共卫生事件应急防治体系建设规划。

最近，广东省报告了今冬以来我国内地的第一例非典确诊病例。这提示我们非典防治工作一刻也不能掉以轻心，不能有任何松懈和疏漏。要充分认识非典疫情的反复性和复杂性，牢固树立重在预防的指导思想，细而又细、实而又实地继续落实好非典防治工作预案，力争我省今年不发生非典流行。要坚持完善非典防治组织指挥和工作运行机制，严格落实值班制度，确保一旦出现疫情可以在第一时间紧急处置。健全疫情监测报告网络，落实报告责任，保证疫情早发现、早报告。认真贯彻执行我厅下发的《江苏省传染性非典型肺炎早期预警症状监测实施方案》，督促各非典监测医院严格执行发热呼吸道病例、发热肺炎病例、非典预警病例的登记与报告制度。加强预检分诊点、发热门诊、临床观察医院、集中收治医院和急救医疗中心等医疗救治机构的建设与管理，突出隔离防护，完善设施装备，规范工作流程。深入开展非典防治业务知识和技能培训，提高医疗卫生人员对非典的熟悉程度和应急处理能力。要注意加强对基层医疗机构包括个体诊所的诊疗管理，开展经常性的督查指导，落实发热病人的转诊工作。认真执行关于加强非典病毒毒株、相关人体标本和实验室生物安全管理的一系列规定以及医院感染管理、消毒、隔离、防护等一系列规范，查找薄弱环节，及时整改，确保万无一失。

进一步加强以霍乱为重点的肠道传染病防治工作。针对去年霍乱发病增多的情况，要加强疫情监测，密切关注流行菌株变异，强化腹泻病疫点疫区处理，严防霍乱蔓延。加强甲肝、伤寒等疫苗接种，力争使全年肠道传染病发病数稳中有降。认真实施全省结核病防治规划，继续做好与加拿大和世界卫生组织合作的结核病控制项目，大力推进现代结核病控制策略，着力提高病人发现率和治愈率。巩固血吸虫病防治工作成果，加大查灭螺力度，遏制江滩钉螺扩散趋势，做好重点地区的督查，防止出现成批急感病人。加强计划免疫，巩固和保持高水平的常规免疫接种率，提高安全注射率。落实全省预防和控制艾滋病性病行动计划，普及艾滋病防治知识，继续在重点人群中开展行为干预试点工作。抓好碘缺乏病、慢性病、精神疾病等的监测和防治工作。加强食品卫生、职业卫生等公共卫生技术服务的管理工作。

以实施《江苏省突发公共卫生事件应急防治体系建设规划》为重点，集中时间和财力，全面提高我省公共卫生建设水平，从根本上建立长效管理与应急处理相结合的疾病防治工作机制。充分利用现代网络技术和通讯技术，在各级疾病预防控制机构信息联网的基础上，把公共卫生信息网络向农村和各级医疗机构延伸，构建公共卫生信息平台，完善应急指挥系统。加强疾病预防控制机构能力建设，重点解决业务用房、仪器设备、交通通讯等基础设施问题，强化疾控机构在应急预警与处置、疫情收集与报告、监测检验与评价、健康教育与促进等方面的职能。根据各类突发公共卫生事件的特点，进一步完善包括急救医疗中心（站）、传染病专科医院和各类非传染病突发事件应急救治基地在内的医疗救治网络。整合区域内卫生资源，组建应急救治队伍。

深入贯彻《母婴保健法》，加强妇女和儿童卫生保健工作。健全母婴保健专项技术准入管理，规范产前诊断和计划生育技术服务。深入开展创建等级妇幼保健院活动，做好爱婴医院的长效管理，加强托幼机构卫生保健的监督管理。广泛开展爱国卫生运动，进一步强化健康教育，巩固和发展卫生城市和卫生镇村创建成果，改善城乡卫生环境。力争再有2～4个城市通过创建国家卫生城市的省级考核，建成国家卫生镇3～5个、省级卫生镇5～6个；新增农村卫生户厕50万座，其中无害化户厕40万座。

（二）办好农村卫生实事，推动农村卫生事业持续健康发展

各地要继续认真贯彻落实全省农村卫生工作会议、农村五件实事工作会议精神，全力做好新型农村合作医疗、农村改水两件实事，

同时加强乡村卫生机构和队伍建设。

最近胡锦涛总书记、温家宝总理对新型农村合作医疗工作作出重要批示，指出这是为民、便民、利民的大好事。各地要按照省政府既定的部署，在认真总结试点经验的基础上，全面推行新型农村合作医疗，确保今年各省辖市参加新型合作医疗的农村人口覆盖率不低于60%，先行试点的10个省级试点县的覆盖率不低于80%。各地在工作中要重点抓好五个环节，一是要研究制定比较完善的实施方案；二是要利用多种渠道广泛宣传，让农民了解各级政府的重视与支持情况，强化风险共担和互助共济的意识；三是要建立稳定的筹资机制，严格按照省定筹资标准，落实好各级政府的专项补助资金和个人缴费；四是要建立经办机构，加强资金筹集、使用的管理，推广计算机管理，方便费用结报；五是要加强对提供服务的医疗机构的管理，规范服务行为，保证服务质量，控制医疗费用。

按照《省政府关于加快推进农村改水工作的意见》，各级卫生行政部门要充分发挥在改水工作中的组织协调作用，加大工作力度，争取今年新增农村自来水受益人口320万人。我厅将尽快将改水计划任务下达到各市，请各地尽早启动实施，并切实抓好督查，确保按时完成任务。要合理规划布局水厂建设，主要通过对现有符合规划要求水厂的管网延伸来增加受益人口。结合城镇建设规划，逐步撤并规模小、成本高的村级小水厂，实现联网，扩大规模效益。及早协调落实好政府补助资金，并进一步发挥市场机制的作用，实现改水资金的多元投入。严格执行水厂建设项目法人制、招投标制、工程监理制、合同管理和竣工验收制度，保证工程质量，同时加强水厂日常运行管理，严格生产流程，落实水质监控措施，确保群众饮水安全卫生。

深入贯彻《江苏省农村初级卫生保健实施方案（2001～2010年）》，继续开展农村初保先进县创建工作，争取年内再建成3～4个初保先进县；对已经达到先进县标准的，各市要按照新标准进行审评，省将组织抽查。完善农村卫生服务体系，转变服务模式，扩大农村社区卫生服务试点，把乡村卫生机构逐步改造成社区卫生服务中心和社区卫生服务站。坚持每个乡镇有一个政府举办的乡镇卫生院的原则，加强乡镇卫生院建设，调整完善功能，探索建立乡镇卫生院新的经营机制。严格乡镇卫生院从业人员准入管理。各地还要完成乡镇卫生院人员、业务、经费等上划县管理的任务。贯彻《乡村医生从业管理条例》，加强乡村医生队伍的培训与管理，完成执业注册工作，实现乡村医生依法执业。

（三）深化城镇医疗机构改革，推进医院基本现代化建设

改革是深刻的利益格局调整，改革越深入难度也越大。面对难啃的“硬骨头”，要坚定地解放思想，开拓创新，力争在深化城镇医疗机构改革方面求得新突破。

要在城镇医疗机构分类管理的基础上，重新构建医疗服务体系的新框架，调整资源布局。今年，各级卫生行政部门要在政府统一领导下，会同计划、财政等部门，根据区域内群众医疗需求和卫生事业发展需要，提出政府办医的具体方案。对现有政府举办的医疗机构，要按照“保两头、放中间”的原则，区别情况，逐个分析，该保留的保留，该退出的退出。对于明确不再由政府举办的医院，各市要进行改革试点，吸纳社会资本进行改造，从中退出全部或部分国有资产。改制形式可以多种多样，但要注意完善配套政策，妥善处理好现有人员身份置换等问题。同时，要探索组建以资产为纽带的区域性医疗集团，把一部分继续由政府举办的医疗机构做大做强，扩大优质资源的受益面。组建区域性医疗集团，应以市场为导向，做到资源共享、优势互补、合理分工，提高综合竞争力。

创新公立医院经营管理机制，提高资源利用效益。现阶段主要是全面推行人员聘用制，实施合同管理和竞争上岗，技术职务实行评聘分开。所有新录用人员都要实行人事代理，现有人员也要全部参加当地的社会保险，为人员身份转换创造条件。收入分配上要按照绩效优先、按劳分配、兼顾公平和生产要素参与分配的原则，理顺关系，实行按岗定薪，建立重实绩、重贡献、灵活多样的分配激励机制。要真正拉开分配档次，对医院发展负有重大责任的管理岗位和关键技术岗位，可以实行年薪制和协议工资制；对担负重大科研项目的人员，可以实行项目工资制。今年我厅将逐步实施卫生专业技术人员高级技术资格分类管理，为深化人事分配制度改革和建立职业化管理队伍创造条件。

发展社区卫生服务，对于城市医疗资源的战略性调整，具有重要影响，要加快推进。要充分利用社区现有卫生资源，通过机构重组和功能转换等方式，引入竞争机制，动员社会力量，加快社区卫生服务机构建设。要加快社区医务人员的规范化培训，实行持证上岗制度。完善社区卫生服务的技术规范，建立科学的考核评价体系，加强社区卫生服务的规范化管理。今年我厅将组织实施创建全省社区卫生服务示范区（市）和合格社区卫生服务中心活动，推动社区卫生服务向深度和广度发展。

创建基本现代化医院是医院发展的方向和目标。各地要增强率先意识，把握基本现代化目标，全面加强医院建设。要狠抓医院管理，进一步改善就医环境，努力提高服务质量，加强医院技术队伍和重点专科建设，年内力争有一部分医院通过基本现代化评审。

（四）贯彻依法治国方略，强化卫生监督执法

各级卫生行政部门肩负着社会卫生管理的重要职责，要以贯彻实施《行政许可法》为契机，认真学法，严格执法，确保监督到位，为经济建设和人民健康保驾护航。

执法者要首先懂法、守法。要

在所有卫生行政管理人员中强化法律法规的培训，培训内容不仅包括与卫生工作直接相关的法律法规，也包括通用性的法律法规，做到一切工作都依法、按规则办事，维护法律的尊严和政府的权威。今年7月1日，《中华人民共和国行政许可法》将正式施行。这是规范政府行为的一部重要法律。认真贯彻实施这部法律，对于完善社会主义市场经济体制，适应加入世界贸易组织后对外开放的新形势，具有十分重要的意义。各级卫生行政部门工作人员特别是领导干部要深入领会这部法律的立法宗旨、精神实质和具体规定。

切实做好《行政许可法》实施的准备和监督工作。要在当地政府的领导下，抓紧对有关卫生法规、规章和规范性文件中涉及卫生许可的项目进行梳理，对于不属清理范围的提出意见和建议；对于属清理项目的要及时进行清理并提出处理办法，防止管理真空和脱节。还要对那些必须停止收费的许可项目，提前协调安排好许可经费保障。上级卫生行政部门要加强对下级卫生行政部门实施卫生行政许可的指导、监督和检查，强化执法责任制，及时纠正卫生许可中的不当和违法行为。

要严格执法，保证监督效果。卫生执法力量薄弱、监督不到位是当前存在的一个比较突出的问题。要坚定不移地推进卫生监督体制改革，尚未完成卫生监督机构组建工作的地方要尽快组建，已经完成的要完善运行。基层的卫生监督机构和疾病预防控制机构不能搞一套班子两块牌子。要强化各级卫生监督机构职能，充实人员力量，加大监督力度，树立执法权威，扩大执法影响。要把卫生监督执法重点切实转移到市场监管上来，继续开展整顿和规范市场经济秩序工作，发挥卫生行政部门在健康相关产品市场和医疗服务市场监管中的主导作用，加大卫生监督频次，扩大战果，巩固成效。加大食品、化妆品、消毒产品等健康相关产品和公共场所、学校、有毒有害作业场所等的卫生监督检查力度，对不合格产品和场所及时查处，并通过新闻媒体予以曝光。特别是要针对近年来食物中毒事故多发的情况，加强食品卫生监管，在所有食品生产经营单位中推行食品卫生监督量化分级管理制度，采取切实有效的措施，防止和减少食物中毒事故。要加强医疗服务市场监督执法，继续以打击非法行医、整顿违规医疗广告为重点，开展医疗服务市场专项整治。

(五)推进卫生行风建设，不断提高医疗服务质量

加强行风建设，提高医疗卫生服务质量和水平，是人民群众的期望，也是保证卫生事业健康持续发展的必然要求。要按照去年我厅对民主评议行风工作的要求，围绕群众关心的重点、热点问题，为群众办实事，树立卫生系统的良好形象。民主评议行风工作告一段落后，要进行认真总结，贯彻重在建设的指导思想，把行风工作持之以恒地抓下去，不断提高卫生队伍的职业道德素质。行风建设要注意把握以下几个方面。

一是要做到正面教育和制度建设并重。强化职业道德和职业纪律教育，引导广大医务卫生人员自觉奉献于社会、服务于人民，大力弘扬“救死扶伤、忠于职守，爱岗敬业、满腔热情，开拓进取、精益求精，乐于奉献、文明行医”的行业风尚。注意培养、树立和表彰、宣传卫生队伍中的先进典型，弘扬正气，展示形象。开展教育要注意虚功实做，增强教育的针对性、形象性和实效性。要加强制度建设，用制度管事，用机制管人，从制度上堵住有可能产生不正之风的漏洞，形成有效的内部约束机制。加大检查监督力度，发现问题严肃查处。继续组织明查暗访和出院病人问卷函调。

二是要与医疗服务质量的监管紧密结合。现在，群众评价医疗服务已不仅仅是看态度好不好，更看医疗质量高不高。近年来医疗纠纷呈上升之势，不少是质量和技术上的争议。卫生行风到底怎么样，归根到底要看服务质量和水平高不高。行风建设要与医疗服务质量监管密切结合。各级卫生行政部门要加强对管辖范围内医疗机构的医疗质量、医疗安全的监督检查，逐步建立医疗信息发布和公示制度，向社会公布各医疗机构医疗质量、医疗安全、工作效率、医疗费用等方面的情况，满足患者的知情权与选择权，促进医疗机构强化内部质量管理。各级各类医疗机构要健全内部质量控制网络，完善质量控制措施。

三是要扩大群众的参与度。行业作风最终要由服务对象来评判。要通过设立行风热线电话、聘请行风建设监督员、发放调查问卷等多种方法，密切同社会各界的联系，广泛征集意见和建议，接受社会监督，及时改进工作。建立群众投诉和反馈处理情况档案，定期分析，做到件件有着落，事事有回音。要加强与新闻媒体的联系，及时提供改革发展、先进人物等报道素材，同时也要说明工作中的矛盾与困难，让媒体成为沟通医疗卫生工作者和人民群众的桥梁。要按照“行业作风优良、岗位服务规范、群众评价满意”的要求，进一步加大创建文明行业工作的力度。

郭兴华在贯彻党的十六届四中全会和省委十届八次全会精神深化卫生改革与发展学习研讨会上的讲话(摘要)

(2004年11月30日)

一、把学习贯彻党的十六届四中全会和省委十届八次全会精神作为当前首要的政治任务，深刻理解和把握其精神实质(略)

二、以“三个代表”重要思想和科学发展观为指导，进一步解放思想，树立符合经济社会发展和人民群众要求的卫生工作的新理念

(一)贯彻落实十六届四中全会精神，加强执政能力建设，要求我们时刻牢记全心全意为人民健

康服务的宗旨，实现三个“更多地关注”

发展卫生事业的出发点和归宿是提高人民群众的健康水平，让人民群众满意。卫生工作做得好不好、卫生事业发展水平高不高，最终要由群众来评判，看群众的多层次、多样化的医疗卫生服务需求是否得到满足。这就要求我们做所有的工作，首先必须真正从人民群众的角度思考问题，在谋划改革方案、制定政策措施、落实工作任务的过程中，努力实现好、维护好、发展好人民群众的利益，当好人民群众利益的代表。当前，要努力实现三个“更多地关注”：

一是要更多地关注患者。从患者的角度出发反思卫生工作的现状，我们的工作还存在不少的问题。现在人民群众反映最突出的是“看病难”。认真分析“看病难”，主要包括看病贵、手续繁、态度差等问题。解决看病贵问题，需要政府采取完善和落实医疗机构投入补偿政策、深化药品流通体制改革、健全社会保障制度等综合措施，但从卫生部门来说也有许多工作要做。我们要针对不同收入人群，大力推行分层服务；要坚持合理检查、合理用药，进一步规范服务行为；要加快发展社区卫生服务，为人民群众提供综合、方便、价廉的医疗卫生服务，等等。对看病手续繁、态度差的问题，只要我们真正坚持“以病人为中心”的思想，主动克服困难，医疗机构存在的“三长一短”和“繁、难、差”等问题是完全可以解决的。

二是要更多地关注农村。我省大多数人口在农村，目前农村的经济状况、医疗卫生状况都还比较薄弱。农村的基础卫生设施和环境卫生面貌，农民群众的就医条件、保障水平与城市相比差距很大。贯彻为人民健康服务的宗旨，卫生工作就必须始终坚持以农村为重点，着力解决农村卫生工作中存在的困难和问题。要切实加大投入，加强农村卫生基础设施建设；进一步深化农村卫生改革，完善农村卫生服务体系；加快农村改水改厕步伐，加强传染病、地方病防治，改善农村卫生总体状况；全面推行新型农村合作医疗制度，保护人民群众健康，着力解决因病致贫、因病返贫的问题。

三是要更多地关注公共卫生。做好公共卫生工作，是我们坚持全心全意为人民群众健康服务的重要体现，也是多年来我们工作中的一个薄弱环节。非典疫情的发生暴露出了公共卫生系统不健全、应对突发公共卫生事件能力弱的矛盾。非典疫情发生之后，各级政府加强了公共卫生体系建设，今年国务院和省政府还先后召开了艾滋病防治、血吸虫病防治和结核病防治三次大会，加强对重大疾病的预防控制工作。我们一定要抓住难得的机遇，加强协调配合，力争通过几年的努力，把我省公共卫生服务的能力提高到一个新的水平。

（二）贯彻落实十六届四中全会精神，加强执政能力建设，要求我们进一步转变职能，切实履行好“四项职能”

面对经济社会发展的宏观形势，贯彻加强执政能力建设的要求，不断提高对卫生事业发展的组织能力和指导能力，首先需要我们对社会主义市场经济条件下政府在卫生领域的职责进行重新定位，在此基础上进一步转变卫生行政职能，改善管理与服务。从宏观方面看，在卫生领域政府主要应明确并积极履行好以下四项职能：

一是要明确并积极履行对卫生事业的宏观调控职能。卫生行政部门作为卫生事业发展的管理者和调节者，要制定并实施卫生事业发展规划和政策，运用经济手段和法律手段，辅以必要的行政手段，引导各类卫生资源的合理配置，促进卫生事业整体水平的提高，进而提高全体人民的健康水平。

二是要明确并积极履行公共卫生服务职能。为人民群众提供公共卫生服务是市场经济条件下卫生行政部门的一项重要职责。我们要完善公共卫生体系，切实加强疾病预防控制工作，防止传染病、地方病的暴发流行，保护人民群众身体健康。加强妇幼卫生工作，降低孕产妇和婴儿死亡率。开展健康教育，强化医疗卫生公共信息发布，提高群众的自我保护意识和能力。

三是要明确并积极履行卫生监督管理职能。市场经济的发展要求监管的职能必须紧紧跟上，以维护市场秩序，保护人民群众的利益。从卫生行业看，我们要实行卫生工作全行业管理，按照法律法规制定各项技术标准和规范，对卫生机构、从业人员、医疗技术应用、大型医疗设备等要素和健康相关产品实行准入管理。要依法行政，一视同仁地加强对各种所有制医疗卫生机构的监督，管好医疗卫生服务市场，规范服务行为，维护市场秩序。

四是要明确并积极履行维护社会公平的职能。构建社会主义和谐社会是提高党的执政能力的重要内容。当前构建和谐社会着重要调整收入分配关系，维护社会公平。在卫生领域维护社会公平，既要加强农村卫生工作，缩小城乡差距，也要继续举办好部分公立医疗机构，保证人民群众的基本医疗，为加快构建社会主义和谐社会作出积极努力。目前，人们对什么是基本医疗、如何保证基本医疗还有很大争论。对这一问题我们要有清醒的认识。要看到，虽然保证人民群众的基本医疗关键是要建立和实施社会医疗保险制度，但现阶段我省城镇职工医疗保险制度覆盖人群还不广，新型农村合作医疗制度才刚刚起步，医疗服务市场还很不健全，在此情况下，政府必须继续举办部分医疗机构，以履行保证基本医疗的职责。同时还要看到，由于医疗服务市场失灵问题的存在，大多数国家特别是成熟的市场经济国家在建立社会医疗保障的基础上，都保有相当数量的公立医院，英国、法国等国公立医院在医疗服务体系中占绝对主导地位，美国公立医院的比重也占四分之一强。这也提示我们必须坚持办好部分公立医院不动摇。

在明确功能定位的基础上，要加大改革力度，进一步转变政府职能，切实解决目前存在的“缺位、越位、不到位”的问题，把该做的事做好。当前我们的公共卫生体系还不完善，农村卫生和社区卫生工作还相当薄弱，卫生监督能力和水平还相当落后，要把解决这些问题作为工作重点，积极争取各级政府加大投入。从医疗服务方面看，要进一步完善医疗机构投入补偿政策，改革管理体制和运行机制，把继续举办的医院办好。转变政府职能，还需要我们增强服务意识，完善服务手段，改进工作作风，提高工作效率，努力实现微观管理向宏观管理、直接管理向间接管理、行政管理向依法管理、部门管理向行业管理的转变。

(三)贯彻落实十六届四中全会精神，加强执政能力建设，要求我们充分发挥市场机制的作用，在医疗服务体系结构调整上做到“三放”

中央《决定》提出的五大执政能力，第一条就是要提高驾驭社会主义市场经济的能力。当前，我国社会主义市场经济体制已经初步建立，公有制为主体、多种所有制经济共同发展的基本经济制度已经确立，全方位、宽领域、多层次的对外开放格局也已基本形成。从我省情况看，省委、省政府已经把社会事业改革作为现阶段改革攻坚的重点和难点，摆上前所未有的位置，要求按照政事分开的原则，大力引入市场机制，彻底改革政府一概包办的状况，依靠全社会力量兴办社会事业。卫生工作不可能游离于市场经济之外，要积极引入市场机制，大力发挥市场机制在卫生资源配置中的基础性作用，促进医疗服务体系结构调整，真正形成多种所有制医疗机构共同竞争共同发展的局面。当前，要做到“三放”：

一是对民营医院、外资医院的发展要放心。尽管近年来我省民营医院、外资医院有了一定发展，但由于它们普遍规模较小、实力较弱，还不能与公立医院形成有力的竞争。现在不少同志对发展非公医疗机构还存在种种疑虑。有些同志担心，民营医院发展了，群众的负担会加重。实际上这种担心是多余的，如果民营医院的收费价格高于公立医院，它根本就无法竞争无法生存。从这些年民营医院经营的情况看，他们更多的是采取了低价竞争策略，有些还出台了种种优惠措施吸引病人。还有些同志担心，民营医院会利用群众普遍缺乏医疗保健知识的特点，采取乱收费、乱检查、小病大治等种种不规范行为坑害百姓。客观地说，这些不规范行为在部分公立医院也或多或少地存在。解决这一问题，不仅需要政府部门进一步转变职能，切实加强监管，并大力发展行业协会，加强行业自律，同时更需要充分引入竞争，完善医疗市场。竞争是最好的治理手段。要加强调查研究，制定具体的鼓励政策和措施，毫不动摇地支持、引导民营医院和外资医院的发展。

二是对政府不再举办的公立医院的改制要放手。应该说，目前公立医院之间也有竞争，但由于产权的因素，公立医院之间的竞争时常表现得缺乏“理智”。为了打破医疗市场体制单一，公立医院一统天下的局面，促进医疗市场的形成，全省要根据省政府即将转发的《关于进一步深化医疗卫生体制改革的若干意见》精神，以产权制度改革为突破口，在合理确定政府继续举办医疗机构的数量与规模的基础上，对政府不再继续举办的医疗机构，通过多种形式加快改制进程，为民营医院、外资医院的发展让出充足的空间。

三是对明确由政府继续举办的公立医院要放权。公立医疗机构权责不清，缺乏有效的激励和约束机制，是造成人员臃肿、运行成本高、工作效率低的重要原因。要按照“两权分离”的原则，积极探索、创新公立医疗机构管理体制，深化运行机制改革，建立产权明晰、权责明确、政事分开的医院管理新体制，使其尽快成为真正的市场主体，参与医疗市场的竞争。

三、着眼于体制与机制创新，深化卫生改革，增强卫生服务能力

(一)认清主要矛盾，明确改革目标与思路

改革开放20多年来，我省卫生事业已取得了很大的发展，“看病难、住院难、手术难”等矛盾得到了有效缓解，人民健康水平也有了新的提高，人均期望寿命、孕产妇死亡率、婴儿死亡率等主要健康指标均位居全国前列。同时，卫生改革也取得了积极进展，整个医疗卫生体制已经发生了很大变化，卫生资源配置正由单一政府安排向国家指导下的市场调节相结合变化，卫生机构正由单一国有制向公有制为主、多种所有制并存转化，卫生管理也由单纯依靠行政手段向依法管理转化。但是，我们必须看到，卫生改革还相对滞后，深层次的矛盾在积累，体制不顺、机制不活的问题比较突出。深化改革的压力，来源于宏观形势的需要，也来源于事业自身发展的需要。客观分析卫生事业发展的现状，虽然近年来医疗卫生综合服务能力显著增强，但总体上与人民群众的医疗保健需求还不相适应，与经济发展水平还不相适应，与建立完善市场经济体制的要求还不相适应。具体讲，卫生工作的主要矛盾在于以下几个方面：一是从卫生资源总量上看，卫生投入不足，供需矛盾仍较突出，基础设施建设相当薄弱，经济发展的成就还不能及时转化为卫生事业发展的物质基础；二是从卫生资源布局上看，结构不合理，公共卫生服务与医疗服务之间、城市与农村之间、大医院与基层社区卫生机构之间发展不协调，多数资源集中在城市和大医院，而农村和城市社区基础设施条件相对落后；三是从卫生投入主体上看，政府与市场责任界限不清，政府在卫生领域的投资责任未能充分体现，市场机制的作用同样未能充分发挥，各方面的积极性尚未充分调动起来；四是从医疗卫生事业特别是公立机构的运作上看，事业单位法人地位不清，责权利不够明确，缺乏有效的激励和制约机制，服务质量和服务水平相对低下。深化卫生改革，要针对上述问题，确定改革目标、思路和方案。

《省委贯彻意见》强调，“要积极推进卫生事业改革和发展。加快形成以公有制为主体、多种所有制医疗机构共同发展的新型医疗卫生服务体系。大力发展社区卫生服务。强化政府公共卫生管理和服务职能，健全突发公共卫生事件应急机制，加快建立新型农村合作医疗和贫困农民医疗救助制度。”这为卫生改革指明了方向，确立了卫生领域改革的两大任务，一是要推进医疗体制的改革，形成更加开放、更具活力、多种所有制并存的医疗服务体系，建立健全以高水平综合性医院为龙头、以特色专科医院为骨干、以乡村及社区卫生服务机构为基础的医疗卫生服务网络，让人民群众享有多层次、多样化、价格合理、质量优良的医疗服务；二是要深化公共卫生体制改革，加强公共卫生设施建设，充分利用、整合现有资源，建立健全公共卫生信息网络体系、疾病预防控制体系、应急医疗救治体系、卫生执法监督体系，提高公共卫生服务水平和突发公共卫生事件应急能力，构筑保障人民群众身体健康与生命安全的防护屏障。

改革的核心问题是正确区分卫生领域政府行为与市场机制的不同作用范围，分清政府与市场责任界限，把政府职责履行好，把市场机制利用好，最充分地调动各方面的积极性，广泛挖掘卫生资源，形成体制顺畅、机制灵活的卫生工作格局。推进卫生改革要做到“四个结合”，一是坚持政府履行职责与运用市场机制兴办卫生事业相结合，推进医疗卫生资源配置结构的战略性调整，切实保障政府对公共卫生和基本医疗服务的投入，积极引导社会资本参与医疗市场竞争，改革公立医疗机构产权制度，大力发展非公有制医疗机构；二是坚持社会效益与经济效益相结合，既确保基本医疗服务供给的数量和质量，又保障各类医疗机构的健康发展；三是坚持转变政府职能与加强行业监管相结合，加快管办分离步伐，实行卫生全行业管理；四是坚持整体部署与重点突破相结合，试点先行，稳步推进。改革还要做到“五个有利于”，即有利于明确政府在卫生事业发展中的职能，有利于促进卫生事业的持续健康发展，有利于调动广大卫生人员的积极性，有利于维护社会和医疗秩序的稳定，有利于满足人民群众多样化、多层次的卫生服务需求。

(二)突出重点任务，加大改革推进力度

1.以产权制度改革为突破口，深化公立医疗机构改革

要在明确政府办医职责的基础上，调整公立医院的布局与规模。《若干意见》提出，政府要举办好两类医疗机构，一类是公益性强、市场机制难以发挥作用的医疗机构，包括传染病防治、精神病防治、妇幼保健、急救医疗以及采供血机构；另一类是主要承担基本医疗服务、代表区域医疗水平、在医疗服务体系中起重要作用的医疗机构。政府举办的这两部分机构，构成城镇医疗服务体系的主体框架，可以发挥主导基本医疗服务、调控服务市场、引导医学科技进步、担当突发事件救治任务等方面的功能。

对于继续由政府举办的公立医疗机构，要进行产权制度改革，建立法人治理结构，实施管办分离。现代法人治理结构的核心是明晰出资人产权和法人产权，也就是决策权、经营权和监督权的分离。公立医疗机构产权制度改革不单纯是指把公有产权改为私有产权，更重要的是把公有产权改为出资人产权和法人产权。现行公立医疗机构的出资人产权和法人产权两方面都不清晰，一方面，政府作为出资人职责不明确，投资责任不落实，监管不到位，医疗机构的发展主要依靠自我积累，不仅加重了医疗机构的负担，也扭曲了医疗服务行业的公益行为，“看病贵”等矛盾由此加剧；另一方面医疗机构也不具有法人产权，自主经营权受到限制，内部运行机制改革由于制约因素太多而难以深化，服务效率不高。今后，要逐步把政府作为社会管理者和资产所有者的职责分开，落实医疗机构法人产权，实现资产所有权和经营管理权相分离，建立产权清晰、权责明确、政事分开的公立医疗机构管理体制。有条件的地方可以成立卫生国有资产管理公司，作为国有资产出资人代表履行出资人权利，管理医疗机构的国有资产和新增资产，将经营管理权下放给医院管理者，赋予院长更大的自主权。出资人代表与政府、出资人代表与经营者之间建立契约关系，明确各自责权利，规范各方行为。要建立公立医疗机构绩效评估制度，把费用控制、医疗质量和患者满意度等作为主要评估指标，做到既扩大医院经营自主权，又保证实现政府目标。

对于政府不再举办的医疗机构，产权制度改革的形式也是多样化的。有的可以进行整体产权出让，使之转制为民营医院；有的可以把资产所有权和经营权相分离后，实行国有民营，国有资本逐步退出；有的可以进行产权重组，政府先参股后逐步退出。公立医院实行股份制改革后，要严格执行社会保障政策，全员参加社会保险，积极进行职工身份置换，使职工由单位人向社会人转变，实现卫生技术人员的优胜劣汰和自由流动。

2.加快办医主体多元化步伐，大力发展民办医疗机构

近几年来，我省非公立医疗机构取得了较快发展，全省个体私营医疗机构已发展到近4 000家，约占医疗机构总数的四分之一，但规模相对较小，资产和床位所占比例分别为6%和8%左右。要在完善监管措施的基础上，进一步研究制定优惠扶持政策，鼓励、支持、引导民间资本、境外资本兴办股份制、股份合作制等多种形式的医疗机构，促进医疗机构布局和所有制结构调整。在改革公立医疗机构的过程中，也要注意发挥民间资本的积极性，一是在保持国有资本主体地位的前提下，允许政府举办的非营利性医疗机构吸纳民资或外资参

与建设,合作后非营利性质不变,并允许合作者获取适当回报;二是允许民资或外资与政府举办的非营利性医疗机构合资合作,举办具有独立法人地位和独立场所的营利性或非营利性医疗机构。卫生行政部门要象重视公立医疗机构的发展一样,关心、支持民办医疗机构的发展,切实转变观念、转变职能、转变作风,为民间资本参与医疗服务领域的投资建设提供服务,为加快民办医疗机构发展创造更为宽松的环境,在机构准入、医保定点、职称评定、人才引进、参加学术组织及学术活动、大型医疗设备购置等方面实行同等待遇。

3.改革卫生服务体系,加强城市社区和农村基层卫生服务建设

在整个医疗卫生服务体系中,城市社区和农村基层是比较薄弱的环节。由于基层医疗卫生机构服务能力较弱,许多本应在基层解决的常见病和多发病的诊治工作都转到了县级以上医院。据统计,去年全省县级以上医院门诊人次占全省医疗机构门诊总人次近58%,出院人次占到了出院总人次的近74%。“小医院门庭冷落,大医院门庭若市”,这种不合理的就医分布是造成群众“看病难”和“看病贵”的又一个原因。解决这个问题,必须改革医疗服务体系结构,大力发展社区包括农村卫生服务,增强社区卫生机构的服务能力,丰富社区卫生服务内容,提高社区和基层卫生服务水平。

在城市,要优化卫生资源配置结构,促进优质资源向社区转移,逐步建立起医疗中心与社区卫生服务机构两级分工合理、双向转诊的城市新型医疗卫生服务体系。社区卫生服务是集预防、保健、医疗、康复、计划生育技术指导、健康教育“六位一体”的综合、便捷、连续的卫生服务。要按照规范化的要求健全社区卫生服务网络,对政府办的部分区级综合医院、街道卫生院及企事业卫生机构,实施重组、改建或功能转换。同时鼓励社会力量举办社区卫生服务机构,培育和完善社区卫生服务市场。要围绕建立社区卫生服务的良性运行机制,突出抓好以下三个方面:一是政府适当补贴。社区卫生服务包含公共卫生服务的内容,政府应承担相应责任,予以资金扶持,可以按人头付费,也可以按照服务量付费,但不宜直接补贴机构建设。二是医疗保险定点。要协调劳动保障部门将符合条件的社区卫生服务机构纳入城镇职工基本医疗保险定点医疗机构范围,并适当降低参保职工在社区卫生服务机构就诊的医药费自付比例,引导病人向社区分流。三是建立转诊关系。转诊关系是一种互利的合作关系,而不是竞争关系。卫生主管部门要通过行政手段和经济手段,促使作为医疗中心的公立医疗机构和社区卫生机构之间建立合作转诊关系,尤其对公立医疗机构而言,要将其作为社会责任来对待。

在农村,要紧密结合新型农村合作医疗制度建设,加大乡镇卫生院的改革力度,建立县乡两级、乡村一体、防治结合、多元投资、分工合理的新型农村卫生服务体系。对每个乡镇保留的一所政府举办的卫生院,要改善医疗设施和装备条件,提高医疗服务质量。同时,要参照城市公立医疗机构改革的方案,推行乡镇卫生院运行机制改革,加大人事分配制度改革力度,实行公开招聘和合同聘任制,分流富余人员,探索多种运营形式。要以现有乡村卫生机构为基础,按照社区卫生服务要求,组建社区卫生服务中心(站),提供预防、保健和基本医疗等服务。

4.强化公共卫生体系建设,提高突发事件应急处理能力

构建与经济社会发展水平相适应的公共卫生体系,是建立公共卫生体制的物质基础。公共卫生体系建设要坚持预防为主的方针,以建立覆盖城乡、功能完善、反应灵敏、运转协调的突发公共卫生事件应急机制为根本,加强公共卫生信息网络体系、疾病预防控制体系、医疗救治体系和卫生执法监督体系的建设。对这方面工作,大家认识比较一致,今年以来厅里已多次作过部署和督查。需要注意的是,强化公共卫生体系建设是深化卫生改革的重要内容,与医疗机构改革同样重要,这一点必须十分明确。要抓住抗击非典取得胜利后的难得机遇,尽快将公共卫生建设提高到一个新水平。

5.加快厅直属单位的资源调整,深化厅直属单位改革

厅直属单位是全省卫生系统的排头兵,对内是龙头,对外是形象。厅直属单位的改革与发展对全省卫生工作有着重要影响。厅直属单位建设的目的,不仅仅是为社会直接提供服务,更重要的是要发挥对全省各类卫生机构的指导、示范、辐射、带动功能。近些年来,我们各个单位的建设发展取得了很大的成绩,但还存在一些问题,致使示范带动作用不能充分地发挥,主要表现是厅直属单位的资源配置不尽合理,布局比较分散;改革力度不够,效率效益不高。今后要重点做好资源配置的调整和内部改革的深化。

在资源调整方面,我们已经对防病机构重组建立了省疾病预防控制中心和卫生监督所,下放了无锡卫生学校的管理权,今年还组建了省人民医院集团。下一步厅里还将在调查研究的基础上,按照做强做优、发挥功能的原则,提出进一步优化省级医疗卫生资源调整配置的意见。总体考虑是,根据全省和直属单位所在地的情况,对一些直属单位进行调整,对部分功能相似的单位进行重组;对业务量不足或功能不明确的单位重新进行功能定位;对因不适应社会需求或管理体制问题而生存发展困难的单位要撤并或下放。要重点做强做优省人民医院集团,迈出实质性步伐,切实发挥集团作用,同时还要加强省中医院的建设与发展。

在内部改革方面,我们将按照全省医疗卫生体制改革的总体思路,进一步明确对各单位发展的要求,规范和扩大各单位的经营自主权,为深化内部改革创造条件。各单位要继续把深化人事分配制度

改革作为重点，创新内部运行机制。要建立完善全员聘用制，实行人事代理制，逐步由身份管理向岗位管理转变。要采取灵活的办法，下大力气培养和引进一批优秀学术和技术带头人，加快建立高水平专业人才队伍。要积极推进分配改革，实行档案工资与实际收入相分离，职工收入由各单位根据劳、责、绩、效综合考核情况，在核定的工资总额内自主决定，合理拉开分配档次，激发员工的积极性与创造性。

（三）抓住关键问题，研究完善改革措施

《若干意见》确定了我省医疗卫生体制改革的主要原则和基本框架，但在人事、经济等重要配套政策方面未作具体规定。下一步，我们要与各地各单位一道，抓住重点问题和关键问题，在推动改革的实践中，不断总结经验，深入进行调查研究，会同省有关部门制定和完善改革的配套政策，确保卫生改革向纵深推进。根据初步研究，我们认为以下几个问题是必须认真讨论的。

一是公立医疗机构产权制度改革中的人员劳动关系转换问题。《若干意见》明确，“医疗机构改制或向社会转让经营权，原则上要依法转换全部在岗人员的劳动关系，并纳入当地社会保障体系”。改革中通行的做法是“老人老办法、新人新办法”，离退休人员待遇不变，经费由原渠道解决，新录用人员按全新的办法处理，这样做是可行的。但对既非“老人”、又非“新人”的在编在岗人员即所谓“中人”如何处置，是各地普遍反映的难题，这部分人的录用安置以及经济补偿、社会保险关系衔接和经费保障等相关政策，要尽快予以明确。医疗卫生是知识密集型行业，从业人员多受过高等教育或系统训练，现行事业单位职工的退休待遇高于企业职工，而转换卫生人员的劳动关系往往要支付高于企业人员2～3倍的费用，这是改革必须付出的成本。只有支付了这部分成本，保护好知识分子的合法权益，才能在稳定的环境中顺利实现制度变革。选择改革试点单位时也要考虑是否有能力支付改革成本问题，一开始就要放出样子、作出规范。

二是公立医疗机构管办分离后的政府和医院职责界定问题。在公立医院机构改革中，分离政府资产所有者和社会管理者的职责，实行管办分离，明确医疗机构的法人产权，赋予经营者更大的经营自主权。这是改革的目标，但如何界定各方责权利关系，如何落实政府投入责任，如何实现公共利益，如何解决利益冲突，等等，都要在一定实践的基础上，提出比较具体的指导意见和规定。

三是公立医疗机构产权制度改革中的资产处置问题。《若干意见》规定，公立医疗机构改制过程中，“要按照国有资产管理有关规定，认真做好清产核资、财务审计、资产评估和资产处置等工作，规范操作程序，防止国有资产流失”。这些仅仅是原则规定，具体操作过程中会遇到一系列问题，我们要与各地一起研究总结，提出相对具体的办法，逐步加以规范，少走弯路。

此外，民间资本参与公立医院合作建设获取适当回报、医院院长资格认定、非营利性医疗机构财务监管、医疗服务质量信息披露等，都要在实践中研究和总结，及时制定办法，为深化改革提供完善的政策支撑。总之，推动我省卫生改革，任务还十分艰巨，现在我们只是站在新的起跑线上，只有付出加倍的努力才能取得改革的实际成效。

四、贯彻中央和省委部署，切实加强厅机关和厅直属单位党的建设（略）

唐维新在全省医院工作会议上的讲话（摘要）

（2004年3月6日）

一、十年医院工作的简要回顾

自1994年首次全省医院工作会议以来，坚持实行年度例会制度，交流工作经验，研究新的形势，抓住我省医院工作中的突出矛盾和问题，提出新的要求，并力图以新内容、新创意、新理论指导全省医院以改革为动力，以发展为主线，以管理为抓手，使医院工作的整体水平不断登上新的台阶。十年来，我们的工作思路和要求提得比较准确，讲得比较清楚，得到大家的拥护，取得明显成效的，概括起来主要有五个方面，这也是十年来全省医院工作的经验结晶。

（一）以改革为动力，医院发展步入快车道

医院改革在探索中稳步推进。就医院管理的微观层面而言，公立医院普遍实行了以人事制度、分配制度、精简医院管理机构、加强科室建设、后勤服务体系改革为主要内容的运行机制改革；门诊全面实行了“病人选择医生”。就管理医院的宏观层面而言，城市社区卫生服务与非公医疗机构快速健康发展，促进了医院体制改革及城市医疗服务体系由三级向二级转变。这是制约、促进、决定医院改革的深度和大环境的两大举措。全省组建了17个医院集团，促进了公立医院资源的结构性调整；对部分二级医院实行了不同形式的改制，有47所二级医院改制为股份制医院；试行了以“托管制”为主要形式的“两权分离”经营机制。

从第一次全省医院工作会议至今十年来，全省医院发展步入了快车道，取得了显著成效。全省各级医院特别是二、三级医院的床位、医疗用房、医疗设备都有了较大幅度的增加。基础设施、就医条件明显改善。院容院貌、医院环境明显好转。医院收入持续增长，社会效益和经济效益同步提高。以三级医院为例，十年时间，固定资产增长了6.63倍；床位增加了42 829张，增幅28.46%；基建投入增长8.36倍，医疗用房增加了1倍；医疗设备投入增加5.89倍；业务收入增长了3.4倍；绿化面积覆盖率由24%增加到37%。可以说，这十年是全省医院发展最快最好的时期。

（二）以缩短住院日为突破口，

工作效率明显提高

住院病人的住院日是医院存在的若干问题中的主要矛盾，1996年的例会提出要以缩短住院日为突破口，提高工作效率。各级医院采取了一系列有效的措施，全面疏通门诊、功能检查室、手术室等医疗环节，打破制约瓶颈，成效显著。以三级医院为例，平均住院日由20.86天降到了14.8天，缩短了6.06天，其中三级综合医院缩短了近10天；术前住院日由5.73天，缩短为3.37天；病床周转次数由19.4次提高到23.5次，增加了4.2次；病床使用率由88%上升到95%；年门急诊病人增加了29万多人次，增长了1.59%；年出院病人增加了近3万人次，增长了88.38%。其效果相当于不花钱净增14所500张床位的医院。同时，门急诊、各种功能检查、手术室、后勤保障等环节的工作效率也都有了明显提高。

（三）以病人为中心，医疗服务明显改进

1996年初，我省率先提出“以病人为中心”的服务思想。这对医院提高医疗服务质量、转变医学模式和服务观念都起了重要作用，也必将产生长远而深刻的影响。为贯彻这一服务思想，针对群众对医院服务反响较大的突出问题和主要矛盾，我们提出了具体的工作目标和要求。几年来，全省各级医院紧紧抓住“繁、难、差”三个突出问题进行整改，门急诊简化了工作流程，实行了“一站式”服务，采取了一系列方便病人的措施。经过新建、改扩建和加强管理，82%的住院病人解决了“吃饭难、洗澡难、上厕所难”的问题，有卫生间的病房由11.2%上升到61.9%，成为医院办医水平提高的重要标志。大力加强医德医风教育，重点治理药品回扣、收受红包和不规范的医疗行为等不正之风，服务态度和质量进一步改进。医疗质量各项指标稳步提高。实施整体护理、医患沟通、评选十佳医院、文明单位等活动，促进了服务的改进和水平的提高，病人对医院服务的满意度达89%。

（四）以内涵建设为基础，整体水平迈上新台阶

各医院内强素质，夯实基础，参与竞争，增强实力。技术水平大幅度提高，三级医院先进技术的引进增长了5.5倍，特色专科成群，已达150个以上。疑难疾病的诊疗能力大大增强，部分专科技术已达国内领先水平。技术队伍进一步壮大。高学历、高智商、高技能人才快速增加，硕士研究生以上人员从1.5%上升到7%。年轻人才脱颖而出。住院医师通过规范化培训，基础扎实。培养和引进并重，人才结构进一步优化。基础管理不断加强。各级医院高度重视基础管理，健全基本制度，规范操作规程，加强设施、设备配套，注重环境建设，改进和提高服务质量。基础管理为医院的改革与发展提供了有力的支撑。

（五）以医院等级评审和创建基本现代化医院为抓手，不断攀登新的目标

等级医院评审是前五年的重要工作。我们因势利导，扬长避短，准确把握，注重实效。通过评审，全面提高了医院技术和管理的标准化水平。同时，坚持开展不定期检查和各种交流活动，注重在评审后的巩固，在巩固中提高。2001年，根据我省经济社会发展及人民医疗保健需求的新变化，适时提出创建基本现代化医院的目标，用创新的观念提出一系列新的标准和要求，目的在于以此为抓手和动力，激励和引导医院经过二个五年计划的艰苦奋斗，到2010年使我省的政府办的二、三级医院都基本能够建成基本现代化医院，使二、三级医院的水平再上一个新台阶，并在新的起点上去攀登新的目标。

二、医院工作的思路和目标

（一）用科学的发展观，促进医院持续健康发展

坚持发展是硬道理。“用科学的发展观，促进医院持续健康发展”这句话中有两个关键词，一个是“科学”，另一个是“健康”，核心是“发展”。科学发展观的前提是发展，不发展最不科学。健康发展的前提也是发展，不发展最不健康。但发展的依据是什么？是市场，是人民群众的多层次、多样化的医疗保健需求。所以，发展什么？发展多少？都必须以市场需求为依据。

坚持发展与资源配置相协调。科学发展观要求供需的平衡和协调，保证资源既能满足需求，又不造成浪费。因此，各级政府都依据市场的变化制定和修订资源配置规划，这是完全必要的。作为医院要健康发展必须把自己置身于这个资源配置中去，并作动态的调整。尤其是在专科及其规模的确定上，更要注意研究宏观资源配置的现状和趋势，避免造成“发展的却是多余的”，这是市场经济理论的要求。

坚持硬件与软件相配套。科学发展观要求成本低、效益高。硬件与软件配套是基本条件。什么重要？什么不重要？配套最重要。硬件与软件都有其不可替代的作用，是相互依存、相互作用的。按照“水桶”理论，谁置身于“配套”之外，谁就没有作用，就是浪费。一般来说，偏重硬件的比较多见，应注意避免。就其关键环节分析，硬件建设要注意科学的规划，百年大计，规划在先，拍着脑袋盖房子，贻害后人，这一点无论如何要引起重视。软件建设要特别关注人才，这是软件的核心。目前，医院虽然都意识到这一点，但对人才的重视程度还不够，一定要舍得投入，舍得花精力，同时还要有耐心，赢得了人才，就赢得了竞争力。

坚持生理与心理相兼顾。科学的发展观涉及到现代医学模式，牵涉到医院工作的平台，要求医院要有科学的功能定位。医院的工作平台是什么？不是单纯的看病，而是人的身心健康，要由看病转到促进健康上来，这就要求我们医院的服务模式要适应现代医学模式，作出切实的转变。可以说，这是医院服务思想的重大战略性转变，是医院工作的长远目标。不仅要关注治疗人的身体疾病，还要“以医

院为中心扩大预防”。不仅要搞好人的身体疾病的防治，还要对人的心理进行疏导和治疗。因此，医院的功能应该包括三个层次的内容，一是治疗身体疾病，二是注重并做好预防，三是生理、心理并重。目前，各医院95%的精力还只停留在治疗身体疾病这一层次上，预防工作做得很不够，心理疏导与治疗也很少。“以医院为中心扩大预防”是周恩来总理在上个世纪50年代提出来的，这是一个全面、科学的医疗观和健康观，是医学模式的转变在医疗工作中的运用，是医疗服务功能的一场革命。2003年上半年抗击“非典”取得阶段性重大胜利之后，留给人们的思考同样要求医院要重视和加强预防工作。这种预防应该放在健康或亚健康人群身上，有病早治，无病早防。医院在预防上大有可为，你们可以做一些积极的探索与尝试，一定会做出成绩。各级、各类医院要把预防作为医院工作的重要内容之一，这是医疗工作的希望所在，是人民健康事业再上新台阶的重要标志，并将对医院的长远发展发挥巨大的作用。现代健康观要求生理、心理、社会的完美、和谐与统一。随着社会文明程度的提高、生活节奏的加快、工作学习压力的增加，心理疾病的发病率越来越高，人民群众对心理保健的需求也不断提高。这就要求医院在治疗患者生理疾病的同时，要加强医患沟通，注重开展心理疏导，这也是治疗，是医患沟通的更高层次，希望大家要足够重视。在基本现代化医院的评价标准中，已经体现了治疗、预防与心理并重的导向。今后，医院医疗质量、医疗服务的评价指标也将据此作必要的修改。各地卫生行政部门和医院要与时俱进，强化现代健康目标意识，扩大医院工作的平台，站在维护人的身心健康的高度去筹划医院的发展，就会始终把握正确的方向，就会适应医疗市场需求，也必然会取得良好的经济效益和更高的社会效益。

坚持可持续发展。对医院而言，人才、品牌、技术、管理、资金、土地、房屋等都是医院可持续发展的要素，其中最重要的首先是人才，要下大力气加强人才队伍的建设，这一点我在前面已经讲过。其次是品牌，它是一种无形资产，是综合要素在市场中的地位，需要经过大量的投入和长时间的积累，得到社会、病人的认可，取得一定的市场份额后才能形成。我认为这两点是最重要的，所以要特别强调。医院要走可持续发展之路，就必须要具备这些要素。但医院是高科技、高风险的行业，可持续发展的要素积累难度大，周期长，从投资的角度看，属中长线投资，不可能一蹴而就，不能有短期行为。如急功近利，往往适得其反。尤其是无形资产的积累，品牌的创立，要靠真心实意地从善待病人中获得。对医院而言，就是要一切为了病人，病人是医院的“衣食父母”，对不起病人，必然失去市场，最终是对不起自己。效益好的医院要把握好，效益不太好的医院更要注意把握好。

（二）用创新的精神，积极稳妥推进医院改革

公立医院的现行体制存在着诸多弊端，主要表现为体制单一，缺乏活力；权责不清，缺乏动力；运行成本高，缺乏竞争力。如不改革，势必严重制约医院的发展。

关于我省医院改革的思路，我再强调几个要点。

公立医院体制改革的关键是要明确政府的办医职能。根据医疗机构市场调节有效性来划分。传染病、精神病、妇幼、急救及采供血等机构市场调节难度较大，应由政府继续办好。另一类是承担基本医疗的主体医院及社区卫生机构，目前难以由非公医疗机构替代，政府也应继续办好。其他医疗机构则应创造条件改制。新增医疗机构应积极鼓励非公资本举办。

政府继续举办的医院要注重推行运行机制的改革。通过实行出资人制度，变直接管理为间接管理，实行两权分离。要建立中介组织作为出资人代表，院长由出资人代表通过公开招聘、公推公选等形式来聘任。出资人代表与政府及所聘院长签订责权利统一的契约，规范其权利和义务。出资人代表负责资产管理，院长负责医院经营。

改制的医院要按积极稳妥的原则。要规范国有资产的评估与转让，妥善安置人员，变现资金要全部用于发展卫生事业。条件暂不具备的，可实行股份制或国有民营，条件成熟时，再全部转让。

改革中的人事政策是改革的关键环节。无论是否改制，都要高度重视。改革涉及到利益的调整，但必须保持稳定，不能拿损害职工的利益为代价来实行改革。要坚持“老人老办法，新人新办法”的原则。切实解决好所有职工的养老、医疗及失业保险等社会保障问题。只有这样，才能真正实行人事分配制度改革，才能实行聘任制，因事设岗，竞争上岗，以岗定薪，易岗易薪，同岗同酬。人才才能流动，“人往哪里去”的问题才能得到解决。

（三）用科学的态度，全面提高医院的管理水平

医院的管理体制应实行院长负责制。职能机构要简减，科室一级要加强。要实行院科两级负责制，保证统一指挥、政令畅通、运作高效。

管理队伍要职业化。要通过学校培养和在职培训等多种渠道，逐步形成一支有系统管理理论、又有一定管理经验的老中青结合的职业化管理队伍。目前，凡是双肩挑的院长都要把主要精力放在管理上，不兼任科主任，要一心一意抓管理。

管理制度要系统化。要建立覆盖所有岗位的规章制度和操作规范。不能出现没有制度的岗位，不能出现没有规范的操作。要建立严格的检查、考核和奖惩制度，把责任落实到班组和个人。并以此为依据与个人利益挂钩。

管理机制要创新。核心是“以人为本”。一方面以病人为本，要以真心诚意的优质服务，以放心的医疗质量，以合理的收费去赢得病人的信赖，病人就是顾客，顾客就是上

帝,这是一个不可动摇的原则。另一方面是以职工为本,要加强医院文化建设,提高职工的整体素质;要倡导医院的一种精神,培养职工奋发向上的信心和勇气。要创造一种无形的品牌,以病人和社会认可的形象去取得在同行中的领先地位。只有这样,才能增强医院的凝聚力,才能调动职工的积极性、主动性和创造性。

三、今年的主要工作

(一)加大基本现代化医院的创建力度

坚持创建不动摇。创建基本现代化医院是在创建等级医院基础上的发展和提高,是我省“两个率先”目标在卫生工作上的具体体现,是卫生现代化的重要组成部分。有基础,有依据,顺情理,合民意,要坚持创建不动摇。

注重创建过程。创建是抓手,是动力,是机遇。各级医院都要充分运用创建的东风,推动医院的改革,促进医院的发展。要注重创建的过程,把创建与各项工作有机地结合起来,融为一体,形成合力。

加大力度,加快速度开展创建工作。创建已经有了一个良好的开端,从理论研讨、宣传发动、制定标准、试点试评,已经完成了启动阶段的各项工作。现在关键是要加大力度,加快速度。今年要在年初初评的基础上,于十月份前后正式评审出首批基本现代化医院。各个医院可以在自评的基础上自愿申报。

(二)继续深化医院改革

认真学习省厅制定的“指导意见”,统一思想,统一认识。在省政府正式批转后,各市卫生行政部门要据此拿出一个改革方案,经同级政府同意后,报省厅备案。同时,各市都要选择一个试点单位,取得经验后再向面上推开。

各医院要深化内部运行机制改革。已经实行的各项改革措施要进一步深化。对已经探索多年的人事分配制度改革,要在认真总结经验的基础上完善提高。职能机构要继续精简,提高工作效率。尤其是科室一级要切实加强,要成为今年改革的突破口,真正建立院科两级负责制,确保各项任务落实到班组和个人,形成运作高效的管理体系。后勤服务要继续探索走社会化的路子。

以医院集团为载体,优化资源结构,把优质资源做强做大是一条正确的路子。各市属医院、各省属单位在组建医院集团的过程中一定要坚持从实际出发,坚持优势互补,坚持专业和人员的互动调整,坚持双赢。所谓做强做大,立足点是做强,在做强的基础上做大。要避免形式主义、摆花架子,要注重实际效果。

大力加强社区卫生服务建设、鼓励非公医疗机构的发展是两项重大的改革举措。这是医疗体制改革的两个治本性措施。非公医疗机构与公立医疗机构形不成竞争的态势、社区卫生服务体系不完善,医疗体制改革就不可能深化。因此,公立医疗机构要顺应形势,热情支持、积极参与,有条件的三级医院可进行院外投资,承办社区卫生服务机构、参股民营医疗机构。

(三)认真处理好医院建设中的几个问题

规划是医院建设的龙头。各级各类医院,尤其是三级医院一定要把规划放在非常重要的位置上。要依据市场需求、功能定位、现实可能,切实把规划做好。有条件的地方,占地面积要在现有的基础上尽可能扩大一些。布局要符合以病人为中心的思想和降低运行成本的要求。设施要眼前与长远结合。规划的制定要由规划、建筑、园林及医院管理等方面的专家共同参与。三级医院今年年底前都要把规划搞好,并报省厅备案。

医院环境建设已成为医院形象的一个重要组成部分。要通过“领土扩张”和“集中式建筑”来增加绿化用地。通过立体绿化、四季常青、整齐清洁、提高品位来美化环境。要防止污水污物污染环境。各医院要通过创建基本现代化医院来创造优美的环境。今年我厅将通过基本现代化医院评审,树立几个环境美的样板,作为园林式医院的典型,供大家借鉴。

院内交通日益成为突出的问题。院内交通从长远来讲,这是一个战略问题。首先,进出口要分设,做到进出口无障碍,交通标志醒目。其次,道路要通畅,医疗、行政、后勤、消防的通道尽可能有所分工,在增加道路与扩大绿化面积发生矛盾时,要把解决交通问题放在第一位。第三,要有足够的停车位。要尽可能挖掘潜力,增加停车位。标准可按每张床位 0.5 ~ 1 个车位设置,并随着需求增加而增加,在规划和建设过程中要给予充分考虑。并作为基本现代化医院的重要条件。

加强应急医疗救治体系的建设。要因地制宜加强发热门诊、肠道门诊、门急诊抢救、消毒隔离设施等方面的建设,并纳入医院建设、发展的规划,使医院随时能应对突发公共卫生事件救治任务。

(四)切实加强技术建设

技术建设是医院建设的根本。不能为病人解除病痛的医院,其它一切都是多余的。技术建设包括人才、技术和服务。医院之间的竞争归根到底是人才的竞争。通过“135”工程和临床重点专科的评审,医院之间自然拉开了距离。这种距离实质上是人才的距离,是实力之差,不是短时间能够赶上的。所以,各个医院尤其是三级医院,要高度重视人才建设。要在培养人才、用好人才、留住人才上狠下功夫。技术水平的高低,衡量标准有两个方面,一是和国际先进技术的差距,二是与需求的差距。因此,要大力提倡引进国际医疗新技术,将世界文明成果为我所用。服务是技术的载体,技术的发挥要通过服务去体现,搞好服务是技术建设的重要一环。各三级医院在今年年底前均应专题作好一份技术建设规划,作为医院技术建设与发展的依据,并分别报省厅和同级主管部门。

(五)把医疗质量管理放到更加突出的位置上

因医疗安全、服务态度、医疗

费用而引发的医患矛盾已引起社会高度关注,这是目前医院所面临的大环境。在此大背景下来思考医疗质量管理,其地位就显得更为突出。因此,加强医疗服务质量管理,不仅是老话题,而且有新内容。为此,要增强医院职工的质量意识。严格执行规范和操作规程。严格三级查房、三查七对、重大手术术前讨论、死亡病例讨论、重症疑难病例讨论、新技术审批等制度。各医院都要以规范为依据找差距、排问题,限期整改。要加强医患沟通。2003 年,省厅下发了《加强医患沟通,全面提升医院服务水平的指导意见》,各地、各医院要认真贯彻执行,要结合实际,把医患沟通的程序、要求、考核、检查及效果评价形成体系,使医患沟通制度化。通过加强沟通,了解病人,理解病人,和病人交朋友,加强医患协作,共同与疾病作斗争。这是改善医患关系,尊重患者知情权,减少医疗纠纷的最好办法。要按照合理检查、合理用药、合理治疗的要求,制定常见病、多发病的诊疗常规,为病人当好家、用好钱。省厅将制定一系列强制性措施,降低患者药品费用在医疗总费用中所占的比例,把医院药品收入占业务总收入的比例降到 50% 以下。要加强对医疗服务质量的监控和评估。省厅将建立若干个专科质量监控组织,加强对医疗质量的监控。各级医院都要组织病人对医疗服务质量满意度的调查,让患者对医院的用药、检查、治疗、服务进行评价,让病人评判我们质量的高低,加强社会监督。要加大宣传力度,提高医务人员和人民群众对医患关系本质的认识。战胜疾病是医务人员和患者的共同目标,因此医务人员和患者是同一战壕的战友,是和疾病作斗争的动力,不存在根本利益的冲突。

(六)实施医院行风建设的长效管理

全省行风民主评议工作将告一段落,今后转入长效管理。今年要继续做好几件事。一是要继续抓好医德医风教育,这要成为一项长期的常规性的工作。二是要严格执行省厅制发的医疗机构服务规范。加大药品回扣、收受红包和不规范医疗行为的治理力度。三是继续花大力气解决“繁、难、差”的问题。坚持实行分层挂号、“一站式”服务、开放式取药、坐等候诊、24 小时供餐等服务。四是坚持实行对医疗服务收费、药品费用、住院、检查等各项费用的公示制度,让病人花钱明白。五是加强约束机制的建立,加强社会监督和院内监督,认真倾听群众的呼声。要继续实行一次投诉查实待岗制。

吴坤平在 2004 年全省中医药工作会议上的讲话(摘要)

(2004 年 3 月 25 日)

一、2004 年全国中医药工作会议主要精神(略)

二、2003 年全省中医药工作进展情况(略)

三、2004 年全省中医药工作主要任务

(一)着力提高中医药应对公共卫生事件的能力

努力发挥中医药在公共卫生服务体系中的作用,积极参与疾病预防控制体系、医疗救治体系和公共卫生信息网络体系的建设,认真贯彻实施《全国中医药系统应对突发公共卫生事件工作方案》和《江苏省突发公共卫生事件应急防治体系建设规划》,充分利用好现有的中医药资源,在建立应对突发公共卫生事件医疗救治专业队伍时,吸收一定数量的中医药专业技术人员参加,紧急状态下接受卫生行政部门统一调度。地市级以上可成立中医药专家库,为应对突发公共事件提供中医药专业技术指导。加强对相关中医药救治专业技术人员的培训,提高中医药应对突发公共卫生事件的能力。积极发挥中医药特色和优势,鼓励支持中医院进入当地紧急救援网络,鼓励支持将各级中医院急诊科(室)纳入当地应对突发公共卫生事件急救网络加强建设。已成为当地紧急救援中心的中医院要进一步加强建设,提高应急救治能力,尚未具备条件的也要积极创造条件。积极探索中医药参与公共卫生服务体系建设的途径和方式,坚持中西医结合、医疗科研结合、基础条件建设与完善运行机制相结合,使中医药应急救治基础条件与国家应对突发事件基本要求相适应,中医药应急机制基本完善,中医药应急救治能力显著提高。随着现代医学的发展,中医药防治传染性疾病的优势受到严峻挑战,而在防治慢性非传染性疾病方面的优势又未能得到充分发挥,我们必须正视现实,增强危机感和忧患意识,积极建立中医药应对公共卫生事件科研工作的长效机制,认真开展中医急症学术研究,加强中医药应急救治科研工作。重视加强中医、中西医结合防治病毒性肝炎、恶性肿瘤、心脑血管疾病、老年性疾病等重大疾病中医药防治和研究,力争在一些重大疾病防治方面取得突破性进展。

(二)积极推进中医医疗机构体制改革和机制创新

改革向纵深的推进,必将触及利益格局的调整,要进一步解放思想,更新观念,立足于创新体制,激活机制,更好地运用市场手段的方法,把中医药改革引向深入。在加快中医药改革工作中,要进一步明确政府的责任。对承担中医药继承发展任务、提供中医基本医疗服务、代表区域中医药发展水平的省、市、县中医院,继续由政府举办。各地要认真落实全省卫生工作会议上提出的各市县要办好一所政府属中医院。鼓励民资、外资兴办中医医疗机构,举办中医护理院、老年病院、康复医院、社区服务机构等,促进投资主体多元化。积极推进中医药资源的整合,总结区域性医疗集团的经验,进一步做大、做强、做优中医医疗机构,真正做到资源共享、优势互补、分工合理,提高综合竞争力。对于政府举办的中医医疗机构,要加大运行机制改革力度,探索建立出资人制度，扩大公办医疗机构融资渠道，以国有资本为主，吸纳民资或外资参与合作建设。全面推行人员聘用制，按照按劳分配和生产要素参与分配的原则，建立自主灵活的分配机制。以中医医疗机构的体制改革和机制创新为契机，推动全省中医药事业新一轮发展。

省委、省政府、省卫生厅对我省卫生改革非常重视，成立了专门的改革发展办公室，正在研究改革发展的方法和步骤。卫生部也即将召开全国卫生工作会议，会上将提出卫生改革和发展的指导意见，我们要积极贯彻执行。

（三）继续加强农村和城镇社区中医药工作

中医药在广大农村有着深厚的群众基础，资源丰富，诊疗技术简便，成本相对低廉，深受广大农民群众的欢迎。但根据有关调查显示，近年来，农村中医药服务的比例有所下降，农村中医药人员数量也在减少，农村中医药的发展还不能适应农民的健康需求。要认真贯彻落实卫生部、国家中医药管理局《关于进一步加强农村中医药工作的意见》，继续落实《中国农村初级卫生保健发展纲要（2001～2010）》和省卫生厅等七部门关于《江苏省农村初级卫生保健实施方案（2001～2010）》，发挥中医药在初级卫生保健中的作用，使农村中医药服务功能进一步完善，农村中医药服务水平有较大提高。按照卫生部、国家中医药管理局《乡镇卫生院中医药服务管理基本规范》和《社区卫生服务中心中医药服务管理基本规范》的要求，积极探索在推行新型农村合作医疗工作中，为农民提供更加优质价廉的中医药服务。进一步落实城市对口支援农村工作。以创建全国和省农村中医工作先进市、县与中医药特色示范社区为抓手，以点带面，层层推进，不断完善农村和社区中医药服务功能，大力开展农村中医药适宜技术推广工作，鼓励中医医疗机构与社区卫生服务机构开展多种形式的联合，满足广大农村和社区居民多层次、多样化的中医药医疗保健需要。这次会上，根据卫生部、国家中医药管理局《关于进一步加强农村中医药工作的意见》精神，结合我省实际，提出了具体贯彻意见（讨论稿），请大家认真讨论修改。

（四）进一步重视中医药人才培养和科研工作

人才是中医药事业发展的关键。培育我省中医药事业发展的核心竞争力，必须加快构建与“两个率先”相适应的中医药人才高地。要认真贯彻落实中共中央、国务院《关于进一步加强人才工作的决定》，会同有关部门抓好中医药学历教育、继续教育和师承教育。重点实施“优秀中医临床人才研修项目”和全国第三批老中医药专家学术经验继承工作，加强过程管理，保证研修和带教质量，培养和造就新一代名中医。加强中西医结合工作，在中医机构工作的西医人员，要通过多种形式，系统学习和掌握中医药知识。今年将继续举办中西医结合研究生课程班。进一步加强乡村和社区卫生人员中医药知识和技能培训，提高他们应用中医药防治疾病的能力和水平。

重视中医药科研工作，特别是中药的研发，促进中医药可持续发展。省委李源潮书记今年2月在卫生厅视察工作时，强调指出，江苏中医发展是快的，要进一步加快中药的发展，特别要加快我省中药的研发工作，要多出象脉络宁那样的具有自主知识产权的中药新药，提高我省中药产品的科技水平和市场竞争力，采取特别的政策措施，鼓励中医药人员进行中药研发，加速我省中药进入国际市场的进程，成为我省国民经济新的增长点。我们要认真贯彻落实李书记的指示精神，把中医药研发作为今年的一项重点工作，切实抓紧抓好。我省中医药产业已经具备较好的基础，要发挥我省高等中医药院校和科研院所多，力量雄厚的优势，积极开展中医药现代化研究与产业化开发。强化中医药科研项目监管。重点加强科技部、国家中医药管理局下达的重大科技项目，以及省科技厅与省中医药局联合资助重大课题的监管和实施，要求课题组发扬求真务实的作风，保证按时按质完成科研任务。继续开展中医药科研实验室分级管理工作。重视中医药科研成果转化和二次开发，使其尽快转化成新的生产力和新的经济增长点。会同省有关部门筹备召开全省中医药研发工作会议，组织协作攻关，推进中药产业化进程，更好地为全省经济建设服务。

（五）坚持不懈地抓好中医机构建设与发展

继续加强对中医机构建设发展规划实施工作的宏观指导和组织协调，加大对“十五”中医机构建设发展规划实施情况的检查监督。在各市自查的基础上，省中医药局将组织有关人员对建设发展规划的实施开展检查。各有关单位要采取积极措施，确保规划实施进度，更好体现规划的严肃性、权威性。要把建设发展规划的实施工作与创建基本现代化中医院相结合，按照基本现代化中医院的建设标准，适时调整规划。根据国家中医药管理局的统一部署，结合我省实际，组织制定县级中医院、乡镇卫生院中医科基本设施配置标准和村卫生室，中医药业务建设标准。在加快基础设施建设的同时，着力提高中医机构的内涵发展水平。坚持抓两头，促中间，继续开展基本现代化中医院建设，创建基本现代化中医院是当前和今后一个阶段中医院发展的方向和目标。各地要进一步增强率先意识，对照基本现代化中医院的建设标准，全面提升中医院的综合服务能力和服务质量，年内力争有一部分中医院通过基本现代化中医院的初步评审验收。继续组织好苏北薄弱中医院帮扶计划的实施工作，着力激活内生机制，在积极落实配套帮扶资金的同时，重点抓好苏南中医医疗单位的对口帮扶，从人才培养、专科专病建设、科学管理等内涵建设上加大帮扶力度，提升全省中医药事业的整体水平，促进区域协调发展。按照国家中医药管理局《关于进一步加强中西医结合工作的指导意见》要求，加强中西医结合人才培养，推动全省中西医结合工作的开展。全国重点中西医结合医院建设单位，要严格按照国家中医药管理局规定的目标和时间要求，保质保量完成各项建设任务。加强中西医结合医院和中西医结合专科建设，提高建设水平，推进单病种中西医结合临床诊疗研究。

加强对中医药事业发展中相关经济政策的研究，贯彻落实好已经出台的中医药相关政策，同时积极争取地方政府和有关部门出台扶持中医药发展的新政策措施。要努力提高中医医疗单位经济运行的效率和效益，开展中医医疗单位的全成本核算试点工作，完善中医药技术服务价格体系。开展以规范中医医疗行为，加强市场监管和提高中医药医疗质量、服务水平、医疗安全为重点的中医药行业业务检查，促进医疗机构强化内部质量管理，健全内部质量控制网络，完善质量控制措施，推进中医药行业标准化、规范化建设。对中医专款使用进行追踪问效，提高中医专款的使用效益。

(六)认真做好中医药执法监管工作

继续抓好《中华人民共和国中医药条例》的学习、宣传、贯彻。按照省人大、省政府的要求，做好《江苏省发展中医条例》和规范性文件中行政许可项目的清理工作。今年是《江苏省发展中医条例》施行的第五年，条例配套政府规章的制定计划已上报省政府，要配合有关部门做好《江苏省发展中医条例》配套政府规章制定前的调研工作。同时，结合《中华人民共和国中医药条例》和《江苏省发展中医条例》的贯彻实施情况，在全省范围内组织一次中医药执法监督检查，重点是加强农村中医药工作，尤其是加强县级中医院的建设和发展，以及各项中医药扶持政策的落实。积极参与卫生执法监督体系建设，有条件的地方要在卫生执法队伍中充实一定数量的中医药执法人员。切实履行好《执业医师法》、《中医药条例》、《江苏省发展中医条例》等法律法规赋予的职责，严格中医医疗机构、人员、技术准入的管理，清理和取缔各种形式的非法中医医疗活动。会同有关部门进一步强化中医医疗广告的管理。今年7月1日，《中华人民共和国行政许可法》将正式实施，各级中医药行政管理人员要加强对《行政许可法》的学习、宣传、培训，深入领会其精神实质和具体规定。为进一步提高中医药管理人员的水平，根据各地的要求，将在今年上半年举办以中医药改革发展战略研究、现代化中医院管理、中医药法规为重点的中医药管理干部培训班。

(七)不断加大中医药宣传和对外交流力度

要从弘扬优秀传统文化，加强爱国主义教育的高度，重视加强中医药宣传教育工作。积极开展中医药知识的宣传普及。进一步提高社会对中医药的认知度，向群众广泛宣传中医药文化的内涵和中医药防病治病的知识和作用，提高中医药科普知识宣传的质量。重视中医药宣传队伍、网络和信息建设。通过举办学习班、培训班等多种形式，提高中医药人员的政治和业务素质，逐步建立一支政治强、业务精、素质好的中医药宣传队伍。要认真办好《江苏中医药信息》和《江苏中医药》杂志，加强全省中医药政务信息的沟通与中医药学术的交流。充分发挥新闻媒体的作用，系统地开展省名中医、省重点专科等的推介活动，进一步扩大我省中医药的社会影响。

按照国家中医药管理局关于进一步落实中医药对外交流与合作十年规划的指导意见要求，进一步加强涉外中医药医疗、教学合作，探索我省中医药与周边国家、发展中国家和发达国家之间有效合作的机制，通过请进来、走出去，扩大我省中医药与港、澳、台地区的合作，推进海峡两岸中医药界的民间交流，提高对外交流与合作的质量与效益。

(八)加强中医药行业作风建设

中医药行业与广大人民群众的切身利益紧密相关，加强中医药行风建设，是人民群众的期望，也是中医药事业健康发展的内在要求。要按照省卫生厅的统一部署，进一步强化职业道德和优良传统作风教育，大力弘扬广大中医药人员在抗击非典斗争中表现出的高尚品质和道德情操。培养、树立和宣传中医药队伍中的先进典型。加强制度建设，建立和完善各项监督制约机制，全面落实纠风工作责任制，对药品回扣、开单提成和索要、收受红包等违纪行为，加大检查监督力度，发现问题严肃查处。针对群众反映强烈的服务态度和医疗质量问题，要切实改善服务态度，提高服务质量和水平，下大力气控制医药费用，采取多种措施降低药品收入比例，组织有关专家加强对医疗机构及医务人员用药情况的监督检查，减轻群众不合理负担。逐步建立医疗信息发布和公示制度，向社会公布各中医医疗机构的医疗情况。进一步扩大群众的参与度，广泛听取群众意见、建议，及时改进工作。加强机关作风建设，求真务实，勤政廉政，服务发展，服务基层，服务群众，力争使中医药行风有明显好转。

黄祖瑚在全省食品卫生专项整治工作会议上的讲话(摘要)

(2004年5月24日)

一、食品卫生安全形势严峻，卫生行政部门责任重大

“民以食为天，食以洁为本”，食品卫生安全关系到广大人民群众的切身利益。近期，食品卫生安全事件频繁发生，阜阳的劣质奶粉事件造成229名婴儿营养不良，其中12人死亡；广州的非法使用甲醇兑制白酒事件造成44人中毒，其中11人死亡；河北、浙江一些不法企业以皮革废料等为原料，使用石灰、盐酸、双氧水等工业原料生产明胶、水解蛋白，作为食品原料销售。另外，一些不法分子用毛发水制作酱油、腌制食品和泡菜中使用工业用盐、农药等情况也时有发生。这些事件震惊全国、危害严重、影响极坏，严重损害人民群众的身体健康和生命安全，暴露了食品卫生安全监管工作中存在一些薄弱环节，同时也说明食品卫生安全的形势相当严峻，人民群众的食品卫生安全受到了严重挑战，质量低劣的奶粉让共和国总理两次作出重要批示，这可能是我国食品卫生安全史上前所未有的。从我省来看，食品安全形势也不容乐观，经媒体报道的，今年以来就有泰兴香肠事件、连云港粉丝事件、南京水产品事件、南京挂面事件以及淮安涟水因食用劣质奶粉造成大头婴儿事件等等，这表明我省的食品安全监管也存在许多薄弱环节，有些问题还相当严重。如果食品卫生安全问题得不到有效解决，老百姓整天要为吃的问题担忧，基本健康问题都难以得到保障，既谈不上小康，也会影响我省实现“两个率先”的目标。

吴仪副总理在 5 月 13 日国务院电视电话会议上提到当前行政执法中存在的“检查多、处罚少，行政执法多、移送司法少，罚款多、执行少，文件不落实，措施不到位”的现象在我们卫生部门中同样不同程度的存在，因此，应当引起我们的高度重视。需要特别强调的是，有些同志因为食品药品监督管理局的相关职能调整，认为食品卫生监督执法工作已经不再是卫生行政部门的职责，这种认识既不符合实际，又是极为片面的，其后果是贻误工作。食品药品监督管理局的成立，主要职责是督查和协调重大食品安全问题，目前，在国家级除保健食品审批许可从卫生部划归国家食品药品监督管理局，其他日常的食品卫生监督管理没有任何变化。现在省级机构职能调整已经基本完成，省政府已明确全省的食品放心工程的工作，由省食品药品监督管理局牵头，卫生部门是其中一个责任部门。因市级食品药品监督局目前还未成立，因此，省政府要求省辖市的这项工作由当地政府结合实际，确定牵头部门。《食品卫生法》和政府“三定”方案规定各级卫生行政部门负责食品卫生监督执法工作，负责查处食品污染和食源性疾病事故。面对目前食品卫生安全的严峻形势，各级卫生行政部门必须高度重视。要以人民群众的根本利益为出发点，认真履行法律赋予我们的职责，切实做好食品卫生监督工作，将食品卫生专项整治工作落到实处。

二、深化认识，认真分析当前食品卫生专项整治面临的问题

当前，食品卫生专项整治工作面临的主要问题有：

第一，少数地方领导认识不到位，存在地方保护主义。表现在以下几个方面：一是工作责任心不强，工作中有为难情绪，认为食品是多部门的监管体制，并借此推卸责任，敷衍了事；二是工作方法流于形式和应付，以会议贯彻会议，以文件代替文件，没有从工作实际出发，采取有针对性的措施；三是不能准确认识和处理食品卫生监管与发展地方经济的关系。许多地方政府对卫生监督工作投入严重不足，有的地方政府忽视食品卫生工作的重要性，认为食品卫生监管应为“经济发展”让路，甚至干扰正常的食品卫生监管工作，要求卫生行政部门对不符合条件的单位发放卫生许可证；四是有的地方卫生部门领导两项体制改革力度不大、思路不清，对卫生监督和疾病预防控制体制改革中出现的新情况、新问题，没有认真研究分析，个别地方还以两块牌子、一套班子的改革模式来解决现实的困难和问题，既不符合法治政府的要求，又给社会造成不可挽回的执法不公的坏影响。还有的没有树立正确的政绩观，出了问题怕承担责任，急于抹平，客观上成为非法食品生产经营企业的保护伞。由于以上种种原因，导致食品卫生专项整治工作不能推向深入。

第二，日常监管不到位，工作流于形式。有些地方大型活动、重要会议卫生保障期间以及食物中毒、食品污染事件发生后，我们的卫生部门在调查处理中总能发现食品生产经营单位存在这样或那样的问题。在这里我想要问的是，如果不进行卫生保障、没有发生食物中毒事故，这些问题还能不能发现，监督措施还能不能跟上。这种情况应当引起我们的重视和反思。卫生部近年推行的食品卫生监督量化分级管理制度，其目的是为了提高食品卫生监督的效率，通过对食品生产经营单位进行风险度和信誉度进行量化评价和分级，并按照风险度和信誉度等级确定相应的卫生监督频次，从而确定监管重点，合理配置卫生资源，对高风险、低信誉的企业进行重点监管的科学监管模式。同时，也是规范发放食品卫生许可证的一项重要措施，这既是对我们卫生监督管理模式的一种改革，也是对我们自身执法监督行为的一种约束。但据了解，有的地方认为这种分级管理，标准要求过高，不适合当地的实际；还有些卫生监督员不欢迎这种改革，认为“太麻烦”，不如原来的“灵活”。

第三，在案件查处中以罚代刑现象较为普遍存在。从各地上报的各种材料中发现，很多违法案件都只进行行政处罚，有些该移交公安机关追究刑事责任的案件没有移交，对不法分子的打击没有起到震慑作用，以罚代刑等现象不同程度地存在。更有甚者，个别地方在经费支持上，以卫生监督所的罚款作为主要来源，有意无意引导卫生监督所热衷于罚款。吴仪副总理在食品专项整治电视电话会议中提到的行政执法多、移送司法少，罚款多、执行少的问题同样存在于我省的食品卫生监管工作中。

第四、法治观念淡漠，依法行政不严格。各地行政执法中还不同程度地存在取证不全、处罚随意，以及行政执法文书质量不高等问题；有的地方滥发卫生许可证，甚至越权发证。需要引起高度重视的是，卫生监督机构收费乱的状况时有发生，相当多的卫生行政部门还认为这是投入不到位所逼出来的。我们承认,卫生监督机构目前的确有这样那样的困难,但决不可成为乱收费的理由。

三、落实措施,力争食品卫生专项整治取得预期成效

(一)要把专项整治作为当前食品卫生工作的重中之重,狠抓落实。在2004年卫生部和我厅部署的实施食品放心工程的基础上,根据卫生部的要求,我们确定这次食品卫生专项整治的重点:一是对米面制品、食用油、肉与肉制品、乳制品、调味品等重点食品生产企业的卫生许可证进行清理,严格卫生准入,对整改后仍不符合生产卫生条件的要吊销其卫生许可证;二是严厉打击超范围、超剂量使用食品添加剂和使用非食品原料生产加工食品的行为;三是对商场、超市销售散装食品经营行为进行规范,提高散装食品的可溯源性;四是整治和规范保健食品生产企业,打击保健食品虚假、夸大宣传,坚决查处保健食品中添加违禁药物和保健食品功效成分含量不符合审核范围,对保健食品生产企业实施GMP情况进行检查。这次我们根据卫生部专项整治内容,结合江苏的实际,在整治的重点排序作了适当调整,将卫生许可作为第一个重点内容,第二个是非法生产食品,第三个是流通领域的散装食品,最后一个是保健食品的生产企业。具体的专项整治方案,我们将尽快印发给各地。各地要结合当地的实际情况,因地制宜地确定工作重点,同时要强化对农村食品市场的卫生监督工作,加大大案要案的查处力度,按照一查到底的原则,把食品卫生专项整治工作引向深入。

卫生部在电视电话会上已经部署在全国开展对非食品原料加工生产食品的清理整顿工作。我省无锡市、苏州市张家港市各有一家食品企业购买了浙江省温州龙大乳业有限公司用非食品原料生产的水解蛋白,请你们回去后,立即组织有关人员,按卫生部的要求对这两个单位所购原料进行追缴查封。无论哪个单位,凡发现使用非食品原料加工食品的违法行为,都要依法严肃进行查处。

(二)落实食品放心工程,全面实施《食品安全行动计划》,控制食品污染,提高食品卫生状况,减少食源性疾病。为实施好国务院食品放心工程,卫生部制定了《食品安全行动计划》,其贯彻情况,部长的讲话中说了,很不好,很多地方根本没有组织实施。该文件我厅已于2003年9月1日转发,这次会议我们再次印发给大家。我们要求各地要按照《食品安全行动计划》的要求,成立实施《食品安全行动计划》工作领导小组和办公室,确定专人负责,并结合本地实际情况,制定本地区贯彻实施《食品安全行动计划》的具体工作方案,将《食品安全行动计划》纳入日常食品卫生监督管理工作中,认真组织实施。通过全面实施《食品安全行动计划》,加快完善食品卫生法规标准,扩大食品污染物和食源性疾病监测系统,加强卫生监督体制和技术支撑体系建设等措施来提高食品卫生的整体水平。

(三)进一步推进食品卫生监督量化分级管理,提高食品卫生监督效率。各地要按照卫生部和我厅的统一部署,认真落实卫生部《食品卫生监督量化分级指南》、《食品卫生监督量化分级管理标示管理规范》,以学校食堂和餐饮业为重点,全面实施食品卫生监督量化分级管理制度。各市已确定了重点地区和单位并上报我厅,请各地进一步抓紧落实,如期完成所确定的目标任务。在卫生部确定的重点地区(指定我省南京市),90%以上的学校食堂和餐饮业单位要实施卫生监督量化分级管理制度,其重点区县的学校食堂和餐饮业要达到95%以上。

(四)要加强宣传教育,提高食品生产经营者的守法意识和消费者的自我保护水平。在实施食品卫生专项整治中,要与新闻媒体积极配合,加大社会监督力度,对非法的食品要及时曝光,形成“老鼠过街,人人喊打”的局面,在打假的同时,要加大对合法企业、合格产品的宣传,让消费者对食品安全形势有一个正确的认识。食品卫生宣传是一项长期的工作,其重要性不需要多说,问题是卫生部门要舍得花投入,要积极探索市场经济条件下的健康教育和卫生宣传,不能停留在印印宣传画、挂挂标语的单一形式上。各地要采取多种方式,广泛开展,以进一步提高全社会食品卫生意识,使食品卫生在消费者中的知晓率上升。

(五)规范卫生监督执法行为,加强卫生监督机构自身建设。在此次会议之前,省电视台城市频道对南京一些区卫生监督所拿着区疾控中心的收费发票向管理相对人收费的行为进行了系列报道,在座的各位大多看过或听到过。事情发生后,南京市卫生局不护短,行动迅速,当即召开各区县卫生局长会议,要求各区县卫生局对媒体曝光的卫生监督机构不规范收费行为进行自查自纠、限期整改,退赔不合理的收费,并以此为契机,将规范卫生监督机构收费作为卫生行风建设的一项重要内容,进一步加强卫生监督机构的内部管理,规范各项卫生检测工作程序。南京市一些区县所发生的问题,其他市也有不同程度的存在,希望各级卫生行政部门要引起高度重视,如果说医疗机构是利用技术优势的服务权力乱收费已经成为社会关注的热点,那么利用执法权力乱收费就是最大的腐败!因此,各级卫生行政部门要进一步强化权责一致的观念,坚决执行权力与利益的脱钩,既不能利用法定权力为自身谋利,也不能利用执法权为其他的卫生机构谋利,甚至搞利益共享或利益分成。去年我厅制定下发的《江苏省卫生监督机构执法行为规范(试行)》(苏卫法监〔2003〕73号)中已经明确要求卫生监督机构要和相关的技术服务、中介代理机构彻底独立脱钩,不准强迫代理和指定购买物品及服务。要看到卫生监督机构在新时期面临艰巨而繁重的执法任务,相对而言,卫生监督机构的基础条件还不能适应这一要求,因此,各级卫生行政部门要重视卫生监督机构基本条件的建设，尽最大可能地给予扶持，并向各级政府如实反映情况，取得政府包括财政部门的理解和支持，要明确卫生监督执法只能依靠政府财政的扶持，这是政府的公共职能，决不能用执法权力趋利谋利为自身解决生存发展的困难。分管领导等要理清这一思路，指导好这项工作。各地要对照卫生监督机构执法行为规范的要求，针对乱罚款、乱收费、强迫代理和指定购买物品及服务等问题进行一次自查自纠，省里将在今年进行一次督查。

除了要对卫生监督机构严格要求外，各级卫生行政部门也要同时抓好疾控机构的行为规范，要严格要求疾控机构按物价部门的规定合法合理收费，要明确执法采样是法定行为，只有卫生监督机构才具备这一法定职责。还要严格疾控机构的检测程序，提高检测效率，真正做好卫生行政部门监督执法的部分技术支撑。并强化检测出证的法律意识，检测出证是一项严肃的技术工作，来不得半点的马虎、草率。

总之，各级卫生行政部门一定要按照国务院、卫生部和省政府食品放心工程实施工作的有关要求，进一步落实责任。请各位回去后，要向一把手领导以及政府领导作一次专题汇报，要在地方政府的统一领导下，坚决克服地方和部门保护主义，加强部门合作与协作，加大严肃查处大案要案的力度。构成刑事犯罪的，要及时移交公安机关处理，不得以罚代刑。对国家机关工作人员和卫生监督执法人员凡失职、渎职的，要根据有关规定依法查办。

姜锡梅在省卫生厅机关党员大会上的讲话（摘要）

（2004 年 12 月 29 日）

一、认真学习贯彻党的十六届四中全会和省委十届八次全会精神，把机关党员干部的思想统一到全会精神上来

党的十六届四中全会是我国改革发展关键时期召开的一次极其重要的会议，全会通过的《中共中央关于加强党的执政能力建设的决定》，贯穿了“三个代表”重要思想，充满了改革创新、求真务实的时代精神，反映了我们党对共产党执政规律的最新认识，是加强党的执政能力建设的纲领性文件，是对马克思主义党建理论的新发展。省委十届八次全会上，李源潮书记作了“以加强党的建设为关键、全面提高执政能力”重要讲话，对贯彻四中全会精神做出了全面部署，这对我们具有十分重要的指导意义。机关党总支要认真组织学习贯彻党的十六届四中全会和省委十届八次全会精神，联系卫生工作实际，务求取得实效。

加强党的执政能力建设，必须抓好党的建设这个关键。只有努力建设好富有生机、充满理想、执政为民、自身不断进步的各级党组织和党员干部队伍，形成向人民高度负责、向党高度负责的良好局面，才能保证实现经济社会全面协调发展，实现江苏“两个率先”目标，实现我省卫生事业健康、持续、快速发展。加强党的执政能力建设，还要着力解决执政本领和干部作风不符合“三个代表”要求，不适应工作需要的突出问题，以党的建设成效来推进各项工作落实。厅机关党员特别是处级党员干部，要做学习的表率，党总支要抓好理论学习，力求使处级干部多学一点、学深一点，同时采取多种形式抓好面上的学习。通过学习，深刻理解四中全会提出的一系列新思想、新概括，准确把握全会加强党的执政能力建设的重大部署，全面领会和把握加强党的执政能力建设的重大战略意义、六条主要经验、指导思想、总体目标、主要任务，切实把思想认识统一到四中全会精神上来。

要坚持理论联系实际的学风，使学习的过程成为提高执政意识和执政素质的过程，不断深化对科学发展观的认识，把科学发展观体现在卫生改革与发展的各个方面，推进我省卫生事业的发展。

二、围绕保持党的先进性目标，加强和改进机关党员教育管理，扎实推进“强基工程”

根据中央和省委部署，明年 1 月起将开展以实践“三个代表”重要思想为主要内容的保持共产党员先进性教育活动，这是我们党加强自身建设的又一重大战略举措，对于提高党员队伍素质、始终保持党的先进性、巩固党的执政能力，具有重大意义。我们要充分认识这项工作的重要性和必要性，按照中央和省委的部署和要求，高度重视，统筹安排，精心组织，认真实施。通过开展先进性教育活动，真正达到提高党员素质、加强支部建设、服务人民群众、促进各项工作的目的。

要以开展先进性教育活动为契机，全面推进机关的党建工作。切实加强对机关党员日常教育和管理，深入开展创建学习型党员队伍活动，不仅要组织党员学习马克思列宁主义、毛泽东思想、邓小平理论和“三个代表”重要思想，学会运用马克思主义的立场、观点、方法来分析和解决卫生改革与发展中遇到的实际问题，提高党员的理论政策水平，而且要重视抓好专业知识的学习，重视经济、法律、科技、管理等综合知识的学习，培养机关党员干部与市场经济相适应的创新能力、法律观念、服务意识和宏观管理等方面的能力和素养，特别要认真学习贯彻中国共产党《党内监督条例》和《纪律处分条例》，全面提高机关党员干部的整体素质。希望厅机关党总支要带头成为学习型党组织，每个党员要带头成为学习型党员，在建设学习型机关中发挥示范表率作用，用党员的实际行动来体现党的先进性要求。

机关党支部是党的基层组织，是机关党建工作的基础，是机关党的战斗力的源泉。要认真落实《党和国家机关基层组织工作条例》和厅党组《关于加强党支部建设的意见》,把党支部建设摆上重要议事日程。一是要抓好党支部建设。现在厅机关大多数党支部是实行“一岗双职”,兼职的党支部书记要增强抓好党支部建设的责任意识,坚持“两手抓,两手硬”,拿出必要时间和精力做好机关党的工作和思想政治工作。二是党总支要加强对党支部工作的检查和督促。重点是对党支部执行制度情况的检查和督促,确保“三会一课”等党建工作制度落到实处,使党支部切实担负起对党员严格要求、严格管理、严格监督的责任。三是要树立先进典型,弘扬先进。通过开展“争先创优”等活动,努力把每个党支部都建设成具有创造力、凝聚力和战斗力的坚强堡垒。

三、坚持立党为公、执政为民,进一步加强机关作风建设

胡锦涛总书记指出,“三个代表”重要思想的本质是立党为公,执政为民。卫生事业关系到千家万户,与老百姓的生活息息相关。一年多来,厅机关各处室在作风建设中,抓住学习教育、查找问题、落实整改、扩大宣传等关键环节,采取各种有效措施,做了大量工作,取得了一定成效。建设服务型机关意识普遍增强,依法行政水平和办事效率、服务水平有了明显提高。厅机关每位党员在转变作风、为民办事、树立形象等方面起到了模范作用;在解放思想、履行职能、推进全省卫生改革与发展等方面有了新的进步。最近,省委已组织进行了万人评议机关作风活动,成绩还未公布,对此我们不能过分乐观,必须清醒地认识到,厅机关作风与省委、省政府对我们的要求还有一定差距,与基层群众对我们的期望还有较大距离。对照厅里公开的6条承诺和《省卫生厅关于进一步加强和改进厅机关政风建设的意见》要求,厅机关部分处室、个别党员还不能严格兑现。对照厅里制定的18条整改措施要求,一些措施还没有完全落实。机关党总支和党支部要加强组织领导,认真落实作风建设工作责任制。对已经按照要求落实整改措施的,要继续巩固,扩大成果。对没有按要求落实的,要查找原因,尽快解决。机关作风建设是一项长期的任务,加强机关作风建设是加强党的执政能力建设的重要内容。我们要坚持不懈地抓好机关作风建设,努力建设开拓创新、务实为民、依法办事、廉洁高效的服务型机关。

四、加强机关党总支自身建设,创造性地开展机关党建工作

机关党总支是否坚强有力,机关党务干部素质如何,直接关系到机关党建工作能否打开局面,形成活力。希望新当选的总支委员要增强政治责任感和光荣使命感,树立大局意识、政治意识、创新意识和奉献意识,不辜负厅机关全体党员的希望,带头学习邓小平理论和“三个代表”重要思想,不断提高马克思主义理论水平和思想政治素质。要加强党建知识和业务知识的学习,不断探讨加强和改进机关党建工作的方法和途径,以创新求发展,以创新求突破,以创新求提高。要加强制度建设,不断使机关党建工作规范化、科学化,提升机关党建工作水平,努力把厅机关党总支建成学习型的班子、创新型的班子和实干型的班子。

文件与法规

江苏省艾滋病防治条例

（2004年8月20日江苏省第十届人民代表大会常务委员会第十一次会议通过）

第一章　总　则

第一条　为了预防、控制艾滋病的发生和传播，保障公众健康，促进社会发展，根据《中华人民共和国传染病防治法》等有关法律、行政法规，结合本省实际，制定本条例。

第二条　本条例适用于本省行政区域内的艾滋病防治工作。

第三条　艾滋病防治工作坚持预防为主、防治结合的方针，加强宣传教育、行为干预，实行社会综合治理。

全社会应当重视和支持艾滋病防治工作。

第四条　县级以上地方各级人民政府领导艾滋病防治工作，制定和组织实施艾滋病防治规划，保障必要的防治经费。

县级以上地方各级人民政府应当鼓励和支持艾滋病防治的科学研究，推广安全有效的艾滋病防治技术和治疗药品。

第五条　地方各级人民政府卫生行政部门主管本行政区域内的艾滋病防治工作，依法实施统一监督管理。

地方各级人民政府的发展与改革、财政、公安、劳动保障、民政、教育、司法行政、工商、食品药品监管、人口与计划生育等有关部门以及出入境检验检疫机构，按照职责分工，共同做好艾滋病防治工作。

工会、共青团、妇联以及红十字会等团体和组织应当结合自身职责，参与艾滋病防治工作。鼓励和支持公民、法人和其他组织捐赠款物用于艾滋病防治以及以志愿者组织等形式参与艾滋病防治工作。

第六条　艾滋病病人及病毒感染者的合法权益受法律保护。全社会都应当关心艾滋病病人及病毒感染者。

第七条　对在艾滋病防治工作中作出突出贡献的单位、个人，地方各级人民政府以及卫生行政部门应当给予表彰和奖励。

第二章　预　防

第八条　地方各级人民政府和有关部门应当加强对公民的法制教育和社会公德教育，提倡文明健康的生活方式，有计划地开展以艾滋病的传播途径、流行特点、防护知识为重点的宣传教育活动。

各级教育部门应当在青少年学生中开展艾滋病防治知识的健康教育，将艾滋病防治知识纳入普通中学、中等职业学校和高等学校教育教学计划。

卫生、农业等行政部门应当编写、印发适合农村地区的宣传材料，在农村开展多种形式的艾滋病防治知识宣传活动。

广播、电视、报刊等大众传播媒体应当开展艾滋病防治知识的宣传，定期播放或者刊登有关的公益性广告，并对开展艾滋病防治的公益性宣传实行费用减免。

第九条　地方各级人民政府和有关部门应当根据艾滋病流行特点，有针对性地采取科学有效的艾滋病防治干预措施。

在全社会推广正确使用安全套。通过在公共场所设置安全套发售设施等途径，提供便捷的安全套发售服务。

县级以上卫生行政部门应当会同公安、食品药品监管部门依照国家有关规定逐步推广医用针具市场营销、对吸毒人员的药品维持治疗及其他有效干预措施。

第十条　宾馆、美容美发厅、歌舞厅、浴室等公共场所的经营者应当对可能造成艾滋病传播的公用物品和器具进行严格消毒，保证其符合国家卫生标准和要求。

公共场所的经营者应当配合有关部门开展艾滋病防治宣传教育活动，在经营场所张贴或者摆放艾滋病防治宣传品。

第十一条　提倡在婚前体检时进行艾滋病病毒感染检测。医疗保健机构对婚前体检检测出的艾滋病病人及病毒感染者，应当向当事人提出预防、治疗等医学措施的建议，指导其到指定的医疗机构诊治，并通知当地的疾病预防控制机构。

第十二条　禁止艾滋病病人及病毒感染者捐献人体组织、器官、骨髓、细胞、血液或者精液。

医疗机构和采供血机构必须对人体组织、器官、骨髓、细胞、血液、精液的捐献者和受捐者进行艾滋病病毒感染检测。

第三章　控　制

第十三条　实行艾滋病自愿

检测制度。对自愿进行艾滋病病毒感染检测的人员实行免费咨询与血液初筛检测。

县级以上卫生行政部门负责辖区内艾滋病自愿咨询检测工作。卫生行政部门应当向社会公开本地免费艾滋病咨询检测机构的地点以及联系方式。

艾滋病咨询检测机构对自愿检测发现的艾滋病病人及病毒感染者应当开展治疗咨询,并指导其到当地指定的医疗机构进行诊治。

法律规定必须接受强制检测的,依照法律规定执行。

第十四条 设区的市卫生行政部门应当指定至少一所具备条件的医疗机构,负责收治艾滋病病人及病毒感染者。

第十五条 采供血机构和血液制品的生产单位应当严格依照国家有关规定对血液、原料血浆和血液制品进行艾滋病病毒感染检测,未经检测或者检测不合格的,不得使用。

第十六条 医疗卫生机构必须严格遵守操作规程和消毒管理制度,做好一次性医疗、卫生用品的毁形和可重复使用医疗、卫生用品的消毒工作,防止艾滋病医源性传播。

第十七条 医疗机构、疾病预防控制机构、科学研究机构用于艾滋病诊断治疗研究的检验、医疗器材必须严格消毒,做好污染物品的消毒处理,防止发生医源性感染、医院内感染、实验室感染。

第十八条 艾滋病病毒的保存、传递和使用,依照国家有关规定执行,任何单位和个人不得自行交换、传递和使用。

第十九条 省卫生行政部门根据国务院卫生行政部门的授权,依法通报和公布本省行政区域的艾滋病疫情。市、县(区)卫生行政部门应当依据省级以上卫生行政部门通报的疫情向社会公布本行政区域的疫情。

第四章 管 理

第二十条 县级以上卫生行政部门对艾滋病防治工作实行分级管理。

各级疾病预防控制机构负责艾滋病疫情监测与管理,定期分析疫情及流行趋势;为开展防治工作提供技术指导与服务,在易感染艾滋病的人群中采取有针对性的预防控制和干预措施;负责对艾滋病病人及病毒感染者进行流行病学调查,建立档案,定期进行随访。

第二十一条 出入境检验检疫机构负责对出入境人员及国境口岸相关人员实施艾滋病监测工作。

第二十二条 公安部门应当依法严厉打击卖淫嫖娼、贩毒、吸毒以及非法采供血等违法犯罪活动,加强对强制戒毒人员、被查处的卖淫嫖娼人员等人群的艾滋病防治宣传教育。

公安、司法行政部门应当会同卫生行政部门对羁押和被监管的卖淫、嫖娼、吸毒等人员进行艾滋病检测,为羁押和被监管人员中的艾滋病病人及病毒感染者设立专门场所,督促其接受治疗,并在其依法获准离开羁押场所时,通知其住所地的县级以上疾病预防控制机构。

第二十三条 劳动和社会保障部门应当将治疗艾滋病用药列入基本医疗保险药品目录。

第二十四条 人口与计划生育部门应当协助卫生行政部门做好预防艾滋病的公益性宣传和安全套的推行工作。

计划生育技术服务机构在计划生育技术服务与生殖健康服务中,发现艾滋病病人及病毒感染者,应当指导其到指定的医疗机构诊治。

第二十五条 民政部门负责做好艾滋病防治工作中的社会捐赠和救助工作。

第二十六条 居民委员会和村民委员会应当在有关部门的指导下开展艾滋病防治工作和对艾滋病病人及病毒感染者的关怀活动。

第二十七条 地方各级人民政府对艾滋病病人的治疗费用给予减免,对经济困难的艾滋病病人及其家属给予经济救助,对艾滋病病人的遗孤在义务教育阶段实行免费就学。具体实施办法由省人民政府依照国家有关规定制定。

第五章 艾滋病病人及病毒感染者的权利义务

第二十八条 任何单位和个人不得歧视艾滋病病人及病毒感染者及其亲属;不得侵犯其依法享有的获得医疗服务、劳动就业、学习和参加社会活动等合法权利。

第二十九条 任何单位和个人不得泄露艾滋病病人及病毒感染者的姓名、住址、工作单位和病史等资料。

第三十条 艾滋病病人及病毒感染者应当履行接受流行病学调查的义务,学习有关防治知识,接受医疗机构、疾病预防控制机构的治疗和医学指导,并且采取有效措施,防止艾滋病病毒传播、扩散。

艾滋病病人及病毒感染者与他人发生性接触的,应当将其患病或者感染的事实事先告知对方。

艾滋病病人及病毒感染者不得故意将艾滋病病毒传播给他人。

第三十一条 艾滋病病人及病毒感染者登记结婚,应当在登记前向对方说明患病或者感染的事实;告知后双方同意申请结婚登记的,应当到医疗保健机构接受医学指导。

第三十二条 艾滋病病人及病毒感染者接受住院治疗或者门诊手术、透析治疗、口腔治疗等侵入性操作的,应当到设区的市卫生行政部门指定或者批准的医疗机构就诊。

第六章 法律责任

第三十三条 违反本条例第十条第一款规定,公用物品和器具不符合国家卫生标准和要求的,由县级以上卫生行政部门责令限期改正,可以处五百元以上二万元以下的罚款;情节严重的,可以吊销卫生许可证。

第三十四条 违反本条例第十五条规定,采供血机构提供的临床用血，血液制品生产单位投入生产的原料血浆和出厂的血液制品未进行艾滋病检测的，由卫生、食品药品监管等行政部门依照《中华人民共和国献血法》、《中华人民共和国药品管理法》、《血液制品管理条例》等有关法律、法规的规定予以处罚；构成犯罪的，依法追究刑事责任。

第三十五条　违反本条例第十六条、第十七条规定，未对有关医疗、卫生器材及用品进行消毒和处理的，由县级以上卫生行政部门责令限期改正，可以处五千元以上二万元以下的罚款，对主管人员和直接责任人员由其所在单位或者上级机关给予行政处分；构成犯罪的，依法追究刑事责任。

第三十六条　违反本条例规定，故意传播艾滋病，构成犯罪的，依法追究刑事责任；因过错造成他人感染艾滋病病毒的，依法承担民事责任。

第三十七条　拒绝、阻碍艾滋病防治监督人员执行公务，违反治安管理法律法规的，由公安机关依法查处。

第三十八条　各级行政机关不履行各自职责的，由同级人民政府或者其上级主管部门给予通报批评并限期改正；对直接责任人员给予行政处分。

第七章　附　则

第三十九条　本条例所称的艾滋病（AIDS），是指获得性免疫缺陷综合症。

本条例所称的艾滋病病毒感染者，是指艾滋病病毒抗体阳性，无症状或者不能诊断为艾滋病病人者。

第四十条　本条例自2004年12月1日起施行。

省政府关于进一步加强血吸虫病防治工作的意见

苏政发[2004]71号

为贯彻落实《国务院关于进一步加强血吸虫病防治工作的通知》（国发[2004]14号）和全国血吸虫病防治工作会议精神，切实加强血吸虫病防治（以下简称血防）工作，保护人民群众身体健康，保障经济发展和社会稳定，现提出如下意见：

一、进一步认清我省血防工作面临的形势和任务

（一）我省地处长江下游，历史上是全国血吸虫病流行最严重的省份之一。经过长期不懈的努力，血防工作取得了显著成效，大大压缩了血吸虫病流行区范围，有效避免了成批急性血吸虫病的发生。同时也应当看到，由于血吸虫病流行因素复杂，一些地区综合治理措施未能很好落实，防治工作基础仍较薄弱；特别是沿江地区受上游影响，近年来血吸虫病疫情明显回升，急性感染人数较大幅度增加，血防工作形势严峻。这些问题必须引起高度重视并认真加以解决。

（二）当前和今后一个时期，我省血防工作的总体要求是，以“三个代表”重要思想和科学发展观为指导，紧紧围绕富民强省、实现“两个率先”，全面落实“预防为主、标本兼治、综合治理、群防群控、联防联控”的血防工作方针，加强领导、明确责任，完善政策、增加投入，尽快构建适应新形势要求的防治机制；进一步突出工作重点，动员和组织各方面力量守住通江河道、围歼内陆钉螺，综合治理江滩、压缩有螺面积，坚持防治结合、坚决控制急感，确保完成各项防治任务，努力控制和消除血吸虫病的危害。

（三）血防工作的目标任务是，到2008年，全省22个血吸虫病流行县（市、区）全部达到疫情控制标准，其中50%以上的县（市、区）力争达到传播控制和传播阻断标准；到2010年，全省所有县（市、区）达到血吸虫病传播控制标准。

二、全面落实综合防治措施

（四）组织实施综合治理重点项目。根据《全国预防控制血吸虫病中长期规划（2004～2015年）》和《血吸虫病综合治理重点项目规划（2004～2008年）》，制定我省预防控制血吸虫病中长期规划和专项计划，组织实施卫生血防、农业血防、水利血防、林业血防等重点项目。卫生血防项目要力求在查螺灭螺、查病治病、疫区改厕和健康教育等方面取得实效；农业血防项目要结合江滩综合开发，实施种草养鹅、水田改旱田、挖池养鱼等结构调整，并通过沟渠硬化改造江滩环境；水利血防项目要结合大江大河治理和水利工程建设，对通江河道实施涵闸改建、护坡硬化，有效控制钉螺扩散；林业血防项目要通过在有螺地区种植林木改变钉螺的生态环境。实施上述血防项目，必须坚持条块结合、以块为主，科学确定年度计划和工作方案，落实配套经费，严格序时进度，加强督促检查，确保高质量完成。

（五）切实加强重点防治环节。尚未控制血吸虫病流行的地区，要加强对接触疫水人群的检查，对易感人群进行抗血吸虫病药物预防性治疗，对感染者给予及时救治；落实家畜圈养以及“水改旱”、“水旱轮作”、“以机代牛”等措施，推进改水改厕工作，最大限度地控制传染源。要多管齐下，大力整治钉螺孳生环境，压缩有螺面积，降低钉螺密度，杀灭感染性钉螺，尽量减少人畜接触疫水的机会，有效切断传播途径。要加强疫区和有传播潜在危险地区的疫情、螺情监测工作，坚决防止疫情输入、流行和蔓延。

（六）严格疫区大型建设项目卫生学评估。在血吸虫病疫区大型建设项目规划和开工前，建设单位应根据《中华人民共和国传染病防治法》及其实施办法规定，向当地卫生部门申请对施工环境进行卫生学调查与评估，并根据卫生部门的意见，采取必要的预防控制措施。对未进行卫生学评估的项目，有关主管部门不予立项和办理开工手续。开展卫生学评估和施工中采取的血吸虫病预防控制措施所需经费,应纳入建设项目预算。

（七）大力推进群防群控和联防联控。各地要通过基层组织培养血防骨干,逐步形成群众血防基本队伍,营造浓厚的群众性血防氛围;结合爱国卫生运动,积极组织血防公益活动和义务劳动,动员群众改造生活环境、查螺灭螺;针对中小学生、农村家庭主妇和渔民、船民等经常接触疫水的重点人群,大力开展血防健康教育,加快普及血防知识,提高群众自我防护意识和能力;引导疫区广大群众改变传统的耕作、种植和养殖方式,培养科学文明健康的生活习惯。要按照国务院血吸虫病防治工作领导小组的统一部署,加强与湖区省份的沟通联系,逐步建立区域性血吸虫病联防联控机制,促进湖区5省形成联防联控的血防工作局面。

三、进一步完善血防经济政策

（八）保证血防工作必要的投入。各级政府要按照建立公共财政和分级负担的要求,将血防工作经费列入同级财政预算,并确保及时足额拨付。省财政逐步增加血防专项经费,对综合治理工程项目以及人员培训、健康教育、查病治病和购买灭螺药品等给予补助或奖励。各级财政要相应作出安排,保证血防工作必要的投入。从2005年起,调整各级财政血防经费分级负担标准,对未达到传播控制标准的地区,省辖市财政按常住人口每人不低于0.8元、县(市、区)财政按每人1元安排血防经费;对达到传播控制和阻断标准的地区,市、县级财政以流行乡(镇)为单位,分别按每人0.5元安排血防经费。积极引导企业、团体和个人等社会力量参与血防工作,加快形成政府投入为主、多渠道筹集经费的投入体制。加强对血防资金的监管和审计,保证专款专用,提高使用效益。

（九）保证灭螺用工。疫区村民有义务对生产生活区开展灭螺,灭螺义务工可由村民委员会通过“一事一议”程序确定。有条件的地区可积极探索引入市场竞争机制,实行灭螺工程招标管理,由符合条件的机构组织实施。

（十）积极救助治疗血吸虫病患者。已实行新型农村合作医疗制度的疫区,要将血吸虫病患者的治疗费用纳入医疗救治范围,按有关规定对符合救助条件、生活困难的血吸虫病患者实行医疗救助。未建立新型农村合作医疗制度和医疗救助制度的疫区,要对生活困难的血吸虫病患者实行临时救助措施,所需费用由地方财政承担。动物血吸虫病检查及治疗费用由省财政和地方各级财政分担。

四、认真抓好血防队伍建设和科技创新

（十一）加强血防专业队伍建设。疫区各级政府要把包括动物血防在内的血防专业机构建设,纳入公共卫生体系建设范围,在疾病预防控制机构内配备能开展防治技术指导、及时有效处理疫情的血防工作人员。在疫情尚未控制的地区,按规定配备血防专业人员,乡镇防保所有专人负责血防工作。加强对血防专业人员的职业道德教育,积极开展新知识、新技术培训,全面推行定岗定员、全员聘用、竞争上岗,加快建设一支作风优良、技术过硬、精干高效的血防工作队伍。

（十二）加快推进血防科技创新。根据血防工作需要,组织开发高效低毒的人畜预防治疗药物和灭螺药物,开展疫区养殖模式与技术研究。整合科研资源,组织跨部门、跨学科攻关,加大以改善灭螺环境为主的防治策略和区域性综合防治关键技术研究的力度。加强国际交流与合作,注重引进国外先进理论和技术,推广应用国外优秀科技成果,不断提高血防工作水平。

五、切实加强对血防工作的组织领导

（十三）落实政府责任。做好血防工作,关系人民群众身体健康和生命安全,关系经济发展和社会稳定。疫区各级政府要从实践“三个代表”重要思想、树立和落实科学发展观的高度,深刻认识做好血防工作的重要性和紧迫性,把血防工作纳入本地经济和社会发展总体规划,摆上全局工作的重要位置,与公共卫生建设紧密结合,统筹规划,周密部署,狠抓落实。要建立健全血防工作目标管理责任制、血防领导小组成员单位年度述职制、疫区防治工作定期通报制和“春查秋会”等制度,确保血防工作职责任务到位、政策措施到位、经费投入到位。各级领导要转变作风,深入防治工作一线,面向疫区基层和群众,及时研究解决防治工作中的实际问题。

（十四）明确部门职责。各级血防工作领导小组成员单位要切实履行职责,认真做好本部门承担的血防工作,努力形成相关部门各司其职、密切配合、齐抓共管的工作格局。卫生部门要认真抓好人群查治病、疫情监测和技术指导工作,研究制订血防政策措施。农林部门要大力开展开发性灭螺和动物血吸虫病及其他人畜共患疾病的防治工作。水利部门要将血防工作纳入江河及湖泊建设统一规划,结合工程建设开展防治工作。发展改革、财政、教育、科技、民政、建设、宣传等部门都要把血防工作作为义不容辞的职责,主动承担任务,落实相应措施,为血防工作创造良好的条件。

（十五）加强执法监督。认真实施《中华人民共和国传染病防治法》和《中华人民共和国动物防疫法》,加强对血吸虫病重大疫情报告和应急处理,逐步规范家畜交易市场管理。大力开展血防法制宣传教育,增强干部群众的法律意识。修订和完善血防地方法规规章,加快构建行政执法监督机制。各级血防工作领导小组要每年定期组织成员单位对血防工作情况进行督导检查,促进血防工作稳步健康发展。

江苏省人民政府

2004年7月30日

省政府关于切实加强艾滋病防治工作的意见

苏政发[2004]74号

艾滋病是严重威胁人民身体健康和生命安全、严重影响经济发展和社会稳定的重大传染病。近年来，我省认真贯彻国家有关部署，加强组织领导，开展宣传教育，落实艾滋病防治措施，取得了积极成效。但从总体上看，我省艾滋病传播和蔓延的势头还没有得到有效遏制，存在从高危人群向普通人群扩散的危险。特别是随着对外开放不断扩大、出入境人员和流动人口迅速增加，艾滋病传播的风险随之增大，防治形势严峻。为切实加强艾滋病防治工作，有效遏制艾滋病传播蔓延，根据《国务院关于切实加强艾滋病防治工作的通知》(国发[2004]7号)和全国艾滋病防治工作会议精神，现提出如下意见：

一、广泛开展艾滋病防治宣传教育

加强宣传教育是预防控制艾滋病的首要环节。要坚持以正面教育、疏导为主，以村镇、社区、学校以及高危人群、流动人员集中的场所为重点，采取多种形式，广泛开展艾滋病防治宣传教育活动，帮助公众了解艾滋病的传播途径、流行特点，掌握预防知识和方法，形成文明健康的生活方式，营造有利于艾滋病防治的社会环境。各有关部门要明确任务，分工负责，密切配合，齐抓共管。宣传部门要把艾滋病防治和无偿献血知识列为宣传重点，精心制定计划，认真组织实施，并加强指导和督查；广播、电视、报纸、互联网等媒体要设立专门栏目，并定期免费播放或刊登有关公益广告。卫生部门要主动开展艾滋病防治知识宣传和咨询服务，并为其他部门、单位开展宣传教育活动提供技术支持。农业部门要配合卫生等部门编印适合农村的各类宣传材料，并结合开展文化、卫生、科技"三下乡"等活动，普及艾滋病防治知识和无偿献血知识，努力做到家喻户晓。教育部门要将预防艾滋病和无偿献血知识纳入各类高、中等学校教学计划，并落实教学课时向学生讲授；会同卫生等部门做好外籍学生和出国留学人员的艾滋病防治知识普及工作。铁路、交通、民航、检验检疫部门要把艾滋病防治和无偿献血知识纳入对旅客宣传的内容，并要求旅客集中的车站、码头、机场等公共场所设置宣传栏，摆放宣传教育材料，适时播放艾滋病防治和无偿献血音像作品。文化、工商部门要对娱乐服务场所加强管理，要求其公开张贴和摆放艾滋病防治宣传品，并配合有关部门开展预防艾滋病健康教育工作。民政部门及婚姻登记和社会救助管理机构要积极开展社会卫生宣传教育，鼓励和动员婚姻当事人主动进行婚前体检。公安、外经贸、劳动保障等部门要组织开展面向流动人员和出国劳务人员的艾滋病防治知识宣传教育，增强他们的自我保护意识。工会、共青团、妇联、红十字会等团体和组织要结合自身特点，积极开展艾滋病防治知识宣传教育活动。

二、加大对高危行为的干预力度

积极开展对注射吸毒、卖淫嫖娼等高危行为的干预，是预防和控制艾滋病传播的重要手段。各地要采取坚决有力措施，依法严厉打击贩卖、吸食毒品和卖淫嫖娼等违法犯罪活动。公安、司法部门要积极创造条件，为羁押、被监管人员中的艾滋病病毒感染者和患者设立专门场所，协同卫生部门依法对羁押、被监管人员进行艾滋病病毒感染检测、筛查和治疗，配合卫生、食品药品监管等部门在注射吸毒人员中开展美沙酮替代治疗和针具市场营销试点。加强对艾滋病病毒感染者及患者的法制和道德教育，对恶意传播疾病的，要追究法律责任。要积极推广使用安全套，防止经性传播艾滋病。卫生、人口计生、食品药品监管等部门要充分利用计划生育和预防保健服务网络，大力开展推广使用安全套预防艾滋病工作；有关部门要积极给予配合。公共场所经营、管理单位要采取适宜形式推广使用安全套，设立安全套自动售套机。允许安全套生产、经营企业利用商业网络、疾病预防控制机构和计划生育服务网络开展安全套公益广告宣传活动。

三、确保血液及其制品安全使用

深入贯彻《中华人民共和国献血法》、《血液制品管理条例》等法律法规，加强对采供血机构和血液制品生产单位的监督管理，坚决打击非法采供血、单采血浆和非法行医等行为，保证血液及其制品的安全，杜绝艾滋病病毒经采供血途径传播。在全社会大力倡导无偿献血，动员健康适龄人员自愿参加无偿献血，不断提高无偿献血率。进一步规范医疗机构用血管理，严格执行用血制度，把好临床用血质量关，确保使用合法采供血机构提供的合格血液。强制推广使用一次性注射器、输液器，做好一次性医疗、卫生用品使用后毁形和有关重复使用的医疗器械消毒工作，防止艾滋病医源性传播。

四、进一步做好疫情监测报告工作

加强艾滋病监测网络建设，在医疗卫生机构、疾病预防控制机构、高危人员集中的场所建立监测哨点，制定规范，明确责任，广泛筛查感染者和患者。监测哨点要配备必要的检测设备和人员，具备必需的经费和条件，确保有效地发现感染者和患者。按照国家有关要求，认真抓好艾滋病自愿免费血液初筛检测和相关咨询工作，大力开展高危人群的流行病学调查，力求准确掌握艾滋病病毒感染者和患者数量、疫情变化阶段性情况和流行趋势。根据《中华人民共和国传染病防治法》规定，认真落实疫情报告的规范要求，加强监测报告信息网络建设，及时、准确报告疫情，并按规定向社会公布。加强对疫情报告工作的督查，严肃查处瞒报、漏报和迟报疫情的行为。

五、认真组织实施医疗救治

各地要将抗艾滋病病毒药品纳入城镇职工基本医疗保险及新型农村合作医疗报销目录和城乡医疗救助支出范围，向农民和城镇经济困难人群中的艾滋病患者免费提供抗艾滋病病毒治疗药品，对经济困难的艾滋病患者常见机会性感染治疗药品费用予以减免。省劳动保障厅、卫生厅要研究确定纳入城镇职工医疗保险及新型农村合作医疗报销目录的抗艾滋病病毒药品品种，省卫生厅、财政厅要制定具体实施办法。各省辖市要指定一家具备条件的医疗机构，负责收治艾滋病病毒感染者和患者。艾滋病病毒感染者和患者的治疗，主要在当地定点医疗机构进行，鼓励流动人口中的艾滋病患者回乡接受治疗。对抗艾滋病病毒药品实行统一集中采购、统一分配、调拨，并通过疾病预防控制网络逐级分发。各级医疗卫生机构要认真执行卫生部《艾滋病抗病毒治疗药品项目管理规范（试行）》及中国疾病预防控制中心《抗艾滋病病毒治疗药品项目管理执行方案（试行）》，严格规范抗艾滋病病毒药品的使用。各级卫生行政部门要加强对抗艾滋病病毒药品分发和使用的监督管理，并加强对医务人员的业务培训和医德医风教育，提高服务质量和水平，及时、有效地救治艾滋病病毒感染者和患者。

六、积极开展关怀救助

根据国家对艾滋病病毒感染者和患者的关怀救助要求，切实将经济困难的艾滋病患者及其家属纳入政府救助范围，给予必要的生活救济。城镇艾滋病患者家庭人均收入低于当地最低生活保障标准的，患者本人按当地低保标准全额享受，家庭其他成员按规定差额享受；患者家庭人均收入高于当地最低生活保障标准且低于保障标准1.5倍的，患者本人按当地低保标准全额享受，家庭其他成员不享受低保补助。已建立低保制度的农村地区，要及时将符合条件的艾滋病患者家庭纳入低保范围，患者本人按当地低保标准全额享受；尚未建立低保制度的农村地区，要对经济困难的艾滋病患者及其家属实行定期定量补助，补助标准由各省辖市研究确定。对农村已故艾滋病患者的孤老和孤儿实行“五保”供养，艾滋病患者遗孤免费接受义务教育。要采取医疗服务、社区服务、社会与家庭关怀相结合的方式，积极开展对艾滋病病毒感染者和患者的关怀活动。要采取切实措施，控制艾滋病病毒母婴传播。对孕妇实施免费艾滋病防治咨询、筛查，并免费提供抗艾滋病病毒药品进行预防性治疗，降低经母婴途径的艾滋病病毒传播率。各级妇幼保健机构及有关医疗卫生服务机构要继续做好阻断经母婴途径传播艾滋病的工作。

七、保障艾滋病防治经费投入

积极探索建立以政府投入为主、多渠道筹措艾滋病防治经费的机制。各级政府要加大对艾滋病防治工作的经费投入，保证必要的药品（含抗病毒药品、检测试剂等）采购、健康教育、人员培训、疫情监测、示范区建设、防治能力建设、专门监管场所建设、生活救助和患者救治的经费。省财政设立艾滋病防治专项资金，用于省有关部门开展防治工作。各市、县（市、区）也要相应安排防治工作专项经费，并列入地方财政预算。高度关心防治人员身体健康，努力避免职业暴露感染，各地要根据财力状况对基层艾滋病防治人员给予一定津贴。通过建立基金、在公益性基金中设立专门项目、社会募捐、定点接受境内外捐赠等方式，筹集社会资金用于艾滋病防治工作。加强艾滋病防治经费管理与监督，严格执行财务管理和审计制度，实行经费绩效考核，提高资金使用效益。

八、切实加强对艾滋病防治工作的领导

艾滋病防治工作关系经济发展、社会稳定、国家安全和民族兴衰，是一项长期而艰巨的任务。各级政府要以“三个代表”重要思想和科学发展观为指导，以对党、对国家、对人民高度负责的精神，切实把艾滋病防治工作纳入重要议事日程，纳入国民经济和社会发展计划，加强领导，统筹协调，做到防治目标到位、职责任务到位、政策措施到位。政府主要领导要亲自抓、负总责，纳入政府目标管理考核。省政府成立由分管副省长为主任、省有关部门负责同志为成员的省艾滋病防治工作委员会，负责研究解决防治工作中的重大问题。市、县（市、区）要相应建立艾滋病防治工作领导协调机构。各有关部门要认真履行职责，加强协调配合，共同推进艾滋病防治工作。要定期组织督导检查，对因领导不力、措施不当、隐瞒疫情、玩忽职守造成艾滋病传播和流行的，要严肃追究有关责任人的责任。要加强艾滋病防治法制建设，规范防治行为，确保防治工作依法有序进行。要广泛开展国际交流与合作，充分借鉴国际社会防治艾滋病的经验，进一步创新工作机制，努力提高艾滋病防治工作水平。

江苏省人民政府

2004年7月29日

省卫生厅关于印发江苏省突发人间禽流感疫情应急预案和有关技术方案的通知

苏卫传[2004]6号

近期，韩国、越南、日本等国家和地区相继发生禽流感疫情，在越南还发现感染禽流感病毒的人间病例，并出现死亡。由于我们对禽流感病毒感染人类的特点和传播规律尚未掌握，人被感染后病死率较高，因此，禽流感感染人的问题已经引起世界卫生组织和国际社会的广泛、高度关注。

目前正值急性呼吸道疾病高发季节，也是非典防治的关键时期，为了做好冬春季节的传染病防治工作，加强人间禽流感的预防控制，根据《卫生部关于印发突发人间禽流感应急预案及有关防治方案的通知》（卫发电[2004]8号）精神，我厅组织制定了《江苏省突发人间禽流感疫情应急预案（试行）》和有关技术方案，现印发给你们，请认真组织实施。省疾病预防控制中心具体负责技术指导和技术支持。在实施过程中如有问题，请及时向我厅反馈。

江苏省卫生厅
2004 年 1 月 25 日

江苏省突发人间禽流感疫情应急预案（试行）

禽流行性感冒（以下简称禽流感）是由禽流感病毒引起的一种急性传染病，主要发生在禽，也发生在哺乳动物，甚至人。对禽危害最大的为 H5、H7 和 H9 亚型毒株。一般情况下，禽流感病毒不会感染鸟类和猪以外的动物。但在 1997 年，香港首次报道发生 18 例 H5N1 人禽流感感染病例，其中 6 例死亡，引起全球广泛关注。具有高致病性的 H5N1、H9N2、H7N7 等禽流感病毒，一旦发生变异而具有人与人的传播能力，会导致人间禽流感流行。

1997 年后，世界上又先后几次发生了禽流感病毒感染人的事件。2003 年 2 月，在香港发生 2 例 H5N1 人间禽流感病例；2003 年 2～7 月，在荷兰发生 83 例 H7N7 人间禽流感病例；2004 年 1 月，在越南发现可疑的 H5N1 人间禽流感病例，在死亡的病例中，已有 5 例得到实验室确诊。预示着禽流感病毒对人类已具有很大的潜在威胁。

为了做好我省的人间禽流感预防控制工作，早期发现疫情，及时采取积极有效控制措施，防止疫情蔓延，保护人民健康，维护社会稳定，根据《中华人民共和国传染病防治法》、《突发公共卫生事件应急条例》等有关法律法规和《江苏省突发公共卫生事件应急预案》、《全国卫生系统突发人间禽流感疫情应急处理预案（试行）》的规定，特制定本预案。

一、人间禽流感疫情应急处理的组织、协调与管理

（一）发生人间禽流感疫情时，省及疫情发生地卫生行政部门要在政府的统一领导下，与农业、出入境检验检疫、药品监督、工商、财政、宣传、公安、教育等各有关部门加强信息沟通，密切配合，依法开展各项预防控制工作。

（二）省及疫情发生地卫生行政部门要加强领导，分工协作，把各项防治措施落到实处。要立即成立由疾病控制、卫生监督、医疗救治等专家组成的紧急疫情应急处理技术指导组，迅速组织有关专业卫生人员等赶赴现场进行调查，尽快确定疫情，查明病因和疫情可能波及的范围，提出控制措施和建议；组织医疗机构救治病人；依法加强食品卫生、饮水卫生及环境卫生的监督管理，督促检查各项防治措施的落实。

（三）省及疫情发生地卫生行政部门要根据疫情控制工作的需要，按照本预案疫情处理措施的要求，及时向政府报告疫情动态，适时调整控制对策。按照疫情解除判定标准，及时向政府提出解除疫情的建议。

二、人间禽流感疫情的监测、报告和确认

（一）疫情监测工作的组织与分工

1、各级卫生行政部门负责人间禽流感疫情监测工作的监督和管理，组织检查和督导，发现监测工作中存在的问题要及时予以解决。

2、各级疾病预防控制机构负责人间禽流感疫情监测的具体组织实施、技术指导、质量控制等工作。

（二）疫情监测和报告

1、根据江苏省流行性感冒监测方案设立的流感监测哨点医院，作为我省的人间禽流感监测医院，开展日常的人间禽流感疫情监测工作，动态监测急性呼吸道感染病例，特别是住院的呼吸道感染病例，做到早发现、早报告、早隔离、早治疗。当发生动物禽流感疫情时，可在重点地区增设监测医院，开展高暴露人群的监测。

2、发生人间禽流感疫情的地区，应根据流行病学调查和日常监测资料，适当扩大监测地区范围和采集标本的数量。

3、各级各类医疗卫生机构和卫生人员，发现人间禽流感疑似或确诊病例时，须按照《突发公共卫生事件应急条例》和《突发公共卫生事件与传染病疫情监测信息报告管理办法》的有关规定进行报告。各级各类医疗机构应立即向当地县级疾病预防控制机构报告，县级疾病预防控制机构接到报告后，立即赶赴现场，进行初步调查核实，同时分别向上级疾病预防控制机构和同级政府卫生行政部门报告。江苏省疾病预防控制中心接到报告后立即上报省卫生厅和中国疾病预防控制中心。

（三）疫情确认

根据《全国卫生系统突发人间禽流感疫情应急处理预案（试行）》的规定，人间禽流感病例的确认权在国家级。

1、我省人间禽流感病例的实验室检测工作，由江苏省疾病预防控制中心承担；检测结果须由中国疾病预防控制中心病毒病预防控制所流感实验室（国家流感中心）进行复核。

2、我省人间禽流感病例的诊断，经市卫生局组织的专家组进行会诊，由省卫生厅组织的专家组进行复核，并须由卫生部组织的人禽流感防治专家组进行最终确认。

三、人间禽流感疫情的综合防治措施

人间禽流感疫情的处理，要坚持政府领导，部门配合，严格控制传染源，切断传播途径，防止疫情扩散，减少发病人数，积极救治病人，降低病死率的原则。

（一）医疗救治

1、各市卫生局应指定市级传染病医院或 1 所承担传染病救治任务的其他医院为本地人间禽流感病例的指定集中收治医院，做好收治禽流感病人的各项准备工作。各集中收治医院要成立医疗救治专家小组，负责医疗救治工作，一旦发生疫情，要服从当地卫生行政部门的指挥和紧急疫情应急处理技术指导组的指导,作出快速反应,携带必须的医疗器械、药品及防毒用具等及时赶赴现场,有效开展医疗救治和病人转运,并做好医护人员的防护工作。

2、收治禽流感病人的医院,每日应及时向省、市卫生行政部门报告病人病情和治疗情况。同时,要加强医院内感染控制工作和医护人员的个人防护,防止发生医院内感染。

(二)流行病学调查与处理

1、发现人间禽流感疫情,疫情发生地所在的市级以上疾病预防控制机构要立即组织开展流行病学调查。同时做好流调人员和消杀人员的个人防护。

2、对现症病人实行就地观察、就地隔离、就地治疗。对密切接触者进行预防性服药、留检,实行医学观察10天,必要时予以隔离。

3、及时做好疫点的消毒处理。

4、在疫情可能波及的范围内,开展疑似病例的搜索,追溯传染源,确定疫点范围;开展传染源、传播途径及暴露因素的调查。

5、根据疫情实际情况,划定疫点、疫区范围,必要时报请省政府对疫区实施管制。疫区范围内禁止活禽在市场销售、运输、交易。

(三)广泛开展健康教育,提高群众的防病意识和能力

人间禽流感疫情发生地区要迅速采取多种形式,广泛开展禽流感防治知识的宣传和健康教育,提高群众的自我防病意识和能力,引导群众养成良好的卫生习惯,要搞好厨房卫生,不生食禽肉及其内脏,解剖活(死)家禽、家畜及其制品后要彻底洗手。

(四)落实以切断传播途经为主的综合性防治措施

卫生行政部门要与有关部门密切配合,加强食品卫生监督管理;广泛开展群众性的爱国卫生运动,清理环境卫生,开展消毒、灭蝇工作;在农村组织开展改水、改厕,推广人、畜粪便无害化处理。尤其要在疫区内广泛开展防蝇灭蝇,做好对疫区内厕所、粪坑等外环境的随时消毒,以及农村改厕和粪便的无害化处理。

(五)疫情的解除

经紧急疫情应急处理技术指导组对疫情控制效果进行综合评价,确定经过疫情检索,疫区内最后一例确诊病人恢复后10天内无新发病例出现,由省卫生厅报请省政府批准,可解除疫情,转入常规防治。

疫情解除后,当地卫生行政部门负责及时总结疫情及调查处理情况,逐级报告省卫生厅。

四、疫情的公布与通报

根据《全国卫生系统突发人间禽流感疫情应急处理预案(试行)》的规定,卫生部有权向有关方面通报和向社会发布人间禽流感疫情信息。省卫生厅可以根据卫生部的授权,通报和发布疫情信息。

五、保障措施

为防患于未然,做好预防控制人间禽流感疫情的各项准备,各级卫生行政部门应落实以下保障措施。

(一)技术保障

1、省卫生厅在省疾病预防控制中心建立省级人间禽流感检测实验室。人间禽流感检测实验室应符合实验室生物安全管理的有关规定和要求,配备专人负责,并选择技术水平高、责任心强的技术人员承担检测工作。

2、省疾病预防控制中心负责本省人间禽流感的实验室检测,应当加强与中国疾病预防控制中心的联系,做好检测方法的建立、检测用品的制备等各项准备。

3、各级卫生行政部门要组织对各级各类专业卫生人员进行禽流感防治知识的全员培训,使其掌握禽流感防治的基本知识和技能,能够及时发现并报告疫情,迅速采取初步救治和隔离、防护措施。要组织有关医疗机构、疾病预防控制机构成立应急队伍,并进行业务强化培训,随时准备参加医疗救护、疫情调查处理、实验室检测等工作。

(二)医药物资保障

各级卫生行政部门负责协调有关部门保障应急预防性药物(金刚烷胺、金刚乙胺、达非等)、抗病毒治疗和对症治疗药品、消杀药械、检测试剂等医药物资的储备和供应。

人间禽流感实验室检测技术方案(试行)

本方案是为指导实验室检测人间禽流感病毒而制定。

一、人间禽流感病毒实验室安全

人间禽流感病毒检测实验室的生物安全应按微生物生物安全分类要求在P3级实验室进行。

二、标本的采集、运送

1、采集标本的种类:疑似禽流感患者的咽、鼻拭子或含漱液、血液以及死亡病例的尸检组织。

2、采集标本时间:用于分离病毒的标本应为发病2~3天,最好不超过7天。用于血清检测的标本应采集急性期和恢复期的双份血液。急性期尽早采集,最迟不超过发病后7天,恢复期血清应在发病后14天后采集。

3、标本的运送:参照中国疾病预防控制中心关于SARS标本运送要求。

4、采集时的防护:疑似病例的标本应参照SARS标本采集要求。

三、检测程序

1、疑似病例咽拭子或含漱液、鼻拭子和尸检组织

(1)病毒分离、鉴定

用组织培养和鸡胚分离法。具体方法同常规人流感检测,详见《全国流行性感冒监测方案(试行)》(中疾控发[2003]445号)附件。不同的是鸡胚接种一定要用SPF鸡胚。

鸡胚或细胞培养物进一步用HA和HI试验鉴定,方法见(中疾控发[2003]445号)附件。试验试剂用WHO提供的试剂盒。

经HI试验H5抗体阳性者报送国家流感中心。HA阳性HI试验H5阴性,也送国家流感中心。

(2)RT-PCR或实时RT-PCR试验

该方法可作为早期实验室诊

断的参考依据。可和病毒分离培养同时进行，帮助早期判定。

2、疑似病例血清的检测

(1)感染早期的血清标本

用于病毒分离培养方法同上。同时要留部分作为双份血清的急性期血清备用。

(2)感染7天以后的血清标本

与急性期血清配对同时做HI试验检测，方法见(中疾控发[2003]445号)附件。

3、常规检测中可疑标本

在常规流感监测中实验室发现HA阳性而血清H1、H3和B型血清皆不抑制标本，应用H5试剂盒做鉴定。

四、检测结果

1、分离到病毒，HI试验H5抗体阳性或同时PCR试验H5阳性，可报禽流感H5型阳性，送国家流感中心复核。

2、分离到病毒，HI试验H5抗体阴性，PCR试验H5阳性者，原始标本送国家流感中心进一步检测。

3、恢复期H5抗体较急性期抗体4倍增高，可报禽流感H5型阳性，送国家流感中心复核。

4、HA阳性但HI试验H5阴性，需进一步做中和实验确定，或者送国家流感中心进一步确定。

省卫生厅关于印发《江苏省乡村医生注册管理办法》的通知

苏卫基妇[2004]2号

根据《乡村医生从业管理条例》(国务院第386号令)的规定，为做好全省乡村医生注册管理工作，我厅研究制定了《江苏省乡村医生注册管理办法》，现印发各地，希认真遵照执行。

对于2001年5月1日至2003年8月5日期间，经县级卫生行政主管部门核定在岗的乡村医生，可以按照规定的程序进行补报名，参加乡村医生执业注册资格培训。

江苏省卫生厅

2004年1月29日

江苏省乡村医生注册管理办法

第一条 根据《乡村医生从业管理条例》(国务院第386号令)的规定，为做好全省乡村医生注册管理工作，制定本办法。

第二条 本办法适用于尚未取得执业医师资格或执业助理医师资格，在村医疗卫生机构从事预防、保健和一般医疗服务的乡村医生。

第三条 乡村医生经注册取得乡村医生执业证书后，方可在注册的村医疗卫生机构从事预防、保健和一般医疗服务。未经注册的，不得从事乡村医生工作。

第四条 县级卫生行政主管部门负责本行政区域内乡村医生的执业注册及管理工作。

对于乡村医生人数较少的城市辖区，乡村医生执业注册发证工作可由该区卫生行政主管部门办理，也可由市级卫生行政主管部门协调解决。

第五条 2003年8月5日前(不含8月5日，下同)参加工作的乡村医生，取得县级以上卫生行政主管部门颁发的乡村医生证书，并符合下列条件之一的，可以向县级卫生行政主管部门申请乡村医生执业注册：

(一)已经取得国民教育系列中等以上医学专业学历的；

(二)截止1983年8月5日，连续在村医疗卫生机构工作20年以上的；

(三)按照省卫生厅《关于加强农村乡村保健医生(员)培训工作的通知》[苏卫教(92)第19号]的规定，接受培训并取得合格证书的。

第六条 对不符合第五条规定条件，但经过县级卫生行政主管部门核准在岗的乡村医生，县级卫生行政主管部门应当按照省卫生厅要求进行执业注册资格培训，并按照省确定的考试内容、考试范围由省统一组织考试。

前款所指的乡村医生经过培训并考试合格的，可以申请乡村医生执业注册；经培训但考试不合格的，县级卫生行政主管部门应当对其组织再次培训和考试。不参加再次培训或者再次考试仍不合格的，不得申请乡村医生执业注册。

第七条 2003年8月5日起进入村医疗卫生机构从事预防、保健、医疗服务的人员，应当具备执业医师或执业助理医师资格。

第八条 乡村医生有下列情形之一的，不予注册：

(一)不具有完全民事行为能力的；

(二)受刑事处罚，自刑罚执行完毕之日起至申请执业注册之日止不满2年的；

(三)受吊销乡村医生执业证书行政处罚，自处罚决定之日起至申请执业注册之日止不满2年的。

第九条 符合本办法规定申请在村医疗卫生机构中执业的人员，应当向村医疗卫生机构所在地的县级卫生行政主管部门申请执业注册。

第十条 申请乡村医生执业注册，应当提交下列材料：

(一)省卫生厅制定的《乡村医生执业注册申请表》；

(二)聘用机构出具的拟聘用证明；

(三)申请人身份证明；

(四)近期二寸免冠正面半身照片两张。

符合本办法第五条规定的还需提供县级以上卫生行政主管部门颁发的乡村医生证书，以及相关的学历、培训或工龄等方面的证明。

符合本办法第六条规定的人员申请注册的，除提交第一款第一至四项规定的材料外，还应提交县级以上卫生行政主管部门颁发的乡村医生证书(或县级卫生行政主管部门核准在岗的证明材料)、乡村医生执业注册资格培训合格证书。

第十一条 县级卫生行政主管部门应当自收到受理申请之日起15个工作日内完成审核工作，对符合规定条件的，准予执业注册，并发给省卫生厅统一印制的乡村医生执业证书。对不符合规定条件的，不予注册，并书面说明理由。

第十二条 县级卫生行政主管部门可结合本地实际，确定乡村医生执业注册开始的时间，并在相对集中的时间内完成乡村医生的执业注册工作。

第十三条 乡村医生执业证书有效期为5年。

第十四条 乡村医生执业证书应妥善保管，不得出借、出租、抵押、转让、涂改和毁损，更不得仿制。如发生损坏或者遗失的，当事人应当及时向原发证部门申请补发或换领。损坏的乡村医生执业证书，应当交回原发证部门。乡村医生执业证书遗失的，原持证人应当于15日内在当地指定的报刊上予以公告。

第十五条 乡村医生注册后有下列情形之一的，其聘用的机构应当在15日内报告注册主管部门，由原注册的卫生行政主管部门注销执业注册，收回乡村医生执业证书：

（一）死亡或者被宣告失踪的；

（二）受刑事处罚的；

（三）中止乡村医生执业活动满2年的；

（四）考核不合格，逾期未提出再次考核申请或经再次考核仍不合格的；

（五）受吊销乡村医生执业证书行政处罚的；

（六）有出借、出租、抵押、转让、涂改、仿制乡村医生执业证书行为的；

（七）取得执业医师资格或执业助理医师资格的。

第十六条 乡村医生注册后有下列情形之一的，其聘用的机构应当在15日内报注册主管部门备案：

（一）调离、退休、退职；

（二）被辞退、解聘、开除；

（三）县级卫生行政部门规定的其他情形。

第十七条 聘用机构未依照本办法第十六条的规定履行报告职责，导致严重后果的，由县级以上卫生行政主管部门对该机构的主要负责人给予行政处分。

第十八条 乡村医生应当在聘用其执业的村医疗卫生机构执业；变更执业地点的，应当依照本办法第十条规定办理变更注册手续。

第十九条 乡村医生申请变更执业的村医疗卫生机构属于原注册主管部门管辖的，申请人应到原注册主管部门申请办理变更手续。

乡村医生申请变更执业的村医疗卫生机构不属于原注册主管部门管辖的，申请人应当先在原注册主管部门办理注销注册，然后到变更的执业地点重新注册。

第二十条 县级卫生行政主管部门应当自收到变更注册申请之日起30个工作日内办理变更注册手续。对因不符合变更注册条件不予变更的，应当自收到变更注册申请之日起30个工作日内书面通知申请人，并说明理由。

第二十一条 乡村医生在办理变更注册手续过程中，在乡村医生执业证书原注册事项已被变更，未完成新的变更事项许可前，不得在拟变更的村医疗卫生机构执业。

第二十二条 县级卫生行政主管部门办理乡村医生执业注册、重新注册和注销注册，应当依据法定权限、条件和程序，遵循便民原则，提高办理效率。

第二十三条 乡村医生执业注册主管部门，应当对乡村医生执业证书的准予注册、发放、重新注册、注销注册和变更注册等，建立统计制度和档案制度。

第二十四条 县级卫生行政部门应当将准予执业注册、重新注册、注销注册的人员名单向其执业的医疗卫生机构所在地的村民公告，报设区的市卫生行政主管部门并由其汇总，报省卫生厅备案。

第二十五条 村民和乡村医生发现违法办理乡村医生执业注册、重新注册、注销注册和变更注册的，可以向县级以上卫生行政主管部门反映；县级以上卫生行政主管部门对反映的情况应当及时核实，调查处理，并将调查处理结果予以公布。

第二十六条 上级卫生行政主管部门应当加强对下级卫生行政主管部门办理乡村医生执业注册、重新注册、注销注册、变更注册的监督检查，及时纠正违法行为。

第二十七条 违反本办法规定的，依据《乡村医生从业管理条例》进行处罚。

第二十八条 本办法由省卫生厅负责解释。县级卫生行政主管部门应结合地方实际制定乡村医生注册管理的实施细则，报市级卫生行政主管部门审定后施行。

省卫生厅等九部门关于下发《江苏省妇幼卫生规划目标管理方案》（试行）的通知

苏卫基妇[2004]19号

文略。

江苏省卫生厅
江苏省发展和改革委员会
江苏省财政厅
江苏省物价局
江苏省劳动和社会保障厅
江苏省民政厅
江苏省教育厅
江苏省人口和计划生育委员会
江苏省人民政府妇女儿童工作委员会
2004年5月18日

江苏省妇幼卫生规划目标管理方案（试行）

一、目的意义

根据《省政府关于印发＜江苏省2001～2005年妇女发展规划〉的通知》、《省政府关于印发〈江苏省2001～2005年儿童发展规划〉的通知》和省卫生厅等8个厅、委、局联合下发的《江苏省妇幼卫生事业发展纲要（2001～2010年）》要求，制定本《方案》，以全面完成“两个规划”确定的各项工作任务，推进我省妇幼卫生事业的发展，提高广大妇女儿童的健康水平和出生人口素质，更好地为社会主义现代化建设服务。

二、考核方法

采取逐级考核的方法，省考核市，市考核县（市、区），每年一次。满分为100分，80分合格。

三、主要内容

（一）认真组织实施妇女儿童发展规划（30分）

1、政府将妇幼卫生工作纳入经济社会发展总体规划，出台了加快发展妇幼卫生的政策措施，制定了妇幼卫生事业发展规划和政府年度工作目标，并列入考核内容。

2、政府成立妇幼卫生工作领导组织，每年研究部署工作不少于2次。各成员单位职责明确，工作协调，各部门制定了支持妇幼卫生事业发展的指导性文件。

3、在调整优化卫生资源配置中，政府合理安排妇女卫生保健服务经费，各市、县（市、区）用于18岁以上妇女的卫生保健经费年人均不低于2元。

4、落实妇幼卫生人员经费和必要的工作经费，有计划地做好人员培训和配备基本设备设施。

5、有条件的苏南、苏中各市及苏南各县（市）建立妇幼卫生事业发展专项资金，扶持妇幼卫生事业的发展。

（二）妇幼卫生服务网络和队伍健全（20分）

6、市、县两级妇幼保健机构健全，街道和乡（镇）妇幼卫生服务网络健全。

7、各级妇幼保健机构设备设施齐全，达到基本建设标准，甲等妇幼保健机构≥70%。

8、二级以上医院产、儿科标准化建设和规范化管理程度高。

9、建立高素质的妇幼卫生服务队伍，妇幼保健人才结构合理，与功能任务相适应，能够完成群体保健工作任务。

（三）妇幼卫生服务主要功能完善（10分）

10、辖区内常住人口的妇幼保健主要指标达到要求。孕产妇管理率≥95%，7岁以下儿童管理率≥95%，儿童四苗免疫接种率以乡为单位≥95%，新生儿3种疾病筛查率均≥60%（城市80%），两种疾病产前筛查率≥50%（城市60%），孕产妇住院分娩率≥90%（城市99%）。

11、针对妇女不同生命周期进行生殖健康和心理保健。开展女性性传播疾病防治工作。

12、提供计划生育技术服务，计划生育知识普及率≥90%。

（四）严格妇幼卫生服务的监督管理（20分）

13、各类医疗保健机构依法取得开展母婴保健专项技术的资格；从业人员取得法定执业资格，持证上岗。

14、卫生行政部门对爱婴医院（卫生院）实施长效管理，爱婴医院年度复查评估合格率≥95%（二级以上医院100%）。

15、卫生、教育行政部门对托幼机构卫生保健工作实施监督管理，托幼机构卫生保健合格率100%。

16、劳动保障部门依法监督企业单位，按国家规定为职业妇女提供健康保障，妇女病普查普治率≥70%（城市80%）。

（五）提高妇女儿童健康保障水平（20分）

17、建立妇女儿童基本健康保障制度，妇女、儿童保健保偿率≥80%。

18、改善妇女儿童健康状况，孕产妇死亡率低于20/10万（其中产后出血死亡率≤10%），婴儿死亡率低于10‰。

19、提高出生人口素质，新生儿出生缺陷发生率低于9‰。

20、妇女平均期望寿命≥76岁，健康预期寿命比“九五”期间提高3岁。

注：如省政府“两个规划”指标调整时，上述考核内容作相应调整。

关于印发江苏省艾滋病抗病毒治疗和自愿咨询检测实施办法的通知

苏卫疾控[2004]34号
苏财社[2004]63号

文略。

江苏省卫生厅
江苏省财政厅
2004年7月29日

江苏省艾滋病及常见机会性感染免、减费药物治疗实施办法（试行）

第一章　总　则

第一条　为了规范本省艾滋病及常见机会性感染的免、减费药物治疗工作，体现对艾滋病病毒感染者和艾滋病病人的关怀，延长其生命并提高生存质量，控制艾滋病传播与流行，根据卫生部、财政部印发的《艾滋病及常见机会性感染免、减费药物治疗管理办法（试行）》，结合本省实际，制定本办法。

第二条　本办法适用于具有本省户籍的下列人群中的艾滋病病人及符合抗病毒治疗指征的艾滋病病毒感染者：

（一）农村和城镇未参加基本医疗保险等医疗保障制度的经济困难人员；

（二）感染艾滋病病毒的孕妇及婴儿。

第三条　本办法涉及的免、减费范围为：

为本办法第二条所列对象免费提供抗病毒治疗药物（艾滋病免费抗病毒治疗药物名录附后）；对经济困难的艾滋病病人常见机会性感染治疗药物费用给予适当免、减（艾滋病常见机会性感染名称附后）；为感染艾滋病病毒的孕妇免费提供母婴阻断药物。

第四条　对艾滋病病人和符

合治疗指征的艾滋病病毒感染者免费提供抗病毒治疗药物(含母婴阻断药物)的费用由当地政府承担。

对艾滋病病人常见机会性感染治疗费用的减免政策,由各市政府制定。

开展艾滋病及常见机会性感染免、减费药物治疗的组织动员、宣传发动、药物管理、人员培训等费用由地方财政安排。

第二章　组织管理

第五条　省卫生厅负责全省艾滋病及常见机会性感染免、减费治疗工作的组织协调和管理工作。各市卫生行政部门负责组织实施和管理本地的艾滋病及常见机会性感染免、减费治疗工作。

第六条　省疾病预防控制中心负责省级采购的抗病毒治疗药物的储存、分发和调配;各市疾病预防控制中心负责当地抗病毒治疗药物的储存、分发和调配;各级疾病预防控制机构负责收集、汇总并上报治疗相关信息。

省艾滋病治疗专家组负责全省艾滋病及常见机会性感染免、减费治疗的技术指导工作。

第三章　治疗管理

第七条　艾滋病病人和符合治疗指征的病毒感染者抗病毒治疗、管理及定点医疗机构的设置等按照《江苏省卫生厅、江苏省中医药局转发卫生部、国家中医药管理局关于印发＜关于艾滋病抗病毒治疗管理工作的意见＞的通知》(苏卫医[2004]34号)执行。

第八条　卫生行政部门确定的承担艾滋病抗病毒治疗任务的医疗机构应建立严格的抗病毒治疗药物领取、发放登记制度;建立规范的抗病毒治疗病历;做好抗病毒治疗药物不良反应和并发症等的处理;开展艾滋病病人机会性感染的治疗;并为感染艾滋病病毒的孕妇提供阻断母婴传播的医疗保健服务。

第九条　对自愿咨询检测新发现的艾滋病病毒感染者(艾滋病病人),检测机构应开展关于治疗的免费咨询,提供当地开展免费抗病毒药物治疗的医疗机构等信息,并有责任将需要治疗的人员转诊到当地指定的医疗机构。

第十条　对于希望接受免、减费治疗的人员,须出具下列证明材料:

(一)本人身份证明;

(二)本人享受低保、五保等证明,或由户籍所在地村委会、居委会开具的生活困难证明;

(三)由医保、合管办等部门提供的未享受基本医疗保险等社会保障制度的证明。

市卫生行政部门应当指定医疗机构或者疾病预防控制机构负责对接受治疗人员的审核登记。符合条件的,应由本人提出申请,并与负责审核登记的机构签订"抗艾滋病病毒药物治疗知情同意书"。

第十一条　接受治疗人员在抗病毒治疗期间,应定期检查血象、肝肾功能,有条件的还应检查CD4+T淋巴细胞计数,以监测可能出现的药物不良反应,观察治疗效果。相关检查费用由接受治疗人员自理。

省疾病预防控制中心、省人民医院应对接受治疗人员开展病毒载量测定和耐药性监测。

第十二条　对于经济困难的艾滋病病人出现常见机会性感染的,病人可以向当地卫生行政部门提出免、减药物治疗费的申请。经审查符合条件的,可以按照当地政府的规定,享受常见机会性感染药物治疗的免、减费待遇。

第四章　药物的采购和管理

第十三条　各市所需的艾滋病抗病毒治疗药物及实施母婴阻断所需药物按照国家要求,由各市统一招标采购;省级财政所购的免费艾滋病抗病毒治疗药物由省卫生厅、省财政厅组织统一招标采购。

艾滋病常见机会性感染治疗药物,按各市政府的规定进行统一招标采购。

第十四条　根据国家要求,各市卫生行政部门应在每年年底以前,根据本地艾滋病流行及发病情况,测算本地区下一年度需要进行艾滋病抗病毒治疗的人数、需实施母婴阻断的人数,以确定所需药物的种类和数量,制订出本地区的年度药物使用计划,于次年1月15日前上报省卫生厅。

第五章　监督与评估

第十五条　省卫生厅负责全省艾滋病及常见机会性感染免、减费治疗工作的监督与评估,定期组织开展治疗效果评估和药物计划、采购、供应工作的监督检查,保证治疗的安全有效和药物的及时合理提供。

第十六条　省疾病预防控制中心、省人民医院、省艾滋病治疗专家组具体承办省卫生厅交办的监督与技术评估工作。

第十七条　各级卫生行政部门定期对辖区内艾滋病抗病毒及常见机会性感染免、减费治疗工作进行督导。

第六章　附　则

第十八条　各地应根据本办法制定具体实施细则。

第十九条　本办法由江苏省卫生厅、江苏省财政厅负责解释。

第二十条　本办法自下发之日起执行。

江苏省艾滋病免费自愿咨询检测实施办法(试行)

第一章　总　则

第一条　为了规范全省艾滋病免费自愿咨询检测工作,最大限度地发现艾滋病病毒感染者和艾滋病病人,控制艾滋病传播与流行,根据卫生部、财政部印发的《艾滋病免费自愿咨询检测管理办法》,结合本省实际,特制定本办法。

第二条 本办法涉及的免费范围为艾滋病咨询和艾滋病检测，其中艾滋病检测包括采用酶联免疫吸附试验(ELISA)或者快速凝集法(PA)进行的初筛检测和重复检测。

第三条 本办法适用于本省下列人群中自愿接受艾滋病咨询检测的人员：

(一)艾滋病病毒感染者、艾滋病病人的家属或者密切接触者；

(二)感染艾滋病病毒的母亲所产新生儿；

(三)发生职业暴露的医务人员或其他人员；

(四)共用注射器吸毒的人员；

(五)男性同性恋者；

(六)无保护的非固定异性性接触者；

(七)有有偿供血、受血及血液制品史者；

(八)其他自愿接受艾滋病咨询检测的人员。

第四条 全省各有关医疗卫生机构实施免费自愿咨询检测费用(包括试剂采购与管理、咨询室建立、人员培训和宣传等相关费用)由同级政府承担。

免费自愿咨询检测的费用由当地疾病预防控制机构统筹安排使用。

第五条 各地应充分利用现有资源，将免费检测工作与监测、咨询、医疗救治及关怀工作结合起来。

第二章　组织管理

第六条 省卫生厅负责全省艾滋病自愿咨询检测工作的组织协调和管理。

市，县(市、区)卫生行政部门负责辖区内艾滋病自愿咨询检测工作的宣传、动员、组织和实施管理工作。

第七条 省疾病预防控制中心负责全省艾滋病病毒抗体检测的技术支持和对各地的技术指导工作；负责收集整理并向省卫生厅报告各地报送的咨询检测信息。

市疾病预防控制机构负责制定免费艾滋病病毒抗体检测计划，收集并向上一级报告有关信息，对辖区内的艾滋病检测初筛实验室提供技术支持和指导。

第八条 省卫生厅指定疾病预防控制机构和专门医疗机构承担免费咨询检测工作，并向社会公示。

承担免费咨询检测的机构须具备艾滋病初筛实验室和咨询室，初筛实验室由市级卫生行政部门组织专家评定认可。

第九条 承担免费咨询检测的机构必须按要求填写咨询、检测和试剂管理的各种记录表格和档案，按季度由当地疾病控制机构汇总，并报上级疾病预防控制机构。

第三章　实施与管理

第十条 承担免费咨询检测的机构，必须实施规范的实验室操作程序，并提供保密性的咨询服务。艾滋病病毒抗体检测方法按照卫生部制定的《全国艾滋病检测技术规范》执行。

第十一条 所有参与自愿咨询检测服务的咨询、检测等工作人员，必须接受相应的培训，严格按照国家自愿咨询检测有关工作要求和程序做好相关工作，严格执行保密规定，不得向无关人员泄漏任何个人资料。

第十二条 对于自愿接受检测的人员，咨询员要在检测前后为其提供有关检测、预防或治疗等咨询服务。检测前要对受检人员进行感染艾滋病病毒危险因素评估，确定是否需要检测；检测后应认真核对相关资料(人员情况、检测过程、结果)，对检测结果进行科学解释，提供心理支持与帮助。

为避免不必要的重复检测，对免费咨询检测采用实名制。自愿接受咨询检测的人员，须出具本人身份证；负责登记的工作人员应做好解释工作，在征得其同意后，方可进行登记。

第十三条 对于初筛检测结果阳性的人员，应进行复检。对于复检结果阳性的人员，应进一步做确认检测，经确认为艾滋病病毒抗体阳性的，应将检测结果当面通知本人，并做好检测后的咨询服务工作。

第十四条 各地要通过电视、广播、报纸等大众传媒公布本地免费咨询检测机构地点及其咨询电话和联系方式，广泛开展宣传，提高公众特别是高危人群对艾滋病病毒抗体免费检测的知晓程度和自愿参与检测的意识。

第四章　检测试剂的采购

第十五条 各地所需的艾滋病病毒抗体检测试剂按照国家要求，由各地卫生、财政部门统一招标采购。省级免费检测机构的艾滋病病毒抗体检测试剂由省卫生厅、省财政厅组织统一招标采购。

第十六条 采购的艾滋病病毒抗体检测试剂由各地疾病控制机构统一管理，及时供应给免费检测机构，保证免费检测工作的正常开展。

根据国家要求，各市卫生行政部门在每年年底以前，根据本地艾滋病流行情况及自愿咨询检测工作开展的情况测算本地区下一年度可能接受的检测人数，制订本地区的年度试剂使用计划，并于次年1月15日前上报省卫生厅。

第五章　监督与评估

第十七条 省卫生厅定期或不定期组织有关部门对自愿咨询检测工作开展情况进行检查、督导。省疾病预防控制中心具体承担对自愿咨询检测工作的技术评估。

第十八条 各市级卫生行政部门定期对本辖区自愿咨询检测工作进行督导。

第六章　附　则

第十九条 各地应根据本办法制定具体实施细则。

第二十条 本办法由江苏省卫生厅、江苏省财政厅负责解释。

第二十一条 本办法自下发之日起执行。

省卫生厅关于切实加强结核病防治工作的通知

苏卫疾控[2004]48 号

为贯彻落实全国和全省结核病防治工作电视电话会议精神，进一步加大工作力度，全面加强结核病防治工作，确保如期实现结核病防治规划目标，切实保障人民群众身体健康，现作如下通知：

一、认清结核病疫情形势，明确防治工作任务

结核病是严重危害人民群众身体健康和生命安全的慢性传染病，是我国重点控制的重大传染病之一。我省自 2001 年以来，认真组织实施《全国结核病防治规划(2001～2010 年)》(国办发[2001]75 号)和《江苏省结核病防治规划(2002～2005 年)》(苏政办发[2002]99 号)，结核病防治工作取得了很大进展。全省以县为单位，实施现代结核病控制策略(DOTS 策略)覆盖率由规划实施前的 31%提高到 100%，新发涂阳肺结核病人发现率由 20%提高到 50%左右，病人治愈率保持在 85%以上。但是，我们应该清醒地看到，根据流行病学抽样调查估算，全省有活动性肺结核病人近 28 万，其中传染性肺结核病人 12 万多，每年新发涂阳肺结核病人 3 万多，病人数居全国第三位。由于我省人口众多，人口密度高，人员流动性大，加上近几年流动人口骤增、耐药结核菌的蔓延、结核菌与艾滋病病毒双重感染以及有些学校和集体单位结核病暴发疫情时有发生等复杂因素，结核病疫情形势十分严峻。目前，全省结核病防治工作进展还不平衡，部分地方对结核病流行形势的严重性、危害性和防治工作的艰巨性、紧迫性认识不足，特别是新发涂阳肺结核病人发现率与规划目标相比还有较大差距，要实现 2005 年底的结核病防治规划目标仅剩 15 个月，时间紧迫，任务艰巨。

我省当前和今后一个时期结核病防治工作的指导思想是：认真贯彻全国和全省结核病防治工作电视电话会议精神，紧紧围绕结核病防治规划目标，加强领导，信守承诺，增加投入，完善政策，以农村为重点，广泛开展宣传教育，强化依法管理，健全医疗机构与疾病预防控制机构密切协作的工作机制，全面实施现代结核病控制策略，认真落实病人发现、报告、登记、治疗、管理等各项措施，加大对薄弱地区的督导检查，切实提高肺结核病人的发现率与治愈率，不断提高工作质量。

根据我国政府向国际社会作出的承诺，今明两年我省结核病防治工作目标是：以县为单位，现代结核病控制策略覆盖率达到 100%；新发涂阳肺结核病人发现率 2004 年达到 62%以上，2005 年达到 70%以上；病人治愈率达到 85%以上。据此，我厅将今明两年新发涂阳肺结核病人发现任务数分解落实到各市。

二、健全医防协调机制，全面落实防治措施

各地要紧紧抓住提高传染性肺结核病人的发现率和治愈率这两个关键环节，充分利用现有医疗卫生资源，建立健全医疗机构与疾病预防控制机构职责明晰又互相配合的协调工作机制。要根据本地的实际情况，以农村为重点，认真落实医疗机构与疾病预防控制机构在结核病防治工作中的职责与任务，建立行之有效的工作运行机制，扎扎实实做好肺结核病人的发现、诊断、报告、登记、治疗和管理工作。

(一)各级各类医疗机构的职责

1、切实提高肺结核病人的痰检率及临床诊断质量，积极发现传染性肺结核病人。各地要充分利用现有医疗卫生服务网络，把痰涂片检查作为发现传染性肺结核病人的主要方式；要按照卫生部的要求，二级以上综合性医院检验科要把痰涂片检查作为必须开展的检测项目；所有乡镇中心卫生院、有条件的乡镇卫生院要增设痰涂片检查点，对接诊的肺结核可疑症状者必须进行痰涂片检查，以提高肺结核可疑症状者的痰检率和检出率。不具备痰涂片检查、X 线胸片检查等诊断能力的医疗机构，要将肺结核可疑症状者或疑似肺结核病人，转至当地卫生行政部门指定的单位进行确诊。

各级卫生行政部门要为基层增设痰涂片检查点创造条件，补充设备，培训技术人员，使之能够正常开展痰检工作，并且做好检查督促和质量控制工作，把痰检率等指标作为考核医疗工作质量的指标之一，定期检查上报。

2、实行结核病诊治单位的分类管理。本着既方便病人就诊，又相对集中归口管理的原则，在《省卫生厅关于实行传染病病人归口管理集中收治的通知》(苏卫医[2004]57 号)要求的基础上，进一步明确各类医疗卫生机构的职责，指定各地传染病专科医院或传染病分院为结核病人门诊诊治及住院治疗机构；指定符合条件的乡镇卫生院、城市各区级综合医院和疾病预防控制机构门诊部为区域内结核病人门诊诊治和管理机构。非指定医疗机构发现的结核病人一律转至区域内指定的医疗机构进行确诊、制定治疗方案和落实督导管理措施。

3、严格执行传染病疫情网络直报规定，认真做好肺结核病人报告工作。各级各类医疗机构发现的疑似肺结核病人、临床诊断肺结核病人及确诊肺结核病人，都要按照属地化管理的原则，在规定的时限通过传染病网络直报系统进行报告；不具备网络直报条件的医疗机构，要填写《传染病报告卡》，及时向所在地县(市、区)疾病预防控制机构报告。对于需要转诊的病人，应当由转出单位进行网络直报，由转入单位及时进行确诊和订正报告。

各级各类医疗机构应建立健全院内肺结核病疫情报告制度，并积极配合疾病预防控制机构进行流行病学调查和追踪核查。各医疗机构要明确院内负责肺结核病诊断的责任科室或主诊医师，院内其它部门发现的肺结核可疑症状者应统一转至责任科室或主诊医师进行诊断。接诊医师应详细记录就诊病人的住址、电话等确切联系方式,以便追踪核查病人。

4、建立健全传染性肺结核病人的短程督导化疗工作机制。各级各类医疗机构对于需要住院治疗的急、重症肺结核病人,应转至当地卫生行政部门指定的传染病专科医院或传染病分院住院治疗,其它医疗机构一律不得收治;对于不需要入院治疗的,或出院后仍需继续药物治疗的肺结核病人,应转至当地指定的符合条件的乡镇卫生院、区级综合医院或疾病预防控制机构门诊部,由接诊医师按照国家结核病药物治疗方案对病人进行确诊、确定诊疗方案、登记和管理,并及时提供国家规定的免费抗结核药物,不得随意使用自费药物;与此同时,要将病人安排到现住地的乡镇卫生院或社区卫生服务机构进行规范化的督导化疗。各级卫生行政部门要采取多种形式,向社会公示当地收治肺结核病人的传染病专科医院、传染病分院和结核病诊治定点单位等信息,定期检查上述单位对肺结核病人的规范化诊疗工作情况。

(二)各级疾病预防控制机构的职责

1、认真做好肺结核病疫情报告管理工作。各级疾病预防控制机构要加强对医疗机构疫情报告工作的技术指导,做好对医疗机构疫情报告工作的督导和核查,并负责落实肺结核病人报病奖励政策。各县(市、区)疾病预防控制机构要每天主动核查辖区内各级各类医疗机构报告的肺结核病人,剔除重复报告病例,对不符合诊断标准报告的病例和排除病例应及时追踪核查并作出订正报告。

2、主动开展网络直报肺结核病人的流行病学调查和追踪核查,切实强化病人的登记和管理。各级疾病预防控制机构要对医疗机构通过网络直报的所有肺结核病人(包括疑似病人和确诊病人)进行流行病学调查、追踪核查和登记、管理,追踪核查最迟应于接到网络直报后2周内完成。各县(市、区)疾病预防控制机构要组织得力的工作小组,保证一定的人力、交通工具和工作经费,并会同当地医疗机构和基层卫生服务机构,对入院治疗的急、重症肺结核病人和因各种原因未转到疾病预防控制机构登记管理的病人进行追踪核查,就地开展流行病学调查,落实登记、治疗、管理措施,宣讲相关政策和防治知识,并动员病人家属等密切接触者进行结核病检查。

从2004年9月起,卫生部在全国范围内实行结核病控制工作月报制度。各级疾病预防控制机构应当每月报告前一个月医疗机构通过网络直报的肺结核病人的核查追踪情况,并在2004年12月核查完毕2004年10月底前医疗机构通过网络报告的全部肺结核病人及其密切接触者。

3、积极落实肺结核病人的督导治疗与管理。各级各类医疗机构诊断报告的不需要入院治疗的活动性肺结核病人由当地疾病预防控制机构组织乡镇卫生院或社区卫生服务等基层卫生服务机构落实督导治疗和管理,并向符合条件的肺结核病人,发放国家规定的免费抗结核药物。各级疾病预防控制机构要加强抗结核药物的供应管理,建立健全规章制度,保证不间断供应;要按照《中国结核病防治规划实施工作指南》的要求,定期督查基层卫生服务机构开展督导治疗的情况,监测和考核病人治疗效果,并及时发放病人督导治疗管理费。

4、重视开展特殊人群的结核病防治工作。各级疾病预防控制机构要加强对学校、外来务工人员密集的工商企业(建筑工地)、公共场所和羁押场所的疫情监测,积极开展对这几类人群的结核病检查工作,及早控制传染源,切断传播途径,防止结核病的暴发流行,维护社会稳定。

(三)基层卫生服务机构的职责

乡镇卫生院、社区卫生服务机构和个体私营诊所等应将结核病防治工作作为单位的基本工作职责之一。一是被确定为结核病诊治定点单位的乡镇卫生院要认真落实诊治工作职责;其它基层卫生服务机构则要积极配合医疗机构发现肺结核病人,悉心引导疑似结核病人和肺结核可疑症状者到具备条件的结核病诊治定点单位进行诊治;二要协助疾病预防控制机构对医疗机构网络直报的肺结核病人及其密切接触者进行流行病学调查和追踪核查;三要认真做好肺结核病人的督导治疗和管理工作,及时监测可能发生的药物毒副反应,督促病人按期随访和复查。同时,各级卫生部门要将落实结核病人的督导治疗和管理的情况纳入对乡镇卫生院合作医疗工作的考核范围。

(四)卫生监督机构的职责

各级卫生监督机构要根据同级卫生行政部门依法行政的工作部署,依据《传染病防治法》,定期对医疗机构、疾病预防控制机构的肺结核病疫情报告和履行结核病防治工作法定职责等情况进行执法检查。

三、广泛宣传防治知识,加强防治技术培训

各地要进一步宣传普及结核病防治知识,宣传国家对肺结核病人实行的减免费治疗政策,动员公众特别是肺结核可疑症状者主动就诊、主动查病,并积极配合卫生部门完成督导治疗。各地要通过广播、电视、报刊、互联网、宣传牌(宣传画)等多种形式,开展全方位的结核病防治宣传教育活动。要积极配合教育、农林、劳动保障、民政、司法等部门,做好各系统重点人群的针对性宣传。各级各类医疗卫生机构要在今年10月底前,通过多种方式设立结核病防治宣传牌,张贴宣传画,向社会各界公示国家对结核病的减免费治疗政策,使之家喻户晓。

各地要按照结核病防治规划和卫生部《关于加强在职卫生人员艾滋病、结核病等重点传染病防治知识培训的通知》要求，按照分级培训的原则，结合住院医师规范化培训、继续医学教育、岗位培训和乡村医生在岗培训等，采取多种培训方式，在2004年底前完成在职卫生人员重点传染病防治知识的培训工作，并提高结核病防治专业人员的业务工作技能。

四、切实加强组织领导，认真抓好督导及检查

结核病防治工作直接关系到群众健康、经济发展和社会稳定，控制结核病蔓延的关键在于切实加强对结核病防治工作的组织领导。各级卫生部门要认真学习贯彻全国和全省结核病防治工作电视电话会议精神，从实践"三个代表"和解决"三农"问题的高度来认识结核病防治工作的重要性和紧迫性。各级卫生行政部门的主要领导要切实担负起领导责任，按照国务院和省政府提出的各项要求，结合当地实际，积极争取各级政府的支持，认真研究制定相关政策和措施，建立稳定可靠的结核病防治经费保障体系。要设立结核病防治专项经费，并列入同级财政预算，保证专款专用；要制定免费检查的相关政策，并及时足额发放肺结核病人报病奖励费和病人督导治疗管理费，使其能真正发挥提高病人发现率的作用，体现专项经费的使用效益，扎扎实实抓好贯彻落实。

各地要对照结核病防治规划目标，加强督查。要把规划任务指标逐级分解到基层，明确责任人；对于部分尚未成立结核病防治领导组织或尚未制定结核病防治规划的市、县(市、区)，在2004年10月底以前完成；并认真做好2005年结核病防治规划实施计划和经费测算。同时，要定期对辖区内的结核病防治工作进行督导，重点对结核病防治规划和现代结核病控制策略的实施情况、目标任务的执行情况、结核病防治专项经费投入和使用情况等进行检查考核，对检查中发现的问题及时予以整改，不断推进结核病防治规划的落实，提高现代结核病控制策略的实施质量。省、市、县(市、区)各级都要加强对工作薄弱地区进行重点督导和技术指导，以促进地区间工作平衡发展。

各级卫生行政部门要结合公共卫生体系建设，加强医疗卫生机构的结核病防治能力建设，配备与防治任务相适应的人、财、物，调整、充实专业防治队伍，提高结核病防治人员的工作、生活待遇和防治技术能力，克服片面追求经济效益的倾向，始终把社会效益放在首位，保证结核病防治工作的正常开展。

今年第四季度，省卫生厅将组织对各市贯彻落实全国、全省结核病防治工作电视电话会议精神和结核病防治规划实施进展情况进行督导检查，对工作先进地区给予表彰和奖励，对工作后进地区予以通报批评。

请各市卫生局于10月30日之前，按照本《通知》精神，将各类痰检点、门诊诊治定点单位和住院治疗定点单位报我厅疾控处，11月份向社会公布。

江苏省卫生厅
2004年10月9日

省卫生厅关于印发《江苏省职业卫生技术服务机构资质审定工作程序》和《职业卫生技术服务机构资质条件》的通知

苏卫疾控[2004]29号

为了进一步规范我省职业卫生技术服务机构的资质审定工作，依据《中华人民共和国行政许可法》、《中华人民共和国职业病防治法》等法律以及卫生部有关规章的规定，我厅制定了《江苏省职业卫生技术服务机构资质审定工作程序》和《江苏省职业卫生技术服务机构资质条件》，现印发给你们，请遵照执行。以前我厅下发的相关文件与此文不吻合之处，以此文为准。

为了保证资质审定工作的公正、公平、公开，我厅指定江苏省卫生监督所为我省职业卫生技术服务机构资质申请的具体事务受理单位，负责进行资料审查、评审意见汇总上报，同时依法对职业卫生技术服务机构实行监督管理；指定江苏省疾病预防控制中心为我省职业卫生技术服务机构资质审定的技术评估单位，并负责相关人员的技术培训。

江苏省卫生监督所自2004年7月15日起正式受理职业卫生技术服务机构资质审定的相关申请。省卫生监督所地址：南京市江苏路172号，邮编：210009，受理咨询服务电话：025－83231229。

附件：

1、江苏省职业卫生技术服务机构资质审定工作程序

2、职业卫生技术服务机构资质条件

3、有关文书

江苏省卫生厅
2004年7月6日

江苏省职业卫生技术服务机构资质审定工作程序

第一章　总　则

第一条　为加强对职业卫生技术服务机构的管理，规范相关机构的资质审定工作，提高职业卫生技术服务工作质量，依据《中华人民共和国行政许可法)、《中华人民共和国职业病防治法》以及卫生部《职业卫生技术服务机构管理办法》等法律、法规和规定，结合我省实际，制定本工作程序。

第二条　在本省范围内开展下列服务项目的职业卫生技术服务机构，必须取得省卫生行政部门颁发的职业卫生技术服务机构资质证书，并按照资质证书载明的服务项目，开展职业卫生技术服务工作：

(一)职业病危害因素的检测与评价；

(二)放射卫生防护检测与评

价；

（三）建设项目职业病危害评价（乙级）。

第三条　申请开展职业卫生技术服务的机构应当具备以下条件：

（一）具有法人资格；

（二）具有专门从事相应职业卫生技术服务项目的内设机构和固定的办公场所、工作场所、工作条件；

（三）能够独立开展相应的职业卫生技术服务工作，配备满足需要的专业技术人员、技术能力、仪器设备和实验室；

（四）具有健全、完善的质量管理体系和规章制度、工作规范、岗位职责；

开展各项职业卫生技术所需具备的具体条件另行发布。

第四条　职业卫生技术服务机构的资质审定应当遵循公开、公平、公正和便民的原则，提高办事效率，提供优质服务。

第二章　申请与受理

第五条　申请单位申请开展本程序第二条所列职业卫生技术服务项目的，应当向省卫生行政部门提出书面申请，并向省卫生行政部门指定的申请受理单位提交下列材料：

（一）法定代表人签署的申请表；

（二）法人资格证明材料；

（三）职业卫生技术服务质量管理体系文件；

（四）拟申请开展的职业卫生技术服务项目；

（五）在拟申请开展的服务项目范围内，能够证明具有相应业务能力的材料，包括：申请单位简介、主要技术人员名单及简介、实验室有关资料、相关仪器设备清单、曾经完成的相关工作（技术）总结报告等。

第六条　《江苏省职业卫生技术服务机构资质申请表》可以向省卫生行政部门指定的申请受理单位索取或者从江苏省卫生厅网站下载（网址：http://www.jswst.gov.cn）。申请单位除到受理单位现场提出申请之外，也可以通过委托代理人提出申请（委托代理人应提交委托单位的委托书）。

第七条　申请单位应当如实提交有关材料和反映真实情况，并对其申请材料实质内容的真实性负责。申请材料应使用A4规格纸张打印（中文使用宋体小4号字，英文使用12号字），各项内容应当完整、清楚，不得涂改。所有申请材料应一式二份，其中原件一份、复印件一份，申请表应由申请单位法定代表人签署，并加盖申请单位公章，复印件应当清楚并与原件完全一致。

第八条　受理单位在受理申请单位的申请时，发现申请项目依法不需要取得行政许可的，应当即时告知申请单位不受理；发现申请项目依法不属于省卫生行政部门职权范围的，应当即时作出不予受理的决定，并告知申请单位向有关行政机关申请。

受理单位按前款规定作出处理时，应当向申请单位出具《江苏省职业卫生技术服务机构资质申请不予受理通知书》。不予受理通知书应载明不予受理原因，并加盖专用印章、注明日期。不予受理通知书一式二份，一份交申请单位，一份存档备查。

第九条　对符合本程序第二条所列服务项目的申请材料，受理单位核对无误后，应当即时向申请单位出具《江苏省职业卫生技术服务机构资质申请材料接收单》。材料接收单一式二份，一份交申请单位，一份存档备查。

第十条　受理单位接收申请材料后，应当按照有关规定对申请材料的完整性和规范性进行审查，并提出审查意见：

（一）申请材料不齐全或者不符合法定形式的，受理单位应当在接收申请材料之日起5日内，一次告知申请单位需要补正的全部内容，并出具《江苏省职业卫生技术服务机构资质申请材料补正通知书》。补正通知书一式二份，一份交申请单位，一份存档备查。

（二）申请材料齐全、符合法定形式，或者申请单位已经按照要求提交全部补正申请材料的，受理单位应当在接收申请材料之日起5日内，向申请单位出具《江苏省职业卫生技术服务机构资质申请受理通知书》，正式受理其申请。受理通知书一式二份，一份交申请单位，一份存档备查。

第十一条　受理单位应当在受理之日起5日内，将申请材料（复印件）及受理通知书（复印件）转交省卫生厅指定的技术评估单位。

第三章　技术评估

第十二条　技术评估单位在收到受理单位转交的申请材料后，应当在60日内完成对申请单位的技术评估工作。

技术评估工作由技术评估单位组织专家组，采取申请材料的技术审查和现场技术考核相结合的方法进行。专家组的专家由省卫生行政部门从职业卫生技术服务机构资质审定专家库中抽取5名以上（单数）专家组成。

第十三条　申请单位申请开展的职业卫生技术服务项目中，已经通过中国实验室国家认可委员会认可的职业卫生检测项目（以认可证书为准），可以免于现场技术考核。

第十四条　现场技术考核的程序和内容包括：

（一）与申请单位接洽，安排现场技术考核日程；

（二）听取申请单位法定代表人或相关负责人介绍资质申请的基本情况，听取技术负责人介绍技术方面情况；

（三）按样品交接程序交接考核样品；

（四）依据申请材料，现场核查有关的规章制度、质量手册、操作程序、档案资料和相关材料；

（五）采取笔试、现场提问或操作考核等形式，考核技术负责人及其他技术人员的专业知识和操作能力；

（六）查验有关设施、仪器设备、工作场所，抽查原始工作记录、报告和总结；

（七）收取考核样品检测报告；

（八）专家组讨论评审意见，并进行投票，做出现场考核结论，填写技术评估表；

（九）向申请单位反馈现场考核的意见及建议；

（十）听取申请单位对现场考核结果的意见及解释、说明；

（十一）对有争议的问题，必要时进行复核。

第十五条 专家组通过对申请材料的技术审查和现场技术考核，完成技术评估报告，技术评估报告应由专家组成员签字，并连同考核原始记录及有关材料提交技术评估单位。

技术评估单位收集汇总有关材料后，在5个工作日内转交受理单位。

第四章 报批与决定

第十六条 受理单位应当在接到技术评估报告之日起10日内，完成对技术评估程序和技术评估意见的审核，作出综合性审核结论，报省卫生行政部门审批。

审核结论分为建议批准、建议整改后批准、建议不予批准。

第十七条 省卫生行政部门应当在收到上报材料之日起5日内，作出是否批准的决定。

第十八条 省卫生行政部门作出审批决定后，由受理单位根据下列情况分别作出处理：

（一）省卫生行政部门作出批准决定的，受理单位应当在10日内，制作完成《江苏省职业卫生技术服务机构资质证书》，并通知申请单位领取证书，有关材料存档备查；

（二）省卫生行政部门作出整改后批准决定的，受理单位应当在10日内，制作完成《江苏省职业卫生技术服务机构资质申请整改意见通知书》，并通知申请单位领取；

（三）省卫生行政部门作出不予批准决定的，受理单位应当在10日内，制作完成《江苏省职业卫生技术服务机构资质申请不予批准通知书》，并通知申请单位领取。

第十九条 申请单位凭《江苏省职业卫生技术服务机构资质申请受理通知书》、申请单位介绍信、领取人身份证领取《江苏省职业卫生技术服务机构资质证书》，并在资质证书发放登记表上签字。

第二十条 对于整改后批准的申请单位，申请单位应在接到《江苏省职业卫生技术服务机构资质申请整改意见通知书》之日起三个月内，按照要求进行整改，并向受理单位提交整改报告。

第二十一条 受理单位应当在接到申请单位整改报告之日起10日内完成审核，并按照本程序第十六条的规定作出审核结论，报省卫生行政部门审批。必要时，可按照本程序第三章的规定，进行现场验证。

第二十二条 申请单位对省卫生行政部门作出的不予批准决定不服的，自收到《江苏省职业卫生技术服务机构资质申请不予批准通知书》后，可以依法申请行政复议或者提起行政诉讼。

第五章 变更与延续

第二十三条 职业卫生技术服务机构发生下列情况时，应当向省卫生行政部门申请办理变更手续：

（一）机构分立或者合并的；

（二）机构停业、破产或者其他原因中止业务的；

（三）变更机构名称、地址或者法定代表人的。

第二十四条 职业卫生技术服务机构申请办理变更手续的，应当向省卫生行政部门指定的申请受理单位提交书面申请和有关部门出具的证明文件，并附《江苏省职业卫生技术服务机构资质证书》原件。

第二十五条 职业卫生技术服务机构在已批准的服务项目之外，拟扩增服务项目的，扩增服务项目应当按照本程序第二章的规定提出申请。

省卫生行政部门按照本程序规定，对职业卫生技术服务机构扩增服务项目进行审批后，符合条件的予以换发《江苏省职业卫生技术服务机构资质证书》，增列服务项目。

第二十六条 《江苏省职业卫生技术服务机构资质证书》不得伪造、涂改、出卖、转让或者出借。

《江苏省职业卫生技术服务机构资质证书》遗失的，应当及时申明，并向省卫生行政部门申请补发。

第二十七条 《江苏省职业卫生技术服务机构资质证书》有效期四年，职业卫生技术服务机构应当在有效期届满6个月前，向省卫生行政部门申请延续，并向受理机构提交《江苏省职业卫生技术服务资质申请表》和有关材料。

经省卫生行政部门复核合格的，予以换发《江苏省职业卫生技术服务机构资质证书》，准予延续。逾期未申请延续的，其《江苏省职业卫生技术服务机构资质证书》自动失效。

第二十八条 省卫生行政部门对取得资质的职业卫生技术服务机构实行年检，并组织经常性监督检查。年检和抽查的内容包括：

（一）是否按照职业病防治法的规定履行法定职责；

（二）是否按照资质证书载明的服务项目开展职业卫生技术服务；

（三）职业卫生技术服务人员是否具备执业能力；

（四）是否按照职业卫生技术服务工作规范开展工作；

（五）所出具的职业卫生技术服务报告是否符合规范要求；

（六）职业卫生技术服务档案是否完整；

（七）内部质量管理体系是否健全；

（八）是否存在出具虚假证明文件等违法行为。

第二十九条 职业卫生技术服务机构应当在《江苏省职业卫生技术服务机构资质证书》批准之日起，每届满一年前一个月向省卫生行政部门提出年检申请，并向受理单位提交《江苏省职业卫生技术服务机构申请表》和有关材料。未申请年检的职业卫生技术服务机构，视为自动放弃职业卫生技术服务资质。

省卫生行政部门应当在收到年检申请后 20 日内作出年检是否合格的决定。

第三十条 通过年检的职业卫生技术服务机构，由省卫生行政部门在其资质证书上加贴年检合格标识。

年检或者抽查不合格的，由省卫生行政部门责令限期三个月内进行改正，改正期间暂停其职业卫生技术服务工作。改正期结束，合格者准许继续执业；不改正或者经检查仍不合格的，由省卫生行政部门取消其资质，并收缴资质证书。

第三十一条 职业卫生技术服务机构对年检或者抽查复核决定不服的，可以依法申请行政复议或者提起行政诉讼。

第六章 附 则

第三十二条 本工作程序由江苏省卫生厅负责解释。

第三十三条 本工作程序自 2004 年 7 月 15 日起施行。

省卫生厅关于印发《江苏省职业健康检查机构和职业病诊断机构审批工作程序》等文件的通知

苏卫疾控[2004]58 号

为进一步规范我省职业健康检查机构和职业病诊断机构的审批工作，依据《中华人民共和国行政许可法》、《中华人民共和国职业病防治法》等法律以及卫生部有关规章的规定，我厅制定了《江苏省职业健康检查机构和职业病诊断机构审批工作程序》、《江苏省职业健康检查机构基本条件》、《江苏省职业病诊断机构基本条件》、《江苏省职业病诊断医师资格条件》等文件，现印发给你们，请遵照执行。原由我厅下发的《省卫生厅关于开展职业病诊断医师和职业病诊断机构资格认定工作的通知》（苏卫疾控[2002]35 号）和《省卫生厅关于开展职业卫生技术服务和职业健康检查机构资质审定工作的通知》（苏卫疾控[2003]9 号）同时废止。

为了做好职业病诊断医师的资格审定工作，根据《中华人民共和国职业病防治法》和卫生部的相关规定，请各市卫生局按照《江苏省职业病诊断医师资格条件》，统一组织对申请人进行考查与审核。对符合职业病诊断医师资格条件者，由市卫生局上报我厅备案，并颁发由我厅统一印制的《江苏省职业病诊断医师资格证书》。

我厅指定江苏省卫生监督所为我省职业健康检查机构、职业病诊断机构申请和职业病诊断医师备案的具体事务受理单位，负责进行资料审查、评审意见汇总上报，同时依法对职业健康检查机构、职业病诊断机构和职业病诊断医师实行监督管理；指定江苏省疾病预防控制中心为我省职业健康检查机构、职业病诊断机构审批的技术评估单位，并负责职业病诊断医师以及其他相关人员的技术培训。

省卫生监督所自 2005 年 1 月 1 日起，正式受理职业健康检查机构、职业病诊断机构的申请和职业病诊断医师的备案。省卫生监督所地址：南京市江苏路 172 号，邮编：210009，受理咨询服务电话：025－83231229。

附件：

1、江苏省职业健康检查机构和职业病诊断机构审批工作程序

2、江苏省职业健康检查机构基本条件

3、江苏省职业病诊断机构基本条件

4、江苏省职业病诊断医师资格条件

5、有关文书

江苏省卫生厅

2004 年 11 月 23 日

江苏省职业健康检查机构和职业病诊断机构审批工作程序

第一章 总 则

第一条 为加强对职业健康检查机构和职业病诊断机构的管理，规范相关机构的审批工作，提高职业健康检查和职业病诊断工作质量，依据《中华人民共和国行政许可法》、《中华人民共和国职业病防治法》以及卫生部《职业健康监护管理办法》、《职业病诊断与鉴定管理办法》等法律、法规规定，结合我省实际，制定本工作程序。

第二条 在本省范围内从事职业健康检查和职业病诊断的医疗卫生机构，必须经省卫生行政部门批准，取得相关批准证书，并按照批准证书载明的项目，开展职业健康检查和职业病诊断工作。

第三条 申请从事职业健康检查的医疗卫生机构应当具备以下条件：

（一）持有《医疗机构执业许可证》，并具有独立的法人资格；

（二）具有专门从事相应职业健康检查项目的内设机构和固定的办公场所、工作场所、工作条件；

（三）能够独立开展相应的职业健康检查工作，配备满足需要的具有执业资格的专业技术人员、技术能力、仪器设备和实验室；

（四）具有健全、完善的质量管理体系和规章制度、工作规范、岗位职责。

从事各项职业健康检查所需具备的具体条件另行发布。

第四条 申请从事职业病诊断的医疗卫生机构应当具备以下条件：

（一）持有《医疗机构执业许可证》，并具有独立的法人资格；

（二）具有与开展职业病诊断相适应的医疗卫生技术人员；

（三）具有与开展职业病诊断相适应的仪器、设备；

（四）具有健全的职业病诊断质量管理制度。

从事各项职业病诊断所需具备的具体条件另行发布。

第五条 职业健康检查机构、职业病诊断机构的审批应当遵循公开、公平、公正和便民的原则，提高办事效率，提供优质服务。

第二章 申请与受理

第六条 申请单位申请从事职业健康检查或职业病诊断项目的，应当向省卫生行政部门提出书面申请，并向省卫生行政部门指定的申请受理单位提交下列相关材料：

（一）法定代表人签署的申请表；

（二）法人资格证明材料和《医疗机构执业许可证》；

（三）申请从事的职业健康检查（或职业病诊断）项目；

（四）职业健康检查（或职业病诊断）质量管理制度等有关资料；

（五）在拟申请从事的服务项目范围内，能够证明具有相应业务能力的材料，包括：申请单位简介、主要技术人员名单及简介、实验室有关资料、相关仪器设备清单、曾经完成的相关工作（技术）总结报告等。

第七条 《江苏省职业健康检查机构申请表》、《江苏省职业病诊断机构申请表》可以向省卫生行政部门指定的申请受理单位索取或者从江苏省卫生厅网站下载（网址：http://www.jswst.gov.cn）。申请单位除到受理单位现场提出申请以外，也可以通过委托代理人提出申请（委托代理人应提交委托单位的委托书）。

第八条 申请单位应当如实提交有关材料和反映真实情况，并对其申请材料实质内容的真实性负责。申请材料应使用A4规格纸张打印（中文使用宋体小4号字，英文使用12号字），各项内容应当完整、清楚，不得涂改。所有申请材料应一式两份，其中原件一份、复印件一份，申请表应由申请单位法定代表人签署，并加盖申请单位公章，复印件应当清楚并与原件完全一致。

第九条 受理单位在受理申请单位的申请时，发现申请项目依法不需要取得行政许可的，应当即时告知申请单位不受理；发现申请项目依法不属于省卫生行政部门职权范围的，应当即时作出不予受理的决定，并告知申请单位向有关行政机关申请。

受理单位按前款规定作出处理时，应当向申请单位出具《江苏省职业健康检查机构（或职业病诊断机构）申请不予受理通知书》。不予受理通知书应载明不予受理原因，并加盖专用印章、注明日期。不予受理通知书一式两份，一份交申请单位，一份存档备查。

第十条 对符合受理范围的申请材料，受理单位核对无误后，应当即时向申请单位出具《江苏省职业健康检查机构（或职业病诊断机构）申请材料接收单》。材料接收单一式两份，一份交申请单位，一份存档备查。

第十一条 受理单位接收申请材料后，应当按照有关规定对申请材料的完整性和规范性进行审查，并提出审查意见：

（一）申请材料不齐全或者不符合法定形式的，受理单位应当在接收申请材料之日起5日内，一次告知申请单位需要补正的全部内容，并出具《江苏省职业健康检查机构（或职业病诊断机构）申请材料补正通知书》。补正通知书一式两份，一份交申请单位，一份存档备查。

（二）申请材料齐全、符合法定形式，或者申请单位已经按照要求提交全部补正申请材料的，受理单位应当在接收申请材料之日起5日内，向申请单位出具《江苏省职业健康检查机构（或职业病诊断机构）申请受理通知书》，正式受理其申请。受理通知书一式两份，一份交申请单位，一份存档备查。

第十二条 受理单位应当在受理之日起5日内，将申请材料（复印件）及受理通知书（复印件）转交省卫生厅指定的技术评估单位。

第三章 技术评估

第十三条 技术评估单位在收到受理单位转交的申请材料后，应当在60日内完成对申请单位的技术评估工作。

技术评估工作由技术评估单位组织专家组，采取申请材料的技术审查和现场技术考核相结合的方法进行。

第十四条 职业健康检查机构的现场技术考核程序和内容包括：

（一）与申请单位接洽，安排现场技术考核日程；

（二）听取申请单位法定代表人或相关负责人介绍基本情况，听取技术负责人介绍技术方面情况；

（三）按样品交接程序交接考核样品；

（四）依据申请材料，现场核查有关的规章制度、质量手册、操作程序、档案资料和相关材料；

（五）采取笔试、现场提问或操作考核等形式，考核技术负责人及其他技术人员的专业知识和操作能力；

（六）查验有关设施、仪器设备、工作场所，抽查原始工作记录、报告和总结；

（七）收取考核样品检测报告；

（八）专家组讨论评审意见，以半数以上专家的一致意见形成现场考核结论，并填写技术评估表；

（九）向申请单位反馈现场考核的意见及建议；

（十）听取申请单位对现场考核结果的意见及解释、说明；

（十一）对有争议的问题，必要时进行复核。

第十五条 职业病诊断机构的现场技术考核程序和内容包括：

（一）与申请单位接洽，安排现场技术考核日程；

（二）听取申请单位法定代表人或相关负责人介绍基本情况，听取技术负责人介绍技术方面情况；

（三）按职业病诊断程序，交接模拟病例诊断考核材料；

（四）依据申请材料，现场核查有关的规章制度、质量手册、操作程序、档案资料等相关材料；

（五）采取笔试、现场提问或操作考核等形式，考核技术负责人及其他技术人员的专业知识和操作能力；

（六）查验有关设施、仪器设备、工作场所，抽查原始工作记录、报告和总结；

（七）收取模拟病例的诊断报告；

（八）专家组讨论评审意见，以半数以上专家的一致意见形成现场考核结论，并填写技术评估表；

（九）向申请单位反馈现场考核的意见及建议；

（十）听取申请单位对现场考核结果的意见及解释、说明；

（十一）对有争议的问题，必要时进行复核。

第十六条 专家组通过对申请材料的技术审查和现场技术考核，完成技术评估报告，技术评估报告应由专家组成员签字，并连同考核原始记录及有关材料提交技术评估单位。技术评估单位收集汇总有关材料后，在5个工作日内转交受理单位。

第四章 报批与决定

第十七条 受理单位应当在接到技术评估报告之日起5日内，完成对技术评估程序和技术评估意见的审核，作出综合性审核结论，报省卫生行政部门审批。审核结论分为建议批准、建议整改后批准、建议不予批准。

第十八条 省卫生行政部门应当在收到上报材料之日起5日内，作出是否批准的决定。

第十九条 省卫生行政部门作出审批决定后，由受理单位根据下列情况分别作出处理：

（一）省卫生行政部门作出批准决定的，受理单位应当在10日内，制作完成《江苏省职业健康检查机构批准证书》或《江苏省职业病诊断机构批准证书》，并通知申请单位领取证书，有关材料存档备查；

（二）省卫生行政部门作出整改后批准决定的，受理单位应当在10日内，制作完成《江苏省职业健康检查机构（或职业病诊断机构）申请整改意见通知书》，并通知申请单位领取；

（三）省卫生行政部门作出不予批准决定的，受理单位应当在10日内，制作完成《江苏省职业健康检查机构（或职业病诊断机构）申请不予批准通知书》，并通知申请单位领取。

第二十条 申请单位凭《江苏省职业健康检查机构（或职业病诊断机构）申请受理通知书》、申请单位介绍信、领取人身份证领取《江苏省职业健康检查机构批准证书》或《江苏省职业病诊断机构批准证书》，并在批准证书发放登记表上签字。

第二十一条 需要整改的申请单位，应在接到《江苏省职业健康检查机构（或职业病诊断机构）申请整改意见通知书》之日起三个月内，按照要求进行整改，并向受理单位提交整改报告。

第二十二条 受理单位应当在接到申请单位整改报告之日起10日内完成审核，并按照本程序第十七条的规定作出审核结论，报省卫生行政部门审批。必要时，可按照本程序第三章的规定，进行现场验证。

第二十三条 申请单位对省卫生行政部门作出的不予批准决定不服的，自收到《江苏省职业健康检查机构（或职业病诊断机构）申请不予批准通知书》后，可以依法申请行政复议或者提起行政诉讼。

第五章 变更与延续

第二十四条 职业健康检查机构、职业病诊断机构发生下列情况时，应当向省卫生行政部门申请办理变更手续：

（一）机构分立或者合并的；

（二）机构停业、破产或者其他原因中止业务的；

（三）变更机构名称、地址或者法定代表人的。

第二十五条 职业健康检查机构、职业病诊断机构申请办理变更手续的，应当向省卫生行政部门指定的申请受理单位提交书面申请和有关部门出具的证明文件，并附《江苏省职业健康检查机构批准证书》或《江苏省职业病诊断机构批准证书》原件。

第二十六条 职业健康检查机构、职业病诊断机构在已批准的服务项目之外，拟扩增服务项目的，扩增服务项目应当按照本程序第二章的规定提出申请。

省卫生行政部门按照本程序规定，对职业健康检查机构、职业病诊断机构扩增服务项目进行审批后，符合条件的予以换发《江苏省职业健康检查机构批准证书》或《江苏省职业病诊断机构批准证书》，增列服务项目。

第二十七条 《江苏省职业健康检查机构批准证书》、《江苏省职业病诊断机构批准证书》不得伪造、涂改、出卖、转让或者出借。

《江苏省职业健康检查机构批准证书》、《江苏省职业病诊断机构批准证书》遗失的，应当及时申明，并向省卫生行政部门申请补发。

第二十八条 《江苏省职业健康检查机构批准证书》、《江苏省职业病诊断机构批准证书》有效期为4年，职业健康检查机构、职业病诊断机构应当在有效期届满6个月前，向省卫生行政部门申请延续，并向受理单位提交《江苏省职业健康检查机构（或职业病诊断机构）申请表》和有关材料。

经省卫生行政部门复核合格的，予以换发《江苏省职业健康检查机构批准证书》或《江苏省职业病诊断机构批准证书》，准予延续。逾期未申请延续的，原《江苏省职业健康检查机构批准证书》、《江苏省职业病诊断机构批准证书》自动失效。

第二十九条 省卫生行政部门对批准的职业健康检查机构、职业病诊断机构实行年检，并组织经常性监督检查。年检和抽查的内容包括：

（一）是否按照《职业病防治法》的规定履行法定职责；

（二）是否按照批准证书载明的服务项目从事职业健康检查（或职业病诊断）；

（三）从事职业健康检查（或职

业病诊断)的人员是否具备执业能力;

(四)是否按照职业健康检查(或职业病诊断)工作规范开展工作;

(五)所出具的职业健康检查(或职业病诊断)报告是否符合规范要求;

(六)职业健康检查(或职业病诊断)档案是否完整;

(七)内部质量管理制度是否健全;

(八)是否存在出具虚假证明文件等违法行为。

第三十条 职业健康检查机构、职业病诊断机构应当在《江苏省职业健康检查机构批准证书》、《江苏省职业病诊断机构批准证书》批准之日起,每届满一年前一个月向省卫生行政部门提出年检申请,并向受理单位提交《江苏省职业健康检查机构(或职业病诊断机构)年检申请表》和有关材料。未申请年检的职业健康检查机构、职业病诊断机构,视为自动放弃职业健康检查机构(或职业病诊断机构)资格。

省卫生行政部门应当在收到年检申请后20日内作出年检是否合格的决定。

第三十一条 通过年检的职业健康检查机构、职业病诊断机构,由省卫生行政部门在其批准证书上加贴年检合格标识。

年检或者抽查不合格的,由省卫生行政部门责令限期三个月内进行改正,改正期间暂停其职业健康检查(或职业病诊断)工作。改正期结束,合格者准许继续执业;不改正或者经检查仍不合格的,由省卫生行政部门取消其资格,并收缴批准证书。

第三十二条 职业健康检查机构、职业病诊断机构对年检或者抽查复核决定不服的,可以依法申请行政复议或者提起行政诉讼。

第六章 附 则

第三十三条 本工作程序由江苏省卫生厅负责解释。

第三十四条 本工作程序自2005年1月1日起施行。

省卫生厅关于进一步规范医疗服务行为纠正不正之风的通知

苏卫办[2004]20号

医疗卫生工作关系着每个人的身体健康和生命安全,直接体现着党和政府对广大人民群众切身利益的维护。多年来,我省医疗卫生工作人员爱岗敬业,忠于职守,救死扶伤,勇于奉献的精神,得到人民群众的称赞。但在社会转型过程中,医疗卫生行业也出现了一些不正之风,特别是近年来医疗服务中滋生蔓延的收受药品回扣、收受病人钱物、开单提成等问题,损害了人民群众的利益,成为社会关注的热点。

全省卫生系统广大党员干部和职工要从立党为公、执政为民的根本要求出发,以求真务实的精神,坚持标本兼治,加强行业自律,纠正不正之风,全面提高医疗卫生服务水平,为我省实现"两个率先"的奋斗目标服务。为此,现就进一步规范医疗服务行为,坚决纠正不正之风,通知如下:

一、采取有效措施,坚决整治收受药品回扣、收受病人钱物和开单提成等不正之风

在药品采购和使用中收受回扣属接受商业贿赂的违法行为;在医疗服务活动中收受病人钱物,属背离行业宗旨和职业准则的违规违纪行为;开单提成是法人的违规违纪行为。凡属此类损害人民群众利益,涣散卫生队伍,败坏卫生行业信誉的行为,都必须坚决整治。

各级医疗机构要严明纪律,严格管理,对违纪者按照已经明确的有关规定,严肃查处。尤其要严守以下规定:

(一)严禁医疗机构的管理人员和医务人员利用职务之便,以各种名义接受回扣、提成或其他不正当利益。拒收不成者,要及时报告,上交医院指定部门。

(二)严禁医务人员收受患者及其家属的钱物和其他馈赠。难以谢绝的,必须于三日内上交医院指定部门,由指定部门退还或作妥善处理。对逾期不报告、不上交的,视同收受处理。

(三)严禁医疗机构对药品使用、仪器检查、临床检验及其它特殊检查等实行"开单提成"或与科室、个人收入挂钩。

(四)严禁医疗机构在国家规定的收费标准和项目之外,巧立名目乱收费。

(五)医疗机构内部一切财务收支由单位财务部门统一管理,严禁科室以经济承包等方式自收自支,不得设立"小金库"。要建立严格的责任追究制度,对违反上述规定的管理人员和医务人员,给予通报、待岗、暂停执业活动、吊销执业资格和相应纪律处分,直至追究法律责任。对违规的单位和部门,则要严肃追究其主要领导和直接责任人的责任。

二、规范采购行为,继续做好药品集中招标采购工作

要继续实行药品集中招标采购,全省县及县以上政府、国有企业(含控股企业)举办的非营利性医疗机构都要积极参加药品集中招标采购。医疗机构对纳入基本医疗保险用药目录的全部药品,临床普遍应用、采购量较大的非基本医疗保险及各地根据实际情况确定的其他药品均应列入招标范围。

药品集中招标采购要采取省级协调、市级招标、县级补充的组织形式进行。即以省辖市为单位按属地原则统一组织,部、省属及其它医疗机构均参加所在市组织的药品集中招标采购活动;县(市)原则上不另行组织,如确需补充招标采购的亦应在市统筹协调下进行。

医疗机构作为招标主体,应在市辖区内联合委托药品招标代理机构进行。

医疗机构要严格执行药品价格政策,实行药品价格公示、清单制度。严格履行合同,公开中标药品的实际零售价格并严格执行。

按照有关规定，按比例将有关费用让利于患者，减轻人民群众医药费用负担。

各级卫生行政部门要加强对药品集中招标采购工作监督和管理，纠正和查处药品集中招标采购中的违纪行为，保证药品集中招标采购工作的健康发展。

三、严格控制医疗机构的药品收入比例，超收上缴

对医疗机构药品收入占业务收入比例（简称药占比）实行上限指标控制。超过上限控制指标的医院和医院领导不得评为文明单位、先进个人。超收的药品收入全部上缴同级卫生行政部门，用于对药品管理及其它工作做得好的单位的奖励，卫生行政机关不得截留。

三级医疗机构药占比控制指标由省卫生行政部门制定，每年确定一次，省市卫生行政部门共同管理。2004 年度药占比上限控制指标分别为：三级综合医院 48%，中医院 54%（省中医院 58%），精神病院 49%，儿童医院 56%，省肿瘤医院 58%，传染病医院 59%，口腔、妇幼（产）医院药占比不得高于 2003 年的比例。三级医疗机构 2003 年度已低于此控制指标的，今年要继续有所降低。

二级医疗机构药占比上限指标由市卫生行政部门制定，市县卫生行政部门共同管理和监督。实施方案另发。

四、进一步规范医疗行为，减轻患者经济负担

为了进一步规范医务人员的诊疗行为，减轻患者不必要的经济负担，我厅组织专家制定了部分常见病、多发病“合理检查、合理用药、合理治疗”规范（以下简称“三合理规范”），拟于近期下发各地试行。“三合理规范”以科学诊治为原则，通过规范医疗行为，降低不合理的医疗费用，是对临床诊疗技术规范、操作常规的进一步完善。

五、公布有关医疗信息，主动接收社会监督

（一）执行对象：全省三级医院、三级中医院（三级专科医院的有关信息只在系统内通报，不向社会公布）。

（二）公布内容：每月门诊诊疗人次，部分常见病、多发病单病种每月平均每一门诊诊疗人次医疗费用、择期手术术前平均住院日、出院病人平均住院日、入出院诊断符合率、治愈好转率等医疗信息。单病种名称、统计口径及计算方法另发。

（三）公布方式：我厅将通过报纸、网站等媒体，分南京、苏南、苏中和苏北等 4 个地区按季度公布以上信息。各三级医院、三级专科医院、三级中医院应于每月 20 日前，将上月的信息报厅医政处，中医院同时抄报中医医政科教处。

各市卫生局要按照本通知要求，对本地区所属二级医院作出相应规定，明确具体要求，抓好责任分解，加强督促检查，促进我省医疗卫生事业全面协调发展。

对本通知的贯彻执行情况，我厅将在开展经常性督促检查的同时，组织必要的集中检查，并将检查结果向全省通报。厅直医疗单位纳入综合目标管理责任制考核。

江苏省卫生厅

2004 年 5 月 8 日

省卫生厅、省财政厅关于印发《控制医疗机构药品收入比例的实施意见》的通知

苏卫规财[2004]63 号

文略。

江苏省卫生厅

江苏省财政厅

2004 年 7 月 2 日

关于控制医疗机构药品收入比例的实施意见

根据省卫生厅《关于进一步规范医疗服务行为纠正不正之风的通知》（苏卫办[2004]20 号）精神，现就控制医疗机构药品收入占业务收入的比例（简称药占比）、进一步完善药品收支两条线管理提出如下意见：

一、对全省医疗机构药占比实行上限指标控制，超比例的药品收入全额上缴同级卫生行政部门。

三级医疗机构药占比控制指标由省卫生行政部门制定，每年确定一次，省、市卫生行政部门共同管理。

2004 年全省三级医院药占比上限控制指标为：三级综合医院 48%以内，儿童医院为 56%；三级中医院为 54%（省中医院为 58%）；肿瘤医院为 58%；精神病医院为 49%；传染病医院为 59%；口腔、妇产医院不得高于 2003 年的比例。三级医疗机构 2003 年度低于此控制指标的，今年要继续有所下降。

二级医疗机构的药占比指标控制和管理措施，由各市卫生局确定，市、县卫生行政部门共同管理。

二、按照财政部、卫生部制定的《医院财务制度》和《医院会计制度》，药占比的计算口径为

药品收入占业务收入的比例 = 药品收入 ÷（医疗收入 + 药品收入 + 其他收入）× 100%

三、各市卫生局应认真审核所属三级医疗机构上报的会计报表，并于每月 12 日前将上月本市各三级医院（含中医院）的药占比数据以电子邮件形式报送省卫生厅规划财务处（格式见附件，邮箱地址：jsswstgcc@126.com），三级中医院的数据同时报送省卫生厅中医综合业务处（邮箱地址：cheny@jswst.gov.cn）。

厅直医疗单位在会计月报（电子版）的“四、有关基本数字”中增加“30、药品收入占业务收入%（当月数）”一栏。

四、年终，省卫生厅将通报全省三级医院药占比指标控制情况。凡药占比超出规定上限指标的医院，须将超出部分的药品收入在次年元月底以前全额上缴同级卫生行政部门，由卫生行政部门缴存药品收支两条线管理的财政专户；或将药品收支两条线管理中收支结

余上缴的返还款转为超收上缴，不足部份由相应的超标医院补齐。

超收上缴的计算公式为：

超收上缴数＝（实际药占比－上限控制比例）×（医疗收入＋药品收入＋其他收入）

五、卫生行政部门对超收上缴的款项，按照财政财务隶属关系分别由省、市两级管理，用于对药品管理工作做得好的单位的奖励（用于弥补医疗收支亏损和事业发展）。任何部门不得以任何理由截留或挪作他用。

六、各医院要按照《医院财务制度》和《医院会计制度》的要求，对医药收入分开核算、分别管理，及时、准确核算药品收支。医院年度医疗、药品收支情况，卫生行政部门可委托中介机构进行审计核定。

各三级医院要如实上报有关数据，不得弄虚作假。省厅将组织抽查，如经查实弄虚作假的，要追究有关领导和经办人员的责任。同时要及时上缴超收的药品收入，逾期不缴的，卫生、财政部门将通报批评直至抵扣财政拨款。

七、实施意见自2004年元月1日起执行。

关于下发《江苏省卫生厅关于全省医疗卫生单位深化院务公开工作的实施意见》的通知

文略。

江苏省卫生厅
2004年12月11日

江苏省卫生厅关于全省医疗卫生单位深化院务公开工作的实施意见

近年来，我省各级医疗卫生单位推行院务公开，加强民主管理，接受社会监督，提高医疗卫生服务水平，促进卫生改革发展，取得了积极成效。为深入贯彻党的十六大和十六届三中、四中全会精神，进一步健全院务公开制度，根据省委办公厅、省政府办公厅《关于深化政务公开工作的意见》的要求，现就全省医疗卫生单位深化院务公开工作，提出如下实施意见。

一、充分认识深化院务公开工作的重要意义

实行院务公开，是贯彻党的十六大和十六届三中、四中全会精神，坚持以人为本，践行“三个代表”重要思想的必然要求；是加强医疗卫生单位的民主决策、民主管理，调动广大干部职工的积极性和创造性，发展社会主义民主政治的重要内容；是接受社会监督，提高医疗卫生单位的服务质量，维护人民群众切身利益和社会稳定和谐的重要保证；是坚持科学发展观，贯彻卫生工作的“两为”方针，促进卫生事业的基本现代化，实现我省两个“率先”奋斗目标的重要举措。

全省各级卫生行政部门、各级医疗卫生单位都要充分认识做好院务公开工作的重要意义，增强抓好这项工作的紧迫感和责任感，求真务实，深化院务公开工作，推动这项工作的制度化、科学化和规范化。

二、深化院务公开工作指导思想和基本原则

全省医疗卫生单位院务公开工作的指导思想是：以邓小平理论和“三个代表”重要思想为指导，贯彻党的十六大和十六届三中、四中全会精神，贯彻落实省委、省政府关于政务公开的工作部署，以保障人民群众的民主权利，维护人民群众的切身利益为出发点和落脚点，以公正便民、文明服务、廉洁行医为基本要求，围绕“以病人（服务对象）为中心”和“以职工为主人”这两个重点，发展社会主义民主、建设社会主义政治文明、稳步推进医疗卫生单位的改革和发展，提升医疗服务水平，树立良好形象，更好地为全省人民的健康服务，为改革发展稳定的大局服务，为实现我省两个“率先”的奋斗目标服务。

在深化院务公开工作中要贯彻和遵循以下原则：一是依法公开。依照法律、法规、规章和国家有关政策规定进行。二是真实准确。公开内容必须真实可信。三是注重实效。从实际出发，突出重点，讲求时效，不搞形式主义。四是方便群众。便于群众知情，利于群众办事。五是有利于监督。坚持事前、事中、事后公开相结合，实行阳光操作，接受群众监督。

三、院务公开的主要内容

要把社会和群众普遍关心、与人民群众和单位职工利益密切相关的事项适时向社会公开或向单位内部公开。

（一）向社会和服务对象公开的主要事项

1. 公开服务指南。包括医院诊疗项目、科室设置、各专科的服务内容及特色、专家姓名及专长、门急诊时间。

2. 公开就医流程。包括挂号、诊查、取药、住院等环节的先后顺序和手续等；病人的病情告知、诊断、治疗以及进行特殊检查和手术应履行的程序；医疗纠纷处理的程序、依据、方法、时间、地点、结果等。

3. 公开岗位内容。包括公开各岗位的人员姓名、职务、职称、职责等，实行挂牌服务。

4. 公开医疗及管理规范。包括国家及各级有权机关颁布的医疗技术规范、医院管理制度。特别是直接涉及病人的权利和义务，与医院秩序直接相关的有关内容要优先公开。

5. 公开价格。包括医疗服务、药品、检查等收费项目、收费标准、收费依据，以及门诊、住院平均医疗费用水平情况。

6. 公开便民措施。包括便民服务项目与方式，特殊人群及急危重症患者的优先措施等。

7. 公开服务公约、服务承诺。包括职业道德规范、文明服务规范、服务承诺内容，违诺责任及处理、监督、举报或投诉方法。

8. 其他依照法律法规和政策

规定必须公开或社会普遍关心、卫生行政部门和医疗卫生单位认为有必要向社会公开的事项。

(二)向本单位职工公开的主要事项

1. 本单位的发展规划、改革方案、财务预决算、年度工作计划。

2. 单位规章制度,各职能部门的职责、部门负责人姓名和电话、电子信箱等。

3. 重大投资、基建工程、重大庆典活动的规模、方案。

4. 职工的工资、福利、保险、劳动保护等涉及职工切身利益的重要事项。

5. 三产的经营承包情况,药品及大宗物资、大型设备采购、招投标情况。

6. 领导干部廉洁自律情况,职工对领导干部民主评议的情况,干部选拔任用、轮岗、交流、考核情况。

7. 人事改革方案、人才发展规划、专业技术人员的引进录用、专业人员技术职称评定,职务晋升、出国(境)进修、评优、奖惩的情况。

8. 重大科研课题的立项及经费使用情况,科研开发、科研成果的转化及社会经济效益情况。

9. 其他依照法律法规和政策规定必须公开或单位职工普遍关心的事项。

四、院务公开的主要形式

院务公开要取得实效,必须采取必要和适当的形式。近年来医疗卫生单位院务公开探索形成了一些行之有效的方式和经验,要总结、完善和推广这些方式和经验,确保院务公开工作的深入开展。

(一)在向社会公开方面,可通过设置医务公开栏、公示牌、电子触摸屏或显示屏,通过报刊、广播、电视等各种媒体,召开听证会、论证会、通报会、咨询会,设立咨询电话,发表公开信,发放患者须知、就医指南等形式进行公开。要积极推行一站式服务,密切医患关系,公开服务信息。还可定期召开院外监督员会议、工休座谈会,向住院、出院病人(服务对象)进行问卷调查,向社会和群众广泛征求意见。院务公开相关的各种标识、指示标牌要清晰醒目亮化,便于服务群众,利于群众监督。

(二)在向单位内部公开方面,要切实运用好职工代表大会这一法定的职工参与民主管理、进行民主监督的基本形式,凡是法律和政策规定必须经职代会审议、通过、决定的重大事项,必须由职代会审议、通过、决定。职代会闭会期间由其日常的工作机构参与、监督工作。同时,各单位应视具体情况,利用周会、发布会、职工座谈会、民主协商会以及单位的院务公开栏、内部通报等多种形式公开具体事项。

要积极推进电子院务的建设,充分运用电子网络提高管理的效率和院务透明度,使社会公众和单位职工获得更广泛、更便捷的信息和服务。要坚持和完善多年来行之有效的设立院长接待日、征求意见箱、投诉举报电话等形式。

五、加强院务公开的组织领导和监督检查

院务公开涉及面广,政策性强。各级卫生行政部门的政务公开领导小组及其办公室要切实加强对院务公开工作的组织领导和督促检查,把指导督促医疗卫生单位抓好院务公开工作列入卫生行政机关推进政务公开工作的重要内容,和政务公开工作同计划、同部署、同落实、同考核。全省各级医疗卫生单位都要以推进院务公开为抓手,努力提升卫生系统的决策水平、管理水平和服务水平,树立卫生系统以人为本、廉洁、勤政、务实、高效的良好形象。

各医疗卫生单位要根据自身的实际,健全院务公开的领导体制和工作机制,形成党委领导,行政主抓,纪检监察、工会等部门协调配合,业务部门各负其责,单位职工积极参与的工作格局。各单位要建立由行政主要领导任组长,有关职能部门参加,办公室牵头的院务公开工作领导小组,有计划、有步骤、有秩序地推进工作。要加强组织协调,落实责任制,做到各司其职、各负其责、密切协作、增强合力。同时要充分发挥工会、共青团在院务公开中的作用,积极组织民主党派和无党派人士对院务公开进行监督,建立和完善职代会对院务公开工作的评议制度,聘请社会监督员制度。

要切实加强对院务公开工作的监督检查。卫生行政部门和医疗卫生单位都要明确责任处(科)室,会同相关部门共同加强对院务公开的督查工作。三级医疗机构和规模较大的医疗卫生单位,要在院务公开领导小组的统一领导下,建立专门的督查工作班子,对院务公开工作实行全过程的监督检查。从2005年起,省卫生厅将把院务公开工作纳入对直属医疗卫生单位的领导班子和领导干部考核、单位综合目标责任制考核和行业作风建设考核评议的内容。各地卫生行政部门也要结合党风廉政建设责任制的检查考核,将院务公开工作作为对医疗卫生单位领导班子;领导干部考核的重要内容,并将考核的结果作为干部任用、晋升和奖惩的重要依据,切实抓紧、抓实、抓好这项工作。

各市卫生行政部门和厅直属单位要根据本实施意见的要求,结合本地区、本单位的实际,制定贯彻实施的具体措施,并将贯彻情况报厅政务公开领导小组。

卫生工作记事

2004 年卫生工作记事

1 月 7～8 日 省卫生厅在南京召开全省卫生工作会议，副省长张桃林到会讲话，各省辖市卫生局长、办公室主任，厅直属医疗卫生单位负责人参加。厅长周珉作工作报告，副厅长唐维新进行会议总结，副厅长吴坤平、黄祖瑚、姜锡梅出席。会上进行了经验交流，并为省政府命名的 3 个初级卫生保健先进县(区)授牌。

1 月 8 日 省政府以苏政发[2004]3 号文，授予铜山、东海、浦口 3 县(区)为初级卫生保健先进县(区)。

1 月 20 日 省卫生厅以苏卫办[2004]4 号文下发《关于在全省卫生系统对民主评议行风工作开展考核的通知》。

1 月 25 日 省卫生厅以苏卫传[2004]6 号电文印发《江苏省突发人间禽流感疫情应急预案》和有关技术方案。

1 月 29 日 省卫生厅以苏卫基妇[2004]2 号文印发《江苏省乡村医生注册管理办法》。

3 月 16～18 日 全省医院感染管理工作会议在南京召开，各市、县卫生局分管局长，二、三级医院分管院长、感染管理科主任、护理部负责人等 200 余人参加。

2 月 4 日 省卫生厅以苏卫科教[2004]3 号文公布 2004 年第一批国家级和省级继续医学教育项目，其中国家级项目 113 个，省级项目 204 个。

2 月 6 日 省卫生厅召开机关作风建设动员大会，厅长周珉作重要讲话，副厅长唐维新作动员报告，副厅长吴坤平、黄祖瑚、姜锡梅参加。省卫生厅成立机关作风建设领导小组，厅长周珉任组长。

同日 省卫生厅召开全省卫生系统防治高致病性禽流感工作电视电话会议，传达贯彻全国卫生系统防治高致病性禽流感工作电视电话会议和全省高致病性禽流感防治工作会议精神，研究部署全省卫生系统防治工作。省卫生厅成立防治高致病性禽流感应急工作领导小组，厅长周珉担任组长，领导小组下设机构与省卫生厅非典型肺炎防治领导小组办公室和各工作组合署办公。

2 月 11 日 省委书记李源潮到卫生厅了解机关作风建设情况并作工作调研，省委秘书长赵少麟等一行 7 人陪同，厅长周珉作工作情况汇报，副厅长唐维新、吴坤平、黄祖瑚、姜锡梅及厅机关各处室主要负责人参加汇报会。

2 月 16 日 副省长王湛到卫生厅了解工作情况，厅长周珉作工作情况汇报，副厅长唐维新、吴坤平、黄祖瑚、姜锡梅等参加。

2 月 17 日 省卫生厅以苏卫作[2004]3 号文，印发《江苏省卫生厅关于加强机关作风建设实施方案》。

2 月 23 日 省卫生厅以苏卫基妇[2004]9 号文，印发《江苏省爱婴医院(卫生院)评估标准》。

2 月 24 日 省卫生厅成立卫生改革发展研究领导小组。

2 月 25 日 副省长王湛听取省卫生厅关于全省加强公共卫生建设有关情况的专题汇报。

3 月 2 日 由省文明办、省卫生厅等单位共同开展的江苏“相约健康社区行”活动正式启动，启动仪式在南京人民大会堂举行，厅长周珉参加仪式并讲话。

3 月 5 日 省政府办公厅印发由省卫生厅制定的《江苏省突发公共卫生事件信息网络系统建设意见》、《江苏省市、县(市、区)疾病预防控制机构建设基本标准和要求》和《江苏省突发公共卫生事件应急医疗救治机构建设管理基本要求》三个文件。

3 月 6～7 日 全省医院工作会议在南京召开，各省辖市卫生局分管局长、医政处(科)长，34 所三级医院、部分二级医院院长等 190 多位代表出席会议，厅长周珉到会作重要讲话，副厅长唐维新作工作报告。会议全面总结 1994 年以来医院工作经验和体会，并明确从 2004 年起正式启动基本现代化医院考评工作。

3 月 9～10 日 副省长王湛在淮安等地进行卫生改革与发展调研，并召开由淮安、徐州、盐城、连云港四市政府领导和卫生局长参加的卫生工作座谈会，听取各市卫生工作汇报。王湛副省长在座谈会上作重要讲话，提出卫生体制改革要坚持三个原则，扩大卫生资源鼓励“民进”但不能“国退”。

同日 省人大常委会法工委、科教文卫委赴无锡、靖江等地进行艾滋病防治地方立法调研，省卫生厅副厅长黄祖瑚等陪同。

3月16~17日　省卫生厅召开全省卫生系统纪检监察暨行评工作总结会议，省卫生厅党组书记、厅长周珉，省纪委常委、省监察厅副厅长陈健在会上讲话，省卫生厅副厅长、纪检组长唐维新作工作报告。

3月24日　省卫生厅在无锡召开全省社区卫生服务示范区创建工作座谈会。

3月25~26日　全省中医药工作会议在南京召开，厅长周珉到会讲话，副厅长、省中医药局局长吴坤平作工作报告。

3月30~31日　省政府在盐城召开全省新型农村合作医疗和农村改水"两件实事"工作会议，副省长王湛出席会议并作重要讲话。

4月14日　省卫生厅以苏卫疾控[2004]16号文，印发《江苏省流行性乙型脑炎预防控制工作实施方案》。

4月15~17日　卫生部副部长马晓伟一行在无锡调研城市医疗体制改革和卫生监督体制改革工作，副省长王湛、卫生厅厅长周珉等陪同，调研组召开座谈会听取有关情况介绍，实地考察有关医疗卫生单位。

4月23日　省卫生厅召开防范突发公共卫生事件紧急电视电话会议，通报非典防治工作有关情况，部署非典等重大传染病防治和突发公共卫生事件应急工作。各市卫生局领导、办公室主任，医政处、疾控处、法监处处长；各市疾控中心、监督所主要负责人；省、市非典专家组组长；厅直属及有关医院院长、分管院长和医务科、门急诊部等科室负责人，厅机关各处室主要负责人参加会议。

4月24日　省政府召开省长办公会议，专题研究非典防治工作。会议决定成立省非典防治工作协调小组，由副省长王湛任组长，省有关部门负责同志参加。省卫生厅厅长周珉在会上汇报了国内发生的非典疫情、我省前一阶段的防控工作情况以及卫生部门的工作打算。

4月25日　副省长王湛主持召开省非典防治工作协调小组第一次会议，召集省非典防治工作协调小组成员单位和各市政府负责同志，专题研究部署全省非典防治工作。省卫生厅厅长周珉在会上发言。

同日　省卫生厅会同省安监局、省总工会在全省组织《职业病防治法》宣传周活动。

4月26日　江苏省疾病预防控制中心荣获"全国五一劳动奖状"荣誉称号授牌仪式在省疾控中心举行。省级机关工委主任蒋洪川、省卫生厅副厅长唐维新代表全国总工会向省疾控中心颁发奖状和荣誉证书。

4月27~29日　省卫生厅改革办就组建"江苏省人民医院集团"对省人民医院、省妇幼卫生保健中心、省级机关医院进行调研。

5月8日　省卫生厅以苏卫办[2004]20号文，下发《关于进一步规范医疗服务行为纠正不正之风的通知》。

5月12~13日　省预防医学会第四次会员代表大会在南京召开，会议选举产生了省预防医学会第四届理事会。

5月14日　省卫生厅以苏卫科教[2004]13号文，对经科研招标确定的科研课题予以立项并下达科技补助经费，其中卫生部课题12项、卫生厅课题13项、厅面上课题4项。

同日　省卫生厅以苏卫科教[2004]14号文下发《关于颁发2004年江苏省卫生厅医学新技术引进奖的通知》，共281个项目获医学新技术引进奖，其中一等奖49项，二等奖232项。

5月19日　省卫生厅会同省发展计划委员会、省财政厅、省物价局、省劳动和社会保障厅、省民政厅、省教育厅、省计生委等部门以苏卫基妇[2004]19号文，联合下发《江苏省妇幼卫生规划目标管理方案》(试行)。

5月20日　省卫生厅以苏卫科教[2004]17号文下发《江苏省卫生职业技术教育督导暂行规定》，以苏卫科教[2004]18号文下发《江苏省卫生学校学生工作规范(试行)》和《江苏省卫生学校后勤管理规范(试行)》。

5月24日　省卫生厅在南京召开全省食品卫生专项整治工作紧急会议，各省辖市卫生局分管局长、法监处处长，省和各市卫生监督所所长参加会议，副厅长黄祖瑚到会并作重要讲话。

5月28~30日　以水利部副部长陈雷为组长的国务院检查组对我省血防工作进行了全面检查。

同日　经国家科技部的批准，省原子医学研究所在无锡举办"首届海峡两岸三地甲状腺疾病讨论会"，来自内地及香港、台湾地区的65位资深专家参加会议，就应用核医学开展甲状腺等疾病的研究和治疗进行了研讨。

5月31日　省卫生厅在江苏职工医科大学举办第三期全省乡镇卫生院院长培训班，对全省选调的69名乡镇卫生院院长和中青年副院长进行为期3个月的集中培训。副厅长吴坤平、唐维新分别出席培训班的开学典礼和结业典礼并讲话。

6月1日　省机构编制委员会办公室批准同意将《江苏医药》编辑部成建制划归省人民医院管理。

6月3~5日　由中国医院管理杂志社和江苏省医院管理学会主办，无锡市医院管理学会协办、无锡市第二人民医院承办的"第五届中国医院发展战略高级论坛"在无锡举行。卫生部副部长朱庆生、无锡市委书记王荣、省卫生厅副厅长唐维新等出席论坛并讲话，来自德国、日本、新加坡等国和国内27个省、市、自治区的375家医院的722位医院管理者、知名专家等参加。

6月4日　以尹亮为队长的第6期援圭亚那医疗队一行15人，由上海出境赴圭亚那执行为期两年的援外任务。

6月7日　省卫生厅会同省财政厅以苏卫基妇[2004]20号文，下达2004年新型农村合作医疗省级补助资金。

同日 省政府在宁召开省艾滋病防治部门联席会议和省血吸虫病防治领导小组会议。

6月8日 省卫生厅以苏卫科教[2004]21号文公布2004年第二批国家级和省级继续医学教育项目,其中国家级项目19个,省级项目26个。

6月10～11日 卫生部常务副部长高强就参加全国药品和医疗服务价格工作会议之际,在南京考察新型农村合作医疗和社区卫生服务工作,并到省人民医院、省疾控中心和省卫生监督所等单位视察。6月10日还召集江苏省内有关医疗单位负责人召开医院院长座谈会,就公立医院体制改革等问题进行座谈,听取意见和建议。

6月10日 以厅长周珉为团长的省中医药代表团一行9人,赴英国、荷兰参加国际学术会议并访问,历时15天。

6月14日 省卫生厅以苏卫医[2004]21号文,下发《关于严厉打击非法行医专项整治工作方案的通知》。

6月16日 省卫生厅、省公安厅、省监察厅、省药监局以苏卫医[2004]47号文,印发《非法采供血液和单采血浆专项整治工作实施方案》,联合成立专项整治工作领导小组及其办公室,自6月份开始对全省非法采供血液和单采血浆行为开展为期六个月的专项整治工作。

6月18～19日 2004年全省医师资格实践技能考试举行,共有16 538人参加考试,其中执业医师9 625人,执业助理医师6 913人,共有14 480人考试通过,通过率为87.56%。

6月26～27日 2004年卫生中初级专业技术资格考试举行,全省共有32 454人报名参加了全国统一考试,有23 982人达到国家规定的合格标准,合格率73.90%。

6月19～20日 以吕翔为团长的第5期援圭亚那医疗队一行15人,在完成了两年的援外医疗任务后分两批经纽约回国。

6月29日 省民政厅、省财政厅、省卫生厅以苏民发[2004]5号文,联合印发《江苏省农村医疗救助实施办法》。

7月2日 省卫生厅、省财政厅以苏卫规财[2004]63号文,印发《控制医疗机构药品收入比例的实施意见》,对全省医疗机构药占比实行上限指标控制。

7月3日 省卫生厅以苏卫科教[2004]22号文,公布第七批住院医师规范化培训结业学员名单,共计541名。

7月6日 省卫生厅以苏卫疾控[2004]29号文,印发《江苏省职业卫生技术服务机构资质审定工作程序》和《职业卫生技术服务机构资质条件》的通知。

7月7日 省卫生厅机关召开卫生改革发展调研报告会。

7月13日 省卫生厅以苏卫疾控[2004]30号文,下发《关于进一步加强实验室生物安全工作的通知》。

7月14日 厅长周珉召集南京市卫生局、南京脑科医院主要负责人会议,听取南京脑科医院划拨给省人民医院干部病房楼建设用地有关情况的汇报。

7月18日 中共江苏省委以苏委[2004]224号文,决定周珉同志不再担任省卫生厅厅长职务。

同日 中共江苏省委以苏委[2004]226号文,决定免去周珉同志的省卫生厅党组书记职务。

7月19日 省卫生厅以苏卫医[2004]57号文,下发《关于实行传染病病人归口管理集中收治的通知》。

7月26日 省长梁保华主持召开省政府常务会议,专题研究全省艾滋病和血吸虫病防治工作。

同日 以副厅长唐维新为团长的省医院建设管理代表团赴南非、肯尼亚访问,历时15天。

7月28日 省卫生厅会同省监察厅(省纠风办)组成9个联合调查组,对河北万岁利药集团涉嫌在江苏省内9家医疗机构承包、租赁科室,违规销售药品的情况进行核查。

7月28日～8月6日 省卫生厅召开江苏省卫生高级专业技术资格评审工作会议,并开展资格评审工作。全省共申报3 247人,其中申报正高专业技术资格963人,副高2284人,经专家评审,共有2 281人通过评审,其中正高773人,副高1508人。

7月29日 省政府以苏政发[2004]74号文,印发《关于切实加强艾滋病防治工作的意见》。

同日 省卫生厅、省财政厅以苏卫疾控[2004]34号/苏财社[2004]63号文,联合印发《江苏省艾滋病及常见机会性感染免、减费药物治疗实施办法》(试行)和《江苏省艾滋病免费自愿咨询检测实施办法》(试行)。

7月30日 省政府以苏政发[2004]71号文,印发《关于进一步加强血吸虫病防治工作的意见》。

同日 省政府在南京召开全省血吸虫病防治工作会议,会上,省政府与南京、扬州、镇江3市政府分别签订《血防工作目标管理责任状》。

7月31日 省政府在南京召开全省艾滋病防治工作会议。

8月2日 省卫生厅以苏卫疾控[2004]33号文,印发《江苏省2004～2010年口腔卫生保健工作规划》。

8月11日 省政协副主席朱兆良率部分省政协委员,就农工民主党江苏省委在省政协九届二次会议上提出的"关于要加强血防工作的建议"案进行督办,厅长周珉、副厅长黄祖瑚等参加了督办会。

同日 中共江苏省委以苏委[2004]242号文通知,省委决定提名郭兴华同志为省卫生厅厅长人选,免去其省政府副秘书长、省政府驻上海办事处主任职务。

同日 中共江苏省委以苏委[2004]243号文,决定郭兴华同志任省卫生厅党组书记,免去其省政府驻上海办事处党组书记职务。

8月13日 第5期援圭亚那医疗队回国总结会在南京召开。医疗队一行15人,卫生部援外办公室李佳、省卫生厅副厅长黄祖瑚、南京市卫生局局长陈天明以及各派人单位负责人等参加会议。

8月17日　省卫生厅、省财政厅联合印发《江苏省新型农村合作医疗工作检查评估标准》(试行)。

8月20日　省十届人大常委会第十一次会议审议通过《江苏省艾滋病防治条例》。

同日　省卫生厅以苏卫医[2004]64号文,印发《医院感染管理质量评价试行标准》。

8月31日　省人大常委会副主任赵龙率部分省人大代表,就淮安代表团陈国均等10位代表在省十届人大二次会议上联名提出的"关于尽快加强对艾滋病传播的有效控制"的建议,到南京市第二医院、省疾控中心进行现场督办,省卫生厅副厅长黄祖瑚等有关负责同志参加现场督办活动,并汇报全省艾滋病防治工作情况。

9月1～10日　省卫生厅会同省公安厅、省药监局对全省医疗市场专项整治进行检查。

9月1日　受国家商务部委托,省寄生虫病研究所在无锡举办第三期国际热带病防治技术培训班,来自蒙古、朝鲜、越南、埃及、坦桑尼亚、尼日利亚、肯尼亚等14个国家共31名学员参加了该班为期两个月的培训。

9月3日　继国务院召开全国结核病防治工作电视电话会议后,省政府接着召开全省结核病防治工作电视电话会议,副省长王湛出席会议并讲话。

9月6～24日　省卫生厅、省财政厅等部门组成联合督查组,分赴有关地区开展新型农村合作医疗和农村改水"两件实事"工作督查。

9月7日　省卫生厅以苏卫办[2004]34号文,下发《关于命名表彰2003年度卫生系统省级青年文明号和青年岗位能手的决定》。

9月11日　以省卫生厅办公室主任兼卫生改革发展研究领导小组办公室主任周传章为团长的省医院体制改革代表团一行4人,赴香港进行为期7天的考察。

9月15～20日　苏、鲁、豫、皖、鄂五省疟疾联防工作检查组对我省疟疾防治工作进行检查,抽查了淮安的盱眙县和徐州的邳州市,副厅长黄祖瑚在徐州听取检查组的意见反馈。

9月21日　省卫生厅以苏卫办[2004]36号文,下发《关于表彰全省卫生系统办公室工作先进集体和先进个人的决定》。

9月24～25日　省卫生厅在南京召开全省卫生系统办公室工作会议,各省辖市卫生局分管领导、办公室主任,省卫生厅直属各医疗卫生单位、部分县(市、区)卫生局和省辖市属医疗卫生单位的办公室主任,共90多人参加会议。厅长郭兴华到会并讲话,副厅长吴坤平作工作报告,会议总结、交流全省卫生系统办公室工作取得的成绩和经验,通报表彰全省卫生系统办公室工作先进集体和先进个人。

9月26～27日　全省援外医疗队派遣40周年纪念暨表彰大会在南京举行,历届援外医疗队队长、队员、管理人员代表共150多人出席会议。副省长王湛、省外办主任、卫生部国际合作司副司长王立基到会并讲话,厅长郭兴华作总结报告,副厅长黄祖瑚宣布表彰决定。

9月30日　厅长郭兴华召集省人民医院、南京市卫生局和南京脑科医院主要负责人会议,协调省人民医院干部病房楼建设用地问题,要求立即划线。

10月7日　省卫生厅以苏卫医[2004]74号文,下发《江苏省基本现代化急救医疗中心(站)考评办法(试行)的通知》。

10月8日　第七届"全国高血压防治宣传日",省卫生厅、南京市卫生局等组织有关单位在南京山西路广场开展大型宣传活动。

同日　省卫生厅以苏卫办[2004]40号、41号文,分别下发《关于加强卫生系统办公室工作的意见》和《关于进一步加强卫生新闻宣传工作的意见》。

10月9日　省卫生厅以苏卫疾控[2004]48号文,下发《关于切实加强结核病防治工作的通知》。

10月10～14日　省人大、省政府暨省公安厅、省卫生厅等部门联合在南京、常州、盐城、南通、苏州等地进行医疗事故处理情况调研。

10月12日　省卫生厅召开全省卫生系统结核病防治工作电视电话会议,贯彻国务院和省政府召开的结核病防治工作电视电话会议精神,部署并落实进一步加强结核病防治工作各项措施,副厅长黄祖瑚主持会议,厅长郭兴华在会上作重要讲话。

10月13日　以副厅长吴坤平为团长的省中医药管理考察团一行6人,赴美国、加拿大进行访问,历时15天。

10月22日　省发改委、省卫生厅联合召开全省加快公共卫生两个体系建设工作会议,省政府副秘书长朱步楼、省卫生厅厅长郭兴华、省发改委副主任佘义和分别在会上作重要讲话。当日,省卫生厅召开部分地区公共卫生体系建设工作会议,厅长郭兴华、副厅长黄祖瑚分别在会上讲话。

10月26日　省人民医院集团理事会召开第一次会议,厅长郭兴华、副厅长唐维新及厅指导小组成员出席会议。会议确定省人民医院集团理事会组成人员及分工,分别是:理事长黄峻,常务副理事长张前德,副理事长鲁翔、任华铁,理事王虹、陈理初、王小宁。会议通过了《江苏省人民医院集团理事会议事规则》。

10月28日　省卫生厅以苏卫办[2004]45号文,批复同意成立江苏省人民医院集团。由省人民医院、省妇幼卫生保健中心和省级机关医院共同组建的"江苏省人民医院集团"正式挂牌成立,副省长王湛为集团揭牌,厅长郭兴华在揭牌仪式上讲话,副厅长唐维新宣读省卫生厅批复。

11月1日　省卫生厅在江苏职工医科大学举办第六期省卫生厅中青年干部暨重点人才培训班,来自部省属单位的35名中青年干部、省"333工程"培养对象和厅"135工程"重点人才,接受了为期1

个月的全脱产培训。厅长郭兴华出席开班典礼并讲话,省委组织部有关人员也参加了开班典礼。

11月1~7日 全省各地根据省卫生厅统一要求,开展以“关注农民工的食品安全”为主题的《食品卫生法》宣传周活动。

11月2日 省卫生厅以苏卫基妇[2004]36号文,确认南京市妇幼保健院等5所妇幼保健机构的等级。

11月16日 省卫生厅以苏卫办[2004]49号文,印发(2004~2005年冬春季江苏省传染性非典型肺炎及流感防治工作方案》。

11月16~17日 省卫生厅召开全省新型农村合作医疗工作会议,各省辖市卫生局分管局长、基妇处(科)长,各县(市)卫生局分管局长参加。会议传达中央领导同志对新型农村合作医疗试点工作的重要批示和全国会议精神,通报全省试点县进展情况。唐维新副厅长在会上作了重要讲话。

11月17~20日 南京市玄武区、白下区接受国家创建社区卫生服务示范区评估组的评估。

11月18日 省政府以苏政办发[2004]112号文,决定成立江苏省人民政府艾滋病防治工作委员会及其办公室。

11月23日 省卫生厅以苏卫疾控[2004]58号文,印发《江苏省职业健康检查机构和职业病诊断机构审批工作程序》等文件。

11月25日 贯彻实施《江苏省艾滋病防治条例》新闻发布会在省疾控中心举行,省人大法工委副主任刘克希、省政府法制办副主任高建新、省人大教科文卫委员会委员贾白南、省卫生厅副厅长黄祖瑚等出席发布会。

同日 省卫生厅在南京召开全省保健食品良好生产规范审查工作总结会,并对34家保健食品生产企业授予“保健食品GMP审查通过单位”铜牌和证书。

同日 省卫生厅以苏卫医[2004]84号文,印发《江苏省医院护理岗位设置方案(试行)》。

11月27日 省暨南京市艾滋病防治工作委员会联合在南京鼓楼广场举行艾滋病防治大型宣传咨询活动。副省长王湛、省政府副秘书长朱步楼,南京市副市长许仲梓,省卫生厅厅长郭兴华、副厅长黄祖瑚及省、市艾滋病防治工作委员会各成员单位的领导出席宣传活动。

11月28~30日 省卫生厅召开贯彻党的十六届四中全会和省委十届八次全会精神、深化卫生改革与发展学习研讨会,组织厅机关处以上干部和在宁厅直单位负责人集中学习四中全会和省委十届八次会议精神,研讨加快卫生改革与发展的措施。

12月1日 经省十届人大常委会第十一次会议审议通过的《江苏省艾滋病防治条例》正式施行。

同日 副省长王湛、省政府副秘书长朱步楼与省卫生厅、省财政厅、省民政厅等部门负责人,一同前往南京市第二医院和省疾控中心,看望正在接受治疗的艾滋病病人,并向工作在艾滋病防治第一线的医务工作者表示慰问。

12月1~3日 省卫生厅与省财政厅、省农村经济调查局联合开展新型农村合作医疗专题调查。

12月3日 省卫生厅以苏卫办[2004]52号文,下发《关于全省医疗卫生单位深化院务公开工作的实施意见》的通知。

12月7日 省卫生厅以苏卫疾控[2004]60号文,确认镇江市和姜堰市达到基本消灭疟疾标准。

12月9日 以厅长郭兴华为团长的省公共卫生访问团一行7人,赴韩国、日本进行访问,历时10天。

12月22日 省卫生厅以苏卫人[2004]49至59号文,分别对各省辖市和厅直有关单位下达具有医学专业技术职务任职资格人员第三批认定执业(助理)医师资格的通知。

12月23日 省卫生厅以苏卫办[2004]58号文,通报2004年度厅直属医疗卫生单位综合目标管理责任制考核情况。

12月24日 省卫生厅分别以苏卫医[2004]93、94号文,确认扬州市第一人民医院为三级甲等医院,南京医科大学第二附属医院、泰州市人民医院为三级乙等医院,苏州大学附属儿童医院为三级乙等儿童专科医院。

12月27日 省卫生厅在南京召开厅直属单位工作会议,宁外厅直单位党、政主要负责人、办公室主任,在宁厅直单位领导班子全体成员、办公室主任,厅机关各处室负责人参加。会议交流各单位2004年主要工作情况,厅长郭兴华作工作报告并部署2005年工作任务,副厅长唐维新宣读2004年厅直单位综合目标管理责任制考核情况通报,副厅长吴坤平、黄祖瑚、姜锡梅出席。

12月28日 中共江苏省委以苏委[2004]513号文,决定免去褚瑞明同志省卫生厅助理巡视员职务,退休。

同日 中共江苏省委以苏委[2004]501号文,决定免去唐维新同志省纪委派驻省卫生厅纪检组组长、党组成员职务。

同日 中共江苏省委以苏委[2004]502号文,决定唐维新同志任省卫生厅巡视员,免去省卫生厅副厅长职务。

12月29日 省卫生厅、省民政厅、省中医药局以苏卫基妇(2004)43号文,确认南京市玄武区等12个区(市)为江苏省社区卫生服务示范区(市)。

12月31日 省卫生厅以苏卫疾控[2004]62号文,确认丰县、太仓、启东、宝应等4县(市)达到省有效控制肠道线虫病标准。

(纪国富)

工作进展

全省卫生工作情况

卫生改革 2004年,省和各地积极探索,卫生改革逐步深化,卫生资源结构性调整力度加大,卫生事业的生机和活力有所增强。公立医疗机构存量资源调整步伐加快,省人民医院联合省妇幼卫生保健中心、省级机关医院组建了省人民医院集团,扩大了优质资源的受益面。各地都结合实际进行了医疗机构的兼并重组,包括不同隶属关系医疗机构的合并,有的组建了医疗集团,并向实质性重组方向迈进。全省采供血机构布局调整顺利实施。公立医疗机构管理体制改革不断深化,各地按照所有权与经营权分离的原则,实行了托管、风险经营责任制等不同形式的改革,扩大了医疗机构的经营自主权。有的地方还对乡镇卫生院进行了两权分离改革。医疗卫生机构全员聘用制改革逐步推开,内部分配激励机制不断完善。民办医疗机构有了新发展。各地重视调动和利用民资、外资的积极性,办医主体多元化的格局正在逐步形成。全省私营医疗机构已发展到3 453家,投资多、规模大的民办医疗机构发展较快。社区卫生服务加快发展并逐步规范。全省省辖市城区已建成社区卫生服务机构1 560个,比上年增加27%;城市受益人口1 380万人,比上年增加16%。

疾病预防控制 全省各地贯彻省政府和卫生厅部署,扎实开展预防保健,逐步落实公共卫生体系建设规划。把重大疾病预防控制工作放在突出位置,健全疫情监测报告网络,落实有效防控措施,较好地控制了传染病疫情。针对北京和安徽出现的非典疫情,及时动员和组织,编织了比较严密的防控网,防范措施和应急准备及时跟进,保证全省没有出现疫情。艾滋病防治工作全面加强,以政府为主导、多部门合作、全社会参与的防控机制初步形成,艾滋病自愿免费检测等“四免一关怀”政策开始在全省实施。省政府增加血吸虫病防治工作经费,并和南京、扬州、镇江市政府签订了目标管理责任状,全省查灭螺和查治病工作力度进一步加大,共灭螺3 943万平方米,阳性钉螺面积减少2%,扭转了近年来阳性钉螺面积扩散的趋势。各地还建立医疗机构与疾病控制机构的配合协调机制,强化结核病疫情报告和病人治疗管理工作,实现了年度工作目标。全省实行了传染病疫情和突发公共卫生事件网络直报,及时处置了霍乱、流感、麻疹和轻型呼吸道感染症等暴发疫情。慢性非传染性疾病和地方病控制工作有序开展。同时,省和各地还着眼于长远,按照《江苏省突发公共卫生事件应急防治体系建设规划》要求,分别制定建设方案,全省公共卫生体系建设已累计完成投资11.5亿元。建立了应急救治专家信息库,修订完善了突发公共卫生事件应急预案,预警和应急能力有所加强。各地加强妇幼卫生服务体系建设,妇幼卫生服务能力有了提高。与省发改委等9个部门联合制订下发了《江苏省妇幼卫生规划目标管理方案》(试行),明确了管理指标和考核方法。加强母婴保健专项技术服务准入管理,确认了首批17家产前诊断技术服务机构。对全省助产技术服务从业人员实行了持证上岗制度。全省孕产妇死亡率为20.74/10万,比上年下降10.3%;婴儿死亡率为8.03‰,比上年下降7.8%。

农村卫生 省政府召开全省新型农村合作医疗和农村改水工作会议,对两件实事作出了全面部署。切实加强指导和协调,会同省编制、财政部门,明确了合作医疗经办机构人员编制和改水补助奖励经费等政策,加强了人员培训和工作督查。省安排新型农村合作医疗补助资金2.15亿元,农村改水补助资金0.81亿元。各地加强组织领导,制定符合实际的规划和方案,千方百计筹措资金,强化运行管理和质量控制,推动两件实事取得了重要进展。2004年底全省已有87个县(市、区)启动了新型农村合作医疗,覆盖3 400万农业人口,人口覆盖率达到70%;新建农村水厂255座,延伸管网2 304处,新增农村自来水受益人口431万人,全省农村自来水普及率达到92.5 %。两件实事的顺利推进,使许多地方的农村居民开始告别困扰多年的“因病致贫”、“饮水难”等问题。继续开展农村初级卫生保健先进县(市、区)创建工作,高淳县、阜宁县、邳州市和淮阴区通过省级评审,全省初保先进县(市、区)累计达到48个。对6.7万名乡村医生进行了执业注册管理。开展了农村社区卫生服务试点。继续推进创建卫生城市和卫生镇活动,新增6个国家卫生镇。全省新增农村卫生户厕75.4万座,其中无害化户厕58万座。实施“全国亿万农民健康促进行动”计划,江阴市、射阳县被命名为全国亿万农民健康教育行动示范县。

医政管理 从2001年起正式开始实施基本现代化医院创建工作,经过试点、试评和初评之后,2004底正式评审出首批基本现代化医院,这标志着全省基本现代化医院创建工作进入了一个实质性的健康发展阶段。全省各级医院以创建为动力,加快了医院的发展,就医条件和医院环境明显改善,基础设施进一步配套,医疗和服务质量进一步提高,技术水平、管理水平和队伍建设又上了一个新台阶。全省二、三级医院的各项效率指标、质量指标和服务指标都明显好于往年。全省确定了25个专科医疗质量控制中心,新修订了一批医政管理规范,促进了医院科学管理。医政管理工作进一步加强。部署开展非法采供血和单采血浆专项整治工作,进一步推动无偿献血事业的发展,全省临床医疗用血中无偿献血比例达到94%,比上年提高7个百分点。

卫生法制与监督 全省卫生监督体制改革取得阶段性成效。到2004年底基本完成了市、县卫生监督体制改革,市、县卫生监督机构成立后积极发挥依法行政职能,卫生监督执法工作得到较大加强。卫生立法质量进一步提高,省人大常委会颁布了《江苏省艾滋病防治条例》,成为全国第一部防治艾滋病地方性法规。各级卫生行政部门以贯彻实施《行政许可法》为契机,深入开展学习培训,清理卫生行政许可项目,落实行政执法责任制和错案追究制,并努力简化行政审批流程,提供方便服务,依法行政水平有了新的提高。各地逐步将卫生监督重点转向健康相关产品和服务方面,加大市场监督力度,有力地保护了人民健康。围绕实施食品放心工程,扎实开展食品卫生专项整治,对10 777家食品生产经营单位进行了检查,对627家实施了行政处罚,责令改正或停止生产经营552家,查封和销毁了一大批不合格食品。推行食品卫生监督量化分级管理制度,规范对保健食品生产企业的管理,强化食品生产企业的自律行为,加大了对风险高、信誉度低的生产经营单位的监督检查力度,提高了全省食品卫生的整体水平。组织开展打击非法行医专项整治行动,查处违法违规案件3 188件,取缔非法行医活动2 372次,吊销执业许可证68家,维护了医疗服务市场的正常秩序。省和各地还针对热点问题先后组织开展了“卫剑”行动等专项整治活动。会同教育部门加强学校食品卫生监督管理,学校食品卫生状况有了极大改善。

中医药事业 各地认真实施《中华人民共和国中医药条例》和《江苏省发展中医条例》,组织开展了中医药执法检查,促进了中医药事业发展。中医阵地建设成效显著,中医机构“十五”建设发展规划进展较好,半数以上中医机构已提前完成规划确定的建设任务。积极实施中医名院、名科、名医发展战略,向社会开展了系列推介活动。8个全国、16个省级重点中医临床建设单位完成了年度工作目标,省级中医临床专科专病增加到23个,新增了一批市县级中医临床重点专科,全省具有中医特色的专科专病群体初步形成,重点专科门诊量超过总门诊量的10%,中医技术优势进一步确立。国家第三批名老中医药专家经验继承工作和中青年优秀中医临床人才研修项目进展顺利。通过“中学西”、“西学中”等形式培养了一批高层次的中西医结合复合型人才。推进中医基本现代化进程,制定下发了《江苏省基本现代化中医院考评细则》。通过苏南苏北对口技术支援,多渠道筹措发展资金,加大对薄弱中医院的帮扶力度,提升了薄弱中医院的综合服务能力。全国农村中医工作先进县(市)增加到9个,省级农村中医工作先进县(市)增加到25个。

医学科技与教育 全省医学重点学科和人才战略“135工程”经过四年多的建设取得了明显的成效,已累计投入建设经费1.84亿元,学科研究整体环境和人才业务工作条件大为改善,有力地促进了全省医学科研水平的提高。目前“135工程”重点学科和人才中已有两院院士4人,博士生导师110人,全国性学会专业委员会主任委员8人、副主任委员36人。还承担国家级重点科研项目120项、国家自然科学基金项目和国家杰出青年基金项目50项,省部级科技项目160项。获得省部级以上科研成果奖435项,其中省级科技进步一等奖8项、二等奖28项。开展了江苏省卫生厅新技术引进奖评审,奖励281项医学新技术,提高了医疗卫生单位特别是基层单位引进适用新技术的积极性。加强全省卫生学校管理,制定教学、学生、后勤管理规范,实行教学督导制度,提高了教学质量,毕业生就业率稳步提高。继续医学教育进一步规范。在全省卫生人员中开展了人间禽流感、艾滋病、结核病等重点传染病防治技术的培训。

精神文明建设 顺利完成了全省民主评议行风各阶段的工作任务,群众对采取的措施及效果比较满意,多数地方的卫生部门在当地机关或行业作风评比中的名次有了上升。行风评议工作后,省和各地结合加强机关作风建设进一步加大了行风建设和职业道德建设工作的力度,强化让服务对象满意的服务理念。制定并落实规范医疗服务行为纠正行业不正之风的五项重要措施,整治药品回扣和“红包”等问题,收到了较好效果。特别是通过实施控制医疗机构的药品收入比例超收上缴制度和单病种合理用药、合理检查、合理治疗规范以及医疗信息公布办法等具有治本作用的措施,规范医疗行为、降低不合理医疗费用,为促进行风建设起到了重要作用。在全省二级以上医院开展“一站式”服务,推广医患沟通制。继续开展出院病人问卷函调,结果表明全省医疗服务综合满意度为 86.72%。

对外交流和合作　认真贯彻国家对外政策，围绕新时期卫生工作的重点，积极稳妥地推进医疗卫生领域的国际交流，不断促进与发达国家的医学科技合作，努力做好派遣援外医疗队的工作，为卫生改革和发展服务。一年中，接待来自美国、英国、法国、荷兰、德国等 20 个国家以及欧盟开发署、香港、台湾的客人和世界卫生组织的官员共 34 批 129 人次。审核上报各类公派人员 148 批 308 人，其中出席国际会议和学术交流 70 批 88 人次；出国考察和合作科研 41 批 54 人次；出国进修和培训 18 批 44 人次；出国(境)考察团组 21 批 54 人次；出国执行援外医疗任务和家属探亲 2 批 21 人。其中卫生厅组织的团组 15 个 110 人次。加强了对外学术交流，注重与国(境)外医疗技术含量高的单位、部门的交流和合作，引进、吸收先进技术，促进学科发展。组织承办多项学术大会和谈论会，在省原子医学研究所召开了首届海峡两岸三地甲状腺疾病讨论会；在无锡成功举办了第三期国际热带病防治技术培训班，共有蒙古、朝鲜、越南、泰国等 14 个国家的 31 名学员参加了培训。进一步完善全省卫生外事工作规章制度。完成第 6 期援助圭亚那医疗队培训、出国和第 5 期援助圭亚那医疗队回国及总结工作，继续完成第 20 期援助桑给巴尔医疗队和第 6 期援助马耳他医疗队的组建、培训工作，开展了江苏省派遣援外医疗队 40 周年系列纪念活动。

(周传章　束一平　何新羊)

疾病预防与控制

【疾病预防控制工作综述】　2004 年，艾滋病、血吸虫病和结核病等重大传染病防治工作成效显著，传染性非典型肺炎和人禽流感得到有效预防，各项疾病预防控制与血地防工作全面落实，圆满完成了全年各项卫生防病任务。

艾滋病防治工作政策措施有了重大突破。7 月 29 日，省政府下发《关于切实加强艾滋病防治工作的意见》，省卫生厅、省财政厅联合下发《江苏省艾滋病及常见机会性感染免、减费药物治疗实施办法(试行)》《江苏省艾滋病免费自愿咨询检测实施办法(试行)》；7 月 31 日省政府召开了全省艾滋病防治工作会议；8 月 20 日，省十届人大常委会第十一次会议审议通过《江苏省艾滋病防治条例》，并于 12 月 1 日正式施行。这一系列的法规和政策措施确立了以各级政府为主导，各部门分工负责的艾滋病防治工作机制，充分体现预防为主的工作方针，明确了艾滋病防治的有效干预措施，强化了艾滋病防治工作的保障机制，落实国家确定的“四免一关怀”政策，保障了艾滋病病人及病毒感染者的权利。从全省监测和检测网络的监测情况来看，全省本年共报告艾滋病病毒感染者 246 例，其中艾滋病病人 59 例，收到艾滋病病毒感染者及病人死亡报告 36 例。全省历年累计报告艾滋病病毒感染者 681 例，其中艾滋病病人 132 例，艾滋病疫情波及全省 13 个市的 71 个县(市、区)。

血吸虫病防治工作取得新的进展。7 月 13 日，省政府下发《关于进一步加强血吸虫病防治工作的意见》，省财政增拨了血防专项防治经费；7 月 30 日，省政府召开全省血吸虫病防治工作会议，省政府与南京、扬州、镇江 3 市政府主要负责人签订了《血防工作目标管理责任状》，确定了 3 个重点市到 2008 年在血吸虫病疫情控制、查螺灭螺、人畜查治病、改水改厕及血防经费投入等方面的目标任务。省卫生厅、省发展改革委、财政厅、农林厅、水利厅和林业局制定了《江苏省预防控制血吸虫病中长期规划》，同时，组织制定《江苏省血吸虫病防治综合治理重点项目规划》。加大查螺灭螺工作力度，控制急性血吸虫病感染病人。全省有 567 个乡镇5 594 个行政村开展了查螺工作，共投入查螺工日 63.9 万个，查螺面积 7.08 亿平方米。实有钉螺面积7 882万平方米，阳性钉螺面积2 130万平方米。当年全省共报告急性血吸虫病本地感染病例 39 例。

结核病防治年度任务顺利完成。9月 3 日，省政府召开全省结核病防治工作电视电话会议。省卫生厅下发《关于切实加强结核病防治工作的通知》。各地抓住提高传染性肺结核病人的发现率和治愈率这两个关键环节，充分利用现有医疗卫生资源，建立健全医疗机构与疾病预防控制机构职责明晰、互相配合的协调工作机制，进一步明确了各级各类医疗机构、疾病预防控制机构、基层卫生服务机构和卫生监督机构在结核病防治工作中的职责，在二级以上综合性医院检验科把痰涂片检查作为必检项目；所有乡镇中心卫生院、有条件的乡镇卫生院增设痰涂片检查点，对接诊的肺结核可疑症状者进行痰涂片检查。当年全省登记治疗新发涂阳肺结核病人 20 034 例，病人发现率 64.5%，达到卫生部下达的当年新发涂阳肺结核病人发现率的目标，病人治愈率 87.9%。在第二轮 CIDA—WHO 结核病控制项目实施中，23 个项目县(市、区)共登记治疗传染性肺结核病人8 600例，超额完成项目年度计划，病人治愈率为 88%。

2004 年初，我国周边一些国家和地区，特别是国内部分省份发生禽流感疫情，省卫生厅高度重视人间禽流感的预防控制工作，出台了《江苏省突发人间禽流感疫情应急预案》等技术方案。各地切实加强人间禽流感的监测，组建应急队伍，提高实验室检测能力，部署禽流感防治知识全员培训，编写了禽流感防治培训教材，并广泛开展宣传教育，同时，将各级流行性感冒监测哨点医院作为人间禽流感监测医院，开展日常的人间禽流感疫情监测工作，做到早发现、早报告、早隔离、早治疗。省疾控中心建立了省级人间禽流感检测实验室，开展人间禽流感实验室检测。

4月下旬，针对北京和安徽出现的传染性非典型肺炎疫情，立即启动非典疫情应急预案，坚持疫情日报告、零报告和值班制度，开展专业技术人员系统强化培训，落实非典疫情网络直报，开展非典防治工作督查，确保非典防治各项工作落到实处。

认真做好突发疫情的处理工作，及时组织和调查处理各类突发疫情。常熟市和丹阳市分别发生流感暴发疫情，南京市浦口区发生甲肝暴发疫情以及扬州、南通、宿迁、苏州等地发生麻疹、流行性腮腺炎等暴发疫情，盐城东台市发生轻型急性呼吸道感染症暴发疫情，省卫生厅立即组织专家深入现场调查处理，指导当地迅速采取预防控制措施，及时治疗病人，加强疫情监测，有效控制了疫情蔓延。以霍乱为重点的肠道传染病预防控制措施继续得到有效落实，肠道传染病疫情保持平稳态势。

计划免疫工作在实现无本土脊髓灰质炎的基础上，加强了对薄弱地区的检查督导和相关疫情的调查处理，组织对各市计划免疫和无脊灰证实工作进行了专项技术评估。利用全国儿童预防接种宣传日契机，做好免疫规划的宣传培训，加强生物制品管理，规范预防用生物制品的供应。在全省组织开展了计划免疫审评和流动儿童普查工作，制订下发“江苏省流动儿童计划免疫接种率调查方案”，加强对学校其它免疫针对传染病的监测，积极采取相关措施，控制麻疹等暴发疫情，与省教育厅共同制定了《江苏省学校卫生防疫与食品卫生安全行政责任追究办法(试行)》。

按照《2000～2010年江苏省慢性非传染性疾病预防控制工作规划》，4个省级慢性病防治试点均完成社区诊断报告和综合防治规划，并有计划地开展了高血压、脑卒中、糖尿病、肿瘤等主要慢病发病的干预试点活动。9个肿瘤高发县和1个肿瘤低发县进一步完善恶性肿瘤登记和报告工作，报告数据和质量明显提高，相关的干预措施按照肿瘤防治方案的要求进一步得到落实，恶性肿瘤高低发地区肿瘤病因差异分子流行病学研究进展顺利。召开全省牙防工作会议，牙病防治工作逐步纳入各市疾病控制工作体系，改选了新一届省牙病防治技术指导组。通过开展慢性病防治宣传活动，强化各类人群的健康教育与健康促进，在部分社区推广应用慢性病预防控制适宜技术。

公共卫生技术服务管理工作得到进一步加强。从2002年9月开始的全国“中国居民营养与健康状况调查”，经过历时近两年的对5 995户18 927人的询问调查、医学体检、实验室检测和膳食调查，完成全省“居民营养与健康现状抽样调查报告”。调查显示，本省居民营养与健康状况得到很大提高。继续在无锡、南通、扬州、淮安、苏州、镇江等地组织食品污染物监测工作，逐步建立适合本省实际的食品污染物监测体系。按照《职业病防治法》及其配套法规的要求，制定下发与之相适应的职业病诊断和职业卫生服务机构资质审批工作程序等配套文件，认真开展职业卫生技术服务机构、职业健康检查机构和职业病诊断机构的资质认定工作，举办培训班，提高相关人员的法制水平和技术能力，依法开展职业病的诊断、鉴定工作。

认真落实地方病、寄生虫病各项防治措施。建立健全疫情报告制度，及时掌握各地疫情并采取防治对策。加强对疟疾高发地区的指导，落实春季休根和流行季节预防服药。组织对镇江(含所辖县市)、姜堰市进行基本消灭疟疾的达标考核验收，对太仓、启东、宝应和丰县4县(市)进行有效控制肠道线虫病的考评。继续在全省开展肠道蠕虫化疗驱虫服药，完成全国人体重要寄生虫病现状调查。加强丝虫病疫情监测，在重点地区设点监测20 108人，总感染率降至5%以下。

加强对全省碘盐加工、批发生产经营单位及居民户食用碘盐的监测，碘盐合格率保持在较高水平。继续对碘盐覆盖率较低的重点地区开展碘盐干预活动，提高碘盐覆盖率。建立降氟改水工程监测网络，开展降氟改水工程水源水氟含量调查。

(赵勇进　吴红辉　夏震华)

【加强疾病预防控制体系建设】 根据江苏省突发公共卫生事件应急防治体系建设总体规划和省市县疾病预防控制机构建设标准、信息网络系统建设意见等有关要求，全省13个市均制定了市级公共卫生体系建设规划，包括信息网络、疾病控制、医疗救治和卫生监督四大体系在内的全省突发公共卫生事件应急防治体系逐步形成。为支持经济欠发达地区公共卫生体系建设，省安排1.6亿元用于支持苏北5市和32个财政转移支付县的疾病控制和医疗救治机构的仪器设备添置。

2004省财政厅下达了省本级疾病控制体系建设经费预算4 000万元。截至到年底，省本级疾病预防控制机构(省疾病预防控制中心、省血吸虫病防治研究所)的建设进展顺利。13个市级疾病预防控制机构中，泰州、宿迁、徐州、苏州4市疾控中心工作用房建设已建成并投入使用，无锡、南通、盐城、镇江4市疾控中心工作用房建设顺利。106个县(市、区)疾病预防控制机构中，竣工4个，在建8个(苏南5个、苏北3个)，立项但未开工14个(苏南6个、苏中4个、苏北4个)。截至到年底，市、县两级疾病预防控制机构建设完成投资4.8亿元，其中政府投入2.76亿元(苏南2.04亿元、苏中0.4亿元、苏北0.32亿元)，建设单位自筹资金2.04亿元。

(吴红辉　葛　均)

【法定传染病疫情报告】 从2004年开始，全国法定管理传染病全面实行网络直报。江苏省从2004年1月起全面实行以法定传染病个案报告为基础的疫情网络直报。截止年底，在全省2 677家医疗卫生机构中，有2 373家具备了网络直报条件，占88.64%，其中县及县以上医疗卫生机构具备网络直报条件的占97.79%，乡镇级医疗卫生机构具备网络直报条件的占88.64%。

全省报告甲、乙类传染病19种，发病总数153 232例，死亡383人，发病率为206.54/10万，死亡率为0.52/10万，病死率为0.25%。发病数居前五位的病种依次为：肺结核、肝炎、淋病、痢疾、梅毒，占发病总数的96.18%。死亡数居前五位的病种依次为：狂犬病、肺结核、肝炎、艾滋病、出血热，占死亡总数的93.21%。病死率居前五位的病种依次为：狂犬病、艾滋病、新生儿破伤风、乙脑、流脑。全省甲、乙类传染病发病率与上一年度相比上升46%，发病上升的的病种主要有：新生儿破伤风、钩体病、猩红热、梅毒、痢疾、百日咳、肺结核。通过与近三年发病趋势进行比较，2004年全省甲、乙类传染病的发病趋势与往年基本相近，总体发病水平保持在正常范围内。2004年全省没有发生大的传染病暴发流行，但部分传染病如痢疾、麻疹等在个别地区出现小型暴发点。

（吴红辉　葛　均）

【传染性非典型肺炎防治】　2004年，全省卫生部门继续把传染性非典型肺炎防治放在重中之重的位置。元旦前后，广东省再次报告发现非典病例。在1月初召开的全省卫生工作会议上，省卫生厅对做好非典防治工作提出了明确要求。之后，全省卫生部门认真落实非典防治工作预案，坚持完善非典防治组织指挥和工作运行机制，健全疫情监测报告网络，开展非典早期预警症状监测，严格执行非典疫情日报告、零报告制度和值班制度，在巩固防治成果方面做了大量工作。

4月22日晚，卫生部紧急召开全国卫生系统电视电话会议，通报北京发现非典疑似病例等情况，并具体部署了卫生系统防治非典型肺炎工作。会后，省卫生厅立即研究贯彻意见，并将有关情况向省政府作了汇报。4月23日下午，省卫生厅召开全省卫生系统防范突发公共卫生事件紧急电视电话会议，周珉厅长传达了卫生部紧急会议精神，对非典等重大传染病防治以及突发公共卫生事件的应对进行了全面部署。同时，全省再次启动非典疫情日报告、零报告制度和24小时值班制度。4月24日下午，省政府召开省长办公会议，专题研究预防非典工作。会议听取了省卫生厅的汇报。梁保华省长提出了四点要求：一是高度重视，加强领导。二是重在预防，完善预案。三是严密监控，狠抓落实。四是依靠群众，科学防治。会议同意建立省非典防治工作协调小组，由王湛副省长负责，省有关部门参加。4月25日下午，王湛副省长主持召开省非典防治工作协调小组第一次会议，对非典防控工作提出明确的要求。4月26日，省卫生厅黄祖瑚副厅长对省疾控中心非典防治工作进行了专项督查。4月27～28日，根据省非典防治工作协调小组的安排，省卫生厅与省教育厅、省交通厅、省旅游局共同组成督查组，分别对南京、淮安、徐州三地的非典防治工作进行专题督查。4月29日下午，王湛副省长带队前往南京市鼓楼医院、南京火车站，实地检查非典防治工作落实情况。检查结束后，王湛副省长听取了3个督查组的情况汇报。督查情况表明，各地按照省委、省政府的部署，进一步完善非典防治工作方案和应急预案，加强发热病人监测和口岸、交通卫生检疫，严格执行疫情日报告、零报告制度，适度启动相关防控措施，严防非典病例传入和扩散，各项工作措施得到较好落实。4月29日，省政府办公厅发出《关于切实做好近期安全和疾病预防控制工作的紧急通知》。

4月下旬，省卫生厅会同地方卫生部门积极、稳妥地处置了几起与非典相关的事件。包括及时组织对安徽的非典病例标本进行实验室检测，及时处置南京农业大学1位学生、南京军区总医院1位病人、东南大学1位发热病人等数起与非典防控有关的事件。全省未发现传染性非典型肺炎病例。按照卫生部要求，自6月3日起，暂停执行非典值班和疫情零报告、日报告制度，非典防治转入日常工作。

11月，为防止冬春季节非典疫情反复，预防人禽流感疫情和流行性感冒大流行的发生，省卫生厅下发《2004～2005年冬春季江苏省传染性非典型肺炎及流感防治工作方案》。当年全省未发现非典和人禽流感病例，也未发生流感大流行。

从1月起，在全省13个市选择43所县及县以上医院开展传染性非典型肺炎早期预警症状监测。全年52周共报告监测门诊就诊病例5 797 421例，发热呼吸道病例164 307例，发热肺炎病例8 179例，未发现初诊非典预警病例，更未发现符合非典预警指标的情况。4月起，按照卫生部要求，在做好非典早期预警症状监测和流感监测工作的基础上，开展了不明原因肺炎病例监测工作。全省通过传染病网络直报系统共报告不明原因肺炎病例11例，报告时间集中在4、5两月，后经流行病学调查，并组织专家会诊，均被排除。（吴红辉　葛　均）

【人间禽流感防控】　2004年初，高致病性禽流感疫情在周边国家和地区出现流行，国内一些地方也出现了高致病性禽流感疫情。省卫生厅按照省委、省政府及卫生部的部署，把禽流感防治放在十分重要的位置来抓。1月15日，省卫生厅发出紧急通知，要求各地密切关注境内外疫情动态，并将省级流行性感冒监测哨点医院确定为人间禽流感监测医院，开展日常的人间禽流感疫情监测工作。与此同时，迅速通过新闻媒体主动开展宣传教育，引导群众养成良好的卫生习惯，避免不必要的恐慌。

春节期间，省卫生厅紧急出台了《江苏省突发人间禽流感疫情应急预案》和《人间禽流感实验室检测技术方案》、《与禽流感病禽密切接触人员防护指导原则》、《人间禽流感诊治方案》等技术方案，及时转发了卫生部有关文件和规范，包括《人禽流感诊疗方案(试行)》和《人禽流感疫情预防控制技术指南(试行)》等。组织专家编写了禽流感防治专门培训教材，并举办了禽流感防治师资培训班，对各市专家组、疾控中心、定点收治医院和厅直医疗单位的200多名专业技术人员进行专题培训。在省疾控中心建立了省级人间禽流感检测实验室。各地卫生部门加强与农林部门的沟通，组建应急队伍，并确定了集中收治医院，随时应对可能出现的禽流感疫情。2月初，省卫生厅成立了由周珉厅长任组长的高致病性禽流感应急工作领导小组，下设机构与厅非典型肺炎防治领导小组办公室和各工作组合署办公。2月6日，召开全省卫生系统禽流感防治工作电视电话会议，传达贯彻全国卫生系统防治高致病性禽流感工作电视电话会议和全省高致病性禽流感防治工作会议精神，专题部署卫生系统的禽流感防治工作。各地卫生部门按照省卫生厅的部署，重点加强日常疫情监测和技术能力储备，把发热呼吸道病例、发热肺炎病例、非典预警病例的监测和人间禽流感病例的监测工作紧密结合起来，强化监测哨点的日常工作，及时掌握疫情动态，认真落实医务卫生人员的全员培训，健全应急处理机制和应急队伍，做好收治病人的各项准备。同时，加强与农林、检验检疫等部门的信息沟通，进一步加强食品卫生监督管理工作，建立以农贸市场为重点的食品卫生巡查制度，开展禽类及其制品的专项食品卫生检查。广泛开展健康教育和爱国卫生运动，提高群众的自我保健意识和能力。全省未发现高致病性禽流感疫情和人感染高致病性禽流感疫情。

(吴红辉　葛　均)

【开展计划免疫工作审评】 根据卫生部要求，省卫生厅组织16个组在全省开展了计划免疫综合审评工作。根据卫生部确定的调查县，结合本省实际，确定了16个调查县，分别为六合区、宜兴市、沛县、邳州市、虎丘区、太仓市、如皋市、赣榆县、淮阴区、滨海县、东台市、高邮市、兴化市、宿豫区、新北区、扬中市，3个综合审评县为徐州市的邳州市、扬州市的高邮市、泰州市的兴化市。10月14日～21日，各调查组分赴各调查县进行入户调查。结果显示，一是儿童计划免疫常规免疫接种率保持在较高水平，发病率保持在较低水平。通过对全省10 112名0～3岁儿童调查，各种计划免疫疫苗(包括乙肝疫苗)的基础免疫合格接种率均在95%以上；乙肝疫苗的首针及时率也由实施计划免疫前的75%上升到85%以上；四苗合格接种率为93.23%。保持无脊髓灰质炎状态，白喉已连续16年无病例报告，其它疾病保持在卫生部规定控制指标以下，但麻疹发病出现反复。二是计划免疫管理更加规范与完善。以乡(镇、街道)为单位规范化接种门诊达标率为93%。97.4%的乡镇实行儿童计划免疫保偿制，89.3%的0～7岁儿童参加了计划免疫保偿。全省儿童计划免疫计算机网络化管理已达43.2%，计划免疫各种资料的管理、归档更加规范。有54.1%的乡、镇开展了按日、周、旬的免疫门诊接种工作，计划免疫相关疫苗接种的及时率有了很大提高。三是计划免疫接种不良反应的监测与防范工作得到全面落实。在全省范围内实施了免疫预防接种反应月常规报告制度和预防接种前告儿童家长书知情同意的工作，下发了江苏省疫苗免疫预防指导性意见、脊灰疫苗相关病例报告与鉴定工作规范。四是消灭脊灰活动进一步得以巩固。继2000年通过国家无脊灰证实后，进一步强化消灭脊灰的各项措施，开展消灭脊灰强化免疫活动，重点加强AFP病例主动监测和输入病例的防范工作，AFP病例报告率保持在较高水平。五是疫苗冷链管理得到加强。计划免疫冷链系统自80年代中期建立，2001年全面改善与更新各级冷藏设备。乡级通过计划免疫保偿制所筹集到的经费，更新冰箱和冷藏包，省卫生厅自2002年起每年提供50万元更新经费对县级及以上单位的冷库进行更新，累计有35家县疾控中心更新了冷库，基本保证了计划免疫疫苗冷链系统的正常运转。

审评中也发现了一些问题。一是计划免疫管理还存在薄弱地区和薄弱环节，部分地区新生儿乙肝疫苗首针接种未能在各医院产房落实，有些县2003年乙肝疫苗首针及时率仅在50%左右。二是计划免疫工作经费投入严重不足。有的县多年财政无投入，乡一级多数单位无投入，基层单位不得不将很多精力用于创收上，影响工作质量，工作任务难以很好落实。三是流动儿童难于管理。四是计划免疫专业队伍的建设不能适应新形势的需要。在被调查的52所乡防保所中，高中及以下学历的业务人员仍有27.5%，平均每1万人口中只有1.05个防保人员，难以应付繁重的计划免疫工作。五是计划免疫管理体制有待进一步完善。

(吴红辉　葛　均)

【结核病防治工作】 全省认真组织实施《全国结核病防治规划(2001～2010年)》和《江苏省结核病防治规划(2002～2005年)》，加强组织领导，广泛宣传发动，积极推行现代结核病控制策略，防治工作取得新进展。9月3日，国务院召开的全国结核病防治工作电视电话会议结束后，江苏省政府及时召开全省结核病防治工作电视电话会议，各市、县(市)设76个分会场，共有1 900多人收听收看了会议。副省长王湛就认真贯彻全国会议精神，进一步做好结核病防治工作提出明确要求。9月28日，卫生部副部长王陇德就江苏省结核病防治工作情况致函副省长王湛。在收到来信以后，王湛明确指示："王陇德副部长来信既肯定了我省结核病防治工作取得的进展，也指出了工作中存在的问题，并对今后一个阶段结核病防治工作提出了明确要求。请省卫生厅结合贯彻全国、全省结核病防治工作会议精神，对王副部长所提的工作要求抓好贯彻和落实"。9月28日，省卫生厅召开厅长办公会议，专题研究加强结核病防治工作的相关措施。10月9日，省卫生厅下发《关于切实加强结核病防治工作的通知》(苏卫疾控〔2004〕48号)。10月12日，省卫生厅召开全省卫生系统结核病防治工作电视电话会议，全省各市、县(市、区)卫生行政部门主要领导和乡镇卫生院以上医疗卫生机构有关负责人共3 000多人收听收看了会议。全省从几方面入手，进一步加强结核病防治工作：

一是开展全方位的结核病防治宣传。通过广播、电视、报刊、互联网等传播媒介，定期开展多种形式的结核病防治知识宣传；在学校、流动人口以及被羁押和监管人员等特殊重点人群中，广泛宣传结核病的常见症状、传播途径、防治知识和国家制定的政策措施，引导群众一旦发现可疑症状及时就诊和治疗。同时，结合全省公共卫生体系建设，努力健全省、市、县三级结核病防治网络；通过举办培训班和开展网上培训等多种形式，加强各级专业人员的结核病防治技术培训，全年共完成10余万人次在职卫生人员专题培训和200多人次的省级师资培训，下发2万多册自编的《结核病防治实用手册》。

二是健全医防协调机制。以提高病人发现率为突破口，建立健全医疗机构与疾病预防控制机构协调工作机制。把痰涂片检查作为发现传染性肺结核病人的主要方式，全省二级以上综合性医院全面开展痰涂片检查；所有乡镇中心卫生院和有条件的乡镇卫生院增设痰涂片检查点，对接诊的肺结核可疑症状者进行痰涂片检查，最大限度地发现涂阳肺结核病人。疾病预防控制机构充分利用网络报告系统，对未转诊到位的网络报告病人进行追踪。严格实施短程督导化疗，加强对传染性肺结核病人的规范治疗和管理。当年，全省确定结核病定点住院治疗机构77家、门诊诊疗机构101家、痰检点1 031个。

三是对重点地区进行重点督导。在卫生部的支持下，10月起在省内20多个经济薄弱县实施了CIDA—WHO结核病控制项目。这一项目的实施，推进了经济薄弱地区的结核病防治工作，并对其它地区全面实施现代结核病控制策略产生了积极的促进作用。同时，进一步加强督导检查，2004年组织对5个重点市进行了专项督导，年底组织开展了以结核病为重点的重大传染病防治工作检查，帮助各地分析情况，解决问题。

四是加强组织领导，落实防治工作经费。全省各市均成立了结核病防治工作领导小组。围绕全省结核病防治目标，各地认真制定防治规划和年度计划，层层分解任务，确保责任到位、措施到位。按照省政府要求，各地设立了结核病防治专项经费并列入财政预算。同时，各地依法加强监督检查，重点检查结防规划落实情况；医疗机构落实病人痰检、报告、诊断和规范化督导化疗情况；疾病预防控制机构落实疫情管理、病人追踪、技术培训和工作督导情况；乡镇卫生院和社区卫生服务机构落实疑似病人转诊、病人追踪调查和化疗督导情况。

12月14日，卫生部和世界卫生组织在陕西省西安市召开了中国结核病防治高层研讨会。应卫生部副部长王陇德的邀请，副省长王湛出席会议。省卫生厅副厅长黄祖瑚在会上介绍了江苏省结核病防治工作的进展和面临的挑战。

2004年，全省登记治疗新发涂阳肺结核病人20 034例，完成了卫生部下达的18 630例年度任务；病人发现率为64.5%，实现了卫生部确定的60%的发现率年度目标；病人治愈率为87.9%，实现了规划目标。在CIDA－WHO结核病控制项目第二轮实施期间(2003年10月至2004年9月)，省内23个项目县(市、区)共登记治疗传染性肺结核病人8 600例，完成项目计划(8 215例)的104.7%，病人治愈率达88%，其中新发涂阳肺结核病人治愈率达92%。

(吴红辉　夏震华)

【艾滋病防治工作】　2004年初，胡锦涛总书记和温家宝总理对艾滋病防治工作作出重要批示。国务院专门成立了由吴仪副总理任主任的国务院防治艾滋病工作委员会，并印发了《国务院关于切实加强艾滋病防治工作的通知》(国发〔2004〕7号)。4月6日一7日国务院在北京召开了全国艾滋病防治工作会议，吴仪副总理发表了题为“抓住时机，积极探索，全面推进艾滋病防治工作”的重要讲话。

江苏省委、省政府认真贯彻全国艾滋病防治工作会议精神，省委书记李源潮、省长梁保华在听取了全国会议情况汇报后，及时作出批示，李书记批示：“艾滋病大面积传播后果极为严重，当前江苏正处在阻断和遏制艾滋病大面积扩散的关键时期，一定要全民动员和教育，全面预防和干预，全力以赴地控制传染源，保证江苏人民群众及下一代的身体健康和生命安全。请省政府切实按党中央、国务院的部署抓紧这项工作”。梁省长批示指出：“要高度重视艾滋病防治工作，全面推进预防和干预工作，切实落实救治关怀措施，努力形成政府主导、社会参与的有效防控机制，坚决遏制艾滋病在我省蔓延”。6月7日副省长王湛主持召开省有关部门负责同志联席会议。7月26日省长梁保华主持召开省政府第35次常务会议，专题研究艾滋病防治工作。7月30日，省政府印发《关于切实加强艾滋病防治工作的意见》(苏政发〔2004〕74号)。省卫生厅、省财政厅制定下发了艾滋病免费自愿咨询检测和免费抗病毒治疗实施办法。7月31日，省政府在南京召开全省艾滋病防治工作会议，传达全国艾滋病防治工作会议精神，全面部署艾滋病防治工作任务与措施。一是认真做好疫情监测报告工作。加强监测和报告信息网络建设，大力开展高危人群流行病学调查，准确掌握艾滋病病毒感染者和患者数量、疫情变化阶段性情况和流行趋势。二是广泛开展艾滋病防治知识宣传教育。坚持以村镇、社区、学校以及高危人群集中的公共场所为重点，开展全方位的宣传教育活动，使艾滋病防治知识家喻户晓。三是进一步加大对高危行为的干预力度。在严厉打击贩卖、吸食毒品和卖淫嫖娼等违法犯罪行为的同时，对重点人群采取必要的行为干预措施，在高危人员集中的公共场所投放安全套，并逐步开展美沙酮替代治疗等试点。加强血液及其制品的管理，杜绝艾滋病病毒经采供血途径传播和医源性传播。四是切实加强对艾滋病患者的救治与关怀。各省辖市指定一家具备条件的医疗机构，及时、有效地救治艾滋病病毒感染者和患者。认真执行“四免一关怀”政策，真正把党和政府的关怀落实到每位感染者和患者身上。

2003年12月省十届人大常委会第七次会议对《江苏省艾滋病防治条例(草案)》进行了初审，2004年8月20日，省十届人大常委会第十一次会议审议通过了《江苏省艾滋病防治条例》，并于2004年12月1日起施行，使全省艾滋病防治工作步入法治化轨道。

11月18日，省政府成立了由副省长王湛任主任，省各有关部门负责同志参加的省政府艾滋病防治工作委员会，负责研究解决防治工作中的重大问题。各地认真贯彻省政府《关于切实加强艾滋病防治工作的意见》，层层召开艾滋病防治工作会议，成立艾滋病防治工作委员会(领导小组)，研究制定加强艾滋病防治工作的实施意见和相关政策，落实专项防治经费。

12月1日第17个“世界艾滋病日”前后，全省各地掀起了预防控制艾滋病宣传热潮。11月25日，省卫生厅主持召开宣传贯彻《江苏省艾滋病防治条例》新闻发布会。11月27日，省政府艾滋病防治工作委员会办公室会同南京市艾滋病防治工作委员会在南京市鼓楼广场举行江苏省暨南京市艾滋病防治大型主题宣传活动。12月1日，副省长王湛等领导同志视察了南京市第二医院和省疾病预防控制中心，慰问从事艾滋病防治工作的医务卫生工作者，并看望住院治疗的艾滋病患者。从12月1日起，全省范围内的艾滋病免费自愿咨询检测工作正式展开。各级疾病预防控制中心组建的艾滋病高危人群干预工作队，也深入到公共娱乐场所开展艾滋病防治知识宣传和行为干预。

2004年，全省报告发现艾滋病病毒感染者246例，其中报告艾滋病病人59例。全省历年累计报告发现艾滋病病毒感染者681例，其中艾滋病病人132例。艾滋病疫情已波及全省13个市的71个县(市、区)。报告的艾滋病毒感染者人数目前居全国第16位，全省处于低流行状态。 (吴红辉 夏震华)

【血吸虫病防治工作】 全省71个血吸虫病流行县(市区)中，有567个乡(镇、场)5 594个行政村开展了查螺工作，共投入查螺工日63.896 0万个，查螺面积7.084 6亿平方米。期内有螺县37个，有螺乡142个，有螺村443个，其中新发现有螺村1个；期内实有钉螺面积7 882.127 7万平方米，其中江湖滩7 395.887 0万平方米、内陆406.519 1万平方米、山区79.721 6万平方米，江湖滩钉螺面积占钉螺总面积的93.83%。期内实有阳性钉螺面积2 130万平方米，较上年减少了2%，初步遏制了阳性钉螺连年增长的势头。阳性钉螺面积分布在17个县(市、区)，43个乡镇，90个行政村。

全省查病51.975 4万人，查病人数较上年增加31.97%；期内查出各类血吸虫病人481人，包括上年未治病人145人，较上年减少39.95%。期内实有病人626人，其中急性血吸虫病人39例，慢性病人486例，晚期病人101人；急性血吸虫病例116例，较上年降低86.38%。实际治疗病人482例，扩大化疗11 701例。检查各类家畜1.855 0万头，较上年增加27.91%，共查出病畜35头，全部病畜均给予了治疗，并对重疫区的家畜进行了扩大化疗3 363头(其中牛1 635头)。

5月28～30日，以水利部陈雷副部长为组长，由卫生部、农业部、林业部、教育部和长江水利委员会等国务院血防领导小组成员单位的有关负责同志和专家组成的国务院血吸虫病春查组，检查了全省血吸虫病防治工作开展情况。检查组先后察看了南京市高淳县水阳江、栖霞区便民河血防护坡和扬州市高邮新民滩清障垦植灭螺工程等血防现场。以上血防综合治理工作，包括水泥护坡、人畜查治和管理、药物灭螺、健康教育和监测等内容。工程的实施取得了水利行洪、血防灭螺、群众收益的多种效果。血防工作模式从传统的“消耗型”转变为“开发效益型”。国务院检查组对江苏的血防工作给予了充分肯定。同时对下一步工作提出如下意见和建议：一是抓好全国血防工作会议的贯彻落实。二是建立高效协调的联防联控、群防群控的血防工作机制。加强省际和市县之间、部门之间的协调配合；进一步落实血防责任制，加大监控力度。三是加大综合治理力度，充分发挥各有关部门的作用，重点抓好传染源、传播途径和易感人群三个环节。四是抓紧制定和完善血防中长期规划以及农业、水利、林业、卫生四个专项防治规划，落实好综合治理项目。五是加强科学防治和健康教育。六是加强基层血防机构、队伍和血防能力建设。七是对血防工作成功的经验和做法加以总结和推广。发挥江苏的技术优势，加强对血防新技术、新方法、新措施和相关政策的研究，不断探索新的血防工作机制。八是在实施南水北调工程时重视对血吸虫病的防范，加强监测，加强研究，积极采取必要的防范措施。

7月30日，省政府在南京召开全省血吸虫病防治工作会议。省卫生厅周珉厅长代表省血地防领导小组传达了国务院召开的全国血防工作会议精神，省发展改革委、财政厅、农林厅、水利厅负责同志就如何做好本系统的血防工作作了专题发言；南京、扬州、镇江市政府负责同志根据省政府确定的血防工作中长期目标和任务，介绍了各自的工作打算。省政府王湛副省长和南京市陈家宝常务副市长、扬州市王燕文代市长、镇江市许津荣市长分别代表省政府和3市政府签订了血防管理工作目标责任状。王湛副省长对今后一个时期的血防工作作了具体部署：一是认真实施综合治理重点项目。二是切实加强重点环节的防治工作。三是逐步完善血防经济政策。四是大力推进血防队伍建设和科技创新。五是进一步加强对血防工作的组织领导。7月30日省政府下发《关于进一步加强血吸虫病防治工作的意见》。（蔡　刚）

【碘缺乏病防制】　2004年碘缺乏病防制工作以建立可持续消除碘缺乏病机制为中心，狠抓碘盐监测和人群碘营养监测，认真开展碘缺乏病防制知识培训和健康教育，防制工作取得了显著成效。

一是开展碘盐监测。对照《全国碘盐监测方案》的要求，省疾控中心及时修改《江苏省碘盐监测方案》，并于4月份举办碘盐监测培训班。各地于4月份开始执行新方案。全年监测结果如下：居民户层次监测：全省共检测盐样25 461份，非碘盐率1.67%、碘盐覆盖率98.33%、碘盐合格率98.53%、合格碘盐食用率96.91%。全省应监测县（区）共105个，实际报告102个县（区），监测覆盖面为97.14%。生产层次：全省共检测917批，合格911批，批质量合格率为99.34%。半定量检测：全省共检测38 515份，其中有碘率达98.49%，徐州部分高碘地区半定量检测1 050份盐样，不变色份数995分，无碘率为94.7%。

二是田湾核电站周围儿童甲状腺肿患病率调查。为积累田湾核电站周围人群的健康背景资料，掌握核电站运行后周围不同距离范围内居民与核辐射相关疾病的变化情况，省疾控中心与连云港市疾控中心合作，开展了儿童甲状腺肿患病的现状调查。基础调查2 000余儿童的甲状腺肿大情况，并收集了200余人的尿样。

三是开展碘缺乏病健康教育工作。各地采取日常宣传和主题宣传相结合的模式，广泛开展了碘缺乏病健康教育。继续落实好“上一堂碘缺乏病健康教育课、写一篇作文、检测一次食盐碘含量、向家长发放一次宣传单和收集一个碘盐包装袋”等“四个一”活动。各地普遍开展了碘缺乏病宣传日活动，省疾控中心与南京市疾控中心、南京市盐务管理局联合在鼓楼广场开展了“使用碘盐，保护儿童智力发育”义诊和咨询活动，300余人现场接受了咨询。省卫生厅、省教育厅和省盐务管理局共同举办了全省小学生“食用加碘盐与防治碘缺乏病”作文竞赛。省疾控中心于9月在南京举办了“碘缺乏病最新研究进展和健康促进”培训班。

（王培桦　田增喜）

【疟疾防治工作】　全省共报告疟疾病例675例，发病率为0.096/万，比去年上升5.48%。其中，报告本地疟疾病例506例，比去年上升2.96%；报告外来输入病例169例，比去年上升13.01%。13个省辖市发病率均低于1/万，但徐州市疫情出现明显上升，当年报告疟疾162例，比上年（69例）明显上升。睢宁、邳州、铜山等市（县）疫情呈大幅度上升。睢宁县1998年至2002年病例报告数连续4年上升幅度在50%以上，当年又出现暴发点并大幅上升了312.50%；邳州、铜山市也发生暴发点，病例报告数比上年分别上升69.23%和480.00%。由于发现早、控制及时，未出现局部暴发流行，但有扩散蔓延的趋势。全省106个县（市、区）中仅泗洪县发病率超过1/万。泗洪县报告本地病例144例，发病率1.86%，比上年下降22.99%。全省已连续17年无本地感染的恶性疟病例，仅有3例国外输入的恶性疟病例报告，其中1例死亡。

组织春季休根4 502人，流行季节预防服药7 462人，现症病人治疗636例。由于继续实施了报病奖励措施，并对漏报、漏检者实行经济处罚，当年疫情报告和血片送检情况比上年明显好转。全省共血检本地居民271 700人次，查出阳性269例，阳性率0.10%；血检外来务工人员15 814人次，查出阳性131例，阳性率0.83%。省疟疾中心镜检共复检乡（镇）卫生院已检阴性血片6 164张，复检阳性血片337张，未发现漏诊和误诊。8月组织开展了全省疟疾防治工作检查和寄防工作考核。本次检查共走访52个乡（镇）104个村，走访群众1 500余户近8 000人，共发现2003年疟疾病人9例、2004年疟疾病人11例。9月上旬，江苏省接受了以山东省牵头的苏、鲁、豫、皖、鄂疟疾联合检查组对盱眙、邳州两县的疟防工作检查。

11月，省卫生厅成立省基本消灭疟疾达标考核组，分别对镇江市和姜堰市基本消灭疟疾工作进行了考核。确认镇江市以地级市为单位达到部颁基本消灭疟疾标准，姜堰市也通过达标考核。至此，全省基本消灭疟疾达标县（市、区）已达53个，地级市2个。

根据全省疟区分布，在疫情不稳定地区、中华按蚊单一媒介地区、流动人口较集中地区共设立16个监测点。监测区覆盖总人口约1 400余万，报告疟疾病例285例，平均发病率0.20/万，比上年上升14.53%。其中，嗜人按蚊及毗邻地区监测区包括浦口、六合、盱眙、睢宁、洪泽、仪征、泗洪等7个县（市、区），上报病例262例，平均发病率0.67/万，比上年上升16.24%。该地区报告病例占全省病例报告总数的50.28%，发病率比全省发病率高9.68倍。流动人口较集中地区监测区包括无锡、常州2市城郊区和张家港市，中华按蚊地区监测区包括赣榆、阜宁、靖江、海安、丹徒、武进等6个县（市、区），上报疟疾病例55例，平均发病率0.06/万，与上年上升18.43%。

（王伟民　田增喜）

【地氟病防治工作】　2月，在徐州召开省地氟病防治工作年会。与会同志认真将1983～1985年全省地氟病普查和2001年沿海地氟病重点调查资料进行了核查，进一步摸清地氟病在本省的流行范围、病区程度，特别是地氟病在本省沿海、部分地（矿）区流行情况；对饮水氟含量超过1.0mg/L的地区重新进行了病区确认；在此基础上建立了全省地氟病地理信息系统（GIS）。严格按照《江苏省降氟改水工程水源水氟含量监测方案》要求，开展降氟改水工程水源水氟含量监测工作。4月份（枯水期）全省共采集850份水样，总超标率18.47%，其中徐州丰县水氟超标率为53.85%、沭阳超标率35.57%、铜山超标率为33.33%。9月份（丰水期）共采水样902份，总超标率为17.29%，与枯水期基本一致。超标率列前三位是睢宁、丰县和贾汪区，分别为55.56%、53.97%和33.33%。

依照卫生部《全国地方病氟中毒重点监测方案》要求，完成了国家地方性氟中毒重点监测点铜山、东海、泗洪县和省流动监测点沭阳、赣榆县的地氟病病情及预防措施效果的监测工作。监测结果显示：东海县枯水期饮水氟含量为0.97±0.03mg/L（10份样品），丰水期水氟含量为0.61±0.01mg/L（10份样品）；8～12岁5个年龄组儿童的尿氟含量分别为1.51±0.85mg/L（8份）、1.09±0.40mg/L（10份）、1.50±0.75mg/L（10份）、1.07±0,94mg/L（9份）、1.46±0.70mg/L（8份）。8～12岁儿童氟斑牙患病率分别为31.25%、50.00%、43.75%、52.38%、33.93%。16岁以上成人氟骨症患病率为23.56%。铜山县监测结果显示：枯水期饮水氟含量为0,96±0.03mg/L（10份样品），丰水期水氟含量为0.72±0.04mg/L（10份样品）；8～12岁5个年龄组儿童的尿氟含量分别为2.06±0.51mg/L（10份）、1.55±0.71mg/L（10份）、1.95±0.38mg/L（10份）、1.28±0.60mg/L（9份）、1.12±0.32mg/L（8份）。8～12岁儿童氟斑牙患病率分别为28.00%、45.45%、46.15%、56.25%、50.00%。16岁以上成人氟骨症患病率为29.78%。泗洪县瓦庙村为地方性氟中毒重病区村，2004年5月全村改饮低氟深井水（集中供水）。（向全永　田增喜）

【丝虫病与肠道蠕虫病防治工作】

一、完成全国丝虫病监测点工作任务。病原学监测，在全省流动人口相对较多、可能存在防治薄弱环节、与邻省接壤的三类地区，分别进行了重点监测。据统计，全省13市在21个县（市、区）共血检15 266人，其中流动人口1 052人，结果均未发现阳性。血清学监测，省寄研所与苏州市疾控中心在苏州工业园区，对尚未消灭丝虫病地区来当地务工的流动人口进行了IgG_4血清学监测，共检测2 989人，血清学阳性5人。此外，对本省慢性丝虫病人238例进行检测，血清学阳性2人。对7例血清学阳性者进行病原学检测均未查见微丝蚴。

二、开展省慢性丝虫病人治疗和照料试点。确定吴江市的八都镇和沭阳县的扎下镇为全省慢丝病人照料试点。主要工作内容包括：制定慢丝病人照料点实施方案、工作计划、组织领导和管理方法，进行血清学检测和病原学检查、临床症状体征检查、药物治疗观察等。慢丝照料点的启动，为全省丝防后期工作的可持续发展奠定了基础。

三、开展蠕虫防治。根据苏北地区寄生虫感染率较高的特点，在淮阴区、沭阳县、泗阳县、宿豫区和邳州市等重点地区共开展防治80余万人次。有74个县（市、区）168个村开展监测查病，共检查88 816人，查出感染者3 008人，总感染率为3.39%。为了全面系统了解全省流行态势，2004年省统一组织专业骨干在1989年全国寄调中签的33个县市中（2002年寄调抽查的10个县市除外）抽查1/3县市。在抽查的13个县（市）39个调查点中共查20 021人，查出感染者811人，平均感染率4.05%，其中钩虫、蛔虫、鞭虫感染率分别为1.14%、1.06%和1.73%。结果显示：全省人群感染率继续呈下降趋势，较2002年开展的全国寄调结果总感染率9.27%又下降56%。

蛲虫病监测工作。各市在学龄前儿童和低年级学生中共抽查96 742例，查出感染者4 991人，总感染率为5.16%。其中苏南5市感染率普遍较低，感染率范围在0.50%～1.80%、苏中4市在3.41%～5.74%、苏北4市在3.37%～40.44%。连云港市感染率最高，为40.44%，其次为宿迁市12.14%。

省卫生厅组织对太仓、启东、宝应和丰县4县市进行控制肠道线虫病达标考核，确认4县（市）达到有效控制肠道线虫病标准。至此，全省共有10个县（市）达到控制肠道线虫病标准。

（孙凤华　田增喜）

【慢性非传染病防治】　一、省级慢病综合防治示范点工作。苏州、金坛、泰兴和赣榆4个省级慢病综合防治示范点继续按照《社区慢病综合防治方案》推进各项防治干预措施。苏州市在上年完成全市社区诊断报告的基础上，市政府办公室下发了《苏州市慢性非传染性疾病预防控制规划》。金坛市以肿瘤防治、心脑血管疾病等慢病防治及慢病发病报告为重点，完成了慢病社区诊断报告和综合防治规划的制定，并通过省级专家的论证。泰兴市在做好肿瘤防治工作的同时，下发《泰兴市慢性非传染性疾病社区诊断报告》和《慢性病防治规划》，全面实施慢病综合干预。赣榆县是全省肿瘤低发县和慢病综合防治试点县，各项预防和控制工作进展顺利，社区诊断报告和综合防治规划亦已完成。

二、省辖市慢病防治工作。各省辖市组建完善了慢病防治的专业机构和专业队伍，初步形成了以市为单位的防治网络。在市级综合试点开展了慢病及危险因素的相关干预活动，慢性病预防控制工作进展顺利。南京市在完成全市社区诊断报告的基础上，开展建立居民健康档案和进行预防诊疗服务的工作。无锡市完成了慢病社区诊断报告，年内通过了省级专家论证。徐州市建立了专门的慢病防治科室，并在全市医疗机构开展了肿瘤发病死亡的登记报告工作。盐城市政府下发了《2004～2010年慢性非传染性疾病综合防治规划》，市级财政落实了慢病防治专项防治经费。该市已启动35岁以上病人首诊测血压制度，开展了TSGF早期肿瘤筛查的工作。镇江市于5月1日起在全市范围内启动了人口死因登记工作。

三、慢病防治科学研究。一是根据卫生部及国家疾控中心慢病中心的要求，2004年在南京市浦口区、苏州市虎丘区和金湖县开展了中国成人慢病相关危险因素监测的现场调查工作。二是由省疾控中心、苏州市疾控中心与中国疾控中心和英国牛津大学医学院联合开展的“中国慢性病前瞻性研究项目”的前期准备工作业已完成。三是江苏省牙病防治指导组制订了《江苏省口腔健康流行病学抽样调查方案》,并于年内完成了调查员的培训工作。四是省卫生厅向WHO申报的“慢病防治纳入社区卫生服务模式的探讨”项目被接纳为中国与世界卫生组织2004～2005年度常规合作预算重点资助项目,启动并基本完成了课题的各项准备工作,已正式选点实施。

四、慢病防治专业人员培训。承办“控制心血管病多重危险因素继续教育国家项目”培训班,200余人参加了培训。省疾控中心还与启东肝瘤防治研究所在启东联合举办了肿瘤登记实用技术培训班,40余人参加了培训。由中国疾病预防控制中心营养与食品安全所和荷兰Wageningen大学主办,江苏省疾控中心承办的“营养与生活方式流行病学”高级研讨班在南京召开,20余人参加了培训。举办“慢病防治进展与适宜技术应用培训班”,50余名慢病防治专业人员参加了培训。

五、肿瘤防治工作。结合“科学抗瘤,关爱生命”的主题,全省各地开展了肿瘤防治宣传活动。省疾控中心主持的恶性肿瘤高低发地区病因分子流行病学对比研究,在大丰和赣榆的基础上,将淮安市楚州区和铜山县列入相关的研究工作,分别于1月份和5月份启动了课题的现场工作。年内完成大丰和赣榆第二阶段抽样对照研究工作。金坛、扬中、泰兴、楚州、海安、海门、启东、大丰、建湖等9个肿瘤高发县按照《肿瘤综合防治方案》的进度要求,积极落实各项肿瘤防治综合干预措施。各肿瘤防治重点县市还按照《江苏省恶性肿瘤登记规程》的要求,实行月报和季度报告制度。新增铜山县为恶性肿瘤登记报告县。各个肿瘤防治重点县还以肿瘤防治为切入点,拓展慢病防治工作,积极开展高血压、糖尿病等其他慢病的预防和控制工作。（顾　华）

【牙防工作】 省卫生厅对省牙防组成员作了较大的调整。根据全国牙防工作会议的精神,结合实际,召开全省牙防工作会议,部署2004年的牙防工作,重点提出了争创第六批全国牙防先进县的要求。省卫生厅还出台《2004～2010年江苏省口腔卫生保健工作规划》。太仓市、吴江市、宜兴市、铜山县和徐州市鼓楼区达到了国家标准。全国牙防组组织专家组于12月对太仓市、宜兴市进行了复查。9月20日是第16个全国爱牙日,主题是“口腔健康与生命质量”,各地开展咨询活动,通过广播、电视、报纸大力进行爱牙宣传,同时深入社区、敬老院等开展牙防工作。11月举办“牙防骨干培训班”,60多名牙防工作人员参加了培训。（顾　华）

【江苏省居民营养与健康现状抽样调查报告】 继1959年、1982年和1992年三次全国营养调查后,2002年8～12月,卫生部、科技部和国家统计局在全国范围内开展了“中国居民营养与健康状况调查”。按照全国统一的抽样与调查方案,南京市建邺区、徐州市九里区、江阴市、太仓市、海门市、句容市、睢宁县、泗洪县等8个县(市、区)被抽取参加调查,其中南京市建邺区为大城市抽样点,徐州市九里区为中小城市抽样点,江阴市、太仓市、海门市、句容市为一类农村地区抽样点,睢宁县、泗洪县为二类农村地区抽样点。8个调查县(市、区)共有5 995户家庭被抽取作为调查户,其中膳食调查户1 451户、非膳食调查户2 881户、特殊人群扩大调查户1 663户;共有18 927人参加了调查,其中体检12 460人,血压测定9 173人,血脂测定4 981人,血红蛋白测定12 285人,血糖测定5 159人。

根据国家总体调查方案,省卫生厅、省科技厅、省统计局组成了省级调查领导小组。省卫生厅制定了《江苏省营养调查工作方案》,下发了《关于开展营养与健康状况调查的通知》(苏卫疾控〔2002〕22号)。8个调查点分别制定了营养调查工作方案,成立了调查领导小组和调查工作队,确定了调查行政负责人和技术负责人。省疾病预防控制中心具体负责调查的日常业务工作。2002年9～12月,完成了现场调查;2004年12月,省卫生厅向社会公布了本次调查的结果。

一、江苏省居民膳食与营养状况明显改善

1. 居民的膳食状况有较大提高。随着居民生活水平的提高,江苏省居民热能与蛋白质摄入基本得到满足,动物性食物品种结构优化,城市畜禽类消费量降低,奶类、蛋类消费量增加,农村动物性食物人均每日消费量由1992年的135.1g上升至176.6g,全省动物性食物人均每日消费量达194.8g,高于全国平均水平(159.5g)。与1992年相比,水果消费量大幅度提高,从人均每日消费量23.5g上升至51.8g;优质蛋白质比例从36.8%提高到40.5%,碳水化合物供热比由60.3%下降为55.4%。

2. 能量、蛋白质、脂肪、维生素、锌等主要营养素的摄久量基本达到《中国居民膳食营养素》的推荐摄入量标准,并略高于全国平均水平。3. 营养不良患病率下降。6岁以下儿童营养不良率仅为1.9%,比1992年下降了68.3%,成年人营养不良发生率为4.7%。

4. 居民消费的食物品种多样化,从主食大米、面粉到肉禽蛋鱼等食物的品种丰富,蔬菜水果的消费也比过去有较大的提高。

二、居民营养与健康问题不容忽视

1. 各地区膳食结构不尽合理,城乡差异较大。江苏省居民各类食物消费量与中国营养学会提出的中国居民平衡膳食宝塔比较,畜禽肉类、蛋类及鱼虾类食物消费量尚可,蔬菜水果消费量不高,奶类消费偏低;营养素、脂肪量摄入偏高,脂肪供能比已达31.2%,超过世界卫生组织建议的30%上限;钙摄入量总体偏低,仅占钙适宜摄入量的50%左右。各种食物消费量不同地区差异很大,南京市建邺区畜禽肉类、奶类、蛋类、鱼虾类每标准人日摄入量分别达 145.9g、81.9g、48.2g、50.5g，而蔬菜为 287.3g，动物性食物消费偏高，蔬菜消费量偏低，脂肪供能比已高达 37.3%；睢宁县动物性食物消费低，畜禽肉类仅 11.1g、奶类及制品为 0.9g、鱼虾类为 11.1g，蔬菜也偏低，膳食结构均不合理。

2. 超重肥胖患病率迅速上升。按世界卫生组织标准评价，江苏省城市 18 岁及以上成年人超重/肥胖率为 41.3%，农村也已达 24.9%，45～60 岁年龄组达 36.2%，成年人超重/肥胖比例过高。而 6～18 岁儿童青少年超重/肥胖问题也比较严重，该年龄组人群城市超重/肥胖率已达 14.5%。

3. 贫血患病率较高。本次调查共测定血红蛋白12 285人，贫血率为 26.5%；随着年龄的增长，贫血患病率呈上升趋势，60 岁及以上人群贫血患病率最高，达 37.0%；6～18 岁年龄组儿童最低，也达 17.1%。农村高于城市，女性高于男性，其中 18 岁以上成年女性贫血率均在 30%以上。

4. 与营养相关的各种慢性病患病率呈上升趋势。江苏省标化高血压患病率、糖尿病患病率、血脂异常率分别为 19.3%、2.6%、17.8%，其中 60 岁以上人群分别达 54.4%、7.8%、25.2%；城市成年人慢性病患病率较高，高血压患病率、糖尿病患病率分别为 31.7%和 6.9%。

（袁宝君　夏震华　吴红辉）

【健康促进学校项目通过终期评审】

健康促进学校是世界卫生组织积极倡导的一项全球行动。2002 年以来，江苏省参加了“中国/世界卫生组织健康促进学校的推广与持续发展”项目，以南京市为该项目的试点地区，认真组织实施项目工作。2004 年 12 月 4 日至 7 日，中国疾病预防控制中心评审组，对江苏省南京市健康促进学校项目进行了终期评审。根据项目终期评审结果，中国疾病预防控制中心健康教育所和世界卫生组织健康教育与健康促进合作中心决定授予 10 所学校健康促进学校金、银、铜奖。金奖学校：南京市中央路小学；银奖学校：南京市琅琊路小学、南京化学工业集团有限公司职工子女总校第四小学、南京市洪武北路小学、江苏教育学院附属高级中学、南京市第十二中学、南京市第十三中学、南京市瑞金路中学；铜奖学校：南京市山西路小学、南京市沿江工业开发区葛塘中心小学。江苏省在实施“中国/世界卫生组织健康促进学校的推广与持续发展”项目的过程中，积累了一些经验，并逐步向其它地区辐射。常州、镇江等地的教育和卫生部门也组织开展健康促进学校的创建活动。

（王湘苏　吴红辉）

爱国卫生运动

【爱国卫生工作综述】

一、农村改水工作

2004 年是新一轮农村改水攻坚的第二年，全省有 12 个市、47 个县（市、区）有改水任务，任务是新增受益人口 320 万人。省政府 3 月在盐城召开全省新型农村合作医疗和农村改水工作会议后，各地按照实事求是、能快则快的要求，大力推进农村改水工作。经过努力，全省新建农村水厂 255 座，延伸管网2 304处，受益 617 个乡镇、2 748个行政村，新增农村改水受益人口 431.16 万人，完成年度目标任务数的 134.7%，其中无锡、常州、镇江 3 市以及如皋、灌南、灌云 3 县（市）基本实现了三年任务两年完成的目标。全省农村自来水普及率达 92.5%（列北京、上海之后，为全国第 3 位）。

总结各地做法，主要有以下几方面：一是坚持政府组织领导，切实加强对农村改水工作的整体部署。各地按照省委、省政府的要求，把农村改水作为实践“三个代表”重要思想、落实科学发展观、构建和谐社会的具体体现，从统筹城乡及经济社会协调发展、加快实现“两个率先”的高度，把农村改水纳入重要议事日程，建立健全目标管理责任体系和工作网络，切实做到责任到位、措施到位、投入到位。二是坚持以多渠道、多元化的方式积极拓展农村改水筹资渠道。据统计，2004 年度全省共计投入各类改水资金 10.85 亿元，其中省财政补助资金 0.84 亿元，市、县两级财政配套资金 2.56 亿元，乡镇集体投入 2.49 亿元，群众自筹管网入户费用 3.90 亿元，社会投资及各类捐助和帮扶资金 1.05 亿元，形成了国家支持、群众自筹、集体资助、社会各界共同扶持的多渠道、多元化筹资改水的良好局面。三是坚持实行部门齐抓共管。省、市、县各有关部门在政府的统一领导下，坚持把彻底解决农民群众卫生饮水问题，作为本部门义不容辞的责任和重要工作，积极参与和支持农村改水工作，认真调度农村改水财政补助资金，全面落实省政府对淮北和黄桥、茅山老区乡镇农村改水三年内缓征农村水厂水资源费，按规定减免农村水厂征地规费的扶持政策，为经济薄弱地区农村改水工程的顺利实施，提供切实可靠的保证。四是坚持实行科学改水，努力提高改水工程质量。各地按照“规划先行，稳步推进”的原则，结合镇村建设规划和中心村建设，按照“以集镇带农村”、“扩大规模”和“区域供水”的要求，认真搞好农村改水的总体规划和年度实施计划，切实加强对改水工程布局、选址、经济技术指标、设计施工方案、质量保障措施等的综合论证、审批和管理工作，全省农村水厂的布局更趋合理，规模效益有了新的提高。与此同时，各地还对改水器材、设施和施工队伍普遍实行招投标制度，提高农村改水工程的质量。五是建立行之有效的督查机制。各级政府将农村改水作为务期必成的硬任务，抓机遇，抢时间，克服各种不利因素的影响，不断加大对农村改水的督查力度。一些地方还成立了专门的农村改水督查机构，对重点地区、重点工程项目以及资金到位情况、改水工程质量等重点环节开展有效督查。

二、农村改厕工作

一是加强对农村改厕工作的领导。无锡、苏州等市把农村改厕工作列入政府工作目标，明确全市农村改厕普及率达85%的目标；南京、徐州等市将农村改厕列为政府为民办实事项目，层层签订目标责任状，有力地推进了农村改厕工作的进程。二是通过宣传教育，提高农民参与改厕的积极性。无锡市利用爱国卫生月，通过开展“亿万农民健康促进行动”、印发《农村改水改厕知识三十问》等形式开展大范围、多角度、深层次的宣传教育；江都市、沭阳县等地通过编排节目、办宣传画展、宣传车流动宣传等形式宣传改厕的重要意义，提高了农民参与改厕的积极性。三是坚持“民办公助”，落实改厕资金。一些地区将农村改厕补助资金列入财政预算，加大改厕投入。无锡市各级财政投入1 104万元、村集体投入9 107万元用于农村改厕。南通市明确对完成改厕任务的区奖励20万元，各区则对新增改厕受益户补贴（或奖励）100元。据统计，2004年全省共投入改厕资金4.4亿元，其中各级财政投入占13%，集体投入占34.8%，农民个人投入占48.6%，其它投入占3.6%。四是以点带面，推动改厕工作全面开展。省爱卫办在总结2003年农村改厕试点经验的基础上，继续开展改厕普及镇和改厕普及村活动，共建成普及镇31个，普及村201个。通过试点不仅探索出适合各地的改厕形式，也为全面推进农村改厕工作积累了经验。五是加强部门配合，共同推进农村改厕工作。省爱卫会、卫生厅、建设厅联合下发《关于加强农村新（翻）建住房配套改厕工作的通知》后，各地严把新建住房配套改厕关。如高邮市要求新建房户在领取建房许可证时，由乡建管所收取400元改厕保证金，无害化卫生厕所建成验收合格后予以退还。为加大推广沼气式卫生厕所力度，省爱卫会、农林厅联合下发了《关于进一步做好农村“生态家园富民工程”技术推广工作的通知》。2004年，经过各地艰苦努力，全省共新建和改造卫生户厕75.35万座（其中，无害化卫生厕所58万座），卫生厕所普及率达50%（其中无害化卫生厕所普及率达30%），超额完成了年度任务。

三、创建卫生城镇工作

2004年创建国家卫生城市工作的重点是对已建成市开展全面复查，对正在创建市加强省级指导和把关。具体措施如下：一是加强了创建国家卫生城市工作的培训，重点对国家卫生城市标准、创建国家卫生城市组织发动、城市卫生环境整治措施等进行了全面的培训。二是组织暗访检查。6月份，对全省7个国家卫生城市和2个正在创建的城市进行了工作情况暗访检查。暗访结束后，针对调查中发现的问题，省爱卫办专门印发了《创建国家卫生城市工作情况的通报》，对个别地方创卫工作中存在的急功近利和巩固不力等问题提出批评，并提出明确工作要求。三是组织有关市向全国创卫先进城市学习。8月，省爱卫办组织南通、泰州等市爱卫办的同志赴四川省绵阳市、广东省江门和惠州市学习取经，着重学习创卫成功后建立长效管理机制的先进经验，有力促进了全省创卫工作。四是组织对国家卫生城市的复查。10～11月份，经省政府同意，省爱卫会组织对全省16个国家卫生城市进行了复查。复查结束后，省爱卫办将复查结果在全省范围内进行了通报，对巩固较好的城市提出了表扬，对滑坡严重的城市进行了通报批评。五是加强对申报城市的创卫工作指导。2004年，省爱卫办分别派出专家组对南通、淮安、宜兴、仪征、江都等5个申报创卫城市，进行了调研或指导。在调研或指导前，省爱卫办先组织暗访，并广泛听取群众的意见。专家对照标准，严格把关，帮助各创建市找出薄弱环节，并提出整改建议。截止2004年底，宜兴市通过省级考核。

2004年，省爱卫会命名了一批“江苏省卫生镇”，并向全国爱卫会推荐了一批国家卫生镇。同时，各地对已命名的国家卫生镇组织了复查。

至2004年底，全省国家卫生城市仍然为17个。2004年新建成国家卫生镇6个，全省国家卫生镇累计达39个，位列全国第二。

四、健康教育工作

推进“亿万农民健康促进行动”。结合世界卫生日、结核病防治日、艾滋病日、世界无烟日等活动，普及卫生防病知识。编印下发了一大批健康教育资料。医院、学校、企事业单位及社区结合自身特点，积极开展健康教育工作。2004年8月，全国“行动”办对本省“行动”工作组织了国家级督导评估，充分肯定了本省“行动”工作取得的成绩和经验。在11月10日召开的全国亿万农民健康促进行动10周年座谈会暨第六次全国“行动”领导小组扩大会议上，江阴市、射阳市被授予全国“行动”示范县（区）称号。江阴市代表全国首批被命名的23个“行动”示范县（区）在大会上作了发言。

五、除四害工作

按照全国爱卫会的要求，全省各地广泛发动群众，积极开展以环境综合整治为主，药物消杀为辅的除四害活动，有效地控制了四害密度。根据有关市爱卫会的申请，2004年省爱卫办组织专家分别对南京、常州、苏州等市除四害达标后的巩固工作组织了复查，并重新确认除害单项先进称号。

（*赵勇进　谢龄庆　袁家牛*）

【王湛副省长张桃林副省长分别视察农村改水工作】 王湛副省长、朱步楼副秘书长、省卫生厅姜锡梅副厅长等，于8月19日视察东海县农村改水工作，实地察看了山左口乡黑石埠水厂，并与水厂管理人员及农户进行了交谈。王湛副省长一行对东海县农村改水工作取得的成绩给予了充分肯定，同时对进一步做好下阶段农村改水工作提出了明确要求。

2月12日至13日，张桃林副省长带领省政府办公厅、省卫生厅的负责同志对姜堰市的农村改水工作进行了检查和调研。调研期间，张桃林副省长分别听取了泰州市、姜堰市农村改水工作情况汇报，并深入姜堰市黄苏陈镇实地了解农村改水的组织发动、资金筹集、工程质量、任务完成等情况。

（袁家牛）

【省改水办召开全省农村改水工作经验交流会】 针对部分新纳入改水攻坚的市、县（区）缺乏必要的组织经验，加之从事农村改水工作的专业技术人员变动较大的情况，为认真贯彻省政府召开的全省新型农村合作医疗和农村改水工作会议精神，更好地组织实施改水工程，省改水办于4月22日至23日在溧阳召开全省农村改水工作经验交流会，总结交流全省农村改水工作情况和经验。会上，滨海、六合、沭阳、邳州、江都、句容6个县（市、区）分别作了交流发言，从组织协调、项目管理、资金筹措、工程质量、水厂管理、规范运作等不同角度，介绍了当地在组织实施农村改水攻坚工程中的一些好的做法和经验。针对实施农村改水攻坚工程的技术要求和关键环节，会上，省有关部门和单位的专家还就供水管井与验收规范、生活饮用水卫生规范、实施农村改水项目中的注意事项、农村改水项目的督查与验收进行了专题讲座。

省卫生厅副厅长、改水办主任黄祖瑚就农村改水工作提出四点要求。一是要千方百计落实各项改水资金；二是要切实加强农村改水项目管理；三是要进一步提高改水工程的质量；四是要狠抓农村水厂的长效管理。（袁家牛）

【省农村改水工作协调指导小组对各地农村改水工作进行考核验收】 根据省农村改水工作协调指导小组通知精神，由省卫生厅、发改委、建设厅、水利厅、国土资源厅、环保厅的有关负责同志带队，组成6个组分赴12个市对各地2004年度农村改水工作情况进行考核验收。

各考核验收组分别听取了各有关市、县（区）政府年度农村改水工作实施情况的汇报，查阅了有关资料，抽查了部分农村改水现场，走访了部分农户，重点对年度农村改水任务完成情况、农村改水资金的落实、筹集与使用、农村水厂的建设与运行管理以及安全卫生供水、优惠政策落实等情况进行了考核验收。考核验收情况表明，各地紧紧围绕省政府下达的目标任务，大力组织实施农村改水攻坚工程，较好地完成了2004年度农村改水任务。

从验收情况来看，尽管农村改水工作取得显著成效，但各地发展不平衡，还存在一些问题和薄弱环节。首先是部分农村水厂规模偏小，不能满足“规模供水”、“区域供水”的要求，影响农村改水成果的巩固；其次是少数县区配套资金不能足额及时拨付到位；三是有的农村水厂管理薄弱，存在安全卫生供水隐患；四是不少地方“二次改水”问题较为突出，使得我省农村自来水实际普及率有所下降；五是农村水厂管理体制亟待确立，对农村水厂的监管水平还有待进一步提高。

（袁家牛）

【省爱卫会命名表彰一批“江苏省先进农村水厂”】 2004年，省爱卫会在统一组织考评的基础上，命名苏州市吴中区东山镇自来水厂等15座农村水厂为“江苏省先进农村水厂”。具体是：苏州市吴中区东山镇自来水厂、苏州市吴中区角直镇自来水厂、如皋市高明自来水有限公司、如皋市磨头自来水有限公司、楚州区马甸镇发茂水厂、洪泽县共和镇双坝联村中心自来水厂、洪泽县黄集水厂玉河供水站、盐城市盐都区秦南镇自来水厂、建湖县上岗镇自来水厂、江都市小纪镇自来水厂、宝应县夏集镇自来水厂、丹阳市吕城自来水厂、丹阳市埤城镇自来水有限公司、姜堰市大伦自来水厂、姜堰市大伦、泰州市寺巷镇自来水厂。

（陈晓进）

【省爱卫会组织国家卫生城市复查】 2004年10月～11月份，经省政府同意，省爱卫会组织省卫生、建设、环保等部门的专家，分三个组对全省16个国家卫生城市进行了复查，本次复查采用明查和暗访相结合的方法，在检查组赴各市进行明查前，先对各建成市的巩固创卫成果工作情况进行了暗访，并拍摄了录像带。各检查组在各市明查期间，按照省爱卫会印发的《国家卫生城市检查评分表》进行了随机检查，并认真听取了当地群众的反映。

从复查的情况来看，我省大部分城市在取得国家卫生城市称号以后，坚持思想不断创新、载体不断创新、机制不断创新，强化各项长效管理措施，取得了显著成效，较好地巩固了创卫成果。但也有少数城市还存在着一些问题和不足，部分城市的日常卫生状况与创卫迎检时反差较大，个别城市的脏乱状况触目惊心，突出表现在城市住宅小区卫生差，环境卫生管理质量差，“五小”行业卫生状况差，群众的卫生意识差，城区河道卫生差，等等。分析产生这些问题的主要原因是，各地对巩固创卫成果工作不够重视，巩固创卫成果的体制不健全、机制不完善，没有真正建立一套完善的长效管理体制机制，建章立制工作滞后，宣传教育面不广，科学指导不强，依法行政和监督力度不够，部门之间没有形成合力，使城市卫生整体水平下降。

复查结束后，省爱卫会在全省范围内进行了通报，对创卫巩固成效显著的部分城市给予了表扬，对在复查中发现问题较多的少数城市给予通报批评，并下达了详细的整改通知，限期整改。同时，对全省今后的创卫工作提出了三点要求：一是进一步确立以人为本的创卫指导思想，更好地实施一批便民利民的民心工程、群众反映强烈的民意工程、公共卫生和公共服务的民需工程。二是进一步完善和创新长效创卫的体制和机制，因地制宜，建立健全政府领导、部门协作、覆盖城乡、高效运转的创卫巩固体制，在此基础上，完善长效创卫各项工作机制。建立与经济发展相适应的爱国卫生管理机制，建立科学的市场化运作机制，建立合理的专项整治机制，建立完善的监督检查机制。三是进一步提高城乡人民群众的卫生素质，始终坚持“环境育人”，在创卫长效管理目标的确立、活动的安排等各个方面，贴近群众，注重增强市民的环境卫生意识，提倡和推广良好的现代城市生活习惯和生活方式，不断提高市民综合素质。

（石健峰）

卫生法制与监督

【卫生法制与监督工作综述】 围绕《2004年全省卫生法制与监督工作要点》，把推进卫生监督体制改革，加强卫生法制建设，加大监督执法力度等作为重点，依法开展卫生行政许可项目清理、实施以食品放心工程为主的食品卫生专项整治，强化卫生法制宣传教育。

贯彻实施《行政许可法》、《全面推进依法行政实施纲要》，规范卫生行政行为。《行政许可法》和国务院《全面推进依法行政实施纲要》颁布后，省卫生厅即向全省发出学习和贯彻的通知，要求各地将《行政许可法》、《全面推进依法行政实施纲要》的学习、宣传和培训纳入依法行政和“四五”普法学习内容。对全省各级卫生监督所长进行了《行政许可法》专题培训。先后对8部地方性法规、5部省政府规章以及省卫生厅负责实施的行政许可项目进行认真清理，共清理出省卫生厅负责实施的行政审批事项46项，其中26项行政许可事项列入6月29日省政府公布的第一批省级行政许可项目。先后下发《江苏省卫生行政执法错案责任追究办法（试行）》、《江苏省卫生行政执法考核评议办法（试行）》、《省卫生厅关于加强全省卫生监督员管理工作的通知》以及《省卫生厅关于对卫生监督机构收费情况进行检查的通知》、《省卫生厅关于进一步规范卫生行政许可行为的通知》、《省卫生厅关于转发卫生部关于整顿卫生监督执法人员统一着装的通知》等文件，规范各级卫生行政部门和卫生监督机构的执法行为，同时针对媒体曝光卫生监督机构存在的乱收费问题，专门召开会议部署检查，重申江苏省卫生监督机构卫生执法行为规范（试行）“八不准”规定，开展全省规范卫生执法行为督查。各地卫生行政部门进一步规范卫生行政许可行为，完善行政执法岗位责任制，简化审批环节，并向社会公开工作职责、标准、服务承诺等内容。据统计，全年经省卫生厅审批的行政许可共735个。其中保健食品生产企业59个，食品添加剂生产企业106个，化妆品生产企业116个，涉及饮用水卫生安全产品185个，消毒产品生产企业240个，放射工作场所29个。

做好卫生立法和行政复议。在进行国际、国内相关资料的搜集，立法参阅资料的编辑，国内外的立法调研和考察，专家的论证咨询，法规条文的起草、征求意见和修改等立法准备工作的基础上，协助省政府完成了《江苏省艾滋病防治条例》省长常务会议审议稿。该条例于8月20日经省第十届人民代表大会常务委员会第十一次会议审议通过，并于12月1日施行。全年相对人诉省卫生厅行政违法的行政复议案件和行政诉讼案件共4起。其中行政复议案件3起，行政诉讼案件1起。按照法律法规的规定，在充分、全面、有效答复应诉的基础上，3起以省卫生厅为被申请人的行政复议案，经卫生部复议决定，驳回了申请人的请求；1起行政诉讼案件以原告的败诉而结案。另外还依法对受理的7起行政复议的申请进行行政复议。

以实施食品放心工程为重点，开展食品卫生专项整治。年初，省卫生厅下发《关于实施2004年食品药品放心工程的通知》，并会同省食品药品监督管理局、经贸委等部门联合制定了《江苏省食品放心工程实施方案》，由省政府办公厅转发各地。多数市在省辖市食品药品监督管理体制改革尚未到位的情况下，指定卫生行政部门作为当地政府的食品放心工程牵头单位，负责当地食品放心工程实施工作的组织、协调和方案的制定和实施工作，同时具体抓好食品生产经营单位的食品卫生监管。

国务院、省政府食品安全专项整治工作电视电话会议以及卫生部食品卫生专项整治电视电话会议后，省卫生厅制定了《江苏省食品卫生专项整治工作方案》，并于5月24日在南京召开全省食品卫生专项整治工作紧急会议，对全省食品卫生专项整治工作作出部署，并按动员部署、组织实施和总结验收三个阶段开展食品卫生专项整治，将重点食品生产单位、违法使用食品添加剂和非食品用原料、散装食品、保健食品的整治等作为专项整治工作的重点。据统计，在食品卫生专项整治中，全省共对10 777家食品生产经营单位进行了检查，对627家实施了行政处罚，责令改正或停止生产经营的552家，取缔5家，吊销食品卫生许可证3家，罚款总额达31.44万元，并查封和销毁一大批不合格食品，案值达数百万元。

探索卫生监督管理的新模式。在全省食品生产经营单位中推行了食品卫生监督量化分级管理制度，根据其存在卫生问题的风险度大小，将其分为A、B、C、D四个等级。各地结合当地的实际，先行在学校食堂、餐饮等单位中推行。南京市对全市6 019家餐饮单位和学校食堂实施了食品卫生监督量化分级管理。盐城市将食品卫生监督量化分级作为学校食堂管理的重要内容，凡新建的学校食堂，必须达到A级食堂标准，改、扩建学校食堂必须达到B级以上食堂标准。各市卫生部门都将当地达到A级卫生信誉级别的学校食堂、宾馆、饭店的名单向社会作了公布。

规范对保健食品生产企业的管理。从2003年下半年开始，先后举办了全省保健食品生产企业负责人和卫生监督人员培训班，对《保健食品良好生产规范》（简称：GMP）进行了集中学习培训。对提出保健食品生产企业GMP审查申请的企业，按照卫生部《保健食品良好生产规范审查方法和评价准则》的规定，组织有关专家从人员管理、卫生管理等7个方面140项内容逐一进行审核，对审查通过的40家保健食品生产企业，在省卫生厅网站上作了公告。11月25日省卫生厅在南京召开全省保健食品良好生产规范审查工作总结会，对通过GMP审查的保健食品生产企业授予“保健食品GMP审查通过单位”铜牌和证书。

加强食物中毒防治。3月底，下发《省卫生厅关于禁止食用河豚鱼的紧急通知》，要求各地卫生行政部门加强食品卫生监督管理，对非法加工河豚鱼的行为依法进行查处，严防因食用河豚鱼而引起食物中毒事故发生。4月1日，与省教育厅联合下发《关于进一步加强学校食品卫生安全监督管理预防食物中毒的紧急通知》，要求各地加强对学校食品卫生安全管理工作的领导，防止学校食物中毒事故的发生。对仪征市实验小学等三所小学以及如东县双甸高级中学、南京师范大学附中江宁分校和南京虹苑中学发生的食物中毒事故向全省发出通报。8月18日又与省教育厅联合下发了关于进一步加强学校食品卫生管理工作的紧急通知，要求各地利用暑假组织开展学校食品卫生安全情况的检查。9月中旬省教育厅、卫生厅组成联合检查组，分6组对南京38所高校的食品卫生安全情况进行检查，对存在食品卫生安全问题的学校，依法查处，责令其整改，并将检查情况向全省及各高等院校进行通报。据统计，全省共对4 715所学校进行了检查，对其中的717个学校食堂进行了行政处罚，共计罚款人民币8.8万元。元旦、春节、五一节和国庆、中秋等重大节日前夕，省卫生厅还及时下发关于加强节日期间食品卫生监督工作的通知，要求各地加大节日期间的食品卫生监督检查力度，加强对旅游景点周边的宾馆、饭店等餐饮单位的监督管理，控制食物中毒发生的关键环节，防患于未然。根据报告统计，2004年全省发生的食物中毒事故总起数为64起，中毒人数1 875人，死亡3例。

针对热点问题，依法加强卫生监督管理。一是组织开展水发产品中非法添加工业用甲醛等化学品的专项整治。4月，在全省组织开展了水发产品的专项整治。省及南京市卫生监督所对中央电视台曝光的南京下关惠民桥水产品批发市场的水发产品加工户及“易初莲花”、“金润发”等超市开展了突击卫生监督检查。南京市卫生部门在全市范围内对加工、销售水发产品的经营户进行拉网式检查，对无证经营以及使用非食品加工原料的生产经营者依法进行了取缔。二是组织开展对以香肠为主的肉制品专项卫生监督检查。全省各级卫生行政部门共出动卫生监督人员1 870次，出动车辆340台次，检查香肠加工、销售单位3 733户，检查产品905个品种，查封可疑香肠等肉制品11 543.55千克。泰州市卫生局依法取缔了24家无证加工作坊，封存了其香肠加工原料、半成品、成品以及生产用工具，没收了香肠（香肚）2 653千克、包装盒2 100只，并于1月19日进行了公开集中销毁。南京市卫生局集中销毁了市场上收缴的泰兴市无证户生产的7 650千克香肠。三是组织全省开展查处劣质奶粉。重点检查城乡结合部、农村地区的食品经营单位销售的奶粉，对可疑奶粉进行监督抽检。全省共出动卫生监督人员8 700多人次，车辆2 180车次，对全省经销奶粉的商店、商场、超市、批发市场（部）等10 339家单位、销售各类型奶制品百余种进行了监督检查，共查出“问题奶粉”36种总量达6 600多千克。全省共抽检产品570份，没收违法所得18 300元、罚款62 500元。另外，各地卫生行政部门还查获不符合国家卫生标准的奶粉48个品种约13 891千克。四是组织开展了“卫剑”行动。自10月起至2005年1月期间在全省组织对香肠、香肚、肉松等肉制品使用、生产经营情况开展专项卫生监督检查（简称“卫剑”行动）。

开展卫生法律法规的宣传，对全省卫生监督执法人员进行培训。省卫生厅会同省安全生产监督管理局、总工会于4月25日至5月1日在全省组织了《职业病防治法》宣传周活动，紧紧围绕“尊重生命，保护劳动者健康”主题，开展了形式多样的宣传活动，同时对有职业病危害的企业进行执法检查。4月29日，省及南京市的相关部门在南京山西路市民广场举行了大型宣传咨询活动。宣传周活动期间，共出动工作人员2 950人次，接受群众咨询40 367人次，现场受理举报投诉16件，散发宣传单、宣传册173 688张（册），张贴横幅标语1 966幅。省、市、县的各类媒体报道共计708次，并对600家企业进行了专项执法检查。

积极配合省有关部门开展食品安全宣传周活动。5月22日，姜锡梅副厅长参加了江苏省食品安全宣传周开幕式的新闻发布会，向社会公布了省卫生厅开展食品卫生监督管理工作的情况。11月1～7日，在全省组织开展了以“关注农民工的食品安全”为主题的《食品卫生法》宣传周活动，重点对建筑工地食堂、城乡结合部的集贸市场、街头食品集中的区域开展食品卫生监督检查，并组织对建筑工地负责人、食堂经营者、集贸市场举办者等进行了培训。

根据卫生监督员管理的有关规定，加强卫生监督员的培训考核工作。在各市卫生局统一组织法律法规知识培训、省卫生厅组织考试的基础上，2004年省卫生厅共聘任了1 633名省卫生监督所以及无锡、徐州、常州、淮安、盐城、扬州、镇江等市卫生行政部门和卫生监督机构的卫生监督员。

全省卫生监督抽检与专项卫生监督检查工作情况。如期完成《2004年度全省卫生监督抽检与专项卫生监督检查工作计划》明确的各项卫生监督抽检任务。全省共抽检食品、化妆品、涉水产品、消毒产品等健康相关产品13类484份,合格431份,总的合格率为89.05%。对不合格产品的生产经营单位依法实施了行政处罚。另外,全省共对372家粉尘作业单位、1 935家职业中毒危害单位、35家使用集中空调通风系统的公共场所、2 333个射线装置使用单位和47个放射治疗工作单位、9 918户旅店等公共场所进行了卫生监督抽检,对其中的385户公共场所单位、266家职业中毒危害单位、198个放射工作单位实施了行政处罚。

(唐月明　顾帮朝)

【制定并实施《江苏省艾滋病防治条例》】 省卫生厅在1999年就进行了相应的立法准备,2002年正式向省政府提出立法建议。省政府第十九次常务会议讨论通过,形成了提请省人大常委会审议的条例草案。2004年8月20日江苏省第十届人民代表大会常务委员会第十一次会议通过该条例,自2004年12月1日起施行。

《条例》共七章四十条,主要在以下几个方面体现了江苏省的立法特色:一是明确了政府及其部门的艾滋病防治责任与保障措施。《条例》规定,政府对艾滋病防治保障必要的经费;地方各级人民政府对艾滋病病人的治疗费用给予减免、对经济困难的艾滋病病人及其家属给予经济救助,对艾滋病病人的遗孤在义务教育阶段实行免费就学;对自愿进行艾滋病病毒感染检测的人员实行免费咨询与血液初筛检测;设区的市卫生行政部门应当指定至少一所具备条件的医疗机构,负责收治艾滋病病人及病毒感染者。同时,《条例》对公安、劳动和社会保障、民政、人口与计划生育等部门的职责作出了明确的规定。

二是明确规定了艾滋病防治的干预措施。《条例》规定,地方各级人民政府和有关部门应当根据艾滋病流行特点,有针对性地采取科学有效的艾滋病防治干预措施;通过在公共场所设置安全套发售设施等途径,提供便捷的安全套发售服务;县级以上卫生行政部门应当会同公安、食品药品监管部门依照国家有关规定逐步推广医用针具市场营销、对吸毒人员的药品维持治疗及其他有效干预措施。

三是明确规定了艾滋病病人和感染者的权利义务。艾滋病病人和病毒感染者的合法权益受法律保护,全社会都应当关心、尊重艾滋病病人和病毒感染者;除规定了自愿、匿名检测制度外,还设定了"艾滋病病人及病毒感染者的权利和义务"一章,规定了艾滋病病人和病毒感染者平等获得就业、入学、参与社会活动、医疗服务等权利,其合法权益包括隐私等受法律保护。同时从权利义务一致的角度出发,《条例》规定艾滋病病人和病毒感染者应当接受艾滋病防治指导,采取有效的措施防治并不得故意传播;与他人结婚或者发生性行为前有告知的义务等。

四是明确规定了艾滋病检测制度。《条例》规定,实行艾滋病自愿检测制度;对自愿进行艾滋病病毒感染检测的人员实行免费咨询与血液初筛检测;提倡在婚前体检时进行艾滋病毒感染检测。同时,《条例》还就艾滋病检测的机构及其行为规则进行了规定,从而确保该制度的实施。　(顾帮朝)

【2004年省卫生厅行政复议诉讼情况分析】 2004年省卫生厅的行政复议和诉讼案件与2003年的行政复议诉讼案件(5起)相比,有明显的上升,达到11起。其中,以卫生厅为被告的行政诉讼案件1起,以卫生厅为行政复议被申请人的3起,向卫生厅申请行政复议的7起。案件的结果,以卫生厅为被告和被申请人的案件,卫生厅的行为全部得到法院和卫生部的维持。而卫生厅收到的复议案件,除一起维持外,其它以撤回终止、告知等方式结案。复议诉讼案件的范围已经突破五大卫生和医疗事故等方面,涉及到企业改制、职称评定等领域;诉讼涉及的环节已经不仅仅限于行政处罚,更多地转变为不作为、不适当作为、执法过程中的行为过错等不为执法者关注的环节;行政复议诉讼的难度也逐步增加,出现了一些职业打假者和依托律师的相对人。从这些案件看,行政复议和诉讼上升的原因除了相对人的法律意识的提高外,主要是法律规范和制度方面的问题,卫生行政部门及其领导人、工作人员法律意识和证据意识薄弱,服务意识不强,依法行政与行政执法的能力和专业素质不高,加之行风等方面存在的问题,从而使得通过复议和诉讼等方式寻求救济的相对人越来越多。　(顾帮朝)

【全省食物中毒情况】 省卫生厅共接到64起食物中毒事故报告,较上年的187起有明显下降。64起中,发生在集体食堂的有38起,占总数的59.4%,中毒人数有1 228人,无死亡病例;发生在饮食服务单位的有22起,占总数的34.3%,中毒人数有748人,死亡1人;发生于家庭的有4起,占总数的6.3%,中毒人数9人,死亡2人。对食物中毒致病原因进行分析,微生物引起的食物中毒有16起,占总数的25.0%,中毒人数617人,无死亡病例;化学因素所致的食物中毒16起,占总数的25.0%,中毒人数332人,死亡3人,有毒动植物引起的食物中毒2起,占总数的3.1%,中毒病人911人,无死亡病例,不明原因的中毒有30起,占总数的46.9%,中毒人数945人。　(唐月明　承明华)

【"卫剑"行动—肉制品专项整治工作】 省卫生厅从9月底起在全省组织了为期4个月的香肠等肉制品专项整治行动("卫剑"行动)。活动分调查摸底、自查自纠和检查整改三个阶段进行。

"卫剑"行动中全省共出动卫生监督员16 170人次,检查4 331家香肠等肉制品生产经营单位和个体工商户,检查从业人员35 575人。检查发现,持有效卫生许可证的生产经营单位和个体工商户4 107家,持证率94.8%;持有效健康证明的从业人员34 577,持证率97.2%。全省共查封不合格肉制品10 700千克,取缔无证窝点35个，查出224家无有效卫生许可证的生产经营单位和个体工商户，并对72家生产经营单位实施了行政处罚，共计罚款43.06万元。对持有有效卫生许可证的4 107家生产经营单位和个体商户中存在的问题，依法责令其改正。

“卫剑”行动中，各地共抽检各类肉制品416份，合格率84.1%，其中香肠（香肚、肉枣）合格率87.6%，肉松合格率93.7%，其它肉制品（卤肉类、肴肉等）合格率77.6%，省卫生厅对不合格产品进行了公告。肉制品抽检中发现，不合格原因主要表现为酸价、微生物和亚硝酸盐等项目超标。其中半数以上为酸价超标，另外微生物指标也较易超标，少数肉制品的色素指标也不合格。

（唐月明　承明华）

【卫生监督员聘任】 根据卫生部《卫生监督员管理办法》和《省卫生厅关于加强全省卫生监督员管理工作的通知》等规定，省卫生厅加强对全省卫生监督员的管理，按照“统分结合”的原则，与各市卫生局共同严把卫生监督员准入关。全年省卫生厅共分9批聘任省卫生厅机关及盐城、扬州、淮安、常州、无锡、徐州、镇江等地卫生部门的卫生监督员共1 617名。自2001年全省卫生监督体制改革以来，省卫生厅已在全省聘任卫生监督员3 000余名，全省卫生监督体系网已基本形成。

（唐月明　承明华）

【全省卫生部门食品卫生专项整治工作情况】 按照卫生部和省政府有关实施食品放心工程和食品卫生专项整治工作要求，省卫生厅先后下发《省卫生厅转发<卫生部关于2004年实施食品药品放心工程的通知>的通知》《省卫生厅关于下发江苏省食品卫生专项整治工作方案的通知》等文件，确定了8类重点食品的卫生许可证发放专项治理、散装食品、保健食品及违法使用食品添加剂和非食用原料等四类重点整治内容。

（一）食品添加剂和违法使用非食品用原料专项整治情况。6～9月全省各级卫生部门组织开展了打击违法使用食品添加剂和非食品用原料专项整治活动，针对食品生产企业违法使用食品添加剂和非食品用原料问题突出、危害大的情况，对食品添加剂的经营和使用展开全面检查。全省共出动卫生监督员近2万人次，检查使用食品添加剂的食品生产单位1 174家，其中面粉生产企业310家；果冻、膨化食品、蜜饯、含乳饮料生产企业75家；肉及肉制品生产企业432家；铁强化酱油生产企业12家；调味品和碳酸饮料生产企业345家。查获违法使用食品添加剂企业358家，占30.5%，其中有185家企业被当地卫生行政部门责令改进和停止生产经营，共查封不合格食品计197 427.5千克、调味品和碳酸饮料计5 154瓶，违法案值约200万元；查封不合格食品添加剂计146.6千克，罚款8.06万元。

（二）散装食品专项整治情况。全省共出动卫生监督员2 159人次，车辆389台次，检查商场、超市2 302家，检查散装食品4 126种，检查从业人员2 497人。检查发现无卫生许可证经营的5家，无健康合格证明的从业人员127人，散装食品标签、标识不合格525种。全省共对103家经营单位实施了行政处罚，取缔无证经营户5家，警告、责令改正31家，罚款67家，罚款共计63 800元。

（三）重点食品专项整治情况。6～10月，全省共对奶粉、调味品、酒类、饮料、熟肉制品、糕点、糖果、豆制品等8类重点食品生产企业开展了一次全面的清理整顿。各地对所有食品生产企业进行了全面调查摸底，建立了详细的企业卫生档案。同时，深入各单位加强检查指导，对不符合要求的单位发出限期整改通知，并督促整改到位；对存在严重违法行为或整改不力的单位，依法作出处理，对地下食品加工窝点坚决予以取缔。据统计，全省共检查生产单位7 200余家，对检查中发现的违法行为进行了相应的行政处罚，共责令改进275家，停止生产经营61家，吊销卫生许可证3家，销毁违法食品11 295千克，封存可疑食品2 380千克，涉案金额近200万元，罚款近17万元。

此外，全省紧急查处了一批媒体报道的食品卫生案件，先后开展了香肠、粉条粉丝、火锅底料、婴幼儿奶粉、水发产品、速冻水饺等专项检查。据统计，共检查近2万家食品生产经营户，查封销毁各类食品5.45万千克，责令改进71家，取缔18家非法经营加工点，罚没款计21万元。（唐月明　承明华）

【全省卫生部门整顿卫生监督执法人员统一着装】 卫生部和省政府关于整顿统一着装工作任务下达后，省卫生厅按照“地方政府领导，行业监督指导”的原则，及时部署，严格要求，先后下发了《省卫生厅关于转发卫生部关于整顿卫生监督执法人员统一着装的通知的通知》《省卫生厅关于整顿卫生监督执法人员统一着装的紧急通知》等文件，要求各地以擅自扩大着装范围、擅自改变或增加制服标志行为为整顿重点，从严掌握卫生监督执法人员着装范围，并按《卫生监督员管理办法》和《省卫生厅关于加强全省卫生监督员管理工作的通知》等文件要求加强监督员管理，按规定程序对监督员培训、考试、资格审查后聘任卫生监督员，自8月1日起未经国务院批准统一着装的部门及人员一律停止统一着装。同时，自查自纠与督查并举，建立长效管理机制。在各地卫生部门按照通知要求对违规着装人员进行了自查自纠的基础上，9月上旬，卫生厅组织四个督查组对全省整顿统一着装等工作的情况进行了督查。据统计，全省共报告实际统一着装人数3 757人，未经国务院批准的着装人数726人，收回制服数356套，收回制式标志数616套。（唐月明　承明华）

基层卫生与妇幼保健

【基层卫生与妇幼保健工作综述】

一、农村卫生工作

1.新型农村合作医疗

省政府召开全省新型农村合作医疗和农村改水工作会议，对两件实事作出全面部署。省卫生厅切实加强指导和协调，会同省编制、财政部门，明确合作医疗经办机构人员编制和补助奖励经费等政策，加强合作医疗管理人员培训，组织人员进行督查，及时帮助各地解决工作中存在的困难与问题。省安排补助资金 2.15 亿元，各地加强组织领导，制定符合实际的规划和方案，千方百计筹措资金，强化运行管理和质量控制，新型农村合作医疗取得重要进展。

2.农村初级卫生保健

根据《江苏省农村初级卫生保健实施方案(2001～2010 年)》的要求，继续开展农村初级卫生保健先进县创建工作。省卫生厅年初对申报创建的县(市、区)进行摸底、调查和现场指导，年底按照《江苏省农村初级卫生保健先进县评审细则(2001～2010 年)》，省卫生厅会同省环保、农林、爱卫办等有关部门对高淳、阜宁、邳州、淮阴等 4 个县(市、区)初保创建工作进行评审。经综合评审，上述 4 县(市、区)达到初保先进县标准。由省政府授予"江苏省初级卫生保健先进县(市、区)"称号。全省初保先进县累计达到 48 个，占全省县(市、区)总数的 75%。

3.乡村医生管理

认真贯彻施行《乡村医生从业管理条例》，做好全省近 7 万名乡村医生的培训、考试、考核和执业注册工作。年初下发学习贯彻"条例"的通知，并制定下发《江苏省乡村医生注册管理办法》，开发"江苏省乡村医生执业管理信息系统"软件，组织乡村医生执业考试和有关执业注册的培训。全省直接注册的乡村医生有45 863 人，通过考试注册的有 20 951人，全省乡村医生已经做到持证上岗。

4.农村卫生改革与发展

提出新时期完善农村卫生服务体系的政策思路，对乡镇卫生院上划、卫生院两权分离、连锁与合作经营、人事分配制度改革等进行深入研究和探讨，在连云港市召开推进农村卫生改革与发展研讨会。积极推进农村社区卫生服务工作，提出在农村开展社区卫生服务试点的方案。继续加强乡镇卫生院法人代表的培训工作，对各地选拔推荐的近 70 名乡镇卫生院院长进行为期 3 个月的系统培训。

二、妇幼卫生工作

1.召开全省妇幼卫生工作座谈会。3 月下旬在南京召开全省妇幼卫生工作座谈会，总结交流全省妇幼卫生工作会议以来各地的经验和做法，实地参观南京市妇幼保健院，围绕如何推进全省妇幼卫生改革，加快妇幼卫生事业发展，强化妇幼保健机构管理展开研讨，理清思路，明确方向，对全省妇幼卫生的发展起到了积极的推动作用。

2.开展创建等级妇幼保健机构活动。根据全省妇幼卫生工作会议确定的工作目标，继续推进等级妇幼保健机构的创建工作。通过创建，促进妇幼保健机构建设与发展，初步形成了争创建、比发展的良好氛围。

3.强化对托幼机构的卫生保健管理。与省教育厅联合下发《江苏省托幼机构卫生保健标准》，作为执业的基本条件之一。同时，与省教育厅共同举办各级托幼机构负责人和保健老师培训班，进一步强化公共卫生意识，加强托幼机构的卫生保健工作。全省各地加大对托幼机构卫生保健工作的监督管理力度，南京、无锡、徐州、常州、苏州、淮安等地还对照新的标准，对全市托幼机构卫生保健工作进行检查，消除卫生安全隐患。

4.下发《江苏省妇幼卫生目标管理方案》。根据《省政府关于印发〈江苏省 2001～2005 年妇女发展规划〉的通知》、《省政府关于印发〈江苏省 2001～2005 年儿童发展规划〉的通知》和《江苏省妇幼卫生事业发展纲要(2001～2010 年)》，省卫生厅与省发改委等 9 个部门联合制定了《江苏省妇幼卫生规划目标管理方案》(试行)，明确对妇幼卫生工作实行目标管理，每年对全省妇幼卫生工作进行逐级考核。

5.开展妇幼卫生项目工作，提高基层妇幼保健服务能力。一是继续开展第五周期生殖健康/计划生育项目工作。在项目地区(盐都区)围绕项目管理、健康教育、青少年生殖健康服务、孕产期保健服务、综合优质服务、信息管理和知情选择等项目重点，认真组织实施各项工作，较好地提高了当地的生殖健康/计划生育服务水平。二是利用卫生部与中华慈善总会在全国妇幼卫生系统开展的"慈善医疗阳光救助工程"，对徐州、淮安、盐城、连云港和宿迁市的部分县(区)级妇幼保健机构无偿配备了一批红外线妇科治疗仪等小型的妇幼保健设备，达到了广泛利用社会资源加强基层妇幼卫生服务体系的能力建设，提高贫困地区妇幼保健机构的服务能力的目的。

三、社区卫生工作

1.开展创建社区卫生服务示范区活动。省卫生厅、省民政厅、省中医药局联合下发创建社区卫生服务示范区的通知，召开全省创建社区卫生服务示范区工作会议，进行了具体的部署。举办社区卫生服务示范区评估验收标准培训班，进一步明确目标任务和组织实施的方法，为创建工作的顺利实施奠定了基础。各地扎实开展社区卫生服务示范区创建活动，取得良好的效果。

2.开展"相约健康社区行"活动。根据中央文明办、卫生部关于开展相约健康社区行活动的要求，为推动卫生进社区活动的深入开展，3月份，省卫生厅与省精神文明办联合启动以健康生活方式为主题的“相约健康社区行”大型活动。各地积极响应，认真组织实施，做到每次活动内容有重点，形式有新意，受到群众欢迎。

3.开展全省社区卫生工作调查研究。通过调研，基本掌握了全省城市社区卫生服务的发展状况、好的做法及成功的经验，分析了亟待解决的问题，提出了社区卫生服务发展的政策建议，为今后做好全省社区卫生服务工作奠定了基础。

4.认真实施社区卫生服务机构设置规划。结合各行政区划的调整，继续做好社区卫生服务机构设置规划实施工作。通过对现有卫生资源的重组改造和功能转换，加快社区卫生服务机构尤其是社区卫生服务中心的建设。在机构建设过程中，各地坚持以人为本的服务理念，从方便群众就医出发，改善服务环境，简化服务流程，使社区卫生服务机构的基础设施建设和常用设备的配套得到明显改善，为社区卫生服务的长远发展打下了坚实的基础。

（夏迎秋　沈志洪）

【新型农村合作医疗制度建设】 为认真贯彻《省政府关于在全省建立新型农村合作医疗制度的实施意见》精神，在上年新型农村合作医疗试点工作的基础上，不断总结经验，完善管理方案。一是3月30日省政府在盐城召开新型农村合作医疗和农村改水工作会议，王湛副省长到会作了重要讲话，部署全年工作任务。二是11月中旬省卫生厅召开了全省新型农村合作医疗会议，传达国务院召开的全国新型农村合作医疗试点工作会议精神，通报全省新型农村合作医疗进展情况，唐维新副厅长到会作了重要讲话。三是会同省财政厅下发《合作医疗工作考核评估标准》。组织人员进行督查，及时帮助各地解决工作中存在的困难与问题。四是联合省编办进行调研，并由省机构编制委员会下发了《关于建立县级农村合作医疗经办机构的通知》，明确县级合作医疗经办机构的业务范围、编制数目及经费渠道等。五是会同省民政厅、省财政厅制定下发《江苏省农村医疗救助实施办法》，对医疗救助对象及标准、医疗救助服务、医疗救助申请和审批、救助基金的筹集和管理等作出规定。六是加强合作医疗规范化管理，推广新型农村合作医疗计算机管理信息系统，规范新型农村合作医疗双月报工作，统一了新型农村合作医疗认定标准、参保率计算方法、基金结报时间等，并根据合作医疗进展情况进行动态管理。七是对全省所有县(市)从事合作医疗管理工作的主要人员进行专题培训，对县(市、区)合作医疗计算机管理信息系统操作人员进行了专业培训。八是做好基金申报审核工作，加强基金监管。各有关县(市、区)按照要求上报省级补助资金申请，经合作医疗工作办公室初审，省财政厅复审，全省有50个县(市、区)享受到省级财政补助，省财政共下拨资金2.15亿元。

各地认真执行基金使用和结报情况公示制度，对社会公布监督电话，设立合作医疗报销公示栏，广泛接受群众监督，提高了合作医疗运行的透明度。到年底，全省有88个县(市、区)启动了新型农村合作医疗，覆盖了3 401.9万农业人口，人口覆盖率达到71.8%。全省共筹集新型农村合作医疗基金14.38亿元，各级财政共安排新型农村合作医疗补助资金8.8亿元，累计补偿10.16亿元，有68.91万人次得到住院报销，2 240万人次得到门诊报销。

（夏迎秋　王昊昀）

【新型农村合作医疗运行情况调查】 2004年11月底，省委书记李源潮、省长梁保华对全省新型农村合作医疗工作做了重要批示，要求广泛了解基层干部、普通农民对新型农村合作医疗的意见和要求，以此总结经验，分析问题，提出进一步完善新型农村合作医疗制度的政策建议。根据批示精神，省农村经济调查局、省财政厅、省卫生厅联合进行了调查。调查采取面上调查和专题调查两种形式，面上调查由市农调、财政、卫生部门组织实施，每个市调查2个县(市、区)，每个县实地调查2个乡镇、4个行政村。专题调查，于11月29日至12月6日，省农调局、省财政厅、省卫生厅组织人员分成两组，调查了赣榆、铜山、海安、江都等4个县(市)。调查组分层次组织召开了县政府及相关部门座谈会、乡村干部座谈会、农民代表座谈会，并通过随机抽样法进行了农户问卷调查。调查的内容涉及新型农村合作医疗基金筹集、管理、补偿，以及医疗服务供给等环节。接受本次调查的共有26个县(市、区)、52个乡镇、104个行政村，共召开了92个座谈会，发放农村居民调查表1 151份。调查显示，80%以上的农民对合作医疗满意，90%以上的农民表示来年会考虑继续参加合作医疗。

一、各地经验与做法

（一）政府高度重视，推行责任制管理。各地把建立新型农村合作医疗制度作为全面建设小康社会、树立和落实科学发展观的重要举措，纳入社会经济发展总体规划和工作实绩考核内容、通过签订目标责任状的方式，逐级明确责任。大多数县(市、区)成立了新型农村合作医疗管理委员会，强化了组织领导。

（二）建立组织机构，加大宣传力度。根据省编委《关于建立县级农村合作医疗经办机构的通知》精神，不少县(市、区)核定了合作医疗经办机构人员编制。各地召开动员会，利用广播、电视、报纸等媒体进行广泛宣传，使广大群众真切感受到参加新型农村合作医疗实实在在的好处。

（三）积极筹集资金，探索筹资新方式。一些市提高对合作医疗补助标准，促进工作的有效开展。连云港市对辖县参保人口补助人均2元，对困难乡镇的参保人口再补助2元；镇江、常州的市级财政按照人均5元标准进行补助；南京市对县(区)参保人口的补助达到4～6元；苏州市2004年合作医疗基金标准达到人均106元，其中财政所占比例为55.8%。全省人均筹资标准平均为42元，最低30元，最高200元。在农民筹资方面，各地积极探索适合当地实际的筹资方式。赣榆县试行“滚动式”筹资，征得参保者同意，在结报医药费的同时，预先收取下一年度的参保费用，减少了约50%的工作量。

（四）加强基金管理，接受社会监督。各地加强基金专户管理，落实年度审计制度。多数县（市、区）实行了基金使用和结报情况公示制度，对社会公布监督电话，设立合作医疗报销公示栏，广泛接受群众监督，提高了合作医疗基金使用的透明度。

（五）加强定点机构管理，提高服务水平。各地切实加强合作医疗定点服务机构建设，规范医疗行为，提高服务水平。为了控制医疗费用，一些县规定定点机构必须优先使用合作医疗基本药物目录范围内的药品，如果不可报销的医药费用超过总费用的10%，医疗机构要承担一定的经济责任。全省约有30个县建立了合作医疗计算机管理信息系统，实现了对定点医疗机构实时监控。

二、基层干群反映的情况

基层干部反映的情况主要有：一是地方财政配套资金落实难。主要集中在苏北地区以及苏中地区的部分困难县。二是农民筹资工作难度大。农民的参合资金主要靠乡村干部上门收取。在自愿的前提下，受农民认知程度和干群关系等的影响，逐门逐户做工作难度较大。三是缺乏基本工作经费。一些乡镇合管办一无编制、二无经费。由于缺乏工作及启动经费，不少县尚未实现计算机管理，依靠手工审核、结报，造成报销手续繁琐，报销不及时，很大程度上影响到农民继续参合的积极性。四是农村医疗救助制度进展不快。绝大多数县未启动农村医疗救助工作。

农村居民反映的情况主要有：一是报销时间长，手续比较繁琐，费时费力。二是有的地方补偿方案不合理，收益程度较低。不少农民希望大病小病都能报销，如果单纯搞大病补偿，有的群众表示不能接受。三是有的地方农村医疗卫生机构药品价格偏高。一些地方的农民在报销完门诊药费后，发现实际自付的费用仍高于零售药店的药品价格。群众对医疗机构药品价格偏高问题不理解，这也在一定程度上影响到新型农村合作医疗的实施。四是农村基层卫生机构服务条件简陋，不能适应农民医疗服务需求。苏北、苏中地区乡镇卫生院、村卫生室的服务条件普遍较差，一些群众选择这些机构看病的愿望不高。

省卫生厅等有关部门根据调查情况向省政府提出了完善合作医疗工作的政策建议。

（夏迎秋　王昊昀）

【农村卫生改革进展情况】 一是明确农村卫生改革与发展的思路。结合新的形势，提出新时期完善农村卫生服务体系的政策措施，并加以实施。在制定医疗机构设置规划、重新核定人员编制的基础上，有50个县（市、区）完成乡镇卫生院人员、业务、经费等划归县卫生行政部门按职责管理工作，占县（市、区）总数的56.2%。二是积极推进农村社区卫生服务工作，组织人员对昆山、盐都、东海、新沂等进行调研，提出在农村开展社区卫生服务试点的方案。三是7月中旬召开研讨会，徐州、锡山等22个地方介绍了各自的做法及经验。四是继续加强乡镇卫生院法人代表的培训工作。从8月开始开办第三期乡镇卫生院院长培训班，对各地选拔推荐的近70名院长进行为期3个月的系统培训。

（夏迎秋　王昊昀）

【乡村医生执业注册管理】 《乡村医生从业管理条例》于2004年1月1日正式实施。为了抓好条例的贯彻工作，做好全省近7万名乡村医生的培训、考试、考核和执业注册工作，省卫生厅年初向全省发出学习贯彻条例的通知，制定并下发《江苏省乡村医生注册管理办法》，印制了乡村医生执业注册相关申请表格。研发了“江苏省乡村医生执业管理信息系统”软件，利用计算机技术，实现乡村医生注册管理、日常业务工作管理及村医疗机构管理等多项管理功能。组织了乡村医生执业注册考试。至当年底，全省直接注册的乡村医生有45 863人，通过考试注册的有209 551人，乡村医生基本实现了持证上岗。

（夏迎秋　王昊昀）

【全省农村乡村卫生机构、医疗保障制度和乡村医生情况】

一、乡村卫生机构情况（表1）

1.全省农村有乡镇数1 255个，比上年减少76个；有卫生院1 734所，其中全民所有制的343所，占机构总数的19.8%，集体性质的1 005所，占58%，合作制的33所，占1.9%，实行股份制的209所，转为私营等形式的144所。

2.在1 255个乡镇中共有农村防保组织1 180个，其中防保组织在卫生院中，财务由卫生院统一管理的1 076个，占91.2%；在卫生院中实行财务独立核算的5个，占0.4%；防保组织已从卫生院剥离的有99个，占8.4%。

3.全省有行政村19 797个，较上年减少799个；共建有卫生室20 530所，占行政村总数的103%。按市来分析，行政村卫生室覆盖率最高的是宿迁市，为136.5%，最低的是镇江市，为59.3%。

4.按举办的性质来分析，集体办的有17 634所，占卫生室总数的85.9%，比上年减少6.6个百分点，其中集体办比重最高的是南京、无锡、镇江、宿迁等市，为100%，较低的有南通市25.7%、淮安市50.4%；个体办的有178所，占卫生室总数的0.9%，比上年下降2.4个百分点；其他形式的有2 718所，占卫生室总数的13.2%，比上年上升9.2个百分点。

5.按举办分析，实行乡办的卫生室有6 751所，占卫生室总数的32.9%；实行村办的卫生室有8 634所，占卫生室总数的42.1%，实行联办的卫生室有3 620所，占卫生室总数的17.6%，其他1 525所占卫生室总数的7.4%。

6.在20 530所卫生室中，平均每室面积63.5平方米，有房间3.8个。

7.有729个乡镇开展农村社区卫生服务试点工作,占乡镇总数的58%。已建成农村社区卫生服务中心406个,农村社区卫生服务站7 626个。

二、医疗保健制度情况(表2)

全省农村实行集资医疗保健制度共有19 316个村,占行政村总数的97.6%,覆盖率比上年增加22.8个百分点。按举办的形式来分,实行新型农村合作医疗的村有18 535个,占行政村总数的93.6%,参加的人数有3 401.9万人,占农村人口总数的71.8%。实行大病风险医疗的村有687个,占行政村总数的3.5%,覆盖了3.5%的农业人口。实行传统合作医疗的村有94个,占行政村总数的0.5%,参加人口15.93万,占0.4%。完全自费医疗的村537个,占行政村总数的2.4%,占全省农村人口总数的19.5%。

三、乡村医生队伍情况(表3)

1.全省共有乡村医生68 227人,平均每个行政村卫生室3.3人,比上年增加0.1人。按市分析,最高的是盐城市,平均每个行政村卫生室有4.2人,其余依次为连云港市3.7人,徐州3.6人,最低的是无锡2.1人,常州2.5人。

2.按农村每千人口拥有的乡村医生人数来分析,全省平均为1.5人。最多的是连云港市,为2.2人,其次是盐城市为2人,最少的是南京市,为0.9人,无锡市、镇江市为1人。

3.按每一乡村医生服务人口数来分析,最多的是南京市,为1 130人,最少的是连云港市,为457人。全省平均为652人。

4.性别年龄结构。在66 814名乡村医生中,男性40 088人,占58.8%,女性26 726人,占39.2%,男女性别比为1.5∶1。30岁以下的占16.4%,30~39岁的占26.1%,40~49岁的占26.1%,50~59岁的占26.4%,60岁以上的占2.9%。全省有710个乡(镇)、27 973名乡村医生参加了退休养老基金,占乡村医生总数的40.1%。

5.学历情况。在68 227名乡村医生中,文化程度为初中及以下的有32 307人,占47.4%,高中18 908人,占27.7%,中专及以上的15 599人,占22.9%,其中有正规学历的9 209人,非正规学历的6 390人。

6.在68 227名乡村医生中取得执业(助理)医师人数1 413人,占乡村医生总数的2.1%;取得乡村医生执业资格人数66 814人,占乡村医生总数的97.9%。

(夏迎秋　王昊昀)

表 1　2004 年乡村卫生机构情况表

县（市）区名称	行政乡镇数	行政村数	农业人口数	农业人口人均年收入	乡镇卫生院											村卫生机构										社区卫生服务		
					机构数	其中建制乡镇所在地的卫生院数	所有制形式					防保组织			实行乡村卫生服务管理一体化的乡镇数	机构数	性质			举办形式				房屋情况		开展农村社区卫生服务试点的乡镇数	已建成农村社区卫生服务中心数	已建成农村社区卫生服务站数
							全民	集体	合作制	股份制	其它	在卫生院中，财务由卫生院统一管理	在卫生院中，财务独立核算	已从卫生院剥离			集体	个体	其它	乡办	联办	村办	其它	平均每个机构的面积	平均每个机构的房间数			
	个	个	万	元	个	个	个	个	个	个	个	个	个	个	个	个	个	个	个	个	个	个	个	m^2	间	个	个	个
1	2	3	4	5	6	7	8	9	10	11	12	13	14	15	16	17	18	19	20	21	22	23	24	25	26	27	28	29
南京市	81	1029	211.07	5091	88	82	23	64			1	82			73	627	627			220	1	406		58.5	3.5	51	17	90
无锡市	59	1178	256.17	6240	113	73	5	92	10	3	3	73			42	1214	1214			97	117	1000		43.6	3.5	42	2	123
徐州市	116	2356	627.6	3326	165	116	27	138				116			116	3091	3086	5		3086			5	63.5	4	49	98	2476
常州市	66	1110	145.21	5550	88	81	7	81				80	1		72	717	714	3		187	317	107	106	84.2	3.5	59	26	215
苏州市	80	1628	296.13	7682	134	102	7	115		2	10	79		23	69	1439	1402	36	1	307	149	895	88	93.3	5.4	75	82	756
南通市	132	1923	523.73	4483	262		19	8		181	54					1918	492		1426	206	358	321	1033	72	4.6	131	1	1767
连云港市	92	1448	296.32	3139	106	92	20	84		1	1	91	1		56	1792	1771	13	8	989	13	788	2	60.5	3.8	46	43	291
淮安市	116	1528	360.31	3191	132	116	33	96			3	114	2		114	2011	1094	93	824	236	1348	336	91	43	2.9	91	51	224
盐城市	139	2289	539	3599	170	136	46	88	1	5	30	116		20	109	2438	2112	12	314	554	651	1233		73.2	3.9	70	47	1075
扬州市	96	1215	282.9	4041	148	91	20	66	22	15	25	51	1	39	38	1158	1029	4	125	58	216	874	10	64.4	4.1	29	4	179
镇江市	67	931	150.79	4724	70	69	3	66		1		53		16	66	552	552			215		185	152	54.2	2.7	66	33	362
泰州市	99	1587	359.47	3887	147	111	22	107		1	17	110		1	94	1422	1390	12	20	575	171	664	12	66.7	3.7	17	1	29
宿迁市	112	1575	402.72	3204	111	111	111					111			72	2151	2151			21	279	1825	26	50.9	3.2	3	1	39
合　计	1255	19797	4451.42	4209	1734	1180	343	1005	33	209	144	1076	5	99	921	20530	17634	178	2718	6751	3620	8634	1525	63.5	3.8	729	406	7626

注：6 = 8 + 9 + 10 + 11 + 12　　7 = 13 + 14 + 15　　17 = 18 + 19 + 20 = 21 + 22 + 23 + 24

表 2　2004 年农村医疗保障制度情况表

县（市）区名称	行政村总数	农业人口数	新型农村合作医疗									
			参加人数	占农业人口总数	村数	占行政村总数	资金标准					
							合计	市财政人均投入	县财政人均投入	乡财政人均投入	村集体人均投入	群众人均缴纳
	个	万	万	%	个	%	元	元	元	元	元	元
1	2	3	4	5	6	7	8	9	10	11	12	13
南京市	1029	211.07	160.39	76	1029	100	43.5	5	6.6	5.3	1.2	25.4
无锡市	1178	256.17	215.6	95.7	1178	100	62.9	2.3	16.4	13	6.8	24.4
徐州市	2356	627.6	415.4	66	2224	94	20	2	6	2		10
常州市	1110	145.21	185	127	1110	100	48.3	5	13.2	8.6	1.1	20.4
苏州市	1628	296.13	295.38	99.7	1587	97.3	115.3	1	34	30.2	9.9	40.2
南通市	1923	523.73	342.36	65.3	1264	65.6	24.2	1.1	9.2	2.5	0.2	11.2
连云港市	1448	296.32	253.6	85.6	1315	90.8	20	2	6	2		10
淮安市	1528	360.31	293.41	81.4	1508	98.7	20.7	2.4	5.3	2.4		10.6
盐城市	2289	539	359	66.6	2054	89.7	22.9	2	5.1	2.1	0.1	13.6
扬州市	1215	282.9	240.7	85.1	1211	99.7	27.4	1.2	8.4	3.5		14.3
镇江市	931	150.79	120.28	79.8	918	98.6	46.3	5	12	0.8		28.5
泰州市	1587	359.47	254.32	70.5	1562	98.4	29.8	0.4	10.2	0.7	0.2	18.3
宿迁市	1575	402.72	316.34	78.6	1575	100	19		9			10
合　计	19797	4451.42	3451.78	77.5	18535	93.6	36.3	1.9	10.6	5.5	1.4	16.9

参加新型农村合作医疗人数中含 39.79 万非农业人口

表 3　2004 年乡村医生情况表

县（市）区名称	村卫生机构人员数				执业乡村医生情况																				
	总人数	取得执业（助理）医师人数	取得乡村医生执业资格人数	平均每个村卫生机构人数	性别		年龄结构					文化程度				工作年限				报酬情况				建立退休养老基金情况	
					男	女	30岁以下 不含30岁	30岁至39岁	40岁至49岁	50岁至59岁	60岁以上	初中及以下	高中	中专及以上 无正规学历的	中专及以上 有正规学历的	5年以下 不含5年	5年至9年	10年至19年	20年以上	由乡考核发放人数	占乡村医生总数	未经乡考核发放人数	占乡村医生总数	乡镇数	参加人数
	人	人	人	人	人	人	人	人	人	人	人	人	人	人	人	人	人	人	人	人	%	人	%	个	人
1	2	3	4	5	6	7	8	9	10	11	12	13	14	15	16	17	18	19	20	21	22	23	24	25	26
南京市	1867	25	1842	3	1111	731	209	518	508	526	81	902	563	64	313	44	274	564	960	1187	64.4	655	35.6	27	470
无锡市	2725	34	2691	2.1	1262	1429	212	489	978	809	203	1460	869	137	225	177	363	715	1436	1990	73	701	27	56	1240
徐州市	10357	156	10201	3.6	6465	3736	2297	3396	2239	2098	171	2975	2234	3043	1949	1035	1702	3717	3747	10201	100			59	4743
常州市	1772	50	1722	2.5	951	771	188	330	443	656	105	883	517	115	207	130	210	309	1073	1629	94.6	93	5.4	58	1146
苏州市	4601	271	4330	3.2	2196	2134	306	714	1009	2032	269	3238	780	92	220	122	440	900	2868	4011	92.6	319	7.4	57	2755
南通市	5947	398	5549	3.1	3112	2437	730	1086	1225	2302	206	2779	1651	429	690	640	449	788	3672	1765	31.8	3784	68.2	40	1939
连云港市	6473	117	6356	3.7	4030	2326	1336	1910	1560	1424	126	3264	1603	299	1190	617	910	1911	2918	5920	93.1	436	6.9	52	3373
淮安市	6380	70	6310	3.2	4080	2230	1156	1998	1711	1298	147	3088	2004	456	762	478	999	1820	3013	5510	87.3	800	13.7	99	3468
盐城市	11023	146	10877	4.2	6385	4492	2047	3110	2998	2630	92	4691	3881	878	1427	1012	1778	2960	5127	8673	79.7	2204	20.3	87	4643
扬州市	3887	39	3848	3.5	2176	1672	519	845	1216	1188	80	2383	1075	206	184	239	398	914	2297	2433	63.2	1415	36.8	52	1322
镇江市	1536	12	1524	2.8	888	636	150	293	434	547	100	902	475	32	115	97	150	297	980	1340	87.9	184	12.1	47	910
泰州市	4540	39	4501	3.2	2760	1741	944	1187	1100	1140	130	2414	1320	99	668	610	715	957	2219	2540	56.4	1961	43.6	53	1512
宿迁市	7119	56	7063	3.3	4672	2391	1093	1953	2341	1387	289	3328	1936	540	1259	917	1805	2227	2114	4120	58	2943	42	23	452
合　计	68227	1413	66814	3.3	40088	26726	11187	17829	17762	18037	1999	32307	18908	6390	9209	6118	10193	18079	32424	51319	76.8	15495	23.2	710	27973

注:2 = 3 + 4,4 = 6 + 7 = 8 + 9 + 10 + 11 + 12 = 13 + 14 + 15 + 16 = 17 + 18 + 19 + 20 = 21 + 23

【全省妇幼卫生工作座谈会】 3月下旬,省卫生厅在南京召开全省妇幼卫生工作座谈会,各市卫生局基妇处处长、妇幼保健院院长和部分县(市、区)妇幼保健机构负责人共70余人参加了会议。会议的主要议题是强化妇幼保健机构管理,推进全省妇幼卫生改革,加快妇幼卫生事业发展。唐维新副厅长作了三点指示:第一,要进一步明确妇幼保健机构的性质和地位。妇幼保健机构作为公共卫生服务体系的一部分,各地要抓住机遇,深化改革,争取比较宽松的发展环境,加快妇幼保健事业发展的步伐;第二,要始终坚持妇幼卫生工作方针,坚持不懈地贯彻以保健为中心,以保障生殖健康为目的,保健与临床相结合的工作方针,依托保健服务拓展临床业务范围,同时将临床工作作为保健业务的技术支撑,更好地为广大妇女儿童健康服务;三是要统筹兼顾,突出重点,切实做好妇幼卫生各项工作,尤其是要做好群体保健工作,确立妇幼保健机构作为保健技术指导中心的地位;加快妇幼保健机构等级评审进程,促进妇幼保健机构的标准化建设与规范化管理,提高妇幼保健机构的服务能力。

(沈志洪　王晓芳)

【全省第二周期等级妇幼保健机构名单】 三级甲等妇幼保健院:南京市妇幼保健院、无锡市妇幼保健院。三级乙等妇幼保健院:南通市妇幼保健院。二级甲等妇幼保健院:江都市妇幼保健院。甲等妇幼保健所:南京市雨花台区妇幼保健所、江宁区妇幼保健所、六合妇幼保健所、无锡宜兴市妇幼保健所、常州市天宁区妇幼保健所、苏州昆山市妇幼保健所、南通如皋市妇幼保健所、泰州兴化市妇幼保健所、靖江市妇幼保健所。 (沈志洪　王晓芳)

【母婴保健技术服务监管】 一是依法对产前诊断技术服务机构进行资格准入。按照《产前诊断技术管理办法》中对开展产前诊断技术服务机构和人员的要求,组织对申请开展产前诊断技术服务机构进行实地考察和验收,确定了江苏省妇幼卫生保健中心等17家医疗保健机构为江苏省首批产前诊断技术服务机构,并组织了业务人员的专门培训,为依法规范产前诊断技术奠定了基础。二是加强对医学需要胎儿性别鉴定和选择性别的人工终止妊娠的监管。确定江苏省妇幼卫生保健中心等18家医疗保健机构具有开展医学需要的胎儿性别鉴定的执业资格,为严禁非医学需要的胎儿性别鉴定奠定了基础。三是全面开展了母婴保健技术服务的综合执法检查。7~9月,各地相继对助产技术服务、爱婴医院管理、出生医学证明管理等工作的实施情况开展全面的执法检查,省卫生厅组织有关人员对部分地区进行了抽查。针对执法检查中发现的薄弱环节,各地采取针对性的措施,加强了监督管理。

(沈志洪　王晓芳)

【全省妇幼卫生年报数据分析】

一、儿童保健服务指标继续上升,各项死亡率持续下降。全省7岁以下儿童保健管理率为93.61%,较上年的92.85%上升了0.82%,连续两年保持上升态势。从总体情况来看,全省有12个省辖市儿童保健管理率达到了90%以上(见表1)。新生儿访视工作与上年基本持平,全省新生儿访视率为88.14%,较上年88.25%下降0.12%。

表1　2004年各市7岁以下儿童保健管理情况

保健管理率(%)	城市(由高到低顺序排列)
>95	常州、南京、南通、苏州、盐城、淮安、泰州、镇江
90~95	徐州、扬州、连云港、无锡
<90	宿迁

全省新生儿死亡率为5.73‰,婴儿死亡率为8.03‰,5岁以下儿童死亡率为10.14‰,已经连续4年呈下降趋势(见表2)。从婴儿死亡率情况来看,全省大部分城市低于10‰,提前实现省政府“两个规划”目标(见表3)。

表2　2001~2004年全省儿童死亡率情况

年份	新生儿死亡率(‰)		婴儿死亡率(‰)		5岁以下儿童死亡率(‰)	
	全省	环比	全省	环比	全省	环比
2001	6.99		10.05		13.40	
2002	6.16	0.881	8.84	0.880	11.34	0.846
2003	6.08	0.978	8.71	0.985	11.25	0.992
2004	5.73	0.942	8.03	0.922	10.14	0.901

表 3　2004 年各市婴儿死亡率情况

婴儿死亡率(‰)	城市(由低到高顺序)
<6	镇江、常州、泰州
6~8	苏州、扬州、无锡、南通、徐州、淮安
8~12	南京、盐城
12~13	宿迁、连云港

二、孕产妇保健服务指标小幅上升,孕产妇死亡率持续下降。全省孕产妇产前检查率、产后访视率和住院分娩率分别为 92.57%、87.98% 和 99.46%,除产后访视率与上年基本持平以外,其它两项指标均有小幅上升(见表 4)。从住院分娩率情况来看,全省绝大多数城市超过 99%(见表 5)。

表 4　2001~2004 年全省孕产妇保健服务情况

年份	产前检查率(%)		产后访视率(%)		住院分娩率(%)	
	全省	环比	全省	环比	全省	环比
2001	95.54		92.47		98.49	
2002	92.58	0.969	88.89	0.961	98.58	1.001
2003	92.17	0.996	88.34	0.994	98.47	0.999
2004	92.57	1.004	87.98	0.996	99.46	1.010

表 5　2004 年各市孕产妇住院分娩率情况

住院分娩率(%)	城市(由高到底顺序排列)
>99	连云港、无锡、南京、苏州、常州、镇江、泰州、徐州、扬州、南通
98~99	淮安、盐城
97~98	宿迁

全省孕产妇死亡率为 20.74/10 万,较上年下降了 10.3%,从分布情况来看,苏北部分地区孕产妇死亡率仍处于较高水平,其中盐城和宿迁市分别为 34.18/10 万和 44.84/10 万。

表 6　2004 年各市孕产妇死亡率情况

孕产妇死亡率(1/10 万)	城市(由低到高顺序排列)
<10	常州
10~20	镇江、扬州、南通、苏州、徐州、泰州、无锡
20~30	连云港、南京、淮安
>30	盐城、宿迁

三、妇女病普查率有所升高,疾病检出率逐年上升。全省妇女病普查率为 65.83%,较上年上升了 7.8%。疾病检出率为 33.54%,较上年上升了 6.1%(见表 7)。从主要妇女病发病率排序情况来看,宫颈炎的发病率仍处于最高(12.89%),其次为滴虫性阴道炎、尖锐湿疣、淋病等(见表 8)。

表 7 2001～2004 年全省妇女病查治情况

年份	妇女病普查率(%)		疾病检出率(%)	
	全省	环比	全省	环比
2001	59.96		27.59	
2002	63.61	1.061	31.46	1.140
2003	61.06	0.960	31.60	1.004
2004	65.83	1.078	33.54	1.061

表 8 2004 年全省妇女病查治情况

疾病名称	发病率
宫颈炎(%)	12.89
滴虫性阴道炎(%)	6.82
尖锐湿疣(1/10 万)	19.69
淋病(1/10 万)	13.75
宫颈癌(1/10 万)	4.69
乳腺癌(1/10 万)	3.52
卵巢癌(1/10 万)	1.22

四、婚前医学检查率大幅下降,出生缺陷发生率上升。受 2003 年出台的《婚姻登记条例》取消强制婚检的影响,2004 年全省婚前医学检查工作出现全面下滑,欲婚男女婚前医学检查率大幅度下降,全年婚前医学检查率仅为 3.78%,较上年下降了 94.7%(见表 9)。同时,由于原本通过婚前医学检查可以发现并防治的遗传性疾病、传染病和精神病未能得到及时有效的发现和控制,造成出生缺陷发生率升高,2004 年全省出生缺陷发生率为 5.06‰,较 2003 年上升了 10.24%,而且这种上升的势头有增无减。

表 9 2001～2004 年全省婚前医学检查情况

年份	全省婚检率(%)	环比
2001	71.27	
2002	78.52	1.102
2003	71.68	0.913
2004	3.78	0.053

(沈志洪 林 松)

【全省助产技术人员考核换证】 全省 13 个省辖市共有9 234人报名参加助产技术人员考核,实际参考人数8 975人,占总报名人数 97%,其中医生类3 508人,护士类5 449人。省卫生厅确定了合格分数线,全省合格人数8 517人,不合格人数 440 人,合格率为 95.09%。

(沈志洪 王晓芳)

【城市社区卫生服务工作进展】 各地树立和落实科学发展观,深化卫生改革,加大存量卫生资源的结构性调整,以区为单位,打破部门所有、条块分割,整合区域内的资源,积极发展社区卫生服务,取得了一定的成效。截止年底,全省开展社区卫生服务的市辖区有 51 个,占 94.4%;县级市 22 个,占 84.6%。建成社区卫生服务机构1 560个;城市受益人口1 380万,约占城市人口的 56%。社区卫生服务从业人员11 774人,其中卫技人员8 467人,占总数的72%。全年完成门诊服务1 226万人次,约占全省门诊总人次的11%左右,上门巡诊服务16万人次;出院病人44 860人;开设家庭病床9 800张;为居民建立健康档案598万份。(沈志洪　王晓芳)

【创建社区卫生服务示范区】 2月,省卫生厅在无锡召开全省创建社区卫生服务示范区工作会议,明确了创建活动的目标、要求,并对进一步推进社区卫生服务发展作出了具体的部署。4月,在南京举办社区卫生服务示范区评估验收标准培训班。学习示范区创建标准,明确创建目标任务和组织实施的方法,并就创建过程中的具体问题进行研讨。

全省创建活动动员会议之后,南京、无锡、徐州、常州、苏州、盐城、连云港、镇江等市部分区先后以区政府的名义召开了创建工作动员大会或创建工作推进会,对本区创建社区卫生服务示范区进行全面宣传发动,并相继启动了示范区的创建工作。

10月,省卫生厅会同省民政厅、中医药局联合组织专家评估组,对14个区(市)进行了省级社区卫生服务示范区(市)评估,其中有12个区(市)被评选为省首批社区卫生服务示范区(市)。在此基础上,推荐南京市玄武区和白下区参加全国社区卫生服务示范区评选。11月,玄武区和白下区接受了国家评估组的评估,受到国家评估组的充分肯定。

全省社区卫生服务示范区创建活动取得了5个方面的成绩:第一,政府对社区卫生服务工作的重视程度有了提高。突出政府在卫生领域的责任,将发展社区卫生服务摆上重要位置,制定了创建活动实施方案,明确了相关部门的职责和分工,各部门通力协作,齐抓共管,形成了发展社区卫生服务的合力。第二,加快了社区卫生服务网络建设。一方面,整合区域内现有卫生资源,通过对一、二级医疗机构的重组改造和功能转换加快社区卫生服务机构建设;另一方面,引入竞争机制,通过公开招投标,广泛吸纳社会资金参与发展社区卫生服务,加快了社区卫生服务机构建设的步伐。在一批示范区内,以社区卫生服务中心为主体、社区卫生服务站为补充的社区卫生服务网络基本形成。第三,加强了社区卫生服务队伍建设。各地坚持管理队伍和业务队伍建设并重,有计划、分层次地对各类人员进行系统培训,增强了社区卫生服务队伍的整体素质。第四,为居民提供了方便快捷、价廉质优的卫生保健服务。各地坚持"六位一体"和主动上门服务,打破传统的单一医疗服务模式和坐堂行医的服务模式,走出院门,走进社区,贴近群众,主动上门为居民提供综合卫生服务,为逐步解决群众"看病难、看病贵"的问题创造了条件。第五,初步规范了对社区卫生服务机构的监督管理。坚持依法行政与依法执业的有机统一,建立了社区卫生服务机构的准入制度和动态管理制度,审批上严格把关,定期进行考核,淘汰居民不满意的机构,切实加强了社区卫生服务机构的监督管理,保证了服务安全和服务质量。

全省首批社区卫生服务示范区(市)为:

南京市玄武区	南京市白下区
南京市鼓楼区	南京市雨花台区
无锡市崇安区	无锡市南长区
常州市天宁区	常州市钟楼区
苏州工业园区	苏州市金阊区
昆山市	吴江市

(沈志洪　王晓芳)

【开展全省城市社区卫生服务调研】 省卫生厅组织对全省城市社区卫生服务进行全面的调研。调研发现,各地在以下几个方面取得了新进展:一是加强了对社区卫生服务的领导。多数市、区成立了由政府领导挂帅的社区卫生服务工作领导小组,基本建立了城市社区卫生服务工作的组织领导体系;把发展社区卫生服务作为为民办实事的内容,列入政府工作目标,建立了责任制,加大了工作力度。二是明确了发展社区卫生服务的思路。一方面打破条块分割、部门所有的界限,以区(市)为单位,按照社区卫生服务发展的要求进行资源整合,通过重组、改造和功能转换来发展社区卫生服务。另一方面,鼓励多元化投资发展社区卫生服务。坚持走以公有制为主体、多种所有制共同发展的路子,鼓励企事业单位、社会团体、合作合股及个人投资发展社区卫生服务。同时通过建章立制,初步建立起了具有可操作性的准入机制和退出机制。三是突出队伍建设这个重点。省卫生厅在江苏职工医科大学成立了省全科医学培训中心,统一组织全科医生和社区护士的培训和考试。各地对从事社区卫生服务的卫技人员实施了系统的岗前培训或在岗培训,全年有2 200多人通过了省统一组织的全科医生和社区护士的从业资格考试。四是将社区卫生服务纳入了社区建设。各地为促进社区卫生服务与社区建设同步发展,制定了工作方案,周密计划,认真实施,取得了较好的效果。

同时也存在以下问题:一是思想上认识不足。由于对社区卫生工作重要性的认识不足,没有突出政府的责任,相关部门协调配合不够,未能形成推动此项工作的合力,对社区卫生服务工作缺少必要的指导和支持,在一定程度上影响了社区卫生服务的发展。二是政府财政投入不足。2004年全省市、区两级财政用于公共卫生服务补助的费用人均1.85元,明显低于应补水平。三是政府公办社区卫生服务机构用房十分紧缺。全省政府公办社区卫生服务机构业务用房由政府免费提供的占21%,自有用房占28%,低价租用的占17%,按门面房市场价租赁的占34%。高价的房租使相当数量的社区卫生服务机构的生存和发展困难。四是社区卫生服务纳入医保的政策没有落实到位。全省还有33%的社区卫生服务机构没有纳入医保定点医疗机构。五是社区卫生服务的价格体系没有理顺。有些传统服务项目收费标准偏低,还有50多项服务项目没有列入收费项目而不能收费。六是社区卫生服务人员整体素质偏低。现有社区卫生服务人员中本科学历占11.9%,大专学历占28.6%,中专学历占47.8%,无学历占11.7%。远远低于我国东部地区的平均水平。七是社区卫生服务机构的服务能力不强。有些地区把重点放在社区卫生服务站的建设上,忽视了社区卫生服务中心的建设。由于站的规模、技术力量、设施装备等因素的限制,制约了综合服务功能的发挥和整体服务水平的提高,社区卫生服务的供给数量和质量难以满足居民的健康需求。(沈志洪　王晓芳)

【全省非政府办社区卫生服务机构调查分析】 省卫生厅对全省非政府办社区卫生服务机构的发展情况进行了调研。结果分析如下:

一、非政府办社区卫生服务机构的发展状况

2001年全省社区卫生工作会议以后,各地按照会议精神和卫生部等11个部委下发的《关于加快发展城市社区卫生服务的意见》的要求,积极推动多元化投资发展社区卫生服务,取得初步成效。截止2004年3月,江苏非政府办的社区卫生服务机构已达414个,占总数的34%;覆盖人口355万人,占28%;从业人员4 017人,占30%;完成门急诊140万人次,占总数的40%;出诊5万人次,占总数的42%;家庭病床日17.6万个,占总数的36%;建立居民健康档案17万份,占总数的39%。非政府办社区卫生服务机构已成为江苏社区卫生服务发展最快、活力最大的新的增长点。

从发展态势看,主要有以下几个特点:

一是机构数量和固定资产大幅增长,企事业单位所占比重较大。截止3月,非政府办社区卫生服务机构数、固定资产分别比2000年底增加409个、6亿元,增势十分明显。在非政府办机构中,企业办89个,占22%;事业单位办225个,占62%;社会团体办13个,占3%;个人独资办21个,占5%;合作合股办32个,占8%。在近年新增机构中,更是以企事业单位举办的为主体。

二是服务范围逐步扩大,"六位一体"综合服务功能发挥较好。非政府办社区卫生服务机构凭借良好的基础设施、技术队伍和走出院门、主动上门的服务模式,很快赢得了社区居民的认可,医疗服务迅速覆盖所在社区。非政府办社区卫生服务机构已开展除计划生育技术服务之外的"五位一体"综合服务的占82%,其中已开展"六位一体"综合服务的占73%,分别比政府办社区卫生服务机构高出18个和26个百分点。

三是服务供给量和服务质量不断提高,促进社区卫生服务发展的作用日益明显。2003年非政府办社区卫生服务机构从业人员只占总数的30%。但完成门急诊占总数的40%,出诊人次占总数的42%,家庭病床日占总数的36%;建立居民健康档案占总数的39%;均比2001年底增长220%以上,远远高于政府办社区卫生服务机构增幅57%~98%的水平。同时2003年,非政府办社区卫生服务机构因服务质量问题受到卫生行政部门处理的机构数由2001年的2%下降为零。

四是三大区域均有发展,设置规划合理、市场准入开放的地区发展较快。近年来,非政府办社区卫生服务机构在江苏各地均有发展,以强劲势头排序,苏南为首,苏北次之,苏中为后。南京、无锡、苏州、镇江、盐城、淮安、连云港7市非政府办社区卫生服务机构发展都比较快,连续三年增长幅度超过10%,其中南京、苏州、盐城增长幅度超过20%。苏州市是江苏最早采用公开招投标来设置社区卫生服务机构的城市,该市老城区30个社区卫生服务机构,其中企事业单位办5个,股份制3个,个人独资办6个。南京市鼓楼区一次招标6个社区卫生服务中心,12家政府办(包括三级医院)和非政府办的医疗机构参与竞标,非政府办医疗机构夺走5个中心的举办权,南京大学职工医院等一批非政府办优质卫生资源通过公平竞争的方式进入社区卫生服务机构的序列。

五是与政府办机构相比,非政府办社区卫生服务机构发展后劲较强。详见下表:

非政府办机构与政府办机构主要发展要素指标对比

项　目	非政府办	政府办	比较
平均业务用房面积(m^2)	900	260	+346%
自有业务用房率(%)	63	21	+42
平均医疗设备金额(万元)	130	33	+394%
平均中级以上职称人员比例(%)	87	26	+61
全员聘用机构比例(%)	93	27	+66
绩效挂钩机构比例(%)	96	58	+38

业务用房紧缺是当前困扰政府办社区卫生服务机构的一大难题,多数机构靠租房来解决。非政府办社区卫生服务机构有相当一部分原为企事业单位职工医院,具有较宽裕的业务用房,而且多数为自有房屋。同时非政府办社区卫生服务机构拥有较多的医疗设备和中级以上职称卫技人员,与政府办机构相比,显示出比较明显的生产要素优势。另外,非政府办社区卫生服务机构普遍建立了新型的劳动人事制度和

分配制度,使内部运行更加富有成效,从而能够促进生产要素的有机结合,保障发展活力的有效发挥。

二、非政府办社区卫生服务机构发展中存在的困难与问题

一是进入社区卫生服务市场难。有些市、区对非政府办社区卫生服务机构的市场准入设置了名目繁多的近于苛刻的条件,有的市、区甚至不准它们进入。造成大量非政府办优质卫生资源被挡在门外闲置的现象。

二是获得合理经济补偿难。2001年以来,全省市、区两级财政对政府办社区卫生服务机构投入2 309万元。由于体制性障碍,非政府办社区卫生服务机构没有拿到一分钱。截止2003年底,全省有41%的社区卫生服务机构被确定为城镇职工基本医疗保险定点医疗机构,但非政府办社区卫生服务机构只有30%作为医保定点单位,而且有相当一部分机构原来作为企事业单位职工医院时就已经成为医保定点单位。

三是争取卫生行政部门指导和管理难。一些卫生行政部门将非政府办社区卫生服务机构视作“局外人”,管理上局限于每年一次的年度检查,平时很少关心这些机构的建设,业务指导和管理人员培训工作都不到位,发现问题往往重于处罚,很少帮助其采取措施,预防问题的发生。 (沈志洪 王晓芳)

医 政 管 理

【医政管理工作综述】

一、深化医院改革

按照省政府关于调整医疗资源结构和布局,集中力量,将部分医疗机构做优、做强、做大的要求,省卫生厅提出省人民医院集团组建方案。组织省人民医院、省妇幼保健中心和省级机关医院3家单位制定了《江苏省人民医院集团章程》和理事会议事规则。由3单位组成的江苏省人民医院集团于10月28日正式成立。省人民医院与省级机关医院开展业务合作,对科室和人员进行调整,优势互补,资源共享。省人民医院与省妇幼保健中心合作进一步紧密,实行人、财、物统一管理。苏州市政府对市属医院全面实行管办分离的改革,通过组建或向社会公开招标选择非营利性医院管理机构,将医院管理权交予医院管理法人,政府购买公共服务,实行政府监管下的医院自主管理。对全省民营医院发展现状、比较优势、存在问题和制约因素等进行调研,提出了加快发展民营医疗机构的建议。

二、创建基本现代化医院

3月6日至7日召开全省医院工作会议,系统回顾、总结了1994年以来全省医院工作的主要做法、经验和体会,分析了今后一段时期全省医院工作的思路和目标,部署了全年医院工作的主要任务,明确全省正式启动基本现代化医院考评工作。委托省医院管理学会多次召开创建基本现代化医院研讨会、现场分析点评会,委派专家现场指导,帮助省人民医院等单位查找问题与不足,探讨有效的创建措施。为完善考评方法和细则,2月初,组织20名专家对3所三级医院和3所二级医院进行初评。之后,召开初评情况通报和考评细则修改会议。从12月12日开始,组织22名专家对4所三级医院和6所二级医院进行正式考评。

三、严厉打击非法行医

按照卫生部统一部署,组织开展打击非法行医专项整治行动。会同省公安厅、药监局对全省医疗市场专项整治情况进行了检查。全省共抽查13个省辖市的36个县(市)、区142家医疗机构,其中:公立医疗机构25所,民营医疗机构47所,个体诊所70所。根据卫生部、监察部和国务院纠风办的统一部署,会同省监察厅(省纠风办)组成9个联合调查组,于7月28日上午10时,在当地卫生行政部门和纪检监察机关的配合下,对河北万岁制药集团涉嫌在本省9家医疗机构承包、租赁科室,违规销售药品情况进行核查,核查结果及时上报卫生部。对存在问题的有关医疗机构,当地卫生行政部门下达了卫生监督执法意见书,责成有关单位立即整改。

四、加强血液管理

(一)血液专项整治工作。认真贯彻国务院办公厅下发的《关于非法采供血液、单采血浆专项整治工作方案的通知》和卫生部、公安部、监察部、国家食品药品监督管理局等四部门联合召开的全国非法采供血液和单采血浆专项整治工作电视电话会议精神,自6月中旬起,省、市、县各有关部门出动执法检查人员共2 043人次,出动检查车辆约380车次,对28所采供血机构和1 665所医疗机构进行了全面检查,整治工作取得了明显成效。为加强对血液检测情况的监督管理,对全省28所采供血机构的血液检测质量进行抽样检查,结果显示所抽查标本结果与各单位原检测结果一致。

(二)调整采供血机构。根据国家卫生部提出的采供血机构设置规划指导原则及本省实际,对全省采供血机构设置进行调整。全省共撤销中心血库42所、县级血站1所;建立中心血站分站41个、储血点3个。经过近年来的努力,全省基本形成了省会城市建有省级血液中心,省辖市设有中心血站,部分市(县)设有基层血站,部分县(市)设立市中心血站分站或储血点,布局合理、设施配套、管理有序、服务规范的采供血网络。

(三)推进无偿献血。全省无偿献血量占临床医疗用血比例达95.33%。在全国2001至2003年度无偿献血表彰大会上,徐州市获先进城市奖;南京市夫子庙地区管委会、无锡市文明委等单位荣获无偿献血促进奖;盐城市陈振华等42人

获无偿献血奉献金奖；另有22人获银奖，109人获铜奖。

（四）加强采供血机构的规范化管理。上半年按照《江苏省血站第三周期评审标准》和《江苏省中心血站实验室建设标准》，组织有关专家对全省26所采供血机构进行考核和新一轮执业验收；组织有关人员对部分县级血站和单采血浆站进行监督检查和指导，进一步规范管理，保证了临床用血质量和安全。

连云港、盐城、淮安、宿迁等地血站业务楼国债基建项目全面竣工，并投入使用，改善了苏北地区采供血机构业务用房条件和硬件状况。完成306名采供血机构人员岗位培训、考核，给241名合格者颁发了证书。

五、严把医师、护士执业资格关

（一）组织医师资格考试和注册。全省共有16 998人报名参加考试，经审核，有16 862人符合考试报名条件，其中，报考执业医师资格的7 735人，报考执业助理医师资格的5 605人。6月18至19日，全省共有16 538人参加实践技能考试，其中执业医师9 625人，执业助理医师6 913人。共有14 480人通过了考试，通过率为87.56%。全省共有14 341人参加医师资格考试综合笔试，其中执业医师8 741人，执业助理医师5 600人。有139人缺考，32人考试作弊被取消考试资格或考试单元成绩。

4月8日，召开《医师资格证书》审核发放和医师执业注册工作会议。全省共发放《医师资格证书》6 948本，其中，执业医师资格证书4 624本，执业助理医师资格证书2 324本，发证率为98.55%。截止到9月30日，全省共注册医师120 146名，其中临床类别执业医师77 902名，执业助理医师13 203名；口腔类别执业医师3 338名，执业助理医师1 295名；公卫类别执业医师8 404名，执业助理医师1 896名；中医类别执业医师12 212名，执业助理医师1 896名。由省卫生厅直接予以注册的医师共14 828名，其中执业医师14 682名，执业助理医师146名。

（二）认真贯彻《医疗美容服务管理办法》。委托省人民医院、省中医院、省口腔医院、医科院皮肤病医院和中大医院等5个省级医疗美容医师培训基地，举办美容外科、美容眼科、美容中医科、美容牙科和美容皮肤科等医疗医师专业培训，共有150多名学员参加了学习培训。对合格人员颁发了培训合格证书。组织医疗美容主诊医师资格考核，共有287人取得医疗美容主诊医师资格。

（三）开展护士执业证书注册、变更及补办工作。全省共发放护士执业证书11 571人，其中护理初级(士)专业技术资格考试成绩合格者8 139人，本科以上学历免试206人，护士(老人老办法)资格认定831人，助产士(老人老办法)资格认定2 239人，往年补办22人。完成护士首次注册约11 400人，厅直属单位护士再次注册4 292人。

六、改善医疗服务

（一）加强医疗管理，提高医疗服务质量。针对社会对医疗服务反映较多的热点、焦点、难点问题，制定了50个单病种"三合理规范(合理检查、合理治疗、合理用)"及公布医疗信息实施方案。对常见病"合理检查、合理治疗、合理用药"提出规范性要求，规范医疗行为，降低不合理的医疗费用。同时，对各三级医院14个单病种季门诊诊疗人次、平均医疗费用、择期手术术前平均住院日、出院病人平均住院日、入出院诊断符合率、治愈好转率等医疗信息实行定期公布，主动接受社会监督。制定了全省二、三级医院药品收入占医疗业务收入的比例，力求使药品所占比例得到合理控制。各级医疗机构紧紧围绕"树立行业新风，当好健康卫士"这一主题，加强职业道德建设，提高职工队伍的整体素质。以病人为中心，改革服务模式。完善门、急诊服务流程，全省二级以上医院开展了"一站式"服务，有的医院成立了门诊服务中心，医院服务质量有了一定程度的改善。

在已出版8本规范的基础上，继续组织有关人员修订编写病理科、门诊部、消素供应室、病区、手术室、后勤、安全保卫、信息科等部门建设与管理规范以及临床医师三基训练指南。5月21日在三级医院中确认眼科等24个专科医疗质量控制中心。9月8日，召开全省医疗质量控制中心成立大会，颁发了铜牌和聘任证书。各专科医疗质量控制中心成立后，编制了医疗质控工作手册，相继开展了质控业务培训，三级医院医疗质量监控工作逐步展开。

（二）加强省级临床重点专科管理。对省级临床重点专科实施开放式动态管理。3月底和4月上旬，组织专家对新申报的23个专科进行初评和现场测评，新确认15个省级临床重点专科。全省共有省级临床重点专科130个。对全省113个省级临床重点专科2003年度的运行情况进行了汇总分析。6月22日～24日，对镇江一院心胸外科、南通一院心血管内科、徐州一院眼科等3个省级临床重点专科进行抽查。抽查情况向全省进行了通报。

（三）开展三级医院综合检查。4月13日下发《2002年至2004年江苏省三级医院综合检查内容及评分标准》和《省卫生厅关于开展全省三级医院综合检查的通知》。4月22日至30日，组成7个组对全省33所三级医院的基本现代化医院创建情况，等级医院不定期检查的各项要求落实情况，规范医疗行为、确保医疗质量的情况以及省临床重点专科建设情况等进行了综合检查。

（四）加强护理管理。组织对南京、淮安、徐州、无锡、扬州5市护理工作进行调研，了解各地执行《关于进一步加强护理工作的意见》《医院整体护理质量评价标准》《医院护理员管理暂行规定》情况。并会同省物价局起草制订了《江苏省护理服务项目收费规范及价格标准》，适度调高了13个护理项目的收费标准。修订了《江苏省医院消毒供应中心(室)验收标准(试行)》，制定了《江苏省医院护理岗位设置名录(试行)》，明确界定了临床护理岗位的种类和人员配比。

七、加强突发公共卫生事件应急医疗救治体系建设

4月下旬北京、安徽等地出现非典疫情后，研究制定了非典防治工作意见和措施；组织专家对有关可疑呼吸道发热病例及东台学生群体不明原因发热病例进行会诊。7月下旬，下发了《省卫生厅关于实行传染病病人归口管理集中收治的通知》，要求各地对传染病病人实行归口管理、集中收治，并将集中收治医院名单向社会公布。10月30日，转发卫生部关于二级以上综合医院感染性疾病科建设的通知，要求二级以上综合医院在11月底前整合相关传染病专科门诊，建立"感染性疾病科"。

召开全省两个体系建设工作会议，进一步明确了至2005年全省医疗救治体系建设的目标和任务。建立了完整的全省突发公共卫生事件应急卫生救治队伍专家信息库，为迅速应对突发事件打下了基础。

推进急救医疗中心(站)基本现代化建设，发展急救医疗事业。8月23日，在淮安召开全省急救医疗工作座谈会，进一步明确了急救医疗机构的功能定位，以及规范化建设与管理的要求。依据《江苏省基本现代化急救医疗中心(站)标准(试行)》，下发《江苏省基本现代化急救医疗中心(站)考评办法(试行)》。

八、加强艾滋病治疗管理

认真落实国家、省艾滋防治工作有关文件精神，建立了全省艾滋病定点收治、抗病毒治疗、自愿咨询检测服务网络，组建了省、市、县(市)三级艾滋病抗病毒治疗专家组织。

九、其他医政管理工作

(一)医院感染管理。2月，召开每年一度的省医院感染管理工作年会。邀请权威专家讲解国务院《医疗废物管理条例》及相关配套文件，分析了国内外医院感染管理的形势和面临的挑战，介绍了新订《传染病防治法》的背景情况和特点，同时部署全年省医院感染管理重点工作和计划安排。3月、5月、11月，委托省医院感染管理委员会对徐州、盐城、无锡、淮安4市的二级以上医疗机构感染管理专职人员进行了岗位培训，261名人员成绩合格发给上岗证书。8月，确定10名岗位培训的省级师资。5月，推荐3名感染管理主管人员赴香港学习考察相关业务管理。6月，出台《江苏省医院感染管理质量评价标准(试行)》。9月，根据卫生部要求，会同省环保厅对全省59家医疗机构和医疗废物集中处置单位进行了医疗废物管理工作专项检查。12月，开展了口腔器械清洗消毒工作专项检查。

(二)防盲治盲工作。一是开展白内障复明手术。5月、10月，两次派出由徐州眼防所、省人民医院组成的三支医疗队前往泰州、徐州、宿迁三地的农村开展白内障复明手术，共计完成手术1 429例，晶体植入率达98.4%，节约医疗费用近400万。8月，由省人民医院、南京鼓楼医院、通大附院组成的国家医疗队江苏分队奔赴内蒙古自治区为当地贫困患者手术。11月，卫生厅和省残联联合下发"视中"二期省级扶贫定点医院的名单，明确49家县级医疗机构为定点医院。二是加强人员培训。采用送基层眼科医生到省级培训基地业务进修、乡村卫生技术人员就地短期培训的形式进行。截至12月，省人民医院、通大附院、徐州眼防所三家培训基地培训眼科医生20名，县以下基层卫生技术人员100余名。

(三)医疗事故处理。3月起，从在宁10所三级医院抽调14名业务骨干帮助省医学会处理积压的医疗事故技术鉴定工作。截至7月底，共完成2002年10月～2004年4月积案260起。到2004年12月中旬，当年接收申请和委托鉴定269例。全年共完成鉴定279例，终止59例，不予受理1例。完成鉴定报告书的279例中，构成医疗事故数117例，变更市级鉴定意见数108例。10月，会同省人大、省政府、省公安厅组织了医疗事故处理调研。11月，会同省公安厅起草了《江苏省医疗纠纷预防处置暂行规定》。调整了省精神疾病司法鉴定委员会成员。组织编写了《田湾核电站场外应急医疗救援培训大纲》。

(四)卫生支农工作。共组派医疗队584支，捐赠各类医疗器械、药品价值总值843.8万元，援建村卫生室246个，举办医务人员培训班667个，共培训农村医务人员72 317人次，诊治农村病人达59.8万人次，开展手术11 475台，发放卫生知识宣传资料129万份。

(五)医疗广告管理工作。至12月13日，共审核审批医疗广告1 193份(其中义诊、会诊、报告会、健康咨询2份)。1～3月份，对南京地区发行的7种报刊跟踪监测，发现违规医疗机构12个，违规医疗广告共7 182份，交省工商行政管理局查处。其间，吊销扬州宝应地区5个违规医疗广告的证明文号，限期改正。　(郑必先　李少冬)

【全省三级医院运行情况】

一、医院发展稳步推进

2004年全省33所三级医院固定资产总额达1 127 326.41万元，较上年增长26.90%。其中，医疗设备总价值达413 704.75万元，较上年增长22.17%，增幅与2003年持平。医疗用房面积达到1 860 616.9平方米，较上年增加了13万多平方米，增幅达7.59%，平均每床净增医疗用房0.65平方米。实际开放床位数达24 309张，与上年基本持平。职工总人数达36 823人，比上年增长2.11%。职工中卫技人员30 310人，占82.29%；其中，高级职称4 924人，占卫技人员的16.24%；高、中、初级人员比例为1:2.2:2.7，结构与上年比较没有改善。

据不完全统计，全年在省级以上杂志发表论文6 350篇，出版论著89，获得市级以上科研成果346项，都较上年有较大幅度增长。

二、工作量和工作效率继续明显提升

全省33所三级医院共完成门诊诊疗人次1 916.11万人次，比上年增长13.67%；急诊206.25万人次，比上年增长6.65%；出院病人总人次70.98万人次，较上年增长15.99%；出院病人中危重病人比例占0.26%，与上年基本持平；出院病人手术总例数达25.81万人次，较上年增加了3.37万人次，增幅达15%。27所三级综合医院平均每一职工完成门诊诊疗人次达562.16

人次,较上年增加 92.93 人次;人均出院 21.55 人次,比上年增加 3.8 人次。

省人民医院诊疗总人次、出院总人次、手术总例数继续列三级医院第一,分别达1 892 549人次、35 847人次和21 270人次。急诊总人次,无锡一院仍列第一位,达146 722人次。职工人均诊疗人次列前 5 位的是省人民医院(1 057.88人次)、南京儿童医院(1 029.16 人次)、南京口腔医院(1 003.53人次)、无锡二院(844.29 人次)和无锡一院(835.68 人次)。职工人均出院人次列前 5 位的是苏大附儿院(32.60)、无锡四院(28.60 人次)、扬州一院(26.75 人次)、无锡二院(26.50 人次)和苏北医院(25.53 人次)。出院病人手术总例数列前 5 位是省人民医院(21 270例)、南京鼓楼医院(15 490例)、常州一院(15 322例)、苏大附一院(14 470 例)和淮阴一院(14 150例)。

全省 33 所三级医院病床使用率达 107.60%,较上年增加 7 个百分点;出院者平均住院日为 13 天,与上年持平;手术病人术前平均住院天数 3.1 天,较上年下降了 0.1 天;手术病人住院 3 天手术率达到了 52.5%;病床周转次数为 29 次,较上年增加 3 次。27 所三级综合医院病床使用率平均为 107.52%,较上年上升了 6.02 个百分点;出院者平均住院日为 13.03 天,较上年同期下降 0.27 天;出院手术病人术前平均住院天数为 2.87 天,基本与上年持平。6 所三级专科医院的部分工作效率指标有明显改善,其中病床使用率等多数医院有改善,但出院者平均住院日改善不如三级综合医院明显。

33 所三级医院病床使用率列前 5 位的医院是无锡四院(153.36%)、无锡二院(137.98%)、南京一院(133.23%)、苏北医院(132.74%)和淮安一院(130.91%)。三级综合医院出院者平均住院日较短列前 5 位的医院是苏州二院(9.70 天)、盐城一院(10.23 天)、无锡一院(11.38 天)、镇江一院(11.53 天)和扬州一院(11.68 天)。33 所三级医院出院手术病人术前平均住院天数较少列前 5 位的医院是苏大附儿院(1.75 天)、徐州一院(1.95 天)、连云港一院(2.29 天)、泰州市人民医院(2.36 天)和江大附院(2.40 天)。住院手术病人 3 天手术率最高的是通医附院,达 76.23%。

三、医疗质量指标总体有所改善

全省 33 所三级医院入出院诊断符合率平均为 99.29%,由于统计原因,与上年不可比;手术前后诊断符合率平均为 98.74%,较上年上升 0.3 个百分点;临床诊断与病理诊断符合率平均为 98.11%,也与上年不可比;住院危重病人抢救成功率平均为 87.75%,较上年上升 1.02 个百分点。无菌手术切口感染率为 0.07%,较上年增加 0.03 个百分点。医院感染率为 3.36%,较上年下降 0.33 个百分点。

三级医院 30 种单病种指标统计分析表明,与上年比较,除胆囊炎胆石症、肺炎(成人)、青光眼等 3 个病种出院病人数略有减少外,其余 27 个病种出院病人均有明显增加;入院三日确诊率有提高的是甲状腺腺瘤、贲门癌、伤寒等 25 个病种,但有白内障、急性风湿热、甲亢、胫骨或胫腓骨折、乳突炎等 5 个病种的入院三日确诊率有不同程度下降,且急性风湿热的确诊率下降比较明显,从 97.4%下降到 95.97%;部分病种治愈好转率有所提高,肠梗阻、肺炎(成人)、脑出血等 23 个病种的病死率有所下降或与上年持平,其余 7 个病种病死率有一定的上升;入出院诊断符合率有不同程度提高的有大肠癌、甲状抓腺腺瘤、乳突炎、乳腺癌等 10 个病种,其余 20 个病种大多基本与上年持平或略有下降,但妊娠中毒症、糖尿病的入出院诊断符合率下降比较明显。

四、医院经济运行状况平稳

33 所三级医院平均业务收入为 27 691.47 万元,较上年增长 19.94%,增幅较上年下降 1.71 个百分点。其中 27 所三级综合医院平均业务收29 711.09万元,较上年增长 17.35%,增幅较上年下降了 6.76 个百分点。业务收入列前五位的医院是省人民医院、南京鼓楼医院、苏大附一院、常州一院和通医附院。业务收入增长幅度达到或超过平均数的有 17 所医院,末达到平均增长幅度的有 15 所医院,出现负增长的有 1 所医院。

全省三级医院药品收入占业务收入的比例为 49.25%,较上年下降 2.15 个百分点,其中门诊药品收入占门诊收入的比例基本与上年持平,住院药品收入占住院收入的比例下降了 3.14 个百分点。三级综合医院业务收入中药品收入所占比例为 47.60%,基本与上年持平。30 个单病种医疗费用中药品费用比例较上年同期有不同程度下降的有白内障等 17 个病种,其余 13 病种医疗费用中药品费用比例均有所上升。

33 所三级医院总收入与总支出相抵,结余合计为51 887.80万元,但业务收支结余为 – 13 929.87万元,业务收支总体上收支不平衡。财政拨款总额合计不到 5 个亿(占三级医院总收入的 5.46%),加上医院的其他收入,这样才能保持三级医院收支总体保持平衡并略有结余。业务收支保持平衡并有结余的医院有省人民医院、南京鼓楼医院、淮阴一院、苏大附一院、常州一院、无锡一院和无锡二院等 29 所医院,其中 13 所医院收支结余情况较上年有明显好转。全省三级医院平均每个职工业务收入 27.11万元,较上年增长了 27.70%。较上年增幅提高了 16.96 百分点;每张病床业务收入 37.59 万元,较上年增长了 13.18%,增幅较上年下降了 2.70 个百分点。33 所三级医院病人和医疗保险等欠费总额高达60 480.38元,平均每所医院达到了1 832.74万元。

五、医疗费用水平增幅不大

全省三级医院平均每一门诊诊疗人次费用为 145.39 元,较去年增长了 5 元,增幅为 3.43%;每一出院病人医疗费用为 8249.97 元,较上年增加了 542.13 元,增长率为 7.03%,增幅较上年下降了 7.37 个百分点。三级综合医院平均每一门诊人次诊疗费用 151.63 元,较上年增长了 7.62%;每一出院人次费用 8977.42 元,增长率与上年同期基本持平。在 27 所三级综合医院中,平均每一门诊人次诊疗费用水平较低的前5所医院是江大附院(94.33元)、无锡四院(110.86元)、徐州一院(112.11元)、镇江一院(113.48元)和徐医附院(116.95元),这几所医院以及无锡一院、无锡二院近年来的门诊医疗费用水平一直保持在全省三级医院中的较低水平;平均每一出院病人医疗费用较低的前5位医院是盐城一院(5 067.64元)、淮安二院(5 234.43元)、淮安一院(5 743.65元)、连云港一院(5 922.91元)和镇江一院(5 954.12元)。

六、医院运行情况综合评价指标明显好转

全省33所三级医院平均综合指标值为186.2,较上年同期增长了9.2。综合评价指标值列前5位的医院是南京口腔医院(206.7)、鼓楼医院(200.7)、常州一院(200.1)、苏大附一院(196.69)和无锡二院(196.5)。有23所医院综合指标值好于上年。　　(李少冬)

【完成4所三级医院第一周期定等评审工作】 按照《医疗机构管理条例》及有关医院评审的规定,4月和11月,省卫生厅分别组织评审组,对第一周期等级医院评审中已定为三级,但未定等次的南京医科大学第二附属医院、扬州市第一人民医院、泰州市人民医院等3所三级综合医院以及苏州大学附属儿童医院1所三级儿童专科医院进行了定等评审。根据现场评审结果,并经省卫生厅研究,确认扬州市第一人民医院为三级甲等综合医院,南京医科大学第二附属医院、泰州市人民医院为三级乙等综合医院,苏州大学附属儿童医院为三级乙等儿童专科医院。　　(张金宏)

【首批基本现代化医院考评】 根据全省创建基本现代化医院工作的总体部署,在各地、各单位自主申报的基础上,2004年12月13日~2005年1月上旬,省卫生厅组织专家对江苏省人民医院、无锡市第一人民医院、无锡市第二人民医院、徐州市第四人民医院、常州市第一人民医院等5所三级医院及江阴市人民医院、宜兴市人民医院、武进人民医院、昆山市第一人民医院、东台市人民医院、泰兴市人民医院等6所二级医院进行了正式考评,并对有关医院基本现代化的社会认同度进行了现场调查。根据现场考评、社会认同度调查结果,经省卫生厅厅长办公会研究,江苏省人民医院、无锡市第一人民医院、无锡市第二人民医院、徐州市第四人民医院、常州市第一人民医院等5所三级医院;江阴市人民医院、宜兴市人民医院、武进人民医院、昆山市第一人民医院、东台市人民医院等5所二级医院被确认为首批基本现代化医院。

各基本现代化医院能按照现代科学管理的要求,进一步落实院长负责制,健全院科两级负责制;积极推进医院人事、分配制度及后勤服务社会化等运行机制改革,医院发展活力显著增强;能充分发挥职代会民主管理的作用,重大决策充分征求职代会意见,重大问题能实行全院公示制度;药品采购及药品收支两条线管理逐步规范,药品收入占业务总收入的比例逐年下降;医院全成本核算逐步开展,经营管理逐步科学、规范,两个效益同步增长;普遍建立了HIS、LIS、mini－PACS或PACS、卫星远程教育及会诊系统、电子图书馆、医院网站等信息系统。对上述医院基本现代化社会认同度调查结果显示,百姓的认同度均在95%以上。

(张金宏)

【规范传染病诊治管理】 为进一步做好传染病的医疗救治和预防控制工作,保障人民群众的身体健康和生命安全,根据国务院办公厅转发国家发展改革委、卫生部编制的《突发公共卫生事件医疗救治体系建设规划》的精神(国办发〔2003〕82号)及《中华人民共和国传染病防治法》的相关要求,2004年7月下旬,省卫生厅结合实际,下发《省卫生厅关于实行传染病病人归口管理集中收治的通知》。要求各地对传染病病人实行归口管理、集中收治。各级卫生行政部门在审批医疗机构执业范围时,对传染病科的设置应严格把关。凡有传染病专科医院的市级综合医院不再设传染科及相关科室(肝病科等);县级综合医院一般应设传染病分院,实行异地设置,统一管理;一级医疗机构一律不设传染病科。省卫生厅和教育厅联合评审通过,并报经教育部和卫生部批准同意的合格高等医学院校附属医院,已设传染(感染)科,且符合传染病病区设置要求的,可继续保留该科。对传染病中医治疗方面确有专长的中医医疗机构,须先征得省中医药局认可后,方可批准设置传染病专病病区。对不符合传染(感染)科设置条件和要求的综合医院、中医医疗机构,已经设有的传染病科(病区),要在2004年年底前调整、归并。《中华人民共和国传染病防治法》规定的法定甲、乙类传染病及其他需要住院治疗的新发传染病病人由经批准设置的综合医院传染(感染)科、各市传染病医院和县(市)综合医院传染病分院负责收治。未经许可,其它任何医疗机构不得擅自收治此类病人。市级传染病医院要积极创造条件,不断提高对产妇及有其它疾病的传染病病人的收治能力和水平,暂有困难的,由卫生行政部门指定有关医疗机构临时收治。传染病收治机构实行属地管理。各市卫生行政部门在2004年8月30日前将传染病收治机构名录通过媒体向社会公布。

为了加强对传染病的管理,防止疫情播散,同时提高对感染性疾病的诊疗水平,卫生部于2004年9月6日下发了《卫生部关于二级以上综合医院感染性疾病科建设的通知》,2004年10月30日,省卫生厅进行了转发,同时结合本省实际,要求全省各地在实行传染病病人归口管理、集中收治的同时,各二级以上综合医院要结合本单位实际,将现有的发热门诊(发热呼吸道疾病门诊)、肠道门诊、呼吸道门诊以及传染病科门诊等统一整合为"感染性疾病科",作为门诊业务科室。三级综合医院感染性疾病科门诊还应设置处置室和抢救室等。具有收治条件并经确认的二级以上综合医院传染病病区统一更名为"感染性疾病

科病区”,负责收治传染病病人。非传染病病人仍由其他科室分科归口收治。 (张金宏)

【成立医疗质量控制中心】 根据《江苏省医疗质量控制中心管理暂行规定》要求,省卫生厅委托省医院管理学会启动医疗质量控制中心组建工作。在各三级医院积极申报的基础上,省卫生厅、省医院管理学会共同组织医疗质控中心评估专家组对申报单位进行了评审。根据专家组评审意见,经省卫生厅研究,2004年5月21日,除已有的省临床检验中心外,在全省三级医院中又正式确认成立了眼科等24个专科医疗质量控制中心。各专科医疗质量控制中心成立后,陆续编制了医疗质量控制工作手册,相继开展了质控业务培训,三级医院医疗质量监控工作逐步展开,为全面实行医疗质量控制奠定了基础。(张金宏)

江苏省部分专科医疗质量控制中心挂靠单位和中心主任名单

学科	序号	质控中心名称	挂靠单位	中心主任
一级学科	1	江苏省眼科医疗质量控制中心	江苏省人民医院	袁志兰
	2	江苏省耳鼻咽喉科医疗质量控制中心	江苏省人民医院	卜行宽
	3	江苏省皮肤科医疗质量控制中心	江苏省人民医院	骆　丹
	4	江苏省精神科医疗质量控制中心	南京市脑科医院	张心保
	5	江苏省传染科医疗质量控制中心	南京市第二医院	赵　伟
	6	江苏省麻醉科医疗质量控制中心	徐州医学院附属医院	曾因明
	7	江苏省医学影像科医疗质量控制中心	东南大学附属中大医院	滕皋军
	8	江苏省口腔科医疗质量控制中心	南京市口腔医院	胡勤刚
二级学科	9	江苏省呼吸内科专业医疗质量控制中心	江苏省人民医院	殷凯生
	10	江苏省消化内科专业医疗质量控制中心	南京市鼓楼医院	徐肇敏
	11	江苏省神经内科专业医疗质量控制中心	南京市脑科医院	张颖冬
	12	江苏省心血管内科专业医疗质量控制中心	江苏省人民医院	曹克将
	13	江苏省血液内科专业医疗质控中心	苏州大学附属第一医院	吴德沛
	14	江苏省肾病学专业医疗质量控制中心	江苏省人民医院	邢昌赢
	15	江苏省老年病专业医疗质量控制中心	江苏省人民医院	程蕴琳
	16	江苏省普通外科专业医疗质量控制中心	江苏省人民医院	苗　毅
	17	江苏省神经外科专业医疗质量控制中心	苏州大学附属第一医院	张世明
	18	江苏省泌尿外科专业医疗质量控制中心	南京市鼓楼医院	孙则禹
	19	江苏省整形外科专业医疗质量控制中心	东南大学附属中大医院	章庆国
	20	江苏省妇产科医疗质量控制中心	南京市鼓楼医院	胡娅莉
	21	江苏省优生学医疗质量控制中心	南京市妇幼保健院	邵振堂
	22	江苏省生殖健康与不孕症医疗质量控制中心	江苏省人民医院	刘嘉茵
	23	江苏省核医学专业医疗质量控制中心	苏州大学附属第一医院	吴翼伟
	24	江苏省放射治疗专业医疗质量控制中心	江苏省肿瘤医院	张宜勤

备注:江苏省眼科质量控制中心副主任由南通医学院附属医院眼科主任管怀进同志担任;江苏省传染科医疗质量控制中心副主任由江苏省人民医院传染科主任李军同志担任。

【2004 年新增江苏省省级临床重点专科名单】

医　院		专科名称	学科带头人
江苏省人民医院		康复医学科	励建安、周士枋、江钟立、王彤
		肿瘤内科	束永前、刘平、黄普文、殷咏梅
	★	病理科	范钦和
南通医学院附属医院		心血管内科	朱健华、吴翔、李靖
徐州医学附属医院		泌尿外科	孙晓青、陈家存
	★	医学影像科	徐凯、崔建华、王绪
		皮肤性病科	刘彦群
		神经内科	沈霞、耿德勤
无锡市第一人民医院		血液内科	毛玉文、沈云峰、朱华淳
		内分泌科	邓振霞、吴懿玲、卜瑞芳、许岚
无锡市第二人民医院		普通外科(肝胆外科)	李建平、金慧涵
		心血管内科	郑义通、杨承健、徐欣
		神经外科	蔺玉昌、鲁晓杰
无锡市第四人民医院		麻醉科	丁浩中、张焰、朱小莲
无锡市妇幼保健院		妇科	龚健、薛文群、钱锦星

注"★"者为医技科室。

(张金宏)

【实施三合理规范公布医疗信息】

一、实施部分常见病、多发病"合理检查、合理用药、合理治疗"试行规范。为进一步规范医务人员的诊疗行为,减轻患者不必要的经济负担,省卫生厅组织专家研究制定了原发性高血压等 50 个常见病、多发病"合理检查、合理用药、合理治疗"试行规范(以下简称"三合理规范"),并于 2004 年 7 月 1 日开始试行。"三合理规范"以科学诊治为原则,以合理为核心,以规范行为为目的,以降低费用为目标,重点针对诊治过程中对医疗费用影响较大的检查、用药及治疗措施作出了规范的要求和限制性规定,是对所涉及疾病的临床诊疗技术规范、操作常规的进一步细化和完善。省卫生厅要求各医疗机构根据该规范制定具体、可行的贯彻落实措施,建立考核、奖惩制度,将"三合理规范"的执行情况纳入对医务人员的考核范围,对违反"三合理规范"的临床医师要严肃查处。同时要求各级卫生行政部门加强对所属医疗机构的督查工作,使"三合理规范"有效实施。

二、公布部分单病种有关医疗信息。为增加医疗服务的透明度,省卫生厅从卫生部法定统计报表的 30 个单病种中选择了结节性甲状腺肿等 14 个单病种,其中手术类与非手术类各 7 个,研究制定了公布 14 个单病种的择期手术术前平均住院日、出院者平均住院日、入出院诊断符合率、治愈好转率、季平均每一出院病人住院医疗费用等 5 项医疗信息的实施方案。明确省卫生厅负责公布三级综合医院、三级中医院的有关信息,三级专科医院实行内部通报。二级医院医疗信息公布方案由各市卫生局负责制定并实施。并对 14 个单病种的 5 项医疗信息的计算公式和统计口径、统计时间范围、具体公布方式、执行时间、上报途径和时间要求等作出了规定。根据方案的要求,2004 年 10 月下旬,省卫生厅将三级综合医院与三级中医院第二季度的医疗信息通过媒体作了公布。(张金宏)

【组建江苏省人民医院集团】　为进一步深化医疗卫生体制改革,调整医疗资源配置,优化资源结构,根据省政府领导同志要求,省卫生厅于 4 月下旬就组建省人民医院集团问题进行专题调研,形成《江苏省人民医院集团组建方案》,并报经省政府领导同志同意。

江苏省人民医院是本省医疗、教学和科研中心,综合实力比较强,资源优势比较明显,在全省医疗卫生事业发展中具有举足轻重的地位。以省人民医院为核心,依托其无形资产、技术和人才优势,联合省妇幼卫生保健中心和省级机关医院组建省人民医院集团,实现资源共享,有利于把省人民医院做强做大,更好地发挥全省医疗服务指导中心的作用,把省妇幼保健中心和省级机关医院做精做优,更好地为全省妇女儿童保健和省级机关干部职工服务。同时,这三家单位又都是省属公立医疗机构,领导体制、隶属关系、产权性质等比较统一,资源重组的障碍相对较少,互补性较强,因此,组建医疗集团也是可行的。

本着积极稳妥、因地制宜、分步实施的原则,现阶段,省人民医院集团的组建以省人民医院为核心,三家单位以独立法人资格参加集团,实施资源重组,开展业务合作。先以技术、管理为纽带,在集团的管理下实施合作,有一定基础后再过渡到以资产为纽带的紧密型联合。其中,省人民医院与省级机关医院以“三个不变一个调整”的原则合作,即独立法人地位不变、行政隶属关系不变、资产及经费管理不变,专业及其人员相应调整。省级机关医院的专业设置以干部保健、老年病和康复为主,保持为机关干部职工服务的职能,实行专科病区、综合门诊。撤销外科急诊、儿科和儿童保健科,专业人员调整到省人民医院的相应科室。省人民医院将康复医学科整建制迁入省级机关医院,院本部不再设置康复病区。康复科的医、技人员和护理骨干全部调整到省级机关医院。同时,省人民医院派专家定期到省级机关医院参加专家门诊和查房,并派骨干固定到省级机关医院有关科室支持工作。两家单位于10月20日正式签署了合作协议。省人民医院与省妇幼保健中心实行更紧密型的合作,省人民医院的妇产科和儿科整建制与省妇幼保健中心合并,并在省妇幼保健中心增挂“江苏省人民医院河西分院”的牌子。省妇幼保健中心机构编制和财务预算体制不变,领导班子实行“两块牌子一套班子”,继续由卫生厅管理。妇幼保健业务及人员培训也由卫生厅直接管理,其他人事、财务和资产等由省人民医院统一管理。党团、工会组织的隶属关系不变。集团运行以后,如条件成熟,可吸纳集团新成员。

省人民医院集团成立理事会作为集团的管理机构,并制定了《江苏省人民医院集团章程》和理事会议事规则。理事会成员由三家单位委派。理事会设正副理事长,省人民医院的法定代表人任理事长,主要成员单位的法人代表任副理事长。集团不是独立法人单位,总部设在省人民医院。

经过半年多时间的筹备,经省卫生厅批准,江苏省人民医院集团于10月28日正式成立。王湛副省长为省人民医院集团揭牌。集团成立后,将按照资源共享、优势互补、专业做强、人尽其才、独立经营、实现双赢的原则,统筹集团内各成员单位的专业科室设置、大型医疗设备购置及重要人才的引进;统一组织科研项目以及重大技术项目的合作攻关;统筹安排集团成员单位拟调整使用的专业技术人员;组织集团成员单位业务管理的资源共享;建立各种检验、功能检查项目申请和检查报告通用制度;建立集团内网络系统和数据信息的共享;依据有关规定制定集团内临床统一用药目录,统一参加药品集中招标,统一医疗服务和其他服务的标准化、规范化和特色化;实施成员单位后勤保障系统资源共享;充分发挥集团优势,互惠互利,共同发展。

（赵淮跃）

【医疗市场专项整治】 按照卫生部统一部署,组织开展了打击非法行医专项整治行动。全省共查处各类违法违规案件3 188件,出动监督执法人员29 768人次,出动执法车辆5 358辆,检查医疗机构10 247所次,检查医务人员43 944人次,查处违法违规医疗机构2 305所,取缔非法行医活动2 372次,罚款 324.74 万元,吊销《医疗机构执业许可证》68家,限期整改1 319户,移交公安机关查处的案件 16 起。医疗市场专项整治取得了阶段性成果。省卫生厅还会同省公安厅、药监局对全省医疗市场专项整治情况进行了检查,推动了专项整治工作的深入开展。（赵淮跃）

【全省无偿献血工作进展】 2004年,各地认真贯彻《献血法》《江苏省献血条例》,大力推进公民无偿献血,全省无偿献血工作呈现良好的发展势头。截至12月底,全省无偿献血达702 388人次;献血量达到16 131万 mL,无偿献血量比上年同期增长了21%;无偿献血量占临床用血比例达 95.33%,比上年增加8.56个百分点。宿迁、徐州、盐城、泰州、南通、扬州等市市区及昆山、丰县、灌云、东台、洪泽、扬中、丹阳、如皋、海安、常熟、宜兴、大丰、金湖、仪征、江都等县(市)无偿献血占临床用血比例达 100%;徐州、盐城市区及昆山市、丰县、灌云县临床用血实现了全部来自自愿无偿献血;盐城、苏州、徐州、无锡、镇江、常州、淮安等9个市全市无偿献血比例超过95%。在全省对采供血机构进行较大调整的情况下,无偿献血工作未受到影响,呈现明显上升趋势。宿迁、泰州、淮安、扬州等市无偿献血比例增长幅度较大,比上年同期增长近20个百分点,其中,宿迁市上升了50.7个百分点,进入全省先进行列。

徐州市是多年的无偿献血先进城市,市区的无偿献血工作一直处于全省领先水平,2004年又实现了全血和机采成分均来自自愿无偿献血。苏州市加大宣传力度,采取多种措施,努力改善服务,年采集无偿献血量居全省第一,达124 836人次。

（邵淑滨）

【全省采供血机构调整工作如期完成】 为合理设置采供血机构,依法规范采供血管理,提高血液质量,保障用血安全,根据国家卫生部提出的采供血机构设置规划指导原则及本省实际,在反复调研论证的基础上,省卫生厅于2003年下发了《关于调整采供血机构设置的通知》。其调整设置原则是以省为区域,实行统一规划设置采供血机构、统一管理采供血和统一管理临床用血。省设立血液中心,省辖市设立中心血站,县(市)设置市中心血站分站或储血点。此次调整,撤销全省县(市、区)中心血库42个,县级血站1所。未设置血站的县(市),由各中心血站(血液中心)按照《分站设置基本要求》、《储血点设置基本要求》,在县(市)城区设置采血分站或储血点,负责当地的临床医疗用血。全省共设置采血分站41个、储血点

3个。经过调整，全省采供血机构由原来的71所减少到28所，减少了60%。　　（邵淑滨）

【全省采供血机构第三周期评审验收工作情况】 为认真贯彻卫生部《血站管理办法》，进一步加强全省血站建设与管理，2003年12月，省卫生厅下发了《江苏省采供机构第三周期评审标准》。2004年2月，举办了全省《评审标准》培训班。会后，各地认真对照《标准》查找薄弱环节，制定措施，抓紧整改，进一步规范各项管理。各地加大硬件设施建设投入，业务用房得到改善，仪器设备得到更新。无锡、盐城、连云港、宿迁、淮安等地均新建、扩建了业务用房。与第二评审周期相比，全省新增业务用房约22 200m^2。全省采供血机构均配备了必要的设备，市中心血站及部分基层血站添置了全自动酶免系统等大型仪器设备，实现了血液检测自动化，进一步提高了血液检测的准确性；所有采供血机构都配备了采血车，适应了无偿献血的工作需要。据不完全统计，近三年来，全省24所采供血机构业务用房建设及硬件投入达7 000万元。同时，各采供血机构狠抓内部管理和质量管理，建立健全各项规章制度，许多采供血机构已基本建立了以采供血全过程控制为主的质量管理体系。镇江、苏州、扬州、南通、常州、徐州、泰州、昆山等市采供血机构通过了ISO9001质量体系认证。省卫生厅委托输血协会抽调27位管理及专业技术骨干组成专家组，于2月19至4月27日，对全省24所采供血机构（除2所血液中心外）进行了现场评审验收和抽样检测，经评审，24所采供血机构均达到了第三周期评审标准的基本要求。取得较好成绩的有：南通市中心血站、淮安市中心血站、苏州市红十字中心血站、无锡市中心血站、镇江市中心血站、昆山市血站、江阴市血站。　　（邵淑滨）

【干部保健工作】

健康体检。修订完善了《省级机关干部健康体检管理办法》。《办法》规范了体检时间，继续坚持保健对象每年体检一次，其他干部每二年体检一次的体检制度。同时，对参检单位、医院、受检人员提出了明确要求。副省级以上干部和中科院、工程院院士的体检，以省人民医院和省级机关医院为主，采取门诊和住院相结合的办法进行；体检的时间、形式由保健医生负责联系；对他们的体检结果，组织有关专家研究分析，提出有针对性的健康指导意见，实现了个性化的保健服务。厅局级和离休干部实行集中体检，对他们的体检结果进行综合分析，给每位受检者提出书面的《健康指导意见书》。并根据体检结果，选择病情较重的进行重点跟踪分析，及时提出健康指导意见。其他机关干部也是集中体检，在体检结束后，由医院根据体检结果，给每位受检者提出书面的《健康指导意见书》。全年对71名中科院、工程院院士，和3 1031名省级机关离退休人员、职工进行了年度体检。在体检中，新查出肿瘤患者82人，均安排了进一步治疗。体检中发现的许多无症状性早期高血压、糖尿病、冠心病、高血脂症以及各种类型的肝炎等严重危害身体健康的疾病，也得到了及时治疗。全年，两院院士的体检率为93.4%，副省级以上干部的体检率为98%，省级机关干部的体检率为86.18%。

健康疗养。在职领导参加疗养不受疗养比例的限制，其他保健对象每年按30%的比例安排。疗养时间为15天，疗养经费采取财政、单位、个人分别承担的办法。全年共组织安排了1 056名干部保健对象疗养，其中省级11人，在职省领导1人，在职厅局级领导109人。

预防保健知识宣传。定期出版5 000份“保健指南”报纸发给保健对象。出版《实用老年医学》，进行理论研究、经验总结和学术探讨。请专家对各种常见病、多发病从诊断、治疗及生活、饮食、运动、心理等方面的预防措施，印成“保健处方”，发到各有关医院，由医生根据病人的情况，免费提供。各医院干部病房、特约门诊等场所，都有卫生防病和普及健康知识的宣传园地，结合专科、专病和季节气候变化，开展宣传教育。每月为保健对象组织一次专题专病的健康讲座。在病房逐步开展心理护理，积极开展心理疏导。

保健基地建设。在宁省属医院干部病区的床位数从1984年的70张增加到366张。省人民医院300张单人床位的干部病房楼建设工作和省级机关医院保健科的改造步伐加快。省太湖干部疗养院多方筹措资金，新建了一幢干部保健大楼，进一步改善了疗养条件。该楼建筑面积3 600平方米，总投资1 500万元，共4层130多张床位。与东郊宾馆商定，从2004年起，把东郊宾馆俱乐部作为省级领导干部的健身活动场所。活动项目有乒乓球、网球、台球、壁球、保龄球、游泳及器械健身等。由省干部保健委员会办公室统一制发健身运动卡，东郊宾馆指派教练人员现场指导，提供安全优质的服务。

保健队伍建设。省直医院从事干部保健工作的医护人员213人。近年来，安排国内进修学习11人次，国外进修学习3人次。新理论、新技术、新设备不断应用于干部保健工作中。根据干部保健专项经费使用办法，拿出60万元用于奖励专职从事保健工作的医务人员和专家，20万元用于中青年专家的培养经费。干部保健医务人员人才的梯队结构逐步形成，科研能力有所增强，学科的学术地位不断提高。

保健管理。制定下发了《江苏省干部保健工作规则》。组织人员对省人民医院、省级机关医院、省中医院、省中西医结合医院、省肿瘤医院等医疗机构的特约门诊、干部病房进行了综合年度考核。制定了疗养院《综合目标管理责任制考核指标》，对省太湖干部疗养院、连云港海滨疗养院进行了年终目标考核。干部保健医疗费用管理工作中，继续实行“总额控制、节余奖励、超支分担”的费用管理办法，坚持因病施治，合理检查、合理治疗、合理用药、合理收费的原则。实行住院病人明细结帐清单制度和单据核查制度。对上报的明细结帐清单逐月进行审核,对不符合规定的收费项目在结算时予以扣除。对特约(门)医疗人员的门诊处方及检查单每月检查,对大处方、人情方、分解处方及大检查、与疾病无关的检查要求医院认真改正,并在结算费用时予以扣除。实行按级就诊制度。在保健对象选择定点医院时,按规定选择一家三级医院,一家一级或二级医院,一家省属或市属中医院。患病时到选定的定点医院诊治,确因病情需要到定点医院以外的医院就诊的,需有定点三级医院出具的转院证明。特殊检查、治疗项目实行费用限额及分担制。对省人民医院、省中医院、省级机关医院等定点医院进行检查,将门诊处方、住院明细结帐清单与门诊病历、住院病案进行对照,将收费项目与规定收费标准对照,对查出的问题,要求医院按规定整改,并将不合理收费从结算的费用中扣除。加强保健对象医疗证件的管理。对符合干部保健对象范围的进行严格的年度审核,共审核发放了3 863本特约(门)医疗证;对新增的保健对象,及时按规定办理了医疗证,共新办66人;对丢失、被盗的医疗证及时通知医院作废;对工作变动、死亡人员的医疗证及时收回注销。

医疗保障。做好省人大十届二次代表大会、省政协九届二次全委会的医疗保障工作,在每个会议驻地设立医务室,有20名医务人员为大会提供医疗保健服务。较好地完成了党和国家领导、外国元首、全国人大代表、政协委员在江苏省工作期间的医疗保障任务。

(师厚华)

【省委调整省干部保健委员会成员】

2004年11月2日,省委凋整了省干部保健委员会成员。主任为省委副书记冯敏刚;副主任为:省委常委、省委组织部部长王国生,副省长王湛,省委副秘书长刘国中,省卫生厅厅长郭兴华;委员为:省政府副秘书长、省级机关事务管理局局长徐国柱,省发展和改革委员会副主任林一峰,省财政厅副厅长黄晓平,省人事厅副厅长陈允丰,省委老干部局局长顾汉萍,省卫生厅副厅长唐维新,省体育局副局长颜争鸣,省人民医院院长黄峻;办公室主任由唐维新兼任。

(师厚华)

中医药管理

【中医药管理工作综述】

一、中医药改革

在中医机构存量资源调整方面,南通、徐州等市通过中医医疗集团的运作,常州、射阳等市、县通过兼并基层医院等方法,在临床技术合作、设备共享、中药制剂调剂使用、信息交流等方面作了深入探索并取得积极成效,扩大了优质资源的受益面。宿豫区中医院正式更名宿迁市中医院,并明确继续由政府举办。在公立中医医疗机构管理体制改革方面,按照所有权与经营权适度分离的原则,苏州、无锡等市实行了组建管理中心、托管、风险经营责任制等形式的改革,扩大了中医医疗机构的经营自主权。在中医机构内部运行机制改革方面,各市普遍推行竞争上岗、评聘分开、全员聘用,分配激励机制渐趋灵活多样,充分调动了广大中医药人员的积极性。民办中医医疗机构有了新发展,注重调动民资和外资的积极性,张家港市兴办了我国首家中外合资股份合作制中西医结合医疗机构。各地认真贯彻省政府《关于加快发展中医药的意见》的通知精神,继连云港、南京、徐州、盐城等市之后,常州等市政府下发了当地《关于进一步加快发展中医药的意见》。

二、中医机构基本现代化建设

各地认真贯彻省发改委、省卫生厅和省中医药局联合制定的全省中医机构"十五"建设发展规划,不少地方政府将中医院的建设纳入当地重点工程和为民办实事重点社会发展项目,省和部分市、县党委和政府领导现场办公,帮助协调解决项目建设中实际困难,并增加财政投入,减免建设规费,多渠道筹措建设资金,支持项目的实施。全省中医机构"十五"前四年扩增土地25.7万平方米,新增建筑面积53万平方米,目前已完成的工程67个,在建项目48个。目前苏州、无锡、南通、泰州等市已全面完成建设发展规划的实施工作,全省半数以上中医机构已提前完成"十五"建设任务。加强对创建基本现代化中医院的宏观指导,组织省中医院和昆山市中医院等6家单位研究制定《江苏省基本现代化中医院考评细则》,从基础设施、科学管理、服务能力、特色优势等方面提出了明确要求。《考评细则》正式下发后,各地、各单位以创建基本现代化中医院为抓手,加大创建力度,全面提升了中医院的综合服务能力和水平,实现了社会、经济效益同步增长。继省中医院、无锡市中西医结合医院以及常州市、昆山市、无锡市、苏州市中医院之后,南京市、南通市、江阴市、张家港等市中医院和省中西医结合医院业务收入也已超过亿元。无锡市中医院成为三级甲等中医院,无锡市中西医结合医院、泰州、扬州市中医院通过三级中医院评审,使全省三级中医、中西医结合医院达到13家。

三、中医药人才培养和科研工作

全国第三批老中医药专家学术经验继承工作和优秀中医临床人才研修项目进展顺利。各地采取全员培训、鼓励师带徒、支持外出进修、参加学术交流等多种途径加大人才培养力度。南通、常州市为加强名中医专家学术经验的继承工作,出台了《名老中医学术经验继承工作管理暂行办法》,分别在全市范围内遴选确定了多名名老中医并为他们配备了学术经验继承人。盐城、扬州、泰州等市的中医院通过与高等院校合作,举办研究生课程班、中学西、西学中班和中西医结合大专学历教育班等形式,强化了在职人员的培养提高,同时结合专科建设需要,积极引进专业人才。淮安、徐州等市组织开展了新一轮市级名中医评选工作。加强中医药管理干部培训,分别举办了全省中医医院院长和办公室主任培训班,提高了中医药管理人员的政策理论、业务水平和管理能力。连云港中药学校升格为连云港中医药高等职业技术学校。

继省中医院之后,省中医药研究院通过了国家有关部门组织的国家中药临床研究中心(GCP)评审验收,该院现代中药制剂工程技术研究中心Ⅱ期工程进展顺利。重视中医药临床研究,加大对重大疾病防治方案研究力度。与省科技厅共同加强了对Ⅱ型糖尿病防治方案研究的过程管理。加强中医药科研项目管理,对承担国家科技部、国家中医药管理局和省科技厅所立中医药重大科研项目进行了调查清理,根据项目进展情况提出了分类指导意见,60多项课题通过了鉴定。

四、中医药技术建设

全省中医专科(专病)建设以中医单病种质量管理为突破口,全力塑造医院"名科"品牌形象,同时加快研制疗效显著的中药制剂,充分体现中医专科、专病、专药的优势。8个全国、16个省级重点中医临床专科建设单位完成年度工作目标,省级中医临床专科专病增加到23个,新增了一批市县级中医临床重点专科,全省具有中医特色的专科专病群体初步形成,重点专科门诊量超过总门诊量的10%,中医技术优势进一步确立。重视和加强中医药特色优势宣传,与中央十大新闻媒体开展中医药改革发展新闻调研,与省新闻媒体联手,开辟《生命周刊·中医之美》栏目,系列宣传江苏省中医名院、名科、名医,加强科普宣传力度,提高社会对中医药的认知度,使社会更加了解中医药、关心中医药、支持中医药、应用中医药。

五、农村和社区中医药工作

制定下发了江苏省《关于进一步加强农村中医药工作的实施意见》。各地将创建农村中医工作先进县(市)作为促进中医药事业发展的重要载体。常熟市顺利通过国家中医药管理局组织的全国农村中医工作先进县(市)评审验收,使全省的全国农村中医工作先进县(市)达到9个,太仓市、东台市通过省级验收后,全省省级农村中医工作先进县(市)达到25个。常州市成为全国农村中医工作先进市建设单位后,将创建工作纳入了政府工作目标管理体系。连云港、镇江等大部分市都开展了市级农村中医工作先进乡镇的评选。贯彻落实卫生部、国家中医药管理局关于《乡镇卫生院中医药服务管理基本规范》和《社区卫生服务中心中医药服务管理基本规范》,加强了对乡镇卫生院和社区卫生服务中心的基础管理和规范管理,发挥了中医药在农村和社区卫生工作中的优势和作用。认真落实卫生部、民政部、国家中医药管理局关于《创建全国社区卫生服务示范区活动实施方案》,徐州市云龙区创建全国中医药特色卫生服务示范区工作取得阶段成果。

六、薄弱中医医院帮扶计划

实施薄弱中医院第二轮帮扶计划,对苏北地区11家薄弱中医院进行重点帮扶,2001年~2004年,省、市、县累计筹措帮扶资金3 927万元。无锡、武进、常熟等市中医院在结对帮扶中无偿捐赠200多万元资金、医疗设备的同时,积极提供技术支援。薄弱中医院在对口支援中医院的扶持下,医院的专科专病建设、中医药人才进修提高、医院规范化管理、综合服务能力等方面显著增强,社会效益和经济效益都有了较大的提高。

七、中医药法制建设

认真贯彻《中华人民共和国中医药条例》和《江苏省发展中医条例》。各地将中医药事业发展纳入当地国民经济和社会发展计划,增加了对中医药事业的投入。加大中医药监督管理力度,进一步加强中医医疗机构和中医药从业人员准入以及中医医疗广告的审批管理。在国家《中医药条例》颁布实施一周年之际,制定下发了进一步学习、宣传、贯彻《中医药条例》行动方案,开展了系列活动。仅中医药科普宣传周,全省各地就发放宣传资料13万多份,接受义诊及咨询6.3万人次。徐州市卫生局与新闻媒体联手主办了大型广场咨询宣传活动,市人大副主任现场视察,省市名医到现场咨询,开展了群众万人签名活动。组织开展了中医药执法检查,进一步强化了政府依法发展中医药的责任。接受国务院法制办、卫生部、国家中医药管理局对常州、苏州两市国家《中医药条例》的贯彻实施情况进行了执法检查,全省依法发展中医药的经验和做法得到了国家执法检查组的充分肯定。

(褚瑞明　朱岷　李郁)

【国家检查组在江苏检查《中医药条例》施行情况】 9月5日~11日由国家中医药管理局副局长吴刚带队,国务院法制办、卫生部、国家中医药管理局有关人员组成的联合检查组对江苏省《中华人民共和国中医药条例》(以下简称《中医药条例》)施行情况进行了检查,检查组听取了省卫生厅副厅长兼省中医药局局长吴坤平关于江苏省施行《中医药条例》情况的汇报,对省中医院以及南京、常州、苏州三市《中医药条例》贯彻实施情况进行了检查。联合检查组认为江苏省各级政府对中医药工作给予了重视和支持,一年来各地在学习、宣传《中医药条例》方面做了大量工作;在支持与保障措施落实方面,各地结合当地情况提出了发展规划和具体措施,一些地方政府对中医药事业的投入逐年递增;在实现全行业管理方面,一些地方在监管方面有所创新,很有特色。(褚瑞明　朱岷　李郁)

【省中医药局对全省中医药改革发展情况进行综合调研】 从4月中

旬开始至6月中旬，省中医药局组织了5个调研组，分赴全省13个市及其所属的56个市、县(市)中医院和64个乡镇卫生院、社区卫生服务中心、村卫生室开展调查研究，重点调研新形势下中医药工作面临的新情况、新问题；省政府召开的全省中医药工作会议的贯彻情况；贯彻实施《中华人民共和国中医药条例》、《江苏省发展中医条例》，依法加强监管情况；深化中医药改革，促进中医药发展的经验；"十五"中医机构建设发展规划的实施情况；实施薄弱中医院第二轮帮扶计划的情况；加强农村中医药工作的经验及存在问题的对策措施；加强中医药内涵建设，发挥中医药特色优势的情况；加强中医药准入管理和中医药市场规范管理的情况；加强中医药行业作风建设的情况等。调研组听取了有关部门的汇报介绍，召开了不同层次中医药人员的座谈会，实地了解了市、县、乡、村中医药医疗服务状况。这次调研是对全省中医药机构发展现状的一次全面摸底。

(褚瑞明　朱岷　李郁)

【常熟市获"全国农村中医工作先进市"称号】　受国家中医药管理局委托，省中医药局组织本省专家并邀请上海市有关专家组成评审验收组，对常熟市创建全国农村中医工作先进市工作进行了评审验收。评审组严格按照《关于进一步加强全国农村中医工作先进县(市)建设标准与评审细则》的规定，通过认真评审考核，认为常熟市已达到全国农村中医工作先进县(市)标准水平，经上报国家中医药管理局批准，常熟市为全国农村中医工作先进市。至此江苏省已有9个县(市)进入全国农村中医工作先进县(市)行列。

(丁冠明　周柏林　管红叶)

【昆山市被列入"全国农村中医工作先进市"建设计划】　昆山市自1999年开始积极创建省级农村中医工作先进县，农村中医药工作得到进一步发展，2002年获得"江苏省农村中医工作先进市"称号。按照国家中医药管理局《关于进一步加强全国农村中医工作先进县(市、区)建设工作的通知》要求，昆山市政府和卫生行政部门，在达到省级农村中医工作先进县(市)标准基础上，高度重视农村中医药工作，采取切实措施促进中医药事业发展，为积极创建全国农中医工作先进县(市)作了充分准备，已具备了申报创建国家级农村中医工作先进县(市)的条件和要求。经昆山、苏州市卫生局提出申请，省中医药局推荐后，国家中医药管理局同意将昆山市列入"全国农村中医工作先进县(市)"建设单位。

(丁冠明　周柏林　管红叶)

【无锡市中医院被确认为三级甲等中医医院】　根据省中医药局《关于部分中医医院定级定等问题处理的通知》，无锡市卫生局申请对无锡市中医医院进行三级甲等中医医院评审，省中医药局同意省中医医疗机构评审委员会派出专家组，对无锡市中医院创建三级甲等中医医院工作进行评审考核。评审专家组通过多种考核形式，对医院的规模设施、内涵质量、基础管理、服务水平等方面进行了综合考核，严格按照国家中医药管理局颁发的《中医医院分级管理办法与标准》，经过认真评审，认为无锡市中医院达到了国家三级甲等中医医院的评审标准。经研究，省中医药局同意省中医医疗机构评审委员会专家组的"评审意见"，确认无锡市中医院为三级甲等中医医院。

(丁冠明　周柏林　管红叶)

【第三批老中医药专家学术经验继承工作】　全国第三批老中医药专家学术经验继承工作周期为2002年12月至2005年12月。江苏省各有关单位按照人事部、卫生部、国家中医药管理局下发的《全国老中医药专家学术经验继承工作管理暂行规定》加强管理，年内此项工作进展顺利。27名带教老师和45名师承人员根据带教协议书要求带教学习，并及时进行阶段总结和考核。省中医药局专门下发了关于第三批全国老中医药专家学术经验继承工作意见的通知，就师生双方带教协议的内容、跟师学习时间、继承工作的教学方式，跟师笔记和结业论文书写等作了详细规定。进一步明确了教学单位的职责，还拨出一定数量的专项补助经费，并对经费的分配和使用提出了指导性意见。

(丁冠明　周柏林　管红叶)

【中医药科研项目管理】　完成2004～2005年度国家中医药管理局科学技术研究专项招标、评审并下达课题计划和资助经费。江苏省按申报要求上报项目52项，有12项课题中标，包括中医基础研究课题2项、中医临床研究课题4项、中药研究6项，获资助研究经费40万元。同时，调整科技管理思路，采取切实措施，一方面扶持、促进中医药科研工作，一方面加大了对在研项目的管理力度，配合国家中医药管理局、省科技厅对应结但实际却未结项目进行及时结题和清理，敦促省直中医单位和有关院校结题或清理了63项科研课题。

(丁冠明　周柏林　管红叶)

医学科技与教育

【医学科教工作综述】

一、重点学科建设和人才战略工程进展顺利

对省医学重点学科和人才考核评估指标进行了必要的修订，在抓好重点学科和重点人才面上管理的同时,有重点地扶持一批代表国内领先、国际先进水平的学科和个人,“135工程”建设取得初步成果。

在学科方面,三年间,共举办国际学术会议31次、全国性学术会议75次、省级学术会议82次,承担国家级继续医学教育项目114项、省级继续医学教育项目133项,设立开放性课题134项、资助经费503.5万元,承担科研项目473项,其中国家级重点科研项目113项、国家自然基金项目和国家杰出青年基金项目46项、省部级科技项目142项、卫生厅重大科研项目14项、卫生厅科技项目62项、市级科技项目96项,获得省部级以上(含省部级)科技成果奖435项,其中省级科技进步奖一等奖8项、二等奖28项、三等奖81项,获得发明专利24项、实用新型专利13项。目前重点学科床位为2 687张(全省三级医院参加不定期检查的有34家,床位2.1万),学科总人数1 626人。学科专用实验室面积23 714平方米,实验室专用设备价值85 954.2万元。3年累计投入学科建设总经费13 761.3万元,其中学科所属的上级主管部门拨款5 984万元、学科所在单位配套经费为7 777.3万元。同时各学科积极争取研究课题,课题研究经费达到6 669.56万元。

在人才方面,个人创新能力和科研水平明显提高,在同行中科研竞争实力大大增强。入选重点人才共争取到省部级以上科研课题139项,其中国家863项目2项,973子课题1项,国家攻关项目(包括子课题)10项,国家自然科学基金项目26项,省部级课题100项。获得市级以上科技进步奖134项,其中国家科技进步二等奖1项(第6名);省科技进步一等奖4项,二等奖21项,三等奖45项。三年中,担任中华医学会专业学会副主委2人、常委7人、委员(包括学组)40人次,担任省医学会专业委员会主委3人次、副主委45人次、常委17人次、委员62人次,担任博导26人,硕导76人。2003年新增国家级学会副主委2人、常委4人、委员(包括学组)27人;新增省医学会主委2人、副主委20人。有19人次担任15种中华系列杂志编委。获得省卫生厅新技术引进一等奖28项,二等奖48项。

二、规范项目管理和评审办法

完成49项卫生厅直属单位的省科学技术奖申报项目资料审查、数据录入工作。完成572项申报省卫生厅科技新技术引进奖项目的资料审查、数据录入、专业分组,并根据奖励条例和以往的评审情况,制定了详细的评审具体要求。2004年省级医学新技术引进奖的申报数量是历年来申报数量最多的一年,评出省卫生厅新技术引进奖一等奖49项,二等奖232项。改革、完善卫生厅项目评审办法。确定卫生部课题12项,厅重大课题13项,厅面上课题4项,科研合同全部签订完毕。资助总经费410万元,全年下拨230万元。

积极吸引民间资金,拓宽科研项目资金来源。建立临床药学科研专项资金,面向省辖区内医疗卫生机构,开展临床药学科研。江苏省卫生厅医学科技发展基金会与南京奥赛康医药科技有限公司签定了科研资金捐赠协议,自2004年起,连续5年,企业以每年不少于20万捐赠临床药学研究资金。

完成2004年度临床药学研究科技项目招标工作。全年完成六大人才高峰医药卫生人才的初审工作,并对申报的130名医药卫生人员进行了初审。制定了具体的评审要求和评审步骤,组织22名省内知名专家对他们进行了评审。评选出63名人才。

三、医学教育

修订、印发《江苏省卫生学校学生管理规范(试行)》《江苏省卫生学校后勤工作规范(试行)》和《江苏省卫生职业技术教育督导暂行规定》。

5月份启动教学改革,以护理、药学专业为突破口,成立了临床一线专家组成的专业改革指导委员会和各校骨干教师参加的专业改革委员会。编制2004年度全省中等卫校招生计划,2004年计划招生总数为5 040人,其中高职招生计划3 580人,比上年增加560人。制定《江苏省卫生职业教育“优秀教育工作者”等评选办法(暂行)》,自2004年起在全省卫生学校开展“优秀教育工作者”“教学新秀”“优秀骨干教师”“学科带头人”“优秀班主任”的评选表彰活动。教育设施得到进一步加强。省职医大学历教育部分平稳迁入江浦校区;常州卫生学校新校区顺利开工;苏州卫生学校新校区新建近12万平方米建筑。

组织实施在职卫生人员培训。开展全省乡村医生执业注册资格培训,在职卫生人员禽流感、艾滋病、结核病等重点传染病防治知识全员培训。初步建立了以市为主,分级分类分层次,岗位培训与专业科普,学校教育与在职培训并举的培训机制。编写出版了全国第一本供在职卫生人员禽流感防治知识全员培训教材——《人间禽流感及其防治》。初步建立了江苏省远程继续医学教育平台。委托省疾控中心先后在南京举办省级禽流感、艾滋病、结核病防治知识师资培训班。委托江苏职工医科大学以江苏医药信息网为教育平台,举办禽流感、艾滋病、结核病防治知识培训等省级继续医学教育项目。截至11月30日,全省艾滋病、结核病、霍乱、鼠疫、呼吸道传染病的防治知识培训总数达1 015 784人次,合格率为97.15%~100%。

全科医师、社区护士岗位培训和住院医师规范化培训工作有序开展,全科医师、社区护士岗位培训结业考试合格率为88.41%和97.11%;有988人参加住院医师规范化培训结业考试,合格率为93.09%。

2004年批准、公布国家级继续医学教育项目223项、省级继续医学教育项目173项。按照批准、公布的继续医学教育项目,进行继续医学教育活动指导和学分证书验印。完成2005年国家级、省级项目评审。对省级临床进修班505名学员的结业证书和《专业证书》教学班1 431名学员的毕业证书进行验印。

(袁建平)

【2004年度江苏省科技进步奖获奖项目简介(医学类)】

序号	项目名称	项目内容简介	完成单位	第一完成人	奖励等级
1	肠出血性大肠杆菌O157:H7流行特征和控制对策研究	1999年,我国淮北部分地区曾发生不明原因的暴发疫情。该疫情在流行规模、死亡人数、社会影响、严重性和处理难度等方面均属建国以来罕见。科学调查和实验室论证后表明,这是我国首起证实的由O157:H7引起的暴发疫情。研究结果证实,携带病原菌的家畜家禽可通过粪便排泄病原菌。严重污染的环境、不良的家庭卫生和个人卫生状况是发病的关键因素。课题组对监测地区进行了持续4年多的调查,发现家畜家禽带菌率的高低与疫情发生有相关性;使用PFGE分型方法证实,患者可能感染了来自羊、鸡、猪、牛的病原菌。且从1999年起我国的流行菌型发生了变异,以SLT2vha基因型为主,占71.40%。经研究发现,血清β2-MG可以作为早期发现O157:H7患者肾功能损伤的参考指标之一,及早使用微生态制剂对早期肾损病人肾功能完全恢复起重要作用。通过该项研究,建立了新的分离程序,提高了病原菌的分离率,运用基因芯片技术,首次发现O157:H7流行株存在一种新的L型K抗原。研究成果为我省卫生主管部门制定预防控制政策提供了依据,并为全国O157:H7疾病控制工作提供了重要技术支持。	江苏省疾病预防控制中心	汪　华	二等奖
2	围术期心、脑、肺保护及其机制研究	围术期心、脑、肺损伤是临床上常见的病理状态,徐州医学院附属医院联合南京鼓楼医院及江苏省人民医院,在国内较早地使用动物实验和临床研究相结合的方法,采用行为学、形态学、生物化学和分子生物学实验技术,对围术期心、脑、肺保护及其机制进行了系统而深入的研究。本课题历经近10年的努力,取得了显著的成果,发表论文101篇,其中SCI 4篇,国家核心期刊近30篇。本成果为围术期心、脑、肺的保护提供了理论依据和临床指导,有利于围术期心、脑、肺损伤的防治,对减少病人的并发症、减轻病人的经济负担均具有重要的实际意义,也为开发新的药物和方法提供了理论指导。	徐州医学院附院	曾因明	二等奖
3	中西医结合治疗帕金森病的实验和临床研究	本研究运用祖国医药学的治则,对传统方剂进行现代药理分析,将其抗自由基作用应用于PD治疗,提出中西医结合治疗PD的思路;将8味中药严密配伍,自行研制出“抗帕颗粒”,投入批量生产,药物研制的规范化、程序化、批量化是本研究的又一特点;在临床疗效观察(UPDRS评分)及动物模型行为学观察的同时,更着重于运用先进的医学基础研究手段,对照研究黑质TH阳性神经元,血SOD、Lpo,血流变、微循环等,探索“抗帕颗粒”治疗PD的作用部位主要在黑质,直观、量化地描述其激发神经纤维生长和神经细胞再生的作用及抗自由基作用,并提出“抗帕颗粒”能通过其抗过氧化作用减轻多巴制剂神经系统副作用,减少多巴制剂用量,达到中西医结合治疗PD相辅相成的目的。	南通市第一人民医院	黄怀宇	三等奖

序号	项目名称	项目内容简介	完成单位	第一完成人	奖励等级
4	造血干细胞移植的实验研究	造血干细胞移植(HSCT)是目前能根治白血病的主要的方法,然而,其并发症(GVHD)在很大程度上限制了HSCT的广泛临床应用。针对这个问题,该项目进行了下列研究:①非清髓性造血干细胞移植(NAST)相关的基础研究;②Ⅱ类抗原反式激活因子(CⅡTA)和人白细胞抗原(HLA - DR)的关系及其在GVHD中的意义。本研究结果表明:①非清髓性造血干细胞移植:NAST有一定的GVL效应,加DLI能增强GVL效应;NAST后输注HC和CsA联合体外处理的异基因淋巴细胞,能在减轻GVHD及移植相关并发症的同时,保留GVL作用。②CⅡTA与HLA - DR的关系及其在GVHD中的意义:CⅡTA与HLA - DR表达呈现相似的变化趋势,且在表达的时间点上早于HLA - DR,由于HLA - DR在GVHD中起着决定性作用,提示CⅡTA可能作为一种早期指标用于GVHD的检测。本研究的主要特点:①本研究首次用实验证明,NAST的治疗白血病作用主要靠GVL,而不是预处理方案的强度;②从mRNA水平检测CⅡTA有可能作为GVHD发生的早期指标。	徐州医学院附院	徐开林	三等奖
5	超声心动图负荷试验检测心肌缺血迹心肌存活性的基础和临床研究	本成果以多巴酚丁胺超声负荷试验(DSE)为基础,联合应用动态三维超声显像、冠脉内多普勒导丝、多普勒组织成像等国内外先进的技术手段,通过动物实验和临床观察对DSE检测心肌缺血和心肌存活性的价值及机制进行了系统深入的研究,完善了DSE方法学,探讨了DSE检出心肌缺血及存活性的机制,为DSE的临床推广奠定了理论基础,积累了丰富经验,多项研究结论为国内外首次提出,可准确指导冠心病患者心肌缺血及心肌存活性的临床检出,协助临床医师对冠心病患者进行诊断,确定治疗方案,判断患者的预后情况,对冠心病患者的正确诊治及预后评估具有重要的临床意义。本成果通过多种形式进行了临床推广,目前已在国内8家省市级医院推广应用。	徐州医学院附院	李东野	三等奖
6	重症肌无力胸腺病变的临床病理研究	1.该项目在国内最先采用大组南京军区总医院1970 - 2001年200余例重症肌无力(MG)病人〗胸腺切除的临床病理资料,分别从临床、胸腺组织病理学、免疫组织化学、胸腺微环境、超微结构与外科治疗方面进行系列性研究,提出胸腺微环境内树突状/指突状细胞、肥大细胞的数量分布异常与预后有关;2.外科切除MG胸腺疗效与胸腺病理、MG类型和发病年龄密切相关,其中胸腺病理组织学(胸腺增生有效率为95%,胸腺萎缩56%,伴胸腺瘤5、10年生存率为69%和51%,总死亡率18%)是判断预后的最重要指标。2.在国内最早(95年)开展带血管蒂胚胎胸腺器官移植治疗MG获得成功。3.在国内最先报道微小胸腺瘤的临床病理特征并对不同类型胸腺肿瘤的病理诊断和鉴别诊断提出了病理形态的判断指标。	南京军区南京总医院	印洪林	二等奖

序号	项目名称	项目内容简介	完成单位	第一完成人	奖励等级
7	健康人白喉杆菌带菌检验方法及所携带的菌株生物学特性研究	本项研究以亚碲酸钾为杂菌抑制剂、鸡蛋中的蛋白成份为白喉杆菌的保护剂，研制出了亚碲酸钾鸡蛋盐水培养基，解决了样本运输过程中所需的保菌和培养时的增菌问题。优化了鉴定白喉杆菌的程序，设计出了一套适用于大样本检验方法，在增菌培养后，省去鸡蛋斜面接种和每个样本都进行异染颗粒染色的环节，直接接种亚碲酸钾血琼脂平板进行分离。经用已知菌量的人工配制的样本实验，测定其敏感度，被检样本的菌量在 1 个/10ml 时仍可被检出，而用常规方法，菌量≤1800 个/10ml 时就无法检出；由于选择了亚碲酸钾作为杂菌抑制剂的鸡蛋盐水培养基先增菌再培养的方法，在正常人群中进行检测，白喉杆菌的检出率(0.47%)亦明显高于经典的常规方法(0.10%)，$P<0.05$。对检出的 9 株菌，将其生物学特性与标准的有毒和无毒菌株进行了比较，找出了健康人所携带的菌株的生物学性状的特点：形态特征、染色特性与致病菌完全相同；发酵或迟缓发酵葡萄糖；发酵或不发酵麦芽糖和蔗糖。	盐城市疾病预防控制中心	邵荣标	三等奖
8	长骨血供的基础与临床研究	良好的血供是骨组织正常生长、代谢及修复的基本条件。在病理状态下，如骨折、骨骼的炎症等，没有足够的血液供应就不能顺利愈合。因此，本项目通过解剖、实验及临床研究，揭示了髓内血管的行径、影响血供的手术操作因素及如何减少对血供的损伤，并对不同类型的接骨板进行比较研究，设计发明了波形接骨板，为临床工作提供理论指导，有利于提高骨科伤病治愈率，减少并发症。实验及临床研究显示自行设计的波形接骨板对骨断端的血供影响小，骨痂出现早，骨折愈合时间缩短，并发症少，与普通型接骨板相比有显著优势。波形接骨板获国家实用新型专利。本项研究结果受到越来越多的骨科医生了解和掌握，并贯彻到临床工作中，为广大患者带来利益。本项目已发表论文 23 篇，其中中华级 5 篇，统计源期刊 14 篇，被他人正面引用 42 篇次，自引 13 篇次，其中单篇引用次数最多达 12 篇次。获国家实用新型专利 1 项。有多家医院在临床工作中采用该项目的理论指导临床治疗，取得了较好的效果。	南京军区南京总医院	赵建宁	二等奖
9	人脑胶质瘤细胞诱导分化及其相关新基因研究	在实验证实苯丁酸钠对人脑胶质瘤低分化细胞株及其裸小鼠移植瘤诱导分化治疗效应的基础上，采用 RAP－DD－PCR 和 cDNA microarray 技术、K 均值和层次聚类等生物信息学分析方法，从上述标本中筛选，并经 Dot Blot 和 RT－PCR 在胶质瘤临床标本中验证确定的 ADPRTL、SLAP、GRIM－19、DIP1、WWOX、CLK2、MIBP1、P8、PPARBP、NESH、MAPKK4、Caspase1、EWSR1、NRF4、RSP7、MCP1、CDC2、GLT1 和 Tob 共 19 条为获奖者首先提出的与胶质瘤细胞分化相关的新基因。还首先发现其中的 CDC2、MAPKK4 和 GLT1 也与神经干细胞分化相关，这对进一步研究胶质瘤起源细胞的分子调控和分子病因具有重要价值。	苏州大学附属第二医院	黄强	二等奖

序号	项目名称	项目内容简介	完成单位	第一完成人	奖励等级
10	Ⅲ期肺癌外科整体治疗的基础与临床研究	本课题对Ⅲ期肺癌开展以手术为基础的整体治疗,致力于改善肺癌预后。共三部分1,在肺癌外科方面的研究:在国内较早地开展了气管支气管及肺动脉成形术,80年代初着重对肺癌侵犯心脏大血管问题进行探索:首先通过总结Ⅲ期肺癌长期生存病例,分析长期生存因素及手术适应症,据此对合适病例扩大切除:在国内首次将上腔静脉置管内引流术应用于肺癌手术中,为上腔静脉手术的安全实施提供了有效手段;国内首次报道了肺与心房壁联合切除治疗肺癌;同期上腔静脉置换+隆突成形+部分左心房切除,国内外尚未见报道。同时,在根治的前提下,努力保存健康肺:在华东地区实施了首例自体肺移植,为国内第二例。合理地扩大了肺癌手术的适应症,并有效地保存了健康肺,使术后生活质量明显好于全肺切除者,为术后进一步放化疗提供了机会,使高龄、低心肺功能病人的手术及再次手术有了可能,提高了术后生存率。2,在肺癌术后监测复发转移方面的研究:(1)在1998年率先应用PCR SSCP法,检测肺癌支气管切缘p53基因突变情况,证实p53突变可预测切缘癌复发,且早于临床诊断3~10月,首次提出了“分子边界”的概念。(2)采用酶标双抗体夹心法,在国内首先通过动态监测sIL-2R表达水平评价患者术后的免疫功能状态,为尽早发现复发灶并及早进行术后抗复发治疗,提供重要依据。3,在肺癌综合治疗方面的研究:对局部晚期肺癌易复发难控制的问题,采取与国外同期开展化、放疗同步治疗模式,并将超分割和加速超分割等新方法应用于临床。在国内首次对Ⅲ期非小细胞肺癌前程超分割照射,后程加速超分割照射,同期给予EP方案化疗。结果显示有效率、远处转移率、中位生存时间明显好于单放组,而副反应没有明显增加。针对导致肺癌治疗失败的复发和耐药性的产生,以及严重的毒副反应,有系统地开展以铂类为基础的新药联合化疗方案如诺维本、紫杉醇、泰素帝、健择等并在治疗中显示较好疗效。为了逆转耐药,率先开展大剂量三苯氧胺逆转对EP方案耐药的非小细胞肺癌的研究,证明三苯氧胺对多药耐药有较好的逆转作用,该法简便、有效、经济。	江苏省肿瘤医院	许林	二等奖
11	肝肾联合移植的临床和基础研究	本研究在肝肾联合移植的临床应用和移植后器官失功能的基础研究方面开展了较为深入的工作。在国内率先提出采用内生肌酐清除率以及是否存在肾小管酸中毒作为施行肝肾联合移植的重要参考指标。并使用自行设计的肝肾联合切取法,使供肝肾热缺血时间保持在3分钟以内,并使移植物的质量良好。同时,在国内率先采用簇式与经典式术式器官联合移植法进行肝肾联合移植,并将两种术式进行了客观地比较,探讨了各自的应用价值。采用术中及术后CVVH的方法,保证手术以及手术后ICU期的平稳过度。在基础研究方面,研究证明了在器官移植早期移植物内	南京市鼓楼医院	丁义涛	二等奖

序号	项目名称	项目内容简介	完成单位	第一完成人	奖励等级
		NF－κB 激活对移植器官的损害作用。而早期采用抑制剂 PDTC 对移植物失功能具有保护作用。在国内率先采用祖国传统中药提取的单体苦参碱，防治器官冷保存再灌注损伤。并对其保护原发性移植物失功能的机制进行了深入的研究。研究成果共发表学术论文 8 篇，其中 4 篇被 SCI 收录。开创的特色技术具有良好的实用性，为推动我国多器官移植的技术发展具有重要的意义。			
12	蛛网膜下腔出血后脑血管痉挛的基础与临床研究	该研究从引起血管平滑肌收缩和血管壁炎性增厚的多种因素着手，引用多种先进方法探讨蛛网膜下腔出血(SAH)后脑血管痉挛(CVS)的发病机制，证明在 CVS 的发病机制中，除血管平滑肌收缩外，由免疫炎症反应所引起的血管壁增厚也起着非常重要的作用。钙离子通道拮抗剂和免疫抑制剂对 CVS 有治疗作用。临床使用 TCD 监测 CVS 具有简便、安全、无创伤并可早期发现 CVS 的优点。早期手术夹闭动脉瘤并清除脑池血块，同时使用脑池内灌注罂粟碱、尼卡地平、静脉使用免疫抑制剂－环孢菌素－A 等多种防治 CVS 的措施，使症状性和 TCD 所测定的 CVS 明显降低，明显改善了病人的预后。创新性：1. 建立了 willis 环前部直接注血法制得的大鼠及兔新的 SAH 模型，是目前研究人类 SAH 后 CVS 发生机制及治疗措施的最理想的 SAH 模型。2. 进一步探讨了 CVS 的发病机制。3 探讨了 CVS 治疗的新方法。4. 开辟了临床使用免疫抑制剂治疗 CVS 的新途径。	苏州大学附一院	周岱	二等奖
13	中国淋球菌耐药监测网络的建立和应用研究	该研究率先在发展中国家建立了淋球菌耐药检测网络体系，采用了国际上公认的标准方法—琼脂稀释法，对 WHO 推荐的 5 种有代表性的抗菌药物进行了长达 15 年的耐药性监测，检测菌株数达 7583 株。通过监测和研究，获得了我国 14 个有代表性地区淋球菌分离株对青霉素、四环素、环丙沙星、大观霉素和头孢曲松的耐药百分率及其动态变化数据。研究结果表明，淋球菌对青霉素和四环素的染色体耐药性维持在较高水平，对环丙沙星的耐药率逐年增高，对大观霉素和头孢曲松的耐药性仍很低。该研究在国内首先证实和监测了由质粒介导的产青霉素酶菌株(PPNG)高度耐四环素菌株(TRNG)。还在国内首先建立了淋球菌营养分型方法，并将此法用于淋球菌耐药监测，成为监测耐药的指标之一；评价了脉冲场凝胶电泳限制性酶切分析和随机扩增多态性 DNA 方法对菌株进行基因分型的作用，认为该两种方法有助于了解菌株来源、菌株间克隆相关性和耐药菌株的传播等，可成为淋病的流行病学调查工具。该研究项目开始时间早，研究时间长，监测地区广，样本量大，符合国情，为卫生部修订“性病诊断标准和治疗方案”提供了重要参考依据也为国内性病防治及医疗机构规范诊治淋病提供了有力依据。并已在全国性病艾滋病综合监测防治项目中推广。	中国医学科学院皮肤病研究所	叶顺章	二等奖

序号	项目名称	项目内容简介	完成单位	第一完成人	奖励等级
14	氯硝柳胺悬浮剂的研制及应用研究	如何解决氯硝柳胺溶解性,使其更能适应现场需要,在灭螺中发挥更大作用,一直是困扰血防科技工作者的难题。该研究针对这一问题,通过润湿剂、助悬剂、增稠剂等筛选与混配,并经水相连续研磨等处理,在国内外首次研制成氯硝柳胺新剂型——5%氯硝柳胺悬浮剂。该剂型具有分散性、悬浮性、稳定性好,可与水以任意比例混合等优点,在不改变其化学性质的基础上解决了氯硝柳胺的难以溶解的难题。经3年4省7地的现场试验显示,悬浮剂的灭螺效果比可湿性粉剂高1倍,显著降低灭螺成本。并完成了25%氯硝柳胺悬浮剂产品质量标准的制定;急性毒性试验表明属微毒类药物,无刺激性;对鱼类的毒性作用也明显低于可湿性粉剂;该研究围绕着我国重大传染性疾病——血吸虫病防治规划(十五)总目标,面向防治现场工作的实际需要,强调技术创新和发展,研制出高效、低毒、价廉和使用方便的氯硝柳胺新剂型——悬浮剂,对促进我国乃至世界血防事业的进步,具有重要的意义。	江苏省血吸虫病防治研究所	戴建荣	二等奖

(袁建平　梁　智)

规划财务与审计

【规划财务工作综述】

一、公共卫生体系建设

制订2004年度全省公共卫生体系建设规划预算方案,规划预算总额约为1.8亿元,其中省本级9 989万元,对市县补助8 000万元。完成疾控体系、医疗救治体系等五个项目的预算实施方案。

会同省发改委召开会议,贯彻国家发改委和卫生部联合召开的加快公共卫生两个体系建设工作会议精神,全面检查公共卫生两个体系建设特别是国债建设项目的进展情况,总结经验和问题。10月,召开部分地区公共卫生体系建设会议,调查了解各地公共卫生机构设备装备需求情况,形成了苏北五市和34个财政转移支付县的机构设备采购方案和补助办法。

根据卫生部、财政部、国家发改委提高公共卫生和农村卫生服务能力以及突发性公共卫生事件应急能力有关要求,先后调查了公共卫生机构建设的基本情况(包括财政资金安排、各类机构的设备状况等)、化学中毒与核辐射医疗救治基地机构现有资源和项目规划等情况。

二、卫生经济政策研究和部门预算工作

3月下旬对南京市鼓楼医院采取多种形式重组医疗资源的情况进行了调查,了解了近年来鼓楼医院深化内部运行机制改革和探索医疗资源重组的有关情况,从财务管理的角度研究分析鼓楼医院集团各成员单位的运营状况。

在全省范围内开展全省城镇和农村卫生投入补偿政策贯彻落实情况调查,着重调查各地城乡投入结构、医防投入结构和财政投入方式调整的现状,对2001～2003年全省城镇和农村医疗机构、防保机构、卫生监督机构和乡镇卫生院的财政补助及资金到位情况作了统计分析。赴无锡和常熟市,调查了无锡在市属医院实行的“托管制”改革、常熟市设立医疗卫生事业公有资产经营有限公司、推行委托经营以及无锡、常熟部分乡镇卫生院改制情况,了解当前各地卫生经济补偿的实际情况,分析基层医疗卫生机构改革的形式和问题,研究对医院投融资体制改革的问题。

严格执行部门预算,完成预算收支计划,对于年度中财政追加的基本建设经费以及各项卫生事业费能够按照国库集中支付的要求办理相关手续,保证了资金渠道的畅通。在年度预算执行过程中,对于单位确实需要追加和调整的预算内外收支计划,按照预算规定的要求和程序来办理,特别对涉及追加和调整的预算外收入和纳入预算管理资金,核实申报征收计划和收入情况,按实调增的纳入预算管理资金和预算外资金主要用于弥补人员经费和项目经费的缺口。根据各单位的不同性质并按照综合预算的要求,分类分档给予各单位相应的财政补助水平,取消了经常性公用专项,在严格审核的基础上核定厅机关和厅本级两个特殊性核定项目;项目支出采取了限额申报的方法。各单位严格按照财政基本支出和项目支出预算管理办法，认真分析各项开支因素，按实编制2005年部门预算。

三、药品装备招标与药品费用控制管理工作

对全省农村基层卫生机构装备的变化情况进行认真调研，确定2004年装备的重点和采购计划，组织招标采购。全年农村基层卫生装备940台，采购资金2 442.76万元(代购21台，采购金额38.62万元)；急救设备170台，采购资金1 923万元。按照同项目政府日常采购价计算，农村装备项目节省率达24%、急救设备节省资金350万元，节省率为20%。完成省级医疗应急防治体系设备的招标采购工作。学习贯彻卫生部等六部门《关于印发〈关于进一步规范医疗机构药品集中招标采购若干规定〉的通知》，联系我省实际，提出五条具体贯彻意见。加强对全省药品集中招标采购工作的指导与协调，成立"江苏省卫生厅药品集中招标采购工作领导小组"。完善在宁省(部)属单位药品集中招标采购的组织形式，明确在宁省(部)属医疗机构每年药品招标周期与范围(品种)。

贯彻国家有关药品集中招标的价格政策。组织调研测算，结合全省原中标药品的价格管理政策和医疗服务项目收费暂未调整的实际情况，向省物价局提出我省中标药品价格实行流通差价率高价低差率、低价高差率，及价格分档的建议意见。根据国务院纠风办《关于对全国药品集中招标采购工作开展自查自纠的通知》要求，与省纠风办、省药品食品监督局、省物价局等部门组成两个检查组，于9月13日～17日对省人民医院等8所省级医疗机构的药品购进、价格执行、合同履约及药品管理方面进行检查。按照省卫生厅《关于进一步规范医疗服务行为纠正不正之风的通知》精神，测算了全省三级医疗机构前三年的有关财务数据，听取不同类型三级医疗机构的意见，与省财政厅协调一致，共同下发《关于控制医疗机构药品收入比例的实施意见》，对全省医疗机构药品收入占业务收入的比例实行上限指标控制，运用经济管理手段调整医疗机构业务收入结构，遏制药品费用的上涨。

四、其它规划财务工作有序开展

推动财政国库集中支付改革的实施，从2004年1月1日起，卫生厅作为第三批试点单位正式实行财政国库集中支付。组织各厅直单位参加国库支付改革的培训，就具体操作和执行的有关问题进行指导，按照财政的要求对直接支付与授权支付资金范围进行了审核确认，按月按时审核、上报月用款计划并及时批复至各二级预算单位。下发《关于财政国库集中支付有关事项的通知》，对预算内外资金以及项目经费的使用提出具体的实施意见。

开展省级单位经济运行分析工作，召开厅直医疗机构经济运行分析会议，从工作量、业务收支、消耗性材料使用、可控成本、资产负债、运营效益、主要科室成本收益、大型设备成本效益等方面，对省级医疗机构2003年的经济状况作了较为详尽的分析。要求各单位加强经济管理，提高核算和成本意识，改善医院的运营效果。

简化医疗设备配置管理工作，根据省政府省级行政审批事项清理方案，及时取消大型医用设备应用质量合格证的部管、省管及市管项目审核工作，并终止有关设备应用质量检测评审工作。下发《关于我省医用特种车辆办理机动车牌照手续的通知》，将全省救护车购置计划审批项目，改由各市卫生行政管理部门实施日常管理，简化了我省救护车审批手续。做好大型医用设备管理审批工作，全年共受理74件大型医用设备配置或更新申报项目，处理65件。

举办第三届医疗器械展览会，确定"改革发展，服务社会"为主题，通过《慧聪医疗网》、《博通资讯》、省卫生厅网站及有关报刊等，加大展会的效应和动态宣传，促进供需双方的信息沟通和商业洽谈。展会参展单位近百家，厂商对展会的综合满意率达86%以上。

(沈婉兰)

【内部审计工作】 召开十三个省辖市和厅直属十六个医疗卫生单位的审计机构负责人或专职内审人员工作座谈会，对《江苏省卫生系统内部审计实施办法》(修订稿)进行讨论，提出修改意见。

对省血液中心财务收支、省预防医学会法定代表人离任和江苏医药编辑部划转前财务情况进行了审计。对省血液中心及所属实体的资产负债和近期财务收支情况，并对有关基金管理和负债方面存在的问题提出纠正意见和改进建议，对省预防医学会和江苏医药编辑部的审计意见书，如实反映其家底和财务收支状况，针对存在问题，提出改进意见，为单位法定代表人更换和单位隶属划转做好准备工作。

4月份，组织人员对厅业务管辖的省医学会等15个社团进行2003年度的业务审计，出具审计证明材料，如实反映这些单位的资产负债、财务收支和管理状况，对存在不足之处，提出改进管理的建议，促进单位加强内部管理。通过基层单位按条件审核上报，主管部门汇总考核，省内审协会复核批准，10月份给厅直属单位50位内审人员分批授予内审上岗资格证书。

(支抗生)

【2004年厅直单位基建】 2004年厅直单位在建项目18个，总建筑面积41.67万平方米，项目累计投资额达5.4亿元。其中：省肿瘤医院病房楼、南医二附院病房楼、省太湖干部疗养院干部保健楼、盐城卫校学生公寓楼、省血液中心科研业务楼、省职医大教学楼等10个工程项目均已竣工或交付使用，总建筑面积达10.7万平方米，完成投资3.065亿元。另外，省人民医院干部病房楼、盐城卫校教学楼、徐医附院医技病房楼、省妇幼中心病房综合楼等13个项目已立项，并着手前期准备工作，预计2005年将开工建设。

在建大型基建项目进度：

1. 苏州卫校南校区，建筑面积11万平方米，教学楼、行政楼、学生宿舍等工程主体封顶，实验楼、信息中心完成基础工程，累计完成投资6 000万元，计划2005年交付使用。

2. 通医附院病房楼，建筑面积65 647平方米，2004年年底开工，进行桩基和支护工程，累计完成投资200万元，计划2007年交付使用。

3. 省卫生监督检测综合楼，建筑面积21 570平方米，年内完成主体、室内安装、外墙等，累计完成投资4 000万元，计划2005年上半年交付使用。

4. 苏大附一院干部医疗保健中心病房楼，建筑面积20 778平方米，年内完成支护、桩基、地下停车和人防工程，累计投资3 650万元，计划2005年交付使用。

新上大型项目前期工作：

1. 省人民医院干部病房楼，建筑面积调整至2.5万平方米，总投资调整为1.6亿元人民币。项目调整后完成脑科医院土地划拨，进行方案设计调整工作，计划2005年下半年开工建设。

2. 省妇幼中心病房综合楼，建筑面积调整为3.45万平方米，总投资1.2亿元人民币，立项后着手进行方案设计论证工作，计划2005年下半年开工建设。

3. 徐医附院医技病房楼，建筑面积9万平方米，总投资2亿元人民币，立项后正着手进行项目前期方案论证工作，计划2005年开工建设。　（崔　伟）

国际合作与交流

【国际合作与交流工作综述】 2004年，来自美国、英国、法国、荷兰、德国、意大利、澳大利亚、日本、蒙古国、朝鲜、泰国、埃及、坦桑尼亚、尼日利亚、刚果、索马里、科特迪瓦、塞拉里昂等国、欧盟开发署和世界卫生组织的官员及台湾、香港的客人共34批129人次访问江苏。

经省人民政府或省有关部门批准，共有146批296人次出国（境）执行公务，其中出席国际会议、学术交流70批88人次；出国考察和科研合作研究41批54人次；出国进修、培训18批44人次；出国（境）考察团组19个142人次；出国执行援外医疗任务2批21人，其中由省卫生厅组织的团组13个108人次，他们分别是由原省卫生厅厅长周珉率领的赴英国、荷兰参加国际中医药研讨会代表团；由省卫生厅厅长郭兴华率领的赴韩国、日本的省公共卫生访问团；由唐维新副厅长率领的赴肯尼亚、南非的省医院管理代表团；由吴坤平副厅长率领的赴美国、加拿大的省中医药访问团；以厅国际合作处陆文民处长为组长的赴圭亚那医疗队工作组（顺访英国）；以厅医政处郑必先处长为团长的赴法国的省血液安全管理考察团；以厅疾病控制处赵勇进处长为团长的赴美国的省公共卫生与疾病预防控制高级研修团；以厅科技教育处袁建平处长为团长的赴奥地利、德国的省科技管理代表团；以厅办公室周传章主任为团长的赴加拿大、日本的省卫生管理与信息化考察团；以厅监察室王天友主任为团长的赴俄罗斯、芬兰的省医疗服务管理代表团；以厅医政处李少冬副处长为团长的赴日本、韩国的省公共卫生管理考察团；以厅办公室周传章主任为团长的赴香港的医疗卫生改革与发展代表团以及以省人民医院王虹副院长为团长的赴美国的省医院管理考察团。

经国家科技部的批准，省原子医学研究所于5月28日至5月30日举办了“首届海峡两岸三地甲状腺疾病讨论会”。65名资深专家参加了会议。会议主题是甲状腺疾病的基础研究、诊断和治疗的最新进展。大会就用核医学研究甲状腺疾病的发病机理以及用核医学治疗甲状腺的各种疾病进行了深入的研讨和交流，并编撰了由36篇重要文章组成的论文集。此次大会加强了江苏省核医学学科的对外合作与交流，扩大了省原子医学研究所影响。

7月11日至12日，省人民医院举办了国家级继续医学教育项目“内窥镜下冠状动脉搭桥血管采集培训班暨房颤外科及介入治疗的新技术研讨会”。大会邀请了美国加州恩洛医学院心胸和血管外科专家李波与美国心血管外科联合会詹姆斯·库勒专家在研讨会上讲课，并做了现场手术演示。

受国家商务部委托，省寄生虫病防治研究所于9月1日至10月31日在无锡举办了第三期国际热带病防治技术培训班。来自蒙古、朝鲜、越南、埃及、坦桑尼亚、尼日利亚、肯尼亚、刚果、索马里以及赤道几内亚等14个国家共31名学员参加了该班。

9月26日至27日，省卫生厅在南京召开了全省援外医疗队派遣40周年纪念暨表彰大会。历届医疗队队长、队员、管理人员代表共150人出席了大会。王湛副省长和卫生部国际合作司王立基副司长专门到会并讲话。省卫生厅郭兴华厅长作了总结报告、黄祖瑚副厅长宣布了表彰决定。先进管理单位、镇江市卫生局党委副书记时秋香同志，先进集体、第1期援圭亚那医疗队长施振东同志和先进医疗队员代表杨晓明同志在大会上进行了交流。大会表彰了4个“全省援外医疗工作先进集体”、17个“全省援外医疗工作先进个人”和3个“全省先进管理单位”。组织编印40万字的江苏省援外医疗队派遣四十周年纪念文集《辉煌的足迹》，重点介绍医疗队受到中国和所在国党和国家领导人亲切关怀、所在国的医疗状况、医疗队队员在国外工作、学习、生活情况以及与所在国人民的友谊等内容。

第6期援圭亚那医疗队一行15人在完成了为期6个月的英语培训后，于6月4日由上海出境前往受援国执行为期两年的援外医疗任务。第5期援圭医疗队一行15人在完成了为期两年的医疗任务，完成与新队交接后分别于6月19日和20日经纽约回上海，8月13日在南京召开了回国总结会。

（李元珍）

【2004年国际合作与交流情况】

表1　港台地区及国外医药卫生界人士来访情况

日期	来访团组名称或来访者姓名	主要活动
2月19日	瑞典 UniversitetssjukhusetILund 科斯汀·拉森先生（Mr. Kerstin Larsson）	访问省人民医院
2月22日～25日	美国纽约大学医学院心脏中心主任拉瑞·齐尼茨博士（Dr. Larry Chinitz）	与省人民医院心脏科进行学术交流，并进行手术演示
3月2日	英国 APU 国际部主任曼迪女士（Ms. Mandy）	与省人民医院洽谈合作事宜
3月11日	日本养生集团吉行议长一行5人	与省中医院洽谈科研合作
3月20日～4月2日	香港中文大学威尔士亲王医院外科系耳鼻喉科副教授、人工耳蜗及听性脑干植入中心副主任唐家辉博士	与省人民医院进行技术合作，协助开展多导电子耳蜗植入工作
3月24日	美国世界眼科基金会卡尔 C.T. 王先生（Mr. Carl C.T. Wang）、亚拉巴玛（Alabama）大学罗伯特·莫里斯医生（Dr. Robert Morris）以及博耶（Dr. Boyer）博士等3人	访问省人民医院眼科
3月24日	斯巴克尔（Sparkle）系统有限公司罗滨·休斯（Robin H. Hughes）	访问省人民医院内分泌科
3月26日	世界卫生组织官员瓦勒里奥·雷吉博士（Dr. Valerio Reggi）、温德玛格尼胡·艾塞图博士（Dr. Wondemagegnehu Eshetu）	考察省人民医院药剂科
4月7日	拉托维亚议会考察团一行15人	参观省中医院
4月13日～18日	美国哈佛大学公共卫生学院唐纳德·哈恩博士（Dr. Donald A. Harn）	与省血吸虫病防治研究所合作开展“日本血吸虫中国大陆株磷酸丙糖异构酶23kDa膜蛋白DNA疫苗的研究”课题
4月16日～23日	以 Giuliu. FORNERO 院长为团长的意大利都灵 S.G. Bosco 医院代表团一行5人	访问省人民医院，并进行学术交流
4月19日～23日	荷兰瓦赫宁根大学艾沃特·斯考登教授（Prof. Evert Schouten）、彼德·凡特·菲尔教授（Prof. Pieter van' t Veer）和艾伦·坎普曼教授（Prof. Ellen Kampman）等3人	在由中国疾病预防控制中心营养与食品安全所主办、省疾病预防控制中心承办的“营养和生活方式流行病学培训班”上授课，并与省疾控中心商讨人才培养、科研合作事宜
4月21日	德国勃兰登堡红十字会代表团一行5人	参观省中医院
4月21日	泰国军队疟疾研究所杰特苏门·布拉齐姆斯里博士（Dr. Jetsumon Prachumsri）、美国 LTC 詹姆斯·琼斯博士（Dr Jiames W. Jones）以及珀列·罗达博士（Dr. PollieL. L. M. Rueda）等3位专家	与省寄生虫病防治研究所洽谈有关疟疾科研合作项目
4月24日～30日	世界卫生组织官员苏玛纳先生（Mr. Barua Sumana，孟加拉国国籍）	参加由中国医科院皮研所举办的卫生部/世界卫生组织的联席会议和消灭麻风病省级协调会议，并提供技术指导

续表 1

日期	来访团组名称或来访者姓名	主要活动
4 月 26 日~5 月 2 日	澳大利亚护士银行执行总裁希克林先生（Mr. Hichling）和其顾问勃兰特(Hr. Brand)先生携夫人	与苏州卫校商谈外派护士培养、培训等合作事宜
4 月 28 日	蒙古医学院代表团一行 5 人	参观考察省中医院
5 月 11 日	法国医疗设备派送中心弗雷德里克·泊格侬先生(Mr. E. Frederic Poignon)	访问省人民医院临床工程处
5 月 19 日	日本御幸病院董事长窗岛博一行 3 人	参观省中医院
5 月 19 日	泰国泰药及替代药开发厅代表团一行 6 人	与省中院进行医学交流
5 月 20 日	日本 HiPep 实验室轩原清史先生	访问省人民医院中医科
5 月 21 日	联合国儿童基金会官员乔治·艾奥尼塔博士(Dr. George lonita)	访问省人民医院儿科
5 月 28 日~31 日	世界卫生组织西太区官员 K. Kojima 医生等 2 人	开展省疾病预防控制中心省级实验室认证评审工作
5 月 28 日~6 月 2 日	美国加州大学 VA - UCI 医学中心甲状腺研究实验室吴兴镛教授等来自海峡两岸三地的甲状腺、内分泌学和核医学领域的 5 名专家	参加由省原子医学研究所举办的“首届海峡两岸三地甲状腺疾病研讨会”，并在大会上做了学术报告
5 月 30 日~6 月 1 日	世界卫生组织临时顾问罗伯特·达雷尔·费舍尔博士(Dr. Robert Darrell Fischer)	访问江苏，现场考察靖江 100% 安全套项目的经验并提供技术咨询。
6 月 12 日	无锡江原医院名誉院长—香港丰裕实业有限公司陆季良先生	访问省原子医学研究所和该所的江原医院
6 月 12 日~13 日	日本爱知县癌中心研究所流行病和预防学部主任田岛和雄先生	顺访省肿瘤医院，并就与该院共同开展的“中、日、韩消化道癌病因和流行病学比较国际合作研究”课题进展进行交流
6 月 14 日~16 日	美国亚拉巴马州（Alabama）基因治疗中心大卫·克鲁尔博士(Dr. David Cruiel)	与省人民医院科技处进行交流
6 月 14 日~18 日	世界卫生组织驻华代表处官员钱秉中先生(Daniel Chin，美国籍）	考察和督导结核病防治规划执行状况和加拿大国际发展署结核病防治项目实施情况，并提供技术咨询
6 月 15 日~16 日	美国麻省医学院副教授、核酸疫苗实验室主任陆山博士(Dr. Lu Shan)	在省寄生虫病防治研究所就有关核酸疫苗方面进行了学术讲座。期间，省寄生虫病防治研究所聘陆山博士为该所的兼职研究员
6 月 22 日~7 月 7 日	卫生部/世界卫生组织流感监测合作项目联合工作组一行 8 人	通过考察，了解 2000~2004 年流感监测和合作项目工作进展、总结经验、发现存在问题，并对有关工作提出建议
6 月 23 日	以马丁·奥萨赫少将为团长的尼日利亚高级代表团一行 13 人	访问了省卫生监督所
6 月 26 日~7 月 26 日	泰国军队疟疾研究所杰特苏门·布拉齐姆斯里博士(Dr. Jetsumon Prachumsri)、拉查尼·乌杜姆散贝奇博士(Dr. Rachanee Udomsangpetch）以及利旺·崔博士(Dr. Liwang Cui)等 3 人	与省寄生虫病防治研究所进行课题合作研究

续表 1

日期	来访团组名称或来访者姓名	主要活动
6月27日	日本养生集团吉行议长一行34人	与省中医院进行医学交流
6月28日~7月2日	世界卫生组织防聋处处长安德鲁·史密斯博士(Dr. Andrew W. Smith)	参加由省人民医院举办的世界卫生组织耳疾与听觉障碍流行病学座谈会
7月6日	美国ISIS公司张红教授	访问省原子医学研究所,并就肝损伤、肝再生、基因敲除等专题进行讲演
7月11日~12日	美国加州恩洛医学院心胸和血管外科专家李波(Dr. Li Poa)和美国心血管外科联合会詹姆斯·库勒(Dr. James P. Keuler)等2人	在由省人民医院举办的"内窥镜下冠状动脉搭桥血管采集培训班暨房颤外科及介入治疗新技术研讨会"上讲课,并做现场手术演示
7月17~23日	美国德州州立大学安德森肿瘤医院病理科刘金松副教授	顺访省肿瘤医院,并作有关卵巢癌研究的专题讲座
7月21日	美国奥本大学(Auburn University)杨民博士	访问省原子医学研究所,并做关于"Syntheses of inhibitour of S – adenosy—lmethionine (AdoMet) methyltransferase and S—adenosyhomocysteine (AdoHcy) hydrlase as antiviral drugs"的讲座
7月22日	美国加州大学教授、学生代表团一行60人	参观苏州大学附属第一医院
7月30日~8月5日	听力国际主席苏齐特拉·布拉散素克教授(Prof. Suehitra Prasansuk)、听力国际常务副主席纳夫尼特·萨教授(Prof. Navnit Shah)和美国科罗多大学耳鼻喉科赫曼·金肯斯教授(Prof. Herman Jenkens)等3人	在由省人民医院举办的国际颞骨显微解剖及耳科与临床听力进展学习班上授课
8月2日~15日	德国波恩大医学院医学遗传学研究所弗莱特尔博士(Dr. W. Friedl)	访问省肿瘤医院,并就遗传性肿瘤的基因诊断和遗传咨询做专题报告,与临床和基础研究人员就合作项目进行商洽
8月3日	美国马里兰州巴尔迪莫约翰·霍普金斯(John Hopkins)医学院肖为红博士	在省原子医学研究所进行Ischemia induce neovascularization(NV) and blood—recinal barrier(BRB) breakdown, slowHIF—E depend VEGF up regulation的学术讲座
8月5日	英国伯明翰SOLIHULL医学院矫形和创伤外科主任布鲁克斯教授	在南京医科大学进行题为人工关节新进展的讲座
8月12日	美国迪尤肯大学代表团一行13人	与省中医院进行医学交流
8月28日~29日	美国国立医学中心贝克曼研究所纽曼博士	与苏州大学附属第一医院血液科进行学术交流
8月28日~29日	加拿大麦克格尔大学(McGill University, Canada) Chian Ri – Cheng博士及Tan Seang Lin博士、中国台湾Shin Kong Wu Ho – Su纪念医院Hwang, Jiann – Loung医生、韩国玛丽不孕症医院(Maria lnfertility Hospital) Lim Jin—Ho医生、澳大利亚墨尔本医院卢帕塔·亚历克斯博士(Dr. Lopata Alex)和日本国立农业生物科	参加由省人民医院主办的国际辅助生育IVM技术研讨会,就当前辅助生育现状、发展方向进行交流。

续表 1

日期	来访团组名称或来访者姓名	主要活动
	学研究所(National lnstitute of Agro – biological Sciences)Nagai Takashi 博士等 6 人	
9 月 1 日 ~ 10 月 30 日	朝鲜 Jong sik Ryu 和 Han Jun Jo 2 名医生	在省寄生虫病防治研究所进修疟疾的预防和控制
9 月 1 日 ~ 10 月 31 日	来自 14 个发展中国家的 31 名学员	参加由省寄生虫病防治研究所举办的第三期国际热带病防治技术培训班
9 月 9 日	泰国 Mohidol 大学拉查尼·乌杜姆散贝奇博士(Dr. Rachanee Udomsangpetch)以及泰国军队疟疾研究所杰特苏门·布拉齐姆斯里博士(Dr. Jetsumon Prachumsri)	与省寄生虫病防治研究所开展合作研究,并为第三期国际热带病防治技术培训班讲课
9 月中旬	台湾慈济基金会骨髓捐赠中心主任、免疫学基因学者李政道博士	考察徐州医学院附属医院血液实验室,并商谈为徐州市 1 名白血病患者的骨髓移植配型
9 月 16 日	马来西亚马六甲州政府驻中国江苏省首席官方代表彭飞勋等 2 人	与省中医院洽谈医疗合作事宜
9 月 17 日 ~ 20 日	世界卫生组织驻华代表处官员葛尔勃特医生(Dr. J. Gilbert,爱尔兰籍)	参加由南京医科大学和省医学会热带病与寄生虫病专科分会共同承办的“新出现传染病学术研讨会”
9 月 22 日	意大利罗马 San Gaovanni Bosco 医院急救外科主任 Dr. Carlo Bagliani 等 4 人	顺访省肿瘤医院,并就双边合作及设备维护保养等有关事项进行研讨和交流
9 月 24 日 ~ 10 月 5 日	世界卫生组织非传染病项目官员葛拉亚博士(Dr. G. Galea,马耳他籍)	考察江苏慢性非传染病防治项目,并提供技术咨询
10 月 11 日	香港中文大学医学院威尔斯亲王医院外科吴国伟教授	在南京医科大学第二附属医院进行题为微创外科发展趋势的学术讲座
10 月 11 日 ~ 13 日	法国蒙贝埃总医院代表团一行 6 人	与苏州大学附属第一医院签定合作协议
10 月 12 日	日本养生集团吉行辉郎一行 10 人	参加省中医院 50 周年院庆活动
10 月 12 日 ~ 13 日	德国国务秘书卡斯派斯莫克女士一行 6 人	了解中医药立法情况、传统中药应用对现代医疗的重要性、中药对疾病的预防作用和艾滋病防治情况等
10 月 12 日 ~ 14 日	日本名古屋滕田卫生保健院一行 4 人	参加 2004 年度苏州国际护理会议后访问苏州大学附属第一医院
10 月 14 日	马来西亚同普医院中医务发展考察团一行 10 人	与省中医院进行医学交流
10 月 14 日	台湾长庚医院代表团一行 4 人	与省中医院进行医学合作与交流
10 月 21 日	白俄罗斯《共和国》记者米格海尔·斯赫曼斯基先生(Hr. Mikhail Shymanski)、《人民报》记者纳塔利娅·斯夫尔库诺娃女士(Natallia Sverhunova)和《明斯克晚报》记者尼库莱·利奥森库先生(Ur. Nikolay liioushenko)等 3 人	访问省人民医院
10 月 21 日	斯里兰卡科伦坡国立医院苏巴新赫女士(Ms. Subasinghe)	访问省人民医院放射科

续表 1

日期	来访团组名称或来访者姓名	主要活动
10 月 25 日 ~ 30 日	日本名古屋第二红十字医院坂本英至和寺西美佐绘女士等 2 人	省人民医院与日本名古屋第二红十字医院院际间的学术交流
10 月下旬	美国北卡罗来纳大学医学院细胞和分子物理系劳拉·里德教授(Prof. Lola·M Reid)	访问省人民医院感染科,并就肝干细胞的基础和应用研究进行交流
10 月 27 日	德国亚琛医大附院烧伤整形中心罗伯特·保罗阿教授等 2 人	与省中医院进行医学交流
11 月上旬	美国德克萨斯农工大学邱春亿教授	与省中医院进行医学交流
11 月 2 日	德国前联邦劳动部长代表团瓦尔特·李斯特先生一行 12 人	参观省中医院
11 月上旬	美国德州帕克脊椎损伤研究所宋学军、美国纽约州立大学王均和日本北陆中央病院小林勉等 3 名教授	与徐州医学院附属医院进行学术交流,并作题为《初级神经元损伤后触诱发痛的脊髓基质》和《麻醉药和脑保护》以及《ARDS 中日肺泡过度扩张》学术讲座和研讨
11 月 7 日	美国贝勒医学院神经科乐卫东教授	与苏州大学附属第一医院进行学术交流
11 月 10 日 ~ 14 日	澳大利亚悉尼大学玛格里特·格雷弗女士(Ms. margaret Graves)	参加由省护理学会举办的“江苏省糖尿病专科知识更新学习班”,并作有关“澳洲糖尿病护理模式及健康教育”等专题讲座
11 月 11 日 ~ 13 日	法国南特大学中心医院琼·洛克·哈罗斯塞佛教授(Prof. Jean – Luc Harousseav)	访问苏州大学附属第一医院,并与有关人员进行血液学、生物技术领域的学术讲座及交流
11 月 14 日 ~ 21 日	智利大学医学院伊凡·塞拉教授(Prof. Ivan Serra)	访问省肿瘤医院,并进行学术交流
11 月 15 日	日本三好耳鼻喉医院三好彰先生	与省人民医院耳鼻咽喉科进行专业交流
11 月 16 日	德中友协斯图加特分会主席多尔德先生等 2 人	与省中医院洽谈医疗合作
11 月 21 日	美国德克萨斯州大学休斯敦医学院医学访问团一行 5 人	与苏州大学附属第一医院进行学术交流
11 月 22 日	芬兰《美丽与健康》杂志交流团一行 20 人	参观省中医院
11 月 23 日	日本星火株式会社夏桂成教授医疗经验学习团一行 25 人	学习访问省中医院
11 月 25 日	新加坡科艺私人有限公司陈立发董事长一行 2 人	与省中医院洽谈科研合作事宜
11 月 25 日 ~ 26 日	日本亀田综合医院心外科主任外山雅章教授	与苏州大学附属第一医院洽谈合作事项及进行学术交流
11 月 26 日 ~ 12 月 4 日	德国波恩大学人类遗传学研究所彼得·普罗平博士(Dr. Peter Propping)	访问省肿瘤医院,并进行学术交流
11 月 30 日 ~ 12 月 2 日	美国纽约州立大学医院骨科袁汉生教授	在苏州大学附属第一医院作学术讲座,并进行手术示范
12 月 6 日	美国某集团公司基纳·金先生	访问考察省人民医院骨关节中心

表 2 参加卫生部、省卫生厅和其它单位组团出国(境)考察情况

日 期	姓 名	所在单位	派出单位	派往地点和考察内容
2月1日~14日	王 虹 张金宏 钱海鑫 占伊扬 王海秋 赵彦平 王锁荣	省人民医院 省卫生厅 苏州大学附属第一医院 省人民医院 无锡市第一人民医院 宜兴市人民医院 丹阳市人民医院	省卫生厅	美国,考察了解医院先进的管理模式、医院管理体制、资源的利用和医疗质量控制等
3月1日~14日	霍孝蓉 殷桂霞 鲍明珠 缪雪晴 江小宁 马如娅	省护理学会 苏州市卫生局 镇江市卫生局 无锡市护理学会 南京市卫生局 苏州卫生学校	省护理学会	美国,重点考察了解美国护士协会的工作情况、学习和借鉴美国现代护理理念、护理管理和教育等
3月5日~18日	郑必先 唐荣才 魏小玲 李坤林 夏咸权 袁克宇	省卫生厅 省血液中心 省输血协会 常州市卫生局 盐城市中心血站 泰州市中心血站	省卫生厅	法国、德国,执行血液安全管理及现代技术考察任务
3月19日~4月1日	夏迎秋	省卫生厅	卫生部	澳大利亚、新西兰,执行妇幼保健和生殖健康考察任务
4月19日~5月5日	黄 峻	省人民医院	省人民医院	德国、瑞士,考察了解两国的医院建设和发展战略等情况
4月19日~26日	李 毅	省级机关医院	省级机关医院	新加坡,执行医院经营管理考察任务
5月12日~14日	沈静慧	苏州大学附属第一医院	苏州大学附属第一医院	台湾,执行取骨髓任务
5月28日~6月9日	王金敖 顾 健	省卫生监督所 省卫生监督所	卫生部	德国,执行公共卫生管理考察任务
5月29日~6月13日	顾 慧	省肿瘤医院	省肿瘤医院	香港,考察护理管理情况
5月30日~6月10日	孙 俊	省疾病预防控制中心	中国生物技术集团	加拿大,执行公共卫生考察任务
5月31日~6月7日	陈卫昌 杨惠林 朱运章	苏州大学附属第一医院 苏州大学附属第一医院 江苏省医学会	中华医学会	泰国,考察了解医疗卫生体制,特别是医学会的管理体系、运作方式和经验
6月18日~30日	沈志洪	省卫生厅	卫生部	德国,执行社区卫生考察任务

续表 2

日　期	姓　名	所在单位	派出单位	派往地点和考察内容
6月21日～7月2日	李少冬 顾　民 张登金 张征宇 黎　辰 胡晓丁 孙　健	省卫生厅 省人民医院 淮安市急救医疗中心 无锡市卫生局 南通市卫生局 省人民对外友好协会 省外事翻译中心	省人民对外友好协会	日本、韩国，执行公共卫生管理考察访问任务
6月22日～7月5日	余德仁	省医学会	中华医学会	德国，执行医疗事故鉴定工作考察任务
7月1日～19日	陆文民 赵永华 孙　洁 顾继平	省卫生厅 扬州市卫生局 扬州市卫生局 兴化市卫生局	省卫生厅	桑给巴尔、埃及，对援桑医疗队工作目前存在的问题和困难进行调研，并考察了解埃及公共卫生建设及医疗体制情况
7月12日～8月1日	吴红辉 羊海涛	省卫生厅 省疾病预防控制中心	省卫生厅	美国，考察了解美国艾滋病防治情况，并就此领域进行交流
7月26日～8月10日	唐维新 陈亦江 韩光曙 张　勤 李庆荣 石志宇	省卫生厅 省人民医院 南京市鼓楼医院 省肿瘤医院 省卫生厅 省卫生厅	省卫生厅	南非、肯尼亚，考察了解医疗服务管理、医疗机构分类管理、医疗保险费用支付控制、医疗服务价格、税收政策等保障体系方面的做法和经验
8月6日～18日	殷　芳	省疾病预防控制中心	卫生部	澳大利亚、新西兰，执行公共卫生信息管理考察任务
9月1日～14日	袁建平 阎玉龙 陈步尘 左纪华 盛丽芳 赵　俊 陈小康	省卫生厅 连云港市卫生局 扬州市卫生局 南通市卫生局 常州市卫生局 省人民医院 苏州市卫生局	省卫生厅	法国、奥地利，考察了解政府卫生行政部门或财政部门对医学科研的投入和管理制度、医学科研成果转化成医学临床技术的促进和激励措施，以及卫生行政部门及卫生行业协会对卫生技术人员的执业准入条件等
9月5日～19日	陶宏滨	省卫生厅	卫生部	德国、法国，执行医疗服务价格考察任务

续表 2

日 期	姓 名	所在单位	派出单位	派往地点和考察内容
9月7日～18日	任华轶 钱 英 唐金海 王志伟 王静成 邵竹平	省级机关医院 省人民医院 省肿瘤医院 南通医学院附属医院 扬州市苏北人民医院 南京市江北人民医院	省医院管理学会	法国、丹麦，考察了解两国的先进医院管理理念、管理知识和管理方法
9月11日～17日	周传章 陈少军 李少冬 赵淮跃	省卫生厅 省卫生厅 省卫生厅 省卫生厅	省卫生厅	香港，考察了解香港医院管理局在体制、机制和管理方面的成功做法和经验，特别是国有资产出资人制度以及"管办"的管理体制
9月17日～30日	蒋 玲 屠美萍	省卫生厅 苏州卫生学校	卫生部	德国，执行医学教育管理考察任务
9月20日～10月4日	李延平 丁昌慧 张 雷 陈国年 王 骏	省卫生监督所 盐城市卫生监督所 徐州市卫生监督所 镇江市卫生监督所 扬州市卫生监督所	省卫生监督所	英国、德国，考察了解两国政府卫生监督管理体系，卫生监督机构的运作方式，国家及地方卫生许可的范畴、内容、要求和程序，政府对食品、化妆品、饮用水、消毒等产品卫生监督的职责、内容和要求等情况
9月25日～10月8日	王天友 蒋 忠 谢捌骏 张寄宁 江 虹	省卫生厅 盐城市卫生局 连云港市卫生局 省卫生厅 省卫生厅	省卫生厅	俄罗斯、芬兰，考察两国的医疗机构医疗服务质量监控，对从业人员执业行为的规范，政府、中介组织、医院在监控中所起的作用和依法实施监管措施及效果，对医疗纠纷和医疗事故的依法处理和监控等
10月3日～7日	张宜勤	省肿瘤医院	省肿瘤医院	美国，考察了解对美国生产高质量医用直线加速器方面的先进技术
10月13日～28日	吴坤平 李元珍 段金廒 葛惠男	省卫生厅 省卫生厅国合处 省中医药研究所 苏州市中医院	省卫生厅	美国、加拿大，考察了解两国中医药立法情况、中医药人员和技术准入管理情

续表 2

日　期	姓　名	所在单位	派出单位	派往地点和考察内容
	陈　燕 戚兴锋	省卫生厅 省卫生厅		况、中药出入境管理规定、中医药教育合作办学规定，以及寻求中医药临床、科研和药物开发等领域的合作
10月20日～30日	忻国豪 刘光世 徐红芬 唐晓东 韦广峰 汤方明 孙　华 林　钢	省人民医院 省监狱管理局 无锡市第二人民医院 省人民医院 南京市卫生局 徐州市第一人民医院 南通市第一人民医院 东台市人民医院	省医院管理学会	台湾，考察了解医院经营管理的先进经验，以提高我省医院经营管理的社会效益和经济效益
10月29日～11月11日	李少冬	省卫生厅医政处	卫生部	英国、德国，执行血液安全与管理考察任务
10月30日～11月10日	黄祖瑚	省卫生厅	省政府	朝鲜、印度，执行友好访问任务
10月30日～11月14日	周传章 管正涛 陈汉平 黄建平 张　剑 何循真	省卫生厅 省卫生厅 省卫生监督所 扬州市卫生局 淮安市卫生局 南通市卫生局	省卫生厅	加拿大、日本，考察了解应对突发公共卫生事件的管理体系和机制以及卫生信息化建设等情况
11月26日～12月9日	陶承龙	省人民医院	卫生部	澳大利亚、新西兰，执行医院管理考察任务
12月9日～19日	郭兴华 吕美行 沈婉兰 陆文民 黄朝政 汤晓勤 范劲松	省卫生厅 省卫生厅 省卫生厅 省卫生厅 省卫生厅 省外办翻译中心 省外办翻译中心	省卫生厅	日本、韩国，重点了解两国政府职能在确保卫生资源有效筹集、卫生资源公平分配及卫生资源效率使用等方面的经验

表 3　派出学习进修及培训、科研合作情况

日　期	姓　名	所在单位	派出地点和内容
2月15日～3月15日	鲁　翔 全钰平 胡　寅 占伊扬	省人民医院 省人民医院院办 省人民医院烧伤科 省人民医院医务处	意大利，进修重点是现代化医院管理理念和质量

续表 3

日　期	姓　名	所在单位	派出地点和内容
	赵翰林 纪　玲 李松琴 朱　根	省人民医院普外科 省人民医院医技科 省人民医院感染科 省人民医院急诊科	
3月22日～5月16日	李　燕 蔡　娅	省人民医院内分泌科 省人民医院内分泌科	香港，执行护理管理培训任务
4月1日～05年3月31日	卞杰勇	苏州大学附属第一医院	日本，执行脑外科诊疗技术进修项目
4月11日～30日	陆　伟	省疾病预防控制中心	越南，随卫生部组团参加由世界卫生组织举办的国际结核病培训班
4月17日～22日	高　琪	省寄生虫病防治研究所	韩国，开展实验室和疟疾现场合作研究
5月～8月	沈历宗	省人民医院	美国，学习国外脏器移植方面的先进技术和经验
5月15日～30日	张　晖	省人民医院	意大利，执行参加医疗仪器维修与保养的培训任务
5月17日～6月14日	郭喜玲 潘　浩	省疾病预防控制中心 省疾病预防控制中心	香港，学习运用分子与免疫学诊断技术进行 SARS 病毒的检测与鉴定
7月～05年7月	傅　赞	省人民医院普外科	日本，进修学习胰腺癌化疗耐药基因表达研究
7月～05年7月	顾艳宏	省人民医院肿瘤科	法国，学习先进的肿瘤诊疗技术
7月5日～10日	王昊昀	省卫生厅基妇处	澳门，执行社区卫生服务管理考察培训任务
7月5日～8月13日	杨美玲	省人民医院麻醉科	新加坡，参加手术室护理配套项目培训
7月11日～7月19日	黄祖瑚	省卫生厅	香港，随卫生部组团执行公共卫生应急高级培训任务
9月11日～26日	陆　凤	省寄生虫病防治研究所	泰国，开展疟疾合作研究工作
9月22日～10月12日	赵勇进 汪　华 顾　华 还锡萍 殷晓梅 姚　健 胡传峰 赵广法	省卫生厅 省疾病预防控制中心 省卫生厅 省疾病预防控制中心 南京市疾病预防控制中心 无锡市疾病预防控制中心 徐州市卫生局 徐州市疾病预防控制中心	美国，培训的主要内容是公共卫生管理、突发公共卫生事件应急处理机制的建立、疾病预防控制措施的制定与实施以及健康教育和健康促进等

续表 3

日　期	姓　名	所在单位	派出地点和内容
	薛小进	常州市卫生局	
	郝　超	常州市疾病预防控制中心	
	朱昆鹏	苏州市疾病预防控制中心	
	杨自力	南通市疾病预防控制中心	
	杨广泽	连云港市疾病预防控制中心	
	孙邦贵	淮安市卫生局	
	刘林飞	淮安市疾病预防控制中心	
	沈进进	盐城市疾病预防控制中心	
	杨　军	扬州市卫生局	
	钱晓勤	扬州市疾病预防控制中心	
	耿锁龙	镇江市卫生局	
	鲍务新	镇江市疾病预防控制中心	
	孙善山	泰州市卫生局	
	杨建国	泰州市疾病预防控制中心	
	葛志健	宿迁市卫生局	
	周新亚	宿迁市疾病预防控制中心	
10月～05月1月	刘嘉茵 冒韵东 钱　云	省人民医院 省人民医院 省人民医院	加拿大,在米克基尔大学医院进修胚胎干细胞的研究工作
11月～05年11月	梁文飙	省血液中心	法国,进修重点是进行干细胞生物学的研究
11月1日～12月31日	高　琪	省寄生虫病防治研究所	澳大利亚,开展中国疟疾媒介分子鉴定的合作研究
11月23日～12月3日	魏睦新	省人民医院	日本,就日中医学协会国际合作课题“感染病原体付着抑制物质的调查研究”进行阶段小结交流
12月1日～12月31日	殷　蓉	省人民医院	香港,进修肝移植领域的技术
12月12日～19日	田增喜	省卫生厅	香港,参加第13届艾滋病项目管理人员培训班

表4　参加国(境)外学术会议、讲学、学术交流情况

日　期	姓　名	派出单位	会议地点和名称
1月14日～19日	杨惠林	苏州大学附属第一医院	台湾,参加脊柱医学研讨会
2月2日～13日	谢　林	省中西医结合医院	香港,就关节置换外科等领域进行研讨
3月1日～8日	汪　华	省疾病控制中心	墨西哥,参加第11届国际传染病大会
3月17日～26日	王云华	南医大第二附属医院	香港,关节置换外科等领域进行研讨
3月25日～27日	王一堂 张劲松	省人民医院急诊科 省人民医院急诊科	香港,参加灾害医疗管理研讨会

续表 4

日　期	姓　名	派出单位	会议地点和名称
4月14日~18日	李　军	省人民医院感染科	德国,参加第39届欧洲肝病年会
4月17日~23日	钱燕宁	省人民医院	法国,参加第13届麻醉师大会
4月19日~5月30日	韩　燕	省人民医院	葡萄牙,执行中医讲学任务
4月24日~5月9日	梁宁生 刘月秀 石瑞华	省中医院 苏州大学附属第一医院 省肿瘤医院	香港,与香港大学玛丽医院感染科同行进行学术交流
5月8日~13日	华立新	省人民医院	美国,参加美国泌尿协会第99届年会
5月12日~19日	吴春英 丁　虹 朱伟卿	省原子医学研究所 省原子医学研究所 省原子医学研究所	日本,参加第2届日韩中核医学会议
5月15日~20日	陈卫昌	苏州大学附属第一医院	美国,参加美国消化道疾病周
5月17日~21日	周东辉	省人民医院感染科	日本,参加有关肝病方面的研讨会以及参观医药品研究开发制造技术国际展
5月20日~7月20日	沈　光	省中医院	台湾,执行讲学任务
5月21日~26日	张希龙 殷凯生	省人民医院 省人民医院	美国,参加美国胸科学会年会
5月24日~26日	汪　华	省疾病预防控制中心	葡萄牙,参加2004年世界流感疫苗大会
5月27日~29日	卜行宽	省人民医院耳鼻喉科	意大利,参加2004年国际新生儿听力筛查、诊断和干预大会
5月30日~6月2日	盛兴产	省中医药研究所	奥地利、法国,随国家中医药管理局组团参加中西医治疗常见病研讨会以及中医药保健品交流洽谈会
5月30日~6月3日	贾晓斌	省中医药研究所	日本,参加2004年世界药学大会
5月30日~6月5日	金正帅	省人民医院	葡萄牙,参加2004脊柱周脊柱会议
6月1日~30日	陈森清 沈宗丽	省肿瘤医院 省肿瘤医院	德国,就人类遗传学研究进行交流
6月6日~9日	张佩斌	南医大第二附属医院	奥地利,参加第7届世界伤害预防和安全促进大会
6月10日~24日	周　珉 朱　岷 李洪福 于　勇 曾庆琪 张　骠 黄跃进 俞　军 倪晓琴	省卫生厅 省卫生厅中医综合业务处 省中西医结合医院 省第二中医院 省中医学校 南京市中医院 连云港中医学校 徐州市卫生局 镇江市卫生局中医处	英国、荷兰,参加第4届国际中医药大会和中医药产品及设备交易会

续表 4

日　期	姓　名	派出单位	会议地点和名称
6月15日～17日	王　虹	省人民医院	香港,参加中国大陆暨香港医院信息化建设经验交流会
6月16日～24日	徐长江 郁申华 黄厚甫	省人民医院 苏州大学附属儿童医院 苏州大学附属第一医院	台湾,参加台湾中华职业病医学研讨会
6月20日～27日	李七一 戴新娟 陈友亮 周　鸣	省中医院 省中医院护理部 省中医院药剂科 南医大第一附属医院	台湾,参观考察医院及药品生产机构,并就医药学术、药物经济等方面的内容进行研讨和交流
6月22日～26日	马福宝	省疾病预防控制中心	香港,参加公共卫生学术研讨会
7月1日～8月31日	高　琪	省寄生虫病研究所	朝鲜,指导国家疟疾控制项目的执行和实施
7月5日～8日	张　平	南医大第二附属医院	香港,参加中国病理主任联会第5届会议暨妇产科病理学术研讨会
7月5日～12日	鲁　翔 洪　浩 章亚成 杨建平 陈　军	省人民医院 南医大第二附属医院 省中医院 苏州大学附属第一医院 苏州大学附属儿童医院	日本,参加医院管理会议,会后进行访问交流
7月9日～10日	周　云	苏州大学附属儿童医院	日本,参加第13届日本小儿泌尿外科学会年会
7月15日～22日	张尤仁	省人民医院	意大利,执行友好医院医学交流项目
7月21日～25日	陆风翔	省人民医院心脏科	日本,参加2004年阿洛卡技术展会
7月25日～29日	许　斌	省肿瘤医院	美国,参加第56届美国临床生化协会年会
8月20日～9月1日	张　豪	省疾病预防控制中心	澳大利亚,随卫生部组团参加第4期公共卫生管理研讨班
8月21日～26日	纪国富	省卫生厅	香港,参加第14届全国城市年鉴研讨会
8月27日～9月2日	戴美娟	省中医院	台湾,参加两岸三地中医护理研讨会
8月28日～9月1日	黄　峻	省人民医院	德国,参加2004年欧洲心脏病学会年会
8月29日～9月8日	黄亚博 韩志忠 李　俭 冷丽丽 李东野 陈建荣 金亚明 姚祖培	省中医药学会 省中西医结合医院 南京市中医院 南京市中西医结合医院 徐州医学院附属医院 南通市第一人民医院 泰州市中医院 南通市中医研究所	台湾,参加由省中医药学会和台中市中医市公会共同举办的海峡两岸中医疑难病症学术交流会

续表 4

日　期	姓　名	派出单位	会议地点和名称
	王兆凯	淮安市淮阴区中医院	
	刘亚萍	丹阳市妇幼保健院	
	虞选富	省中西医结合学会	
	费忠东	江苏中医药杂志	
	李家宝	省中医药学会	
9月4日～8日	殷凯生	省人民医院呼吸科	英国，参加2004年欧洲呼吸学会年会
	王　虹	省人民医院	
9月5日～8日	朱凤才	省疾病预防控制中心	韩国，参加国际副伤寒会议
9月5日～10日	夏国伟	省人民医院泌尿外科	奥地利，参加第20届国际器官移植大会
	殷长军	省人民医院泌尿外科	
	温端改	苏州大学附属第一医院	
9月10日～17日	刘沈林	省中医院	德国，与德国亚琛工业大学医学院进行学术交流
9月12日～15日	秦建伟	省人民医院胸心外科	德国，参加第3届欧洲胸外科和心血管外科学会联席会议
9月18日～22日	刘庆淮	省人民医院眼科	法国，参加欧洲白内障及屈光外科医生学会年会
9月19日～10月1日	姜锡梅	省卫生厅	加拿大，执行参加高级管理研讨会任务
9月20日～27日	施瑞华	省人民医院	日本，参加日本医院消化内镜诊断、治疗、设备维护等方面的技术研讨会
	林　琳	省人民医院	
	张士英	省人民医院	
	许迎新	省人民医院	
9月20日～10月2日	汤德根	省中西医结合医院	澳大利亚、新西兰，参加澳中医院管理研讨会
9月22日～27日	钱燕宁	省人民医院	美国，参加美国麻醉师学会年会
9月23日～10月1日	金正帅	省人民医院	法国，参加法中脊柱科组织年会
9月30日～10月4日	励建安	省人民医院	土耳其，第5届地中海地区物理医学与康复医学大会
9月30日～10月5日	贾成梅	省疾病预防控制中心	日本，参加第1届亚洲支原体会议
10月6日～9日	殷凯生	省人民医院	摩纳哥，参加支气管哮喘治疗新时代的开始研讨会
10月6日～14日	张　炜	省人民医院	德国，参加器官移植目前进展大会
10月15日～21日	项景德	省原子医学研究所	台湾，参加第8届泰端法克斯国际癌症研讨会
	张满达	省原子医学研究所	
10月15日～27日	王大戎	省卫生厅	澳大利亚，随卫生部组团执行第5期医学教育管理研讨班任务
10月16日～17日	杨　丹	省级机关医院	日本，参加第14届医疗学会年会
10月19日～30日	谢龄庆	省卫生厅	美国，参加2004年美国消杀管理协会大会
10月29日～11月2日	冯继锋	省肿瘤医院	奥地利，参加第29届欧洲内科肿瘤学会大会

续表 4

日　期	姓　名	派出单位	会议地点和名称
10月31日～11月4日	李立新	省人民医院	澳大利亚,参加第4届国际颅底外科会议
11月6日～11日	许家仁	省级机关医院	日本,与日方同行就医院管理进行交流
11月6日～17日	刘益兵	省卫生厅	法国、德国,随中国国际人才交流中心组团参加中欧人才、教育和经济交流大会
11月7日～11日	高　琪	省寄生虫病防治研究所	美国,参加第53届美国热带医学会年会
11月8日～13日	赵　俊	省人民医院	日本,参加“2004日中经济研讨会”
11月13日～20日	沈建平	省中医药研究所	日本,随国家中医药管理局组团参加日本临床中医药学会主办的第4次日中中医药学术研讨会
11月15日～28日	张前德 徐泽宽 赵奕华	省人民医院 省人民医院 省人民医院	日本,与友好医院专业人员进行学术交流
11月17日～19日	卜行宽	省人民医院	瑞士,参加发展中国家助听器供应和服务跟踪研讨会
11月21日～12月2日	温端改	苏州大学附属第一医院	法国、德国,与友好合作医院就医疗、科研等方面的合作进行交流与探讨
11月23日～12月21日	王　青	省人民医院	德国,参加关节置换学术交流活动
11月26日～28日	古桂雄	苏州大学附属儿童医院	香港,参加第3届亚太循证医学大会
11月27日～29日	殷凯生	省人民医院	希腊,参加治疗哮喘药物疗效与安全性评价的国际多中心研究的研究者总结会
11月28日～12月1日	汪　健	苏州大学附属儿童医院	香港,参加第19届亚洲小儿外科年会
12月14日～16日	李相成	省人民医院	香港,参加第4届原发性肝癌的治疗—东西方经验交流会

【江苏省援圭亚那医疗队轮换】 江苏省承派的中国第5期援圭亚那医疗队于2004年6月工作期满。根据续签中圭两国政府医疗卫生合作协议的要求,由无锡市组建的第6期援圭亚那医疗队15人,于2004年6月4日由上海出境赴圭亚那,接替第五期医疗队,开始为期两年的援外医疗工作。无锡市第二人民医院院长助理姚勇同志担任队长,兼党总支书记,无锡市锡山区医院麻醉科孙兴兵同志担任副队长。

半年多来,医疗队在驻圭使馆、经商处的领导下,在圭亚那政府关心和支持下,较好的完成了各项工作。在新年的记者招待会上,圭亚那卫生部长郎姆萨米先生对医疗队在圭亚那的工作给予了高度的评价,并亲自为中国医疗队颁发了感谢证书,同时为姚勇队长颁发了成就证书,以表彰他在圭亚那眼科领域所取得的成就及做出的贡献。

第5期援圭医疗队15人分别于6月16日、20日和24日经纽约回到南京和上海,8月13日在南京召开了回国总结会,黄祖瑚副厅长参加会议并讲话。两年来,医疗队在驻圭亚那使馆、经商处领导下,共接待和诊治34 913例门诊病人及4 510例急诊患者、抢救1 245例危重病例、开展3 168例手术、4 180人次接受针灸治疗等。此外还帮助圭亚那乔治敦医院建立了烧伤病房。全体医疗队员们勤奋努力的工作,受到了圭亚那卫生部、医院及病人的好评。乔治敦医院向在该院工作的11 位同志每人颁发了奖牌和荣誉证书,林登医院也向 4 位同志发放了奖品等,以示表彰和感谢。在医疗队回国前的记者招待会上,圭亚那卫生部首席医务官、医院的首席执行官分别对医疗队在圭亚那的工作给予了高度的评价,赞扬中国医生为圭亚那人民的健康做出了无私的贡献,并希望中圭政府的这合作项目能继续下去,希望中国医生能更多地参与对当地医护人员及医学生的教学、培训工作。

附:江苏省第六期援圭亚那医疗队队员名单

队长:姚　勇　男　无锡市第二人民医院院长助理、眼科副主任医师

副队长:孙兴兵　男　无锡市锡山区医院麻醉科主治医师

队员:

施克勤　男　无锡市第二人民医院骨科副主任医师

葛焕青　男　无锡市第五人民医院耳鼻咽喉科主治医师

徐洪明　男　江阴市人民医院病理科主治医师

时长春　女　无锡市中医院病理科主治医师

陈哲民　男　无锡市儿童医院儿科主治医师

尤晓明　男　无锡市第三人民医院普外主治医师

沈志耘　男　无锡市第四人民医院麻醉科主治医师

虞俊杰　男　无锡市第三人民医院烧伤科副主任医师

任　华　女　无锡市妇幼保健院妇产科主治医师

刘　垚　男　无锡市第一医院影像科主治医师

林　敏　男　无锡市第四人民医院中医针灸主治医师

吴　震　男　江阴市人民医院麻醉科主治医师

薛建国　男　无锡市第五人民医院厨师高级工（翁　毅）

【江苏省中医药代表团赴美国、加拿大访问】 由省卫生厅副厅长吴坤平率领的江苏省中医药代表团一行6 人于 2004 年 10 月 13 日至 28 日赴美国、加拿大就中医药发展现状进行了考察。

一、美国对中医药的管理

美国联邦政府授权美国食品管理局(FDA)负责进口食品、药品及保健品的管理。1994 年年底,美国国会通过了"关于饮食补充剂"(dietary supplement)法律,为中草药制品进入美国市场打开了方便之门,在美国尽管各州对针灸立法不尽相同,但总的来说,针灸已逐渐为美国卫生行政部门所接受,并批准为公众的合法医疗保健手段。同时,各州不同程度地实施了针灸师资格考试制度和许可证发给制度。考试制度有两种,一种是加利福尼亚州针灸执照考试,在州政府卫生局领导下进行。考试合格者,可以得到加州卫生局及执照颁发管理局颁发的加州针灸师执照,行医范围只在加州内。另一种是由国家针灸师资格考试委员会举办的针灸师考试。持有考试合格证书者,要想取得行医权利,必须向所在州政府卫生局及执照颁发管理局提出申请,取得针灸执照方能注册行医。

二、中医药在美国的发展现状

随着针灸在美逐步合法化,中国传统医学在美国取得了较快的发展。1987 年全美已有2 500余名有执照的针灸师,从事针灸医疗工作的达万余人。1989 年全美与针灸有关人数增至2 万人。目前仅加州有执照针灸师已达 8 600 人,诊所800 多家。现有规模较大的中医、针灸学校 20 多所,有 40 多个中医针灸学会或基金会,创办近 10 种中医、针灸杂志。同时,中药也受到美国人的青睐。据统计,美国人每年要花费 60 亿美元用于营养保健品,而且这一市场以每年增长 20% 的速度拓展。美国约有 5% 的患者服用天然药物,其中 80% 的人在治疗过程中服用中药。另外,美国的一些大学和医药公司也开始研究中草药的药理、药效。如美国著名的斯坦福大学设立了"美国中药科学研究中心",集中了一批医药精英,选用最先进仪器设备,专门从事中草药的研发。

虽然中医药在美国得到了一定发展,但必须客观地看待中医药在美国发展现状。①并不是大多数美国人都接受中医药。在美国,主宰医疗保险大权的西医师,从根本上敌视和排斥中医药,绝不愿意丧失其既得利益,以致于中医针灸 10 余年一直未能列入医疗保险范围。自己掏钱去看中医者毕竟是少数,而且这个"少数"多为华人。在代表团访问的几家中医机构中,无一不将此作为限制发生的重要原因;②并不是所有针灸和针灸师都得到了美国法律保障。在美国只有 29 州 1 个特区真正允许针灸师独立开业;另有 9 个州针灸师只能在西医师指导下执业;有 9 个州没有制定针灸法律,亦无针灸师执照;有 4 个州即将通过针灸法律,即使可独立开业的州,针灸师也时常受到起诉和判刑。③在美国中药只是食品而非药品,不能进入医疗保险支付范围,同时大部分中医诊所都不能接纳享受医疗保险的病人。中药及其制剂可作为膳食补偿剂上市。上市前应将全部资料及样品呈美国食品与药品管理局(FDA)备案,不给予审查和批准。④中医的定义在美国很难界定,众说纷纭。各州对中医、针灸立法的不同,反映出其对中医定义理解之差异。大多数美国人和立法部门认为针灸就是或者包括中医。美国视西医为正规医学,其他不属于西医范畴的概称为替代医学(Alternative Medicine)或辅助医学(Complementry Medicine),中医也被纳入这一范畴。中医也被成为"自然医学"(Natural Medicine)的一部分。⑤中医师在美国的地位并不高。对中医师的称谓也不一致。最早、最普遍的称谓是针灸师(Acupuncturist),但有的州称为针灸医生(Acupuncture Physician)有的称为东方医疗师(Oriental Medical Doctor)等,但是不可用医师(Medical Doctor)一词。

三、中医药在美国发展的前景

据美国权威人士调查,目前美

国有49%的疾病西药无法治疗，有20%左右的人因服西药产生副作用而发病。美国一些临床专家认为，中医针灸治疗这些疾病较现代医学在某些方面更胜一筹。目前以中药作为研究开发新药的对象在美国十分看好。此外，新药研制周期长，而且费用十分可观，平均每种新药花3.6亿美元。因此，美国联邦政府及FDA、中医药研究机构都开始认识到，需从天然资源中寻找新药。一些制药公司通过各种渠道，向我国购取单味药材的提取物，然后进行分离提取及筛选工作。这无疑给中国中药行业进军美国，占领市场提供了新的契机。随着物质生活的日益丰富，人们普遍注意身体保养。因此滋补强壮、美容化装、减肥等中医药保健产品，很受美国人欢迎。美国的有识之士已纷纷要求与中国合资兴办保健品生产厂。在美国用中草药原料生产这类产品是一条行之有效的捷径，也是以中成药开拓美国市场最有效的方法。

四、几点建议

1. 中医药在美国是一个新生市场，是在探索发展中的有前景的市场，要正确组织、正确引导。特别是我国政府对此应有宏观规划。

2. 不论中医或中药，在美国尚处于低水平发展阶段，亟需提高壮大。

3. 开拓美国中医药市场，很大程度上依托于广告宣传、媒体介绍，对国内有确切疗效的中成药，可以有组织地加大宣传力度，加强与美国国内中医药经营机构的合作，共同努力，打开市场。

4. 努力使中医药医疗费纳入美国医疗保险体系是扩展中医药市场重要一环，这需要各方面作出长期艰苦努力。

5. 开拓美国中医药市场必须与当地真诚合作者联合。对此地方或单一中医药机构来说，要打入美国市场，更为有效的办法是，在美国选择好合作伙伴，通过其更了解美国的法律、环境等的优势，真诚合作，开拓市场。从代表团访问中了解的情况看，当地不少中医药经营者也正在积极寻求国内的合作伙伴，寻求确有疗效的产品。

6. 开拓美国中医药市场，应该是一个行业行为，必须高瞻远瞩，大手笔、大气势，长期规划、短期安排，有计划、有步骤、有措施，逐步推进。

（戚兴锋　李元珍）

【江苏省公共卫生管理高级研修团赴美国培训】 以江苏省卫生厅疾病控制处处长赵勇进为团长，江苏省疾病预防控制中心副主任汪华为副团长的江苏省公共卫生高级研修团一行22人于2004年9月22日至10月12日赴美国进行了培训，为期3周。在美期间，研修团接受了相关专业讲座，拜访和参观了美国康涅狄克州公共卫生部及其直属的公共卫生实验室，实地考察了美国疾病预防控制中心（Centre of Disease Control and Prevention）、国立卫生研究院（National Instiute of Health））等机构。通过培训，代表团对美国公共卫生体制及疾病控制工作运行机制有了深入的了解，对美国公共卫生突发事件应急体系建设留下了深刻的印象。

美国国家危机反应系统建设起始于20世纪70年代，经过30年的完善，已基本形成了在联邦紧急事务管理局（The Federal Emergency Management Agency）指挥下的体系完整、各部门协同充分、信息传递迅速的事前预警、事中反应快速、事后救助及时的国家危机反应系统。政府按危机发生的不同领域将危机反应划分为12个领域。每个领域中指派一个领导机构负责管理该领域的危机反应。各个机构各司其职。在危机中负责协调卫生和医疗服务机构是卫生与人类服务部（HHS），具体由公共卫生应急准备助理秘书办公室操作。其必须确保HHS中12个司局都处于有效和合作状态，其中CDC是最重要的组成部分。美国依靠其危机反应系统高效运作，确保在疾病控制中掌握主动。如2001年的炭疽白色粉末事件和2003年的SARS防卫战。2003年3月14日，在世界卫生组织首次公布“非典”疫情后数小时之内，美国CDC就决定启用新建的应急运行中心（Emefgency Operation Center），在研究、协作和信息公布三个主要方面采取了应对措施。CDC应急运行中心24小时运转，可以调遣传染病学和专家处理人员帮助受到病毒侵犯的美国各地。专家们一抵达事发地，便指挥建立地区监视系统、调查个人病例，并及时采取各种预防控制手段。

除了美国公共卫生管理体系的正常运作，美国政府对SARS的预防和控制也表现出高度重视和警觉。通过全方位的立法增强应对能力。美国总统于4月4日颁布行政命令将SARS列入“可检疫流行病”名单，在法律上为预防SARS的扩散做好了铺垫。美国具有人口众多，且流动频繁的特征，是极易受SARS感染的国家。但由于其公共卫生体系健全，特别是在“9.11”事件和炭疽白色粉末恐慌中进一步完善了突发公共卫生事件应急机制，因而，在抗击突如其来的SARS袭击中发挥了巨大的作用。2003年，全球发现SARS 8 447例，死亡811例，而美国仅出现63个病例，且无1例死亡。

研修团结合国内实际，提出以下几点思考

1.中国各级政府要以人为本，强化责任，加大疾病控制经费投人。美国政府疾病控制经费拨款巨大正体现在对人民基本生存权利的关注上。危机管理和应急机制是一种在社会非正常状态，即危机状态下保障人民生存权的体制，是国家安全和社会稳定不可缺少的制度安排，也是政府不可推卸的责任。我国在经济转轨或经济运行过程中碰到的困难，都应始终将“以人为本”作为基本准则。公共卫生体系的建设无法通过市场机制对资源的配置来实现，必须以政府为主，强化政府对于公共卫生保健的基本职能，通过政府配置公共资源，加强疾病预防及其基础设施的投入，来建立和完善公共卫生体系，以应对突发性公共卫生事件。

2.公共卫生体系建设应是事前的、量力而行的长期过程。公共卫生体系的完善和危机管理应急机制建设的投资周期长、投入总量大，特别是应对危机的体系只是在特定的环境下才能发挥作用，所以在既往公共资源配置上总是不能作为优先发展的目标，但是考虑到在无准备情况下一旦危机爆发后的成本，这样的投入还是应以事前安排更为经济。更为重要的是，提前应对所体现的体制优越性、政府信任度、国际影响力等都将是无法用金钱来衡量的。但是作为一个处在转轨中的发展中国家，也不可能完全像美国那样去构筑应急机制，而要与经济社会发展水平相协调。因此，公共卫生体系建设的速度、程度必须是量力而行的，要有一个长期建设的过程，逐步形成包括有效的行政运行体制，资源充裕的医疗体系以及多元化的信息系统。美国建设这一应急机制也花费了近30年的时间，我国可能需要更长的过程。

3.突发公共卫生事件应急职能应是清晰的、明确的，体制是完整的、连续的。政府应急能力的建设并不是某一个具体部门的事情，而是由政府应急职能、应急体制、应急投入等构成的一个大系统。要使整体应急处理能力达到最大化，政府应急职能应该清晰、明确，包括危机管理的划分和主要内容应该是准确的；中央政府、地方政府和各个部门在体系中的职能分工应是相对独立、相互信任、相互协调的；服务于职能的基本资源储备、信息体系建设应是配套的。另外，应急体制应该是完整、连续的，包括危机爆发前，对危机管理的知识、信息、计划系统的建设以及危机管理的预警系统建立，提高对危机的预见性；危机爆发时，应对危机管理的指挥系统，专门的反危机基金储备，危机管理的监测系统；危机结束后，考评影响的评估做系统，危机复原系统，危机管理学习、创新系统。

（顾　华　李元珍）

卫生行政管理

【郭兴华在全省卫生系统办公室工作会议上的讲话(摘要)】

一、充分认识加强办公室工作的重要性

办公室是各级机关和单位的综合办事机构，虽然其工作是服务性和辅助性的，但在组织活动中它却是中枢和要害部分，对组织机构运行有着十分重要的意义。在整个行政管理过程中，办公室有着不可或缺、不可替代的特殊作用。无论是卫生行政部门，还是医疗卫生单位，办公室都是沟通上下的咽喉，是联系左右的纽带，是传递信息的中枢，又是协助领导决策的“外脑”和处理日常事务的“手足”。加强办公室建设是有着十分重要的意义，具体可以从以下两方面来加深理解。

一方面，加强办公室建设是深化卫生改革、加快卫生发展的客观需要。中央作出关于完善社会主义市场经济体制若干问题的决定之后，我国改革进入了一个新时期，省委、省政府又把社会事业改革摆上了前所未有的突出位置，明确提出把社会事业改革作为现阶段改革攻坚的重点和难点，而且要求卫生事业改革先行一步，对公共卫生体系建设等也作出了一系列重要部署。尽管我们在卫生改革方面已做了许多积极的探索，取得了一些成绩，但由于卫生事业发展中体制性、结构性和机制性矛盾仍然十分突出，医疗卫生体制改革仍然滞后于经济体制改革，深化改革仍然是当前和今后一个时期卫生工作的主旋律。各级卫生行政部门和医疗卫生单位，要始终高举改革的旗帜，始终把深化改革作为卫生工作的重中之重，始终牢牢把握卫生改革的主动权。当前卫生领域的深层次改革已经逐步破题，复杂的矛盾日益显现。面对这样的形势，各级机关和单位必须形成统一意志，凝聚各方力量，发挥多种积极性，不断研究新情况、解决新问题、总结新规律，推动卫生改革的深化。改革是一项全局性的工作，在机关和单位内部都涉及多个部门，如果完全对照机关或单位内部的职能分工，许多改革任务往往找不到责任部门，这就需要办公室这个协调部门发挥作用，协助领导统揽改革。改革当中的许多重大理论和实践问题认识还不尽一致，必须通过更加深入的调查研究，加强理性思考，积极开展试点，及时发现问题，逐步取得共识，这也需要办公室这个参谋部门发挥作用，协助领导完善政策。办公室工作有力，参谋主意出得好、综合协调有效、督查落实到位，就能够形成合力，从而顺利推进改革。

另一方面，加强办公室建设也是提高行政效能、树立良好形象的需要。加强机关作风建设，建设运转协调、行为规范的服务型机关，是我们面临的一项重要任务。分工合作是组织机构运行的基本机制。一个单位无论大小，都可以分成领导层和执行层。领导层的任务在于进行决策，但领导班子成员不可能对每一项事情都详尽了解，也不可能事必躬亲。这就需要一批熟悉情况、掌握政策、善于谋划的人组成参谋班子，这就是办公室。办公室是执行层的组成部分，也是介于两者之间的辅助层，它要把领导层的指令迅速传达下去，又要把执行层落实任务的情况综合反馈上来，有时还需要直接代表领导者行事。办公室工作效率的高下，与机关和单位整体服务效率直接相关。同时，办公室还是各机关和单位对外联络和服务的窗口，一个机关和单位的形象与声誉也常常来自于人们对办公室工作人员思想作风、服务水平的感受。因此，各地各单位要对办公室建设予以高度重视。

二、进一步明确办公室的作用与职责

办公室工作内容十分繁杂，我们常常归纳为“参与政务、处理事务、提供服务”三方面。做好办公室工作,要进一步明确工作职责与作用,抓住重点,全面推进。从目前全省卫生系统办公室工作的实际情况看,要着重强化和发挥以下几方面的作用。

一是参谋助手作用。要在了解上情、熟知全局、深知下情的基础上,紧贴领导、围绕决策、提出建议、当好参谋,这是办公室第一位的工作。当好参谋,当好"事前诸葛亮",必须增强贴近度、提高推进度。所谓增强贴近度,就是要紧贴领导,了解领导在想什么,按照上级要求应该抓什么、根据下面的情况应该解决什么。所谓提高推进度,就是要考虑怎么去解决问题,怎么完成上级部署的任务。

二是桥梁纽带作用。办公室是各级机关和单位沟通同级各方面的桥梁和纽带,是联系基层和人民群众的桥梁和纽带,是沟通上级之间的桥梁和纽带。就一个机关和单位而言,哪一个部门的工作,都没有办公室工作联系面这么宽、这么广。在办公室工作,要求确实很高,要及时掌握群众的脉搏,了解方方面面的情况,认真做好上情下达和下情上达,纵向沟通、横向联络。

三是信息库作用。各级领导无论分管什么工作,都必须了解全局,面上的大事要了解,新鲜经验也要了解,突出问题要了解,有的工作还要了解历史背景和发展沿革。因此,办公室要起到信息库和资料室的作用,及时、准确、全面地提供信息资料,以便领导了解倾向性、苗头性问题,了解一些正反面的典型来指导工作。要注意对信息资料去粗取精、去伪存真,这样才能使领导拓宽眼界,延长视线,能够听取各方面的意见和要求。

四是综合协调作用。办公室一项很重要的工作就是沟通、协调、综合、协商。开会时间要靠办公室协调沟通;领导活动要靠办公室协调安排;各部门之间有什么想法和意见,也要靠办公室协调沟通;方方面面的情况都要到办公室综合。办公室什么事都不管,又什么事都管,要把各部门合成一个整体,把各方面的工作协调好,把各方面的情况综合好,这是个大本事,也是个大难事。协调工作做好了,对本部门、本单位的工作是很有利的。

五是督查作用。对决策部署进行督促检查,是各级领导机关的重要职责,也是办公室的重要工作。督查是推动决策落到实处的有效途径和办法。现在有些事情,不是苦于没有办法、没有典型,也不是苦于领导没有讲,而是苦于干得不行、落实得不行。因此,办公室要切实担负起督查责任,通过督查反馈,加大工作的落实力度,同时也要及时向领导反映工作中的矛盾和问题,根据变化了的情况,调整政策部署,以利更好地指导和改进工作。

三、正确把握办公室工作的要求

行政管理体制改革的目标是建设服务型政府。今年初省委、省政府部署加强省级机关作风建设时,特别强调机关要为发展服务、为基层服务、为群众服务。全省卫生系统各级办公室更要胸怀全局,围绕中心,切实贯彻"为领导服务、为机关服务、为基层服务"的指导思想,高标准、严要求地履行好各项职责,不断提高工作水平。工作中要注意把握以下几个方面的要求:

第一,在被动中求主动。办公室主要是办文、办会、办事,常常处于被动应付的状态。这也是办公室工作的辅助性决定的。但我们也要在不越权的前提下,充分发挥主观能动性,正确领会领导意图,客观估计实际情况,在领导决策时提出真知灼见,在日常工作中把握方针政策,不断开拓创新,做到辅助性与创造性的高度统一,变被动服务为主动服务。如在调查研究、收集信息、来信来访中,发现有重要价值或重要情况的事件,要及时提供给领导,必要时提出参考意见,拿出方案,分析优劣得失,协助领导安排。

第二,在规范中求创新。长期以来,办公室工作在实践中形成了一套工作制度和程序,保证了各项工作高效、协调地运转。这些好的制度和程序要长期坚持下去。但是,形势的不断变化和实践的不断发展,对办公室的服务工作也会提出新的要求,不同的领导也会有不同的风格和特色,这就需要我们在规范中求创新。对事关全局的重大问题要想得更深一点,想领导所想之大事、新事、难事,在当参谋、出主意上增强预见性,发挥创造性;对具体事情的处理要想得更细一点,急事急办、特事特办,在当助手、办实事上增强艺术性,发挥创造性。

第三,在严肃中求活力。办公室工作服务性强,涉及面广,影响大,不能出差错,"十件事办对九件"还不能算合格。对此,在办公室工作的同志都是深有体会的。因此,做任何事情,都不能有一点马虎,必须采取严肃、谨慎的态度,努力做到"准、严、细、实、快"。准,就是要准确把握领导意图;严,就是要严格按照规矩办事;细,就是要考虑得更细致周密一点;实,就是要讲求实效;快,就是要提高办事效率。但是,办公室的工作还不能仅仅满足于不出差错,要追求高水平、高层次的服务,不能死气沉沉,要充满生机活力。要注意开动脑筋,勤于思考问题,求真务实,提高服务水平。

第四,在服务中求地位。办公室担当综合协调职责,需要一定的权威,需要较强的影响力,有时甚至是"内当家"。但这种权威和影响力,不是来自于与领导的近距离或者打着领导的旗号,而是来自于工作的实绩,来自于对工作任务的准确把握,来自于处理事情的公道正派。要牢固确立有为才能有位、有位更要有所为的观念,摆正位置,本着为领导分忧、为部门补台、为基层解难的原则,主动承担职责,讲党性、讲原则,守规矩、守纪律,切实搞好各项服务,在服务中赢得信任、赢得尊重、赢得地位。办公室工作中还要特别重视维护领导班子的团结、维护机关内部的团结,一切以事业为重、以大局为重。

四、切实加强对办公室工作的组织领导

办公室处于承上启下、沟通内外、联系八方的特殊位置。全省卫生系统各级办公室工作的水平,直接关系卫生改革与发展的大局,直接关系机关和单位的行政效能,直接关系卫生系统的整体形象。各级卫生行政部门和医疗卫生单位,要把办公室工作摆上应有的突出位置,切实加强对办公室工作的领导。一是要高度重视和关心办公室建设,为办公室工作服务创造良好的环境与条件。办公室的“三服务”,最主要的是为领导服务,为机关部门和为基层服务也常常寓于为领导服务之中。各级领导尤其是主要领导同志,要把办公室建设作为加强机关自身建设的重要任务,经常过问办公室的工作,听取办公室工作情况汇报,研究长远建设方案,切实帮助解决实际问题。要加强机关和单位的制度建设,明确各项工作规则,促使办公室工作有章可循,尽力减少矛盾。要创造宽松的工作环境,既严格要求,又理解体谅;既善于放手使用,又防止撒手不管。同时,还要在经费保障、办公设备等方面努力改善办公室的工作条件。二是要加强办公室队伍建设,全面提高人员素质。办公室工作是艰苦细致、复杂繁琐、费心费神的工作,没有一点无私奉献的精神,没有一点甘居人后的精神,是难以做好的。从办公室同志方面讲,要自己看得起自己,看重自己所做的工作,看重自己所起的作用,增强荣誉感和责任感,把个人的事业融入改革与发展的事业中去,在奉献中求得自身价值的实现。要适应新形势新任务的需要。加强思想作风建设和业务建设,不断提高自己的知识水平,增强调查研究能力、组织协调能力、依法行政能力、联系群众能力、文字综合能力,建设一支高素质队伍。从各级领导方面讲,要注意充实办公室人员力量,关心办公室同志的学习、工作和生活,提供锻炼机会,为他们的职务晋升、换岗交流创造条件,最大限度地激发他们的工作热情和创造力。三是要加强各级办公室之间的沟通协作,不断总结办公室工作的经验与规律。全省卫生系统各级办公室之间不是隶属和领导关系,而是指导、协调和服务关系,各自工作性质、内容和形式基本相同,都是为卫生改革与发展服务,为领导、部门和基层服务。各级办公室之间密切工作联系、加强情况沟通,对于汇总卫生工作情况、总结办公室工作经验,推动全省卫生改革与发展,具有重要的意义。我厅办公室在这方面近几年做了一些工作,今后还要继续予以加强。各级办公室之间都要相互给予理解和支持,彼此提供快捷优质的服务,开展有效的交流协作,共同学习,共同提高,把办公室服务这篇文章做得更好。 (2004 年 9 月 24 日)

【吴坤平在全省卫生系统办公室工作会议上的讲话(摘要)】

一、肯定成绩,认真分析全省卫生系统办公室工作的基本现状

做好办公室工作对于保证全省各项卫生工作的顺利进行具有十分重要的意义。多年来,全省卫生系统各级办公室牢固树立服务观念,围绕卫生改革与发展的各项中心任务,认真履行职责,积极辅助政务、高效承办事务、努力搞好服务,较好地发挥了领导决策过程中的参谋助手作用、单位运转过程中的枢纽作用和联系群众过程中的桥梁纽带作用,赢得了各级领导、群众和有关部门的好评。

(一)牢牢把握中心工作,参与政务的水平进一步提高。各级办公室善于从全局出发,围绕本地、本单位各个时期的重点工作,积极参与政务,主动出谋划策,为全省卫生事业的发展作出了积极贡献。各地把调查研究作为办公室参与政务的重要抓手,大兴调研之风,通过开展深入的调查,掌握第一手资料,在此基础上,认真研究分析,及时提出参考性意见,努力为领导决策服务。连云港市卫生局办公室紧紧抓住领导关注的重点、卫生改革与发展中的难点和群众反映的热点问题开展调查研究,同时创办了《卫生调研》刊物,制定考核制度,明确全市卫生系统各级办公室每年的调研任务。2002 年以来《卫生调研》已编发各类调研报告 14 篇。南京市卫生局办公室 1997 年以来每年都有 10 篇以上的调研文章在全国性卫生管理期刊上发表。无锡、淮安、徐州等市卫生局办公室的调研工作也都取得了不小的成绩。从近年来全省卫生改革与发展的中心任务来看,在推进城镇医疗卫生体制改革和农村卫生改革与发展过程中,各级办公室通过调查研究,积极提出政策建议,参与各项政策措施的制定,并及时收集各项措施的落实情况,提出意见,较好地发挥了参谋助手作用。今年来,卫生厅办公室牵头组织的关于南京鼓楼医院集团和省人民医院集团的两个调研,对医院集团化问题作了比较深入的研究,基本理清了医院集团化发展要把握的原则和思路,同时对组建省人民医院集团提出了比较完善的政策建议;对全省民营医院发展情况的调研,得到了厅领导的高度重视,根据厅领导的批示,有关处室已着手起草加强民营医院管理的意见。苏州、无锡、南京、扬州、常州、宿迁等不少市卫生局办公室、省卫生监督所办公室坚持把信息工作作为为领导服务的重要内容,不断健全信息员队伍,完善信息工作制度,围绕全局工作,加强了卫生信息的收集、编报,努力当好领导“耳目”,收到很好的效果。大多数市卫生局办公室多次受到上级机关的表彰。卫生厅办公室的信息工作已连续多年被省委办公厅和省政府办公厅评为先进。

(二)加强沟通联系,综合协调能力显著增强。多年来,各级办公室坚持原则性与灵活性相结合,加强与各职能部门、科室的沟通协作,充分发挥组织协调职能,较好地保证了各项工作任务的落实。在去年的非典防治工作中,各市卫生局办公室牵头协调非典防治办公室工作。同志们夜以继日,忘我工作,与各防治专业组密切配合,协调各方,为全省取得非典防治工作的阶段性重大胜利作了大量卓有成效的工作。在全省民主评议卫生行风工作中,各级办公室一方面协调医疗、疾控、监督等条线上的工作,一方面加强本单位、本部门自身的作风建设,为全省卫生行风的进一步好转作出了积极的努力。各地认真履行督查职能,加强督办查办工作,对明确的事项、领导同志交办的工作和群众关心的问题,认真开展督促检查,及时反馈落实情况，协调解决落实过程中遇到的问题，有力推动了各项工作任务的落实。扬州市卫生局办公室连续3年被市委市政府评为政府目标督查先进单位。各地高度重视人大代表、政协委员的提案和建议的办理工作，完善办理制度，逐项落实承办责任人，及时督促催办，全省卫生系统提案、建议办结率、满意率始终稳定在较高的水平。盐城、徐州、扬州等不少市卫生局办公室多次得到当地人大、政府、政协的表扬。省卫生厅的提案、建议办理工作已连续多年获得先进集体称号。

（三）强化宗旨意识，事务性综合服务得到各方好评。办公室作为综合服务部门，努力为各方面提供优质服务是我们的重要职责。多年来，各级办公室牢固树立服务观念，统筹安排，严谨操作，为各级领导、有关部门和广大群众提供了较好的服务。从会议文件、领导讲话的起草，到会务的组织，无论会议规模大小，各级办公室都认真对待，保证了各类会议的顺利召开；从各级领导考察访问的工作日程，到生活安排，各级办公室都周密考虑，努力提供热情周到的接待服务。认真执行国家行政机关公文处理办法，规范公文办理流程，提高公文质量，公文管理工作水平不断提高。各市卫生局办公室认真抓好系统内各单位的档案工作，以创建国家级、省级档案达标单位为目标，不断加强档案保管和开发利用。苏州大学附属第一医院、苏州大学附属儿童医院、省人民医院、省疾控中心、省肿瘤医院等厅直单位办公室的档案工作分别达到了国家级或省级相关标准。各地各单位高度重视机要、保密工作，多年来全省卫生系统未发生重大泄密事件。把做好信访工作作为为群众服务的重要内容，以对党、对群众高度负责的精神，加大信访工作力度，认真做好群众来信来访处理工作，努力帮助群众解决实际问题，较好地保持了全局工作的顺利进行。泰州市卫生局办公室始终坚持以满腔热情认真接待每一位上访人员、处理每一起上访事件。地级泰州市自成立以来，未发生一起因处理工作不到位造成越级上访、集体上访事件。各级办公室还结合实际，加强本单位各项规章制度建设，使单位内部管理逐步规范有序。强化事务管理，认真做好办公用品等后勤保障工作，统筹车辆安排，落实安全保卫和值班等工作制度，保证了单位的正常运转。常州市卫生局办公室下大力气加强信息化建设与管理，电子政务建设和医院信息管理系统建设均取得显著成效。

（四）以优质高效为目标，办公室自身建设进一步加强。多年来各级办公室根据自身服务领导、服务基层、服务群众的职责特点，以高效务实、勤政廉洁为目标，按照“内强素质、外树形象”的要求，围绕办文、办事两大基本功，切实加强办公室自身建设。一是各地加强了办公室人员的政治理论、业务知识和市场经济、法律等各类知识的学习，通过集中培训、以会代训、自学并完成读书笔记等形式，提高办公室人员综合素质和业务水平。淮安等市卫生局办公室把加强学习作为提高服务水平的前提，大兴学习之风，明确学习要求，既提高了办公室人员的自身素质，又增强了“三服务”的能力和水平。二是加强制度建设，规范工作程序和办事程序，提高办公室工作人员的办文办事效率。镇江市卫生局办公室以建设高绩效团队为目标，在建章立制的基础上，完善运作机制，在办公室内部实行AB角分工，将工作项目、工作要求明确到人，分工负责，使办公室工作杂而不乱，有条不紊。三是加强作风建设。多年来，各级办公室积极转变工作作风，不断改善服务态度，改进服务方式方法，树立团结协作、不怕吃苦、认真负责的精神，团结一致，通力合作，努力搞好服务工作。从机关作风建设征求意见的情况看，全省卫生系统办公室热情周到的服务得到了各方的充分肯定。

二、提高认识，进一点明确办公室工作目标任务和总体要求

首先，要充分认识办公室工作在全局工作中的重要地位和作用。各级办公室作为重要综合办事部门，处于承上启下、沟通内外、协调左右的重要位置，是研究政策、辅佐决策的参谋助手，是上传下达、联系群众、协调各方面的纽带，也是保证单位高效运转的中枢。今年7月，温家宝总理在接见全国政府系统秘书长办公厅主任会议代表时指出：“办公厅是政府的直接办事机构，起着连接上下、协调四方的作用，中央的方针政策、上级的指示，要靠办公厅传达贯彻；下边的情况、群众的反映，要靠办公厅向上边来反映。”这充分说明了办公室工作在全局工作中所具有的特殊地位和作用。应该看到，全省各项卫生工作能否高效有序运转，领导的决策和意图能否得到很好贯彻落实，基层和群众的意见能否得到及时反映，卫生系统的各级办公室起着关键的作用。办公室整体运转机制的优劣，服务质量的高低，直接影响到领导科学决策的水平，影响到党与人民群众的联系，影响到一个单位的工作效率。当前，全省卫生事业正处于加快发展的新阶段。进一步加强办公室工作，是各项卫生工作顺利开展的重要保证。各地、各单位要从全局的高度，充分认识做好办公室工作的重要性，切实把办公室工作放上应有的位置。

其次，要进一步明确新形势下办公室工作的目标任务。根据全省卫生事业发展的总体形势，当前和今后一个时期，全省卫生系统办公室工作要始终坚持以邓小平理论和“三个代表”重要思想为指导，按照树立和落实科学发展观的要求，进一步增强为上级领导和领导机关服务、为本级领导和领导机关服务、为基层服务的“三服务”观念，深入开展调查研究，建立健全督办查办工作机制，加强卫生信息工作，提高为全局服务、为领导服务的能力和水平；完善内部管理制度，强化综合协调服务，提高本单位的工作效率和规范化水平；扎实做好卫生信访工作，认真办理提案、建议，进一步提高服务群众、服务基层的质量和水平。努力将各级办公室建设成为领导满意、单位职工满意、群众满意的服务型和学习型办公室，促进全省卫生事业的快速发展。

第三，要牢牢把握做好办公室工作的总体要求。适应新形势、新任务的要求，扎实做好办公室工作，各地各单位必须牢牢把握以下几点。一是要始终树立服务观念。办公室与业务处(科)室不同，“三服务”是办公室永恒的主题，我们的主要任务就是为各方面提供优质高效的服务。因此，在日常工作中，无论大事小事，在办公室工作的每一位同志都要有强烈的服务意识，这是做好工作的前提和基础。要注意处理好原则性与灵活性的关系。一方面，我们的各项服务工作必须认真执行国家的政策规定，凡事讲原则，讲纪律；另一方面，在综合协调、事务性服务等方面也要讲求方式方法，注意灵活性，努力在坚持原则的基础上，为各方面提供方便、及时、周到的服务。二是紧紧围绕卫生改革与发展的中心任务开展工作。在全国政府系统秘书长办公厅主任会议上，国务委员兼国务院秘书长华建敏同志对政府办公厅的工作提出了“围绕大局，抓好落实”的要求。全省卫生系统各级办公室一定要认真贯彻落实，政务工作要考虑全局，事务工作也要考虑全局；重大问题要考虑全局、细节问题也要考虑全局。只有与全局工作合拍，从全局的角度去思考、安排和处理问题，参谋助手作用才能得到充分的发挥，综合协调、事务性工作才能缜密周到。围绕全局工作提供综合服务，各级办公室必须善于超前思考、超前谋划。提前谋领导之所谋，想部门之所想，把问题考虑在前面，把工作做在前面，这样我们的工作才能变被动为主动，做到忙而不乱、有条不紊。三是要始终坚持实事求是的工作作风。“求实”是对办公室工作的基本要求，反映问题，汇报情况要报实情，以客观事实为依据，为领导作出判断和决策提供准确参考；提出建议，制定方案要出实招，根据实际情况，综合充分考虑各方权益，着眼于解决矛盾和问题。要坚持办实事、求实效，实实在在为上级机关、本单位和基层做好“三个服务”。同时工作作风要严谨、踏实，避免发生差错。

三、突出重点，扎扎实实做好办公室各项工作

(一)深入开展调查研究工作。调查研究是科学决策的基础。深入开展调查研究既是办公室工作的一项重要任务，也是办公室当好领导参谋助手的重要前提。各级办公室一定要从提高参与政务水平，提升服务层次的角度，充分认识调研工作的重要性，统筹安排，扎实做好调研工作。作为综合部门，各级办公室不仅要紧紧围绕本地本单位的中心工作，精心谋划，认真组织好本地本单位面上的调研工作，更要从自身做起，大兴调查研究之风，主动深入基层、深入群众、深入实际，大力组织开展调研工作。调查研究不能为调研而调研，要善于从全局的角度出发，抓住卫生改革与发展中的重点、难点、热点问题开展调查研究，这样才能提高调研成果与重点工作的吻合度，提高调研的效果。不仅要全面掌握客观、真实的情况，还要努力揭示事物的本质，把握事物发展的趋势，增强对策建议的针对性和可操作性，努力为卫生改革与发展提供有价值的调研参考。要高度注重调研成果的转化，积极提出政策建议，努力使调研工作中形成的新观点、找出的新对策成为促进工作的新思想、新举措。办公室工作人手少、任务繁杂，要学会挤出时间，采取抽样调查、重点调查、书面调查等灵活的方法开展调查研究，保证调研工作的正常开展。要倡导建立调研工作考核、奖励制度，探索完善调研工作激励机制，推动调研工作的深入开展。总之，各级办公室要把调研工作作为一项硬性任务，确定好重点调研课题，努力通过深入的调查研究，为领导决策出好点子、当好参谋。

(二)建立和完善督查工作机制。督促检查是确保政令畅通、狠抓工作落实的重要手段，也是各级办公室的重要职责和参与政务的重要环节。各级办公室要建立健全督查工作制度，保证各项决策的贯彻落实和工作任务的按时完成。本地本单位中心工作的落实情况是督促检查工作的重点。各级办公室要紧密围绕本地本单位的重点工作任务切实加强督查工作，努力在落实上做文章，在落实上下功夫，在落实上见成效。要抓住重大决策部署的落实情况，各级领导同志重要指示、批示和交办事项的完成情况，领导关注、群众关心的问题解决情况，加大督查力度，并及时反馈贯彻效果，协调解决落实过程中遇到的困难和问题。努力通过督促检查，促进工作任务的落实和工作措施的完善。要高度重视人大代表、政协委员提案和建议的办理工作，加强与人大、政协和民主党派的联系，完善提案建议办理制度，逐项落实办理人员，明确责任，切实保证办理期限和办理质量，以促进全省卫生事业的进一步发展。从目前情况看，全省卫生系统办公室的督查工作还相对较弱，各级办公室一定要从拟办、立项、交办、催办、办结、反馈和归档等环节，切实完善督查工作程序，建立责任制度、检查制度、报告制度、通报制度和考评制度，努力实现督查工作的规范化运作。同时要落实督查力量，明确分管领导和具体承办人员，确保督查工作的正常开展。

(三)强化信息服务。信息是各级领导了解情况、进行决策和指导工作的重要渠道。为各级领导提供信息服务是办公室发挥参谋助手作用的一项基础性工作。从我厅了解的情况看，当前，一些办公室的卫生信息工作处于时断时续状况，不能够正常开展，要引起高度重视。做好信息工作，各级办公室首先要有强烈的信息意识，时刻想到信息工作，随时注意收集各方面的信息。只要在思想上高度重视，信息工作就一定能得到很好的开展。其次，要明确信息工作的服务对象，分级层次。信息工作重点要为本级领导服务，当好本级领导的耳目，在此基础上，努力为上级和下级提供及时、准确、全面的信息服务。因此，我们不能满足于编一些简报，要把重点放在领导参阅一类的信息上，及时编报需要领导了解和领导需要了解的信息，增强信息的针对性和有效性，这样才能提高信息工作的价值。第三，要切实加强信息上报工作，围绕本地、本单位中心工作报送信息，做到及时、准确、全面，有喜报喜，有忧报忧。这里我想特别强调一下突发疫情、集体性不明原因疾病、食物中毒等突发公共卫生事件信息的报送工作。应该说,近年来,多数地方对突发公共卫生事件信息的上报工作比较重视,为省卫生厅及时了解情况、指导工作提供了很好的服务,但也有一些地区迟报、漏报的现象时有发生,给工作造成被动。各级办公室一定切实承担起责任,加强紧急信息的报送,对各类重大突发公共卫生事件做到随时发生、随时报告,并及时续报事态进展和处置措施。对今后发生迟报、漏报的地区和单位,省卫生厅将给予通报。第四,要建立健全信息工作考核、奖励制度,配备专兼职人员和必要的工作设备,保证信息工作的正常开展。同时,要加快电子政务建设,实行政务公开,努力为广大群众提供信息服务。

(四)认真做好卫生信访工作。信访是社情民意的晴雨表,是党和政府倾听群众呼声的重要渠道,也是接受监督的一种方式和反映各方面情况的一面镜子。当前,全国信访形势十分严峻,集体访、越级访大幅度上升,而且不断出现缠访、聚集访、暴力访等非正常上访现象,引起党中央、国务院的高度重视,胡锦涛总书记多次对此作出重要指示。省委、省政府今年以来也已多次召开信访工作会议进行部署。中央对滞留北京和省会城市的上访问题明确提出了"人要带回,事要解决"的处理原则。各级办公室作为本级领导开展信访工作的职能机构,要从立党为公、执政为民的高度,从维护社会稳定和加快卫生改革与发展的高度,自觉增强责任意识,认真扎实地做好信访工作,努力化解矛盾。要坚持分级负责、归口办理,谁主管、谁负责,及时、就地依法解决问题与思想疏导教育相结合的原则,落实信访工作责任制,认真负责地解决人民群众反映的问题,努力把问题解决在基层,解决在萌芽状态。积极推行逐级上访制度,尽最大努力减少越级上访。对发生的重大集体、越级上访事件,要慎重、果断处置。哪个地区和单位出现越级上访,有关地区和单位负责同志要迅速主动地配合上级有关部门做好工作,负责问题的处理和解决,绝不能推诿、扯皮。要坚持"预防为主"方针,在认真解决已经发生的信访问题的同时,要注意定期分析信访动态,注意发现和预防可能发生的信访问题,及时采取措施加以防范,维护改革、发展、稳定的大局。要重视人民建议的征集工作,引导群众建言献策,从中广泛听取群众的呼声、意见,检验各方面工作状况和工作成效,促进和改进我们的工作。要加强对本部门、本单位信访工作的指导、检查、督促、协调。卫生系统各级领导同志要亲自批阅重要的群众来信,接待处理重大信访问题,认真解决人民群众关心的热点问题。

(五)着力提高公文处理水平。公文是依法行政和进行公务活动的重要工具。各级办公室作为公文处理的主管部门,要本着实事求是、精简、高效的原则,按照《国家行政机关公文处理办法》的要求,切实做好本单位的公文收发处理工作,严格把关,提高公文质量。从全省公文处理的实际情况看,发文的核稿工作需要进一步加强。各级办公室要积极争取领导支持,健全办公室核稿制度,保证所发公文符合相关要求。要加强对本单位各类归档文件的收集和管理,认真实施《归档文件整理规则》,推进办公自动化和档案管理应用系统建设,实现公文办理和档案管理的规范化。正确处理档案安全和方便利用的关系,完善和落实档案安全责任制,提高档案利用的效果。大力开展各项保密法律法规的宣传学习,努力提高全体工作人员的保密意识。按照国家保密局和卫生部、国家中医药局制定的国家秘密及其密级具体范围,认真确定本单位、本部门产生的国家秘密事项,落实保密工作责任制。切实做好机要文件、信息、传输过程中各个环节涉密载体的保密管理,落实通信办公自动化和计算机信息系统及网络管理的防范措施,严防泄密事件的发生。

(六)高度重视新闻宣传工作。做好卫生新闻宣传工作,对于深化卫生改革、促进卫生事业发展具有重要的、不可替代的作用。通过及时、准确、全面、广泛的卫生新闻宣传,能够使党的卫生工作方针、政策更加深入人心,增进社会各界对卫生工作的理解和支持,营造有利于卫生事业改革和发展的舆论氛围;能够在卫生系统内弘扬健康向上、积极进取的主旋律,树立"白衣使者"的良好社会形象;能够增强广大人民群众的健康意识,提高防御疾病的能力。各级卫生行政部门和医疗卫生单位都要充分认识卫生新闻宣传工作的重要意义,进一步解放思想,开拓创新,不断加强和改进卫生新闻宣传工作。要围绕卫生工作重点,以科学的发展观,积极主动地开展各项宣传活动。要把宣传工作的重点放在宣传主流、讴歌主流上,切实加强对党和国家的卫生工作方针政策、医疗卫生工作成就、卫生系统的先进事迹和卫生科普知识等的宣传。对一些确实存在、有一定代表性、并在社会上造成一定影响的问题,要支持、配合新闻单位开展批评报道,以此促进卫生行业改进工作作风,进一步提高服务质量。要积极探索新闻形势下卫生新闻宣传的渠道和方法,建立健全归口管理、新闻联系、新闻发布等工作机制,努力使卫生新闻宣传更服从、服务于卫生改革和发展大局,更贴近社会,更为人民群众所喜闻乐见。对重大疫情等突发公共卫生事件,要按照有关法律法规和规定进行宣传报道,并严把审核关,杜绝进行新闻炒作。要加强对卫生新闻宣传工作的组织领导,将其摆上重要议事日程,在经费和设备等方面予以保证。要加强卫生新闻宣传队伍建设,选拔责任心强、熟悉业务的优秀人才承担卫生新闻宣传工作,并在工作上、生活上多关心他们,充分调动其工作积极性和创造性。

(七)加强综合协调服务。加强综合协调,是本地本单位各项工作统一协调、高效运转的重要保证。各级办公室要坚持全局观念,实事求是地做好上下左右的协调工作。在明确单位内部职责分工的基础上,充分发挥组织协调职能,加强内部各级领导之间、各科(处)室之间的沟通协商,落实责任,防止出现推诿现象,保证各项工作任务的落实。要高度重视与外部各有关单位的联系,及时汇报工作,沟通情况,争取各方面对工作的理解、关心与支持。要把全局性会议的组织工作作为份内的任务,与有关科室密切配合,认真做好会议材料的起草和会务组织等工作,保证各类重要会议的顺利召开。要充分利用计算机信息、网络通讯等现代办公技术和手段,以转变职能、政务公开、提高效率、提高服务质量为目的,加快办公自动化建设步伐,努力为各方面提供方便、快捷的服务。本着热情周到的原则,认真做好接待服务。加强值班管理,保证各项值班制度的落实。

四、加强组织领导,努力为办公室工作创造良好的条件

做好办公室工作离不开各级领导的重视、关心和支持,各级卫生行政部门、厅直属各医疗卫生单位要充分认识新形势下做好办公室工作的重要性,进一步加强对办公室工作的领导,多方面理解、支持、关心办公室工作。要信任和善于使用办公室,把办公室当作自己的参谋部、智囊库,当作自己的左膀右臂,主动给办公室交任务、压担子,让办公室的同志当参谋、提建议。要经常听取办公室工作情况汇报,及时提出工作要求,加强指导。要为办公室同志了解领导意图、参加重要会议、阅读有关文件创造必要的条件,使其有机会了解和掌握全面情况,更好地发挥参谋助手作用。要在配齐配足办公室工作人员的同时,从工作经费安排、办公条件改善等方面给予关心,为办公室进一步做好工作创造良好的环境。对办公室同志既要严格要求、严格管理、严格监督,又要重视培养和使用。多为他们参加学习培训、外出考察等创造机会,帮助他们提高水平,开阔眼界。办公室工作要求高,非常辛苦,也很清苦,各地各单位要以事业留人,以感情留人,以适当的待遇留人,主动关心办公室同志的工作、学习和生活,努力帮助他们解决实际困难,调动和保护他们的积极性、主动性和创造性,使大家全身心地投入到工作中去。要支持、帮助办公室进一步完善本地本单位的各项工作制度,健全工作规范,为办公室充分发挥督办查办、综合协调等职能创造有利的条件。各级办公室要充分认清肩负的重任,认真总结本单位的办公规律,并将这些规律性的认识条文化、制度化,健全本单位办文、办会、办事规范,减少职责不清,责任不明,互相扯皮、推诿现象的发生。要认真执行各项工作程序,严格按制度办事,精心组织,统筹安排,切实履行职责,充分发挥办公室应有的作用,保证本单位各项工作的有序、高效运转,努力把本单位行政办公效率和工作质量提高到一个新水平。

要加强队伍建设,努力提高办公室人员的整体素质。各级办公室的同志要按照"理论水平高、业务能力强、工作作风实"的标准和要求,自觉加强锻炼,努力提高自我、完善自我。要做到"理论水平高",就要以建设学习型办公室为目标,积极主动地加强政治理论学习,树立政治意识、大局意识,坚持用邓小平理论和"三个代表"重要思想武装头脑,提高运用党的基本理论解决实际问题的能力和水平。努力学习社会主义市场经济知识、科技知识、法律知识和其他专业知识,不断拓宽知识领域,更新知识结构,提高知识水平,努力适应改革开放和现代化建设的新要求。要做到"业务能力强",就要全面掌握有关卫生政策,深入了解本地本单位工作状况,站在全局的高度,围绕重点、难点问题勤于思考,为决策出高招、实招;加强调查研究、文字综合、计算机知识等方面的业务学习和锻炼,努力提高综合文字水平;认真学习现代管理知识,努力掌握协调技巧,提高统筹协调能力。要做到"工作作风实",就要按照省委、省政府加强机关政风建设的要求,大力弘扬求真务实精神,踏踏实实地做好各项工作。无论对待文字工作,还是对待事务性工作,都要严谨细致,尽心尽智、尽职尽力。要树立爱岗敬业、自觉奉献的精神,正确对待名利,勤勤恳恳,恪尽职守,乐于奉献。由于大多数办公室人员较少,面对繁重的工作任务,在办公室工作的同志一定要团结协作,遇事多商量、讲大局,互相支持,互相补台,齐心协力做好工作,增强办公室集体的凝聚力和战斗力,努力为本地本单位的改革与发展提供优质、高效的服务。

(2004 年 9 月 24 日)

【省卫生厅关于加强卫生系统办公室工作的意见(苏卫办〔2004〕40 号文)】

随着卫生改革的日益深化和卫生事业的加快发展,卫生工作中不断出现的新情况、新问题,对办公室工作提出了更高的要求。为充分发挥全省卫生系统各级办公室的参谋助手作用,提高工作效率和水平,实现办公室工作的规范化、制度化,更好地为全省卫生改革与发展服务,现就进一步加强全省卫生系统办公室工作提出如下意见:

一、充分认识办公室工作的地位和作用

各级办公室作为重要综合部门,处于承上启下、沟通内外、协调左右的重要位置,是研究政策、辅佐决策的参谋助手,是上传下达、联系群众、协调各方的纽带,也是保证单位高效运转的中枢。办公室整体运转机制的优劣,服务质量的高低,直接影响到领导科学决策的水平,影响到党与人民群众的联系,影响到单位工作效率。各级卫生行政部门和医疗卫生单位要从全局的高度,充分认识做好办公室工作的重要性,把办公室工作放上应有的位置。各级办公室要牢固树立服务意识和质量意识,切实履行职责,积极参与政务、办好事务、搞好服务,努力将各级办公室建设成为领导满意、职工满意、群众满意的服务型和学习型办公室,为卫生改革与发展提供优质高效的服务。

二、加强调查研究

调查研究是决策的基础。搞好调研是办公室工作的一项重要任务和当好参谋助手的重要前提。各级办公室一方面要紧紧围绕中心工作,统筹安排好本部门本单位的调研工作；另一方面要坚持深入基层、深入群众、深入实际，切实加强调研工作。要善于从全局的高度主动谋划，抓住卫生改革与发展中的重点、难点、热点问题深入开展调查研究，掌握全面、真实的情况，及时提出有针对性和可操作的建议，为领导决策当好参谋。结合办公室工作实际，采取抽样调查、重点调查、书面调查等灵活的方法，开展多层次的调查研究。高度重视调研成果的转化，使调研工作中形成的新观点、新对策成为促进工作的新思想、新举措。通过考核、评优等措施，积极探索建立调研工作激励机制，推动调研工作的深入开展。各级办公室每年都要确定好重点调研课题，努力为卫生改革与发展提供有价值的调研成果。

三、建立和完善督查工作机制

督促检查是确保政令畅通的重要手段，也是各级办公室的重要职责。各级办公室要建立健全督查工作制度，保证各项决策的贯彻落实和工作任务的按时完成。紧密围绕全省及本地、本单位的中心工作，围绕各级领导同志重要指示、批示和交办事项，围绕领导关注、群众关心的问题开展督查，及时反馈贯彻落实情况，协调解决落实过程中遇到的问题。加强与人大、政协和民主党派的联系，落实人大代表建议、政协委员提案的办理工作，保证办理期限和质量，促进卫生事业的发展。从拟办、立项、交办、催办、办结、反馈和归档等环节，完善督查工作程序，建立责任制度、检查制度、报告制度、通报制度和考评制度，实现督查工作的规范运作。落实督查力量，明确分管领导和具体承办人员，确保督查工作落到实处。

四、规范公文处理

及时、准确、安全地处理好公文，是各级办公室的一项基础性工作。各级办公室要本着实事求是、精简、高效的原则，按照《国家行政机关公文处理办法》的要求，切实做好本单位的公文处理工作。收文要按照签收、登记、拟办、批办、承办、催办等办理程序，及时规范运转；发文办理要健全草拟、审核、签发、登记、缮印、用印、分发等程序，认真执行行文规则，按照国家行政机关公文格式要求，严格把关，提高公文质量。加强对本单位各类归档文件的收集和管理，认真实施《归档文件整理规则》，推进办公自动化和档案管理应用系统建设，实现公文办理和档案管理的规范化。正确处理档案安全和方便利用的关系，完善和落实档案安全责任制，提高档案利用效果。

五、强化信息服务

信息是各级领导了解情况、科学决策和指导工作的重要渠道。为各级领导提供信息服务是办公室发挥参谋助手作用的重要形式。各级办公室要按照分层次服务的原则，以为本级领导服务为重点，同时为上级和下级提供及时、准确、全面的信息服务。要围绕本地、本单位中心工作报送信息，有喜报喜，有忧报忧。要及时报送需要领导了解和领导需要了解的信息，增强上报信息的针对性和有效性。加强紧急信息的报送，对各类重大突发公共卫生事件要做到随时发生、随时报送，向上级机关报送最迟不得晚于事件发生后 4 小时，并及时续报事态进展和处置措施。建立健全考核、奖惩制度，配备专兼职人员和必要的工作设备，保证信息工作正常开展。

六、做好卫生信访工作

信访是社情民意的晴雨表，是党和政府倾听群众呼声的重要渠道。各级办公室要从立党为公、执政为民的高度，从维护社会稳定和加快卫生改革与发展的高度，扎实地做好信访工作。坚持分级负责、归口办理，谁主管、谁负责，及时、就地依法解决问题与思想疏导教育相结合的原则，落实信访工作责任制，认真负责地解决人民群众反映的问题，主动做好工作，减少越级上访。要定期分析信访动态，变上访为下访，把矛盾化解在萌芽状态，维护本地、本单位的稳定。重视人民建议的征集工作，引导群众建言献策，广开言路，改进工作，促进卫生事业发展。要加强对本部门、本单位信访工作的指导、检查、督促、协调。主要负责同志要亲自批阅重要的群众来信和接待处理重大信访问题，认真解决人民群众关心的热点问题。

七、加强综合协调服务

加强综合协调，是各项工作统一、高效运转的重要保证。各级办公室要坚持全局观念，实事求是地做好上下左右的协调工作。在明确单位内部职责分工的基础上，充分发挥组织协调职能，加强内部各级领导之间、各科(处)室之间的沟通，落实责任，防止出现推诿现象，保证各项工作任务的落实。高度重视与外部各有关单位的联系，及时汇报工作，沟通情况，争取各方面的理解、关心与支持。各级办公室同志要认真学习现代管理知识，掌握协调技巧，提高综合协调能力。要与有关部门密切配合，认真做好全局性会议材料、会务等的组织工作。热情周到地做好接待服务。加强值班管理，保证各项值班制度的落实。充分利用计算机信息、网络通讯等现代办公技术和手段，以转变职能、政务公开、提高效率、提高服务质量为目的，加快办公自动化建设步伐，努力提供方便、快捷的服务。

八、狠抓各项保密制度的落实

各级办公室要大力开展保密法律法规的宣传学习，提高全体工作人员的保密意识。按照国家保密局和卫生部、国家中医药局制定的国家秘密及其密级具体范围，认真确定本单位、本部门产生的国家秘密事项，落实保密工作责任制。切实做好机要文件、信息传输过程中各个环节涉密载体的保密管理，严格遵守“密电密复、明电明复”的规定。落实通信办公自动化和计算机信息系统及网络管理的防范措施，严禁涉密计算机接入国际互联网。加强本单位印信管理，严格用印制度，确保印信安全。

九、着力提高办公室人员的整体素质

提高办公室工作人员的整体素质和工作水平，是办公室自身建设的客观需要，也是办公室工作创新发展的必然要求。各级办公室要充分认清肩负的重任，按照行为规范、运转协调的要求，切实加强自身建设。以建设学习型办公室为目标，大兴学习之风，加强政治理论和各领域知识的学习，加快知识更新和积累，以适应新形势、新任务的要求。围绕办文、办事两大基本功，加强公文处理、写作、保密、档案等业务的学习，不断提高办公室同志的政治素质和业务工作能力。完善工作制度，实现办公室工作的规范化运转。坚持求真务实的作风，报实情、办实事、求实效。弘扬爱岗敬业、自觉奉献的精神，恪尽职守，勤奋工作。加强沟通与合作，互相支持、相互团结，增强办公室集体的凝聚力和战斗力。

十、加强对办公室工作的组织领导

各级卫生行政部门、厅直属各医疗卫生单位要充分认识新形势下做好办公室工作的重要性，进一步加强对办公室工作的领导，理解、支持、关心办公室工作。要信任和善于使用办公室，主动给办公室交任务、压担子，让办公室同志当参谋、提建议。经常听取办公室工作情况汇报，及时提出工作要求，加强指导。重视培养和使用办公室同志，支持办公室同志外出参加学习培训，帮助他们开阔眼界，提高水平。要在人员配备、经费安排、办公条件等方面为办公室进一步做好工作创造良好的环境和条件。主动关心办公室同志的工作和生活，努力帮助他们解决各类实际困难，调动和保护他们的积极性。

【省卫生厅关于进一步加强卫生新闻宣传工作的意见（苏卫办〔2004〕41号文）】

当前，随着卫生改革的不断深化，卫生事业的发展越来越受到社会公众的关注。稳步推进卫生改革，加快发展卫生事业，需要良好的社会舆论的支持。为进一步加强卫生新闻宣传工作，营造有利于卫生改革和发展的舆论氛围，现提出如下意见。

一、充分认识加强卫生新闻宣传工作的重要性

卫生新闻宣传工作是卫生工作的重要组成部分，对于推动卫生改革和发展具有重要的促进作用。充分利用各种新闻媒体，采取多种形式，及时、准确地宣传卫生工作的大政方针、卫生改革的重要举措，有利于增进社会各界对卫生工作的了解和理解，促使其关心并支持卫生事业的发展；大力宣传卫生事业重大成就和先进典型，能够鼓舞人心、弘扬正气、振奋精神，激发广大卫生工作者的工作热情；加强卫生知识的宣传与普及，可以把健康知识送到千家万户，增强广大人民群众的自我保健意识与能力，提高人民生活质量。各级卫生行政部门和医疗卫生单位要充分认识卫生新闻宣传工作的重要意义，从推动卫生改革与发展、维护人民健康的高度，增强做好卫生新闻宣传工作的责任感和紧迫感，进一步解放思想、开拓创新，不断加强和改进卫生新闻宣传工作。

二、明确卫生新闻宣传工作的指导思想和原则

卫生新闻宣传工作要以邓小平理论和“三个代表”重要思想为指导，认真贯彻党的十六大、十六届四中全会精神，坚持新时期卫生工作方针，紧紧围绕卫生工作重点，以科学的发展观，积极主动地开展各项宣传活动，为卫生改革和发展营造昂扬向上、团结奋进、开拓创新的社会舆论氛围。

卫生新闻宣传工作要坚持党性原则，服从、服务于卫生工作中心任务，为卫生改革和发展的大局服务；坚持正面宣传为主的原则，把重点放在宣传主流和讴歌主流上，充分发挥舆论的正确引导作用；坚持卫生新闻宣传和各项卫生工作紧密结合的原则，大力普及卫生法律法规和健康知识，为保障人民群众健康提供服务。

三、突出卫生新闻宣传工作的重点

（一）大力宣传卫生工作重要法律法规和方针政策。重要卫生法律法规、重大卫生改革发展的政策和措施出台前后，都要进行集中的专题宣传和政策解读，满足群众对涉及他们切身利益的卫生改革与发展等方面的知情权，解除群众的困惑和疑虑，争取各界对卫生改革和医疗卫生工作的理解和支持。

（二）突出报道卫生改革与发展所取得的成就和先进典型事迹。重点宣传卫生系统在保障人民健康中做出的重大贡献，密切党和人民群众的关系；宣传医疗卫生工作者在救死扶伤、救灾防病、处理威胁群众生命和健康的突发事件时表现出的无私奉献的感人事迹，树立“白衣使者”的良好社会形象。

（三）加强对人民群众关心的热点、难点问题的正面宣传引导。从大局出发，引导媒体客观、准确地报道卫生工作中社会关注的热点、难点问题，掌握好政策，把握好尺度，避免虚假的信息和无谓的炒作。多宣传医疗卫生工作高技术、高难度、高风险的特点，使患者和广大群众增加对医疗卫生行业特殊性的了解，减少误解，避免引发不应有的矛盾和纠纷，提高卫生新闻宣传的社会效益。

（四）广泛普及医学科学知识。贯彻预防为主、动员全社会参与的卫生工作方针，把卫生新闻宣传与健康教育工作有机结合起来。结合群众最关心、同群众利益最密切的公共卫生和健康问题，大力开展宣传教育活动，引导人们学习卫生科学知识，破除陈规陋习，摈弃不良生活习惯，养成健康文明生活方式，增强自我保健意识和预防疾病的能力。

（五）积极配合舆论监督。对卫生系统一些确实存在、有一定代表性、并在社会上造成一定影响的问题，要支持、配合新闻单位开展批评报道；对行业不正之风，要敢于主动揭短、公开亮丑。对媒体的批评报道，要认真调查核实，对情况属实的要迅速予以严肃处理，并及时通过媒体向社会反馈处理结果，以此举一反三，改进工作，变被动为主动。

四、建立卫生新闻宣传工作新机制

（一）建立新闻宣传归口管理制度。卫生新闻宣传工作要实行归口管理，一条渠道对外。各级卫生行政部门和医疗卫生单位要根据本地、本单位实际情况，明确负责卫生新闻宣传的部门或机构，确定专人负责新闻宣传工作。

(二)建立新闻联系制度。构建顺达通畅的卫生新闻宣传渠道,确定新闻联系人,加强对外的联系沟通。地方发生重大卫生新闻事件,新闻联系人应迅速向上一级卫生新闻宣传主管部门汇报。上级卫生新闻宣传主管部门要定期向下通报新闻宣传计划,对重大新闻事件和敏感问题及时提供对外宣传口径。

(三)建立新闻发布制度。建立和完善卫生新闻发布会、新闻通报会、重要会议或活动报道、新闻采访报道、新闻稿件把关等制度,逐步规范卫生新闻宣传管理。要经常通过新闻通报会等形式,适时将卫生改革发展的进展情况、卫生法律法规、政策、重要举措、监督检查结果、重大疫情和消息等向媒体发布。

(四)建立医疗服务信息公示制度。各级卫生行政部门要定期向社会发布和公示辖区内医疗卫生机构的医疗质量、医疗安全、工作效率、医疗费用等信息和医疗服务投诉情况,引导患者选择医院、医生,促进医疗机构间的公平竞争,接受群众和社会的监督。

(五)建立新闻宣传审核把关制度。严格遵守新闻宣传纪律,杜绝进行新闻炒作。对擅自发布消息、因把关不严造成与事实不符的宣传报道,要追究相关人员的责任;对造成社会不稳定等恶劣后果的,要同时追究相关领导人的责任。

(六)建立与新闻单位的沟通协调机制。通过召开座谈会、组织联合采访、举办联谊活动等形式,加强与新闻媒体的联系沟通,与媒体共同探讨做好卫生新闻宣传工作的方法和手段,研究讨论卫生工作中的情况与问题,努力促使大众媒体成为沟通卫生部门与社会公众的桥梁,使媒体既反映民情,也反映卫生工作者的心声,既客观报道医疗卫生服务中存在的问题,也准确报道卫生工作面临的实际困难。

五、正确把握对突发公共卫生事件的宣传报道

有全省影响的重大突发公共卫生事件的新闻报道工作,在省委、省政府统一领导下,由省委宣传部负责组织协调;其新闻发布工作,由省卫生厅归口管理。影响有限的突发公共卫生事件的新闻报道工作,在事发地党委和政府的领导下,参照上述做法,由市级有关部门组织协调和归口管理。

突发公共卫生事件发生并启动应急处理预案后,省卫生厅按照应急预案的规定,及时向社会公布有关情况及事故的预防、控制等措施,必要时可通过举行新闻发布会等形式通报情况,或安排有关负责人接受记者采访,发布准确、权威的信息,授权省级主要新闻媒体进行报道,并及时在政府网站和政府公报上公布。影响有限的、事发地省辖市党委和政府认为可以报道的突发公共卫生事件,市卫生行政部门应迅速发布新闻并组织报道。难以把握的,应及时向上级有关部门请示,得到同意后再行发布。

六、加强卫生新闻宣传工作的组织领导

各级卫生行政部门和医疗卫生单位的领导要高度重视卫生新闻宣传工作,将其列入重要议事日程。要安排新闻宣传工作专项经费,配置专用设备,确保卫生新闻宣传工作的顺利开展。要借助互联网等现代媒体,多渠道、多形式开展卫生新闻宣传活动,增强卫生新闻宣传的针对性、时效性。加强卫生网站建设或网页制作,充分利用自己的宣传阵地,正面引导新闻媒体对卫生工作的宣传报道。要加强卫生宣传队伍建设,选拔责任心强,熟悉业务的优秀人才承担卫生新闻宣传工作。重视对新闻宣传人员的培训,不断提高政治素质和专业水平。关心新闻宣传工作人员,改善工作、生活条件,充分调动其积极性和创造性。

【省卫生厅关于表彰全省卫生系统办公室工作先进集体和先进个人的决定(苏卫办〔2004〕36 号文)】

多年来,全省各级卫生行政部门和医疗卫生单位办公室认真实践"三个代表"重要思想,牢固树立服务观念,围绕卫生改革与发展大局,认真履行职责,积极参与政务,高效承办事务,努力搞好服务,较好地发挥了领导决策过程中的参谋助手作用、单位运转过程中的枢纽作用和联系各方过程中的桥梁纽带作用,为我省卫生改革与发展作出了积极的贡献。为了表彰先进,激发广大办公室工作同志的积极性和创造性,在各地各单位组织推荐的基础上,我厅组织人员进行了综合评审。现决定授予南京市卫生局办公室等48 个办公室"全省卫生系统办公室工作先进集体"荣誉称号,授予臧继全等 82 名同志"全省卫生系统办公室工作先进个人"荣誉称号。

希望全省卫生系统各级办公室及其工作同志,以受表彰的先进集体和先进个人为榜样,进一步发扬奉献精神,爱岗敬业,勤奋工作,努力开创全省卫生系统办公室工作新局面。受到表彰的单位和个人,要戒骄戒躁,再接再厉,努力工作,充分发挥模范带头作用,为全省卫生事业的持续健康发展作出新的贡献。

一、全省卫生系统办公室工作先进集体

南京市卫生局办公室
南京市鼓楼医院办公室
南京市疾病预防控制中心办公室
高淳县卫生局办公室
无锡市卫生局办公室
江阴市卫生局办公室
无锡市第一人民医院办公室
徐州市卫生局办公室
徐州市疾病预防控制中心办公室
铜山县卫生局办公室
徐州市第三人民医院办公室
常州市卫生监督所办公室
金坛市卫生局办公室
溧阳市卫生局办公室
常州市第一人民医院办公室
苏州市卫生局办公室
张家港市卫生局办公室
昆山市卫生局办公室
南通市第一人民医院办公室
南通市中医院办公室
如皋市卫生局办公室
连云港市第一人民医院办公室
东海县卫生局办公室
灌南县卫生局办公室
淮安市第一人民医院办公室

涟水县卫生局办公室
金湖县卫生局办公室
盐城市第一人民医院办公室
盐都区卫生局办公室
东台市卫生局人秘科
扬州市卫生局办公室
江都市卫生局秘书科
扬州市妇幼保健院办公室
镇江市卫生监督所办公室
镇江市第一人民医院办公室
句容市卫生局办公室
泰州市卫生局办公室
泰兴市卫生局办公室
姜堰市卫生局办公室
宿迁市宿豫区卫生局办公室
沭阳县卫生局办公室
省人民医院办公室
省中医院办公室
省疾病预防控制中心办公室
省卫生监督所办公室
苏州大学附属第一医院办公室
苏州大学附属儿童医院办公室
苏州卫生学校办公室

二、全省卫生系统办公室工作先进个人

臧继全 南京市卫生局办公室主任
程 琦 南京市卫生局办公室主任科员
王生华 南京市浦口区卫生局办公室主任
徐明娜 南京市妇幼保健院办公室主任
陈小兰 南京市第一人民医院办公室主任
陈 新 南京市雨花台区卫生局办公室副主任
戴建良 无锡市第三人民医院办公室主任
杨 琳 无锡市第四人民医院办公室副主任
薛美华 无锡市精神卫生中心办公室主任
朱小予 无锡市疾病预防控制中心办公室主任
刘星宇 无锡市卫生监督所办公室主任
邵天容 宜兴市卫生局办公室主任
陆仁平 徐州市卫生局办公室主任
阚久扬 徐州市贾汪区卫生局办公室主任
肖俊英 徐州市中心医院办公室主任
孙合贞 新沂市卫生局办公室科长
马 静 徐州市儿童医院办公室副主任
张 伟 徐州市卫生监督所办公室副主任
周秀华 常州市卫生局办公室主任
李正洪 常州市第二人民医院办公室主任
邵曦麟 常州市第三人民医院办公室主任
袁文娟 常州市中医院办公室主任
巢全大 常州市武进区卫生局办公室主任
王黎明 常熟市卫生局办公室主任
叶伟强 太仓市卫生局办公室主任
朱金华 吴江市卫生局办公室主任
顾炯文 苏州市吴中区卫生局办公室主任
张 洪 苏州市疾病预防控制中心办公室主任
庞小华 苏州市第二人民医院办公室主任
季永生 南通市卫生局办公室主任
刘伟圣 通州市卫生局办公室主任
陈和新 海门市卫生局办公室主任
胡 静 南通市第三人民医院办公室主任
徐立中 南通市疾病预防控制中心办公室主任
金建萍 南通市卫生监督所办公室主任
杨 东 连云港市卫生局办公室主任
赵 岚 连云港市卫生局办公室副主任科员
张建华 连云港市第二人民医院办公室主任
赵忠顺 连云港市中医院办公室主任
解雪芹 连云港市东方医院办公室主任
白耀刚 淮安市卫生局办公室副主任
夏振文 盱眙县卫生局办公室主任
周 刚 淮安市淮阴区卫生局人秘科科长
刘越鹏 淮安市楚州区卫生局办公室主任
刘海波 洪泽县卫生局办公室主任
朱杰明 淮安市清河区卫生局办公室主任
张国瑞 盐城市卫生局办公室主任
陈迪明 大丰市卫生局办公室干部
居会干 建湖县卫生局办公室主任
陈 勇 射阳县卫生局办公室主任
谢蕴华 阜宁县卫生局办公室主任
顾晓宇 滨海县卫生局办公室副主任
常 健 盐城市疾病预防控制中心办公室主任
管文富 扬州市卫生局办公室秘书
胡学友 苏北人民医院办公室主任
周金萍 扬州市第一人民医院办公室副主任
陈 平 宝应县卫生局办公室副主任
吴祝平 仪征市卫生局人秘科科长
陈政社 镇江市卫生局办公室副主任
赵君能 镇江市疾病预防控制中心办公室主任
黄春晓 镇江市第三人民医院办公室主任
陶卫国 扬中市卫生局办公室主任
杨 剑 丹阳市卫生局人秘科科长
金烨霞 靖江市卫生局办公室主任
解应鹏 兴化市卫生局办公室主任
戈卫和 泰州市海陵区卫生局办公室主任
张树华 泰州市高港区卫生局办公室主任
钱晓慧 泰州市人民医院办公室主任
程崇高 宿迁市卫生局办公室主任
陈 香 宿迁市卫生局办公室科员
徐壮飞 泗洪县卫生局办公室主任
方树侠 宿迁市人民医院办公室主任
陈晓军 宿迁市疾病预防控制中心办公室主任
顾晓兰 省肿瘤医院办公室主任
王性云 省中医药研究院办公室主任
乔月华 徐州医学院附属医院办公室主任
丁德莹 省卫生监督所办公室秘书
王 红 南通医学院附属医院办公室主任
滕 湘 省太湖干部疗养院办公室主任
万建华 省职工医科大学办公室主任
尚明宝 省卫生厅办公室助理调研员
何蕴宁 省卫生厅办公室助理调研员

党团组织建设、纪检监察、人事管理

【省卫生厅直属机关党委工作】

一、加强党员教育，提高党员素质

按厅党组《关于加强党员教育工作的意见》和厅直属机关党委的《实施办法》，不断加强党员理论学习和教育。

1.突出学习重点。制定中心组学习计划和学习专题，明确学习内容和要求，对厅直单位中心组学习情况进行检查督促，发挥中心组示范作用。

5月25－27日，在省委党校举办了厅机关及厅直单位处级以上干部理论学习班，共有88位处级干部参加学习，参学率达89.5%。培训班上，就党内两个《条例》、推进完善社会主义市场经济体制改革、努力构建服务型政府、行政许可法的理论与实践、政治文明与政治体制改革、树立科学发展观、宪法修改的内容与实质等六个方面进行专题辅导。

2.改进学习方式，提高党员干部学习兴趣。6月23日，组织了以两个《条例》、《中国共产党章程》以及《关于实行党风廉政建设责任制的规定》为主要内容的知识测试，7月9日进行补考，确保厅机关党员参考率达100%。

4月12日，邀请省委党校储东涛教授作《树立和落实科学发展观》辅导讲座；7月16日，请国际关系学院纽汉章教授作《台湾政局和台海形势》的报告；10月28日，邀请省委宣传部副部长周毅之作"全面准确把握四中全会精神"的专题辅导，厅机关全体党员和厅直单位处级干部120人参加学习。

10月15～25日，组织250名党员干部到南京博物院参观《牢记"两个务必"永葆政治本色－西柏坡精神展览》；组织部分单位党委书记、基层党支部书记和优秀党员代表赴革命老区－井冈山参观学习，接受传统教育；观看电影《张思德》。

3.利用重大节日加强党员教育。开展庆祝建党83周年系列活动，加强党员理想信念教育。一是对9个党支部，10名优秀党务工作者，41名优秀党员进行表彰，树立典型，弘扬正气；二是组织近千名党员参加党的基本知识竞赛活动，参与率达88%；三是7月1日组织厅机关及厅直单位的60多名新党员，到雨花台烈士纪念碑前，由厅领导带领进行进行庄严入党宣誓，进一步端正入党动机；四是7月1日在南医大二附院举办第七届职工歌曲演唱比赛，厅机关和15个厅直单位参加比赛。

在庆祝建国55周年华诞之际，各单位分别举行歌舞联欢会、职工游艺、演唱会、茶话联谊会、师生联欢会、座谈会等丰富多彩活动。

4.继续开展创建学习型单位（机关）活动。5月14日，组织厅机关和部分厅直单位党务工作者25人赴常州市卫生系统学习创建工作经验。共组织47人参加省级机关的第一届计算机知识与技能比赛，取得较好成绩，营建学习型机关的浓厚氛围。

5.抓好"四五"普法教育。组织厅机关和厅直单位普法骨干参加省级机关法制办举办的"四五"普法骨干培训班。10月26日，厅直单位460人参加由省级机关法制办组织的省级机关法律知识考试。

6.开展党员先进性教育准备工作。按照省级机关工委的部署，为增强即将开展的保持共产党员先进性教育活动的针对性和实效性，进行了党员队伍思想状况的专题调研。

二、注重组织建设，发挥政治核心作用和战斗堡垒作用

加强党组织自身建设。一是注重党委自身学习，努力提高工作水平，对厅直单位领导班子民主生活会进行指导，为基层服务。二是开展任期届满的党支部换届改选工作，对新任党支部书记进行培训。12月29日，省卫生厅召开党员大会，选举产生了徐国林等11名同志组成的第五届厅机关党总支委员会。三是贯彻落实厅党组下发的《江苏省卫生厅党组关于加强党支部建设的意见》，指导、协调做好对后进党支部的限期转化工作。

重视制度建设。完善中心组学习制度、"三会一课"制度、谈话提醒制度、党员思想汇报卡制度、民主评议党员制度、目标管理制度、工作报告制度和争优创先制度等；指导并帮助基层党组织坚持和完善党委议事规则。

做好发展党员工作。举办入党积极分子培训班，坚持发展党员预审制度，推进公示制，全年共发展31名新党员。

三、加强机关作风建设，提高社会满意度。

按照省委、省政府统一部署，2月6日召开加强机关作风建设动员大会，不断加强厅机关作风建设，采取针对性措施，解决突出问题，完成作风建设各项工作任务。

1.加强学习教育，全面提高思想认识。采取中心组学习、处室学习、支部生活、上党课、形势报告会以及党校培训等多种形式，深入学习胡锦涛同志关于建设"为民、务实、清廉"党员干部队伍的一系列重要论述，学习中纪委三次全会精神，学习省委、省政府关于加强省级机关作风建设的文件精神。增强对加强省级机关作风建设重要性和必要性的认识。

2.充分发扬发主，认真查找突出问题。按照《关于加强机关作风建设的实施方案》的要求，在全省卫生系统、部分厅委办局、驻宁医药院校、厅机关内部等较大范围内，多方面征求意见和建议。厅作风办分三组走出机关，深入在宁厅直单位和部分市卫生局，面对面地直接听取意见和建议；多种形式，认真查找作风建设方面存在的问题和差距，形成了书面征求意见材料；通过建立健全听取意见网络、公布投诉电话和电子信箱等形式，畅通意见征集渠道。经过梳理，共收集到反映厅机关和各处室作风方面的意见和建议四大类218条。厅党组通过民主生活会等形式，认真开展批评与自我批评，自觉查找不足和差距，深刻剖析原因，明确整改方向。

3.落实整改措施，切实解决存在问题。厅党组和各处室坚持边学边改、边查边改、重在行动、重在实效的原则，针对自查与征集的意见，结合处室职能，逐条对照，制定了18条整改措施，并在新华日报上公布。厅作风办以简报形式将整改措施下发至关单位，实行阳光操作，接受各方面监督。厅党组及各处室进一步细化整改落实方法，明确整改内容、整改措施、整改时间和有关责任人等，坚持“谁主管，谁负责”，建立严格的责任制，一项一项地抓，一件一件地办，对基层和群众反映强烈的问题，能够做到的，立即整改；需要逐步解决的，积极创造条件抓好整改；需要有关方面协商解决的，主动协商合力整改。各处室还把整改过程作为建立和完善制度的过程，修订完善了各项规章制度，建立健全加强和改进作风的长效机制，以制度建设巩固整改成果。

（李庆荣　徐国林）

【党的纪律检查和行政监察工作】

一、落实党风廉政建设责任制，完善廉政建设的工作机制

省卫生厅党组进一步落实党风廉政建设责任制，从落实责任制、增强透明度和完善反腐纠风的工作机制入手，不断提高廉政建设的工作水平，为深化卫生改革、促进卫生事业发展的大局服务。

省落实党风廉政建设责任制领导小组下发《2004年全省党风廉政建设工作各有关单位责任分解意见》，27项工作任务中，“纠正医疗服务和医药购销中的不正之风”确定省卫生厅为主办单位之一，省卫生厅对所承担的任务进行责任分解，成立药品集中招标采购领导小组及其办公室，对药品集中招标采购工作范围、程序等进一步规范。全省县以上医疗机构都参加药品招标采购，给患者让利5.2亿元。

根据省预防职务犯罪工作领导小组的部署，省卫生厅成立了预防职务犯罪工作领导小组，并结合全省卫生系统的实际，制定《江苏省卫生厅加强预防职务犯罪工作的意见》，指导各地卫生行政部门和厅直属单位深入开展预防职务犯罪工作，努力形成符合我省卫生单位实际的预防职务犯罪工作的领导体制和工作机制。

经省政务公开领导小组同意，制定下发《江苏省卫生厅关于全省医疗卫生单位深化院务公开工作的实施意见》，指导全省各级医疗卫生机构围绕“以病人（服务对象）为中心”和“以职工为主人”这两个重点，发展社会主义民主，建设社会主义政治文明，通过政务公开、院务公开强化民主监督，扎实有效地开展反腐纠风工作。

二、加强领导干部廉洁自律

按照中央提出的教育、制度和监督并重的工作要求，省卫生厅党组把思想教育作为党风廉政建设的首要任务和基础工作来抓，贯穿于反腐纠风工作的各个环节。一是加强理想信念教育。教育党员干部坚定马克思主义信仰，坚定社会主义信念，坚持立党为公、执政为民。二是加强法律纪律的教育。在党员干部中开展“增强纪律观念，自觉接受监督”的专题教育活动，学习、宣传《中国共产党党内监督条例》和《中国共产党纪律处分条例》，紧密联系思想实际和工作实际，强化纪律观念和接受监督的自觉性。三是开展先进典型教育和警示教育。组织党员干部尤其是党员领导干部学习郑培民、任长霞等同志的先进事迹，同时，对一些案件进行剖析并组织党员干部去监狱开展警示教育，取得良好的效果。四是强化党性教育。教育广大党员干部加强党性修养，从政先修德，做官先做人，在本单位党风廉政建设和卫生行风建设中以身作则，当好表率。五是把加强省级机关的作风建设的教育活动和廉政勤政教育紧密结合起来，结合省委省政府部署的加强省级机关作风建设工作，要求省卫生厅机关通过转变观念、转变职能，按照“三转变”、“三服务”的要求，做到“八个坚持、八个反对”，切实转变机关作风。六是把廉政勤政教育与学习党的十六届四中全会精神相结合，把党风廉政建设和卫生行风建设的好坏作为衡量执政能力建设的重要指标，以此来推动卫生改革与发展。

以领导干部严格执行四大纪律八项要求为重点，认真落实领导干部廉洁自律工作，进一步规范领导干部的从政行为。一是在省卫生厅机关和直属单位中开展党政领导干部在企业兼职情况的清理工作，对16个在宁直属单位开办的三产公司的情况进行调查，组织人员对9个办有三产公司的直属单位进行逐一走访，为进一步规范和管理三产公司打下基础。二是做好清房的扫尾工作，厅机关和厅直属单位的清房归档工作通过省档案局的验收，归档立卷200余卷。三是加强重大节日期间的党风廉政建设工作，防止滋生不正之风。四是开展行政事业单位工作人员拖欠公款、用公款为个人购买商业保险和党政机关公车使用的“三项清理”工作。

三、做好信访举报工作，查办违法违纪案件

1. 按照省纪委《信访工作目标管理规划》的要求，省卫生厅纪检监察信访举报在前两轮信访目标管理的工作基础上，进一步建立健全责任制，强化基础建设，狠抓目标落实、制度建设、规范管理、网络畅通和文明接待，不断提高信访办理质量，促进了卫生系统党风廉政建设和行风建设。

2. 全年共受理纪检监察信访举报266件，处理《政风热线》投拆40件，件件都得到认真办理，对署实名举报按照要求给予答复。耐心细致做好说服教育和宣传解释工作，使一些改革过程中出现的矛盾得以化解，维护了稳定和发展。涉及苗头性、倾向性以及重要的信访事项均报厅领导阅批，对重大违纪线索和上级立案交办的信访事项认真组织调查了解，及时办结。

发挥全省信访网络的作用，加强

对全省卫生系统信访和案件查办工作的协调指导。全省卫生系统全年共立案35件,给予党政纪处分28人,移送司法机关14人,查处"红包"问题44起,查处医药购销中的违纪违法案件103起、涉案金额96.19万元,11人因"开单提成"受到查处,对472名党员干部实行了诫勉谈话,

3. 6月份,省纪委对省卫生厅纪检组第三轮信访目标管理情况进行考核,厅纪检组监察室全面梳理2001至2003年的纪检监察信访工作情况,进一步规范信访工作制度和各个环节的办理程序,省纪委检查考核组经过听汇报、看台帐、问情况、抽查部分信访件的办理情况,对省卫生厅纪检监察信访举报工作给予了充分的肯定。厅纪检监察室朱春燕同志被省纪委表彰为全省纪检监察信访工作先进个人。

(廉　昇)

【周珉在全省卫生系统纪检监察暨行评工作总结会议上的讲话(摘要)】 2003年是很不平凡的一年,卫生工作在保护人民健康、保障经济社会发展方面发挥了重要作用,我省卫生事业取得了新的发展,党风廉政建设和行风建设也取得了新的成绩。特别是在波澜壮阔的抗击非典斗争中,在紧张艰巨的抗洪防病斗争中,全省卫生系统广大干部职工团结拼搏、敬业奉献,受住了严峻考验,作出了突出贡献,涌现出一大批先进集体和模范人物,受到全社会的高度赞扬。实践证明,我们的卫生队伍在关键时刻是一支敢于战斗、勇于奉献的队伍,在危急关头是一支党和人民可以信赖的队伍。卫生队伍表现出来的良好职业道德风尚,正是长期以来全省卫生系统努力实践卫生工作为人民健康服务宗旨的集中体现,正是长期以来我们坚持一手抓事业发展、一手抓队伍建设的结果。在抗击非典斗争取得重大阶段性胜利之后,全省卫生系统又按照省纠风领导小组的要求,以"发扬抗非精神,当好健康卫士"为主题,开展了民主评议行风工作。各级卫生行政部门和医疗卫生单位按照《江苏省卫生系统民主评议行风工作实施方案》,精心组织实施,顺利完成了动员部署、公开承诺、自查整改、践诺公示等阶段的各项任务,取得了积极的成效。考核评估及问卷调查结果表明,群众对各地在卫生行风评议中所采取的措施及效果是满意的,多数地方的卫生部门在当地进行的机关或行业作风评比中的名次有了新的提高。行风评议进一步落实了卫生行风建设齐抓共管的责任制,促进了卫生行政机关的职能与作风转变,强化了医疗卫生单位让服务对象满意的服务理念。

根据中纪委三次全会、省纪委五次全会和省政府廉政工作会议的部署,今年全省卫生系统的党风廉政建设和行风建设的总体要求是,以邓小平理论和"三个代表"重要思想为指导,深入贯彻党的十六大和十六届三中全会精神,大兴求真务实之风,按照"为民、务实、清廉"的要求,坚持标本兼治、综合治理的方针,惩防并举,注重预防,认真落实领导干部廉洁自律的各项规定,规范从政行为和管理行为;切实转变观念、转变职能、转变作风,加强各级卫生行政机关作风建设;强化职业道德教育和制度建设,落实医疗卫生服务行为规范;重点解决损害群众利益的问题,继续开展药品回扣和"红包"专项治理;推进体制创新,从源头上预防和治理不正之风与腐败现象,树立卫生行业良好社会形象,为促进卫生改革与发展提供有力保证。

一、正确分析形势,充分认识加强党风廉政建设和行风建设的极端重要性

首先,要从贯彻"三个代表"重要思想的高度来认识卫生系统的党风廉政建设和行风建设。实现好、维护好、发展好最广大人民群众的根本利益,是实践"三个代表"重要思想的本质要求,是卫生工作的出发点和落脚点。由于卫生行业联系千家万户,涉及生老病死,与每个人的切身利益密切相关,因而也是社会主义精神文明建设的一个窗口。广大人民群众正是通过我们的行风、我们的工作,来看党风和社会风气的。可以说,卫生系统的党风、行风直接关系党和政府的形象。我们要始终牢记全心全意为人民服务的宗旨,坚持不懈地抓好党风廉政建设和行风建设,提高卫生系统干部职工队伍素质,真正做到权为民所用、情为民所系、利为民所谋。

其次,要从落实科学发展观的高度来认识卫生系统的党风廉政建设和行风建设。十六届三中全会提出的科学发展观,就是要"坚持以人为本,树立全面、协调、可持续的发展观,促进经济社会和人的全面发展";"统筹城乡发展、统筹区域发展、统筹经济和社会发展、统筹人与自然和谐发展、统筹国内发展和对外开放"。这一发展观是我们党对社会主义现代化建设指导思想的新发展。科学发展观的确立,为我们争取各方面重视与支持,加快卫生事业发展创造了良好的机遇、提供了更好的条件。但前提是我们必须做好自己的工作,包括党风廉政建设和行风建设。药品购销、医疗服务中的不正之风已经成为中央关心的一个突出问题。我们对此要有十分清醒的认识,以对人民群众深厚的感情和高度负责的精神,下大力气加以解决。

第三,要从维护卫生改革与发展全局的高度来认识卫生系统的党风廉政建设和行风建设。当前,全省卫生工作正处于一个十分重要的时刻,深层次的改革逐步破题,新一轮事业大发展的势头已经出现。保证卫生事业健康持续快速发展,除了要有好的政策措施外,我们还必须把握两条,一是要建立一支过得硬的卫生管理和专业技术队伍。通过加强党风廉政建设和行风建设,不断提高干部职工队伍的整体素质,才能使卫生改革与发展有坚强的政治保证,保证正确的方向,在为人民健康服务的过程中,壮大医疗卫生实力。二是要营造一个各方面关心支持卫生工作的良好社会环境。坦率地讲,现在社会对医疗卫生行业的认同度不高,卫生工作的外部环境并不好。大家从不断上升的医疗纠纷中、从新闻媒体的报道中,应该都能深切地体会到。人民

群众对医疗卫生服务中不正之风的反映比较强烈，医患双方的不信任感有扩大趋势，医疗纠纷不断出现，抗非斗争中树立的卫生行业良好社会形象在人民群众中逐渐淡化。这样一种状况对于推动卫生改革与发展是十分不利的。我们必须弄清楚一个道理，服务于人民健康、让人民群众满意是卫生工作的根本要求，群众拥护的发展才是健康的发展，失去群众理解支持是卫生事业最大的损失。当前存在的一些不正之风，可能给医疗卫生单位和医务人员带来一时的“利益”，但从长远来看，是卫生事业建设的消蚀剂，也是卫生队伍的腐蚀剂，如果任其发展，不仅损害广大人民群众的利益，也会毁了卫生事业，毁了卫生队伍。

二、发扬求真务实精神，抓好党风廉政建设和卫生行风建设重点任务的落实

一是强化教育和监督，促进领导干部廉洁自律。领导干部手中都掌握一定的权力，做好领导干部的廉洁自律一直是党风廉政建设和反腐败工作的重点。要坚持不懈地进行党的宗旨和基本理论教育，进行党的优良传统和作风教育，进行党纪党规教育。领导干部要牢固树立马克思主义的世界观、人生观、价值观和正确的权力观、地位观、利益观，坚定理想信念，自觉加强党性修养和道德修养，做到慎始慎终，慎独慎微，洁身自好，一尘不染。要坚决克服胡锦涛同志在讲话中列举的在党员干部队伍中亟需解决的十类突出问题。每一个领导干部都要以通报的典型案例为戒，坚持立党为公、执政为民、清政廉洁，认真执行中纪委三次全会提出的四大纪律八项要求，真正为人民掌好权、用好权。要进一步推进干部制度的改革，认真贯彻执行《党政领导干部选拔任用条例》，把廉政勤政教育始终贯穿于干部培养、选拔、管理的全过程，做到选好人、用好人、管好人，使干部工作进一步科学化、民主化、制度化。在对加强干部教育的同时，必须完善监督机制，形成促使权力正确行使的有效机制。中央最近颁布的《中国共产党党内监督条例（试行）》和《中国共产党纪律处分条例》等两部重要的党内法规，为党内监督的制度化、规范化提供了根本依据。要以学习贯彻两个《条例》为契机，进一步发扬党内民主，加强党内监督、群众监督和舆论监督，坚持以领导干部特别是“一把手”为监督重点，畅通民主渠道，把权力运行严格置于人民群众的监督之下。

二是加强各级卫生行政机关作风建设，更好地服务于发展、服务于基层、服务于群众。今年初，省委、省政府对省级机关作风建设作出了部署，要求进一步转变观念、转变职能、转变作风，建设人民满意的服务型机关。2月11日，省委书记李源潮同志到我厅检查指导作风建设工作时，特别强调省卫生厅和各地卫生局都要抓好作风建设，以好的机关作风来抓行风建设，让机关的作风、系统的行风进一步改进，使老百姓的评价进一步提高。希望各级卫生行政部门切实加强机关作风建设，使之与全系统的党风廉政建设、行业作风建设和卫生改革发展的实践有机结合，以机关作风的转变促进全系统行业作风的好转。机关作风建设要加大解放思想的力度，不断更新观念，破除思想障碍，更好地推动卫生改革的深化；加大调查研究的力度，及时发现和总结基层的先进经验，更好地指导全局和服务基层；加大职能转变的力度，认真实施政务公开，自觉接受群众监督；加大办实事的力度，把群众关心的热点作为工作的重点，着力解决群众反映突出的问题，不断提高群众的满意度。

三是坚持标本兼治，大力推进卫生行风建设。在去年以来的民主评议行风工作中，各地坚持“以病人为中心”，办实事、求实效，努力改善服务，取得了较好的社会效果。这说明只要我们坚持不懈、踏踏实实地抓行风建设，就能够取得实际效果，就能够让群众满意。各地各单位要认真总结经验，完善制度措施，切实加强卫生行风建设和职业道德建设。工作中要努力做到四个结合：一是卫生行风建设必须与正面教育和制度建设相结合。要引导和教育广大医务人员大力弘扬“救死扶伤、忠于职守，爱岗敬业、满腔热情，开拓进取、精益求精，乐于奉献、文明行医”的行业风尚。大力宣传表彰卫生队伍中的先进典型，弘扬正气，展示形象。进一步完善各项规章制度，从制度上堵住可能产生不正之风的漏洞。医疗卫生单位要结合内部改革，完善各项规章制度，并在落实上下功夫。二是卫生行风建设必须与医疗服务质量的监管紧密结合。要加强医疗机构的医疗质量、医疗安全的监督检查，逐步建立医疗信息发布和公示制度，满足患者的知情权和选择权，主动接受社会和群众的监督，促进医疗机构强化内部质量管理。要制定常见病多发病的诊疗常规，组织专家对医疗机构、医务人员用药情况进行检查，努力为患者提供优质、安全、经济的医疗服务。三是卫生行风建设必须与各项改革相结合。要加快卫生改革，积极探索和解决医疗卫生服务体系中存在的深层次矛盾和问题。要加快医疗卫生单位内部的人事制度改革、分配制度改革以及与社会主义市场经济相适应的各项改革步伐，完善有效的激励和约束机制，规范执业行为，合理配置和使用卫生资源，在体制、机制和源头上防止不正之风的产生。四是卫生行风建设必须与创建文明卫生行业工作相结合。要充分发挥现有的行风热线电话、行风监督员的作用，密切和社会各界的联系，广泛征求意见，切实改进工作。继续开展“文明示范岗”、“青年文明号”创建工作。积极与新闻媒体加强联系和沟通，坚持正确的舆论导向。按照“行业作风优良、岗位服务规范、群众评价满意”的要求，加大创建文明行业的力度。

四是加大专项治理的力度，严肃查处违法违纪案件。根据中纪委和省纪委的要求，今年要继续重点查办县（处）级以上领导干部违纪违法案件，特别是违反政治纪律的案件和贪污、受贿、挪用公款的案件。并将纠正医药购销和医疗服务中的不正之风，解决医药购销中给予、收受回扣和医疗服务中“开单提成”、收受“红包”等问题作专项治理的重要内容之一，我们必须高度重视。

一方面，要深化改革、加强管理，进一步完善药品集中招标采购工作，本着公开、公正、公平的原则规范各种经济行为。另一方面，要加大对违法违纪案件的查处力度，坚持有案必查、查则彻底、处理到位，不姑息、不手软。

三、完善组织领导机制，把党风廉政建设和卫生行风建设工作不断引向深入

第一，要认真贯彻落实党风廉政建设责任制，切实做到“谁主管，谁负责”。党风廉政建设责任制是做好党风廉政建设和卫生行风建设工作的重要抓手，各地各单位要坚持“谁主管，谁负责”的原则，把党风廉政建设和卫生行风建设的各项任务分解到分管领导、部门负责人的身上，使他们真正担当起责任，将党风廉政建设、卫生行风建设与业务工作紧密结合，做到同布置、同落实、同检查、同考核。要加强对党风廉政建设责任制贯彻落实情况的检查考核，对贯彻执行好的领导班子和领导干部，要给予表彰鼓励；对差距较大的领导班子和领导干部，给予督促和诫勉，限期整改；对领导班子或领导干部分管范围内党风廉政建设方面的失职行为，必须按责任制的规定实行责任追究，维护责任制的严肃性。

第二，要加强调查研究，不断探索新的工作思路与方法。要牢固树立纪检监察工作为卫生改革与发展这个大局服务的观念，善于从政治上、大局上考虑和观察问题，深入研究新形势下纪检监察工作的规律，增强工作的预见性和创造性。尤其是在当前改革不断深化、矛盾比较复杂的情况下，要紧密结合改革实际，积极探索标本兼治、从源头上预防和治理腐败的有效途径。对于党风廉政建设和卫生行风建设方面现存的问题以及出现的新情况、新苗头，要做深入细致的调查研究，实事求是地加以分析，按照改革发展的新思路来寻求解决问题的办法，努力把党风廉政建设和行风建设提高到一个新水平。

第三，要加强纪检监察队伍建设，提高纪检监察干部政治和业务素质。党风廉政建设和行风建设是卫生工作的重要组成部分，是卫生改革与发展的重要保障。随着改革的不断深入，新情况新问题不断出现，党风廉政建设和卫生行风建设也面临着新的挑战，任务越来越重，要求越来越高。纪检监察队伍担负着重要而艰巨的任务。各级卫生行政部门和医疗卫生单位要重视加强这支队伍的建设，充实人员，加强力量。各级领导要从政治上、工作上和生活上关心、爱护纪检监察干部，为他们的工作创造必要的条件。纪检监察部门的同志们要忠于职守，大胆工作，勇于负责；要加强学习，提高素质，努力创新；要坚持原则，严于律已，树立正气，当好党和人民的忠诚卫士，为卫生改革与发展保驾护航。（2004 年 3 月 16 日）

【唐维新在全省卫生系统纪检监察暨行评工作总结会议上的讲话（摘要）】

一、去年的工作回顾（略）

二、认真学习胡锦涛同志在中央纪委三次全会上的重要讲话精神

胡锦涛同志在中央纪委三次全会上要求全党大力弘扬求真务实的精神，大兴求真务实之风，继续深入开展党风廉政建设和反腐败斗争。全省卫生系统要认真学习，并紧紧结合江苏卫生工作的实际，树立科学的发展观，推进反腐纠风各项工作深入开展。

（一）正确把握反腐纠风的内在规律，增强做好党风廉政建设工作的责任感和紧迫感

我国正处于并将长期处于社会主义初级阶段，社会主义市场经济体制只是初步建立，适应市场经济发展要求的管理体制、监督制约机制还不健全，行政行为、企业行为和市场行为需要进一步严密规范和有效约束。旧体制的弊端还没有完全消除，新体制的矛盾又日渐显露出来。而社会主义民主法制的健全和完善又是一个长期的过程，诱发腐败的一些深层次问题尚未完全解决。经济体制改革中存在的问题是体制转轨中难以完全避免的。卫生事业同样存在着体制性、结构性和机制性矛盾，这些矛盾为滋生消极腐败现象提供了土壤和条件，这就决定了当前卫生系统存在的消极腐败现象有其必然性，更有其长期性。

解决社会主义市场经济体制建立过程存在的问题，根本出路是深化改革，用改革发展的办法解决前进中的问题。根本保证是加强和改善党的领导，不断提高党的领导水平和执政水平，加强和改进党风廉政建设，提高拒腐防变和抵御风险的能力。

反腐纠风是一个庞大的系统工程，要高度重视整体联动的综合效应，同时，也要结合行业实际做好“环节”工作。要正确认识改善大环境和改善小环境的良性互动关系，努力解决我们自身存在的问题，建好我们的队伍，净化我们的环境，切实维护人民群众的根本利益，把反腐纠风工作提高到一个新水平。

（二）正确把握卫生改革发展和反腐纠风的关系，自觉地把反腐纠风寓于卫生改革发展之中

反腐纠风既是在社会转型过程中深化改革加快发展的必然要求，也是深化改革加快发展的必要保证。要正确处理和把握反腐纠风工作与卫生改革发展的关系，始终把党风廉政建设和反腐纠风的目标、任务、工作重点和各项措施，放在卫生改革发展的大局中来把握，与卫生改革发展的实践相适应，与卫生改革发展的重大举措相配套，在卫生改革发展进程中贯彻落实，从而为卫生改革和发展提供更主动、更直接、更有效的服务。要通过加强对卫生改革重大决策和措施执行情况的监督检查，保证政令畅通；要在深化卫生改革的进程中，及时发现和解决妨碍卫生改革发展的突出问题，监督关口前移，力争把违纪违法问题和影响改革发展的消极因素和不良倾向解决在萌芽状态；要通过认真研究新一轮卫生改革发展对党风廉政建设带来的影响和提出的新要求，提出预防和治理消极腐败现象的对策和措施，不断排除干扰和阻碍卫生改革的负面影响；要解放思想，开拓思路，努力通过制度创新来解决卫生系统存在的消极腐败现

象。

（三）正确把握群众反映的突出问题，切实维护人民群众的根本利益

卫生工作与人民群众的切身利益密切相关，体现着党和政府“立党为公，执政为民”的根本要求。卫生工作必须把维护广大人民群众健康作为我们工作的立足点和出发点。在研究制定反腐纠风工作思路和工作方案时，实施各项具体措施时，都要看是否有利于卫生改革发展，是否有利于维护人民群众的根本利益，都要始终坚持以人民群众满意不满意、高兴不高兴、答应不答应为衡量的标准。

今年中央纪委三次全会和国务院廉政工作会议把医药购销中给予、收受回扣和医疗服务中“开单提成”、收受“红包”作为专项治理的重点，反映了人民群众的呼声。对这些直接损害人民群众利益的不正之风，我们不能因为已经抓了多年而有所懈怠，也不能因为整治难度大而有畏难情绪，更不能因为是老问题而麻木不仁。要以“群众利益无小事”的政治责任感，以求真务实的精神和作风，着力纠正群众反映强烈的不正之风，让人民群众实实在在地感受到卫生系统党风廉政建设和反腐纠风工作新成果。

（四）正确把握求真务实的精髓，把工作重点放在求实效上

反腐纠风工作责任重大，难度很大。但反腐纠风工作又很重要，不能马虎，只能抓好。办法是贯彻党风廉政建设责任制，做到责任明确，分兵把守，衔接协调，守土有责。

落实责任靠什么？一靠制度，二靠监督。制度要求规范，体现规律。多年来卫生系统逐步建立起较完整的反腐纠风方面的规章制度，随着卫生改革和发展的新形势，需要不断地加以修订和完善。同时，必须通过信息反馈、监督检查、考核评估、责任追究等监督措施，促进各项制度的落实，才能取得实实在在的效果。

三、今年的党风廉政建设和反腐纠风工作任务

2004年我们要坚持以邓小平理论和“三个代表”重要思想为指导，认真贯彻胡锦涛同志提出的“为民、务实、清廉”的要求，坚持教育、制度、监督并重，推动党风廉政建设和反腐纠风工作深入开展。

（一）强化思想教育，筑牢思想道德防线

全省卫生系统要继续把思想教育作为党风廉政建设和职业道德建设的首要任务和基础工作来抓，贯穿于反腐纠风工作的各个环节之中。

要加强理想信念和廉洁从政的教育，在深入学习“三个代表”重要思想的活动中，教育卫生系统的党员干部坚定马克思主义信仰，坚定社会主义信念，坚持立党为公、执政为民，保持党的先进性和纯洁性。

要加强党的纪律教育，在党员干部中开展“增强纪律观念，自觉接受监督”的主题教育活动，认真学习、广泛宣传、严格执行《中国共产党党内监督条例（试行）》和《中国共产党纪律处分条例》，紧密联系思想实际和工作实际，强化纪律观念和接受监督的自觉性。要继续开展正反典型教育，进一步提高党员干部拒腐防变能力，经受住改革开放的考验。

要深入开展优良作风教育，按照省委省政府提出“三转变”“三服务”即转变观念、转变职能、转变作风和为发展服务、为基层服务、为群众服务的要求，教育干部做到“八个坚持、八个反对”，大力弘扬求真务实的精神，大兴求真务实之风。

要重视抓好职业道德、职业纪律和职业责任的教育。继续学习贯彻“一个要求、三个规范”，进一步规范卫生人员的从业行为，在内强素质上打牢思想基础，树立“救死扶伤、忠于职守、爱岗敬业、满腔热情，开拓进取、精益求精、乐于奉献、文明行医”的行业风尚。

（二）严格遵守纪律，确保廉洁从政

卫生系统的改革发展正进入关键时期，必须用严明的纪律来保证改革的顺利进行。领导干部要认真执行中央作出的廉洁自律各项规定，尤其要严格执行四大纪律八项要求。四大纪律是：党的政治纪律、组织纪律、经济工作纪律和群众工作纪律。八项要求是：要同党中央保持高度一致，不阳奉阴违、自行其是；要遵守民主集中制，不独断专行、软弱放任；要依法行使权力，不滥用职权、玩忽职守；要廉洁奉公，不接受任何影响公正执行公务的利益；要管好配偶、子女和身边工作人员，不允许他们利用本人的影响谋取私利；要公道正派用人，不任人唯亲、营私舞弊；要艰苦奋斗，不奢侈浪费、贪图享受；要务实为民，不弄虚作假、与民争利。要结合卫生系统实际，把领导干部廉洁自律与加强对干部的教育、管理、监督结合起来，增强党员领导干部廉洁自律的自觉性。

对领导干部从政行为实施有效监督，对违反党的纪律的行为进行惩处，是保证领导干部严格自律的重要手段。不久前颁布实施的《中国共产党党内监督条例（试行）》和《中国共产党纪律处分条例），是深入学习贯彻“三个代表”重要思想，健全和完善党内监督制约机制，切实加强党的纪律，全面推进党的建设新的伟大工程的重大举措，是党内政治生活中的一件大事。我们要充分认识贯彻执行两个《条例》的重要意义，把贯彻落实《条例》作为当前和今后一个时期的重要任务。认真执行《条例》规定的各项制度，重点加强对领导班子特别是主要领导干部的监督。要将贯彻实施《条例》的情况作为党风廉政建设责任制检查考核的重要内容。纪检监察部门要充分发挥党的监督机关的职能作用，加强监督检查。

（三）重视信访举报工作，严肃查处违法违纪案件

卫生系统的各级领导要重视信访举报工作，对重要信访件，主要领导要亲自阅批，亲自指导办理，提高办理水平。要不断拓宽信访举报渠道，使人民群众反映问题更加方便、快捷。提倡和鼓励署实名举报，对署实名的信访举报应当给予答复。坚持分级负责、归口办理，建立科学有效的信访处理机制，把矛盾解决在本地区本部门本单位，特别要妥善解决群体访、重复访，防止矛盾激化。加强信访监督，把反映党员干

部思想作风和工作作风问题，廉洁自律不严和轻微违纪的问题处理好、解决好。正确对待改革中出现的矛盾和问题，少数职工对改革不理解，不支持的，要做好说服教育和宣传解释工作。对打着改革的旗号干违法违纪勾当的要严肃处理。省厅将组织第三轮纪检监察信访目标管理的检查。

继续重点查办卫生行政机关、卫生执法部门、财务管理部门和处级以上领导干部违纪违法案件，特别是违反政治纪律的案件和贪污、受贿、挪用公款的案件，工程建设、物资采购、药品采购等方面的案件、领导干部伙同或支持其亲友非法敛财的案件，严重腐化堕落的案件，严重违反组织人事纪律的案件和严重失职渎职的案件，典型的行风案件等。要加强对办案工作的领导和组织协调，充分发挥监察、组织人事、审计等部门的职能作用，形成查办案件的合力。

(四)进一步加强职业道德建设，切实纠正损害群众利益的不正之风

全省民主评议卫生行风工作告一段落后，行风建设将继续转入长效管理。今年要继续做好几件事。要以改善服务态度，提高服务质量为重点，大力弘扬抗击非典斗争中恪尽职守、救死扶伤、无私奉献、严谨求实的精神，牢固树立“以病人为中心”的服务理念，在医疗活动中充分体现人文关怀。严格执行省厅制发的“一个要求三个规范”和《关于进一步加强行风建设的意见》，医疗单位要坚持实行分层挂号、“一站式”服务、开放式取药、坐等候诊、24小时供餐等服务。要尊重患者的知情权、同意权和对健康维护权，逐步建立医疗信息发布和公示制度，向社会公布各医疗机构医疗质量、医疗安全、工作效率、医疗费用等方面的情况。加强医患沟通，了解病人，理解病人，和病人交朋友，医患协作，共同与疾病作斗争。完善病人选医生制度，满足患者多层次的服务需求。加强约束机制的建立，加强社会监督和院内监督，认真倾听群众的呼声。省厅将继续开展出院病人问卷函调工作，采取灵活多样的方式对医疗卫生单位进行明查暗访。各地卫生行政主管部门也要加强对医疗卫生单位的检查力度，通过制订科学的检查标准，引导医疗单位提高服务水平。同时要通过设立行风热线电话、聘请行风建设监督员、发放调查问卷等形式，广泛征集意见和建议，接受社会监督。建立群众投诉和反馈处理情况档案，定期分析，做到件件有落实。继续实行一次投诉查实待岗制，规范医疗服务行为，努力为患者提供优质、方便、费用较低的医疗卫生服务。

要继续加大对收受药品回扣、收受红包和不规范医疗行为的治理力度，切实纠正损害人民群众利益的不正之风。目前医疗卫生领域存在的种种消极腐败现象和不正之风，说到底是为谋取个人、小团体的私利，而损害广大人民群众的利益，败坏行业风气，影响行业形象。医药购销中的不正之风成因复杂，治理难度很大，必须采取综合措施。要按照合理检查、合理用药、合理治疗的要求，分批制订常见病、多发病的诊疗常规，促进因病施治。鼓励各地各单位结合实际，积极探索治理损害群众利益的不正之风的新举措、新办法。要继续实行药品集中招标采购。建立合理用药的监控制度，由省、市、县三级分别出台控制药品收入比重的措施，制定药品收入占业务收入比例的高限，超过控制限额的实行一票否决，医院和医院领导不得被评为文明单位、标兵、先进，取消参加基本现代化医院的评审资格，所超的药品收入上缴卫生行政部门，用于扶持困难较多的单位或奖励药品管理工作做得好的单位。继续推行药品异动情况的监控制度，约束经销商给予和医生收受药品回扣的行为。

对红包、开单提成等不规范医疗服务行为也必须继续严加防范和整治，防止反弹。治理红包，要以降低平均住院日为突破口，尤其要降低术前住院日，提高工作效率。继续执行红包举报通报制度，制约违规医疗行为。对查实收受红包的个人要按规定严肃处理。对医疗服务中开单提成问题的治理，要加大监查力度，对违规的单位或部门，要严肃追究其主要领导的责任，绝不姑息放任。

(五)适应医疗服务体系改革的需要，积极探索从源头上预防和治理腐败的有效途径

今年，我省卫生系统把深化医疗服务体系改革摆在突出的位置上，包括加快推进城镇公立医院体制改革、大力发展非公有制医疗机构、优化医疗卫生资源配置。随着卫生改革的深入，反腐纠风工作也将面临新的挑战和新的问题，更需要积极探索创新，切实从治本上加大工作力度。

继续推进行政审批制度改革。认真贯彻实施《中华人民共和国行政许可法》，确保将行政许可的原则体现在整个卫生管理活动中，努力塑造服务型政府形象。加强已调整行政审批项目的后续监管工作，对取消审批后还需继续监管和改变管理方式的事项，要防止出现管理上的脱节。对保留或改变管理方式的审批项目要逐项进行研究，制定加强监督制约的措施和办法。建立和完善行政审批责任追究制，推行首问责任制，服务承诺制、限时办结制，提高审批效率。

全面推进财政管理制度改革。按照建立健全公共财政体制的要求，继续深化“收支两条线”管理改革，逐步将政府非税收入全部纳入“收支两条线”管理，防止各类违规违纪行为的滋生。

积极推进干部人事制度改革。深入贯彻《党政领导干部选拔任用工作条例》，认真执行省委制定的干部人事工作四项规定和办法，进一步推行和完善公开选拔、竞争上岗制度，继续深化和推行经济责任审计工作。

严格执行民主集中制。健全领导班子议事规则，完善议事程序，涉及重大决策、重要干部任免、重大项目安排、大额度资金的使用等，须由集体研究决定。深入推行并完善廉政谈话和领导干部述职述廉制度，建立和完善监督管理机制。

深化政务公开、院务公开、医务

公开。结合加强机关作风建设，公开与群众利益密切相关的事项，确保应公开内容及时公开，应解决的问题得到及时解决，切实增强公开的效果，提高透明度，接受社会的监督。要积极创造条件，将医疗活动中的相关情况向社会公布，接受社会监督。

加强行政监察工作，充分发挥监察部门的职能作用。开展执法监察，加强对卫生法律法规、法令和重大决定执行情况的监督检查，坚决纠正有法不依、执法不严，有令不行、有禁不止的行为，保证政令畅通。开展效能监察，重点解决少数卫生行政部门效率低下、办事推诿、资源浪费的问题，提高行政效率，推动服务型机关的建设。开展廉洁监察，重点对基建工程项目、药品、医疗设备、一次性耗材的采购开展监督检查，预防职务犯罪的发生。

（2004 年 3 月 16 日）

【卫生高级专业技术资格评审和厅直单位知识分子工作】 2004 年 7 月 28 日至 8 月 6 日，省卫生厅召开江苏省卫生专业人员高级专业技术资格评审工作会议。全省共申报 3 247人，其中申报正高专业技术资格 963 人，副高专业技术资格2 284人。经专家评审，通过评审人数共 2 281人，其中正高 773 人，副高 1 508人。

经国务院批准，省中医院刘沈林、省人民医院吴宏飞获 2002 年度“享受政府特殊津贴专家”称号。

经卫生部批准，苏州大学第二医院兰青获 2003～2004 年度“卫生部有突出贡献中青年专家”称号。

经省委知识分子工作领导小组批准，省人民医院单其俊、张峰、孔祥清、苏大附一院杨惠林获 2004 年度省“333 工程”培养对象科研项目经费资助，总资助经费 17 万元。

经省政府批准，全省卫生行业 31 人获省“六大人才高峰”第二批高层次人才项目资助，总资助经费 149 万元。（刘益兵）

【省“六大人才高峰”第二批卫生行业高层次人才项目资助名单】

南京脑科医院	姚志剑	
苏州大学附属二院	刘春风	
苏州市第五人民医院	朱传武	
盐城市第一人民医院	朱　云	
泰州市人民医院	黄俊星	
无锡市第五人民医院	陈静瑜	
扬州市第一人民医院	荆　鑫	
淮安市第二人民医院	王昌成	
淮安市第一人民医院	李玉峰	
南京军区南京总医院	李晓军(女)	任建安
	刘志红(女)	李幼生
	张春妮(女)	李维勤
	翟勇平	
中国医学科学院皮肤病研究所	陈志强	
江苏省血吸虫病防治研究所	梁幼生	
江苏省肿瘤医院	黄新恩	
江苏省原子医学研究所	吴春英(女)	
江苏省中医院	孙　伟	
东南大学	邱海波	刘乃丰
	章庆国	
苏州大学附属第一医院	陈卫昌	
南京医科大学	张淳文	
江苏省人民医院	苗　毅	林　琳(女)
	李建勇	李相成
	孔祥清	

（刘益兵）

【2004 年全省晋升主任医(药、护、技)师名单】

南京市脑科医院	范俭雄	欧红霞(女)
	肖　红(女)	张　宁
南京市第二医院	白　浩	蔡莉静(女)
	丁　海	陶　晨
	杨觉民	赵　红(女)
	钟　备	
南京市第一医院	高志伟	姜　鹏
	李　萍(女)	李英斌
	田　韧	王书智
	徐燕丽(女)	徐友娣(女)
	张　莉(女)	周宝宁
南京市儿童医院	鲍华英(女)	龚晓平
	郝理华	胡　正(女)
	刘海樱(女)	刘红霞(女)
	刘继炎	刘　琴(女)
	陆　勤(女)	钱小青(女)
	沈卫民	田国英(女)
	王凤鸣(女)	武海燕(女)
	夏　敏(女)	徐小群(女)
	张冬玲(女)	张儒舫
	赵德育(女)	郑　帼(女)
	朱小妹(女)	
南京市妇幼保健院	蔡满红(女)	顾筱琪(女)
	阚延静(女)	刘　慧(女)
	沈晓凤(女)	苏亦平
	王素敏(女)	余宁珠(女)
南京市鼓楼医院	陈保俊	费中苏
	葛卫红(女)	顾　勤(女)
	蒋　健	梁维邦
	孙雪梅(女)	王　霄(女)
	王雪晨	卫中庆
	吴毓麟	徐　运(女)
	周玉皆	
南京市疾病预防控制中心	孙建英(女)	王盛良

殷晓梅(女) 钟　清(女)
南京市口腔医院 陆东辉 徐明耀
南京市市级机关医院 秦晓虹(女) 孙绮芬(女) 张美莎(女) 谢国祥
南京市胸科医院 陈宇宁 李胡渤(女)
南京市中西医结合医院 纪广仁 李文新(女) 苏尔亮
南京市中医院 顾　宁 陶　寰 吴学苏(女) 余苏萍(女)
高淳县人民医院 黄建才
溧水县人民医院 洪克胜 陶　林 赵慧萍(女)
南京市建邺医院 吴心京(女)
南京市江宁医院 孙正喜
南京市六合区疾病预防控制中心 游本荣
南京市浦口医院 米永刚
南京市栖霞区迈皋桥医院 庞施义
南京市栖霞区医院 胡家庭 周　玲(女)
南京市玄武医院 姜凤梅(女)
南京市雨花医院 苏晓飞(女)
南京康爱医院 赵宝成

无锡市

无锡市传染病医院 陈凯红(女) 邓　琪(女) 徐　微(女) 郑　建(女)
无锡市第一人民医院 蔡　兵 戴钧国 傅东红(女) 李明秋 林长春 沈云峰 王雁娟(女) 何　俭 田德虎 杨幼易(女) 周　敏(女)
无锡市第二人民医院 陈力平 龚　镭 蔺玉昌 薛永生 杨承健 张熔熔(女) 张威江 朱赣传
无锡市第三人民医院 吕国忠 苏青和(女) 徐　燕(女) 赵春荣
无锡市第四人民医院 蔡礼鸣 卢任期(女) 谢宗涛 余进进(女)
无锡市第五人民医院 杨国仪(女)
无锡市疾病预防控制中心 杨国瑾(女) 杨永钦 朱小予
无锡市精神卫生中心 储　兴
无锡市中医医院 蔡建平 尤建良 朱丽华(女)
江阴市疾病预防控制中心 周维新
江阴市人民医院 江　莲 李　浩 许云宝 杨惠光 赵玉琴(女) 周正明
江阴市中医院 顾国龙 姚　平(女)
无锡市滨湖人民医院 赵秉茂
无锡市南长人民医院 谢维敏
无锡市锡山人民医院 黄永刚 谢建强
宜兴市人民医院 丁惠芬(女) 韩菊云(女) 潘建强
宜兴市第二人民医院 钱国全 徐小英(女)
宜兴市卫生局卫生监督所 吴蓉芬(女)

徐州市

徐州市第三人民医院 黄迪亚
徐州市第四人民医院 蒋　英(女) 李桂金
徐州市妇幼保健院 赵玉环(女)
徐州市彭城人民医院 陈新建(女)
丰县中医院 魏恒敏 朱玉芬(女)
沛县华佗医院 刘克娥(女)
邳州市人民医院 冯遵茹(女) 周侠玲(女)
邳州市医学会 李双林 董淑侠(女) 胡义保 王金陵(女)
新沂市人民医院 王利亚 袁宗军 张贻良
徐州市计划生育指导所 徐士凌(女)
徐州市精神病院 赵长银

常州市

常州市第一人民医院 陈　巍(女) 承翼南 丁亮华 郭彩霞(女) 陆亚华(女) 潘家荣 钱新瑜(女) 施益民 唐亚娟(女) 王红娣(女) 王穗暖 吴昌平 谢小宝 徐国林 徐仁芳 张素娟(女) 赵春英(女) 周瑞珏(女) 邹　岩
常州市第二人民医院 鲍永仪(女) 沈跃华 宋鸿安 吴汉斌 徐南伟
常州市第三人民医院 陆建春 张　钢
常州市儿童医院 单　蕊(女) 钱金强
常州市妇幼保健院 王秋伟
常州市疾病预防控制中心 姜维平 施玉兴 徐建中
常州市中医医院 常　惠(女) 陈　岱 沈瑞兴 孙　钢 王彩华(女) 王乐平 许建湘 姚森林 张　曦 周华琴(女)
常州市肿瘤医院 冷嘉兴 谈国明 周蓓蓓(女) 朱友群
常州市戚墅堰区人民医院 张福康
常州市天宁区疾病预防控制中心 郭凤英(女)
常州市武进人民医院 倪晓谦(女) 王国裕 吴莲芬(女)

常州市武进中医医院　孙东明
常州市钟楼医院　周俊燕
金坛市人民医院　邓　建　李继春
潘　秀(女)
溧阳市人民医院　史平淮　吴正平
徐　铭
溧阳市卫生防疫站　狄留妹(女)蒋秀芳(女)
溧阳市中医院　潘荣华

苏州市

苏州市第二人民医院　陈芷玲(女)葛齐放(女)
江　杭(女)王　飞
张　勇　朱焕兴
苏州市第三人民医院　骆万青　汤佩麟
苏州市第四人民医院　卞新南　黄彩英(女)
袁竹平
苏州市第五人民医院　高胜兰(女)
苏州市疾病预防控制中心　穆卫明　周雅(女)
苏州市中医院　葛惠男　王纯庠
王玳珠(女)许丽华(女)
朱　牧
常熟市第一人民医院　顾振良
常熟市第二人民医院　张伯升　赵　超
常熟市疾病预防控制中心　葛惠芬(女)
常熟市中医院　张小龙
张家港市第一人民医院　樊栋良　蒋智勇
徐卫袁
张家港市妇幼保健所　陈洪兴
昆山市第一人民医院　冯　堃　谷惠敏(女)
钱国昌
昆山市中医院　郭　吕　郭新瑛(女)
吕建元
苏州市吴中人民医院　王银喜
太仓市第一人民医院　宋世良
太仓市中医院　施小恬
吴江市第一人民医院　王晓东
吴江市第三人民医院　唐新生
昆山市玉山镇卫生院　谷青山

南通市

南通市第一人民医院　曹镇宁　陈建荣
丁　莉(女)姜　群(女)
巫　云(女)仲崇俊
南通市第二人民医院　郭　毅　汪新华
南通市第三人民医院　羌　韧(女)尚云飞
张巳声(女)
南通市肺科医院　傅国培　张玉明
南通市妇幼保健院　李双双(女)王妙生
徐爱萍(女)许建明
南通市疾病预防控制中心　陈大灵　金　明(女)
魏要武(女)杨自力
南通市通济医院　张培新
南通市中医院　高　想　龚旭初
顾庆华　马培德
童咏虹(女)王家骛
吴　坚
南通市肿瘤医院　高志斌　张建兵
周建明
海安县人民医院　贲　云(女)曹桂龙
刘海鸣(女)石明明(女)
王华雨　许　娅(女)
海安县中医院　陈峰生　马小平
海门市疾病预防控制中心　江建华
海门市人民医院　陈　燕(女)汪镜儒
海门市中医院　朱维斌
南通市崇川区卫生监督所　万年新
南通市中西医结合医院　夏旭东
启东市肝癌研究所　陈陶阳
启东市人民医院　江文龙　康　晴(女)
梁启生　吴　辉
郁锦花(女)朱红云(女)
启东市卫生监督所　黄兆冲
启东市中医院　黄　云　杨锐萍(女)
如东县人民医院　陈松平　费国均
汤小苏　王秀兵
张　辉(女)朱　健
如东县中医院　金　群　徐建忠
如皋市人民医院　陈萍(女)　房红生
孔宁平(女)刘金祥
徐　强　薛　梅(女)
张松贵　钟宜干
如皋市中医院　蔡怀明　刘德胜
通州市人民医院　陈　健　陈建均
陈向红(女)季卫湘(女)
李　建
通州市中医院　纪　钧　蒋建良
孙伯青
启东市第二人民医院　马　骋
启东市第三人民医院　施彩芳(女)袁玉红(女)
如皋市磨头中心医院　于冬才
南通瑞慈医院　杭　杲　张晓萍(女)
赵　林

连云港市

连云港市第一人民医院　戴建华　高晓平(女)
何明利　蒋　芹(女)
李大兵　李　垠
刘锦屏　刘晓霞(女)
罗　洪　荣文霞(女)
邵仲凡　陶爱华(女)
王　蓓(女)王玉清(女)
夏春英(女)颜怀新
杨庆样　张　勇
周　星(女)朱　江(女)
连云港市第二人民医院　陈　宏　高云明(女)

	李　萍(女)	刘利生
	卢　明(女)	祁贯成
	王　静(女)	魏秀云(女)
	吴惠明	姚壮凯
	章建英(女)	赵连华(女)
	左　勇	
连云港市第三人民医院	彭润民	邵亚玲(女)
	吴　玲(女)	杨庆堂
连云港市东方医院	纪树岚(女)	
连云港市疾病预防控制中心	王炳留	
连云港市中医院	陈守涛	丰广魁
	李建军	刘洪陆
	杨素兰(女)	
东海县妇幼保健所	徐敏同	
东海县疾病预防控制中心	尚红梅(女)	
东海县人民医院	鲍宜周	池明春
	李永坤(女)	
东海县人民医院	石　宁	夏开鸣
	尹洪银	于军会
	周　宏	
东海县中医院	刘书湘	
赣榆县人民医院	李桂菊(女)	李　卫
	王　斌	王东起
	王富济	王修玉
	王召晓	薛惠萍(女)
	张先亮	
灌南县人民医院	黄宗明	
灌云县人民医院	高明文	
灌云县职工门诊部	胡敏捷	
灌云县中医院	孙　涛	
连云港市新浦区人民医院	陶文年	
灌云县板浦中心卫生院	陈秀侠(女)	

淮安市

淮安市第一人民医院	陈小飞	戴志唐
	冯　雷	胡新艳(女)
	马树人	田晓沂
	夏继国	
淮安市第二人民医院	王昌成	杨文平(女)
	俞伟男	张建淮
	赵登秋	朱源生
淮安市第三人民医院	孙传英(女)	汤　华(女)
	徐建洋	
淮安市第四人民医院	李亚峰	汤茂功
淮安市妇幼保健院	丁梅芳(女)	张　华(女)
淮安市疾病预防控制中心	李雁兵	
淮安市卫生监督所	严　阵	祖　红(女)
淮安市楚州人民医院	刘建辉(女)	钱志辉(女)
	吴　云	杨　霏
	杨天敏	张爱香(女)
	周志英(女)	朱治淮
淮安市楚州中医院	胡兆洪	
金湖县人民医院	吴圣明	夏夕霞(女)
涟水县人民医院	左扬松	
涟水县中医院	樊书连	宋崇友
	唐寿延	
盱眙县楚东医院	赵长松	
洪泽县人民医院	李　云	张　珊

盐城市

盐城市第一人民医院	嵇友林	李海如
	陆建中	马永平
	穆向明	杨红梅(女)
	张　方(女)	周建平
盐城市第二人民医院	成　娟(女)	
盐城市妇幼保健院	李　芹(女)	
盐城市疾病预防控制中心	刘光连	沈进进
盐城市口腔医院	高立明	张利平(女)
盐城市中医院	冯祯钰	孙长春
	徐景毅	徐兆山
滨海县人民医院	朱兴龙	
大丰市人民医院	王永东	奚忠喜
	谢亚新	徐春莺(女)
大丰市中医院	丁平美(女)	
东台市人民医院	蔡祝新	丁银云
	霍传玲(女)	李　健
	王志荣	
东台市中医院	冯　欣	
阜宁县疾病预防控制中心	杜秀芹(女)	
阜宁县人民医院	刘天华	孙晓琴(女)
	王学忠	周春华
	周九三	朱国虎
阜宁县中医院	陈昌生	黄　平
	刘德喜	
建湖县人民医院	江汉群	李玉书
	王明俊	杨　钧
	张亚东	
响水县人民医院	陈苏红(女)	孙连华
盐城市第三人民医院	陈　新(女)	单际平
	王立飞	袁勋伫
	朱士洲	

扬州市

江苏省苏北人民医院	何胜虎	吉孝祥
	贾青青(女)	姜扬文(女)
	金明国	刘歆农
	毛召林	汪　萍(女)
	王静成	郁　雯(女)
	赵海宁	
扬州市第一人民医院	吴明赴	薛　华(女)
	张　明	
扬州市妇幼保健院	张坤明	
扬州市中医院	蒋红心	
宝应县人民医院	吴其勤	
高邮市中医医院	石庆培	

江都市人民医院 李为民
扬州市第四人民医院 薛秀红(女)于海洋
仪征市人民医院 叶阿奇
仪征市卫生防疫站 张亮才

镇江市

镇江市第一人民医院 卜　强　陈新宇(女)　葛红霞(女)沈笑烈(女)　孙　斌　谭魁麟　偰燕燕(女)杨映红(女)
镇江市第三人民医院 向　东
镇江市第四人民医院 童　庆(女)姚洪秀(女)
丹阳市人民医院 王锁荣　张菊芳(女)　张荣良
扬中市人民医院 陈月琴(女)王霞雯(女)　薛恒川
镇江市京口区卫生监督所 邓丽娟(女)

泰州市

泰州市人民医院 李　龙(女)王士刚　吴家钏　徐元忠　朱正太　朱志芳(女)
泰州市卫生监督所 徐　中
姜堰市疾病预防控制中心 王　芹(女)
姜堰市人民医院 丁志刚　申仕海　徐德宜(女)袁锦华
姜堰市中医院 潘月勤　钱建业
靖江市人民医院 陈叶芳(女)季亚新　李静其　刘灿均　刘建平　张竹涟
靖江市中医院 陈建平　李卫民
泰兴市第二人民医院 周荣卿
泰兴市人民医院 陈齐鸣　陈益君　丁树林　周希敏(女)
泰州市第四人民医院 陆也福　倪建同(女)
兴化市中医院 张耀革
兴化市安丰中心卫生院 刘永贵

宿迁市

宿迁市人民医院 程　勇　吴际生　朱裕成
泗洪县人民医院 沈翠华(女)杨爱玲(女)
泗洪县中心医院 王登玲(女)

厅直单位

江苏省第二中医院 余德金
江苏省疾病预防控制中心 郝建华(女)余宁乐(女)　张晋琳(女)张庆兰(女)　张晓玲(女)
江苏省人民医院 丁正年　高甬东(女)　韩素萍(女)蒋宇利　李新立　林红军(女)　乔明哲　孙　谷　孙荣惜(女)谭长强　王　彤(女)王亚冬(女)　王茵萍(女)许丽清(女)　尹　林　俞　明(女)　张劲松　赵春生　朱凤仪
江苏省省级机关医院 刘新亚(女)任　斌(女)　王　峻(女)
江苏省卫生监督所 高湘陵(女)张漱洁(女)　章进宝
江苏省中医药研究院 花　戎　刘光元　沈建平　周志宏(女)
江苏省中医院 卞卫和(女)陈列红(女)　陈青松　陈小宁　陈晓虎　甘欣锦(女)　高觉民　顾晓箭　姜亚军　郦永平　钱　先(女)芮庆林　邵　铭　夏　岩　叶　柏　张成铭　章淑华(女)朱萱萱(女)
江苏省肿瘤医院 查文武　陈环球　冯纯伟　沈文荣　吴　强　徐向红(女)　许发培　张　勤
江苏省原子医学研究所 包建东
南京医科大学第二附属医院 陈锦飞　肖安平　杨　富
南通医学院附属医院 池鸣鸣(女)黄德年　李　敏　毛卫红(女)　欧阳星　沈　芳(女)　施红光　施　辉　滕　镕　吴惠芳(女)　吴森斌　徐芳芹(女)　姚　竞(女)尤庆生　尤易文(女)于显光　张春辉　张玉泉　朱骏生　朱晓晖(女)
苏州大学附属第一医院 陈爱明　仇红霞(女)　董万利　蒋廷波　李建中　李　忆　刘高金　陆士奇　欧阳骏　秦　涌　宋建平(女)王之敏　姚英锋　周　珉
徐州医学院附属医院 陈剑群(女)崔爱东　戴　春(女)费素娟(女)　郭克勤　郭士全　卢秋宁(女)路　明　任泽强　吴建东　许　铁　许学谷　朱述阳

部省属单位

南京江北人民医院	姚晓梅(女)周建松
江苏省复员退伍军人精神病院	王德林
江苏大学	陈太峰　狄东华 高健青(女)杭建明 吕凤珍(女)孙炳伟 王晓明　徐晓峰 杨苏南　张肖安 平　群(女)
南京医科大学	陈文静(女)宋晓陵(女) 万林忠　吴煜农 杨建荣　杨筱荣(女)
南京中医药大学	谷云飞　薛博瑜 翟亚春　张亚大
苏州大学	封其华　冯一中 凌春华　马海涛 马文雄　桑士标 徐又佳
徐州医学院	施旭东(女)
扬州大学	刘延庆
徐州矿务集团二院	黄锦翔　王云清
徐州矿务集团总医院	陈冬波(女)贾晓民 刘　敏(女)刘永彪 王保毅

【2004年全省晋升社区主任(中)医师名单】

昆山市玉山镇城北地区医院	徐振国
海门市第三人民医院	王秀荣(女)
泰兴市蒋华医院	常建国

【2004年全省晋升研究员名单】

南京市脑科医院	刘小康(女)
南京市鼓楼医院	桂斯卿(女)孙蓉蓉(女)
南京市卫生监督所	吴银川
南京市医学研究所	曹永晖　卢晓苏
南京市医学会	耿锦虹(女)
无锡市妇幼保健院	程之红
无锡市卫生局卫生监督所	王继东
姜堰市卫生监督所	张子平
江苏省疾病预防控制中心	尹连生
江苏职工医科大学	李筱蕾(女)刘晓强
南通医学院附属医院	张　涛

(严周总)

【2004年全省卫生中初级专业技术资格考试工作】 根据人事部办公厅、卫生部办公厅文件精神,省卫生厅和省人事厅联合转发了关于2004年度卫生中初级专业技术资格考试报名工作有关问题的通知。根据《通知》要求,全省组织开展参加卫生中初级专业技术资格统一考试的报名工作。全省共有32 454人报名参加全国卫生中初级专业技术资格考试。卫生部、人事部于6月26日、27日进行中初级专业技术资格的考试。全省23 982人通过全国规定的合格标准,合格率73.90%。其中,初级(士)合格7 478人,合格率67.72%;初级(师)5 631人,合格率79.34%;中级合格10 873人,合格率75.95%。考试合格人员由省人事厅颁发全国统一的《专业技术资格证书》。(严周总)

【全省第三期乡镇卫生院院长培训班】 2004年5月至8月,在江苏职工医科大学江浦校区,举办了第三期全省乡镇卫生院院长培训班,省卫生厅副厅长吴坤平出席开学典礼,共有69名院长和中青年副院长接受3个月时间的集中培训。省卫生厅副厅长唐维新出席结业典礼并作讲话。他结合江苏农村卫生工作实际,对学员今后的工作提出了五点要求:一是要正确把握好乡镇卫生院的改革方向;二要加快乡镇卫生院管理体制改革步伐;三要积极推进乡镇卫生院运行机制改革;四要大力开展农村社区卫生服务工作;五要积极推进新型农村合作医疗。(刘益兵)

【省卫生厅第七期中青年干部暨重点人才培训班】 2004年11月至12月,省卫生厅第七期中青年干部暨重点人才培训班在江苏职工医科大学江浦校区举办。来自部省属单位35名中青年干部、省"333工程"培养对象和厅"135工程"重点人才接受了为期1个月的全脱产培训。省卫生厅厅长郭兴华出席开学典礼并作讲话。他从深入贯彻落实党的十六届四中全会精神,加快全省卫生改革与发展,建设学习型干部队伍,全面提高干部队伍素质等方面强调了学习培训的重要性和必要性,对学员们如何提高学习效果,保证学习质量提出两点要求。省委组织部知识分子工作处单作银处长、干部教育处单加海副处长参加开学典礼。(刘益兵)

【省卫生厅机关公务员信息化与电子政务培训班】 2004年12月举办了省卫生厅机关公务员信息化与电子政务培训班,厅机关62位公务员参加了培训并通过考试。(刘益兵)

【共青团工作】

一、加强理论学习,切实提高团员青年的思想素质和理论水平

1.认真学习"三个代表"重要思想,贯彻党的十六届四中全会精神。制定下发了学习计划,开展团员青年乐于接受、形式多样的学习、参观等教育活动。

2.加强青年的理想信念教育。联系我国改革开放以来取得的成就,结合卫生改革和发展的实际,开展党的基本理论、基本路线、基本纲领教育。7月份，举办了第七届歌曲演唱比赛，进一步唱响主旋律。

二、继续开展“号、手”创建和青年志愿者活动，不断促进两个文明建设

1. 深化“号、手”创建活动。2004年是青年文明号创建活动开展十周年，厅团委围绕青年文明号创建开展了系列活动。一是5月份厅团委组织由厅直单位青年文明号号长参加的以创建青年文明号为主题的演讲比赛。二是在昆山召开全省卫生系统创建“号、手”活动表彰会。和共青团江苏省委联合下发《关于命名表彰2003年度江苏省卫生系统省级青年文明号和青年岗位能手的决定》，授予省中医院针灸科等19个优秀青年集体为“省级青年文明号”、卞秋桂等15名个人为“省级青年岗位能手”，重新认定省人民医院急诊中心护理组等103个青年集体为“省级青年文明号”。三是积极推进省级机关青年文明号创建活动。省中医院党委办公室被命名为第六届“省级机关省级青年文明号”，省级机关医院药剂科西药房等11个集体被省级机关团工委命名为2003年度“省级机关青年文明号”，省疾控中心周明浩等3位同志被评为第六届省级机关优秀青年公仆，厅团委荣获全省十年青年文明号活动“优秀组织奖”。

2. 开展卫生青年志愿者活动。一是深入开展卫生“三下乡”活动。7月份，组织省中医院、省级机关医院、省肿瘤医院、省疾控中心、省中西医结合医院等单位的部分青年医务人员为响水县七套乡的群众送医送药，进行义诊和咨询服务，共捐赠约2万元的药品。二是积极开展卫生青年志愿者服务活动。各单位根据本单位的实际情况派出青年志愿者深入社区进行卫生保健、医疗咨询活动。

三、切实加强团的组织建设，增强团组织的凝聚力

1. 以创建“五四红旗团委”为契机，加强基层团组织建设。各单位团组织全面加强团的思想、组织和作风建设，省中医学校团委被团省委确定为省级“五四红旗团委”创建单位，厅团委被团中央确定为“全国五四红旗团委”创建单位。

2. 树立典型，表彰先进。在各单位团组织推荐的基础上对省肿瘤医院团委等6个先进团组织，孙娣等29名优秀团干部和田雯等54名优秀团员进行了表彰。

四、发挥载体功能，增强团组织的吸引力

各级团组织根据工作实际和青年的特点，开展了寓教于乐、寓教于学的各类载体活动，弘扬道德新风，丰富青年的业余文化生活，牢固树立正确的世界观、人生观、价值观，增强了团组织的吸引力和凝聚力。2月份，厅团委举办了乒乓球比赛。

（李庆荣　汤际红）

【厅直机关工会工作】

一、加强思想政治教育

1. 学习“三个代表”重要思想和党的十六届四中全会精神。制定下发了学习计划，开展“学习‘三个代表’、力争‘两个率先’”的主题教育活动，举办了2次知识竞赛活动，参与率均达93%以上。

2. 开展马列主义唯物论教育。配合党组织开展马列主义唯物论、无神论主题教育，开展揭批“法轮功”邪教本质的活动。

3. 开展爱国主义主题教育活动。参观邓小平诞辰100周年大型展览和牢记“两个务必”永葆政治本色的西柏坡精神大型展览；组织全体职工观看《任长霞先进事迹》录像片。

4. 学习科学文化业务知识。开展创建学习型工会组织和技术练兵、读好书等活动，组织职工参加省级机关第一届计算机知识与技能竞赛，并获得组织奖。

5. 组织学习《工会法》。举办工会干部学习工会法培训班，组织工会干部参加了省总工会的培训班。

二、开展建设“职工之家”活动

1. 拓展建家活动的新形式。召开“建家”工作经验交流会，举办了“建家”培训班，组织各单位相互学习，相互检查。“建家”工作委员会举办座谈会征求对工作的意见和建议，结合卫生工作特点拓展建家内容，并组织对所属单位建家工作的检查考核。经过省直工会的考核验收，省疾控中心工会、省肿瘤医院工会被省直工会评为先进“职工之家”；省卫生厅机关工会、省中医药研究院工会、省中医学校工会、江苏职工医科大学工会、省卫生监督所工会、省级机关医院工会、省中医学会工会、省血液中心工会等8个工会被评为“合格职工之家”；省级机关医院技工工会小组、省中医药研究院内科分工会、省中医编辑部工会小组等3个职工小家被评为“先进职工小家”。

2. 开展送温暖活动。继续开展以“奉献一片情、温暖职工心”为主题的“一日捐”活动，共捐助资金约10万元。在春节前走访慰问困难职工家庭，共送去万余元的慰问金。

3. 为职工办实事、办好事。组织劳模和先进工作者代表参加了省直工会组织的疗休养活动。组织了2期职工干部的疗休养。

三、强化民主管理意识

1. 建立健全职工代表大会制度，推行了院(所、校、中心)务公开。根据全国卫生系统民主管理工作的有关文件要求，将职工群众最关心的、影响职工主人翁精神和积极性发挥的内容及需要公开的内容被纳入民主管理和院(所、校、中心)务公开之中，并作为年终综合目标考核的重要内容。2004年7月份，厅直工会参加了由全国教科文卫体工会组织的全国卫生系统民主管理工作经验交流会。各单位建立了职工代表大会制度，定期或不定期召开职工代表座谈会，听取职工意见和建议。

2. 开展建言献策活动，增强职工的主人翁意识。引导鼓励干部职工立足工作实际，为“三转变”、“三服务”和加快推进卫生改革与发展献言献策。

3. 充分发挥维权和自律委员会作用，维护职工的合法权益。维权与自律工作委员会先后召开了4次会议，拟定调研计划，深入基层开展调研活动。上半年就各单位维权与自律情况进行调查，有针对性地提出建议和意见，举办有关法律培训班。

四、工会自身建设

1. 健全工作制度。坚持和完善

各项工作制度，五个专门工作委员会定期召开会议，总结工作，布置任务。指导、协助厅直单位进行工会组织任期届满的改选等工作。

2.强化工会干部培训。组织厅机关及厅直单位的工会干部参加了省直工会举办的新任工会干部培训班。

3.严格考核制度。组织各单位工会认真开展年度考核工作，经省级机关工会工作委员会审定，厅直工会被省直工会评为工会基层工作先进单位，丁庆明等5位同志被省直工会评为优秀工会干部，陈连生被评为荣誉工会积极分子。省疾控中心被全国总工会授予“全国五一劳动奖牌”。

五、工会财务工作和经费审查工作

举办了一期工会会计培训班，开展了互查互评活动。2003年度厅直工会已连续十年被评为省直工会系统直属工会财务工作先进集体。

六、女职工工作

各单位工会在女职工中继续开展“巾帼绘十五，创新展风采”五大行动。省卫生厅荣获江苏省2003~2004年度“巾帼建功”活动先进集体；省肿瘤医院放疗中心技术组、省中西医结合医院急诊科、江苏职医大护理教研室和省级机关医院九病区被评为省级机关的“巾帼文明示范岗”；省疾控中心的汤雁霞、江苏职医大的金安娜、省肿瘤医院的刘蓉、省中西医结合医院的王佩娟被评为省级机关的“巾帼岗位明星”。

七、职工业余文化生活

举办乒乓球比赛；组队参加江苏省全民健身运动会，取得了省级机关女子团体第五、男子团体第七名的成绩，省卫生厅还获得了体育道德风尚奖。在建党83周年之际，厅直工会组织开展第七届职工歌曲演唱比赛。（李庆荣　徐国林）

【老干部工作】

一、加强老干部党组织建设

1.坚持“三会一课”制度。离休老干部党支部和退休老干部党支部长期坚持每季度上一次党课，每月召开一次支部党员大会或支部委员会，每月召集一次党的小组生活会。大党课与厅机关总支一起上，中等党课离、退休党支部合起来上，小型党课离、退休党支部分别上。多种形式开好党小组会。2004年，退休和离休党支部分别进行了换届改选。

2.学习十六大文件精神。离、退休支部采用集体学与自学相结合，学习原著与听辅导报告相结合，收看电视与党小组交流学习心得相结合的形式，深入学习党的十六大文件精神。十六大政治报告，十六届三中、四中全会决定，《中共中央关于加强党的执政能力的决定》、《中国共产党党员权利保障条例》等材料保证老同志们人手一册，学习落在实处。

3.发挥老干部政治优势。离、退休老干部支部统一思想，要求每个党员同志在社会、在家庭要做社会政治文明、精神文明的带头人，为子女、甚至第三代做榜样，言传身教，教育子女爱岗敬业、遵纪守法。积极参与厅机关作风建设工作，离、退休老干部60余人分别参加访谈、座谈和测评活动。老干部处也经常听取离、退休支部的意见和建议，接受老同志的监督和帮助。

二、关心、落实老干部政治生活待遇

1.经常走访慰问和向老同志通报情况。老干部处坚持深入到医院、老干部家里走访慰问，及时帮助有困难的老干部或老干部遗孀解决实际问题，通报有关老干部切身利益的情况。派员前往广州、深圳等地探望异地安置的老干部，全年共探视、慰问90余人次。新年春节期间，厅领导分别带领机关有关部门负责同志对9位老厅长、21位厅局级老干部和因病住院的老干部、7位离休干部遗孀走访慰问。

2.组织老干部参观考察，定期向老干部传达文件。4月22~24日，组织部分老干部参观考察南通市改革开放成果和卫生事业改革发展的情况。11月15日，根据省委老干部局的要求，组织厅机关离休老干部和厅局级退休老干部参加省委老干部局组织的第十七个敬老日莫愁湖公园游园活动，并组织了21位中、西医专家开展义诊。11月22日老人节，组织退休干部参加由省人事厅组织的观看电影活动。

3.落实调整部分老干部待遇。会同厅人事处向厅党组申报8名老干部享受厅局级医疗、乘车待遇，向省劳动和社会保障厅申报9名离休干部提高护理费标准；协调、落实、解决老同志看病、住院、转院、用药、报销医药费问题；安排7名老干部分别去连云港海滨疗养院、省太湖干部疗养院和省钟山干部疗养院疗养；9月24日、27日两天组织、陪护全体离休干部去省人民医院体检。

4.文化体育活动及老年人体育协会工作。全年召开2次省级卫生系统老年人体育协会理事扩大会，工作有布置、有检查、有落实。6月10日，省级卫生系统老体协组织1 040名老干部在玄武湖公园进行健身走活动；11月29日，省级卫生系统老体协在省肿瘤医院举行健身操比赛，厅机关等9个体协分会108名选手参加比赛，厅机关、省人民医院等9个单位获得优胜奖。12月3日，在省疾病预防控制中心召开省级卫生系统老体协第二次会员代表大会暨表彰大会，厅党组书记、厅长郭兴华到会祝贺并讲话，大会选举产生新一届省级卫生系统老体协领导成员，省卫生厅原厅长盛立任顾问，省卫生厅厅长郭兴华任名誉主席，省卫生厅原副厅长张华强任主席，厅老干部处处长黄朝政、厅人事处原副处长刘云、省人民医院老干部总支书记徐良任副主席等，大会对省人民医院等7个先进集体、刘云等35名先进个人进行了表彰。至目前为止，在宁厅直属单位已建立了15个老体协分会。

（黄朝政　葛宁海）

卫生职业道德建设

【卫生行风建设和纠风专项治理】

一、加强组织领导，落实工作责任。根据省纪委、省纠风办关于纠风专项治理的责任分解以及卫生部《关于加强行业作风建设的意见》和《全国卫生系统开展纠正医疗服务中不正之风专项治理实施方案》，组成领导班子和相应的工作机构，制定专项治理工作方案和相关措施，专门召开会议进行部署。

二、立足正面教育，提高全员素质，进一步树立以病人为中心的服务理念。全省医疗卫生单位组织广大医务人员进一步提高思想认识，增强了依法执业、诚信服务的观念，以及参与纠风专项治理的积极性和自觉性。引导广大医务人员坚定理想信念，牢固树立“病人第一”、“质量第一”、“服务第一”的理念，进一步增强服务意识和奉献精神，杜绝不规范医疗服务行为。强化警示教育的作用，增强法制观念，在执业活动中严守法纪，廉洁自律。开展了严守卫生部“八项行业纪律”和省卫生厅“五条禁令”的主题教育，自觉抵制不良风气的侵蚀。

三、加大工作力度，强化专项整治。出台完善药品集中招标采购的指导意见，明确招标范围和招标采购工作组织形式。8月份，省纠风办、卫生厅、药监局、物价局等部门对有关医院的药品采购工作进行了专项检查。

为切实减轻患者药费负担，省卫生厅对医疗机构药品收入占业务收入的比例实行了上限控制的措施，确定三级医院的上限控制指标，综合医院48%、中医院54%（省中医院58%）、精神病院49%、儿童医院56%、省肿瘤医院58%、传染病医院59%、口腔、妇幼(产)医院药占比不得高于去年的比例。对于超过上限控制指标的，超收的药品收入全部上缴同级卫生行政部门，用于对药品管理及其它工作做得好的单位的奖励；同时，各级医疗机构还陆续出台了加强对药品异动情况的监控措施，一定程度上遏制了厂商的不规范促销行为。全省各级医疗机构均实行药品价格公示制度和医疗服务收费清单制度，多种方式推行明码标价，增强医院收费的透明度。

为降低不合理的医药费用，进一步规范医务人员的诊疗行为，省卫生厅制定了50个常见病、多发病“合理检查、合理用药、合理治疗”规范，进一步完善临床诊疗技术规范和操作常规。

省卫生厅定期公布三级医院有关医疗信息，包括了单病种的“择期手术术前平均住院日、出院者平均住院日、入出院诊断符合率、治愈好转率和季平均每一出院病人住院医疗费用”信息，一方面有利于让患者明明白白看病，理性地选择医院，调节病人的流向；另一方面也可以进一步促进公立医院规范服务行为，降低服务成本，提高服务质量，增强竞争意识，促进医院良性发展。

四、改善就医环境，提高服务质量。各级医疗机构按照要求设立了“一站式服务中心”，把包括提供咨询、方便门诊、院方代表、大型器械检查审批、医保手续办理等服务通过一次性的站点或机构来完成，大大方便了病员；后勤服务设立了服务热线，为住院病人和病区做好多功能全方位的后勤保障；各医院均设置了病人就诊流程图，服务窗口推出了各具特色的便民措施，实行了分层挂号、收费，还根据不同时间、季节调整门诊时间，延长就诊时间，缩短病人排队时间，医院门诊均设立了分诊台，较好地解决了病人就诊手续繁杂及“三长一短”等问题。推广了重庆医大儿童医院加强医患沟通的经验，普遍开展了病人选择医护人员或选择医疗组的工作，建立了医患沟通制度，增强医务人员与患者的沟通。

全省医疗卫生单位还从方便就医、优质服务、提高质量、合理收费、改善条件、廉洁行医等方面向社会公开进行承诺，接受患者和社会各界的监督。省卫生厅按照省纪委、省纠风办的要求，把办理好《政风热线》投诉作为一项重要工作来抓，10月2日，省卫生厅厅长、党组书记郭兴华走进《政风热线》栏目，倾听群众对医疗工作的意见和建议。

五、落实规章制度，强化监督检查。全省医疗卫生单位紧紧围绕制度建设，认真贯彻落实上级行风和专项整治工作的要求，着力完善卫生行风建设的制度，并狠抓各项制度的贯彻落实，一些具有长久功效的好做法、好经验和好制度，通过推广和落实，为卫生行风建设的深入开展提供了保证，奠定了基础。

（廉　昇　赵丽丽）

【民主评议行风工作考核情况】

2003年7月，省委省政府决定，在全省卫生系统部署开展民主评议行风工作。2004年3月，省卫生厅对全省卫生系统开展民主评议行风工作进行了考核。

行评工作的主要成效。一是落实责任制，形成齐抓共管格局。全省卫生行政部门和医疗卫生单位均成立了一把手任组长的民主评议行风工作领导机构，本着“谁主管谁负责”和“管行业必须管行风”的原则，健全行评工作责任制。在加强宣传报道，营造浓厚舆论氛围，以公开承诺为主要抓手，着力抓好自查、整改、建设和促进等环节，稳步开展工作，保证各项任务的落实。二是政风建设取得进展。各级卫生行政部门把加强机关政风建设作为带动卫生行风建设的重要环节来抓，出台一系列加强和改进机关作风建设的新举措。省卫生厅机关在网站、媒体上公开办事程序、卫生政策、法律法规等，实行首问责任制，审批事项和请示、署名初信等在规定工作日内回复，进一步改善服务态度，提高工作效率。各市卫生局按照当地政府统一要求,将卫生行政许可受理并入政府行政审批服务中心,为群众提供方便和快捷的服务,树立亲民为民的新形象。三是进一步提高服务质量。各级卫生行政部门和医疗卫生单位结合实际,采取自查、多方征求意见等形式,分析存在的问题,通过新闻媒体向社会作出优质服务公开承诺。在履行承诺过程中,以群众的评判作为标准,在为群众提供优质、方便服务上下功夫。医疗机构实行了门诊“一站式”、一卡通和后勤热线服务,大力推进医患沟通、病人选医生和费用清单制。疾病预防和卫生监督机构在抗击“非典”、防治禽流感以及其它突发公共卫生事件处置中,反应迅速,有效地维护了人民群众的生命安全和社会稳定。四是整治不规范行为和热点问题。针对社会和群众反映的服务态度、医疗质量、医疗收费以及收受“红包”、“回扣”等问题,各地、各单位狠抓制度落实,通过服务模式创新,服务流程再造,服务态度、服务质量等方面问题有了一定的改进和转变。诊疗施治过程中合理检查、合理用药、规范收费的各项措施进一步落实,实行了医疗服务信息公示制度,加大药品集中招标采购和对违反职业道德行为的查处力度。五是形成长效机制。各地、各单位紧紧围绕制度建设,把行评工作与卫生改革,业务工作以及经常性的行风、职业道德建设工作有机结合,认真抓好省卫生厅“一个要求,三个规范”的贯彻,抓好各项规章制度的落实。进一步转变观念,创新管理机制,积累了一些具有长久功效的做法和经验。

存在问题。少数地区和单位对行评工作认识不到位,组织领导不够有力,工作措施不够落实;卫生行政部门在转变职能,转变作风,依法行政方面仍有较大差距,特别是医疗服务市场的监管还是薄弱环节,成为群众反映较为突出的问题;医疗服务中,仍存在不同程度的不规范行为,医疗纠纷时有出现,负面影响还很明显;对收受“红包”、“回扣”等不正之风的整治成效不够显著。

(廉　昇)

【35 所医院明查暗访情况】 省卫生厅于 5～9 月间,对南京、徐州、常州、苏州、南通、泰州及部省属的 35 所二、三级医院进行明查暗访。重点查访有关医院树立科学发展观,坚持“以病人为中心”,按照创建基本现代化医院试行标准的要求,履行承诺、方便就医、规范服务、提高质量、改善条件、合理收费和廉洁行医等方面的情况。

一、各医院取得的主要成绩

1. 坚持以人为本,强化服务意识,提高医疗服务质量。各医院推行“一站式”服务等举措,对服务流程进行再造,优化就医环节,方便群众就医,采取分层挂号,划价收费实行一次性服务,药房采取柜台式服务。通过改造或新建病房,努力解决病人住院的“繁难差”问题。实行首院、首科、首诊负责制,完善病人选医生的措施,尊重病人的知情权和选择权,加强与病人的沟通。

2. 认真履行承诺,进一步规范医疗服务行为。各医院向社会公开作出承诺,广大医护人员自觉履行承诺,规范执业行为,在诊疗过程中合理用药、合理检查、合理施治;严格执行医疗服务收费制度、药品价格公示、门诊和病房费用清单制。

3. 倡导廉洁行医,进一步整治行业不正之风。各医院重点抓好“八项行业纪律”和“五条禁令”的落实,加强正面教育,实行关口前移,树立先进典型,开展警示教育,完善各项规章制度,加大药品集中招标的力度,严肃查处医务人员收受红包和回扣以及其它违纪违规等问题。

4. 行风建设责任制得到了深入贯彻。各医院行风建设工作的责任机制健全,注重在常态管理、长效运作,形成标本兼治、齐抓共管的工作格局。

二、问题和不足

1. 医院基础管理仍存在薄弱环节。在医务人员挂牌服务、就医流程便捷、分诊功能合理、指示标牌清楚、诊疗环境优化等方面,仍存在一些差距。“一站式”服务主动性不强,为医保人员审核费用的工作有待完善改进;高峰时收费或取药窗口坐候患者人数较多,未能及时分流改善。

2. 兑现服务承诺尚有差距。部分医院专家门诊未能准时开诊;病人选医生还不够完善;乱收费问题依然存在。

3. 有关医疗服务信息公示不到位。部分医院仍没有对各项服务承诺、常用药品品种及价格、医疗服务收费进行公示,没有按规定提供费用清单。

4. 部分医院仍有男女同病室的情况。　(江　虹　赵丽丽)

【33 所医院出院病人问卷函调情况】 省卫生厅对 33 所市、县和部省属医疗机构的部分出院病人进行医疗服务满意度问卷函调。共发函调信 6 200 封,回收有效问卷 1 748 份,回收率为 28.19%。

一、对医院行风总体印象。 认为好或较好的占 87.76%;认为一般的占 10.87%;认为差或很差的占 1.14%。

二、综合满意度情况。 全省平均值为 86.72%,含以下 9 项指标:对医生服务态度的满意程度为 92.62%;对医生技术的满意程度为 88.56%;对护士服务态度的满意程度为 90.33%;对护士技术的满意程度为 87.19%;对药房服务态度的满意程度为 75.23%;对检验服务态度的满意程度为 77%;对影像服务态度的满意程度为 8.03%;对挂号服务态度的满意程度为 77%;对收费服务态度的满意程度为 74.77%。

三、医疗服务收费情况。 88.96%的病人认可医院主要服务项目收费标准以及常用药品品种、价格进行的公示。71.52%的病人对医院收费表示放心。89.42%的病人反映在住院期间,医院能够定期提供费用清单;96.45%的病人认可出院时医院提供医疗费用明细帐单。

四、收受“红包”情况。 94.16%的病人反映在住院期间没有给医生送红包,反映给医生送过红包的占 2.86%,其中医生接受的占 0.97%。在反映送过红包的 50 封回函中,出于感激的占 38%,想得到方便与照顾的占40%,担心医务人员不认真看病的占30%,受他人影响的占16%,得到医生暗示的占4%,医生直接索要的占2%;医务人员当场拒收以及当时无法推辞事后即退还的占66%,推辞后收下的占30%;没推辞就收下有2人次,占4%。对有关部门查处医务人员收受红包,病人及家属表示不愿意举证和配合调查。

五、有关膳食质量情况。对医院膳食的满意程度为46.97%,比上一年度下降10个百分点。

同时,一些病人也对医疗服务及行风建设提出了建议。主要是:医护人员奖金发放与问卷函调的结果应挂勾;要在医务人员中表彰树立先进典型,以“医德好、医术精”的先进典型昭示全行业进一步树立良好形象和文明新风;有关部门要切实关心医护人员,在加强医德医风建设和医院管理的同时,也要十分重视为医护人员排忧解难,维护和调动他们的事业心和积极性。

(江　虹　赵丽丽)

【卫生部检查组检查江苏省卫生系统纠风专项治理工作】　根据卫生部《关于在全国卫生系统开展纠风专项治理检查的通知》和卫生部电视电话会议的部署,由甘肃省卫生厅党组成员、纪检组长张学明带队的卫生部检查组一行5人,于11月20至27日对江苏省卫生系统纠风专项治理工作情况进行了检查。

检查组听取了省卫生厅、扬州市卫生局和无锡市卫生局的纠风工作情况介绍,并实地检查江苏省人民医院、扬州市第一人民医院和无锡市第一人民医院。通过召开患者、医护人员、纠风监督员座谈会,查阅有关资料,进行明察暗访,组织300份问卷调查等形式,了解江苏省卫生系统开展纠风专项治理工作的基本情况。

检查组认为,江苏省卫生系统行业作风建设和纠风治理工作深入发展,取得了明显成效。一是组织领导工作健全到位;二是社会各界和群众对卫生行风建设评价度较高,三是广大患者对卫生行风和医疗服务满意度稳步上升;四是纠风专项治理取得阶段性成效;五是控制医疗费用上涨,减轻群众看病负担工作取得成效;六是建立完善了“教育、制度、监督”并重的卫生行风建设长效机制。七是培养树立了一大批卫生行风先进典型;八是卫生行风建设有力促进了医疗服务质量的提高。检查组按照卫生部《全国卫生系统纠风专项治理检查具体检查内容》要求,逐项进行检查评分,江苏省获得总评97分。

(廉　昇)

省卫生厅直属单位

【周珉在省卫生厅直属单位工作会议上的讲话(摘要)】　2004年是全面实现“十五”规划目标的关键一年,也是进一步加大改革力度,推动卫生事业快速发展的重要一年。2004年,厅直单位工作的总体要求是:深入学习、贯彻党的十六大和十六届三中全会精神,努力践行“三个代表”重要思想,以改革为根本动力,以发展为第一要务,以管理为永恒主题,以党的建设、领导班子建设和行风建设为重要保证,使厅直单位各项工作再上一个新台阶,更好地为人民健康服务,为全省实现“两个率先”的目标服务。

一、认真学习十六届三中全会精神,加快厅直单位改革步伐

随着改革开放的深入推进和医疗市场导向的确立,医疗市场投资的自由、便利程度必将大大提高,非公有的医疗卫生服务将加快发展,医疗卫生服务领域竞争日趋激烈,人民群众对医疗卫生服务的要求也越来越高。我们一定要以高度的历史责任感和使命感,抢抓机遇,拓展本单位的改革思路,大胆实践、探索和创新。要积极探索公立医疗机构国有资产管理的多种形式,以结构调整为主线进行体制改革。要扩大优质医疗资源,以市场为导向,本着优势互补的原则,通过多种形式寻求合作伙伴,广泛吸纳社会资金,做到合理分工,资源共享,提高优质医疗资源的使用效率和竞争能力,促进自身发展。要加大人事分配制度改革的力度,以聘用制为核心,全面推行竞争上岗,并把人员聘用与岗位管理结合起来,建立能者上、平者让、庸者下的用人新机制。认真做好专业技术岗位设置和专业技术职务评聘分开的实施工作。各单位要逐步建立以聘用制为基础的用人制度。积极探索以绩效工资制为主要内容的分配制度改革,建立形式多样、灵活有效的分配激励机制。要结合单位的特点,在合理设置岗位的基础上,拉大技术岗位与非技术岗位、高风险岗位与一般岗位、管理岗位与非管理岗位的分配档次,实行以岗定薪,岗变薪动,重实绩,重贡献,向优秀人才和关键岗位倾斜,努力从制度上保证各类人才得到与他们的劳动和贡献相适应的报酬。继续实行“病人选医生”,推进后勤服务社会化,抓好药品集中招标采购工作。

各单位一定要加强对改革的领导,在认真学习十六届三中全会精神,深刻理解改革政策和深入调查研究的基础上,制定适合本单位实际情况的改革方案。改革方案必须由职代会通过,让群众了解、理解和支持。改革方案一经通过,必须严格实施,规范操作程序。在改革过程中,必然涉及到利益格局的调整,领导干部一定要出以公心,不谋私利,将群众的利益摆在第一位。领导干部要亲自到群众中去,做好深入细致的思想工作,一级抓好一级,一级对一级负责,确保改革稳步推进。

二、坚持发展是硬道理不动摇,

把厅直单位真正做优做强

瞄准基本现代化的目标，高起点做好规划。省委、省政府提出“两个率先”的目标，其中就包括我省卫生事业要在全国率先实现基本现代化。作为全省卫生行业的龙头，厅直单位在全省卫生系统应该义不容辞地率先实现基本现代化。基于这一点，厅直各单位的领导都应该好好坐下来，认真研究自己的功能定位和发展蓝图，按照基本现代化的要求切实制定好建设规划。各单位在制定规划过程中，一定要体现“以人为本”的发展理念，要统盘考虑硬件建设和学科、人才队伍等软件建设，同时，要把当前实用性和适度超前性结合起来，目光放远一些，为可持续发展留下空间。

高度重视科技人才建设，增强发展后劲。我厅从2000年底开始实施“135工程”，现已形成一支相对稳定、结构合理、素质和水平较高的人才队伍，学科建设也取得显著成绩。下一步，我厅将根据考核评估结果以及我省医学科技发展和防病治病需要，重新对重点学科布局进行规划和调整，淘汰一批连续考核评估不合格的重点学科（实验室），增加一批技术水平领先、有一定影响和发展前景的学科，并有步骤、有重点、高投入地建设和装备一批重中之重的重点学科。各单位都要高度重视自身存在的问题，高起点制定好第二周期学科建设规划，认真履行建设、培养合同，从资金、场所、设备、人员配备等方面予以充分保证。要采取措施，将个人的技术优势尽快发展为学科的技术优势，带动相关学科的发展，将学科已有的技术优势尽快转化为提高学术地位的支撑，促进新的技术优势的形成，确立其在国内乃至世界的学科地位。各单位要以“135工程”为契机，切实加强人才梯队建设，重视整体人才资源的开发。要贯彻“有所为，有所不为”的原则，集中力量，重点扶持优势学科，努力形成各自的“拳头”和品牌。

三、把管理放在突出位置来抓，切实提高工作效率和质量

科学管理，兴国之道。从2000年开始，我们陆续在18个厅直单位实行了综合目标管理责任制考核。实践证明，这项工作促进了工作效率和质量的提高，对加强厅直单位建设起到了积极的作用。明年我们将在进一步完善考核指标体系的基础上，再增加省妇幼卫生保健中心、省血液中心、无锡太湖省干疗养院和连云港海滨疗养院4个单位进行综合目标管理责任制考核。各单位要通过实施综合目标责任制管理，使各项工作走上制度化、规范化轨道。

强化基础管理和质量管理。基础管理是各项管理的基础，质量管理是管理的核心和重中之重。厅直单位的各级领导一定要把主要精力放在基础管理和质量管理上，要培养一支高素质的职业化管理队伍。从基础设施、工作秩序、服务流程等方面着手，完善各项规章制度，并严格抓好落实，真正做到事事依据规范进行，人人生活在制度之中。牢固树立质量第一的观念，强化质量意识，健全质量管理组织，落实质量控制措施。医疗单位要建立健全医疗安全管理责任制，狠抓术前讨论、“三查七对”、三级查房、病历书写规范等各项诊疗护理工作制度和技术操作规程的落实，加强重点科室和关键岗位的环节质量控制，着力减少医疗纠纷和差错事故的发生。要树立“以人为本”、“以病人为中心”的服务理念，不断改善服务态度，使医疗服务质量有明显提高。

切实加强经济管理。随着市场经济体制的不断完善，经济管理显得越来越重要。从今年综合目标考核情况看，厅直单位财会基础管理有了明显加强，经济运行情况良好，但也存在一些问题，主要是对经济管理工作重视不够，一些单位仍然存在“大收大支”现象，不思成本和成本费用居高不下；面对医疗市场的激烈竞争，经营意识不强，优质、高效、低耗的经济手段匮乏。这些问题值得引起重视。厅直各单位都要在抓好基础管理、质量管理的同时，认真抓好经济管理，使经营活动能够按照市场经济规律办事，在确保社会效益的同时，追求最高效率和最优经济效益。要以预算管理为基础，以成本核算为手段，提高经济管理水平。当前，财政预算体制改革正在加速推行，各单位要严格按照《预算法》、《会计法》等规定，加强各项预算内外资金的管理，切实提高资金的使用效率，使卫生部门有限的资金能得到充分的利用。各医疗单位要逐步扩大以降耗增效为目的的成本核算范围，在严格执行医疗服务收费价格的基础上，控制部门（项目）的成本费用开支水平，弱化药品收益对医院的作用。

进一步落实安全责任制。各单位要站在“三个代表”重要思想的高度充分认识做好安全工作的极端重要性，以高度的政治责任感抓好安全落实。健全制度，加强值班，经常检查，及时排除各种事故隐患，确保万无一失。与此同时，还要做好各类突发事件的应急处理准备，保证伤病员能够及时救治，保证食物中毒等突发公共卫生事件能够及时处置。

四、继续抓好行风建设，树立良好的社会形象

善始善终搞好民主评议行风工作。今年7月下旬全省卫生系统民主评议行风工作会议以后，绝大多数厅直单位行动都很快，按照厅里的要求，一步一步抓好落实。现在民主评议行风工作已进入自查整改的后半段。自查整改是整个行评工作的中心环节，是见成效的阶段。各单位要在前一段自我排查、征求意见、梳理问题、分析原因的基础上，对社会各界反映的突出问题，能改的主动整改，不能立即整改的，在做好宣传解释工作的同时，制定限期整改措施并落实责任部门和责任人，力争把问题解决在内部，解决在正式接受社会评议之前。从明年1月开始，行评工作将相继进入践诺公示、接受调查测评和总结提高阶段，各单位都要按照厅里的部署认真抓好落实，确保行评达到预期的工作目标。

加强职业道德建设。各单位都要继续加强职业道德教育，引导大家弘扬抗“非”精神，树立良好的职业风范。重视警示教育和法制教育，增强抵制不正之风的能力。进一步完善职业道德行为规范，使医疗、预防、保健、卫生执法监督等各项工作的职业道德具体化。大力表彰先进，建立弘扬正气的激励机制；健全监督网络，建立多层次、全方位的约束机制。大力开展专项治理，坚决遏制医药购销中的不正之风，加大对收受病人钱物、不规范收费的查处力度，发现一起，查处一起，绝不姑息迁就。要结合各项卫生改革，积极探索从源头上治理不正之风的治本之策，努力从机制、制度上铲除不正之风孳生的土壤。

积极开展对外宣传工作。加强和社会的沟通，营造良好的舆论氛围，有利于树立卫生行业的正面形象，有利于人民群众理解和支持卫生事业改革与发展。各单位都不要忽视这项工作，要主动和宣传、新闻机构联系，大力宣传卫生改革与发展取得的成就，大力宣传广大卫生工作者救死扶伤、无私奉献的精神风貌。深入开展创建文明卫生行业的活动，各单位要通过宣传栏、悬挂标语等形式营造一定的声势，形成浓烈的文化氛围，展示良好的社会形象。厅直单位既要在业务建设上走在全省卫生系统前列，更要在精神文明建设和树立良好形象上成为排头兵。（2003 年 12 月 26 日）

【省卫生厅关于 2004 年度直属单位综合目标管理责任制考核情况的通报(苏卫办[2004]58 号文)】 我厅决定，2004 年继续对省卫生厅直属单位进行综合目标管理责任制考核，并将考核单位由 2003 年的 18 个扩大到 22 个。年初，我厅在总结前四年考核工作的基础上，对考核指标作了进一步修改完善，并以苏卫办[2004]11 号文印发给各有关单位。为检查综合目标管理责任制的落实情况，2004 年 11 月中旬至 12 月上旬，我厅组织人员对上述单位进行了考核。现将考核情况通报如下：

一、基本情况

这次考核分 7 个组进行。考核组由厅机关有关处室工作人员和部分医疗、护理及行政管理专家组成。在考核过程中，各考核组通过听取工作汇报、查阅台帐资料、问卷调查、个别谈话和实地察看等形式，对照《省卫生厅直属单位 2004 年度综合目标管理责任制考核指标》要求及评分标准，深入细致地逐项进行考核检查，既肯定成绩，又指出存在问题。各单位对考核工作积极配合，保证了考核任务的顺利完成。

为鼓励先进，调动各方面的工作积极性，根据这次考核结果，我厅决定对 22 个单位分别给予一等奖和二等奖的奖励。其中：

一等奖单位：南通大学附属医院、省人民医院、苏州大学附属第一医院、徐州医学院附属医院、南京医科大学第二附属医院、省中医院、省中医药研究院、省疾病预防控制中心、省血吸虫病防治研究所、江苏职工医科大学、苏州卫生学校、省太湖干部疗养院。

二等奖单位：省卫生监督所、省肿瘤医院、苏州大学附属儿童医院、省级机关医院、省第二中医院、省中医学校、省妇幼卫生保健中心、省血液中心、省原子医学研究所、省连云港海滨疗养院。

二、主要成绩

从这次考核检查的总体情况来看，各单位都能认真贯彻落实我厅召开的直属单位工作会议精神，把实施综合目标管理责任制考核作为单位深化改革、加快发展的重要举措抓紧抓实，多次召开会议研究落实具体方案，建立一把手负总责，谁主管谁负责的领导责任制，将考核指标分解细化，责任到科室，明确到个人，并采取定期督促检查等有效措施，确保目标任务的完成，有力推动了单位各项工作的开展，取得了明显成效，主要表现在：

(一)加大改革力度，为加快发展增添活力。各单位主动适应不断发展变化的市场经济形势，以高度的责任感和使命感，进一步深化改革，加快发展。省人民医院与省妇幼卫生保健中心、省级机关医院组建省人民医院集团，实现了医疗卫生资源的优化配置。各单位在内部运行机制改革特别是人事分配制度改革方面成效显著。省疾病预防控制中心、省血液中心等单位在完成中层干部竞争上岗的基础上，本着“公正、公开、公平、择优”的原则，实行全员聘用制。苏州大学附属第一医院根据人员类别的不同和工作岗位的差异制定考核办法，并将考核结果作为岗位聘用、晋升、奖惩、任免的重要依据。江苏职工医科大学实行与工作性质紧密结合、和工作责任与工作量直接挂钩的分配机制，调动教职员工的工作积极性。省级机关医院、省中医院等单位进一步深化后勤服务社会化改革，既提高了服务质量，又降低了服务成本。各医疗单位根据精简、合理、高效的原则，调整内部结构，拓宽服务领域。省人民医院整合相关科室，建立冠心病诊治中心、脊柱外科中心、脑卒中中心，为病人提供高效快捷的医疗服务。苏州大学附属儿童医院根据儿科病人的特点，改造儿科中心大楼，在病区设立儿童活动室，病房增添滑梯、秋千等设施，努力营造“家、学校、乐园”的氛围。

(二)强化科学管理，促进效率质量的提高。各单位正确处理改革、发展和管理的关系，注重突出管理的基础地位和作用，以科学管理促进效率质量的提高。南通大学附属医院等医疗单位认真落实三查七对、三级查房、疑难危重病例讨论、死亡病例讨论等基本诊疗护理制度，加强对重点科室和关键岗位的质量控制，确保医疗活动的安全。省肿瘤医院、徐州医学院附属医院等单位加强对医务人员法律法规知识培训，增强依法行医意识，防范医疗纠纷和差错的发生。省卫生监督所认真贯彻《行政许可法》，进一步完善卫生许可受理工作岗位责任制，提高了卫生许可工作效率。省太湖干部疗养院树立向管理要质量、要效率、要安全、要形象的理念，构筑优质疗养服务质量体系，疗养接待业务比上年同期增加 60%。省连云港海滨疗养院在困境中求生存，疗养事业取得一定的发展。各单位普遍以预算管理为基础，成本核算为手段，进一步加大经济管理力度，提高经济运行质量和资金使用效率。高度重视安全管理，切实做到安全工作组织健全、制度完善、责任明确、措施得力,确保全年无重大安全事故发生。

(三)注重内涵建设,壮大科技实力。各单位围绕“135 工程”的实施,结合本单位实际,科学制定学科建设和人才培养规划,并精心组织实施。省人民医院、苏州大学附属第一医院等单位在肝脏外科、泌尿外科、心血管内科、血液内科等学科领域大力开展技术创新,使我省的亲体肝移植、肾移植、冠状动脉搭桥、造血干细胞移植等技术达到国内先进水平。省血吸虫病防治研究所以“135 工程”建设为契机,进一步提高科研能力和学术水平,2004 年获得中标课题 10 项,其中国家“863”计划 2 项,国家自然科学基金 2 项,国家“十五”攻关 1 项。省原子医学研究所核药学研究继续保持国内领先,获得国家药监局颁发的因卡膦酸二钠、注射用因卡膦酸二钠国家二类新药证书 2 张。各单位通过外引、内培等多种方法和途径,努力构建合理的人才梯队。省中医药研究院与南京中医药大学联合举办“西学中培训班”,对全院 140 多名非中医药专业的医护人员进行为期半年的培训。省第二中医院加大人才引进力度,卫技人员结构和学科队伍结构渐趋合理。苏州卫生学校围绕“培养高层次高素质应用型卫生人才”的目标,加大教学改革力度,着力提高办学质量和层次。省中医学校在师资队伍建设、教学设施管理、办学效益等方面成效显著。

(四)加强精神文明建设和行风建设,为加快发展提供保障。坚持两手抓、两手硬,加强领导班子自身建设,建立健全集体领导、理论学习、民主生活会、廉洁自律等制度,提高医疗卫生服务能力,增强凝聚力和战斗力。江苏职工医科大学领导班子从发展卫生教育事业出发,顾全大局,团结协作,艰苦创业,顺利完成了从汉口路校区向浦口校区的搬迁任务。各单位重视抓党的建设,积极开展思想政治工作,充分发挥党组织的战斗堡垒作用和广大党员的先锋模范作用。采取形式多样的卫生行风和职业道德教育,从源头上预防和治理行业中的不正之风。各医疗单位认真贯彻我厅下发的《关于进一步规范医疗服务行为纠正行业不正之风的通知》精神,将纠风工作有关措施落到实处。徐州医学院附属医院通过大力开展纠风工作,1~10 月份,平均每门诊人次收费比上年同期下降了 12.13%,每住院床日收费比上年同期下降 5.54%。省中医院等单位牢固树立“以人为本”,“以病人为中心”的服务理念,简化服务流程,改革服务方式,开展优质服务,受到病员和社会的好评。南京医科大学第二附属医院开展了单病种住院流程标准化管理,临床诊疗工作进一步规范。据出院病人问卷函调,11 所医院的综合服务满意度为 86.32%。

三、存在问题

一年来,各单位围绕综合目标管理做了大量的工作,取得了一定成绩,但对照综合目标管理责任制的要求,特别是对照厅直属单位应有的龙头示范作用,还有不少差距,主要表现在:

一是基础管理仍显薄弱。目前,各单位特别是一些医疗单位质量管理的各项制度基本健全,但在制度的落实上还不够有力,医疗安全存在隐患,医患纠纷呈上升趋势。有的医院基本医疗工作制度执行不到位:三级查房不够严格,流于形式;重大手术术前讨论、危重病例讨论、死亡病例讨论等过于简单;各种讨论记录保管不全。在经济管理方面,财务管理尤其是高级经济管理人才缺乏,经济运行分析和成本核算工作需要进一步提高。

二是学科建设和人才培养工作有待进一步加强。从总体上看,学科专业特色与优势还不够明显,与国际国内先进水平相比还有较大差距。国内外知名的专家和学者缺乏,部分学科带头人年龄偏大,后备力量不足。对外开放程度不高,高水平、高层次的国内外学术交流与合作不够。

三是行风建设与人民群众的要求相比还有差距。对医疗单位药品回扣、“红包”、收费不规范、服务态度差等问题,社会反映仍然比较多,一些医疗单位的整治效果不够明显。“一站式”服务不到位的情况仍然存在,就诊手续繁琐等现象尚未从根本上得到改变,业务收入中药品所占比例仍然偏高。

四、几点要求

从 2000 年开始,我厅陆续对 22 个厅直单位实行了综合目标管理责任制考核。实践证明,这项工作对促进厅直单位的改革与发展起到了积极的作用。明年,我们将在进一步完善考核指标和方法的基础上,继续对这 22 家单位进行综合目标管理责任制考核。希望各单位认真总结经验,发扬成绩,克服不足,力争在 2005 年的考核中取得更好的成绩。要着重抓好以下几方面工作:

第一,切实把管理工作作为单位建设发展的永恒主题抓实抓好。要在进一步完善各项规章制度的基础上,狠抓基础管理、质量管理、经济管理和安全管理,加大宣传教育力度和督促检查力度,克服有章不循的现象,预防和减少各种差错事故的发生,促进医疗卫生服务效率质量的提高。

第二,按照做强做优的原则加大改革力度。要以市场为导向,本着优势互补的原则,组建医疗集团,形成规模效应,提高综合竞争能力。推进医疗机构产权制度改革,落实医疗机构事业法人自主权,实行所有权与经营管理权相分离。深化内部运行机制改革,打破人员身份限制,建立全员聘用制和人事代理制,以及重实绩、重贡献,向优秀人才和关键岗位倾斜的分配激励机制,调动医技人员的工作积极性。

第三,加强学科建设和人才培养,提高卫生科技整体水平。要继续围绕“135 工程”的实施,抓好医学重点学科建设和重点人才培养,要突出专业特色,打造强势品牌,争取在医学重点领域取得突破,在优势领域达到国际先进水平。同时,重视整体人才资源的开发,改革科研管理机制,以重点学科和重点人才带动整体科技实力的提高和医疗服务水平的提升。

第四,加强党建和思想政治工

作,抓好卫生行风和职业道德建设。认真贯彻党的十六届三中全会、四中全会精神,以“三个代表”重要思想为指导,加强领导班子建设,提高广大党员的思想政治素养。继续坚持纠建结合、标本兼治的方针,进一步规范医疗服务行为,纠正行业不正之风,努力为人民群众提供高效优质的服务。

(2004 年 12 月 23 日)

【江苏省人民医院】 2004 年,江苏省人民医院(又名南京医科大学第一附属医院、江苏省红十字医院)开放病床1 685张(其中河西分院 218 张);有职工2 449人,其中医技人员 1 982人,医技人员中高级职称 369 人、中级职称 771 人;有职能科室 24 个,临床科室 49 个,医技科室 10 个,其中省级重点学科 3 个,“135”重点学科 14 个,省级临床重点专科 24 个,省级医疗诊治中心 3 个。全年门急诊 189.3 万人次,同比增加 25.9%;出院 35 855 人次,同比增加 27.8%;手术 21 527 台,同比增加 18.9%;平均住院日 15.3 天,同比减少 0.3 天;病床使用率 93.9%,同比提高 4.5 个百分点;诊断符合率和甲级病案等主要质量指标都比上年有所提高。

积极探索和实践人性化服务的新模式。总结并推广国际骨关节病中心人性化服务的做法,在消化科、产科、脑外科、冠心病诊治中心和胆胰外科 5 个科室创建“舒心病房”,推广人性化服务;成立门诊专职导医护理组,在各楼层为患者做好咨询和就医引导工作;将导医、公费医保审核、病假证明盖章等工作整合,实行一站式服务;开展争创红旗窗口和服务明星活动,促进窗口部门不断改善服务形象,提升工作质量;成立医患沟通中心,对医患纠纷的处置实行一站式服务。

通过创新不断提高医疗技术水平。建设“重中之重学科”,让病人得到国内一流的技术服务。心脏科新建了现代化的心导管室,购进先进的仪器设备,拥有 3 个病区 140 张病床。开展了胸腔镜下房颤微波消融手术、心内膜房颤消融手术 39 例,成功率达 85%;成功进行首例心脏移植手术,张寄南教授获 1 项国家科技进步二等奖。曹克将教授当选为中国起搏和电生理学会副主任。肝脏移植中心,拥有 2 个病区 80 张病床,成为国内五大器官移植中心之一。累计完成肝移植 270 例,占全省总例数 60%,其中活体肝移植 36 例,占全国总数 60% 以上。全年完成肝移植 95 例,其中活体肝移植 6 例。中心主任王学浩教授被《中国医学论坛报》评为年度封面人物。

135 重点学科和临床重点专科的建设,取得良好成效。在 135 重点学科的考核评估中,除心脏科位居全省总分第一外,肝脏外科、普外科、临床生物学诊断和治疗实验室、内分泌科、生殖中心等 5 个科室均进入全省前 20 名,杨志健、单其俊、刘超、钱立新、魏睦新、李建勇、骆丹、邢昌赢等 8 名重点人才进入全省前 25 名。《临床皮肤科杂志》被评为全省“双十佳期刊”。

组建新技术中心,促进交叉学科和边缘学科的发展,提高医疗水平。该院整合多个学科成立了颈椎脊柱外科中心、颅底颌面外科中心、血管病区、脑卒中单元。这些新技术中心在运作上都有了良好的开端,展现了良好的发展前景。

对急诊布局进行了较大范围的调整。急诊一楼建立了抢救区,设 5 张抢救床,根据需要可扩大到 12 张;二楼输液室有 90 张输液床,观察病区有 22 张病床;5 楼新设 EICU 和脑卒中单元,共 36 张病床;6 楼为省急救指挥中心。这一调整,改善了抢救区环境,提高了应对突发大批量抢救任务的能力。

营造舒适温馨的就医环境。完成内科楼、卫校楼和干部病房楼的改造,大幅度改善了病人的住院条件。为缓解门急诊用房的紧张,进行了门急诊裙楼的加层。建造连廊,将门诊楼、外科楼、主病房楼和食堂联为一体,方便病人和医护人员的交通,使医院的“绿色通道”名符其实。

2004 年 10 月 28 日,江苏省人民医院集团以江苏省人民医院为核心,与江苏省妇幼保健中心和江苏省省级机关医院组建成立。集团组建后,运行情况良好。该院河西分院 2004 年门急诊人次 25.4 万人次,同比增加 51.9%;出院7 108人次,同比增加 39.3%;手术2 251台,同比增加56.3%。康复科病房搬迁至省级机关医院,已开放 2 个病区,70 张病床。

该院实施管理前移,将更多的管理职能转移至临床科室,由科主任承担,旨在加强科室管理,强化科主任负责制,增强科室自我管理的能力与水平,提高管理效率。院部把科室管理小组的工作纳入对科室和科主任的考核内容。试行科室秘书制,容许和支持部分科主任配专职秘书,分担和处理一些事务性工作。以聘用制为核心,规范各类聘用人员的管理。本科毕业的住院医师,通过规范化培训考核,试行末位淘汰制;新入院的硕士及以下学历人员实行聘用制。对聘用制人员试行分层次、流动管理。探索多种形式的用人办法:特殊人才采用特聘或兼职的方法;流动性较大的人员采用借用或租赁的办法;专业性较强的岗位,以住院医师培训的方式招收一定数量的本科生,培训结束按照科室的要求和考核结果,择优选留。继续深化分配制度改革,在成本核算的基础上,增加财务信息透明度,给科主任和科室管理小组充分的知情权、分配权和管理权。充分调动了医务人员的积极性。

2004 年,该院新获各类科研项目 185 项,其中国家自然科学基金 13 项,国家“863”计划(合作项目)1 项,卫生部、教育部基金 4 项,省招标重点项目 2 项,WHO 科研项目 1 项,其他各类省厅基金项目 55 项,委托与药物临床研究项目 109 项。新获各类科研项目经费1 406万元,其中科研基金项目经费 829 万元,科研委托项目经费 577 万元;新获省 135 学科与人才建设经费1 500万元。新获各类成果奖 33 项,其中国家科技进步二等奖 2 项,中华医学二等奖 2 项,省科技进步二等奖 6 项、三等奖 2 项,厅新技术引进奖 17 项,市科技奖 4 项。发表学术论文

942篇,其中SCI收录27篇,ISTP收录16篇,境外期刊发表8篇,核心期刊562篇。出版专著教材29部。对外学术交流活动活跃,全年出国交流79人次,接待来访外宾45人次。

全年完成理论和见习课共计2.4万学时,完成121名研究生毕业论文答辩,授予博士学位23人,硕士学位98人。招收研究生206人,其中博士生57人,硕士生149人,新进站博士后2人。共有在读研究生534名,在站博士后12人。完成国家级继续医学教育项目38个,省级继续医学教育项目38个。接受和带教进修生506人。

采购供应继续扩大招标范围,取得良好效果。医疗设备全部采用招标采购,共购置设备1 138台,总额6 800多万元。已完成PET/CT和回旋加速器及配套设备的招标工作。医用材料、物资扩大了招标采购范围,全年招标30余次,进一步规范了采购工作,降低了采购成本。

继续加强精神文明和行风职业道德建设。围绕医院中心任务,不断加强精神文明建设,为医院各项工作顺利完成创建良好氛围。认真抓好党委中心组学习,结合医院工作实际进行研讨。开展千人评议机关作风活动,促进机关作风转变,提高服务意识与服务水平。加强行风和职业道德建设,制定并下发《江苏省人民医院关于进一步规范医疗服务行为纠正不正之风专项治理的实施细则》。支持医院19名老专家联合向全省医务工作者发出"拒收红包,维护圣洁的医学殿堂,树白衣战士良好形象"的倡议,在全省引起极大反响。注重医院文化建设,增强医院吸引力和凝聚力。加强对外宣传工作,扩大医院影响,被各家媒体刊用的新闻稿件达500多篇,其中在中央电视台播出的新闻有5篇。《医苑报》改版创新后被评为全国优秀院报。据卫生厅问卷函调,对该院行风总体印象较好的病人达到92.19%,病人综合满意度为89.39%。 (哈维超)

【江苏省中医院】 2004年,江苏省中医院(南京中医药大学附属医院、江苏省红十字中医院)门急诊量达151.6万人次,比2003年同期增长12.1%;住院病人数20 814人次,同比增长5.0%;病床使用率106.3%,比2003年增长4%;药品收入比例为61.6%,比2003年同期下降8.3%;医院总收入4.86亿元,较2003年增长16.8%。

2004年完善院内综合目标管理及成本核算方案,院内分配政策逐步向临床一线,向技术、风险、责任、管理、业绩倾斜,充分调动广大医护员工积极性,开展量化考核工作,逐步完善量化考核工作业绩的客观评价体系,努力建立起有责任、有激励、有约束的院内运行机制,有效地提高了各级各类人员管理水平和工作质量。为了使后勤工作更好地服务于临床,服务于患者,经调研论证,对后勤管理处和后勤服务总公司的工作职能进行整合,成立后勤管理服务中心,同时根据该院基建工作的繁重任务,将基建办公室相对独立,进一步明确了各部门工作职责,努力使医院管理逐步规范,后勤保障更加有力。

干部队伍建设方面,针对第一批中层干部竞聘上岗二年聘期已满,在认真做好干部任期目标考核的基础上,对部分岗位重新进行了竞聘上岗,充实了一批年富力强、素质较好的年轻管理人才,改善了医院中层干部的队伍结构。

继续加强基础设施建设,不断完善硬件条件。为缓解医院占地面积小,用房紧张的矛盾,该院通过自筹和政府支持,在不影响正常医疗工作的前提下,对门诊楼进行全面扩建改造。该院南扩28 000余平方米(约43亩)建设现代化医疗综合大楼的工程项目已得到省政府批复同意。

专科综合处理能力继续得到提高。2004年,该院相继开展肝移植、心脏手术等新技术项目30余项,在一些重大疾病、急危重症和疑难病症的诊疗中进一步增强中西医结合治疗能力,逐步改变过去会诊频繁外请专家的被动局面。与此同时,体现中医水平和特色优势的中医专科从整体上得到了提高,中医内科门诊量占全院年门急诊量的44%,心内科、消化科等重点中医专科年出院病人数均在1 300人次以上。

严格执行国家药品管理政策,完善医院药事管理有关规定,规范药品采购行为。2004年,该院调整扩大了药品集中招标采购规模和范围,一定程度上遏制了药品促销,药品虚高定价的现象;最大限度的挖掘医院的制剂开发和生产潜能,形成一批有本院特色的产品,为广大患者和临床一线提供质优价廉的本院特色中药制剂;上半年,对制剂部进行内部管理机制改革,取得良好效果。全年完成1 332万元的制剂生产任务,净收入同比显著提高。

进一步加大医疗仪器设备的投入,同时,按设备采购管理制度,规范设备申购程序,对社会效益与经济效益明显、有利于专科建设与发展的医疗设备,在调研论证的基础上,有重点、有计划地进行购置,并加强仪器设备使用与维护的管理和效益跟踪分析,确保医疗安全和投入产出效益。共投资4 800余万元购置了核磁共振、16排CT等先进医疗设备,使该院设备总值达1.8亿元,为临床开展新技术、新疗法奠定了良好的基础。

坚持科教兴院、人才培养战略,促进医院持续、健康、协调发展。以建设现代化中医医院、保持在全国中医系统的领先地位为目标,继续加大科研教育投入,进一步规范科研管理,努力提高临床科研课题的协作攻关、科研成果转化和新药开发能力。2004年立项各级各类课题13项,其中国家重点攻关课题3项,国家中医药管理局1项,厅局级9项。共投入课题专项经费688万元,其中立项各级各类课题经费493.5万元,省医学重点学科150万元,设立76个院级课题,投入经费38.3万元。获科技成果奖3项,其中省科技进步二等奖1项,南京市科技进步三等奖2项;获科技成果转让经费27.84万元。

牢固树立人才为本的观念,不断加强人才梯队建设,使医院人才结构更趋合理。在加强院内人才培养的同时,对关键技术、关键岗位继续采取积极措施加快人才特别是掌握领先技术的复合型人才的引进。引进的心胸外科、心内科等专科急需人才,以其技术能力影响和带动了专科发展和医院整体水平的快速提高。

作为南京中医药大学附属医院,2004年该院承担了大学临床专业研究生,本科生2 500学时的课堂教学和480学时的临床见习任务。接收南京中医药大学各类临床轮训研究生541人,接收各种层次实习生、进修生498人,其中外籍长、短期进修生、澳门科技大学学生154人;参加国家级、省级学术会议160人次、国际学术活动27人次,参加国家级、省级继续教育项目71人次。为方便医务人员的再学习,提高理论与技术水平,该院订阅各类中外文医学期刊达150余种,电子期刊收入期刊数1 000种左右。在公开发行的医学刊物发表学术论文310篇,其中在核心期刊上发表论文165篇。

继续加强行风职业道德建设,定期召开行风建设新闻发布会、卫生行风监督员会议,按照厅局要求,积极开展民主评议行风活动,认真做好病人问卷调查、明查暗访等工作,在省卫生厅组织的病人问卷调查中,该院继续保持较高的病员满意度。在门诊楼改造工程大、工期紧的情况下,积极采取措施,从机关抽调人员加强门诊"一站式"服务,增加护士和导医人员。加强门诊管理,取消重复挂号,上半年完成了挂号、收费的网络化,最大限度地提供各种便民服务,方便病人就诊。2004年再次荣获全国卫生系统先进集体。

2004年是该院建院50周年,本着热烈隆重、俭朴典雅的原则,圆满地举办了院庆活动,梁保华省长等省市各级领导、兄弟医院代表和国际友人300余人参加了庆典仪式。

(王苏军)

【江苏省卫生监督所】 2004年,按照省卫生厅赋予的卫生监督执法职能,完成了该厅下达的综合目标管理责任制指标及各项工作任务。全年共抽检食品、化妆品、涉水产品、消毒产品、自来水水质等健康相关产品13类538份(总合格率90.1%);组织抽查372家粉尘作业单位,1 935家职业中毒危害单位,35家使用集中空调通风系统公共场所,2 333个X射线放射诊断单位和47个放射治疗工作单位;组织抽检公共用品用具19 122件,抽检客用化妆品2 928件,抽检游泳场所水样1 232份;对266家职业中毒危害企业发出警告,责令整改648家,罚款32家,停业和关闭企业2家;对385户公共场所和198个放射诊断工作单位进行了行政处罚;对全省保健食品生产企业开展了GMP审查工作,其中34家保健食品企业通过了GMP评审;对健康相关产品生产企业证后监督254家;完成了13个建设项目的职业卫生设计审查和竣工验收,17家放射性同位素与射线装置选址及初步设计审查和竣工验收现场审查工作,13个食品生产企业的设计卫生审查;承担了省人大、省政协、南京名城会、江苏旅游峰会等重大活动和重要会议的卫生保障工作。全年在媒体上发表工作报道138篇次,编印《江苏卫生监督信息》31期,其内容多次被卫生部卫生监督中心的《卫生监督通讯》和网站转载;年初建成了江苏卫生监督网站,及时发布与卫生监督相关的各类信息,其内容也多次被省内外各大媒体和网站转载,发表论文34篇,专著2部,派出业务骨干50余人次赴基层帮助指导和解决有关业务问题。在4月底和11月初分别开展了《职业病防治法》和《食品卫生法》宣传周的宣传活动,组织开展街头咨询、专项检查、张贴标语、散发宣传册等活动方式广泛宣传卫生法律法规。开展了《行政许可法》、《传染病防治法》以及禽流感防治、艾滋病防治、结核病防治等专业知识培训,为基层培训卫生监督骨干137人。

以食品卫生监管为"龙头",加大卫生监督执法力度。①在食品卫生专项整治方面。一是组织开展"元旦春节期间食品安全保障行动",监督抽查了宾馆、饭店、卤菜加工、豆制品加工、食品超市、集贸市场、散装食品销售单位等13 703户次,责令改正1 099户次,没收销毁各类违法食品2.9万公斤。二是组织全省卫生监督机构对各类保健食品生产企业、专卖店、商场、超市、药店及批发市场等开展了专项监督检查,共检查生产企业99家、经营销售单位1 077个、品种5 343个,查处违法案件60起。三是对散装食品、冷饮、裱花蛋糕、食品添加剂等重点食品开展市场专项整治,共检查散装食品销售商场、超市2 302家,散装食品4 126种;检查冷饮生产经营单位909家,冷饮3 990种;检查裱花蛋糕加工场所和销售点543个,对其中235家单位进行了查处,取缔5家;检查使用食品添加剂的食品生产企业1 174家,对其中185家做出责令改进或停止生产经营处罚,查封违法使用食品添加剂的不合格食品近20万公斤,涉及违法案值约200万元。四是开展中、高考期间食品卫生安全保障,全省共出动15 831人次,检查考点食堂和饮用水2 188个,考点周边餐饮点7 770个,考生驻点食堂1 500个,考生集体用餐外购点545个,行政处罚136起,保证了全省中、高考期间未发生一起食物中毒事件。五是开展香肠、香肚、肉松等肉制品为重点的专项检查——"卫剑行动"。全省共出动卫生监督员16 170人次,检查4 331家香肠等肉制品生产经营单位和个体工商户,检查从业人员35 575人,共查封不合格肉制品10 700千克,取缔无证窝点35个,查出224家无有效卫生许可证的生产经营户,并已对72家生产经营单位实施了行政处罚。"卫剑"行动中,还抽检各类肉制品416份,合格率84.1%。在开展专项整治和检查的同时,按照"标本兼治、着力治本"的方针,从源头上强化食品卫生监管,积极推进量化分级管理、食品行业HACCP认证等工作。②在职业危害专项整治方面。根据卫生部等9部委《关于开展乡镇企业、农村个体工商户职业病危害专项整治工作的通知》和省厅要求,制定专项整治工作方案,加强对重点行业的职业病防治监督执法,组织查处了一批职业病违法案件,切实保护了企业职工和农民工的身体健康与生命安全。全年组织各级卫生监督机构对5 483家相关企业进行了逐一排查,对38家企业进行了行政处罚。③在《传染病防治法》相关执法检查方面。根据卫生部和省卫生厅的统一部署,2004年初参加了省卫生厅组织的传染病防治专项执法检查,共对全省6 903个各级卫生行政部门、医疗、疾病预防控制、卫生监督机构等进行监督检查。与此同时,对"非典"期间通过"绿色通道"审批的消毒产品生产企业进行专项监督检查,抽查了南京等7个城市的46家消毒产品生产企业,并对308个消毒剂产品、310个卫生用杀虫产品、321个卫生用品进行了检查,对不符合要求的生产企业和产品均进行了依法查处。此外,还在9个城市的86个医疗机构开展了废物无害化处理情况调研,为卫生行政部门制定相关政策、开展日常监管提供了基础资料和依据。

先后制订或重新修订了《食品卫生突发事件处理预案》等近10个预案,下发各地卫生监督机构参照执行。上半年,及时发出《关于加强禽流感防治相关卫生监督工作的通知》和《关于加强突发公共卫生事件防范卫生监督工作的通知》,部署和指导各地在禽流感防治和突发公共卫生事件中卫生监督工作。在处理突发公共卫生事件中,反应灵敏,行动迅速,直接参与和指导基层调查处理的各类突发公共卫生事件6起,并结合季节变化和监督监测情况分析,发出有关食品、二次供水等预警公告3次。

推行政务公开,推进管理方式创新,规范行政执法行为。实行行政执法责任制和过错追究制,制定了《卫生行政许可审核内部运作程序与管理规定》,对所有卫生许可申请在规定的时间内完成资料审核、现场审查和报批、发证工作。2004年,经省卫生厅审批,共发放、变更、复核各类卫生许可1 957个(其中食品类252个,化妆品类405个,涉水产品类189个,消毒、杀虫、碘盐产品类518个,放射类593个)。针对卫生行政许可情况、卫生执法文书制作情况,组织全省开展了卫生行政执法文书联审互查活动,组织人员对各市的卫生监督文书进行抽查考评,对卫生行政许可审核及执法文书制作中不规范的问题及时通报和纠正,对获奖单位进行了表彰。继续坚持投诉举报电话24小时值班制度,及时受理、移交和查处各类投诉举报事(案)件,修订了案件查办规程。2004年全年共受理投诉举报99件,办结率达100%。

(陈汉平　吴　涛)

【江苏省疾病预防控制中心】 2004年,有职工390人,其中卫生技术人员322人,卫生技术人员中有主任医(技)师24人,副主任医(技)师67人,中级职称109人,初级职称122人。有"333"工程(第三层次)5人,突出贡献中青年专家2人,享受政府特殊津贴13人。

做好重大急性传染病防制工作。强化疫情值班制度,由中心业务科室的业务骨干负责疫情值班工作,确保24小时疫情信息畅通,制定"江苏省疾病预防控制中心突发公共卫生事件首接首调负责制"。建立早期预警症状监测系统,加强实验室生物安全管理,严格按国家有关要求落实各项生物安全管理措施。做好药品、试剂、防护用品等各项相关用品储备工作,确保疫情处理的需要。在禽流感防制工作中,春节期间及时制定《江苏省人间禽流感控制应急预案》,下发全省各地,春节后紧急编写《人间禽流感及其防治》一书,并开展全省禽流感防治师资培训,协助省卫生厅完成"人禽流感及其防治"全省全员培训,共培训13 000余人。

继续以大肠杆菌感染性腹泻和霍乱为重点,加强肠道传染病防制工作。2004年提前分析全省霍乱防制工作的形势,并就相关技术进行了复训,规范基层霍乱处理和疫情报告。认真开展O157:H7流行病学和病原学监测,全省未有O157:H7腹泻病人和疑似病例报告;为了解全省乙型肝炎发病的实际情况,8月在徐州市和南京市开展了乙型肝炎的专项调查,为准确估计全省乙肝疫情提供了依据;针对近几年狂犬病发病不断上升的趋势,再次明确了疾控部门在狂犬病控制工作中的职责,规范了暴露后的处理。

免疫规划工作继续向前推进。计划免疫工作进一步得到加强,儿童计划免疫"四苗"接种率以乡(镇)为单位稳定在95%以上,大多数计划免疫针对传染病的发病继续保持稳中有降。进一步巩固无脊灰证实成果,认真开展消灭脊灰强化免疫,加强APP疫情报告工作,各项监测指标均达到卫生部的要求,已连续12年未出现脊灰野毒株病例。接受卫生部组织开展的全国计划免疫审评工作,并完成了全省审评资料的汇总、整理、统计工作。在全省开展流动儿童的普查工作,初步摸清流动人口中儿童计划免疫工作的难点。

遏制艾滋病与性病上升势头。2004年1~9月,全省共报告艾滋病病毒感染者180例,比上年同期增长51.26%。其中艾滋病病人42例,比上年同期增长23.53%,流行区域波及13个省辖市的71个县(区)。性病报告数呈上升趋势,居于全国前列。为有效地遏制艾滋病与性病上升势头,积极协助省卫生厅、省人大制定《江苏省防治艾滋病条例》,起草了《江苏省艾滋病免费自愿咨询检测实施办法》和《江苏省艾滋病及常见机会性感染免、减费药物治疗实施办法》等重要文件。加强性病、艾滋病的监测,与WHO技术顾问协作,完成了中国100%安全套推广项目最佳实践(江苏部分)的资料准备和收集。

慢性非传染性疾病及传染病的控制工作不断深入。9个肿瘤高发县继续按照本地区的《肿瘤综合防治方案》的进度要求,积极落实各项恶性肿瘤综合干预措施。恶性肿瘤高低发地区病因分子流行病学对比研究进展顺利。根据《全国碘盐监测方案》,迅速制定了《江苏省碘盐监测方案》,并及时下发给各地,全省碘盐覆盖率和合格碘盐食用率保持在96%以上。

加大结核病防治力度,全省开展了肺结核病人的网络直报和病人追踪工作,全省传染性肺结核病人发现率有较大幅度提高,1至10月份已发现涂阳肺结核病人20 404例,其中新发涂阳病人15 871例,完成国家结防规划下达的2004年发现新发涂阳肺结核病人19 350例的82%,较上年增长71.8%。第二轮CIDA项目自2003年10月实施至2004年9月,23个项目县共发现传染性肺结核病人8 600例,完成项目年度计划的104.69%,涂阳病人治愈率达到88.09%,达到了85%的项目目标,其中新发涂阳病人治愈率达到91.75%。在84个县(市、区)实施DOTS策略,其中60余个单位已基本达到DOTS实施的工作要求。继续做好姜堰市麻风低流行情况下的监测试点工作,引进了《中国—荷兰麻风病防治与综合性卫生服务相结合》项目,为探索在麻风低流行地区可持续开展麻防工作提供了研究机会和资金,并在盐城市开展推广监测试点经验的工作,继续实行麻风新发现和复发病例季报制度。

开展全省医疗机构消毒质量监测工作,完成了对省人民医院、中大医院消毒质量的监测,选择无锡、南通、连云港三家市级医院作为监测点,对这些医院消毒灭菌方法的合理选择和使用进行效果评价。开展全省"四害"密度监测和西尼罗病毒病蚊媒哨点监测,在连云港、镇江、苏州三个市建立西尼罗病毒蚊媒哨点,开展对蚊媒监测。

承担了健康相关产品的微生物检验工作,检测食品、化妆品、水中的菌落总数、大肠菌群、致病菌、霉菌、酵母等,共检测食品1 800份、化妆品350份、水样166份、公共场所样品223份。在南京、扬州、南通三个监测点开展食品污染物监测工作,至11月全省完成了391份样品的检测,检出12株沙门氏菌,检出率3.1%;单核细胞增生李斯特菌9株,检出率为2.3%;肠出血性大肠杆菌1株,检出率为0.26%。对"2002年中国居民营养与健康状况调查"结果进行统计分析,完成全省的营养调查结果白皮书的初稿。进一步推动健康促进学校创建工作,做好南京市11所中小学校的健康促进学校终期评审工作,制定全省健康促进学校创建工作推广方案,选择了镇江和苏州为创建工作的试点。针对当前青少年学习压力大的特点,还组织开展了对青少年危险行为的监测。

按照《江苏省城市生活饮用水监测方案》要求,进行水质监测,同时开展医院污水监测。对省管单位的放射工作场所进行了核档和新建单位的建档。完成20家医用加速器、非医用加速器和辐照加工装置、钴机的建设项目的预评价工作,完成15家医用加速器、非医用加速器和辐照加工装置、γ刀的效果验证的评价工作。开展地氟病国家级与省级监测点和淮北农村降氟改水水源工程水氟含量监测工作,对全省地氟病流行特征进行分析,建立饮水型氟病区氟对居民健康影响的危险度评估模型,提出氟总摄入量可接受的摄入剂量范围。参与制定了江苏田湾核电站周围居民健康状况调查实施方案。

对南京炼油厂等近70家单位进行了职业病危害现场监测,采集样品9 000多份。在建设项目职业病危害评价取得国家甲级资质后,除了完成省内46家单位建设项目职业病危害评价和控制效果评价外,还完成了山东荷泽电厂、安徽铜陵电厂大功率机组项目的职业病危害评价,拓展了职业卫生评价服务范围。完成了69家单位18 000人次的职业健康体检,诊断新职业病人63名,完成省级鉴定2起。

该中心健康教育所配合省卫生厅等部门起草了《2004~2005年度亿万农民健康促进行动"江苏省工作计划》和《2004年江苏省相约健康社区行活动方案》,策划了由八个厅局共同组织的"健康促进行动"工作江苏省中期督导评估。配合省教育厅组织了2004年度中小学校健康知识电视大奖赛。设计出版了防治禽流感科普挂图、编写出版了《禽流感防治知识60问》,编印了"预防呼吸道传染病宣传折页"46万份。拍摄制作了《广泛开展健康教育,实现可持续消除碘缺乏病》、《狂犬病的预防》、《中国江苏CUP干预试点》、《江苏血防重点项目》等电视片。

2004年共获得各类奖项8项。其中《肠出血性大肠杆菌0157:H7流行特征和控制对策研究》和《当前江苏省传染性非典型性肺炎流行特征与近期防控对策研究》分别获得江苏省政府科技进步奖二等奖和三等奖;《应用地理信息系统对江苏省恶性肿瘤高发地区的成因分析》《麻风残疾、预防技术的实际应用》《卫生杀虫产品效果鉴定技术的应用》《EPICURE在X线诊断医生肿瘤队列研究和应用》等四项和《崩解技术在消毒中的应用研究》《苯接触者血清总抗氧化能力的检测及其应用》等两项分别获得江苏省卫生厅医学新技术引进奖一等奖和二等奖。

始终以重点学科建设和重点实验室建设为龙头,带动整个中心实验室技术能力的提高。在2004年中国实验室认可委员会组织的实验室认可考核中,该中心技术能力由原来的489项,960个参数扩展到537项,1 112个参数,为中心的可持续发展奠定了技术储备基础。重视实验室生物安全,增加GB19489-2004所强制国家标准有关要求,提高中心生物安全防护,在2004年9月的全国生物安全大检查中,P3实验室管理和生物安全管理工作获得检查组的一致好评。

按照突发公共卫生事件应急体系建设的要求,组建了现场流行病学调查队伍、实验室病原学检验队伍等应急处理队伍,组织专业人员参加了"国家突发公共卫生事件应急机制建设培训项目",举办了2个国际级研讨班,并与在宁医学院校、国家疾病控制中心建立了长期的科研合作和人才培养关系,与美国CDC、Emory大学、加州洛杉矶大学、哈佛大学、美国农业中心,荷兰瓦赫宁根大学及澳大利亚悉尼大学等国外科研和疾病控制机构建立了科研和人才培养合作关系,建立了可持续发展的应急培训机制。

初步建成全省疾病监测和突发公共卫生事件网络直报系统。发出《关于加强突发公共卫生事件报告管理工作的通知》,及时启动疫情日报制度,完善疫情监测网络,对突发公共卫生事件的界定、报告的时限和程序、报告要求作出了明确的规定,在短时间内达到了较高的覆盖率,运转良好。

初步建成实验室化学毒物及病原学早期快速检测系统。拥有气象色谱—质谱仪、高效液相质谱、气象质谱等一大批高新尖的仪器和设备,能够对有机磷、杀鼠剂、有害金属和天然毒素等中的大部分物质作出快速准确的检测。2003年9月份通过国家非典防治指挥部技术攻关组验收的P3实验室,已经投入正常使用。

建成应急物质支撑系统。对药品、疫苗、卫生防护用品和应急设施等物资进行储备,以防可能出现的疫情和公共卫生事件。

2004年4月,该中心荣获中华全国总工会颁发的"全国五一劳动奖状"荣誉称号。 (王 玮)

【南京医科大学第二附属医院】 2004年,该院坚持"一切以病人为中心,科教兴院"的办院方针,以新病房大楼的启用为契机,进一步深化人事、分配制度改革,增强医院的生机和活力,加强重点学科和人才培养,加强科学管理,实现了两个效益的显著增长。获得了江苏省卫生厅直属单位综合目标管理责任制考核一等奖,通过教育部的教学评估检查。

上半年,完成了第二轮中层干部、护士长竞聘上岗,重新调整全院工人岗位,顺利完成了总机、食堂等部门职工的转岗工作。

颁发《关于病人选医生(诊疗组)的具体实施办法(试行)》,通过自我推荐、专家评议、领导审核等程序,全院确定48名主诊医师,组建46个诊疗组。完善绩效工资制度,拉开分配档次,一部分贡献大的医护人员奖金大幅度提升,调动了医护人员的积极性。

加强基础质量管理。以《江苏省三级综合性医院考评细则》和《江苏省卫生厅综合目标管理责任制》为基础管理工作的中心。定期组织对病历书写质量进行检查、点评,将检查结果与医院综合目标考核挂钩,奖优罚劣,有力促进了病历书写质量的提高。继续开展"医疗安全年"活动,坚持每个季度举办医疗质量和医疗安全教育讲座,提高医务人员的医疗安全意识,努力杜绝医疗安全隐患。

加强医患沟通。制定《关于做好医患沟通工作,全面提升医院服务水平的通知》,设立了医患沟通办公室,在全院推开医患、护患沟通工作,要求管床医生向患者及其家属详细介绍病人的病情、诊断治疗情况、手术治疗方案、可能发生的并发症、预计费用、预后情况等。要求管床护士重视心理护理,每天询问患者对医疗护理措施的意见、满意程度,解释患者的相关提问等,及时将患者反映的问题反馈给主诊医生或相关部门,并及时加以解决。实行住院费用每日清单制。各病区护士长在患者出院前一天审核医疗费用,与患者沟通,增强医疗收费的透明度,减少纠纷。

护理工作紧紧围绕"以病人为中心"的服务宗旨,狠抓三基理论及护理技术操作规范,定期组织对病区进行护理质量、病区规范化管理检查。护理部还开展"星级护士"评选、"零投拆、零差错"竞赛以及由病人投票评选"满意护士"的活动等,促进了护理质量和病人满意度的提高。2004年院急诊科荣获省级"青年文明号"称号,外科护士王萍获省卫生系统"青年岗位能手"称号。

开展单病种住院流程标准化管理。选出50个常见住院病种,规定每个病种的标准、治疗项目及用药范围。药剂科严把药品质量关,建立"静脉药物配置中心",成立临床药学组,开展血药浓度监测等临床科研工作。医院还实行《二线、三线抗生素使用审批制度》,抑制滥用抗生素现象,最大限度降低病人的负担,为病人提供更加合理的用药、治疗和检查。

成立对外发展办公室,扩大医疗辐射面和影响力。在南京市范围设立网络协作点16个,信息产业部第十四研究所医院、安徽省来安县大英卫生院分别成为该院分院、医疗协作点。和古南都饭店合作建立了万嘉诊所,加强与110、120、122的联系,畅通了急救绿色通道,提升了医院知名度,扩大了医疗市场,方便了群众就医。

通过建立梯队,对人才分阶段分层次进行培养。入选第一梯队的14人中,有省"135工程"重点人才、省"333"工程培养对象及省"有突出贡献中青年专家"共6人,具有博士学位5人;入选第二梯队35人中,有博士5人、硕士及同等学历26人;入选第三梯队33人中,有博士1人,硕士及同等学历18人。当年引进具有博士、硕士学历、副高以上职称的高层次人才共8名,支持临床科室及医疗骨干攻读硕士、博士学位。

2004年医院新申报普外科、心内科、神经内科、消化科为省重点临床专科。全年组织申报国家自然科学基金、省自然科学基金、省卫生厅、教育厅科技发展基金等项目46项。其中获得国家自然科学基金项目1个,科研经费80万;国家卫生部立项课题1个,经费20万。全院获得省级课题2项、南医大课题8顶,接受课题调查、验收12项,组织申报省卫生厅医学新技术、新项目65项。全院年度发表科技论文104篇,影响因子较往年有所提高,SCI收录论文获得突破,全年参加各级、各类学术会议98人次。

承办省级继续教育学习班3个,分别为内窥镜中心诊疗及护理进展学习班、儿童眼保健及弱视学习班、南京医科大学校庆70周年之微创外伤进展专题讲座。成功承办了全国消化疾病微创外科学术会议。

总造价5 500万元、建筑面积2.3万平方米,内设550张病床的20层新病房大楼启用。完成480万美元的以色列政府贷款设备的调研论证、招标采购工作,和MRI、ECT、CR、DR、DSA、PACS、超声内窥镜等大型医疗设备的招标工作。

制定《关于贯彻落实"全国卫生

系统开展纠风专项治理检查工作实施方案”的通知》，在全院动员的基础上召开有关职能部门负责人会议，分解任务、落实到人，把各科室的行风工作作为重要指标列入任期目标考核。按照“谁主管、谁负责”的原则，院长与全院科主任重新签定了《“药品回扣”专项治理工作责任书》和《职业道德建设责任书》，实行院、科两级负责制。制定《职业道德建设考核标准》，对照标准每月进行一次检查，发现问题及时向有关部门反馈，限期整改，检查结果全院通报并与综合目标考核挂钩，奖惩兑现。认真开展药品回扣专项治理工作，强化药品进药渠道和质量管理，实行采购、验收分离的管理制度，严禁药品营销人员在门急诊、病区等医疗场所进行促销活动，一经发现立即停止对该厂或公司药品的使用。对收受“红包”者实行一次申告查实待岗，并将其结果直接与职称晋升、年终考核、工资挂钩。

（何松明）

【江苏省中医药研究院】 2004年，江苏省中医药研究院（江苏省中西医结合医院）开放床位384张，有职能科室14个，临床一级学科13个，二级学科19个，医技科室12个，有职工401人，其中各类专业技术人员347人。全年门诊量较上年同期上升28.5%，住院人次较上年同期上升21%。平均住院日为13.5天，床位周转次数为18次，床位使用率85.6%，门诊诊断与出院诊断符合率为99.4%，出入院诊断符合率99.6%，治愈好转率93.6%。全年收入突破亿元，较上年同比增长约30%。

不断充实和完善科研硬件条件建设，保障科技工作的持续发展。依托该院建设的“三药”创制平台——“江苏省现代中药制剂工程技术研究中心”通过了省科技厅组织的运行绩效评估，并被评为优秀等次，获滚动资金60万元，另获省“三药”平台设施建设经费150万元。“江苏省现代中药制剂工程技术研究中心”的工艺优化与中试放大楼已于11月顺利封顶，并完成了30多台套500余万元制剂设备的招标工作。“135工程”重点实验室——“天然药物研究与开发实验室”，本着边建设边发展的指导思想，各学科联合攻关，在水蛭、羚羊角等的基础性研究取得可喜成绩，建设目标通过省卫生厅的年度考核。申报了10个学科的国家药物试验机构(GCP)，并顺利通过国家FDA专家组现场考核与评审。继续完善国家中医药专利产业化平台建设和专利数据研发中心江苏工作站的内涵建设。

全年申报各级各类纵向课题43项，中标10余项，其中国家科技攻关1项，国家中医药局2项，省、市、厅局各级各类基础性研究课题10余项，获223.5万元的经费资助。签订横向项目9项，经费支持193.2万元。完成课题鉴定验收16项，结题4项。申请发明专利5项，获发明专利3项。联合转化成果1项，获合同转让经费130万元，到帐经费计85万元。获2004年度江苏省科技进步三等奖和江苏省卫生厅新技术引进二等奖。在各级各类刊物共发表论文100余篇。完成了芪芝振元胶囊、雪域金刚胶囊、癃闭通泰胶囊的研制等多个国家中药新药的临床前研究，顺利通过省专家评审，并上报国家药品监督管理局新药审评中心。

重视人才的培养和高学历人才的引进，不断优化人才梯队结构，创造人才发展的良好环境。全年引进和接收具有高级职称和硕、博士学历的学科带头人和技术骨干22人，接收本科生15人，聘用大中专生35人。同时，选送了22人进行在职学习和委托培养，其中攻读博士学位5人，攻读硕士学位13人，研究生课程班4人。在重视优秀人才培养的同时，积极开展科研和临床人员基本理论知识和技能的全员培训，全年共有300余人次参加了国家、省、市各级各类继续教育项目学习，并邀请国内外著名专家来院讲学10余人次。按照重点中西医结合医院建设计划中教育培训要求，与南京中医药大学联合举办了一期“西学中培训班”，全院140多名医护人员参加了为期半年的学习培训，经严格考核118名获结业证书。

加强重点专科建设，主要在提高质量、深化改革和内部管理上下功夫。注重特色的累积效应，扩大骨伤科、消化科、肾科的规模，骨伤科增设一个病区，床位数增加至80张，消化科扩建成独立病区。心血管科在保持已有中西医结合特色优势的基础上，积极开展各种诊疗技术，尤其在心血管介入方面，开展了急性心肌梗死急诊PTCA+支架术、经桡动脉PTCA十支架术、冠状动脉分叉病变PTCA+支架术等新技术；加强保障平台建设，完成了CCU中心的扩建，提供更好的急救环境和设施。妇产科注重新技术的引进、吸收和创新，在宫颈疾病的规范化诊治、微创手术、无痛诊治等方面取得了社会好评。积极开展腹直肌前鞘悬吊防治子宫及阴道残端脱垂、改良子宫切除手术方式。通过了省爱婴医院复评，全年出生新生儿600人，无一例新生儿严重产科并发症，无一例医疗差错事故，全年门急诊及出入院人次居全院首位，获2004年度南京市新生儿疾病筛查中心表彰。骨科注重中西医结合在退行性骨关节病诊疗、缩短多发性骨折、复合伤病程等方面的特色和优势，进一步提高抢救复合伤的能力，成功救治多发性脊柱骨折、完全性脊髓损伤截瘫合并血气胸、创伤性湿肺等患者。消化科采用中西医结合特色优势治疗消化性溃疡，提高了溃疡愈合质量，降低了复发率，并充分利用中医药优势治疗胃食管返流病、功能性消化不良、肠易激综合症等胃肠动力异常性疾病，提高临床疗效。运用贲门支架置入治疗贲门失弛缓症，APC治疗胃肠道息肉、消化道出血、疣状胃炎均获得了成功，其无痛内镜检查技术获厅新技术引进二等奖。肾科建立了十余种具中西医结合特色优势的单病种诊疗规范，血液净化中心设备规模已扩展至十余台，透析结合中医疗法，治疗率较高。除常规开展动静脉内瘘球囊取栓术等，还引进了具国内领先水平的DSA下经皮动静脉内瘘血管狭窄球囊扩张术。

全院各科室以创新促发展，2004年共引进、开展新技术、新项目50余项，其中5项已达国内先进水平。微创诊疗技术在该院多学科领域的广泛开展，满足了患者更高层次的医疗需求，使该院各项诊疗水平又上了一个新的台阶。

该院承担南京中医药大学、南京医科大学教学任务、江苏大学等高等院校的研究生培养和本科生实习工作，50余人被聘为研究生导师和兼职教授，指导带教研究生16人，进修生35人，南京中医药大学留学生13人，南京中医药大学、中国药科大学、东南大学医学院、安徽医科大学等高校实习生138人，南京医科大学见习生210人次。通过"教学相长"有力地促进了科研和临床工作，提高了带教热情，增强了带教意识，推动了素质建设。

2004年，该院通过不断的深化改革，全院上下的经营意识不断增强，除房屋折旧未计入成本外，其余全部实现了全成本核算，将节能降耗作为增强科室健康发展的重要指标加以量化考核，有效地增加了利润空间和资本积累。成立院招标采购领导小组，对低值、卫生材料、后勤物资、办公用品等实行院内招标，成交金额与上年同比下降了10%。同时加强后勤供应管理，减少库存积压，加快了资金周转。完成了液态氧站的建设并正式投入运行，液氧月耗费用为原瓶装送氧费用的1/3。

全年购置科研和诊疗设备逾1 800万元，较上年同比增加15%，购置重点主要是放射科、检验科、功能科、手术室、血液净化中心、工程技术中心中试基地、药物代谢及临床药学研究室等。加强了对万元以上临床固定资产的效益统计工作，对设备的使用率、创收能力等进行客观的评价。

（王性云　李红玲）

【江苏省肿瘤医院】 2004年，以建设基本现代化肿瘤专科医院为目标，通过强化内部管理工作，医院建设全面发展。继续推进门诊病人选医生、病房选医疗小组和整体护理工作，门诊全部实行病人选择医生，选择医疗小组病区数占60%，医院工作量、业务收入、医疗质量指标全面提高。加强制度建设，组织落实医院总体建设"十五"规划，制订相应措施加强基础管理，共出台《江苏省肿瘤医院医患纠纷管理条例》《医疗废物管理条例》《医院青年科技基金管理办法》《护理人员综合目标考核计分细则》《关于护理工作奖惩细则》《治安保卫工作细则》《处置火灾突发事件预案》等六大制度和细则。狠抓医疗质量管理，确保医疗安全。健全质量管理组织，重新调整了"医疗质量管理委员会"、"病房质量管理委员会"、"医疗废物管理委员会"和"感染管理委员会"。严格执行各项诊疗护理的工作制度和技术操作规程，严格首诊负责制、三级查房、三查七对、三基训练等质量管理。加大对病历书写质量的监控。院质量控制领导小组不定期对各病区在院病历进行抽查，举办病历规范专题讲座，通报有缺陷病历，并与综合目标奖金挂钩。对重点科室和关键岗位环节控制，建立医疗安全责任制，出台《预防处置医患纠纷管理条例(试行)》。规范护理人员行为和护理工作流程，使各项工作有章可循，有案可查，建立科学的评估体系，奖优罚劣。严把药品质量关，严格执行药品管理，全年药检部门四次抽查40个品种，未发现不合格的药品。严格按要求处置医疗废弃物，年内将历史遗留的废源、闲置源全部按要求清理完毕，确保了医疗安全。未发生医疗责任事故。

加大基础设施建设，年度投资5千万元先后购入ECT、DSA、CT、三维立体定向调强系统等十万元以上设备21台件，形成了检查、诊断和辅助治疗一体化的保障体系。设计开发医疗仪器设备管理系统软件，有效地提高设备管理效率。投资1.4亿元的新病房楼主体工程已完成，进入局部扫尾阶段。做好医院新病房楼网络工程规划工作，完成HIS服务器升级及数据迁移和全院计算机网络的招标等，开通省医保信息管理系统。

树立以患者为中心服务理念，打造优质服务形象。进一步完善"一站式"服务，以灵活多变的方式开展人性化服务，增加代办病人预约项目，实行门诊划价收费一次完成，完善患者就医的绿色通道。严格专家门诊和普通门诊的就诊时间，缩短病人的待诊时间。改善就诊环境，合理布局门诊流程。门诊2～4层候诊室走廊全部安装电风扇和候诊椅，缓解候诊大厅人多环境差的局面。修改门诊病历，增补专家门诊和就诊指南等相关信息，便于患者查询。年内完成放疗门诊楼1 100平方米改造装修。加大伙食管理的力度，病房由包伙制改为订餐制，为病人提供小炒和代办做汤等特需服务，住院就餐率达100%。切实解决病人洗澡难和上厕所难问题，出院病人调查综合满意度明显提高。搞好医院的环境卫生，做好医疗场所的保洁工作，绿化面积达到35.9%，新增各种标记指示牌、门诊区域示意图，方便病人就诊。重点要害部位安装红外线报警装置、消防报警装置，做好突发事件的应急处理准备，年内未发生重大安全事故。

强化医院经济管理，确保医院良性发展。建立健全各项经济制度，强化医院财务预算、收支管理和审计监督职能。进一步规范药品、物资、医疗器械、基建项目招投标管理，努力降低医疗成本，加大对临床、医技科室增收节支工作的管理力度，把增收节支与科室综合目标奖金挂钩，使医院的卫生材料等低耗开支维持在较低水平。规范医疗服务和药品销售价格管理。两次对全院的收费项目进行清理，对新增的收费项目按规定程序申报。严格药品收入比例，年内制定《江苏省肿瘤医院临床用药管理规定》，对临床医技科室实行目标管理，制定药品控制比例，定期考核，并与科室奖金挂钩。对13个超过规定指标的科室给予经济制裁，共扣奖金近5万元，对药品比例低于指标的5个科室奖励3千余元，全年药品收入占业务收入的59.5%，同比下降3.8个百分点，门诊病人和住院病人平均费用下降80.4元和1 680元，取得了明显的社会效益。

突出学科建设进一步壮大科技实力。重点完成对普外科、胸外科、内科、放疗科四个省级重点学科和重点专科的专业学组划分工作。注重科技创新,积极引进新技术、新项目,全年共开展新技术、新项目32项。“早期非小细胞肺癌新辅助化疗的临床研究”和“替莫唑胺微粒间质内治疗恶性脑胶质瘤”分获省卫生厅、南京市科技局立项资助。“III期肺癌外科整体治疗的基础与临床研究”获省政府科技进步奖二等奖,“多途径介入引导下肝癌治疗的研究”和“介入化疗加放疗治疗高危害宫颈癌的研究”分获南京市政府科技进步二、三等奖。“卵巢癌的系统腹膜后淋巴结清除术”“变性高效液相色谱技术的建立及其在肿瘤遗传基因分析中的应用”获省卫生厅医学新技术引进奖一等奖,“初始治疗反应指导I期颈淋巴非霍奇金淋巴瘤综合治疗模式的临床应用”“化、放疗同步治疗IIIA/IIIB期非小细胞肺癌”“草酸铂、氟脲嘧啶为主化疗方案治疗晚期消化道肿瘤”“肺癌侵犯心脏大血管的外科治疗”“CT—Pinpoint系统在胸部穿刺活检中的应用”获省卫生厅医学新技术引进奖二等奖。由薛开先任常务副主编的《肿瘤遗传学》出版。《中国医学文摘》(外科学分册)“肿瘤防治专栏”出版六期。与日本爱知县癌中心合作开展的中日协作课题“乳腺癌配对研究”以及中日韩三国协作课题“消化道肿瘤”已完成1 600余份流行病学调查,检测肿瘤标本基因多态性1 300余份。与南京大学合作开展的省级课题“多组分肿瘤标志物在线免疫检测”共发表SCI收录论文近50篇,申请专科3项。

继续加大科研投入,重视人才培养。设院内科研课题21项,资助经费36万元。采用在职培养和人才引进相结合的策略,优化人才结构,选送在读硕、博士5名,引进国内外高层次人才2名。15人被评为南医大兼职教授。继续教育合格率达100%。成功举办国家级继续教育项目1项,省级11项,市级16项。接受进修生104人,大专院校实习生136人。举办院内学术讲座12次,《护理简报》正式创刊。

与南医大签订成为其附属肿瘤医院的协议。国家药监局对院申报成立国家药物临床试验机构(GCP)工作进行了全面检查,已初步通过现场验收。新增3家医疗合作单位,合作的医疗机构、疾控部门达到20多家,覆盖全省12个市,初步形成了以肿瘤医院为核心的区域性肿瘤防治体系。

抓好行风建设,加大整改力度。调整各级行风建设领导小组成员,制订《加强预防职务犯罪工作的意见》。针对医药购销中的不正之风,加大源头治理力度,制订《江苏省肿瘤医院药品规范使用协议书》,规定凡进院的药品,一律签订协议,规范采购行为。认真解决医疗服务中索取“红包”“回扣”问题,共接待设诉7起,查处7起,查处率100%。

(顾晓兰)

【江苏省省级机关医院】 2004年,全院开放床位250张,在职职工369人,其中各类专业技术人员330人,其中有高级职称68人,中级职称121人,初级职称128人。年门急诊79.2万人次,平均日门诊量2 170人次,出院病人3 537人次,床位使用率86.6%,平均住院天数21.2天,治愈率23.2%,好转率72.4%,病死率1.7%,住院手术374人次,入院3日确诊率99%,诊断符合率99.8%,整体护理病区达100%。全年总收入1.13亿元,其中:医疗收入4 304.85万元,药品收入5 922.13万元,药品占业务收入比为56.98%。

按照省委、省政府的指示和厅党组的要求,将组建省人民医院集团作为全年工作重点,成立了院集团组建工作领导小组,认真落实组建集团的具体事宜。按照“三个不变,一个调整”的思路及三个重点一个面向的具体要求,制定了全院专业科室调整具体方案。用50天时间、投资30多万元,按残疾人无障碍设施要求,腾出医疗大楼二个楼层,装修改造为康复病区,同时还腾出刚完成改造的6楼中心药房,将其重新改造成康复治疗室,尽最大努力满足省人民医院集团康复科的需求,于12月完成了省人民医院康复病区的整体搬迁。

较好地完成了综合目标管理中的各项指标和要求。严格制度管理,注重基础医疗质量的提高。下发《江苏省省级机关医院防范医疗事故预案和处理医疗事故预案》《关于加强病历管理的规定》《医院会诊工作规范》《药品不良反应报告管理办法》《合理检查、合理治疗、合理用药规范》《处方管理办法》《抗菌药物使用规范》等医疗文件,逐步规范医院的工作流程。

坚持以医疗为中心,以医疗带动科研、教学,以科研、教学促进医疗水平的全面提高。院内在研课题17项,资助经费20万元。院内评审新技术新项目27项,评出一、二、三等奖8名,向省卫生厅、省科技厅申报自然科学基金、社会发展基金、国家自然科学基金科研课题12项,获得省科技厅资助课题1项,指导性课题3项。积极参与省社会发展基金重大课题招标工作,与省人民医院合作的项目已中标。发表论文140篇,申报省卫生厅新技术、新项目引进奖1项,获二等奖。糖尿病防治研究中心积极开展新技术、新项目,为老年糖尿病人的防治积累临床资料;并开展各级各类专题讲座和咨询活动。康复医学科利用自身优势,与南京体育学院合作,成为体院康复专业实习、带教、培训基地;同时还完成了南京卫校康复专业学生实习和南京中医药大学国际交流中心外国留学生的见习任务。医院重视医护人员综合素质的提高,加强住院医生规范化培训。《实用老年医学》杂志编辑部完成了国家级继续教育项目—“第四届全国老年医学学术研讨会”。与江苏省护理学会共同完成2期“全国糖尿病专科高级护理研讨班”的培训,医院的糖尿病社区医生培训和专科护士培训走在全国的前列。协助南京市医学会举办“血液专科年会暨学习班”。制定全年继续教育计划,安排继续教育及聘请外院专家到医院授课25次。参加省、市继续医学教育学分注册及刊授教育 279 人次；组织院内继续医学教育 37 次，人员 2 739人次。参加国内外学术会议 159 人次。

将整体护理的理念贯穿于为患者服务的全过程，制定护理服务规范流程。各部门开展各种形式的为护理对象服务的新举措，开展关爱老年人健康系列活动。对 530 名出院病人进行护理工作调查，满意度达 98.3%。挂号收费窗口转变工作作风，提供优质服务，满意度较高。

认真执行卫生部《大型医用设备配置与应用管理办法》，做好仪器设备年度预算，按年度购置计划执行，按《政府采购法》和省级政府集中采购管理的有关规定进行采购。定期对计量器具、设备进行计量检测。医疗废弃物管理组织健全，资料齐全，台帐清晰，责任明确，医疗废弃物处理规范。加大医院安全保卫投入的力度，医院连续被南京市鼓楼区评为综合治理先进集体。加强医院信息化建设，投入资金近百万元对网络进行改造，诊间系统已进入试运行阶段。

进一步探索内部运行机制改革，将卫生保洁、护理员、保安监控、消防值班、电梯操作工等五项内容在医院率先实行后勤社会化物业管理。认真做好劳务分配方案的测算及调整，《成本核算及劳务分配方案》(试行)于 3 月经院职代会讨论通过并在全院试行。合理安排住院病人的就餐时间，对住院病人实行 24 小时订餐服务。加强对治疗饮食特别是老年人治疗饮食的管理。食堂在省级机关十佳卫生食堂的评比活动中被评为“卫生先进食堂”。不断拓展服务范围和服务内容，实现由医疗服务到健康服务的观念转变。体检中心在狠抓体检全过程优质服务的同时，重视体检后的后续服务工作，派出专家到体检的单位上门进行专题讲座和体检咨询。全年接待体检单位 263 个，实检人数 29 132人，查出恶性肿瘤 39 人。重视家庭病床科的建设，出诊及时，应急迅速。开展了心电图、指血糖检查，走门串户到家庭进行输液、推拿、雾化吸入以及健康咨询，对患者和家庭护理指导。为老干部开设健康讲座。重视健康教育，通过健康教育橱窗、“保健指南”、“健康导报”、电子触摸屏、电子滚动屏及电视等形式进行健康教育，在南京市医院健康教育专栏评比中获优秀奖，在南京市健康教育评比中获第一名，获鼓楼区 2003～2004 年度计划生育先进集体。

重视医院的精神文明和行风职业道德建设，开展以“廉洁行医，诚信服务，关爱病人，奉献社会”为主题的教育活动。加强一站式服务工作，优化服务流程，方便病人，有利患者，提高门诊整体服务水平。主动接受社会监督，运用医务公开栏、电子滚动屏和触摸屏，及时向社会公示药价、检疗项目收费标准和医疗信息。坚持定期召开行风监督员会议。据对出院病人问卷函调，综合满意度 88.64%。（韩红玉）

【江苏省第二中医院】 2004 年有在编职工 200 人，其中卫生技术人员 174 人(护理人员 55 人)。卫生技术人员中高、中、初级人员数分别为 40 人、52 人和 66 人，各类人员比率为 1∶1.3∶1.65。医院设有职能科室 10 个，医技检查科室 8 个，临床一级科室 14 个，专科专病门诊 18 个。该院位于南京市马鞍山路 1 号的特色门诊部设有内科、针灸科、推拿科、检验科等科室。

该院当年门急诊量为 19.2 万人次，出院病人数1 909人次，病床使用率为 107.81%，出院病人平均住院天数 16.3 天，病床周转次数为 23.9 次/床。住院病人入、出院诊断符合率为 98.80%，门诊诊断与出院诊断符合率为 97.90%，住院危重病人抢救成功率为 88.00%，手术前后诊断符合率、临床诊断与病理诊断符合率均为 100.00%，无菌手术切口感染率为“0”，当年没有发生医疗事故，无医源性感染病例发生，传染病漏报率为“0”。

在护理工作中着力于基础护理质量的提高，全年共计开展护理业务讲座 6 次，业务培训 6 次，组织考试 6 次，参考率 98.00%，考试合格率为 94.00%，基础技术操作考查合格率为 92.00%。开展院级护理管理质量检查 12 次，全面实施了 PDCA 循环质量管理。3 月，组队参加“中华白衣天使大奖赛”，有 4 人进入复赛，1 人进入省级决赛。护理队伍中大专以上学历者占护理人员总数的 48.00%。

医院致力于医疗工作内涵建设水平的提升，把学科建设作为重点工作来抓，在人才引进、设备添置方面予以扶持，在内部考核上给予倾斜。内科业已分化成心脑血管病、内分泌疾病、消化系统及呼吸系统疾病 4 个学科小组；外科业已分化成肝胆外科、肿瘤外科和泌尿外科 3 个学科小组；骨伤科业已分化成骨关节病、脊柱病 2 个学科小组；康复科业已分化成中风后遗症康复和神经系统疾病 2 个学科小组，为二级学科建设奠定了基础。

年内，医院引进开展新技术项目 29 项。临床教学工作，接受本硕连读、本专科实习生 73 人，接受护理见习生、实习生 18 人，临床外事带教 46 人次。生肌愈皮膏治疗褥疮的临床研究和胆宁胶囊治疗急性水肿型胰腺炎的临床研究被列为院级研究课题。

在硬件设施建设方面继续加大投入力度。年内完成或已报请申购万元以上仪器、设备 21 台(件)，累计投入资金 400 多万元，电子胃镜、电子肠镜等一批设备的投入使用既提高了诊治能力，也为医院两个效益的同步增长创造了条件。该院放射科、CT 室、彩超室、电子胃镜检查室及生化室检查人次分别较上一年同期增加 30.63%、38.29%、340.00%、76.28%及 65.00%。病房综合楼工程已完成设计招标，各项前期工作正在紧张进行之中。

2004 年，该院把财务管理作为医院管理的重点环节来抓，医院的一切经济活动均已纳入了财务部门的统一管理，会计基础工作达到了规范化要求，成本与资金管理及资产管理工作均已达标，2004 年度业务收入较上一年度增长 22.80%，净资产增长率为 5.26%，百元医疗收入卫生材料消耗为 17.49 元，较上年同期有所下降。医院审计部门参与了所有医疗仪器设备、卫生耗材药品及后勤各类物资采购洽谈活动，参与签订有效合同、协议 13 份，累计审减金额近 200 万元。

医院高度重视安全工作，每季度进行一次自查自纠活动，有效地防范了各类火灾事故及治安事件的发生。年内，医院未发生任何治安事件，被辖地公安机关评为“安全工作先进单位”。

在行风建设工作中，以开展民主评议行风工作为契机，有效地提高了全体医护员工自身修养和职业道德水准，员工的服务意识较前增强。年内，该院计查处投诉 4 例，结案处理率 100.00%。收到感谢信、表扬信 12 封，锦旗 21 面。

（陈　彬）

【徐州医学院附属医院】 2004 年，实际开放床位 900 张，全年门诊人次达831 950人次，比 2003 年增加157 806人次，增长 23%；出院病人数24 362人次，比 2003 年增加2 527人次，增长 11.6%；业务收入 3.09 亿元，比 2003 年增加3 700万元，增长 13.3%；出院者平均住院日 13.3 天，病床使用率 102.5%，治愈好转率 95.0%，抢救成功率 82.7%。年内平均每门诊人次收费 117 元，比 2003 年同期下降 12.2%；每住院床日收费 587 元，比 2003 年同期下降 2.4%；卫生耗材消耗增长率为 9.1%，低于收入增长率；百元医疗收入耗卫生材料同期比下降 4.01%。7 月，该院被中华医院管理学会评为首批“全国百姓放心示范医院”，刘彦群院长被评为“全国百姓放心医院优秀管理者”。当年，该院被徐州市政府授予 2001 ~ 2003 年度徐州市先进集体荣誉称号。

继续加大对科研工作的投入力度。年内获得省人民政府科技项目 4 项，卫生部科技项目 1 项，省卫生厅重点项目 1 项，徐州市科技项目 3 项，徐州市科技情报计划项目 4 项。全年共获得上级下拨科研经费 195 万元，是该院获得纵向科研经费最多的一年。获得横向研究经费 24.5 万元。对各级各类科研项目进行配套经费和奖励经费的发放，共计 390 余万元。对归国人员和回院博士给予科研启动经费，为医学研究提供资金和政策保障。在科技成果方面，获得省政府科技进步奖 3 项，其中获二等奖 1 项（这是该院历史上零的突破），三等奖 2 项；获得市科技进步奖 11 项，其中一等奖 1 项，二等奖 3 项；获得省新技术引进奖 10 项（其中一等奖 3 项，二等奖 7 项），获得市新技术引进奖 31 项。

不断提高医疗技术水平，加快专科建设。泌尿外科、皮肤性病科、神经内科和医学影像科通过省卫生厅专家评审，被确定为省级临床重点专科，全院省级临床重点专科达到了 9 个。积极组织徐州市市级临床重点专科申报工作，麻醉科、血液内科、心血管内科等 17 个临床专科被评为徐州市临床重点专科。新增内肾科、内分泌科、消化内科、呼吸内科和急救医学 5 个临床医学硕士学位授予点。被省卫生厅认定为首批省骨髓移植定点医院。积极开展新技术、新项目，引进新设备，年内购置了 INNOVA4100 大型数字化平板 X 光机、超级 16 排螺旋 CT 等大型设备，全年设备投入达5 000万元。成立了整形激光美容中心和激光近视治疗中心，增强了综合服务能力。积极开展继续医学教育活动，年内举办国家级继续医学教育项目 7 项，省级继续医学教育项目 9 项，市级继续医学教育项目 12 项。

广泛开展学术交流活动。5 月，与奥地利维也纳医科大学附属医院就医院管理、医疗技术、科研培训、人才培养等方面签订了长期友好合作协议。9 月份，台湾慈济基金会骨髓捐赠中心主任、国际著名免疫基因学者、美籍华人李政道博士来院进行学术交流。10 月份，美国哈佛大学医学院专家来院讲学，在全院范围内营造了浓厚的学术氛围。全年共发表论文 261 篇，其中 SCI 收录 5 篇，出版著作 6 部。

11 月，该院Ⅰ期药物临床试验研究室及麻醉科、皮肤性病科、血液内科、心血管内科、泌尿外科、呼吸内科等 6 个临床专科通过国家食品药品监督管理局专家组药物临床试验机构资格认定现场考核。

积极推进教学改革，实行以学生为主体，教师为主导的参与式教学模式，提高教学效果和质量。组织临床学院教研室积极申报各项优秀课程，组织教师申报教育课题和教学成果奖，内科、眼科、皮肤性病学科、儿科和神经病学教研室被评为徐州医学院优秀课程。获徐州医学院教学成果奖 7 项，获全国多媒体教学课件竞赛优秀奖 1 项。全年共完成理论课教学任务11 314学时，其中研究生 200 学时，本科生8 105学时，专科生 160 学时。

结合医院实际情况，科学论证，制定医院建设总体规划，完成医技病房楼设计方案。完成 HIS 系统升级改造工作，制定医院网络改造方案，进行楼内网络布线。增加绿化面积2 500平方米。排污治理工作成绩显著，被徐州市评为“先进单位”和“医疗单位环保先进示范点”，并获环保专项奖励 20 万元。实行集中开关控制，改造蒸汽管道，比上年同期节约用汽8 000余立方，节省资金 100 余万元。

加强医患沟通。年初，在徐州电视台演播厅举行“徐医附院器官移植医患心连心活动”，社会反响良好；5 月，举行“爱在五月，关爱生命，关爱健康”大型专家义诊活动，为患者提供健康咨询，免费为部分“五一”劳动奖章获得者及徐州市十佳青年创业明星和身残志坚的残疾人代表体检，深受广大群众好评。加强医院宣传报道工作，在徐州日报上开辟 16 个整版，对医院创全国百姓放心医院情况、9 个省级临床重点专科及普外科、心胸外科、骨科、儿科、急救中心等专科整体情况进行全面宣传，在徐州广播电台“路遥说健康”“健康导航”和“吴丽导医台”等栏目上开设专家讲座，全年共计在省市各媒体刊发或播出稿件 320 余篇。

加强医德医风建设，纠正医疗服务中收受药品回扣、“红包”“开单提成”、乱收费等不正之风，维护广大人民群众利益。下发《关于开展药品购销和医疗服务中不正之风专项治理的实施意见》,按照国家和全省统一部署,结合医院实际,制定具体措施,进一步完善药品集中招标制度,规范医疗服务收费行为,加大对专项治理的检查考核力度,实行行风院科两级负责制和行风一票否决制,与工资晋升、职称评聘、绩效津贴、科室聘任和一次申告待岗相结合。向社会作出八项服务承诺,主动接受社会监督,自觉抵制各种行业不正之风,塑造医院良好形象。医院被江苏省窗口单位行风建设监督宣传办公室授予行风建设先进单位。　(季先磊)

【苏州大学附属第一医院】 苏州大学附属第一医院(苏州市第一人民医院)占地面积8.8万平方米,总资产8.4亿元,开放床位1 087张,拥有30个临床科室,7个医技科室,19个临床医学教研室。医院设有博士点14个,硕士点23个,临床医学博士后科研流动站1个,拥有工程院院士1名、博士生导师30名、硕士生导师123名,省级医学重点人才13名。拥有国家级重点学科1个,省级医学重点学科4个,省级医学重点实验室1个,省重点临床专科13个。并附设有江苏省血液研究所,中国造血干细胞捐献者资料库江苏省分库HLA配型实验室及10个诊疗中心和著名专家特诊、外宾门诊。医院注重医疗技术的引进和医疗设备的更新,不断提高医疗质量的科技内涵与层次。万元以上医疗设备有1 426台,其中10万元以上设备407台,拥有多排CT、计算机X线成像系统、彩色B型超声诊断仪、1.5兆MRI(磁共振)、DSA(数字化血管造影)、平板式全数字化心血管影像系统、SPECT(单光子发射型计算机断层)、直线加速器等国内一流的诊疗和科研、清洗消毒设备。

注重医疗质量效率,各项效率指标均有提高。全年出院人数3.4万,手术例数1.46万,出院者平均住院日12.8天,比上年缩短了1天。通过全天候开放手术室,增设中心ICU、麻醉苏醒室等方法,使术前平均住院日降至3天。采取各种措施,有效限制了药品收入增长的趋势,药占比降到48%。门急诊总人数达110.6万人次。

深化护理工作内涵建设,单病种信息公示和新技术运用全面展开。2004年,医院整体护理病区15个,占全院病区数50%。健全护理质控体系,形成了高危科室护理质控网络。强调人文护理模式,积极开展"预约聆听服务""呼唤式护理""亲情陪护",病人对护理工作的满意率为95.5%。大力推行单病种信息公示制度,积极开展临床路径研究,制定了诊疗项目规范,并进行成本分析,有效地遏制了治疗费用的快速增长。器官移植例数增加,其中骨髓移植76例、肝脏移植8例、肾脏移植21例,新开展的单肺、双肺移植以及心肺联合移植获得成功。

科研工作取得突破。全年荣获各级各类科技进步奖50项,其中骨科唐天驷教授、杨惠林教授在荣获江苏省科技进步一等奖之后,再次荣获国家级二等奖的殊荣;阮长耿院士所带的博士生获得全国百名优秀博士论文奖;血研所成功培育出世界罕有的一株白血病细胞系,心内科、脑外科2个科室荣获江苏省科技进步二等奖;血液科、泌尿外科、普外科、风湿免疫科、神经内科5个科室获得江苏省科技进步三等奖项。

强化学科发展,顺利通过国家评审。医院4个重点学科和13名重点人才和1个重点实验室分别获得多个开放性课题,顺利通过省级验收,保证了医院学科和人才梯队建设的阶段性和连续性。11月,国家药品监督管理局对该院申报国家药品临床试验机构事宜进行了最终评审和验收。临床试验Ⅰ期专业组等17个临床专业组顺利通过了评审,为下一步临床试验工作在医院顺利开展奠定了坚实的基础。

制定考核手册,完善人事分配考核方案。制定临床医技科室、党政职能科室岗位管理考核手册,于年底在全院范围内实施了考核。通过实行岗位管理考核方案,按岗定薪,按绩定酬,工资待遇向对医院发展负有重大责任的管理岗位和关键技术岗位倾斜,促进了人员优胜劣汰和自由流动,重实绩、重贡献、灵活多样的分配激励机制逐步确立,职工的年平均收入逐年提高。

收购原卫校地块,重新调整中长期规划。在充分调研的基础上,投入2 600万元,收回原卫校约1.47万平方米土地的使用权,医院的占地面积达到8.8万平方米(136亩)。根据新的布局状况,邀请上海同济大学的专家,对医院中长期规划进行整合和重新定位,调整后的布局以医院本部为主要医疗服务区,原卫校地块为科研教学区、肿瘤中心,原娄葑医院为兼顾门诊和康复为主的社区医疗区。

开展纠风专项治理,荣获苏州市"文明单位"称号。根据《全国卫生系统开展纠风专项治理检查工作实施方案》以及省卫生厅《关于进一步规范医疗服务行为纠正不正之风的通知》精神,健全组织,狠抓落实,制订了依法执业,诚信服务,推进行风建设的实施方案,实施药品公开招标、医疗活动公开、病人选择医生、"一日清单"、出院病人电话回访等五大制度,实行医务公开,提高医疗服务质量。狠抓党风廉政建设,做好廉洁自律、勤政廉政教育,吸取行风工作中的经验和教训,不断加大行风建设力度,切实预防职务犯罪。全院上下通过抓行风建设,社会公众形象不断提升,被评为苏州市"文明单位"。

门诊医生工作站和PACS系统上马,信息现代化建设步伐加快。全年投入信息系统建设资金近800万元。门诊医生工作站全部上马。PACS系统于年底前进入了调试初运行阶级,并全面上线,实现了医学影像的数字化管理和传输。

(于曙东　段健攀)

【苏州大学附属儿童医院】 2004年,医院全年门、急诊累计完成360 803人次,比上年同期增长11.5%;收治住院病人15 847人次,比上年同期增长12.1%;床位使用率高达116.4%,同比增长11.6%;出院者平均住院日下降至8.0天,同比减少0.1天;治愈好转率

95.2%；急诊抢救592人次，留观出院38 723人次；手术2 101台。

严格执行医疗规章制度，规范医护人员医疗行为。进一步加强了首院、首科、首诊负责制、"三查七对"制度、三级查房制度、交接班制度、病例讨论制度、手术审批制度等基本医疗制度的落实，完善全院疑难病例大会诊制度和院长专家组查房制度，不断提高对疑难病例的诊治和危重病症的抢救处理水平。严格执行《手术分级管理》和《江苏省医院抗感染药物使用管理规范》。制定了《苏州大学附属儿童医院手术具体分类细则》《医院手术规范管理办法》《苏州大学附属儿童医院手术管理规定》，对各类手术操作做了严格的规定并组织手术科室学习讨论。为了加强对抗感染药物合理应用的管理，遏制抗感染药物的滥用，根据《江苏省医院抗感染药物使用管理规范》，颁发《一、二、三线抗感染药物名录》、《加强药品管理的规定》等多个文件，结合医院的HIS制定抗生素的使用权限，有效地做好抗生素的管理和使用工作。

开展"医疗安全月"活动。将7月份作为全院"医疗质量安全月"。活动主题包括"病历质量专题月"系列活动、内科业务大查房、医疗质量及医疗安全法制教育三部分。"病历质量专题月"活动包括：病历书写规范讲座、质控医师专题培训、青年医师病历书写知识竞赛、青年医师病历书写竞赛、组织全院性突击检查住院病历等。实行内科业务大查房制度，每两周进行一次，由内科主任负责，相关部门组成"大查房"小组轮流到各病区组织疑难、重危病人查房，其他病区遇特殊病人，由该科主任提出一并查房。组织一次全院性的医疗质量、医疗安全法制教育讲座，由业务院长主讲，对全体医护人员进行医疗质量和医疗安全教育。组织人员检查门急诊病历及处方一次，重点查用药规范及大处方问题；组织行政查房一次，检查范围包括各业务科室，重点查医疗规范执行情况，并将检查结果在全院通报，对于发现的问题通知相关科室限时整改。通过开展"医疗质量安全月"活动，增强了医护人员的质量和安全意识，提高了医疗质量。

做好医院感染管理工作。成立门诊感染科，完善传染病防治组织结构。在结核病防治方面，与疾控中心同步建立有专人负责的诊治网络监控治疗体系。以医疗废物管理作为工作重点，开展系列活动，加强全员培训和监督检查。将防范艾滋病知识培训作为健康教育培训的重点，共举办讲座三场，职工培训率达100%。全年共举办《血液病房常见医院感染控制》《医疗废物的管理分类目录》《院内感染细菌耐药趋势分析》等讲座共10余次，共培训2 000余人次。

继续对3个省、市级临床重点专科和2个省"135工程"重点学科合作单位，在硬件、人员的配备和政策上予以倾斜。引进博士研究生1名，选送两名优秀人才攻读博士学位，对两个院级新技术引进项目资助8万元。支持重点专科开展新项目，为新生儿科配置了脑干诱发电位仪和床边彩超等设备，共计投入近百万元；在微创外科技术成熟的基础上配备了超声刀，扩大了手术范围，大大提高了手术的安全性。

按照《临床医学专业本科教育基本要求》对儿科专业修订了新的教学计划，并增设了四门专业选修课。首届七年制临床医学专业开设《儿科学》双语教学，整个课程采取课堂双语、作业和考试英语的形式，成为苏州大学双语教学改革的一次重要尝试。经申报和层层筛选，《儿科学》《儿科基础与儿童保健》两门课程被评为苏州大学优秀课程；儿基儿保教研室古桂雄教授的《IMCI教学研究》获江苏省教学成果一等奖、苏州大学教学成果一等奖并代表江苏省申报国家教学成果二等奖。注重学生的临床技能水平，要求轮转实习的学生必须经技能考核合格才能出科。小儿骨科、小儿普外、儿童保健成为苏州大学博士生培养单位，儿科学博士点正在组织申报当中。

2004年获得国家中医药管理局青年项目1项，省教育厅指导项目1项，省135合作课题1项，市科委课题1项。获得省新技术引进奖4项，市科技进步奖2项。全年共鉴定科技成果共7项，省3项，其中：肺炎链球菌新的耐药基因的发现被收录在美国国立生物信息中心基因文库中。全年度发表学术论文103篇。

成功举办第五届"遂园工程"科教研讨会。研讨会总结了过去一年中，医院在课题申报、成果获得、新技术引进、论文论著、组织管理等方面所取得的成绩。对2003年在科研项目获得者、省"135工程"个人获得者、科技成果创新获得者、新技术引进奖获得者等进行了不同程度的奖励，共发放科研配套经费35万元和现金奖励6.5万元。特邀北京、上海专家作专题学术讲座。该院专家和中青年业务骨干就血液、消化、内分泌、微创手术等方面的学术进展和科技成果进行专题演讲。

全年派出进修8人，公派出国交流10人次；邀请美国泌尿外科专家Howard M. Snyder博士、英国小儿骨科专家、加拿大EMAS学术代表团等来院作学术交流和访问。

出台《关于进一步纠正医疗服务中不正之风责任追究的通知》，建立严格的责任追究制，坚决整治收受药品回扣、病人钱物、开单提成等不正之风。对于违反规定的行为人，坚决给予相应的党纪、政纪处分和处罚。做好出院病人的电话回访工作，通过制订回访细则，将电话回访列入综合目标考核。有1 000多名出院病人享受了回访服务，并得到了健康教育指导。通过多手段的行风建设措施，医院社会满意度不断提高。在2004年4月份省卫生厅组织的出院病人问卷函调中，综合满意度达85.65%；在苏州市卫生局7月份组织的对出院病人满意度函调中，综合满意度达93.93%，名列全市首位。

（胡小燕　章　洁）

【南通大学附属医院】 2004年12月22日起，南通医学院附属医院更名为南通大学附属医院。该院占地面积130亩，建筑面积85 000余平方米，开放床位1 022张，现有31个临床科室，20个医技科室，17个研究室、实验室。手外科为江苏省"135工程"重点学科，眼科为省"135工程"重点学科建设单位，普外科、骨科、消化内科、血液内科、眼科、检验科为省级临床重点专科。有硕士学位授予点16个。医院有职工1 700多人，其中正高职专家120人，副高职专家190人，享受国务院特殊津贴专家26人。医师队伍中有博士33人，硕士201人，5人入选省"135工程"重点人才，40余名中青年业务骨干被评为省、市学术、技术带头人及培养对象。全年实现业务收入4.1亿元，完成门急诊量754 753人次，出院病人28 635人次，手术13 307例次，平均住院日13.2天，病床使用率108%，各项质量指标达到或超过厅直单位综合目标考核要求。

不断加大基础设施建设，改善医疗服务环境。建筑面积62 000平方米的新病房大楼于9月28日开工兴建。完成了门诊楼改造工程，调整了门诊布局，各专科门诊候诊区及诊室、药房等扩大了面积，改善了诊疗环境。完成了内科、儿科病房楼的老楼改造。完成了进修生楼、实习生楼、后勤办公楼、制剂室楼的改造，装饰了楼面外观。

进一步完善HIS系统，实现临床、医技、门诊科室全部入网；建成了门诊电子叫号系统，门诊就诊秩序明显好转；完成了医保系统的更新换代；完成了医院网站改版，新版网站更加人性化，信息资源更加丰富；完善了院内信息化办公系统；开通了VOD视频点播系统。

不断强化基础管理，利用行政查房、专项检查、定期汇报等手段检查科室计划执行情况和业务开展情况，并与科主任的聘期目标管理挂钩。严格执行三查七对、三级查房、疑难病例讨论和死亡病例讨论等医疗基本制度。贯彻落实《医院手术分级管理规范》，对甲类手术，新技术、高风险手术实施备案制度。2004年，全院手术备案1 422例次，占全院总手术例次的11.7%。加强病史规范管理，定期抽查病史书写质量，全年共抽查病案4 583份，病史甲级率达99.5%，无丙级病案。组织各种形式的医疗安全教育20多次，组织医务人员旁听医疗纠纷案件庭审3次，对新录用人员、进修生、研究生、实习生进行依法行医教育5次。认真执行医院《防范医疗事故预案》和《处理医疗事故预案》，对医疗纠纷，及时组织专家会诊，分析原因，分清责任，对造成医疗差错责任人、责任科室坚决按章处罚，责成限期整改。

不断优化门急诊服务流程，完善门诊一站式便民措施，门诊窗口实行人性化服务，分层挂号、收费，柜台式、敞开式服务。全年推出130多种"专病门诊"特色服务。建立门诊电子叫号系统，引导病人有序就诊。辅助检查取消预约，随到随检，医技科室节假日正常运行。急诊中心按规范化管理建设，建制齐全，设施先进，流程合理；成人输液和儿童输液分层设置，设有特需、普通、大输液室三种不同等级；各专科均有急诊"窗口"，24小时候诊；开通了急诊ICU，急诊观察室实行病区化管理。实行急诊主任值班制，急诊值班"双班制"，坚持首院、首科、首诊负责制，坚持陪护送检，陪送病房，绿色通道便捷畅通。

该院整体护理病区17个，占50%，床护比>1:0.4；在全院推出15个特色护理单元，创专科特色，树护理品牌。各专科选派十多名骨干到国际国内医疗单位进修学习专业护理。并结合科室特点，开展了一系列具有专科特色的理论考试和操作竞赛活动。手术室改变接送病人模式，缩短接送病人时间，成立了移植手术护理组、腔镜手术护理组。开展特色专科护理，提高了护理人员的专科知识和技能。狠抓护理服务质量，丰富整体护理内涵。健全护理三级质控网络，职责明确，责任到人，层层落实。成立了护理文件书写质控组、护理操作技术质控组、教学科研管理质控组等，全方位控制护理质量。制定了护士长考核标准，加大考核力度，强调护士长8小时在班制，24小时负责制，每日巡视病房至少4次，确保护理安全，严把护理质量关。

对省"135"重点学科和省重点临床专科实行倾斜政策，加强建设。落实、分配好学科建设经费和匹配经费，按合同要求组织学科带头人制订计划，落实措施，确保建设出成果、出人才。手外科顺利通过了省"135工程"重点学科的中期检查评估。注重培育新的重点科室。选择有一定基础的学科，对照标准找差距，制定措施抓落实，重点扶持，加强建设。经过努力，心内科成为该院第7个省临床重点专科。

重视人才的培养使用。制定了2004～2008年专业技术人员培养计划，锻炼培养新一代的学科带头人。5位省"135工程"重点人才顺利通过中期考核。积极鼓励医务人员攻读博士、硕士，外出进修学习。加强住院医师规范化培养，组织了青年医生的理论和实践考核，促使青年医师认真学习，练就扎实的基本功。加强继续教育工作，申报举办国家、省级继续教育学习班十多项，培训进修医师166人。

科技工作取得新成绩。通过各种渠道获得科研项目59项，其中与上海中科院合作获国家"863"课题2项，省级课题7项，市级课题44项，横向课题6项。共获资助125万元。医院在对获得资助课题按1:1匹配经费的同时，投入学科建设经费、新技术新项目开展经费、院科研基金共328.4万元。获科技成果36项，其中江苏省卫生厅新技术引进奖11项，南通市科技进步奖25项，全院开展新技术、新项目141项。发表论文420篇，被SCI收录7篇；出版专著6部。参加国际国内学术会议306人次，同时邀请国内外知名专家16人次来院作学术讲座，活跃了医院的学术氛围。

形成"主要领导亲自抓，分管领导具体抓，职能部门专门抓，依靠职工积极参与，齐抓共管"的行风工作机制。医院多次召开职业道德、纠风专项治理推进会，认真贯彻落实卫生部、省卫生厅行风专项治理会议精神，将各级关于行风专项治理的文件汇编成《行风建设学习资料》，发放到每位职工手中。邀请相关领导专家到医院作专题辅导讲座,并组织专项考试。全面实行三级承诺制,个人与科室、科室与院部、医院与上级签订服务承诺书,并公示承诺内容及践诺情况。通过召开社会行风监督员、院内特邀监察员会议,通过市电台"行风热线"、医院网站的"医患沟通信箱"及出院问卷函调等形式,多方听取社会各方面的声音,自觉接受监督,认真加以整改。全年接待来信、来访 188 件,做到"事事有答复,件件有回音",有诉必查,查实必究,奖惩分明。

(戴正庆)

【江苏省血吸虫病防治研究所】 2004 年该所在职职工 107 人,有专业技术人员 90 人,其中,高级职称 18 人,中级职称 35 人,初级职称 24 人。

协助省血地办制订了《江苏省血吸虫病防治行动预案》和《江苏省血吸虫病综合治理重点项目方案》。全省血防工作会议后,深入现场到宁、镇、扬、盐城、无锡等地了解会议精神和有关防治措施落实情况,进行技术指导。组织协调南京市栖霞区和句容市开展便民河水系查螺、查病和哨鼠疫水测定。实行急性血吸虫病疫情周报,全省共上报急性血吸虫病 57 例,其中省内感染 36 例,省外感染 21 例。根据春季查螺螺情统计,全省有螺面积7 882.13万 m^2,较上年增加了 4.22%,其中 93.86%分布在江滩。全省阳性钉螺面积2 130.53万 m^2,较上年减少了 2.0%。协助省血地办制订了全省疟防年度工作计划和疟疾监测技术方案,进一步完善了全省疫情报告制度,加强了技术指导和对控制疟疾暴发流行的应急处理。全省共报告间日疟病例 738 例,发病率 0.1/万,其中当地病例 541 例,外来输入病例 197 例。共血检当地居民 264 659人次,检出阳性 247 例,阳性率为 0.09%,血检外来流动人口 12 386人次,检出阳性 125 例,阳性率 1.01%。省疟疾中心镜检站抽查 67 个县(市、区)210 个乡(镇)共复检阴性血片5 439片,复检阳性血片 334 片,未发现漏诊和误诊。结合疟疾全球基金项目,在泗洪县重点乡(镇)开展全民健康教育试点,并认真作好春季休根、流行季节预防服药;在盱眙县继续实施传染源管理和媒介控制并重的防治策略,加强对重点乡(镇)发热病人血检工作的检查和督导。完成了对镇江市和姜堰市基本消灭疟疾达标考核工作,全省已有 53 个县(市、区)达到基本消灭疟疾标准,2 个地级市通过基本消灭疟疾达标考核。继续在丝虫病防治工作较薄弱的地区开展病原学监测,完成了全省15 680人的监测任务,其中流动人口2 650人,均未发现病原学阳性者。在吴江和沭阳 2 个试点县启动了慢性丝虫病人照料工作。蠕虫病防治继续采取以控制传染源为主的防治措施,分别在重点地区和重点人群中开展服药防治 430 多万人次。全省 13 个监测点监测结果显示,全省人群肠道寄生虫总感染率已降至 5%以下。全面完成了江苏省人体重要寄生虫病现状调查工作,并于 4 月份顺利通过了卫生部对省人体重要寄生虫病现状调查数据库的验收。按计划先后组织对太仓、启东、宝应和丰县 4 个县(市)进行了肠道寄生虫病防治审评考核,结果全部达到有效控制标准。

以江苏省"135 工程"寄生虫病重点学科和江苏省寄生虫分子生物学重点实验室为依托,加大科研投入,加快科技成果的推广应用。"135 工程"寄生虫病学重点学科与寄生虫分子生物学重点实验室二期建设全面完成了预定的目标和建设任务,通过了省科技厅组织的验收。在原有基础上,根据学科发展需要,进一步加大科研基础设施和仪器设备的投入,增强持续发展的后劲。承担科研项目 60 余项,其中"863 计划"3 项、国家自然科学基金 2 项、国家"十五攻关"3 项、世界卫生组织全球招标项目(WHO/TDR)5 项、与美国国立卫生研究院(NIH)合作 1 项,全球基金 1 项,省部级 50 余项。2004 年批准专利 2 项,新申报专利 2 项,重点实验室和重点学科招标批准青年科研基金 5 项,开放课题 4 项,开展科研合作项目 8 项,接受外单位培养研究生来实验室从事研究项目 3 项。各在研课题按课题设计要求进展顺利,其中"氯硝柳胺粉剂及喷粉法灭螺效果的研究""全球气候变暖对中国血吸虫病传播影响的研究"以及"重要传疟媒介——嗜人按蚊的生物学特性及其防制研究"通过了由省科技厅组织的科技成果鉴定,研究结果得到了鉴定专家的高度评价,受到了国家科技部的高度重视。氯硝柳胺悬浮剂的研制与应用获江苏省人民政府科技进步二等奖和无锡市科技进步二等奖,并被列为卫生部农村"十年百项"推广项目。胶体染料试纸条试剂盒进一步在现场扩大推广应用,在江苏、湖南、湖北、江西等流行区现场查病应用 30 多万份,同时参加了由省科技厅组团的 2004 年南非国际创新科学技术展览会。

2004 年招收硕士研究生 1 名,毕业 2 名硕士生获硕士学位留所工作,在读博士生 3 名,在读硕士生 6 名。继续关心和支持省"135 工程"和省"333 工程"重点人才的培养工作,为他们创造良好的工作环境和条件。与 WHO 以及美国、英国、澳大利亚、日本、丹麦等多个国家广泛开展国际交流与科研合作。9 月 1 日~10 月 31 日,受商务部委托承担举办第 3 期国际热带病防治技术培训班,来自 14 个国家的 33 名学员参加了此次培训。《中国血吸虫病防治杂志》不断提高办刊质量,2004 年该刊影响因子达到 0.46,比上年度有了大幅度提高,荣获国家期刊奖提名奖、全国首届医药卫生期刊评比一等奖,在第二届江苏省期刊方阵评审中列居同类期刊前茅,并被列入期刊方阵,再次获优秀期刊荣誉。

2004 年,该所获江苏省文明单位称号。 (罗恩培)

【江苏省原子医学研究所】 2004 年该所有职工 246 人,其中专业技术人员 208 人(高级职称 30 人、中级职称 77 人、初级职称 92 人)。

经批准在原核医学国家重点实验室的基础上组建卫生部核医学重点实验室。实验室有在研课题 34 项,其中国家级课题 3 项,省级课题

26项。完成课题6项,其中结题2项,通过鉴定4项。发表学术论文58篇、论著1部。经国家科技部批准主办海峡两岸三地甲状腺疾病讨论会,并举办了甲状腺诊治新进展国家级继续教育学习班。出国进修2人次,参加国际学术会议7人次,国外学者来访10人次。

在“135工程”重点学科核医学科的建设中,购置飞凡影像彩超诊断系统、卓越型CP224S分析天平、3111通用水培养箱、奥林巴斯IX51荧光倒置研究级显微镜等先进仪器设备。开放重点学科研究课题3项。设立创新基金,经费5万元,资助原创性课题,鼓励科研创新。所青年课题基金向重点学科倾斜,立项4项,资助经费8万元。举办第二届横山论坛,组织学术交流15次。培养博士6人、硕士13人,接受进修人员7人。

“135工程”重点人才吴春英从事脂肪酸心肌代谢显像剂、靶向Aβ分子放射性药物及Aβ体AD机理的研究。发表论文2篇。参加国际学术会议2次、国内学术会议3次。

该所附院江苏省江原医院开放床位200张,全年门急诊48 594人次,健康检查16 172人次,住院2 120人次。医院重视专科建设,医疗质量和行风建设。核医学、甲状腺、糖尿病三个专科已经成为该医院的特色专科。体检中心被评为“市青年文明号”。开展电视门诊5次,义诊2次,医疗咨询140次,为7 562人提供医疗咨询服务。以病人为中心,各项医疗质量指标全面达标,病人的满意度达到95%以上,在省卫生厅对全省医院出院病员问卷函调中,江原医院的出院病人满意度名列第一。

该所江原实业技贸总公司研制的因卡膦酸二钠及注射用因卡膦酸二钠获得国家二类新药证书。其关键技术(环庚基胺基)亚甲基二膦酸的制备方法获得国家发明专利。此药已转让给海南咨福药业有限公司,合同转让费500万元,已到帐200万元。研制的碘佛醇及碘佛醇注射液获得国家三类新药证书。放射性药品科技开发(中试)基地严格按照GMP规范进行生产,在保证药品质量的同时,积极开发新品。开发的肝胆显像剂注射用亚锡依替菲宁(EHIDA)、心肌显像剂注射用替曲膦(TF)和肺灌注显像剂注射用聚合白蛋白(MAA)正在国家食品药品监督管理局审批之中。

依托该所的《中华核医学杂志》关注学科发展动态,积极发挥杂志导向作用,刊出重点号3期,刊出述评和评论类文章12篇,发表国家、部、省等各类基金课题论文43篇。注重杂志的编辑质量,办刊注重标准化和规范化。为了提高文章中图象的质量,编辑部组织了雷鸟杯2003年发表论文中的优秀图象评比。注重杂志的出版质量,将论文发表周期缩短为250天,提高了论文的学术价值和应用价值。

2004年,有18名同志受到上级机关的表彰,其中有1名同志被评为省首届十大优秀专利发明人。该所被无锡市委、市政府授予无锡市文明单位称号、“无锡市优秀研发机构”荣誉称号。 (秦秋萍)

【江苏省血液中心】 2004年,江苏省血液中心采供血综合业务楼竣工并投入使用。中心占地面积8 140平方米,建筑总面积18 000平方米,其中新建的采供血业务楼面积11 560平方米。新增设备500多万元,购置了血液辐照仪、血液检测全自动酶免系统、血细胞分离机、核酸蛋白定量分析仪、荧光定量PCR仪、荧光倒置显微镜、凝胶成像系统、专用血库、采血车等。有固定资产近7 000万元,其中专项设备1 700万元。设有业务、血源、体采、检验、血液成分分离、供血、质量控制、输血研究等业务科室。有在职职工147人,其中专业技术人员83人(硕士研究生5名,中级以上职称60人)。

全年无偿献血总量60 316单位,同比增长24%;无偿献血量占临床供血量的92%,同比增长11个百分点。组织无偿献血活动172场(次),参加单位135家,新闻媒体宣传报道118篇。为高校、中学举办艾滋病预防和无偿献血科普知识讲座8场次,有近6 000名大、中学生听课;协助省红十字会开展骨髓捐献活动,完成731名志愿者的血样采集、5 000多份血样收集工作。中心每天有7辆流动献血车、1个采血屋面向社会开展无偿献血宣传并接受市民献血。为保证临床急救用血,建立了由200名学生参加的第二个应急血库。2004年中心有近一半的职工参加了无偿献血,有些同志还参加了血小板的捐献。加强对专业人员的培训考核,提高服务技能,采血穿刺一针率达到99%。

不断建立和完善质量管理体系,对采供血工作全流程实施动态管理。全面实施IS09001质量管理体系,通过考核、内审、管理评审等使各项工作得到全面、持续、有效的改进和提高。2004年质量管理委员会根据国家的有关标准修订完善了各项质量文件及各项管理制度,共计88项制度、59项操作规程和18项程序文件,并印制下发到各个科室学习实施。将血站标准化信息系统由3.5版本提升到5.0版本,强化了各环节上的核对、纠错及数据保全功能。全年共检测血液标本114 347份,检测项目合格率100%,质控项目抽检率100%。全力做好15家医疗机构的供血服务工作,24小时送血上门100%,送血单位覆盖率100%,全年送血8 200多趟次,无一例错发、漏发。临床供血同比增长9%,供血浆同比增长27%;成分血使用率86%,同比增长6个百分点;红细胞分离率为60%,同比增长12个百分点;向临床提供机采成分血3 818个治疗量,同比增长16%。

充分发挥血站的技术和装备优势,以临床服务为先导,推动输血研究工作不断向前发展。2004年开展了血小板抗体检测、红细胞疑难配血、新生儿溶血病血型诊断、强直性脊柱炎患者B_{27}基因检测等工作。全年为临床150多例病人进行了疑难配血。引进单克隆抗体血小板抗体检测技术和筛选细胞组的研究、配组工作;着手进行单采血小板献血者功能筛查、血小板衍生膜微粒的制备及血小板4℃冷藏保存的动物实验等项目的研究，同时进行了数例造血干细胞分离、冻存工作。举办了《江苏省第二届血站输血科研工作研讨会》、《临床配血新技术学习班》。

2004年，引进一名造血干细胞研究人员，研究室有2名同志分别在澳大利亚悉尼血液中心、法国巴黎输血研究所进修学习，检验科有1名同志在德国耶拿血液中心进修，体采科1名同志在南师大生命科学院细胞生物学专业攻读研究生，高层次人才梯队已逐步形成。《稀有血型血红细胞冰冻保存技术应用》研究项目获省卫生厅医学新技术引进二等奖。在省级以上刊物发表论文18篇，其中在核心期刊发表的5篇，参加全国学术会议交流的论文28篇。由中心承办的《江苏血液》杂志已创刊印发。

着重抓好在职专业人员的继续教育。对所有员工按照岗位要求，在上岗前全部进行培训。每年通过有计划、分层次、抓重点的学习培训，提高业务素质，不断深化职工"血液安全，从我做起"的质量安全意识，全年集中培训56课时，参训人员1 417人次，教育覆盖率100%。有36人参加国家卫生部组织的第二期血站工作人员岗位准入考试，总合格率96.1%。

结合省卫生厅综合目标管理责任制考核，进一步抓好基础管理，设立专门的考核班子，分成业务、效率（益）及精神文明几个小组，对各个环节上的工作进行随机考核，考核结果与奖惩挂钩。抓好奖金管理，所有部门实行成本定额，2003年百元收入成本消耗率为88%，2004年为83%，同比下降5个百分点。

开展行风和职业道德教育，建立投诉处理工作程序，全年接受投诉14起，处理完结率100%。献血者和医院对窗口部门工作人员的服务态度和技术水平满意度为96.7%。 （韩 玲 叶小凡）

【江苏省药物研究所】 2004年，江苏省药物研究所有职工83人，其中各类专业技术人员52人，高级职称9人，中级职称31人。设有办公室、组织人事科、技术发展部、财务科、后勤服务部等5个管理职能科室；药物制剂及质量研究室、药理毒理研究室、药物化学研究室、天然药物研究室4个业务科室；国家级新药安全性评价中心（GLP）及省实验动物质量检测站等。

2004年，该所面临国家新药研究管理、政策法规的重大变化，新药研制创新形势极为严峻，为适应新形势，该所加大了科研开发力度，继续对科研项目的立项、新药申报、成果转让等方面实施整体运作的集成管理，提高了所基金的投入。全年所基金共支持8项新药项目的立项和研究开发，其中化学药品3项，中药5项，重点资助具有创新性和技术含量高的中药和新剂型等新药研究开发项目。

该所全年在研项目20项，其中部省级科技项目2项、技术服务10项、所科技基金项目8项。共获得新药证书8份，发表研究性论文8篇，省"六大高峰人才"的培养与项目考核获得通过，新药盐酸依托吡啶研究获南京市科学技术进步三等奖。

药物制剂及质量、药物化学研究室科研开发各项工作有序开展。被列入国家"863"重大科技计划的省新药安评中心（GLP）项目建设与实施进展顺利。天然药物室恢复组建，在天然药物的筛选、研究开发方面取得了有效突破。省实验动物质量检测一站通过了5年一次的省实验动物质量检测计量复评。组织进行了全省100多个批次实验动物的质量检测及部分实验动物生产从业人员的培训，避免了传染病的发生和流行。 （王昌亚）

【江苏职工医科大学】 2004年，江苏职工医科大学招收普高高职学生455人，其中对口单招中等卫校应届毕业生42人；招收成人高等教育学生529人（2005年入学）；毕业学生403人。截止年底，学历教育在校生3 034人，设8个专业，其中放射治疗技术和卫生事业管理（医学文秘方向）为新增专业。与上海第二医科大学联合举办的卫生事业管理专业专科和专科转本科远程教育，春季招收学生47人。非学历教育方面，举办第三期全省乡镇卫生院院长培训班，举办厅直单位中青年干部暨重点学科人才培训班，组织禽流感和新发传染病远程继续教育项目培训，举办南京市第三、四、五期全科医生岗位培训班，办理专业证书及专业证书后教育学员转自学考试的审核及审批，组织了2004级卫生事业管理培训班的招生及教学等。

该校承办的《中国医学文摘·外科学分册》、《国外医学·卫生经济分册》和《现代医疗保险》3个杂志按期出版共14期，积极探索新的办刊思路，将《中国医学文摘·外科学》杂志转为《中国肿瘤杂志》的工作正在进行中。查新检索更新报告格式，扩大信息容量，为全省54个医药卫生单位完成查新咨询课题330项，检索国内文献3 000余年次，国外文献2 000余年次，撰写报告书20多万字，对跟踪检索的"135"工程的100个重点人才，30个重点实验室，50个重点项目发表的文献进行统计排序。该校主办的江苏医药信息网运行良好，对江苏职工医科大学网站进行重新设计，扩充功能。卫生统计信息中心完成了综合统计年报和《江苏省经济动员潜力总调查（卫生部分）》资料的收集、整理和上报工作，编印了2003年和2004年江苏卫生统计汇编和提要。全科医学培训中心承担全省全科医学各培训点培训工作的组织协调工作，组织两次计952人参加的全省全科医师和社区护士培训统一考试并颁发证书，编写岗位培训教材9本。学校承担并完成厅直单位和全省三级医院17 000余人执业医师资格考试的报名，报考资格审核工作和8 000余名医师资格考试合格人员资格审查和核发证书工作，为1 620人办理执业注册和变更注册。

教职工全年以第一作者身份在国内外正式期刊发表论文36篇，5人任教材主编和副主编，获省卫生厅科研课题二等奖1项，省卫生厅医学新技术引进奖1项，1个科研课题获省科技厅立项，8个校级科研课题立项。由学校组织的江苏省—维多利亚州卫生事业管理培训中心优秀学员代表团赴澳大利亚考察医院管理和社区卫生服务。

该校浦口校区一期工程建成并全面投入使用，由此，进行了布局调整和汉中路校区、浦口校区的功能划分，全日制学历教育和大部分职能部门移至浦口校区，汉中路校区保留业余学历教育、非学历教育和非教学的业务部门。7～8月，实施了由汉中路校区至浦口校区的搬迁。搬迁前后，对浦口校区部分教室，实验室及办公用房进行了改造和装修，重构校园网络，新建护理示教室，模拟病房，4个多媒体教室。根据两地办学需要，建立新的运行机制，采取了对应管理措施。

人事分配制度改革，完成全校各部门人员的岗位双选聘任和教研室主任、副主任的聘任工作；实施新的内部分配方案；进一步规范计划外劳动用工的管理。

该校还举行了第二十个教师节庆祝活动，举办了校运动会，组织了新生军训，推进了校园文化建设。

（薛霖辉）

【苏州卫生学校】 2004年，苏州卫生学校共录取全日制新生1 107人，其中，五年制专业932人，四年制专业175人；毕业生604人，其中，五年制专业509人，四年制中专95人。高职就业率达99%，中专就业率达98%。学校共有全日制在校生4 884人（高职生4 348人，中专生536人）。全年共招收成人学历教育新生90人，其中专科生56人，本科生34人。学校共有成教在校生总654计人（本科189人，大专436人，中专29人）。

以教育教学改革为手段，师资队伍建设为目的，严格教风，严肃学风，加强对教学的基础、过程管理和质量管理。依据2003年制定的护理、医学检验、药学、口腔医学四个主干专业的教改计划，组织骨干教师对03级的教学大纲分别进行修改或重新编写，进行相应的纵向与横向的讨论；调整授课时间与自习课时间的比例，让学生有更多自主学习的时间，使他们能根据自己的特点去学习和消化知识；对学生提出专业课综述写作要求，敦促学生关注阅读专业杂志，不断提高学习效率。

加强对教学过程的质量考核与监控。从不同角度、不同层面对学生的学习生活、学风状况进行问卷和面对面的座谈调查，以使学风建设的具体措施更有针对性。坚持督学听课、集体备课和教师间相互听课制度，促进学科间与学科内的交流，定期汇总分析教与学的动态情况，严格对教学过程的考核评价，规范学生成绩考核办法。设立专项奖学金等一些激励措施，鼓励学生积极投入学习。教考分离课程达69门，占总体课程的76%。

合理编制人才招聘和引进计划，重视对青年教师实习期和第一轮上课期间的指导、引导及督促检查，切实落实“导师制”。采取激励措施，营造校园学术氛围，以科研带教研，以教研促教学，鼓励教职工积极参加学习与培训，不断提高业务素质。

重视示范专业的建设，医学检验专业被省教育厅评为五年制高职示范专业。创建计算机教学网站，延伸课堂教学空间，便利教与学双方的交流与沟通。重视校内实训和教学实习，实验室实行开放式管理，鼓励学生苦练技能与严格考核。学生参加全国计算机NIT考试的通过率达81.36%；参加厨师考级的营养专业的学生100%取得三级厨师证书。

加强未成年人思想道德建设，凝聚德育工作合力。一方面从师表形象建设入手，优化育人环境，发挥网络教育引导作用，开展心理健康问卷调查、心理健康讲座和心理咨询，加强心理健康教育工作；另一方面以培养学生政治素质为核心，以培养学生的社会责任意识、创新精神和实践能力为重点，以“爱心社”为载体，引导学生参与公益活动，深入医院和社区开展导医服务和亲情服务，开展丰富多彩的科技文化，普遍提高学生的人文素质和科学素质。在苏州市第四届职业学校“五·四”文艺汇演比赛中舞蹈队的两个参赛节目双双荣获二等奖。

通过值周制度进行学生“自我管理、自我教育、自我服务、自主学习”四自能力的培养锻炼，试行免常规检查班制度，促进学生从他律转向自律。坚持正面教育为主，发挥身边榜样的作用。2名学生被评为省级三好学生，1名学生被评为省级优秀学生干部，10名学生被评为市级三好学生，3名学生被评为市级优秀学生干部，1个班级被评为市级先进集体。推优工作稳步有序，10名学生入学积极分子被发展为预备党员，7名学生预备党员按期转正。校团委被共青团苏州市委授予“苏州市五四红旗团委”称号。

校本部建筑布局的调整已基本完成，功能趋向合理。苏州市华夏口腔医院和苏州市眼视光医院二个基建项目进入装修阶段。位于苏州国际教育园北区的新校区建设工程，5月正式开工。基建中加强纪检监察，建立三人小组，全过程参与基建工作。

后勤服务在总结、分析、研究的基础上，继续实行全员聘任制，公开竞聘，逐级聘用。学校对后勤服务进行定期和不定期的考核、检查，按月审核结算需支付的服务费用。

按行业规范要求对人事档案进行彻底整理，并将原苏医附一院卫校的人事档案接收入库。利用暑期培训管理骨干，学习现代管理理论和先进的管理经验。

举办两期赴新加坡、美国的护士英语强化班。成功承办由中华护理学会授权的国家I类学分型“全国重症监护学习班”。协助苏州市卫生局完成执业医师实践技能的培训与考试；全国卫生职称高、中、初级的英语培训与考试；全科医生的培训与考试工作。各类培训人数计2 608人，完成课时802学时。圆满完成省卫生厅交办的有22 000多人报考的全省乡村医生执业注册资格认定过程中的各项组织管理工作；完成苏州市6个县市10个教学点1 531名学员的乡村医生执业资格认定的考前培训和考试报名等组织实施工作。完成“苏州市第四届卫生系统职工运动会”的承办任务。协助苏州市教育局完成苏州市10 000余考生的师范类中考面试。

（倪举红）

【盐城卫生学校】 2004年，盐城卫生学校招新生880名，其中护理、药学、影像技术、康复医疗技术五年制高职770名，普通班在校生为3 670人。选送265名学生到广州、上海、杭州等经济发达地区部队医院实习并就业（2001～2004年，学校四年累计送出学生565名，496名毕业生留院就业），学校每届毕业生当年就业率达98%。做好干部、人事、分配制度改革，公推公选校长助理1人，出台《盐城卫生学校关于在校内公推公选部分中层干部的实施方案》，公推公选了13名中层干部，出台《中、高级专业技术人员竞聘上岗的实施意见》，有18名高级讲师，10名讲师竞聘上岗。2004年11月7日，学校牵头的卫生高职协作会第四届年会在河北沧州召开，教育部职业教育与成人教育司刘杰司长、高等教育司副司长葛道凯、教育部职业教育中心研究所姜大源等有关司处领导作专题报告。11 000平方米的东区公寓楼竣工交付，入住新生830人，东区教学楼开工建设。10月份，护理高职专业被省教育厅评定为全省五年制高职示范性专业，学校被教育部、卫生部等六部委确定为全国护理专业领域技能型紧缺人才培养培训基地。学校被江苏省精神文明委员会表彰为江苏省文明单位（学校连续八年四度被评为省文明单位），被全国绿化委员会评为全国绿化模范单位。（潘施文）

【常州卫生学校】 2004年，常州卫生学校共录取中专、高职、大专三个层次、六个专业580名新生，毕业生460人，总就业率93%，全日制在校生2 031人。成人学历教育新生注册811人，毕业生397人，在校生1 702人。开办非学历教育42个班级，培训学员3 769人。

严格执行教学管理规范，加强对教师教学基本环节的考核，组织检查全校72名授课教师的教案及备课笔记并进行随机抽听课，听课覆盖率达到86%。修订了教师绩效考核评估指标，完善教学质量督导体系。在学生中采用问卷调查，共测评432人次，93%的教师得分在80分以上。实行教学开放日2次，组织教学公开课12次，695人次参与听课，全年完成教学工作量共计41 760学时，其中普教31 684学时，成教16 047学时。同时召开了临床护理优秀带教老师表彰及经验交流会，通过了市教育局组织的实施性教学计划执行情况检查和省卫生厅“教学、学生、后勤管理规范”调研检查。

加强师资队伍建设，做好教师进修学习工作。2003年录用新教师5人，安排下临床进修14人、二军大脱产进修2人、参加心理咨询培训班学习2人、参加由省教育厅组织开办的“四新”培训班学习9人、参加省市级同课程会议或学术会议96人次、参加全国统编教材编写10人，举办专题学术讲座1次。成立了学术委员会，召开科教促进大会，出台有关科研和人才培养措施、办法。开展课题研究，启动省级课题2项、局级课题3项、校级课题13项（当年结题4个），参加科研的教师达45人，38篇论文刊登于省级以上刊物。

规范操作课的带教，组织护理专业基本技能操作比赛。加强对学生计算机、英语、科研能力、创新意识的培养，组织学生参加计算机、英语等级考试，开辟《实习生专刊》，刊登学生论文23篇。强化学生的操行考核和大学生思想品德综合测评，开展演讲比赛、文艺汇演、十八岁成人仪式、青年志愿者行动，举办法制报告会、党章学习班等，提高学生综合素质。

做好扶贫帮困工作，为学生多渠道提供勤工助学岗位。采取奖学金与助学金相结合的方式，拨出专项经费鼓励和资助学生积极争创三好学生、争当优秀学生，并为家庭遭遇不幸或患重病学生减免学费。同时，积极争取社会各界的支持，筹措资金解决贫困学生的后顾之忧。2004年10月，常州市卫生局在市直各单位中开展了“交纳一次特殊党费、会费、团费，奉献一片爱心”的主题活动并在该校举行“特殊三费”捐赠仪式。

实行中层干部、教研组长竞聘上岗，推进干部人事制度改革。该校9个职能科室、16个岗位中调整岗位3人，副科长提拔为正科长2人，从教研组长、科长助理中新提拔5人，退出岗位6人，总调整面达到68.75%。调整后，职能科室的中层干部平均年龄由原来的46.4岁下降至41岁，学历本科率由原来的81.3%上升至86.7%。19名中层干部年终进行了述职并接受“德、能、勤、绩、廉”综合测评。

积极推进学习型校园建设和政风行风建设，深入开展创建学习型科室（个人）的活动，制作了《常州卫校建设学习型校园巡礼》展示片。强化行风建设责任制，着重抓好师德师风建设和校风、学风建设，规范教育收费，实施校务公开。向学生家长发放《校风、教风、学风情况调查问卷》220份，综合满意度为92.9%。学校党委首次荣获“先进基层党组织”称号，连续第四年荣获“好班子”称号。

新校区建设进展顺利，完成了规划选址、项目申报、规划方案招标及评审、可行性研究报告报批、地质勘探、建筑方案招标及相关评估工作。4月28日奠基后进入施工阶段。

（耿玲）

【淮阴卫生学校】 2004年，淮阴卫生学校设护理、社区医学、助产、社区康复和医学检验等5个高职专业，护理和医学检验两个中职专业。全年共录取全日制在校生815人，其中高职505人，中专310人，毕业学生426人，有在校生2 857人。年初，学校被教育部、卫生部等六部委确定为国家技能型紧缺护理人才示范性培养培训基地。11月，护理和医学检验专业被评为省级示范中职专业。年底，学校被评为国家级重点中等职业学校。

与南京医科大学、东南大学、徐州医学院、镇江医学院、中国药科大学联合举办成人非脱产型本、专科学历教育,在籍学生数2 080人。该校承办的南京医科大学第二届研究生课程班4月开班。举办了全科医生、社区护士、乡村医生岗位培训班和"好医生"网站等培训,培训人数超过4 000人。承办省级继续教育项目——现代护理知识应用。

在全校范围内开展如何提高教学质量的大讨论活动,共排查出存在问题65项。针对存在的问题,组织召开题为"深化教学改革,提高教学质量"的教学研讨会,针对学生特点探讨和研究教学规律,强化教学过程的管理,进一步明确深化教学改革提高教学质量的意义,促进人才培养模式、课程体系、教学内容、教学管理、教学方法和手段的整体改革。

根据《江苏省卫生学校教学管理规范》的要求,完善教学管理制度,坚持每学期对《教学管理规范》的执行情况进行一次全面的检查,检查的方法是自查、互查、由学校统一检查或抽查,按照检查指标体系,进行量化考核,评选优秀的学科、教研组和个人,并进行严格的奖惩。

注重教学督导与质量控制制度的建立和执行。对各专业教学均实行多元化、全方位的质量监控,建立和完善教学质量保证与监控体系。通过督导、学生评教、教师评学和教师互评等活动,进一步提高课堂教学质量。督导组对全校所有的专兼职老师的理论和实验课进行全面评价,每月在学校行政办公会上进行汇报。学校还将督导组评价和学生评价与教师的评选优秀挂钩,极大地提高了广大教师提高教学质量的积极性。

9月,该校教务科长季苏醒同志被国家人事部、教育部表彰为"全国模范教师",在教师节期间作为全省职业教育的唯一代表在北京出席全国教师节表彰大会,受到胡锦涛、温家宝等党和国家领导人的接见。学校有3位教师获得硕士学位,1位教师参加省教育厅组织的出国培训,11位教师参加省教育厅组织的"四新"培训。从高校引进优秀毕业生5名,从医院引进具有中高级技术职称的同志2名,从其他学校引进教师1名。专业技术人员全年在省级以上刊物发表论文37篇,主编、参编国家级教材10本,1项课题获2004年省卫生厅科研立项,1项课题通过市级科技成果鉴定。

针对学生思想变化状况,该校在全校师生员工中开展"整顿校风,严肃校纪,讲究文明,提高素质"的校风校纪整顿活动。各学科、各年级、各班级都制订了活动的计划,各班级都召开了主题班会。学校对活动的开展情况及时进行总结评比,取得了显著成效。

举办为期一周的校园文化体育艺术节。活动项目包括演讲、朗诵、书画展览、篝火晚会、田径运动会、广播体操表演、专业操作技能竞赛等。在淮安市举办的第五届运动会大中专学生运动会上,校运动队获得女子乒乓球、排球比赛团体冠军。

11月,由淮安市外经贸局、淮安市中江公司和淮阴卫校共同设立的淮安市出国劳务人员培训中心护理人才培训基地在淮阴卫校揭牌,同时,为该校首批赴沙特从事护理工作的8名同学举行了欢送仪式。

暑期,学校对后勤部门进行资源整合,在原有保卫科、总务科、校产办的基础上成立了学校后勤服务中心,对原有的人员定职能、定目标、定人员、定经费、定考核、定奖惩,进一步提高了后勤部门的工作效率、服务质量和水平,调动了广大职工的积极性、创造性。

(吴秋霞)

【江苏省太湖干部疗养院】 2004年,江苏省太湖干部疗养院开设床位302张,在职职工107人,其中各类专业技术人员76人(高级7人,中级26人,初级37人)。全年接待业务总人数同比增长73%,其中体检同比增长104%,疗养、短休同比增长11%,省级机关疗养同比增长44%;床位占用天数同比增长56%,床位使用率同比增长8.62%。业务收入同比增长84.93%,年末固定资产同比增长27.44%,净资产同比增长103.05%。

增设"无锡鼋头渚医院",核定为"无锡市城镇职工定点医院"。荣获省卫生厅综合目标管理责任制考核一等奖,无锡市卫生局党建、精神文明建设目标考核一等奖。省级机关疗养问卷调查及出院函调满意率100%。连续被评为市级文明单位。

稳步推进人事和分配制度改革,实行多形式用工方式,部分岗位打破正式工与聘用工、短期合同工的界限。实施重点岗位及优秀人才津贴制,超劳务奖金分配加大向医疗一线的倾斜力度。

加强人才引进和培养工作。制定了2004年至2010年人才队伍培养规划,对干部实行动态管理。选送优秀中青年干部参加省卫生厅干部培训班;调整充实中层管理力量;引进5名专业骨干,提高院整体工作水平。注重疗养康复学科带头人的培养,完善继续教育制度。

以实施综合目标管理责任制为着力点,进一步构筑优质疗养服务质量体系。

1.加强基础管理。将厅直单位综合目标管理责任制考核指标分类细化、逐级分解到各科室、部门,严格实行院科两级管理责任制。有效整合人、财、物资源,科室设置从原来的五科一室增设为六科一室,单独新成立了餐饮科,医务科下属增设了客房服务中心。各科明确分工,完善相应的岗位职责及规章制度,规范台帐资料。对餐饮、疗区严格实行宾馆化管理。各岗位推行"金钥匙"服务模式,全员强化为每一位需要帮助的疗客员提供尽善尽美的个性化服务理念,各级管理人员做到管理现场化,在客人活动最频繁的时候出现在现场巡查、指导、协调。各岗位工作人员接待礼宾化,语言、行为、操作、环境规范。各窗口服务"一站化",最大限度地缩短疗客员直接获得服务的路径并提供富有人情味的服务。后勤餐饮参加无锡市卫生系统第六届职工烹饪比赛夺得团体总分第一名,集体菜第一名,红案个人第一、第二名,白案个人第三名。选送两位厨师参加无锡市社保局、市计委、市旅游局、市烹饪协会联合举办的无锡厨师节暨"太湖美食论坛",荣获无锡太湖菜烹饪技术名师称号,并获得创新菜展示金奖。

2.强化质量管理。重点抓病房化管理;抓重点病人和疑难病例讨论、技术操作规范及医疗文书质量;完善落实护士长和护士、主任医师和医师双线值班制以及三级医师查房和首诊负责制;抓技术操作规范和医疗文书质量检查,将医疗安全和医疗质量的责任细化到每一个岗位。全年省级机关干部等疗养 696 人,29 例病情突发加重的疗养员均得到及时的救治,转危为安。在体检保健方面,注重在健康和亚健康人群中,提高恶性肿瘤的检出率。一方面抓体检医疗质量,另一方面规范体检程序,开展一对一健康咨询和指导。全年接收健康体检近 2 万人次,其中检出恶性肿瘤 21 例。医保工作参加了市社会医疗机构规范化达标创优活动,年内无医疗事故、无纠纷。

3.狠抓经济管理。将一切经济活动纳入财务管理。加强内部控制,在 2003 年科室支出核算的基础上,对全院各科室的收入和支出进行全面核算。纪检监察部门参与经济合同的签订,合同由财务部门备案并严格管理。在成本与资金运作上,院主要的收入和支出均测算到各部门,并测算出各科的创收能力和费用控制数。

加强基础建设,完善服务功能。历时 125 天的建设,总面积达3 600 平方米的干部保健大楼落成启用,省干部保健委员会冯敏刚主任等领导莅临指导。在此基础上,邀请专家对全院的整体功能布局进行多次论证,制定整体发展规划。干部保健基地建设改扩建工程项目已报省政府立项。

注重抓好党建工作,院领导班子职工满意率 100%;医务支部第四党员责任区被评为局先进行风党员责任区。获得无锡市卫生系统纪念"三八"妇女节巾帼示范先进事迹演讲比赛三等奖、职工运动会精神文明奖、纪念建国 55 周年歌咏比赛演出一等奖,参加无锡市迎新音乐会比赛。展示疗养院文化建设成果、党员干部职工风采、"金钥匙"服务理念、服务举措和成效的展板,先后获无锡市卫生局三等奖和优秀展出奖;一桢"宾至如归"彩色照片荣获局数码摄影二等奖。制作贺年片、彩色插页、折页画册,无锡日报彩页宣传,VCD 体检演示光盘,向社会宣传疗养院,展示优质服务品牌,极大提高了知名度和美誉度。

(滕 湘 陈玉环)

【江苏省连云港海滨疗养院】 2004 年,该院在编职工 87 人,其中高级职称 4 人、中级职称 34 人、初级职称 18 人。设接待中心、体检中心、康复中心等 3 个业务科室;办公室、行政科、医务科、财务科等 4 个职能科室。

该院在认真贯彻厅直单位工作会议精神的基础上,紧紧围绕"改革、发展、服务、创新"的工作主题,全面实施综合目标管理责任制,将目标管理责任制指标任务逐级分解,实行院科两极考核,强化效益质量管理,努力提升综合服务功能。

根据公平竞争、择优上岗的原则,顺利完成中层干部竞争上岗工作。按照省、市有关文件精神,开展专业技术人员评聘分开,制定专业技术人员竞争上岗实施方案与操作细则,共有 32 位高中级专业技术人员接受聘任。同时,采用编外聘用合同制、临时协议制等多种用工形式,使用人机制更趋灵活。在分配制度改革方面,突出效益工资。加强对综合目标管理责任制考核,加大奖惩力度,按业绩定薪,调动了职工的工作积极性。

继续将干部疗养工作作为院业务工作的重点,着重加强服务各环节的协调与监督工作,进一步完善服务人员的岗位职责和工作业务流程,细化各项承诺措施。针对夏季大批疗养员集中入院的特点,适时成立院协调领导小组,实行客房与病房的双套管理模式,每周召开协调小组会议,及时解决服务中存在的不足。在疗养环境上,为进一步丰富疗养员的精神文化生活,将闲置多年的老食堂改造为疗养员活动室,并添置沙壶球、气悬球、模拟高尔夫球等娱乐设施,更好地满足了疗养员的精神生活需求。

新成立的体检中心专科,积极外出联系业务,充分发挥该院的医疗优势,努力形成特色品牌,不断拓展体检功能、扩大体检项目。体检业务较之上年,工作量与收入均增加了 1 倍多,一定程度上弥补了医疗业务的不足。

认真执行医师查房制度及各项操作规程,积极为疗养员作好医疗保健服务,重视医疗安全质量管理,无医疗差错事故发生。

加强基础设施建设,为事业发展提供硬件支持,年内,该院共投资 146 万元,相继进行疗养员活动室改造、西楼装修、客房增加空调、活动室添置娱乐设备、体检中心添置彩色 B 超、人体分析仪等,为疗养事业的发展进一步夯实基础。固定资产总值增至1 200多万元,经济收入达近年来最高水平,床位使用率呈逐年上升趋势。 (刘 艳)

市、县(区)卫生工作

南　京　市

【综述】

2004 年卫生基本情况表

	数　量	与上年比增长数	与上年比增长率(%)		数　量	与上年比增长数	与上年比增长率(%)
卫生机构(个)	1 513	184	13.8	卫生人员(人)	42 510	707	1.7
医　　院(个)	165	－22	－11.8	卫生技术人员(人)	32 857	855	2.7
床　　位(张)	25 798	1 636	6.8	乡村医生(人)	1 570		25.4
医院床位(张)	19 104	－354	－1.8	个体开业人员(人)	1 323	268	
平均每千人口医院床位(张)	3.27	－0.13	－3.8	平均每千人口卫生技术人员(人)	5.63	0.04	0.7

人口	总数(万人)	583.60	卫生费用	卫生事业费(万元)	42 390
	出生率(‰)	7.21		卫生事业费与上年比增长率(%)	－1.92
	死亡率(‰)	5.34		卫生事业费占财政支出百分率(%)	1.63
	自然增长率(‰)	1.87		卫生系统固定资产(万元)	303.954
医疗服务	诊疗总人次(万)	2 784.23		卫生系统基建投资(万元)	29.244
	门诊人次(万)	2 248.49		平均每一门诊人次医疗费用(元)	27.48
	急诊人次(万)	185.50		平均每一出院病人医疗费用(元)	4 933.62
	住院总人次(万)	41.83			
	出院总人次(万)	41.67			

一、卫生改革

按照年初确定的“一个深化、三个加强、五个做”的卫生发展战略，强力推进新一轮卫生改革。市政府下发了《关于进一步深化全市卫生改革的若干意见》。完成了卫生系统培训中心、医研所、医用被服洗涤中心等三家经营性事业单位的改制工作。鼓楼医院集团由松散型向紧密型过渡方案已报市政府审批。市中西医结合医院作为全市首家探索公立医院产权制度改革的试点单位,改制预案已报市政府审批。城区三级医疗网正向二级医疗网过渡,城区二级医院按照“上靠、下沉、转行、改制”的方针推进改革。中大医院托管下关医院,雨花医院将并入第一医院,玄武医院、白下区中医院等13家区级医疗机构已改建为社区卫生服务机构。全市28家非建制镇卫生院,已有9家改为民营医院,6家改为社区卫生服务机构,5家并入建制镇卫生院作为分院,其余8家正在积极酝酿改革。民营医疗机构又有了新的发展,同仁医院、明基医院已开工建设。市属医疗卫生机构全面推行新型的院(所)长、主任负责制。

二、卫生防病工作

成立了南京地区卫生系统突发公共卫生事件应急处置中心,完成了农村公共卫生硬件设施建设约1500万的资金投入。4月1日起全市镇(街)卫生院以上的所有医疗单位正式实行传染病与突发公共卫生事件网络直报,建立了四级疫情监测信息网络和应急控制网络,实现了信息报告联网。制定了《南京市突发公共卫生事件应急防治体系建设规划》,成立了突发公共卫生事件应急处理小组和专家组,开展应急演练,增强了应对突发公共卫生事件的能力。及时落实各项防控措施,有效杜绝了非典疫情的传播和扩散。加强重点传染病的防治工作。市政府下发了《关于进一步加强血吸虫病防治工作的意见》《南京市预防控制血吸虫病中长期规划(2004~2015)讨论稿》和《南京市血吸虫病综合治理重点项目规划(2004~2008)讨论稿》。调整了市血地防领导小组,实行血防目标管理。全市查螺面积9 600万平方米,查出有螺面积4 700万平方米,比上年增加76万平方米。药物灭螺1 060万平方米,灭阳性钉螺621万平方米,超额完成了查灭螺任务。市政府下发《关于切实加强艾滋病防治工作的意见》,《关于切实加强结核病防治工作的意见》,1~10月共发现1 405例传染性肺结核病人,治管率达97%,实行结核病药品减免人数833例。继续加强以O157和霍乱为重点的肠道传染病防治工作。全市腹泻病门诊登记数54 899人次,“O2”检索数7 460人次,检索率13.59%,占全市总人口的1.3%。针对一例霍乱病人及时采取防控措施。全市四苗覆盖率99.05%,卡介苗接种率99.78%,脊灰疫苗接种率为99.86%,麻疹疫苗接种率99.57%,百白破疫苗接种率99.88%,乙肝疫苗接种率99.77%,24小时及时接种率94.27%,新生儿卡介苗24小时接种率城区98%、农村95%。1-10月全市生产、分装批发碘盐企业批质量合格率100%;居民户碘盐合格率97.86%。以中华按蚊为单一传播媒介的区县疟疾发病率0.28/10万。卫生监督执法。开展了对全市食品卫生许可证发放工作的专项整治,全面推行食品卫生监督量化分级管理工作,对全市的水发产品、奶粉、面条、保健食品、卤菜等进行了食品卫生专项整治,对1 300余家各级各类医疗机构开展传染病防治执法检查。

三、农村卫生工作

加强新型农村合作医疗规范化管理。全市新型农村合作医疗参保村达990个,行政村覆盖率达97%,全市参保人数158.72万人,农民参保率86.33%,比上年提高16.33%,已筹资4 001万元,全市农村共有200.31万人次得到补偿,补偿总额4 774.77万元,高淳县创建初保先进县通过评审。

四、社区卫生工作

全市建成241个社区卫生服务机构,其中58个社区卫生服务中心,183个社区卫生服务站。深入开展创建社区卫生服务示范区工作,有4个区通过了省级社区卫生服务示范区检查验收,玄武、白下两个区通过了全国社区卫生服务示范区评审验收。

五、医政管理

新建了血液透析、口腔专业质量控制管理委员会,以区县卫生局为中心成立医院感染监控二级网络,新设了省中医院、儿童医院、市中西医结合医院三个急救分站。完成临床供血18吨,其中无偿血达82%。撤除了高淳、溧水县中心血库和六合区中心血站,建立了市血液中心高淳、溧水县储血点和六合区分站。

六、人才培养与科技创新

制定了人才工作意见和人才队伍建设规划。以省“135”和局“213”人才工程第一、二层次人员为主体,创新人才工作机制,全年共有117项科技成果获各级各类奖励125项次,其中,省政府科技进步奖一等奖1项,三等奖6项;省卫生厅医学新技术引进奖一等奖8项,二等奖40项;市政府科技进步奖一等奖1项,二等奖6项,三等奖36项。

七、中医工作

召开了全市中医工作会议,表彰了5个农村中医工作先进卫生院和6个社区卫生服务站。对老中医学术经验的继承工作进行了考核。城区7所中医院转型为社区卫生服务中心。

八、文明卫生行业及行风建设

开展文明卫生行业创造及卫生行风集中整治活动,重点加大对收受红包、回扣和开单提成等不规范行为的治理力度。严禁医务人员收受“红包”、“回扣”、“开单提成”,严禁乱收费。建立合理用药的监控制度,严格控制药品收入比重。全市卫生系统二级以上医院医务人员拒收红包1 108人次,金额44.73万元,上交红包214人次,金额8.33万元。组织了六大类965种药品集中招标采购,全市二级以上医疗机构均参加了集中招标,平均有80%的药品实行了集中招标采购。招标总金额约7.8亿元,共计减少患者支出1.2亿元。在建邺区建邺医院、江宁区江宁中医院、浦口区浦口医院分别挂牌成立南京市第二惠民医院、南京市惠民中医院、南京市第三惠民医院,形成了覆盖全市的中西兼有、功能合理、技术过硬的惠民医疗网络。　(臧继全)

【南京市政府印发《关于进一步深化全市卫生改革的若干意见》】 5月10日,市政府正式出台《关于进一步步深化全市卫生改革的若干意见》,为全市卫生事业改革作了全景式规划。《意见》明确政府的职责是重点办好代表区域水平的综合医疗机构、中医医疗机构和具有社会公益性质、市场机制难以发挥作用的传染病、妇幼保健、精神卫生、惠民医院、慈善门诊、急救医疗以及采供血机构。《意见》同时规定,城镇社区卫生机构原则上以公办为主。公办医疗机构在做好基本医疗服务的同时,可以开展部分特需医疗服务,可以吸纳民资或外资参与合作建设,扩大融资渠道,合作后非营利性质不变,合作者可获得一定回报。按照改革规划,城镇医疗卫生服务体系将向"一大一小"两头发展:一方面促进城区医疗机构由三级医疗网向医疗中心和社区卫生服务机构二级医疗网过渡,鼓励优势医疗机构通过兼并、参股或控股、托管、连锁经营、组建集团等形式重组医疗资源存量,另一方面推进区级医疗机构、街道卫生院向社区卫生服务中心、社区卫生服务站等社区卫生服务机构转变。改革规划中提出,政府不再继续举办的医疗机构将逐步实现国有资本的有序退出,可以实行整体产权转让,可以保留部分国有股份,形成混合型所有制,也可以先国有民营,后逐步产权转让。对改制后主要提供基本医疗服务、执行政府规定的医药指导价格、所获收益主要用于改善医疗卫生服务条件的医疗机构,可给予一定过渡期,暂核定为非营利性医疗机构。按照改革《意见》,今后公办医疗机构的资产将被纳入国有资产管理范围,政府履行出资人职责管理国有资产,院长有人事、分配及经营自主权。院长将由出资人采用直接聘任、公开招聘等多种方式选聘,行政副职的选聘可由院长提名,出资人决定。在人事和分配制度上,打破人员身份限制,由身份管理向岗位管理转变,实施聘用合同管理。中层干部实行竞争上岗,聘用人员实行双向选择,建立能进能出、能上能下的人员流动机制。《意见》还明确,凡是符合国家有关准入条件与标准规定的民办医疗机构,对其设置区域将放宽限制,新办数量和办医类别也不作限制。以提供基本医疗服务为主,执行政府规定的医疗服务价格,所获收益主要用于改善医疗服务条件的民办医疗机构可被定为非营利性医疗机构。符合条件的民办医疗机构经申请核准可成为医保定点单位。民办医疗机构建设符合土地利用总体规划、并纳入当地城区建设规划的,在征用土地和减免建设配套费等有关规费方面,将与公办医疗机构享受同等待遇。按照《意见》规定,该市将加大对公共卫生的投入,在2至3年的时间内建立健全突发公共卫生事件应急处理体系、疾病预防控制体系和卫生执法监督体系,在建设好市、区县疾病预防控制机构的基础上,对主要由基层提供的公共卫生服务,政府将通过建立分支机构或采取政府购买服务的方式解决。《意见》规定,每个建制镇(街道)原则上要有一所政府举办的卫生院,提供基本医疗等为主要内容的综合卫生服务并参与处置突发公共卫生事件。农村撤乡并镇后多余的卫生院将进行产权制度改革,可转化为医院、护理院等医疗机构或社区卫生服务机构,也可以变卖撤销。卫生院转制的地区,政府将通过组建农村社区卫生服务机构,或向符合条件的其他医疗机构购买服务的形式,承担农材预防保健服务等公共卫生职能。村卫生室可采取镇卫生院办、村民委员会办、镇村联办或由有执业资格的个人承办等多种形式举办。 (臧继全)

【新建三家惠民医院】 南京市现有纳入低保范围的困难群众12.3万人(其中城市7.1万人、农村5.2万人),占总人口的1.9%。帮助并使这部分困难群众看得起病、住得起院、吃得起药,一直是市委、市政府高度重视的问题。南京市首家惠民医院2002年8月21日成立运行至2004年底,共接诊惠民患者4 2000人次,收治住院706人次,成功抢救危重贫困病人95名,总共发生医药费用470.1万余元,按照优惠政策,共减免各项费用187.2万元,惠民病人平均门诊人次费用37.69元,门诊人均每次减免费用21.9元;住院人均费1 763.69元,医院人均减免费用1 350元。其中2004年,共接诊惠民患者16 031人次,收治住院283人次,抢救危重病人40人次,减免费用68万元,受到了全市享受低保群众的真心欢迎。此外,考虑到低保群众居住分散、交通不便,在全市医院建立完善了40家慈善门诊,方便困难群众就近就医。2004年10月10日,南京市市长蒋宏坤、副市长许仲梓等领导视察了南京市惠民医院。蒋市长高度评价了惠民医院,认为是一项民心工程,是实现"三个代表",落实科学发展观的具体体现,其成功的经验值得推广。为落实市领导的要求,让惠民医疗惠及更多困难群众,2004年12月18日,在总结经验、精心组织的基础上,该市又在建邺区建邺医院、江宁区江宁中医院、浦口区浦口医院分别挂牌成立了南京市第二惠民医院、南京市惠民中医院、南京市第三惠民医院,与40家慈善门诊共同形成了覆盖全市的布局合理、中西医兼有、功能齐全、技术完善的惠民医院网络。 (丁　森)

【加快改善医疗服务环境】 2004年市卫生事业进入新的发展阶段,各项重大基建工程全面展开,规模空前,总建筑面积约28.6万平方米,总投资15.6亿。市委市政府领导高度重视卫生事业的建设和发展,将突发公共卫生事件应急处置中心、鼓楼医院南扩等工程列入市政府奋斗目标,多次专题研究、现场办公,给予了政策和资金等多方位支持,有力推进了各项工程的进展。市突发公共卫生事件应急处置中心、脑科医院精神科大楼、第二医院门诊病房楼、儿童医院病房大楼、市中医院肛肠大楼均已开工建设。努力建设一批廉洁、优质、高效工程,全面提高全市卫生基础设施条件,为群众提供具有现代建筑理念、充满人性关怀的良好诊疗环境。

(丁　森)

玄 武 区

概况　玄武区有11个街道办事处，81个社区居委会，总人口44.12万。全区有卫生机构133个，床位1 028张，卫生人员3 903人，其中卫技人员2 830人，医生1 234人。全区平均每千人口有床位1张，卫技人员2人，医生1人，有社区卫生服务机构15个。

卫生改革　实行综合目标管理责任制，进一步深化人事制度改革，对玄武医院、区中医院、锁金村社区卫生服务中心的中层干部实行竞争上岗，在锁金村社区卫生服务中心实行岗位绩效工资制，即实际工资与档案工资管理相分离的新的工资分配办法。会同区民政局、区建设局修订《区域社区卫生服务机构设置规划》。

疾病防治　全年发生甲乙类传染病2061人，发病率480.97/10万，与上年度同期相比上升182.99%；四苗覆盖率99.52 %，计划免疫接种12170人次，乙肝疫苗接种率100%，体检食品卫生、公共场所卫生从业人员2.37万人，办理健康证2.30万人；餐具采样3 020份，合格率91.22%；食品采样1 125份，合格率86.84%；开展水质检测213份，合格率98.32 %；对区属医疗机构消毒质量采样1 002份，合格率96.71%。

卫生监督　成立区食品安全专项整治领导小组，在食品专项整治阶段，全区共查处违法行为168起，销毁假冒伪劣食品价值人民币110.6万元，取缔无营业执照生产厂家4个和经营户77个，处罚款26.7万元。全年组织辖区各类监测监督检查3 990次，其中对56所大、中学及小学幼儿园食堂进行全面检查2次，合格率90%；核换发卫生许可证2 581户。

爱国卫生　制定《玄武区健康促进五年规划》《玄武区健康城区实施纲要草案》，各街道成立“社区健康教育促进委员会”。组织全区各街道、驻区有关医疗单位130余人参加浮桥广场大型健康咨询及群众签名活动，全区11个街道中有6个街道除四害服务站通过市一星级考核验收，通过省“灭鼠先进城区”、省创卫“除四害和单位居民区”和“爱卫组织管理组”复查。开展创建除四害示范农贸市场活动。红山街道藤子行政村被评为市级卫生村。

社区卫生服务　创建省级社区卫生服务示范区工作，并制定创建实施方案，召开全区创建工作动员大会，签订创建目标责任书，顺利通过省社区卫生服务示范区考核评估。制定《玄武区社区卫生服务发展规划》《玄武区社区卫生服务机构设置规划》，实行社区形象六统一，全面落实社区卫生服务“六位一体”的主要功能，加强人才队伍建设，区政府设立专项补助，鼓励全科医生、社区护士参加再培训。

妇幼保健　全年门诊6 100人次，孕产妇系统管理1 819人，管理率81.23%；产前检查1 643人，检查率100%；产后访视1 601人，访视率97.50%；高危产妇占总产妇比例14.59 %；妇女病普查13 079人，普查率88.83 %，检查出妇女病人数5 149人，占39.37%；婚前医学检查1 072人，与上年同期相比减少90 %；7岁以下儿童保健数15 435人，保健率80.58%。0至2岁儿童系统管理率100%；“六·一”儿童体检6 031人，体检率100%。

医疗卫生　全年核发辖区内医疗机构和社会办医机构医疗执业许可证136个，合格率100 %；完成全区80名执业医师注册、持证工作及50名护士再注册工作。联合有关部门执法打击非法行医10次，没收药品价值0.6万元。

医教科研　全年开展继续医学教育完成率95%，外出进修14人，组织全区100个医疗单位的业务骨干进行艾滋病防治知识培训，在市级以上杂志发表论文26篇，其中核心期刊17篇，交流论文9篇。

其他　2004年，全区晋升高职称4人，其中正高职称1人、副高职称3人；购置医疗设备经费总投入293万元及万元以上仪器设备21台(件)。全年公费医疗享受人数8 422人，比上年增加341人，公费医疗总支出2 614万元，与上年同期相比上升16.08%，人均支出3 161元，增幅为15.28%。建成玄武区公共卫生应急处置中心，中心为五层框架式结构，建筑面积1 813.34平方米，共投入880万元，成为省内功能设施较为完善的区级公共卫生应急处置中心。　　(张芝堂)

白 下 区

概况　全区各级各类医疗卫生机构194个，开放床位2 435张，卫生人员4 172人，区政府对卫生事业拨款1 444万元，占区财政支出1.67%。被评为省社区卫生服务示范区，并顺利通过全国社区卫生服务示范区的检查验收，被中国红十字总会、民政部命名为“全国社区红十字服务示范区”，被市委、市政府评为“创建国家卫生城市先进集体”。

卫生改革　区卫生局与基层院(所、站)长、书记签订行政、党建、物价、安全等目标责任书，年终实行“三位一体”综合目标考核，医院领导的工资奖金与医院效益、目标考核结果挂钩。在11家医院、卫生院实行全员聘用制和中层干部竞争上岗制。施行绩效工资制度，监督所、疾控中心实行7个工作日服务，在区政府行政服务中心设立咨询、办证窗口，实行一站式服务。白下医院、白下中医院、建中中医院分别改建成朝天宫地区、淮海路地区和止马营地区社区卫生服务中心，建中中医院成功托管回民医院，各医疗单位对新引进的护理人员试行聘用制，中层干部实行竞争上岗，按照“以收定支”原则，奖金分配重点向临床一线、向技术含量高的岗位、向有贡献人员倾斜，有的单位还从职工工资中拿出一部分作为浮动工资，与工作效益挂钩。

社区卫生服务　投入近500万元对现有的医疗机构进行改造，按照“六位一体”的功能和90%居民步行10～15分钟能享受到社区卫生服务的要求，建成8个社区卫生服务中心、5个社区卫生服务站。注重社区卫生服务内涵建设，加大全科医护士培训，全年共培训130人次；为65岁以上的37 165名老人建立健康档案，共进行入户调查53 354户；全年开设家庭病床447张，上门服务14 752人次，巡诊治疗22 345人次；开通24小时健康热线，医疗咨询、出诊服务电话随叫随到；为200多名90岁以上老人进行了免费体检。群众对社区卫生服务的满意率达94%。

卫生监督 全年共行政审批办理各类卫生许可证4 006户，其中食品卫生许可证2 622户，公共卫生许可证1 370户，生活饮用水卫生许可证10户，放射卫生许可证4户。对违法情节严重的854户食品生产经营单位给予行政处罚，其中警告并责令改正481户次，罚款187户次，罚款金额26.3万元，没收销毁过期变质食品792千克，取缔63户，全年共培训餐饮单位负责人及相关人员1 170余人次，对辖区内医疗机构传染病防治工作监督检查217户次。对医务人员进行非典和人间禽流感诊治知识培训，共培训医技人员1 800人次。完成辖区内职业危害项目申报工作29家，对医用诊断使用单位进行了检查，共受理群众举报278件，对辖区109所大中专院校、中小学及幼儿园食堂组织34次专项整治行动，并实施了食品卫生监督量化分级管理，开展取缔非法行医、非法加工卤菜、有毒香肠、劣质奶粉、有毒水发产品、性保健品、毛发水酱油、火锅底料、超标黄花菜、等专项执法检查。会同工商、公安、街道等部门，对辖区中学、大学周边地区的无证经营饮食店、流动摊点和食品摊贩依法进行取缔，主动做好重大节日和重大活动的食品和饮用水卫生安全保障工作。在全市组织的创建文明城市3次检查中，白下区的食品和公共卫生均列第一名。

疾病控制与预防 全年发生乙类传染病7种，年发病率272.71 /10万，无传染病漏报，未发生传染病暴发流行；全年肠道门诊4 732人次。查螺面积1.05万平方米，查病545人。全年计免儿童接种2.36万人次，加强接种7 177人次，接种率大于95%，四苗覆盖率达98%以上；完成春季消灭脊髓灰质炎和冬季查漏补服免疫活动。全年食品监测覆盖率100%，完成餐饮单位监测采样7 943份，食品监测采样208份，合格率92%，抽检餐具5 132份，合格率80%。

妇幼保健 全年婚检319人，妇、儿保门诊8 780人，建围产保健卡1 028人；早孕建卡1 026人；计划生育手术13 639人次；妇女病普查4 630人，疾病检出率15%，妇科治疗87人次；全年围产儿死亡9人，0～4岁儿童13人，0～4月母乳喂养率83%。儿童保健补偿1 520人；体检儿童7 190人，幼儿教师体检900人，氟防龋8 066人。

医疗工作 全年总诊疗3 457 344人次，门急诊3 349 721人次，收住37 811人次，床位使用率86.51%，无医疗事故；实行医疗机构分类管理，审核发放辖区内医疗机构执业许可证136个，合格率100%。全年开展取缔无证行医执法检查12人次，开展卫生进社区义诊活动16次。

教育科研 全年系统共新招本科以上毕业生27名，开展继续医学教育87场次，接受教育人数达4 500人次，投入再教育经费18万元，培训全科医生127名，社区护士98名，16人在校学习。在省、市级以上杂志发表论文65篇，参加全国性交流论文1篇。红十字医院施行脊柱手术、腹腔镜手术、前列腺气化手术、人工关节置换、宫腔镜等高难手术和检查共325例；建中中医院新开展了具有中医特色的游针、整脊、足疗、减肥，氧气雾化吸入，深静脉穿刺术和外科整形手术等新项目16项；红十字医院的《纳米抗菌材料在妇产科的临床应用》和《超声合并负压抽脂术》，建中中医院的《推拿对幼儿强身抗病的动物实验研究》和《综合针灸治疗腰椎间盘突出症的临床研究》等被市、区科技局立项。 （马峰雷）

秦 淮 区

概况 卫生局制定下发了《院长负责制考核细则》《秦淮区卫生系统创建文明卫生行业工作实施意见》，与各基层单位签订年度目标责任书及创建首批文明城区责任书，继续推进干部人事制度改革，开展了基层领导岗位竞聘活动；修订了卫生系统行风“八项规定”。更新公费医疗管理软件，完成了全区享受公费医疗人员的健康体检任务。区政府投资约1 500万元，建成区疾控中心大楼并投入使用，并同步调整了区卫生监督所和区妇保所业务用房；在全区规划设置并完成5个社区卫生服务中心和4个“六位一体”的社区卫生服务站的建设；秦淮医院积极探索多元化办医渠道，与美国妮莱福保健品有限公司达成初步合作意向；皮肤病专科成为中草医院特色。

预防保健 全年共实施一般程序卫生行政处罚64件；完成卫生监督10 882户次，覆盖率达400%；抽检食品353件，组织从业人员体检17 522人；对餐饮业、食品超市等进行全面检查，检查单位1 169家，责令整改153户，立案查处25起，结案20起，没收非法所得189 600元，罚款776 700元；发出卫生监督意见书860份；开展了38个专项检查，处理投诉举报案件95起；对高危有害作业场所14家进行了检查，接收申报并进行检查7家；对全区71家医疗机构进行了专项检查，取缔非法游医4户；对辖区内21家学校、幼儿园食堂，22家机关集体单位食堂，开展了食品卫生分级量化管理；全年共核发卫生许可证2 642份，对辖区内食品、公共场所经营单位监督10 642户次，发出卫生监督意见书5 284份；为下岗职工和低保特困企业减免体检2 051人次；加强了对托幼机构496名老师体验工作，为1 500名下岗女工进行了生殖健康检查；为65岁以上老人建立健康档案3 000多份，开展健康讲座和广场咨询60多次；在双塘街道3个社委会开展了家庭医生责任制试点工作;成立了6支社区卫生服务青年志愿者服务队;社区居民对社区卫生服务满意率达到85%以上,知晓率达到90%以上。全年"四苗"覆盖率达到98.6%,全区儿童计划免疫接种48 830人次,计划免疫门诊开诊453次;建立了疾病防控三级网络;艾滋病专题展板获市卫生局一等奖。

医疗教育科研 全年区属医疗单位无医疗事故;接待处理医疗纠纷22起,完成54个医疗机构《执业许可证》校验工作和33名执业护士和执业医师考试报名工作;新批准医疗机构8个;加大对城郊结合部的非法游医的打击力度,开展专项执法3次,取缔游医窝点4个,收缴非法药品器械价值约5万元;区属医疗卫生单位投入再教育经费18万元,岗位培训450人;投入300余万元购置医疗设备;参加全国专业技术资格考试96人,合格率55%;区属各单位共发表论文38篇。制定了防治艾滋病、性病行动计划,对临床医务人员进行了全员培训和考试,培训率达90%以上,区疾控中心、秦淮医院都通过了艾滋病初筛实验室验收。秦淮中医院中医妇科通过市局新一轮验收。

疾病预防与控制 成立了区卫生系统人间禽流感防治工作领导小组;指定市第一医院、秦淮医院作为区的人间禽流感监测医院。区卫生监督机构对辖区内的餐饮单位开展了专项监督检查,共出动卫生监督人员235人次,检查餐饮单位138家,超市9家、家禽制品生产企业1家,责令整改3家,对全区30余名负责禽流感消杀工作的工作人员,进行了禽流感消毒知识的业务培训。组织对全区所有医疗卫生单位的相关人员进行了人间禽流感知识的业务培训。

红十字会 组织居民开展自救互救和防病知识学习1 1459人次,义务为群众诊治伤病3 065人次(其中救护意外伤害16人),报灾祸急难23人(争取到并发放救助款3万多元,其中募集捐款近两万元),参加助困、助老、助残及其它公益活动的志愿者达1 535人次,受惠2.2万人次。超额完成了全区无偿献血任务;58名干部职工经检验合格并采了样,完成捐献造血干细胞采血任务;"志友"增加34名新成员,现有195人,有两名"志友"按自己的遗愿光荣地捐了遗体,现在全区所有社区和村都配齐了身高体重秤和血压计。区红会被中国红十字总会、国家民政部评为全国社区红十字服务示范区。 (白玉春)

建 邺 区

概况 2004年,全区区属医疗卫生机构10个,辖区内省属医疗机构1个,市区发证的个体诊所及社会办医机构37个。区卫生系统在职职工504人,卫生技术人员398人,(其中医生194人,护士98人),核定床位220张,实际开放床位120张。全年门诊、急诊300 892人次,收治住院病人823人次,床位使用率为23.27%。

卫生改革 进一步完善综合目标管理责任制,实行院(中心、所、站)长(主任)任期目标责任制。推行全员聘用合同制,实施职称评聘分开。建邺医院实施按岗竞聘,末位转岗改革。建邺医院、区中医院、双闸社区卫生服务中心进一步完善考核分配机制。区中医医院对科室实行计量、计件考核,并与行风、质量效益挂钩,向一线科室、特色专科、新技术、新项目以及有良好社会效益的科室倾斜。双闸卫生院试行档案工资和实际工资分离的考核办法。完成牙病防治所产权制度改革的调研工作。

医政管理 制定《严厉打击非法行医、规范医疗服务市场方案》、《2004年建邺区医疗卫生单位综合目标管理责任制考核指标》,对全区共70家社区卫生服务站、厂矿企事业单位设立的医务室、卫生所及区管社会办医、个体诊所开展《医疗机构执业许可证》进行了校验。对28家《医疗机构执业许可证》到期、变更的医疗机构换发《医疗机构执业许可证》。对新办诊所、及刚取得执业医师、执业助理医师的人员进行注册,新注册15人,变更注册7人。组织13人报考执业医师和助理执业医师。办理执业护士初次注册13人。根据相关法律法规和文件的规定组织对辖区内医疗行为规范进行了执法检查,共检查了36家诊所,组织区口腔质量控制管理组对辖区内15家有口腔诊疗科目的单位进行监督检查。全年组织4次对区属医疗机构进行医疗安全检查,全年系统内医疗卫生单位未发生医疗安全事故。

卫生监督执法 制定《2004年建邺食品安全专项整治工作实施方案》,对《建邺区食品安全管理工作实施意见》进行修订。全年共出动监督员500人次,先后成功保障重大节日及重大活动的医疗食品卫生。依法组织食品生产经营单位及公共场所单位的禽流感防治工作,卫生监督所共出动监督员600人次,出动车辆100余次,检查辖区1 000余家公共场所和餐饮、超市等单位。共立案查处194起案件,封存、没收、销毁食品近25 000千克,标值40万元,取缔无证摊贩及非法黑窝点窝点193个,罚款人民币13万余元。立案数和罚款额分别是去年的3.2倍和4.8倍。开展食品放心工程实施工作,全区共出动卫生、商贸、经贸委、工商、公安、市容、技监等执法人员2 000余人次,出动车辆300余台次,检查餐饮单位及学校食堂、集贸市场等300余家;查获不合格食品标值10万余元,封存、没收、销毁食品5 000千克。全年共为100多名下岗职工按照政策规定减免各类费用110 000多元。全年共受理许可申请320户,经审核同意发证320家,建档320户,建档率100%,区管单位监督户次率达到235%,监督覆盖率100%。共抽检食品10大类52份,合格率84.6%,抽查餐具256份,合格213份,合格率84.4%。受理投诉举报案件56起,处理及时率和规范处理率均达到100%。市区共培训各类从业人员8 098人,培训人数为上年的1.6倍,从业人员培训率达到100%。

预防保健 全区基础免疫

27 867人次，接种率98.12%。“四苗”覆盖率98.57%；卡介苗接种率100%；脊灰疫苗接种率100%；百白破疫苗接种率100%；麻疹疫苗接种率98.57%；流脑疫苗接种率96.91%；乙脑疫苗接种率98.48%；乙肝疫苗接种率100%。脊灰疫苗接种率99.12%；百白破疫苗接种率98.26%。全年完成查螺459.891 4万平方米，新生儿乙肝疫苗接种率98.62%，对区内42家餐饮单位负责人组织禽流感知识培训，全区未发生甲类传染病病例；乙类传染病病例报告数为1 212例，总发病670.77/10万，与上年同期比发病率上升145.84%；丙类传染病病例报告数为283例，总发病率156.62/10万；全区结核病的归口管理率为100%，发现传染性肺结核52例。完成艾滋病初筛实验室筹建工作，通过市卫生局组织的验收，从12月1日起正式为公众开展免费检测，积极开展创建等级妇幼保健所和文明妇幼保健所活动，全区孕产妇死亡率38.69/10万，婴儿死亡率4.64‰，5岁以内儿童死亡率5.8%，孕产妇保健管理率100%，7岁以下儿童保健管理率99.44%。产前产后检查1 858人次，入园检查2 047人次，“六·一”儿童体检4 125人次，防龋治疗6 289人次，婚前医学检查4 066人次。

爱国卫生 积极开展春季灭鼠工作。并与各委员部门和街道签定责任书，鼠密度由灭前的10.4%下降到灭后的0.95%。全区的灭鼠工作达到全国爱卫会的标准。开展爱国卫生月活动，投入经费50余万元、出动人员达万余人次；清理河道，清运垃圾，绿化道路，清除“牛皮癣”开展创建省级卫生村活动，无害化户厕普及率达85.9%，自来水普及率达100%。农村完成二次改水20.6公里，完成75户的无害化户厕的改造，无害化户厕普及率达85%以上。

创建文明行业 把纠正行业不正之风作为反腐工作的重要内容来抓，深化“以病人为中心”的服务理念，制定创建文明卫生行业实施意见。全年开展健康教育4 320人次，与社委会共同开展健康讲座21次，受教育居民约600人次。各医疗单位积极参加药品集中招标采购，建立健全收费明码标价制度，收费标准公布上墙，为门诊病人、住院病人提供药品明细价格单制度。

（朱跃灵）

鼓楼区

社区卫生服务 率先在全区所有医疗机构中招标设置7个社区卫生服务中心，19个社区卫生服务站社区覆盖率和社区卫生服务覆盖人口均达到97%的社区卫生服务体系框架建设。强化社区医务人员技能的培训，完成第一批13名医护人员培训。全区129名医生、115名护士完成了全科医师（护士）岗位培训，基本达到每万人2名全科医生，全科医生的转岗培训率达70%，社区护士转岗培训率达84%。对全区15岁以上居民进行健康状况抽样调查，建立了鼓楼区居民健康状况数据库。开展“相约健康社区行”系列活动，实施“专家进社区，社区医生驻社区、健康教育在社区”。启动了与省人民医院、鼓楼医院、中大医院等三级甲等医院的双向转诊业务。2004年被评为江苏省社区卫生服务示范区。

疾病预防与控制 全年发生乙类传染病1 528例，发病率245.4/10万，与上年同期相比上升73.72%。传染病漏报率0，流调率100 %，抽查3 199份病例，未发现AFP漏报病例。全区各医疗单位共诊治腹泻病患者17 589例，“02”检索率14.13%。全年处理疫情26起，对2 221例死亡人口均作死因调查。建立了由各社区卫生服务中心（站）承担的防保网络。计划免疫零岁组入保率99.22%。证册符合率100%，安全接种率100%。四苗覆盖率为99.26%。新生儿乙肝疫苗覆盖率100%。全年接种计划内疫苗74 624人次，计划外疫苗57 861人次。完成查螺13.8万平方米，药物灭螺0.72万平方米，做好防急感工作，用DDIA新方法查病204人，未发现阳性者。对3个街道12个社委会448户居民家中所用碘盐进行了定量测定，合格碘盐448份。全年食品生产经营单位、公共场所总计采样19058份，监测合格率分别为77.02%、91%。完成82家医疗机构消毒物品采样19 058份，合格率96.4%，5家幼托机构预防性消毒采样30份，合格率98%，医疗、幼托机构消毒效果监测覆盖面43%。全年健康体检32 500人，比上年增长13.94%，办理健康证32 378份。处理食物中毒15起，采样56份。投资213.83万元，建成卫生检测检验中心，新增检测项目12类18项，各类食品及水质理化检验较上年同期增加了5倍。建立长效管理与应急处理相结合的公共卫生体系。制定《鼓楼地区突发公共卫生事件卫生系统应急预案》及7个子预案，对相关人员进行专业知识和技能培训，分项演练。继续在全区31个医疗机构落实传染病零报、日报、月报制度。在全区7个街道94个社区及建筑工地、学校、幼儿园建立400余人的公共卫生信息员队伍。投资8万元，建立鼓楼公共卫生电台，建立以省人民医院、鼓楼医院、中大医院为基地，以社区卫生服务中心（站）为院前急救的医疗急救通道，组建4个专家指导组，成立8个医疗应急救治队伍。

卫生监督 全年巡回卫生监督18 799户次。新发卫生许可证1 564户，复核换发卫生许可证1 801户。全年处理群众投诉举报271起。执行处罚99户（次），罚款23.6万元。出台《鼓楼区卫生局行政执法错案责任追究办法（试行）》等一系列规章制度，先后组织、协调工商、质监、商贸等职能部门开展“禽流感防治”“有毒黄花菜”“水发食品”“寿桃挂面”“毒油”等15项食品卫生专项整治，组织“福建路农贸市场”“青岛路餐饮一条街”等专项取缔11次，在湖南路狮子桥餐饮一条街52户餐饮单位及113家学校、幼儿园食堂开展食品量化分级管理试点工作。

妇幼保健 全年妇保门诊17 760人次，儿保门诊15 002人次，早孕建卡率90.1%，孕产妇系统管理率 98%，孕产妇全程管理率 76.4%，0～6 个月母乳喂养率 92.5%。0～6 岁儿童保健覆盖率 99.5%。婴儿死亡 13 人，婴儿死亡率 4.47‰，开展婚前保健门诊 453 人次，“六·一”体检共查14 367人，全区入托幼儿体检率为 99%，幼教职工体检数2 002人，体检率 100%。开展妇女病普查10 633人次，开展流动人口妇女生殖道感染检查1 744人。对全区 12 个妇儿保门诊、15 家计划生育手术室实行每月督导制度。全年对辖区 54 所幼儿园的卫生保健工作督导 100 余次。开展了儿童眼屈光度调研、婴幼儿气质测评等新项目。

医政管理 全年驻区医疗机构门急诊 761.70 万人次，收住病人 13.63 万人次，社区门诊 67.66 万人次，系统内医疗卫生机构拥有万元以上设备 102 台(套)。批准设置 11 家营利性医疗机构和 7 家非营利性医疗机构，核发《医疗机构执业许可证》的 14 家，完成辖区内 122 家非营利性医疗机构的年度校验工作，对全区范围内的非法行医行为进行执法检查，共取缔游医窝点 10 个；对驻区二级以下医疗机构口腔科(诊所)消毒情况、驻区医疗机构的医疗废弃物管理、腹泻病门诊进行专项检查，受理驻区各级各类医疗机构医疗纠纷 29 例。

教育与科研 与东南大学公共卫生学院在挹江门、三牌楼、工人新村进行了长达三年的“社区慢性病干预行动”，免费体检5 000余人，实施干预1 200余人；挹江门街道三个社区实施了美中社区控烟研究项目。虹桥社区卫生服务中心、宁海路、华侨路、中央门社区卫生服务站成为南京医科大学首批社区医学实习基地，全年发表论文 50 篇，其中在核心刊物发表 29 篇。全年进修 30 人，参加各级各类继续医学教育 535 人次。

行风建设 深入社区，走进家庭，贴近百姓，全区社区卫生服务居民知晓率平均为 91%，居民满意率为 90%；开展了医疗单位医药购销专项检查，坚持药品价格公示制度和药品招标采购制度，全区药品招标采购总数占进药总量的 80% 以上；继续开设慈善医疗救助门诊，对全区 50 名左右贫困精神病患者常年进行定点管理、免费治疗，定期跟踪体检，全区公共卫生和医疗卫生服务为贫困人群共减免各种费用 36.7 万元。

其他工作 动员捐献骨髓造血干细胞 121 人，其中已有 50 多名进行配型，进入骨髓库。2004 年公费医疗享受人数10 091人，全年公费医疗支出3 475.66万元，较上年增加 19.47 %。人均支出3 444.32元，较上年增加 16.98%。财政支出 2 594.11万元，较上年增加 16.02 %。 (张 蕾)

下 关 区

概况 成立了卫生监督小市分所，面向全市公开招聘选拔 12 名城镇下岗人员组建卫生监督协管员队伍；完善了食品卫生生产经营业主分片管理网络；传染病报病实现电脑网络直报；全区建立了由 4 个医疗急救站，5 个医疗急救小分队，1 支 25 名预防、医疗、监督执法等方面专业专家队伍组成的突发公共卫生事件应急系统。区属医疗机构全部转型为社区卫生服务机构；修订了《下关区社区卫生服务机构设置规划》，全区已建立社区卫生服务中心 3 个、服务站 9 个；各中心(站)与中大医院签订了双向转诊协议。修订了《下关区卫生系统基层领导班子综合目标责任书完成情况奖惩办法》，与区人事局联合下发《2004 年卫生系统推进内部运行机制改革的若干意见》，继续推行以聘用制为核心的人事制度改革和以绩效工资制为主要内容的分配制度改革。医疗单位除学科带头人等高级人才进入编制，其他人员采取聘用、兼职、临时用工、劳动合同制等多种用工形式，卫生单位进人一律通过考核录用。激光医院引入民营资本，与上海万厚医院投资管理公司合作开办了南京万厚中医肝病医院；将下关医院委托东南大学附属中大医院经营管理。

预防保健 制定了《2004～2007 年下关区社区卫生服务发展规划》和《下关区加快发展城市社区卫生服务的实施意见》等相关文件，与区民政局、计划生育局联合发文《关于建立下关区社区责任医师网络的实施办法》，制定了《下关区社区公共卫生考核标准及补助办法》及对新建护理院、康复院或病区等有特色的社区卫生服务机构奖励 5～10 万元经费的鼓励政策。完成区中医院转型为热河路社区卫生服务中心工作。区财政陆续投入资金 411.8 万元用于改善社区卫生服务基本条件。全区培训全科医师及社区护士分别为 112 名、107 名，完成了应培人数的 69% 和 85%。网络直报甲、乙类传染病 13 种，共1 795例，发病率为 491.20/10 万 。全区开展了“3.24 世界防治结核病日”宣传活动，共登记结核病病例 205 例，发现传染性肺结核病人 87 例。完成疫苗接种76 531人次。组织了春、秋两季查灭螺，查螺面积 26.4 万平方米，灭螺面积 22.53 万平方米，未发现阳性钉螺。完成居民碘盐盐测采样 640 份，合格率 100%。肠道蠕虫病监测 502 人，阳性率 8.96%。对区内 7 家医疗单位进行院内感染监测，合格率 97%。疟疾镜检共监测 1 015 人，合格率 85.9%。召开全区健康教育工作会议，表彰了 30 个先进单位和 39 名先进个人。开展了“相约社区健康行”主题活动。举办防病知识培训班和健康教育讲座 82 场次，组织 7 次社会义诊咨询活动，义诊居民 2 000人；深入社区及各企事业单位开展妇儿保健讲座；与鼓楼医院、中大医院合作开展唐氏筛查、出生缺陷的筛查与干预、妇女生殖保健等项目；成立更年期俱乐部；完成妇女病普查1 300余人，妇女生殖感染检查1 500人；儿童“六·一”体检4 000余人，入托体检2 300余人，儿童护齿 840 人次；为社区妇女开展免费节育手术 300 多例。先后开展了食品安全专项整治、水发产品、海霸王等28 个专项整治，出动监督人员 1 680人次，责令整改 210 户，处罚 6 户。全年立案查处违反相关法律、法规案件179起,大案要案4起,涉案金额40余万元。开展了8次打击非法行医专项整治行动,取缔21户,没收药品器械价值1.3万余元。积极开展"除四害"活动,做好街道卫生人员和投药员知识宣传和培训工作,投入经费9万元。开展了"清洁南京、从我做起"主题活动,加大对公共场所禁烟及宣传力度,组织禁烟专项执法检查7次。

医疗教育科研 制定了医疗单位综合目标管理责任百分考核办法,进一步改进行政审批程序和方法,批准设置医疗机构16家,审核变更注册16家。对辖区123家厂矿、学校医疗机构和社会办医、个体诊所进行了执业许可证年度校验工作。完成了43名护士注册及49名30年护龄护士荣誉证书办理工作。制定了《下关区社会办医、个体诊所等医疗机构医疗废物管理规定》、《下关区社会办医、个体诊所等医疗机构工作管理制度》及《办事指南》等。继续实行药品集中招标采购工作。全年接待医疗信访200余人次,处理、协调医疗纠纷32例,移交市鉴定委员会4例。

其它 区属医疗机构业务收入5 216.68万元(含财政补助387.50万元),卫生机构预算外收入558.65万元,医疗机构门(急)诊48.55万人次,出院2 401人。引进卫技人员13名,6名人员晋升卫生高级专业技术资格、53名人员通过了全国卫生专业技术资格中、初级统一考试。投入218.81万元购置医疗设备,新增万元以上设备30台(件)。完成82份志愿捐献造血干细胞采样工作。募集备灾救助基金款3万元。

(毕兵)

浦 口 区

概况 区辖8个镇,3个街道办事处,88个社区居委会,105个村委会,人口47.74万人,其中农业人口22万人。全区有医疗卫生机构120个,床位1 602张,卫生人员2 057人,其中卫生技术人员1 546人。系统内有区、镇两级医疗机构14家,卫生机构4家,在职人员1 360人,其中卫技人员1 228人,大专以上326人,中专586人;高级职称39人,中级职称290人,初级职称867人。全区平均每千人口有床位3.36张,卫技人员3.24人。有村卫生室75个,乡村医生234人,平均每千农业人口有乡村医生1.06人。全区卫生事业拨款经费1 175万元,占区财政支出0.91%。

卫生改革 星甸镇卫生院采取产权与经营权"两权分离"模式完成卫生院产权制度改革;珠江卫生院采取"托管"模式,由区中医院托管。区直属医疗卫生单位对科主任、护士长等中层干部岗位实行竞争上岗,156位同志参加竞争,114位同志走上中层干部岗位。对在职人员进行合理设岗,竞争上岗,择优录用,职称管理实行评聘分开、按职聘用。把岗位责任、科技含量、劳动强度、风险系数纳入分配管理中,建立重实绩、重贡献的绩效工资制。区中心医院、疾控中心等单位实行系数工资制,划分六个系数档次。

公共卫生 区、镇(街)两级共投入400多万元,完成7个镇街卫生院出新,18个村卫生室改造。建立和完善10个社区卫生服务站。建立二级疫情信息报告网络,实现疫情网络直报。建立健全突发公共卫生事件应急机制,成立突发公共卫生事件应急处理小组,开展应急演练。浦口医院增挂南京市第三惠民医院,对江北低保人群实施惠民医疗。全区投入234万元,用于购置专项设备和建立医疗救治网络。

农村初保 新型农村合作医疗行政村覆盖率100%,参保农民16.11万人,参保率93%;区财政投入120万元,镇街配套106.96万元,农民自筹380.93万元;全区11个镇街共补偿78 908人,补偿经费681万元。

疾病控制 全区报告乙类传染病16种1 229例,报告发病率239.77/10万,"四苗"覆盖率98.1%,未发生甲、乙类传染病暴发流行。设立"发热门诊",做好发热病人筛查。全年查螺2 473.57万平方米,灭螺417.79万平方米,查病5 496人,发生3例"急感"病例,治疗COPT≥3% 195人;碘盐监测864份,未发现非碘盐;完成驱虫2 500人;完成食品和公共场所9 152名从业人员体检、培训,检出有碍食品卫生的从业人员22人,均责令其单位调离岗位;完成食品监测494份,合格率90.08%;餐具监测1 810份,合格率85.03%;公共场所卫生临测9家,合格率88.8%。监测集中式供水水样110份,合格率85.45%;中小学生体检7 000余名;完成全国慢性非传染性疾病相关危险因素抽样普查任务,共调查4个镇12个村。

卫生监督执法 完成全区3 000余户食品、公共场所生产经营户的卫生监督检查1万余次,监督覆盖率95%;全区卫生从业人员健康证持证率88%,卫生许可证持证率95%;全年立案查处卫生违法案件17件,销毁变质过期食品5 000余千克。制定并实施《浦口区食品安全专项整治工作实施方案》,组织、协调各镇街和相关部门开展多项食品专项整治工作。医疗市场专项治理16次,取缔非法行医,坐店行医等92户次,没收药品器械约3.1万元,罚款0.5万元。

妇幼保健 全年孕产妇管理率87.87%,0~2岁儿童系统管理率95.56%,无孕产妇死亡报告,围产儿死亡率12.74‰。妇女病普查11 932名妇女,查出患病人数3 355人,均给予正规治疗;"六·一"儿童体检5 689名,体检率95.92%,新生入园体检2 345人,体检率97.6%;完成全区13家爱婴医院97名从事助产工作人员换证登记工作。

医政管理 组织514名人员参加执业医师报名考试,校验医疗机构执业许可证229家,执业护士注册498名。举办继续医学教育培训班4期,参训医护人员700余人。全年门、急诊61.4万人次,住院8 216人次,健康体检2万余人次。协调处理医疗纠纷41起,无医疗事故发生。

爱国卫生 完成春季灭鼠工作。改水投入394万元,新增农村改水受益人口12 561人,全区自来水普及率87.89%。新建无害化厕所2 332个;制定《全区创建卫生镇村工作意见》,珠江镇通过市级卫生镇验收。

教育科研 全系统有区拔尖人才8人。《传染性非典型肺炎预防控制措施研究》等3项科研项目通过区科技局验收结题,《浦口区美容美发卫生学理化研究》等5项研究分别被市、区科技局列为科研课题,有9项课题已申请市、区科研项目。引进新技术12项,创造经济效益34余万元。全系统在各级各类专业期刊发表论文98篇。

卫生行风 各单位对药品供货方的资质进行全面清理,取缔和停止证照不全的药品经营企业的业务往来。与165家药品供应商签订“廉政合约”,浦口医院、区中心医院分别与药剂科、采购办等关键岗位人员签订“廉洁自律责任书”;区中医院推行院科两级管理,实行职工向科室、科室向医院、医院向社会三级承诺,规定凡举报“红包”、“回扣”,查实后给予十倍奖励;浦口医院成立行风办,专人负责,把行风办设置在醒目位置,方便群众和患者投诉;疾控中心、卫生监督所实行“一站式”服务,缩短卫生从业人员办证时间;群众满意率90%以上。

其他 全系统设备采购700万元;完成6家单位基建维修工程项目审计,节约资金32.88万元;组织3 484人无偿献血;为东南亚海啸捐款捐物2.6万元,向贫困户、敬老院、贫困学生捐赠物资及现金共计3.5万元。 (孙志宏)

栖 霞 区

概况 栖霞区辖2个镇、6个街道办事处,69个行政村,50个居委会,总人口37.35万人,其中农业人口9.46万人。全区有卫生机构141个(门诊部以上30个,诊所111个),核定床位1 477张,实际开放床位1 298张,卫技人员1 346人,医生590人。全区平均每千人有床位3.95张,卫技人员3.60人,医生1.58人。全区有村卫生室40个,乡村医生53人,平均每千农业人口有乡村医生0.56人。全年区财政卫生事业拨款881.49万元,占全区财政支出的1.70%。

卫生改革 2004年,卫生局成立了集中采购工作领导小组和监督组,推进和规范全系统集中采购工作;栖霞区医院、花园卫生院、燕子矶卫生院、八卦洲卫生院先后将药房进行了托管,龙潭医院对仙林农牧场卫生院实施托管,迈皋桥医院对化纤厂职工医院实施了托管和兼并。在完善以聘用合同制管理的基础上,推行岗位绩效工资制,实行竞争上岗、按岗竞聘、易岗易薪。栖霞医院开展病区护士长竞争上岗,迈皋桥医院新建了综合体检中心和儿保中心。全区参加合作医疗人数8.83万人,行政村覆盖率达100%,参加率达93.14%,全部持卡就医,实现了本区门诊补偿费用现场减免、转院费用补偿自动化的目标。

公共卫生 加强区、街道镇、村三级医疗卫生网络建设,健全公共卫生疫情监测报告网络系统、监督网络和突发事件应急控制体系。先后开办了计划免疫、传染病管理、血防、疟疾血检的专题培训班,参培人次140人;参加省、市培训,受训人员410人次。全年投入资金193.45万,配备了区疾控中心、卫生监督所和医院、卫生院的急救车辆、实验室设备、现场监测设备、计算机等设备。

疾病控制 控制“非典”、霍乱、人间禽流感、肝炎、狂犬病的发生和流行,下发了全区突发公共卫生、防非及禽流感的防控及应急预案,严格实行24小时值班制,全区26家医疗卫生单位全面开展疫情网络直报工作。加大艾滋病、血吸虫病、结核病三病防治工作力度,完成118例肺结核病人的流行病学调查工作。制定了2004~2015血防中长期规划,全区召开了二次血防会议,开展春秋季的血防灭螺工作,其中春季完成药物灭螺174.753万平方米,秋季完成药物灭螺125.92万平方米。加强以霍乱和出血性大肠杆菌感染性腹泻为主的肠道传染病防制工作和积极做好春秋季肝炎“压春峰”“压秋峰”工作,完成2003/2004年消灭脊灰强化免疫活动,服苗率100%。全年完成计免接种81 688人次,共发生传染病1 206例,完成各类流行病学调查619例。全年共开展肉及肉制品、酒类、糕点等13类食品监测218份,餐具检测3 190份,公共场所监测764项次,游泳池水质检测119项次,完成从业人员体检13 982人次。

卫生监督 进一步落实食品安全责任制,推行食品量化分级管理,加强市场监管,及时消除食品安全隐患。先后开展了人禽流感、卤菜、毒火腿、保健食品、毒香肠、奶粉、水发产品、学校食堂卫生等专项整治;完成食品、公共场所、放射单位的新发证、年度审核、变更换证1 663家。共实施经常性监督户3 226次,实施行政处罚93户,其中取缔14户,罚款79户,没收和销毁过期食品840千克,对60件投诉举报和来访件做到件件有落实。加强对存在职业危害项目企业的监督管理,检查了粉尘、化工、制鞋等企业共49家。加强全区医疗单位传染病执法检查,共检查64家。家禽肉制品生产企业、集贸市场的卫生监督,共出动监督员803人次,检查单位236家,查获有问题的家禽肉制品近4吨。制定下发了《2004年栖霞区食品安全专项整治工作实施方案》,开展食品卫生专项整治,先后对工地食堂、卤菜店、中小餐饮店、豆制品小作坊、农贸市场、高毒、高残留农药禁销、蔬菜农药残留的检测况、水发产品、有毒黄花菜种植经销、无证照食品加工窝点等情况进行了专项检查。取缔了无照经营户100余户,捣毁劣质食品加工窝点7个,取缔私宰点8个,查获病死猪和不合格肉品6 000余千克,销毁超保质期食品150多千克,取缔非法加工卤菜窝点1个,销毁卤菜420千克。共检查市场25个、超市9个,暂扣物品200件,立案查处1件,取缔无照食品经营户23家、无照食品加工2户。

爱国卫生 和各街镇签订了以农村改水改厕及除四害为主要内容的责任书。分别在五个街道开展《九亿农民健康教育行动》,开展以

“清除垃圾,建美好家园”为主题的爱国卫生月活动,对250家企事业单位开展越冬蚊监测和春、秋季灭鼠活动,开展农村创卫工作,八卦洲中桥村顺利通过市级卫生村的考核验收。开展农村改水工作,全年完成377户1 236人的改水任务。

妇幼保健 审核批准了21个申报开展计划生育手术服务的医疗机构,审核批准了计划生育手术人员67人。全年孕妇建卡2 068人,全程系统管理率92.4%,孕产妇死亡为0。围产儿死亡率8.06‰,出生缺陷发生率8.06‰,计划生育手术总例数13 126人次,妇女病普查7 691人。7岁以下儿5 703人,管理覆盖率95.29%。婚前医学检查114人。

医疗工作 全年共完成全区105家医疗诊所代码证的发放工作,查处无证非法行医31人次,没收药品3 400元左右,协助处理医疗纠纷17次,新批医疗机构11个,对36家医疗机构开展了年审工作。对全区1 200多医技人员开展了禽流感防治知识培训和1 100多人次的艾滋病、霍乱、鼠疫、结核病及流感防治知识的培训。完成大中专学生体检5 410人次。全年门急诊人数达55余万人次,住院9 000多人次。

其他 全年业务总收入9 005万元,支出8 979.8万元,新增固定资产1 465.1万元。红会开展帮困扶贫送温暖活动,金额达3万元。全区公费医疗享受年人均数5 966人,总支出1 572.53万元,人均支出2 635.82元。全区有3人晋升主任医师,1人晋升副主任医师,184人参加中、初级全国职称考试,108人合格,合格率58.7%。

(王应松)

雨花台区

概况 雨花台区有8个街道。总人口数18.3万人,其中农业人口数4.35万人。全区共有医疗卫生机构84个,政府、企业、民营办医疗机构各占1/3。全区共有卫生技术人员789人,平均每千人口有床位5.35张、卫技人员4.28人。

卫生改革 雨花医院与南京市第一医院成功合并,区中医院、板桥、西善桥、铁心桥卫生院、梅山二院转型为社区卫生服务中心,上海梅山医院成功兼并梅山二院,妇幼保健所成为省级甲等妇幼保健所,并挂牌成为南京市妇幼保健院社区妇幼保健基地,开辟了全市三级妇幼卫生机构进社区的先河。在8个街道成立了3个卫生监督分所作为区卫生监督所的派出机构,构建食品安全四级监督保障网。

社区卫生 开展“打造健康雨花,创建文明城区”活动,完成5个社区卫生服务中心、14个社区站建设,开展了百场健康教育进社区活动,在全区广泛开展居民健康状况调查,并实施社区诊断及综合防治。投入专项经费在全市率先为1.2万名60岁以上老人进行了免费健康体检并建立健康档案。

农村卫生 合作医疗行政村覆盖率达100%,参保率91%,资金到位率为100%,人均筹资达到75.4元,覆盖率、参保率、人均筹资水平均居于全市前列。为参加合作医疗的人员开展了免费健康体检,并建立家庭健康档案和制定慢病干预措施。开展“新型农村合作医疗万人行”活动,在全区范围内选出100户大病、重病家庭,召开合作医疗大病补偿现场会,发放“百人百户”医疗救助卡进行医疗救助。同时由辖区内医疗单位签定医疗救助责任书,不脱贫不解对,不治愈不放手。

疾病防治 投入60万元完成了区疾病控制中心实验室功能改造和技术装备,开展基层卫生院防保科达标创建工作,全区共有14家传染病网络直报单位,全年五苗覆盖率98%以上;法定报告传染病发病率350/10万,全年无甲乙类传染病爆发流行;共查螺412万平方米,开展春、秋季灭螺130.8万平方米,血防查治病1 685人,全面完成了血防查灭螺、防急感、查治病等各项目标任务,全年未发生一例急感病人;全面启动慢病管理工作,在安德里社区开展人群基线调查,对高血压、糖尿病、冠心病等高危人群和病人进行管理和干预。全年开展妇女病普查3 206人,孕产妇保健覆盖100%,系统管理率83%,孕产妇死亡率79/10万,“六·一”儿童体检5 729人,0~2岁儿童系统管理率99%。婴儿死亡率8.7‰,5岁以下儿童死亡率13.44‰,新生儿访视率93%。

卫生监督 全年对食品、公共场所等新开户和复核户依照规范从严审批,发放卫生许可证1 805份,开展卫生监督检查6 400余户次。卫生行政处罚215起,其中一般程序案件90起,简易程序125起,罚款到位金额35万元,警告、责令改正860户次。开展了对毒香肠、水发产品、挂面、劣质奶粉、散装酒等各类专项整治工作,做好了重大节日和区内重大活动的卫生安全保障工作,在全市推行食品卫生量化分级管理工作,对全区68所学校、幼儿园食品卫生监督量化分级管理进行了评分和授牌,对医疗机构的医务人员执业、传染病防治、消毒管理进行了专项检查。

科技教育 与南京医科大学共同建立了教学基地,研制开发“数字化健康雨花”信息网,并在全市率先开通雨花社区卫生、卫生监督、妇幼保健网站。加强对在职医务人员的全科医学培训,全区已拥有全科医师39人(在培40人),社区护士42人(在培37人),公共卫生医师80人。

卫生行风 开展创建文明卫生行业、“三优一满意一百日竞赛”“质量安全月”等活动,加大医药购销和医疗服务中不正之风的专项整治力度,严格制止医疗服务中收受“红包”“开单提成”、乱检查、乱收费、服务不规范、增加病人不合理负担等问题,对医院使用前三位的药品和人员进行公示,杜绝了药品“回扣”提成等现象的发生。严格落实卫生系统“双五”不准规定,实行“一次投诉查实待岗制”,群众对医院的满意率达94.98%,树立了卫生行业良好形象。

(蒋宁卫)

江　宁　区

概况　全区卫生系统有医疗卫生机构32个，拥有固定资产2.88亿元，医务人员2 139人，其中医技人员1 807人。在医技人员中，具备高级技术职称人员占医技人员总数的3.4%，中级技术职称占32%。设有病床1 417张，全区每千人员有床位1.81张，医疗单位门诊量139.96万人次，住院3.92万人次。全区卫生事业费5 369万元，占全区财政支出的1.85%。

基本建设　多渠道筹集资金一亿多元投入卫生单位硬件设施建设，江宁医院病房急诊大楼、区中医院妇保所门诊大楼相继建成投入使用，建成14个镇街道防保所，组建8个社区卫生服务中心，73个社区卫生服务站和126个村卫生室全部达到省规范要求。全区万元以上医疗设备达到560余台件，其中区级医院投入4 000余万元购置了高档CT、MRI、彩超、DR、血透仪等设备，卫生院投入600余万元配置了全自动生化分析仪、彩超、血球计数仪、500MAX光机及影像系统等设备。

农村初保　以巩固"全国初保先进区"为目标，以突出新型农村合作医疗、村级卫生网络建设等工作为重点，采取会议发动、典型引路、重点指导等措施，全区新型农村合作医疗村覆盖率达100%，群众参加率达93.7%，资金上划到区到位率100%，共为36.62万名，参保农民报销医药费2 311.2万元。建立大额医疗费用和免费体检制度，全区有192人次享受救助，有5人得到5万元救助限额。全面完成村级卫生网络建设，村卫生室标准化建成率、执业许可证领取率均达100%，乡村医生基本待遇得到基本落实。

疾病预防控制　全区儿童计划免疫投保率、单苗接种率及五苗覆盖率巩固在98%以上，计免门诊累计开展预防接种10万余人次，全区法定甲乙类传染病报告总数2 058例，总发病率205.4/10万，主要传染病流调率在80%以上，完成结核病归口管理工作，新发现登记病人537例；组织食品和公共场所从业人员健康体检2.7万人；开展职业卫生体检1万余人，查出各种疾患710人，对15家放射性同位素使用单位进行了监测，合格率95%；全区共完成查螺面积2 390万平方米，有螺面积1 107.310 3万平方米，灭螺面积147万平方米。完成了子母洲、汤山、上峰等重点血防工程。完成碘盐定量检测288份，定性检测576户居民食用盐全部含碘。特需人群补碘5 549人，"三热"病人血检中，共查血片2 730张，发现阳性病人13例，全部及时进行正规治疗。

医政管理　全面加强全区400余所医疗机构质量管理，制定了医疗质量考核规范，对系统内一级医疗机构定期组织医疗质量检查，对所有辖区内医疗机构实行年度校验，校验率100%，对十余所不合格医疗机构进行限期整改和依法取缔，完成全区2 000余名医务人员继续医学教育，选送上级医院进修和大专以上学历教育200余人次，与省职医大联办培养合格全科医师、社区护士400余名，处理各类医疗纠纷20余起。组建汤山等八个社区卫生服务中心和新改建73个社区卫生服务站，免费送医送药给困难人群4 000余人次价值10万余元。依法对医疗机构和人员实行准入，严格审批程序，全区新办医疗机构6所，准入医技人员200余名。

妇幼卫生　投资新建了3 500平方米的妇幼保健综合楼，在南京市率先完成了创建"甲等妇幼保健所"工作，取得了"甲等妇幼保健所"称号。依法开展婚前医学检查、新生儿疾病筛查等工作。全年新生儿疾病筛查人数6 842人，筛查率达99.4%，同比增长43.14%。依法为6 600名新生儿办理了《出生医学证明》，并实行新生儿《出生医学证明》的微机化管理。严格机构、个人准入制，完成全区25个助产技术服务单位及110名助产技术服务人员的考核换证工作。加强社区保健指导、托幼机构卫生保健管理和爱婴医院长效管理。全区共有托幼机构44家，取得卫生保健合格证的托幼机构40家，占90.19%。开展妇女病查治、儿童健康检查和幼师体检工作。全年共为18 218名育龄妇女进行了妇女病的查治工作，普查率达85.51%。共为18 610名3～6岁儿童进行了"六·一"体检工作，体检率达93.67%，幼师体检985人。全区孕产妇保健管理率100%，孕产妇系统管理率66.3%，比上年同期略有提高。早孕建卡率达67%，住院分娩率100%。0～6岁儿童管理率95.7%，同比增长0.72%，0～2岁儿童管理率98.3%，同比增长0.63%。孕产妇死亡率48.5/10万，婴儿死亡率8.25‰，5岁以下儿童死亡率10.19‰。

医教科研　江宁医院脑血管造影、微创＋药物治疗脑出血、冠脉支架植入、肿瘤时辰化疗、内窥镜腹腔盆腔手术新技术的应用，综合医疗水平已达到市级先进水平，各镇卫生院年开展胃、胆囊、剖腹产等中小类手术4 000余例，抢救成功各种急症病人一万余人，全区年门诊人次达到了100余万人，多发病、疑难病向区外转诊率比上年有了较大幅度下降。江宁医院骨伤科、肝胆外科、心脑血管专科技术水平已达到先进水平，区中医院肛肠、肿瘤专科已列为市重点专科，区二院老年病专科、江宁中心卫生院胃病专科、方山卫生院小儿疳积专科、淳化卫生院腹腔镜专科、东山卫生院眼科得到较快发展成为区重点专科。江宁中心卫生院胃病专科运用中西医结合方法治疗慢性胃炎、萎缩性胃炎有独特疗效，方山小儿疳积专科、淳化腹腔镜专科技求有特色，年开展手术400余例，东山卫生院眼科年开展老年白内障、青光眼等手术300余例，治愈好转率达100%。全区医疗单位在省级以上刊物发表论文83篇，获市级以上优秀论文11篇，区级优秀论文3篇。"微创十药物治疗脑出血"获省科技进步奖，江宁医院"时辰化疗治疗肿瘤"、区二院"激光治疗心脑血管疾病临床研究"、区卫生监督所"五大卫生执法情况及居民卫生意识调查"、江宁中心卫生院"中西医结合治疗功能性消化不良"等课题被区市科技部门立项。

中医中药 巩固省级中医先进区成果,以区中医院发展为龙头,中医中药应用得到进一步加强,全区中医门诊人次上升了近20%,镇街道卫生院添置了50余万元的中医理疗康复设备,禄口中心卫生院、方山卫生院被评为"南京市中医先进卫生院",区红十字中医社区卫生服务站被评为"南京市中医示范社区卫生服务站"。

爱国卫生 创建了市级卫生镇1个,市级卫生村3个。新增自来水受益人口15 700人,有17个村级水厂进行改建或联网撤并,全区自来水普及率达98.7%。淳化镇水厂荣获全国优秀水厂称号。完成改厕17 200户,建成改厕示范村24个,市级改厕普及村6个,普及率达42.6%。上坊镇通过了市级亿万农民健康促进行动试点镇的检查验收。全区镇(街道)和医疗卫生单位都建有健康教育橱窗或专栏,除四害工作采取群众参与和专业队伍消杀相结合的方法,新成立了公共卫生消杀服务站,免费对公共场所进行四害消杀。 (刘 盈)

六 合 区

概况 全区有14个镇,5个街道办事处,237个行政村,总人口86.02万人,其中农业人口49.65万人。全区有各级各类医疗卫生机构65个,床位2 102张,卫生人员3 253人,其中卫技人员2 684人,内医生1 149人。全区每千人口拥有床位2.44张、卫技人员3.12人,医生1.34人。全区有中心村卫生室150个,乡村医生666人,平均每千人口有乡村医生1.34人。

卫生改革 拟定《南京市六合区关于进一步深化卫生改革的实施意见(讨论稿)》。成立南京市大厂社区卫生服务中心为3个街道、72个居委会的居民提供预防、保健、健康教育、计划生育技术指导、医疗、康复等"六位一体"的综合服务。成立六合区卫生系统会计核算中心,中心采取"一厅式办公、分组式作业",实行"财务统管、集中核算"管理形式和"单一帐户、集中支付、分户核算"财务制度。成立六合区无偿献血工作站,撤消了原六合区红十字血站,改建为南京血液中心六合分站,同时成立六合区无偿献血工作站。推行内部运行机制改革,在原六合片各医疗卫生单位进一步完善绩效工资制度的同时,沿江工业开发区内的6家医疗卫生单位全面推行成本核算、绩效挂钩的分配制度。区卫生监督所对中层干部进行民意测评,末位和不称职者进行戒勉谈话;区卫生监督二所、疾控分中心、妇保二所等单位实行科主任竞岗、所长(主任)聘科主任、科主任与职工双向选择、逐级签定岗位合同。实施委托南京市灵龙医药有限公司对各镇卫生院实行药品统一配送。

农村卫生 实施由各街镇合管办工作人员定期定点到各村办理合作医疗报销业务的制度。继续委托中华联合财产保险公司南京分公司办理全区新型农村合作医疗理赔支付业务。2004年累计报销134.44万人次,支付理赔费用725.29万元,赔付率79.15%。10月开始新一轮新型农村合作医疗保险,签定了《2004～2005年度六合区农村合作医疗保险补充协议》,2004第四季度～2005年度新型农村合作医疗参保人数33.007 1万人,参保率78.01%,行政村覆盖率100%。区制订印发了《关于农村标准中心村卫生室和计生服务室建设的指导意见》,全年共修建标准中心村卫生室44座。对232名符合条件的乡村医生进行了执业注册资格培训班,对666名符合条件的乡村医生进行了注册登记。

卫生监督 重点开展了节日食品卫生、预防禽流感、学校食堂卫生、学校周边饮食摊点、早点饮食摊点、高考期间食品卫生、火锅底料、"毒"香肠、劣质奶粉、散装酒、甲醛水发产品、保健食品等专项食品卫生监督执法检查。全区共核发卫生许可证3 491户,发证单位监督覆盖率100%,从业人员健康证持证上岗率大于90%。依法立案查处355起,罚金37万元。

疾病预防控制 各建制镇卫生院计免门诊全面加强设施标准化、管理制度化、资料档案化、操作程序化、指标量化等"五化"建设,85%的计免门诊通过市卫生局验收达到规范化计免门诊标准。"四苗"覆盖率达96.67%。全区"五苗"平均接种率达95%以上。全区传染病实行了网络直报,加强对SARS、人间禽流感等急性呼吸道传染病的监测和防控。局制定了《六合区大肠杆菌感染性腹泻控制预案》和《六合区霍乱控制预案》,全区O2检索率10.62%。对江滩地区所有滩块进行全面查螺。全年查螺1 857.235 8万平方米;发现有螺滩块1 281.107 5万平方米,阳性螺滩块154.034万平方米;灭螺347.038万平方米,灭阳性螺154.034万平方米,综合查病7 292人。预防急性血吸虫病感染服药771人次,未发生急感病例。

妇幼保健 全区孕产妇保健管理率98.1%,孕产妇死亡率15.98/10万,儿童保健管理率96 .4%,婴儿死亡率9.91‰。"六·一"儿童体检23 276人,检出有病2 112人,矫治率100%。

医政管理 组织2004年执业医师资格报名考试,进行2003年取得执业医师资格人员的注册和护士首次执业注册,对区内医疗机构进行执业校验。区卫生局印发《关于依法规范执业管理的通知》,在全区范围内开展医疗服务市场专项整治活动,重点整治医疗机构聘用非医务人员行医、出租科室、外包科室等违法违规行为;与公安、工商等部门联合取缔未领取《医疗机构执业许可证》而擅自开业的个体诊所。

社区卫生 制定《六合区社区卫生服务机构设置规划》,按照"六位一体"的要求,建成大厂社区卫生服务中心和雄州镇的方舟、古棠、紫霞和山潘街道的扬子等4所规范化社区卫生服务站,有34名医生参加全市统一的社区医学全科医生培训与考试。

医教科研 完成区卫校2000届护理专科班、2001届乡村医生班全部教学任务和2002级全科医学专科班年度教学任务，举办一期乡村医生执业注册资格培训班和两期公共课、两期护理继续教育、一期医学继续教育培训班。组织“5·12”护理理论知识和实践操作竞赛，举办各类人员SARS、人间禽流感、结核病和艾滋病等传染性疾病防治知识培训班。全系统职工在国内各类杂志发表论文52篇，会议交流论文30篇。

爱国卫生　2004年全区新增自来水受益人口13.35万人，累计自来水受益人口62.25万人，占总人口的91.5%。实施农村改厕普及村和示范村建设，全年改厕4 000座，累计无害化户厕78 300座，无害化卫生户厕普及率29%。把健康教育工作作为爱国卫生运动的主要内容，建成上下贯通的健康教育组织网络，组织开展卫生科普展览、血防宣传周等多种形式的健康教育活动，制作《饮食与健康》《糖尿病食谱》等宣传单。成立“六合区宇洁除四害服务站”，加强除四害工作管理和规范运作。鼠密度由灭鼠前的7.96%下降为灭鼠后的2.56%。

基础建设　市区两级投资204.59万元添置医疗设备，用于加强农村卫生医疗网络建设(即“三网建设”)，区级医疗机构采购设备836.22万元，区人民医院投资150万元发展社区医疗服务、396万元添置医疗设备，为40间病房安装闭路电视；区中医院投资354万元购置螺旋CT、数字胃肠X光机和电子喉镜、阴道镜等先进设备，对放射科、门急诊输液室进行改造装修；大厂医院投资86万元添置医疗设备，新建康复病区；程桥中心卫生院、马鞍镇卫生院分别完成了门诊、病房楼等医疗用房的维修改造。

(刘桂荣)

溧　水　县

卫生改革　建立民主公开、竞争择优的干部选用机制，完成系统内县管后备干部推荐工作，在永阳卫生院副院长等几个局管副职职位的选拔任用上，实行公推竞岗，4名德才兼备的同志通过竞争走上领导岗位。制定出台《溧水县医疗卫生单位药品采购集中管理办法》，进一步加强对药品采购的监管。全县二级医疗机构继续参加市统一组织的药品集中招标采购，招标品种达90%以上。

农村卫生　全县参加新型农村合作医疗人数达21.97万人，占常驻农业人口的80.08%，农民个人年人均出资24元，镇财政人均补助4元，县财政人均补助6元。全县共筹集资金878.8万元，其中农民个人出资433.95万元。完成新建晶桥、柘塘卫生院防保楼工程，总投资近70万元。

预防保健　依托县人民医院建成县急救医疗站，设救护队员4人，增配了急救车辆和救治设备。组织对沿湖三个镇进行监测灭螺，面积达34万平方米，未发现钉螺。对历史有螺复杂环境22 000平方米进行了环境改造，环改土方11 000立方米。全县计划免疫四苗覆盖率达100%，单苗接种率95%。结合“RTI”工程，对4 958名已婚妇女进行了妇女病普查普治，查出患各种妇科病1 387例，疾病检出率27.79%，治疗率100%。加强孕产妇保健和儿童保健工作，孕产妇系管率83.1%，0～2岁儿童系管率95.1%。孕产妇死亡率73.17/10万，婴儿死亡率7.7‰。全县卫生许可证持证率98%，健康证持证率96%。现场巡回监督10 340户次，户均监督4次以上，监督覆盖率100%。一次改水巩固自来水普及率达95%以上；二次改水如期完成了10个村水站的拆并任务；三次改水的北部柘塘区域供水设施全线贯通，群力水厂已从卧龙水库将日供水5 000吨以上的安全卫生水送至柘塘镇。完成3 000户改厕任务。

医疗教育科研　县医院重点抓专科专家门诊建设，开展23个专科专家门诊，县中医院按照内涵建设规划创建市重点专科，针灸科的“荥输针法治疗膝骨性关节炎的临床研究”科研项目已在县科委立项。全年两所县级医院及局属单位引进本专科毕业生20人。县医院、中医院从外省市引进6名较高层次的优秀人才充实重点专科，和凤镇毛公埠医院引进高淳县中医骨科人才，白马中心卫生院引进句容市祖传中医骨科人才开设专科门诊。依托卫校、县级医院、县疾控中心举办卫技人员继续教育和各类培训16次，培训1 325人次，医务人员参加高等教育自学考试和在职学历教育186人。全年在省级以上医学期刊上发表论文48篇，选送中青年医疗骨干26人次到上一级医疗单位进修学习。

(武敏)

高　淳　县

预防保健　市县投入184万元，为县镇两级医疗卫生机构配备车辆、办公自动化设备和各类专用仪器、器械，建立以县疾病预防控制中心、县卫生监督所、镇卫生院防保组和村卫生室为结点的覆盖全县的公共卫生网络。建成县镇两级突发公共卫生事件与传染病疫情网络直报系统，完善各类应急预案和实施方案。加强血吸虫病、结核病、乙型肝炎、艾滋病的防治工作。全年完成查螺面积1 279.15万平方米，灭螺65.515万平方米。开展以甲、乙肝疫苗接种为主导措施的“肝炎压春峰”工作。积极推进以农村居民为重点的健康促进行动，开展3.24结核病宣传日、12.1艾滋病防治知识宣传、血吸虫病宣传周等大型宣传活动。全县“五苗”接种率98.47%，慢病系统管理率100%，新生儿疾病筛查率82%，7岁以下儿童保健管理率达95.5%，婴儿死亡率11.98‰，孕产妇死亡率31.64/10万，托幼机构卫生保健合格率达95.7%。新增自来水受益人口5 000人，自来水普及率达98.39%，公共卫生厕所无害化率和居民卫生厕所普及率分别达92%和32.73%。法定传染病总发病率为325.1/10万。

卫生监督执法　成立全县食品安全专项整治领导小组。先后开展城郊结合部食品加工点、学校建筑工地食堂、卤菜豆制品、食品添加剂和餐饮业、散装食品的专项整治。检查食品生产经营单位(户)2 221次,立案查处137起,罚款7.74万元,没收销毁过期变质及伪劣食品1 200余千克,全年未发生重大食品安全事故。

教育科研 全县开展新技术、新项目53项,其中县人民医院开展的经皮肾穿刺活检的超声定位与引导、全膀胱切除+回肠代膀胱术、妇科微创手术~阴式子宫切除、"三孔法"腹腔镜胆囊切除术等技术取得良好的临床价值。全年举办继续教育中初级班6期;组织"防非"、防禽流感知识培训5期;制定乡村医生继续教育制度,全县240名乡村医生接受业务培训。与县药监局联合开展合格药房申报评审工作,13家医疗机构的药房通过评审验收。

农村卫生 省初保先进县评审初保规划目标的13项指标全部达到标准要求,全县9个镇全部达到初级卫生保健合格镇标准,被授予江苏省初级卫生保健先进县称号。全县165个行政村卫生室的基础设施和硬件、软件建设得到明显改善。加大农村新型合作医疗的宣传、筹资力度。建立"政府筹钱不管钱、财政管钱不用钱、卫生用钱不管钱"及"政府筹资、医院看病、保险公司理赔、县合管办监管"的新型农村合作医疗管理结报模式。全县新型农村合作医疗覆盖率为100%,参保人数26.57万人、参保率达86.65%。开展以改厕为重点的农村环境卫生整治工作。

卫生改革 以县人民医院为核心,联合县中医院、东坝中心卫生院、桠溪中心卫生院、淳溪镇卫生院、漆桥镇卫生院5家单位组建南京华圣医疗集团。 (魏定英)

无 锡 市

【综述】

2004年卫生基本情况表

	数量	与上年比增长数	与上年比增长率(%)		数量	与上年比增长数	与上年比增长率(%)
卫生机构(个)	1 643			卫生人员(人)	26 424		
医院(个)	62			卫生技术人员(人)	22 288		
卫生院(个)	113			执业(助理)医师(人)	9 722		
医疗床位(张)	19 101			注册护士(人)	7 158		
平均每千人口医院床位(张)	4.27			平均每千人口卫生技术人员(人)	4.98		
人口 总数(万人)	447.19			卫生费用 卫生事业费(万元)	25 983		
人口 出生率(‰)	7.7			卫生事业费与上年比增长率(%)	2.87		
人口 死亡率(‰)	6.8			卫生事业费占财政支出百分率(%)	1.81		
人口 自然增长率(‰)	0.9			卫生系统固定资产(万元)	431 452		
医疗服务 诊疗总人次(万人)	1 767			卫生系统基建投资(万元)	17 639		
医疗服务 出院总人次(万人)	50.3			平均每一门诊人次医疗费用(元)	128.99		
医疗服务 出院者占用总床日(万日)	505.82			平均每一出院病人医疗费用(元)	4 463.01		
医疗服务 住院病人手术人次(万人)	13.18						

一、构建卫生服务新体系

完善卫生设施布局规划,召开全市社区卫生服务工作会议,制定社区卫生服务机构设置规划和建设标准。无锡市医疗中心、疾控中心、急救中心奠基,江阴市疾控中心监督所大楼封顶,惠山区防保中心启用,全市建成社区卫生服务中心14个、社区卫生服务站130个,崇安区、南长区建成江苏省社区卫生服务示范区，无锡农村卫生监督体系建设获全市农村现代化建设创新项目奖。

二、推进医疗卫生改革

实行局机关中层干部“公推竞岗”试点；制定《关于卫生事业单位人事代理的实施意见》，扩大人事代理范围；完善专业技术职务评聘分开制度，全年专业技术人员和技术工人取得资格未聘602人、高职低聘331人、低职高聘39人、待岗4人、转岗4人、下岗13人；实施协议工资制等多元化分配模式；推行院科两级托管。探索公立医院体制改革。无锡市委、市政府召开公立医院改革工作会议，成立无锡市卫生局改革工作领导小组，组织与国内外投资考察团开展考察、互访和洽谈活动。引进美国约翰·霍普金斯国际品牌和妇产科技术，成立国际妇产中心。无锡市第一人民医院接管坊前卫生院，亿仁公司接管北塘医院。南长区9家民营机构经招标转为社区卫生服务站。无锡市行政审批中心卫生局窗口多次被评为红旗窗口。成立无锡市行业卫生协会。开展食品放心工程，推行监督量化分级管理制度，评出首批食品卫生等级A级单位63家。结合实施《行政许可法》，以食品卫生、传染病防治、医疗服务市场和职业卫生为重点，坚持依法行政，组织开展各类整治行动和专项检查79项，检查单位12万余家次，捣毁黑窝点392个，销毁假冒伪劣产品15.1吨，立案查处1 704起，罚款300余万元。无锡市卫生局被评为江苏省整规工作先进集体。

三、办好三件实事

一是控制医疗费用。召开卫生经济工作会议，加大成本核算和控制力度，控制医疗费用增幅。继续实行大型医疗设备检查报告单通用制、医保病人大型检查及补液限价制、医疗收费公示制和单病种费用季度通报制等。实行医疗器械政府招标采购。各市属医院药品收入占业务收入比例下降3.05个百分点，患者平均住院天数下降1.5天。二是推进新型农村合作医疗工作。全市农民参保率达95.7%，以镇为单位覆盖率达100%，其中江阴市参保率达99.15%；最新一轮新型农村合作医疗保险共筹资1.31亿元，其中县乡村和集体投入占资金总额的59.8%，人均筹资60.59元，设立救助资金425万元。三是加快农村改水改厕步伐。召开全市农村卫生工作经验交流会，农村改水工作实现市政府提出的三年任务两年完成的目标，全市投入改水资金4.48亿元，铺设管网2 754公里，新增农村自来水受益人口46.4万人，累计农村自来水普及率达95.2%。全市投入改厕经费1.6亿元，新建改建无害化卫生户厕10.17万座，农村改厕累计普及率达76.7%。

四、实施名医名科名院发展战略

召开名医名科名院发展战略工作会议，制定医院人才培养意见、方案和考核标准，完成局级首批培养对象的考核，新确定局级拔尖人才培养对象10名、后备学科带头人30名和技术骨干培养对象100名。引进医学人才47名、录用毕业生362人，其中博士12名、硕士88名、具备副高以上职称者20名。建立重大项目中期评估和医学技术创新奖励制度。获江苏省科技进步奖3项；无锡市科技进步奖31项，其中一等奖1项、二等奖3项；获江苏省卫生厅新技术引进奖一等奖5项、二等奖34项；评出无锡市卫生局新技术引进奖54项。新增省级重点临床专科7个、市级医学重点专科9个。无锡市第一、第二人民医院和宜兴市、江阴市人民医院通过江苏省基本现代化医院评审。无锡卫校被确定为国家级重点中等职业学校。无锡市中医医院建成三级甲等中医医院。无锡市第五人民医院增挂无锡市胸科医院牌子。

五、重抓医疗质量和医疗安全

推行医疗质量目标责任管理和风险管理。成立临检质控中心江阴分中心和宜兴分中心，开展检验科室间质控评价。组织分析死亡病历、医疗纠纷病历，开展院内感染管理、急诊室及重症监护病房管理等专项检查。设立医院医疗投诉接待室。开展社会办医疗机构规范化达标活动。医疗纠纷数比上年减少。加强医保基金管理。成立无锡市医师协会、药师协会。承办第五届中国医院发展战略高级论坛。

六、加快发展公共卫生事业

加大非典、人禽流感、霍乱、伤寒、艾滋病、血吸虫病结核病防治工作、职业病等重大重点传染病防制力度。召开全市血吸虫病、艾滋病、结核病防治工作会议，成立市艾滋病防治工作委员会、市职业病防治工作领导小组、局人禽流感疫情应急处理领导小组等，制定工作预案和实施意见，确定流感监测医院和艾滋病诊治定点医院。全市完成结核病督导管理1 534例，任务完成率居全省前列；完成血防查病3.2万余人、查螺5 000余万平方米，有螺面积比上年下降10.46%，未发现阳性钉螺，两个省血防灭螺重点工程竣工。无锡市卫生局被评为市防治禽流感工作先进集体。完善突发公共卫生事件信息网络和疫情报告系统，构建突发公共卫生事件应急机制，有效控制惠山区、锡山区和江阴市突发传染病疫情蔓延。开展慢性非传染性疾病综合防治和市级试点工作，实行对35周岁以上病人首诊测量血压和社区人群高血压普查制度。建立精神病防治康复工作网络。启动实施以降低孕产妇死亡率、5岁以下儿童死亡率、出生缺陷发生率，以及提高妇女儿童健康水平为主要内容的妇幼卫生“三降一提”项目，开展规范化社区儿童保健门诊创等达标活动。全市计划免疫工作获卫生部审评组好评。

七、开展城乡爱国卫生运动

无锡市、江阴市通过江苏省爱卫会组织的国家卫生城市复查，宜兴市创建国家卫生城市工作通过省级考核。无锡市通过江苏省灭蝇灭蟑先进城市复查。全市建成健康教育示范社区3个，无锡市、江阴市通过“全国亿万农民健康促进行动”省级中期评估，江阴市被命名为首批国家级“行动”示范县、江阴市华士镇等3个镇被评为“无锡市亿万农民健康促进行动示范镇”。全市新建江苏省卫生镇3个、江苏省卫生村 74 个,1 个镇通过创建国家卫生镇省级调研。

八、加强和改进党的建设

加强党风廉政建设、领导干部警示教育和党员主题教育,开展两级"好班子"创建活动,组织民主测评、民主推荐和民主评议。开展先进党员行风责任区服务日活动,评出 34 个先进行风党员责任区。无锡市第二人民医院被评为首批全国百姓放心示范医院,无锡市卫生局纪委、监察室被评为全国卫生系统纪检监察工作先进集体,无锡市卫生局获江苏省党内法规知识竞赛优秀奖,无锡市第二人民医院、无锡市卫生局卫生监督所获无锡市先进基层党组织称号。

九、优化卫生行风建设

查处违纪事件 4 起,清理"小金库"66.8 万元、违规收受的赠品 37.5 万元,对存在违规促销行为的 40 家药品经销企业采取警告或停药措施。医务人员上缴回扣 149.5 万元,登记上缴和拒退红包 30.23 万元。承办首届全国医院文化建设经验交流大会。评出无锡市首届十佳青年医师。与宜兴市芳庄镇万新村、徐州市卫生局、延安市南泥湾地段医院结成友好单位,捐助 104.63 万元。无锡市卫生局被授予全国卫生系统先进集体称号。

(熊志玲)

【国家卫生部副部长马晓伟调研无锡卫生改革工作】 4 月 15~17 日,国家卫生部副部长马晓伟率队调研无锡城市医疗体制改革、卫生监督体制改革工作。江苏省副省长王湛、卫生厅厅长周珉及无锡市政府麻建国副市长等陪同。在锡期间,调研组召开了城市医疗体制改革、卫生监督体制改革座谈会,听取了无锡市卫生局、市有关医院和城区政府负责人的情况介绍,实地考察了无锡市第一人民医院、无锡市第四人民医院、北塘区西新街道社区卫生服务站、无锡市卫生局卫生监督所、无锡市急救中心等单位。马晓伟副部长充分肯定了无锡市在城市医疗体制改革方面作出的探索和取得的经验,指出城市医疗体制改革是我国经济体制改革的重要组成部分,要根据实际,充分尊重各地首创精神和先进经验,分类指导,循序渐进,确保"开好头、起好步",决不能搞一刀切;要明确政府对卫生事业的主导地位,加大投入,并充分发挥市场机制作用,进一步扩大卫生资源总量,建立多层次的医疗服务体系,使越来越多的人群得到优质的健康保障。同时,马晓伟副部长介绍了卫生部关于深化卫生监督体制改革、建设卫生执法监督体系的五项重点工作。调研期间,王湛副省长对无锡卫生改革也给予了高度评价。

(熊志玲)

【无锡市医疗中心建设工程奠基】 10 月 25 日上午,无锡市委、市政府在位于金城路与清扬路交界处东南角的建设地块举行无锡市医疗中心建设工程奠基仪式。无锡市委书记王荣宣布"无锡市医疗中心建设工程正式启动",标志着代表无锡区域卫生服务水平的现代化标志性工程全面开工。无锡市医疗中心建设工程是无锡市委、市政府为落实科学发展观、全面建设小康社会、加快特大城市建设所实施的一项社会事业重点工程,对整合全市医疗资源、提高医疗水平、改善投资环境具有十分重要的意义,被列为无锡市重点工程项目。医疗中心按照"省内领先、国内一流"的建设标准,充分体现"数字化医院""人性化服务""生态化环境"的建设要求。项目总投资 13.3 亿元,总占地面积 19.18 万平方米,总建筑面积 23 万平方米,主要建设功能包括市医疗中心、疾病预防控制中心、急救中心、人防战时医院等。市医疗中心设置床位规模1 800张,按日门诊量8 000人次设计,绿化率 35.9%,分设心脏病、脑病、肺病、肝胆病、血液病、远程医疗等诊疗中心,下设临床医疗、器官移植、神经外科等研究所,并将与省内外高等医学院校联合成立临床医学院。市疾病预防控制中心、急救中心建设工程预计于 2005 年底完成,整项工程预计于 2007 年底竣工。

(李兰萍 李磊)

【第五届中国医院发展战略高级论坛在锡举办】 6 月 3~5 日,由中国医院管理杂志社和江苏省医院管理学会主办、无锡市医院管理学会协办、无锡市第二人民医院承办的"第五届中国医院发展战略高级论坛"在锡举办。国家卫生部副部长朱庆生,无锡市委书记王荣、副书记张锦贤,江苏省卫生厅副厅长唐维新,无锡市政府副市长麻建国出席开幕式并讲话。来自德国、日本、新加坡等国和国内 27 个省、市、自治区的 375 家医院的 722 位医院管理者、知名专家等参加了开幕式。会议以探索公立医院体制改革为主线,围绕医院改革、管理、发展和创新进行了广泛交流。会议期间,新加坡中央医院、日本板桥中央综合病院、北京协和医院、同仁医院、上海新华医院、浙江邵逸夫医院等国内外著名医院的医院管理专家应邀为代表们作了报告。日本板桥中央综合病院清水阳一先生一行专程参与无锡市第二人民医院心血管内科和肝胆外科 2 例疑难病例的讨论,并共同切磋演示了 1 例冠心病介入术和 1 例肝胆外科手术,为双方合作打下了良好基础。 (许路)

【首届全国医院文化建设经验交流大会在锡召开】 4 月 10 日,首届全国医院文化建设经验交流大会在无锡市人民大会堂大会场召开,来自全国各地卫生系统的 700 余名医院管理工作者、卫生文化建设专家参会。中华医院管理学会会长曹荣桂、江苏省卫生厅副厅长唐维新到会讲话,无锡市政府副市长王国中致欢迎辞。会上,无锡、天津、上海、广东、黑龙江、四川等地代表分别作了经验交流。无锡市卫生局党委书记杜寿强介绍了无锡卫生文化建设工作。近年来,无锡卫生以解放思想、更新观念夯实卫生文化建设根基,以围绕中心、积蓄潜能加大卫生文化建设力度,以增强素质、优化形象打造卫生文化建设团队,并籍此丰富了学习、服务、自律、管理、激励五方面的文化内涵。面对无锡区域特色、卫生行业特点和发展趋势,无锡卫生以创建活动营造文化氛围、以主题教育凸现文化品位、以政研工作丰富文化含量、以宣传媒体渲染文化风采，彰显了无锡卫生文化渗透、实践、催化和激励的功能。会议围绕“提升服务文化水平，打造良好医院形象”“医院发展战略与文化建设”话题，特设对话论坛，来自南京、上海、合肥、山东、北京等地医院的代表展开对话。

（李兰萍 李 磊）

【首届全国肺移植高级研讨会在锡举办】 7月9日，由无锡市第五人民医院和北京胸心血管外科学会、中华医学会继续教育部联合主办的首届全国肺移植高级研讨会在无锡市举行。全国26个省、市150多位胸心外科专家研讨了全国肺移植技术的最新进展。研讨会上，无锡市第五人民医院胸外科学科带头人陈静瑜作了肺移植技术专题报告。

（华锡奇）

【国际妇产中心挂牌运行】 10月18日，由无锡市妇幼保健院与香港保康动力（无锡）有限公司合作成立的国际妇产中心挂牌运行。国际妇产中心位于无锡市妇幼保健院爱婴大楼第十八层，经营面积1 200平方米，设床位11张，属于无锡市妇幼保健院的一部分，不具有独立法人资格。国际妇产中心实行管理委员会领导下的主任负责制，实行独立的经济核算，管委会由5人组成，其中医院委派3人、香港保康动力（无锡）有限公司委派2人，邀请美国约翰·霍普金斯医院妇产科分娩中心任医学顾问。国际妇产中心包括贵宾门诊、LDR（待产/分娩/产后恢复）产房，以及豪华单人休养室，配备了经验丰富的医护人员及先进的诊疗设备。每个LDR产房内均备有从美国引进的可调节产床、婴儿红外护理台等设备，并附设24小时淋浴设备、全自动冲洗座便器等设施。国际妇产中心可开展部分妇科和计划生育手术，以及术后观察、休养等服务。期间，美国约翰·霍普金斯首席执行官和约翰·霍普金斯医院妇产科主任先后访问无锡市妇幼保健院。国际妇产中心的成立，对丰富无锡医疗卫生市场、满足中高收入层次育龄妇女的医疗服务需求起到了积极作用。

（邹 鸣）

【江阴市食品安全检测中心挂牌成立】 11月29日，江阴市食品安全检测中心在江阴市疾病预防控制中心挂牌。食品安全检测中心隶属江阴市疾病预防控制中心，内设物理化学、微生物（病毒、细菌、寄生虫）、临床三个检验部和质量管理科。配备原装进口气相色谱仪、原子吸收仪、高效液相色谱仪、全自动血液生化分析仪、超低温冷藏器、酶标仪等仪器设备，可开展食品、食品添加剂、保健食品（产品）、食品包装材料、化妆品、饮用水及涉水产品、加碘食盐等352个项目的检测。该中心的成立将进一步提高该市处理突发公共卫生事件能力，完善全市食品安全检测体系。

（王为群 吴亦）

【亚洲首例非体外循环下序贯式双肺移植术成功】 12月28日，由无锡市第五人民医院独立开展的非体外循环下序贯式双肺移植术获成功，经江苏省科技局检索，该手术系亚洲首例。接受双肺移植的患者吴某，时年56岁，患严重肺气肿、肺心病10余年，每年因肺部感染、呼吸衰竭住院治疗3～4次，并日趋加重，仅靠呼吸机维持生命。手术当天，无锡市第五人民医院陈静瑜主任医师主刀，在气管插管全麻下，首先切除患者气肿、毁损的左全肺，再植入供体肺，将气管动脉、静脉一一吻合后，该移植肺即刻发挥氧合功能。然后，切除对侧肺，再植入新肺，手术历时8个小时。双侧肺移植是国际心胸外科的高难手术，手术中病人血压会严重下降、出现休克，并极易引发右心功能衰竭、心脏停跳。国内成功开展的3例双肺移植均在体外循环下进行，此术式须对患者行心脏插管，通过体外循环设备辅助维持患者氧气供应，手术时间长、出血多，易出现手术并发症。无锡市第五人民医院采用的非体外循环下的序贯式双肺移植术不使用体外循环设备，具有手术时间短、出血少、恢复快、并发症少等优点。

（华锡奇）

【结核病督导管理工作成效显著】 按照结核病防治工作“政府承诺，经费投入，发现并督导治疗传染性肺结核患者，建立完善的药品供应和监督评价系统”的工作策略，无锡市注重组织领导和行政推动，加大肺结核病人发现、治疗和督导管理的工作力度，全市结核病防治工作成效显著。全年完成督导病人1 534例，其中1 343例为新发涂阳病人，新发涂阳登记率及治愈率分别达到30.14/10万和92.2%，发现并督导管理病例同比增加了166%，工作指标处于省内前列。一是以目标责任书形式向各地下达结核病督导管理指标，加强目标考核。以托管制和综合目标责任制形式，加强对市属医疗卫生机构结核病督导管理考核。卫生行政部门按季开展工作督查，并通报结果。二是抓住提高传染性肺结核病人发现率和治愈率两个关键环节。在全市一级以上医疗机构（含所有乡镇卫生院）设立痰涂片检查点，把因症求诊患者痰涂片显微镜检查作为发现结核病患者的主要方式，提高发现率。对住院及门诊治疗的涂阳肺结核病患者实施以医务人员督导为主的督导化疗；对边远地区和个别特殊情况患者，由经过培训的患者家属或其他志愿者担任化疗督导员，提高治愈率。三是落实报病奖励和免费检查、免费供应药物等政策，将任务完成情况与结核病防治经费补助、考核奖励挂钩。四是举办“痰结核杆菌涂片显微镜检查培训班”3期，结合住院医师规范化培训、继续医学教育、岗位培训和乡村医生在岗培训等，提高结核病防治人员业务技能，宣传结核病防治知识和有关政策。五是组织对医疗机构肺结核病疫情报告和防治情况进行执法检查。

（唐新龙）

【无锡市卫生局纪委（监察室）获“全国卫生系统纪检监察工作先进集体”称号】 2004年，无锡市卫生局纪委（监察室）再次被中央纪委驻卫生医药部门纪律检查组、监察部驻卫生医药部门监察局授予全国卫生系统纪检监察工作先进集体称号。无锡市卫生局坚持标本兼治、综合治理的方针，注重抓好领导班子和领导干部思想作风建设、卫生行风建设、效能监察及信访工作。一是狠抓“三个强化”，即强化党政“一把手”责任、强化领导干部的廉洁自律意识、强化责任制的检查考核与责任追究。年内，在领导干部中开展了树立正确的权力观、地位观、利益观和坚持“两个务必”主题教育、“党政一把手谈廉政”和“廉文荐读”等活动。二是以创建文明行业活动为载体，以医疗单位、特别是市属医院为重点，通过开展正面教育和实施专项治理，推进卫生行风建设。编印《卫生道德法制教育读本》员工培训教材，制定《无锡市卫生系统实行药品购销廉政准入的规定》和《加强医疗卫生机构药品信息管理的规定》等文件，扩大集中招标采购药品范围和品种，全面实行住院费用每日清单制，药品、医用材料和医疗服务价格公示制等，市属医院平均综合满意度保持在90%以上，在江苏省卫生厅行风办组织的二级以上医院出院病人满意度问卷函调中，无锡市参评医院综合满意度居全省前茅。三是强化行政监察职能。实行预防职务犯罪重点部门人员轮岗制、大宗卫生材料采购情况通报制、药品及设备集中招标采购制等。组织实施市民、基层单位、监督服务对象、市级机关各部门和市人大代表、政协委员评议卫生局机关政风活动。四是进一步做好信访工作。信访当年办结率达100%，信访案件按期结案率达100%，未发生集体上访和赴省上京越级上访问题，维护了全局的稳定。（胡君松）

崇 安 区

社区卫生 新建街道社区卫生服务中心6个，即崇安寺街道社区卫生服务中心、通江街道社区卫生服务中心、广瑞路街道社区卫生服务中心、上马墩街道社区卫生服务中心、江海街道社区卫生服务中心、广益街道社区卫生服务中心，社区卫生服务基本覆盖全区，90%的居民15分钟内可从住所步行到达社区卫生服务机构。被评为“江苏省社区卫生服务示范区”。

医院管理 崇安医院完成业务收入6 471.38万元，较上年增长10.3%；完成门急诊37万人次、慈善住院111人次，慈善医疗收入达300.49万元；长江康复分院短肢具制作技术、外科腹腔镜技术、血透中心血滤技术、检验科发光免疫技术，映山河分院脑瘫康复等填补医院技术空白。广益医院实现业务收入823万元，比上年增长8%；完成门诊46 565人次，比上年下降9%；完成出院914人次，比上年下降7.7%；床位使用率51.9%。

卫生监督 以纯净水、快餐、豆制品、卤菜、乳及乳制品等健康相关产品和行业为重点，开展专项检查。年内，组织巡回督查7 720户次，监督覆盖率429.8%，销毁有害水发产品900余千克、河豚鱼10余千克、劣质奶粉75袋30千克。

疾病预防 全年法定报告传染病发病率241.9/10万，计划免疫“四苗”覆盖率97.7%，孕妇系统管理率63.9%，早孕建册率96.6%，完成查螺面积8.5万平方米，筛查病人179人。

爱国卫生 治理河道水面3万余平方米，清理卫生死角1 000余处、垃圾3 700余吨，铲除乱张贴“牛皮癣”1万余处；开展健康咨询讲座150余次，发放卫生宣传资料5 000余份，接受健康教育29 422人次。全区通过江苏省爱卫会组织的“灭蟑、灭蝇先进城市”和国家卫生城市复查验收。

卫生行风 全面部署辖区卫生系统行风建设和职业道德教育活动，组织开展红包、回扣、提成、吃请等专项治理。各医疗单位以病人满意为中心，以提高服务质量和服务水平为突破口，以文明窗口建设为载体，严格执行“五不准”要求。

（张惠萍）

南 长 区

社区卫生服务 制定《南长区社区卫生服务机构设置规划》、《南长区创建社区卫生服务示范区实施方案》。9家单位经公开招标转为社区卫生服务机构，1家乡镇医院通过调整结构、功能转型为社区卫生服务中心。全区现有社区卫生服务机构22家，社区卫生服务网络覆盖全区80%居民。实行社区卫生服务责任医生制度，为37个社居委配备医务人员39名，选出全区十佳责任医师。被评为“江苏省社区卫生服务示范区”。

医政管理 制定《社会医疗机构规范化建设标准》，开展医疗机构规范化建设达标活动，年内，检查医疗机构300余家次，检查覆盖率100%；发出整改意见书35家次，停业整顿1家，行政处罚2家，罚款3 000元；取缔无证医疗机构20家次，收缴医疗器械、药品折合人民币约2万元。实施医疗机构院内感染监测76家。组织医疗机构法人代表(负责人)法律法规知识培训120人次，开展禽流感、非典防治知识培训650人次，开展艾滋病、鼠疫、霍乱、结核、呼吸道重点传染病防治培训452人次。南长医院开展新技术新项目26项，发表省级以上论文11篇，包括中华级3篇、国家级7篇、省级1篇。

疾病防制 加强传染病报告与管理，实行职工医院传染病网络直报，每季开展疫情漏报调查，全年法定报告传染病发病率388.12/10万。制定结核病管理规范，完成结核病督导管理73例，督导率100%。完成查螺面积70 406平方米、查病403人。组织对0～6岁流动儿童摸底调查，登记流动儿童2 031人。全区计划免疫覆盖率98%，孕产妇系统管理率90.3%，儿童保健系统管理率90%，龋齿防治率94.2%。投入25万元新建艾滋病初筛实验室，并通过市级现场审核。

卫生监督 开展食品卫生专项整治39项，出动卫生监督员700人次，检查单位1 500家次，查出违禁食品2 000千克，处罚违法单位 40 家，罚款 4.7 万元，取缔地下加工场 3家，停业整顿 3 家。举办食品卫生培训班 5 期，与辖区 250 家单位负责人签订《防止食物中毒责任书》。对快餐业实行全程监控管理，对 80 家单位进行量化分级评定。全年无集体性食物中毒发生。调查摸底 150 家工矿企业，建立 80 家企业职业卫生管理档案，对 10 家企业进行职业危害因素监测，开展职业病危害因素专项检查 5 次、监督单位 85 家次，责令 6 家企业整改，对 3 家企业予以警告。新增一氧化碳及甲醛监测项目，并编写工作指导书。

爱国卫生 启动“低糖少盐，有益健康”社区健康促进行动，新设 55 个社区高血压测量站。与街道社居委合办“健康教育进社区、进楼道、进家庭”健康教育特色楼居民卫生知识电视竞赛。新创市级爱国卫生先进单位 5 家、区级 13 家，建成无锡市无烟单位 5 家，通过国家卫生城市复查和灭鼠灭蟑灭蝇复查考核。

其他 开展“关爱生命、人道万人捐”活动，组织募捐 30.26 万元，“中国造血干细胞捐献者资料库”新增志愿者 180 名，1 名志愿者为白血病人无偿捐献骨髓。区红十字会对辖区因病致病困难家庭和白血病患者进行人道救助 40 人次、救助金额 29 587元，对 4 名白血病人进行定向募捐救助 18.9 万元。完成无偿献血 546 人次。 （王锡平）

北 塘 区

卫生改革 北塘医院委托北京亿仁公司经营管理。医院以小综合、大专科为发展目标，完善配套设施，改善收治环境，实行承诺式服务，完成门急诊245 324人次、住院 4 350人次、业务收入4 313万元。黄巷卫生院完成股份合作制改革，实行董事会领导下的院长负责制，完成门急诊94 638人次、住院3 405人次、业务收入2 042万元。山北卫生院完成门急诊82 173万人次、住院 1 443人次、业务收入1 253.5万元。

社区卫生 制定《关于进一步加快社区卫生服务发展的意见》、《北塘区创建省及全国社区卫生服务示范区活动方案》等，编印《社区卫生服务职责制度汇编》48 种 300 余条，实行表、薄、卡、册统一格式和信息化管理。设社区卫生服务中心 3 个、社区卫生服务技术指导中心 1 个、社区卫生服务站(点)13 个。

卫生监督 开展卤菜、奶粉、黄酒等专项整治和学校食堂专项检查 15次，未发生重大食物中毒事件。监督食品生产经营单位卫生12 495 户次、公共场所单位卫生3 109户次，监督频次 4.5 次/年，实施处罚 15 家，罚款23 148元。开展打击非法行医专项整治工作，出动卫生监督员 56 人次，检查医疗机构 150 家，实施警告 5 家、限期整改 2 家、取缔非法行医窝点 8 个、收缴药品 100 余种 62 箱(件)，折款 1.5 万元。

疾病控制 全年发生法定报告传染病 378 例，发病率 150/10 万，完成查螺面积 21.84 万平方米、查病 501 人，计划免疫“四苗”覆盖率 97.21%。组织从业人员卫生知识培训和健康体检 2 万人次，体检率 99.8%。孕产妇管理率 100%，系统符合率 92.37%，儿童保健系统管理率 100%，母乳喂养率 86.73%，婴儿死亡率 7.5‰，无孕产妇死亡和新生儿破伤风发生。实行 24 小时值班制度和日报告、零报告制度。组织辖区医疗卫生机构进行传染病防治知识培训和考核，培训率 93%，合格率 100%。

爱国卫生 培训健康教育专(兼)职指导员 180 名，刊出板报 312 期，举办卫生讲座 145 场次，受教育人数近 3 万人；整治不卫生死角 418 处，清运垃圾 355 吨，投放鼠药 5.4 吨，新建绿地 14 万平方米，投入改善环境资金 380 万元。投放敌敌畏 500 千克、灭蝇灵 200 千克、灭蟑毒饵 63 盒、灭蚊缓释块 500 千克，完成公共外环境消杀面积 20 余万平方米。

无偿献血 完成无偿献血 705 人次，完成目标任务的 109.3%，无偿献血量达 14.5 万毫升。“中国造血干细胞捐献者资料库”新增 150 名志愿者血样；12 月，北塘医院志愿者沈海华骨髓造血干细胞配对成功并顺利捐献。 （吕 祥）

锡 山 区

区划调整 原荡口人民医院更名为鹅湖人民医院，原甘露镇卫生院更名为鹅湖镇甘露卫生院；原张泾人民医院更名为锡北人民医院，原八士镇卫生院更名为锡北镇八士卫生院；原港下镇卫生院更名为东港镇港下卫生院，原东湖塘镇卫生院更名为东港镇东湖塘卫生院；原查桥镇卫生院更名为安镇镇查桥卫生院。

卫生改革 乡镇卫生院实行租售结合的改制方式，中心医院实行股份合作制，查桥卫生院、厚桥卫生院、八士卫生院和锡北人民医院完成转制。完善医疗卫生单位内部分配制度、考核机制，除常规考核外，将医疗安全、两个效益、医院内部稳定和执行绩效工资制等作为重要工作目标进行单独考核。

新型农村合作医疗 制定《关于新型农村合作医疗工作的实施意见》，把外来务工人员列入参保对象，扩大参保面，提高筹资标准，全区 26.01 万人参保，比上一轮增加 4 万余人，参保率达 95.14%。7 月 1 日至 12 月 31 日，门诊结报16 154 人，结报补偿金额 42.8 万元；住院结报5 833人，结报金额 647.87 万元，人均结报1 110.7元，最高补偿额达5万元，结报率 20.94%。

社区卫生 制定《关于进一步加强社区卫生服务工作的意见》及《无锡市锡山区社区卫生服务站创建评审标准》，召开建设示范社区卫生服务站现场会，推行社区卫生服务信息化管理。建立社区卫生服务站 81 个、“示范社区卫生服务站”18 个。

预防保健 全年发生法定报告传染病 17 种 1 701 例，发病率 257.33/10 万。完善非典防治工作方案，制定人间禽流感防治工作预案、霍乱控制预案，加强基层人员业务培训。接报腹泻病人5 817例,检索率17.45%,霍乱病人1例。宣传计划免疫知识,狠抓常规免疫和强化免疫质量,儿童“四苗”覆盖率99.5%。建立艾滋病初筛实验室,检测HIV230人次。发现结核病病人329例。完成查螺面积274.58万平方米。实施“幸福工程”,对拟结婚对象采取统一宣传、免费婚检、集中登记的服务方式,全区孕产妇系统管理率60.04%(含流动孕产妇),孕产妇死亡率21.27/10万;儿童系统管理率60%(含流动儿童),婴儿死亡率6.17‰。

爱国卫生 开展清洁家园活动和环境综合整治,建三格式化粪池7 441只。49个村(居委)通过区环境综合整治达标验收。22个村通过江苏省卫生村考核验收,1个镇通过国家卫生镇省级调研,建成江苏省卫生镇1个,2个镇创江苏省卫生镇通过市级调研,建成无锡市卫生镇1个。

医政管理 完成门急诊131.1万人次、住院病人32 765人次,病床使用率62.7%。召开首届医药学会学术年会。举办继续教育培训班17期,培训卫生技术人员1 777人次。

卫生监督 开展节日食品卫生专项检查和乳与乳制品、熟食卤菜、学校卫生安全专项整治等近37次,监督覆盖率100%,从业人员健康证明持证率98%。实行食品生产经营单位量化分级管理。实施行政处罚119起,责令停业34户次,取缔34户次。成立严厉打击非法行医专项整治工作领导小组,出动执法人员98人次,开展专项整治16次,查处37个对象,没收药品器械价值约7万元。

精神文明建设 制定《锡山区卫生局加强行业作风建设五条规定》,开展纠正行业不正之风专项治理,注重源头治理和制度治理。治理期间共上交红包、礼金41人次计57 600元。组织“关爱生命,人道万人捐”捐款44.69万元。174人报名捐献造血干细胞、角膜、遗体。开展人道救助工作,发放救助款10.15万元。完成无偿献血4 156人次,超额14.3%。 (钱 艳)

惠 山 区

卫生改革 杨市卫生院实行托管制改革。区卫生监督所、疾病预防控制中心和妇幼保健所迁至堰桥开发区预防保健中心,实行统一领导、合署办公。

农村医保 修订《惠山区农村基本医疗保险管理办法》,全区9.9万户21.9万人参保,占应参保人数的95.2%。7～12月门诊结报10 696人次,金额58.4万元;住院结报5 294人次,金额573.8万元。结报率20%,人均结报1 083元。

预防保健 制定《惠山区突发禽流感疫情应急预案》,启动《惠山区传染性非典型肺炎防治工作应急预案》,开展疫情监测。落实以切断传播途径为主的综合防治措施。全年发生法定报告传染病12种1 562例,发病率253.76/10万,同比上升17.81/10万,主要原因是霍乱、肝炎、痢疾、肺结核和淋病发病率增加。收治腹泻病人4 283例,检索率20.85%。计划免疫四苗覆盖率97.52%,乙肝疫苗全程接种率98.74%。完成查螺面积215.8万平方米,未发现阳性钉螺,巩固性灭螺3 100平方米。报告活动性肺结核病人439例,督导服药188例,督导覆盖率100%。孕产妇系统管理率52.72%(其中本地82.51%),住院分娩率99.74%,建卡率91.92%,无孕产妇死亡;围产儿死亡率10.92‰(其中本地8.38‰),婴儿死亡率8.42‰(其中本地7.93‰),5岁以下儿童死亡率9.95‰(其中本地9.9‰);新生儿疾病筛查率87.33%,新生儿听力筛查率86.25%。7岁以下儿童保健系统覆盖率90.83%。

卫生监督 开展专项集中整治和综合执法督查,年审食品卫生许可证2 001张,发证631张。食品监测合格率90.9%。公共场所换发证799张,新发证189张。检查食品生产经营单位2 500余户次、医疗机构86户次,限期整改1 500户次,取缔96户次,立案查处70件,没收药械标值1万余元,罚款16.72万元。

医院管理 惠山人民医院建设工程奠基,该院预算总投资1.5亿元,占地80亩,建筑总面积4万平方米,设置床位400张。添置设备价值723.11万元。完成门急诊92.22万人次、住院2.14万人次、业务收入13 796.41万元,床位使用率54.3%。举办培训班24期,完成继续教育培训5 027人次,外出进修58人次,发表国家级论文21篇。

爱国卫生 24个村通过省级卫生村验收。新增自来水受益人口1万人。建无害化卫生户厕7 968只,投资16万元开展突击灭鼠灭蝇灭蟑活动。

文明行业 开展千人评议机关和卫生行风专项整治活动,卫生系统获区文明行业称号,玉祁镇卫生院、堰桥镇西漳卫生院获无锡市文明单位称号。开展“关爱生命,人道万人捐”活动,募集捐款34.47万元,完成无偿献血3 626人次。救助贫困户40户、白血病患者4名,新增造血干细胞志愿捐献者60名。

(曹国明)

滨 湖 区

农村医保工作 第二轮农村大病(住院)医疗保险共124 211人参保,参保率95.24%,筹资877.16万元,结报6 147人计773.9万元,人均结报1 258.99元,比上年提高294.42元。实施大病医疗救助164人计15.38万元。9月起,启动第三轮农村大病(住院)医疗保险,将原城区未参加城镇职工医疗保险的居民纳入农村医保范围,提高区、镇(街道)两级对农村大病(住院)医疗保险的补贴标准和医疗费结报比例。

社区卫生和改水改厕 4个街道挂牌成立社区卫生服务中心。完成5个镇社区卫生服务中心试点工作。把改水改厕工作作为为民办实事内容,列入年度考核目标,召开工作推进会,下达目标责任书,建立各镇单月汇报改水情况、双月现场检查制度。全区投入农村改水资金

1 640万元，新增自来水受益人口12 570人，完成目标任务的125.7%，普及率达95.3%。新建无害化卫生户厕9 485座。

医政管理和科研工作 强化医疗质量管理，健全医疗事故处理机制，落实病历书写“三符合”要求，狠抓护理环节管理、基础管理及规范化培训，确保医疗安全。统一医疗废物集中处置单位、医疗废物专用袋(箱)，制定15个医疗废物处置点及医疗废物收集、运送管理规范。全区完成医疗业务收入1.82亿元、门诊68.5万人次、住院床日25.2万个，分别比上年增加10.35%、2.85%、5.43%。完成无偿献血3 150人次。获江苏省卫生厅新技术引进一等奖1项；无锡市科技进步一等奖1项、四等奖1项；第二届华瑞医学科技成果三等奖1项；第二届无锡市青年科技奖1项；无锡市卫生局新技术引进一等奖1项。

卫生监督 简化审批程序，为208名下岗工人减免规费5万余元。检查医疗机构303家次，责令停业整顿1家，取缔无证行医8家，行政处罚2家计4 500元，没收药品器械价值约2万元，移送公安机关处理2家。组织督查食品生产经营单位和公共场所单位卫生，覆盖率100%，监督频次分别为4.5次/家、2.2次/家。组织奶粉、水发食品、学校食堂等食品卫生专项整治和检查28次，查处违法案件194起，罚款34.3万元，查获假冒伪劣食品337.9千克，取缔无证经营单位52家。

疾病防制 全年法定报告传染病发病率为220.5/10万。开展传染病网络直报工作。制定《关于进一步加强结核病防治工作的意见》，落实防治经费3万元，实施结核病动态管理。开展计划免疫规范化周门诊，金卡入网率95.9%，计划免疫“四苗”覆盖率90%。建立流动儿童本底资料，将6 956名流动儿童纳入常规管理，印发流动儿童健康教育宣传材料。河埒街道青山社区被列为无锡市社区慢病综合防治工作试点单位，1 840名15岁以上居民均建立家庭健康档案。出动专业人员832人，完成查螺面积达121万平方米、查病2 126人，未发现阳性钉螺及阳性病人。

妇幼保健 全省启动“三降一提”项目。托幼机构卫生保健评审合格率100%。组织调研139名流动人口、200名0～1岁儿童佝偻病人。做好联合国儿童基金会流动儿童权益保障项目中期评估工作，组织全区83名母婴专项技术人员考核，组织爱婴医院、母婴专项技术评审。全区孕产妇死亡率25/10万，婴儿死亡率7.6‰，0～5岁儿童死亡率9.4‰，新生儿疾病筛查率90.4%，孕妇剖宫产率33.5%。

爱国卫生 在城区开展“擦亮城市活动”，在农村开展“清洁家园行动”。6个省级卫生村通过省级验收。组织复查胡埭镇和南泉村等13个省级卫生镇村，对7个申报市级爱国卫生先进单位的集体进行区级验收考核。投放除四害药物21余万元，组织对五小行业、建筑工地、农贸市场和居民小区进行拉网式检查。顺利通过国家卫生城市和全国灭蟑灭蝇先进城市复查。

行风建设 开展纠正药品(医疗器械)回扣、“红包”“开单提成”、乱收费等不正之风专项治理，上缴药品回扣1 800元，清理小金库3 100元，清理各类赠品价值8 920元。在无锡市卫生局组织的行风建设问卷调查中，区卫生监督所和区疾控中心平均总体评价满意度达100%，区行政审批中心卫生局办证窗口2次获“红旗窗口”称号。

(孙 杰)

新 区

区划调整 原旺庄、南站镇撤镇建街道。新区下辖三镇三街道，即硕放镇、梅村镇、坊前镇、旺庄街道、南站街道、长江路街道。

卫生改革 坊前镇卫生院完善产权制度改革，由无锡市第一人民医院托管。整合村卫生室资源，制定《无锡新区关于加快发展社区卫生服务的工作意见》《无锡新区社区卫生服务机构设置规划》，对社区卫生服务站建设标准、工作范围、工作制度及医护人员配备等均作明确要求。

爱国卫生 硕放镇墙联村、梅村镇梅村村、坊前镇协新村、春建村、春暖村建成省级卫生村。开展爱卫月及健康教育月活动，举办健康咨询义诊活动28场次。以“清洁家园、美化家园”为主题，组织环境卫生综合整治，发放除四害药品10余吨。

农村卫生 制定《关于进一步完善全区新型农村合作医疗制度的意见》，探索“三位一体”的医疗保障体系，即小病门诊合作医疗以镇为主统筹、大病住院医疗保险实行区级统筹、重病社会救助区镇分级负担。近10.2万人参加大病住院医疗保险，参保率达95.3%，筹集医保资金715.94万元，结报5 554人计570.79万元，人均补偿1 027.7元。救助重病患者100名，发放救助金66.9万元。成立新区急救分站，添置价值120万元的急救车辆。

疾病控制 全年报告乙类传染病18种1 191例，发病率626.8/10万(包括性病和肺结核)，比上年上升110.80%，其中肝炎199例，上升25.16%；痢疾294例，上升97.7%；麻疹23例；淋病431例，上升226.52%；肺结核197例，上升116.48%；发生1例狂犬病死亡病例(外地人员)、1例猩红热病例、4例出血热、1例伤寒、1例HIV病例。

卫生监督 完成许可证发证、年审1 980家，督促7 000多人参加健康体检、领取健康证明。制定《无锡新区食品安全专项整治工作实施方案》，组织食品卫生专项检查和整治14次、日常性检查430次，监督1828家次。选择14家单位开展食品卫生监督量化分级管理试点工作。完成食品采样295件，立案37起，其中食品30起、公共场所7起，查处举报案件81起。

行风建设 召开行风建设动员大会，制定《无锡新区医疗卫生单位加强行业作风建设的五条规定》，向病人公开举报电话并设立举报信箱。

(卢军英)

江　阴　市

概况　全市有卫生机构314个,编制床位2 846张,实际开放床位3 834张,卫技人员4 363人,其中执业(助理)医师1 955人,乡村执业医生968人。完成门急诊289.17万人次、收治住院13.5万人次、平均床位使用率99.27%,分别比上年上升3.1%、14.1%、10.0%。实现医疗业务收入8.42亿元。

爱国卫生　新建大三格化粪池7 150座、垃圾箱11 515只,取缔露天粪缸127 662只。被命名为首批"全国亿万农民健康促进行动示范县(区)"。通过国家卫生城市复查。新建11个江苏省卫生村,2个国家卫生镇通过复查。投入改水改厕经费1.6亿余元,铺设供水管道820余公里,新增自来水受益人口5.25万人,受益率96.38%;新增无害化卫生户厕26 888户,受益率79.2%。

新型农村合作医疗　第三轮农村住院医疗保险参保人数90.6万人,参保率99.2%,征缴农保基金4 280余万元,结报补偿55 085人次,补偿总额4 400.8万元,其中超过1万元的有316人、取得最高补偿额6万元的有6人。受益率5.77%,补偿率22%。3月,成立江阴市新型农村合作医疗管理委员会办公室,作为市新型农村合作医疗管理委员会的常设办事机构,挂靠于江阴市卫生局,系相当于副局(科)级建制的全民事业单位。

基本建设　市人民医院门急诊综合楼、中医院新病房大楼启用,江阴市疾控中心监督所大楼封顶,月城卫生院移址新建工程竣工,周庄卫生院新病房大楼建成启用,申港卫生院移址新建工程动工。江阴市卫生信息管理系统工程进展顺利,完成信息管理系统(HIS)建设、卫生局数据管理中心与医疗机构的百兆光纤网络联接,并完成医疗机构与社保网络、农保网络对接。

卫生改革　成立江阴市食品安全检测中心。撤销江阴市卫生干部学校。无锡市江阴卫生职工中等专业学校更名为江阴市卫生中等专业学校。制定《江阴市卫生系统政府采购工作管理办法(试行)》,全年集中招标采购大型医疗器械1 590件4 146万余元,节约资金433万余元,节约率9.45%;完成药品招标采购370万余元,节约资金64万余元,节约率14.85%,让利患者200万余元,平均让利率24.07%;配合江阴市政府采购中心采购一般办公设备1714台(套)计485万余元,节约资金33万余元,节约率6.8%。

医疗质量和科研工作　实施手术分级管理,调整卫生院备用抢救药品种类和数量,规范急救程序,密切医患沟通,医院甲级病案率逾90%。成立临检质控中心江阴分中心。引进高级专业人才4人、硕士生导师1人、硕士研究生9人,开展新技术新项目41项,发表论文351篇、科普专著1部。获江苏省卫生厅新技术引进二等奖1项,无锡市卫生局新技术引进二等奖2项,江阴市科技进步奖10项,3人获江阴市中青年专业拔尖人才奖。

疾病预防控制　成立江阴市结核病防治领导小组,制定突发人禽流感疫情应急预案,严格执行疫情监测日报告和网络直报工作。儿童计划免疫"四苗"覆盖率99.51%,新生儿乙肝疫苗接种率99.62%,计划免疫保偿单位投保率100%,儿童投保率99.78%。从业人员健康检查4万余人次,发放健康证明40 963件。登记肺结核病人690例,其中痰检涂阳病人396例,减免结核病人医疗费用17万余元。全市报告法定乙类传染病16种2 999例,无甲类传染病暴发疫情。孕产妇系统管理率82.5%,儿童系统管理率96.91%,孕产妇死亡率7.97/10万,婴儿死亡率4.73‰,五岁以下儿童死亡率7.42‰。

卫生监督　组织执法检查99次,核发卫生许可证7 704件,实施行政处罚581起,取缔无证经营154户次,销毁违法食品2 000余公斤,罚款102.84万元;强制调离职业禁忌人员213人,调离率100%;取缔无证行医8起21人、非法行医58起,移交公安机关3起,没收药品器械价值10万余元,罚款8万余元。完成无偿献血17 912人次,无偿献血总量占临床用血量的96.7%,成份血使用比例98.3%。

（俞勤龙）

宜　兴　市

概况　全市有医疗卫生机构50个,每千人拥有病床3.96张。有村卫生室554家、诊所102家、厂矿医务室108家、社区卫生服务中心6家。全市有卫技人员2 999人,乡村医生918人,每千人拥有卫技人员2.83人。全年完成门急诊214.72万人次,收治住院6.44人次,同比增长11.8%。完成业务收入5.82亿元,同比增长13.5%。易地重建、新建19个单位,改造、装修13个单位,全系统固定资产总值7.7亿元。

卫生改革　兼并和桥医院等7家单位,变更已改制卫生院法人7家,2家卫生院进行二次改制,分设宜兴市肿瘤医院和中医院。市区两级卫生事业单位基本完成以全员聘任、岗位工资为主的人事分配制度改革,宜兴市药业公司对下属70余家药店实施承包经营,下放经营权。

卫生监督　取缔无证行医52家、"院中院"2家、坐堂行医50人次,移送公安机关3起,没收物资及罚款18万余元。实行传染病归口管理。整治和检查城区"六小行业"及公共场所单位近2万户次,实施婴儿奶粉、河豚鱼、月饼、食用油等食品卫生专项检查22次。实施行政处罚519起,罚款58万余元,没收、销毁食品8 700多千克,取缔无证经营户66家,吊销卫生许可证1户。城区卫生许可证、健康证明持证率达100%。

医政管理　明确机构、科目、技术、人员准入标准,制定手术权限规范,成立病历、影像、检验质控中心,实行重大质量纠纷评析制度。4个专科通过无锡市医学重点专科现场评审;建成无锡市中医重点专科1个、无锡市中医特色专病1个。宜兴市人民医院与日本御殿场市虎之门医院签署合作协议;宜兴市肿瘤医院与苏州大学生命科学院合作引进肿瘤生物治疗技术，与北京大恒医疗设备有限公司合作开展精确放疗技术。有高级职称专技人员 98 人、江苏省“333 工程”培养对象 3 人、无锡市有突出贡献中青年技术专家 1 人。宜兴市皮防所制剂室通过江苏省 GSP 达标验收。完成无偿献血 1.5 万人次。推行医疗废物规范化集中处置。

疾病控制 实行传染病疫情网络直报，制定重大传染病防治预案。发现肺结核痰检阳性病人 376 例，全程督导治愈率 86%。完成“九苗”接种125 481人次。查出有螺面积 33.5 万平方米，完成查螺面积 4 643 平方米，投入灭螺工作日 12 100个，制定 56 个螺点的灭螺方案，7 个灭螺工程开工。孕产妇保健和婴幼儿保健系统管理覆盖率分别达 90% 和 90.12%，妇女病普查率达 74.23%。推行中心防保所和村卫生室规范化建设，完成 662 所村卫生室医疗机构执业许可证校验。通过全国牙防先进县市评审和卫生部全国儿童计划免疫工作抽查验收。

爱国卫生 清理卫生死角 3 000余处，整治河沟 390 条，清除垃圾27 143吨，新增自来水受益人口 183 936人，新增无害化卫生户厕 20 946只，普及率 86%，创建国家卫生镇 1 个、江苏省卫生镇 3 个、无锡市卫生镇 12 个、江苏省卫生村 73 个，13 个单位被命名为无锡市爱国卫生先进单位。创建国家卫生城市工作通过省级考核。

新型农村医保工作 启动新型农村大病合作医疗工作，全市 54.5 万人参保，参保率 91.4%，结报 1 582万元16 700人次，结报受益率 18.6%，人均补偿 947 元，8 人各获最高补偿 2 万元。 （徐 桐）

徐 州 市

【综述】

2004 年卫生基本情况表

	数 量	与上年比增长数	与上年比增长率(%)		数 量	与上年比增长数	与上年比增长率(%)
卫生机构(个)	1 344	224	20	卫生人员(人)	36 163	794	2.2
医　院(个)	119	3	2.6	卫生技术人员(人)	28 297	267	0.9
床　位(张)	18 792	349	1.2	乡村医生(人)	10 615	204	2.2
医院床位(张)	13 905	255	1.2	个体开业人员(人)	1 080	446	70.3
平均每千人口医院床位(张)	1.53			平均每千人口卫生技术人员(人)			

人口	总数(万人)	908.66
	出生率(‰)	9.46
	死亡率(‰)	3.78
	自然增长率(‰)	5.68
医疗服务	诊疗总人次(万)	1 443.5
	门诊人次(万)	1 305.7
	急诊人次(万)	84.2
	住院总人次(万)	40.7
	出院总人次(万)	39.6

卫生费用	卫生事业费(万元)	13 861
	卫生事业费与上年比增长率(%)	13.44
	卫生事业费占财政支出百分率(%)	2.09
	卫生系统固定资产(万元)	211 350
	卫生系统基建投资(万元)	
	平均每一门诊人次医疗费用(元)	67.13
	平均每一出院病人医疗费用(元)	3 047.20

一、突发公共卫生事件应急防治体系建设

制订下发了《徐州市突发公共卫生事件应急预案》,对突发公共卫生事件的报告、信息发布、事件分级及其响应、指挥体系、部门职责等作出明确规定。同时完成突发传染病疫情应急处理实施方案、食物中毒应急处理实施方案、生活饮用水污染应急处理实施方案、生物恐怖事件应急处理实施方案、特大安全事故医疗卫生救援实施方案等10个卫生部门应急预案体系。全市282家医疗卫生机构实现了传染病疫情与突发公共卫生事件网络直报,市、县(市)、区疾控机构和医疗机构实现纵向连通、横向联网。市、县两级卫生监督与疾病预防控制体制改革完成,新一轮乡镇防保站建设和中心乡镇卫生监督派驻机构正在推进,67个乡镇防保站建成甲级计划免疫规范化接种门诊。以市疾控中心、市卫生监督所为龙头,县(市)区疾控中心、卫生监督所为骨干,乡镇防保站和中心乡镇卫生监督派驻机构为基础的全市疾病预防控制体系和卫生监督执法体系初步建成。市疾控中心1.2万平方米综合实验楼竣工并投入使用。制定了《徐州市突发公共卫生事件应急医疗救治机构建设管理基本要求》,完成了市急救医疗中心新址搬迁,市急救医疗指挥中心(市紧急医疗救援中心)组建成立,120指挥系统和GPS卫星定位系统正式运转,市区10个分站和6县(市)、贾汪区急救站年内完成建设,全市统一了急救特服电话(120);市传染病院改扩建已完成规划,非典病房楼及其配套一期工程已开工建设,各县(市)、贾汪区人民医院传染病区或分院建设正在实施。无偿献血成绩显著,撤销了6县(市)、贾汪区血库,实行市中心血站统一采供血制度,确保了血液质量和临床用血安全,在江苏省第一个实现了全市临床用血100%来源于无偿献血,成份输血达到80%以上,连续5届获得了全国无偿献血先进城市称号。

二、重大疾病防治

非典及人禽流感等应急防控工作不断完善。1月中旬和4月下旬两度启动非典应急防控预案。制订下发了《徐州市突发人间禽流感疫情应急预案》和有关技术方案,成立了人禽流感防治应急分队,落实防控措施。选择10所医院开展发热呼吸道病人和非典预警监测,实行周报制度。以霍乱防治为主的肠道传染病防治工作不断加强。开展了肠道传染病疫情的预警监测,全市未发生霍乱疫情,肠道传染病发病率继续稳步下降。结核病现代控制策略得到全面实施,加速发现、治疗和管理结核病人。全省结核病现代控制策略现场会在徐州市召开,具体做法在全省推广。艾滋病防治工作,顺利通过国家、省遏制与防治艾滋病行动计划中期评估;"四免一关怀"政策已经启动,全市艾滋病监测检测网络已基本形成。全市报告传染病总发病率为163.16 /10万。地方病、职业病、牙病、精神卫生与慢性非传染性疾病防治工作不断巩固提高。铜山县、鼓楼区已建成省级牙防先进县(区),丰县有效控制肠道线虫病顺利通过省级达标考核验收。

三、农村卫生工作

全市参加新型农村合作医疗人数为415.24万人,覆盖率为64.8%,新沂新型农村合作医疗覆盖率继续保持在80%。截至12月底,全市参合农民中共有647.13万人次获得门诊补偿,补偿金额3 153.46万元,113 187人次获得住院补偿,补偿金额4 316.30万元。农村改水超额完成目标任务,新增改水受益人口50.5万人。继续落实城市6所医院对口帮扶12所农村乡镇卫生院工作,开展了送医、送技术和送医疗设备下乡活动。按照《关于实行城市医生晋升副高级卫生专业技术资格前到农村医疗卫生机构服务制度的实施意见(试行)》,全市已有三批共180余名城市医生奔赴农村各医疗卫生机构服务。落实"视觉第一中国行动"任务,完成铜山县1 600余名可治盲的筛查工作,并为570名可治盲患者实施了白内障复明手术。邳州市创建省农村初级卫生保健先进县(市)工作通过省级检查验收。乡村医生管理进一步规范,全市10 621名乡村医生的注册发证工作。

四、城镇医疗卫生体制改革

区域卫生规划进一步完善,市域医疗、预防、保健、急救、血液"五大中心"初步形成;已建成社区卫生服务中心和社区卫生服务站34所,市区两级医疗卫生服务体系基本建立。徐州铁路医院和新沂铁路医院移交地方政府管理的协议已初步签订,中石油管道医院完成股份制改造,实现了市场化分离;新增民营医院4所,门诊部3所,全市现有民营医院22家,其中市区16家。多种所有制办医格局已初步形成。积极开展创建基本现代化医院工作,市中心医院通过省现代化医院评审。全市"医疗质量年"活动深入开展,医疗质量控制体系基本建立,全市整体医疗质量进一步提高。

五、妇幼保健

认真贯彻实施《母婴保健法》和国家初保纲要,积极开展创建等级妇幼保健院(所)活动,对全市232家爱婴医院进行评审和复查。积极配合市计生部门开展"为了母亲健康"行动,实施已婚育龄妇女生殖道感染综合防治工程,抽调专业人员1 338名,组成12个专家组,162个医疗小分队深入农村。已检查农村育龄妇女164.4万人,查出各种妇科病患者75.7万人,其中59.6万人已享受了优惠治疗。新生儿疾病筛查率不断提高,全市新生儿筛查率在上年25.75%的基础上提高到44.89%。全市孕产妇死亡率和婴儿死亡率分别降至14.53/10万和8.48‰。

六、卫生法制与监督

认真做好卫生地方立法工作。《徐州市社会急救医疗管理办法》以第102号市长令颁布,并于2005年1月1日起施行,急救医疗管理走向法制化。认真学习贯彻《行政许可法》。在全市率先出台《徐州市卫生局行政许可公示制度》等五项制度、设计制作16种行政许可法律文书;清理保留行政许可项目 20 项,被市政府评为"贯彻实施《行政许可法》准备工作先进单位"。卫生行政审批服务窗口连续被市行政审批中心评为"五星级窗口"(最高级)。积极实施"食品放心工程"和"食品卫生专项整顿行动"。在全市餐饮业实施了食品卫生量化分级管理;建立学校食品卫生监督责任人制。相继开展奶粉集中清查、肉制品专项整治、早餐专项治理、建筑工地食堂专项治理,严厉打击各种非法行医行为,全市共出动执法人员3 630人次,对1 029家医疗机构和药店进行了执法检查,医疗服务市场得到了进一步规范。

七、中医工作

以创建基本现代化中医院为目标,徐州市中医院一期6 700平方米的六层综合病房楼、丰县中医院8 000平方米新病房大楼相继投入使用。中医重点学科和重点临床专科建设继续加强,农村中医工作先进乡镇及中医社区卫生服务机构建设活动深入开展。

八、卫生科研教育

全市医疗卫生单位共申报市卫生局医学新技术引进奖 207 项,47 个项目申报省卫生厅医学新技术引进奖。14 个项目获得市科技计划项目资助资金 14.5 万元,1 个项目获得省卫生厅医学重点课题资助资金 10 万元,获得徐州市科技进步奖 34 项。全市建成重点学科 24 个,24 人被列为市医学重点人才,评出市重点专科 44 个,全市投入重点学科建设、重点人才培养、科研成果奖励资金共1 438.1万元,其中卫生局投入 554.1 万元,各单位配套投入 884 万元,确保了全市重点学(专)科建设和人才培养工作的顺利实施。对全市2 733名乡村医生进行培训并组织参加全省乡村医生执业注册资格考试。

九、爱国卫生

顺利通过省对我市"亿万农民健康促进行动"中期评估。"灭蝇先进城市"通过省爱卫会验收,为创建国家卫生城奠定了基础。完成农村改厕 2 万户。命名了一批爱国卫生先进单位。

十、卫生行风建设

制定《徐州市卫生系统纠正医疗服务中不正之风专项治理工作意见》和行风建设"五条禁令、十不准",与局属各单位领导签定了"行风建设责任书",全市 42 家医院院长联名向社会公开 8 项服务承诺,市百名医学专家向全市医务工作者发出了"端正行风,自觉抵制不规范医疗行为"的倡议,每季度向媒体公布城市二级以上医院主要医疗评价指标和费用指标,引导群众就医。全市二级以上医院全部实行药品集中招标采购,1~6 月份通过集中招标采购药品金额占医院购药总额的 73.49%,让利患者4 000余万元,减轻了社会医药费用负担。

十一、机关作风建设

认真开展文明机关创建活动,按照"创三优"要求,以硬件建设为先导,努力改造机关办公环境,机关面貌焕然一新;重新修订《市卫生局机关规章制度汇编》,不断加强工作规范化建设,达到优良的工作秩序和优质服务的要求;成立接待(信访)办公室、应急办公室、督查办公室,实行"首问负责制""承诺办理制",落实责任处室、落实责任人,急事急办,特事特办,自觉地为基层服务、为群众服务、为发展服务,局机关被市委评为创建文明机关示范单位。　(苗　斌)

鼓　楼　区

卫生改革　积极推进卫生监督体制和疾病防控体制改革。撤销了原区卫生防疫站,成立了区卫生监督所和区疾病预防控制中心。建立了"两级政府领导,相关部门配合,卫生行政管理,社区参与,齐抓共管"的社区卫生工作管理体制。合理调整了社区卫生服务机构设置规划,对辖区 6 个办事处 50 个居委会实施全覆盖,现已规划 6 个中心,30 个站点,现社区卫生服务发展规划和设置已全部完成,以铜沛社区卫生服务中心和铜沛办事处社区卫生网络建设为试点全面启动。铜沛社区卫生服务中心社区卫生诊断和建设工作基本完成。全市率先启动的社区卫生室向社区卫生服务站转型工作。

基层医疗卫生　对全区各社区卫生室进行了复审,对不具备社区卫生服务站转型标准的单位及时完成了校验,换发了《医疗机构执业许可证》。爱婴医院创建和规范运行工作通过市卫生局的检查验收。朱庄医院积极开展"三改三满意"等优质服务活动,收到较好的效果。金山桥医院在增加服务项目的同时,重视技术设备投入,积极筹集资金,通过了医保部门城镇基本医疗保险定点医院的审核验收。10 月 1 日全面启动了合作医疗项目。

疾病防治　制定了《鼓楼区传染性非典型肺炎控制预案》和《传染性非典型肺炎疫情值班工作制度》,对市三院及鼓楼医院两家发热门诊实施流调"关口"前移,成立了"传染性突发疫情应急处理小组",组织了疫情演练。成立了区艾滋病防治工作领导小组,召开了全区防治工作会议,建立了防治协调会议制度,明确了政府各有关职能部门的工作职责,组织了防治工作技术培训和宣传教育活动,实施了对艾滋病人和病毒感染者的"四免一关怀"政策,开展了对公共场所从业人员艾滋病项目的免费检测,落实了对艾滋病人和病毒感染者免费发放安全套。结防工作以发现传染性结核病人为中心,加强结合病疫情报告和病人归口管理,下发了《区卫生局关于进一步加强结核病疫情报告和病人管理工作的通知》,积极采取有效措施,做好各项防治工作。制定了《鼓楼区突发公共卫生事件应急防治体系建设实施方案》《鼓楼区突发公共卫生事件应急预案》和《鼓楼区突发公共卫生事件卫生部门应急预案》,明确了政府各相关部门的职责。1 月份起,疫情报告系统已全面实施网络直报,下半年又开通了突发公共卫生事件网络直报,全区已初步构建成公共卫生信息网络框架。

医政管理　将打击非法行医作为卫生行政执法重点。多次组织对辖区医疗机构进行拉网式监督检查,先后查处无医疗机构执业许可证的业户21个，超范围诊疗18户，擅自聘用外单位人员54户，查扣存药械价值2万元，取缔无证行医、游医3个，检查一级以上辖区医疗机构11家，覆盖率100%，抽查其他医疗机构86个，覆盖率37.28%，对存在问题的58个单位随时制作执法文书并立案查处。专项整治工作，累计出动卫生行政执法人员365人次，用车82辆，严格执行《医疗机构管理条例》规定，组织审批了2个门诊部，15个个体诊所，同时形成年度审验工作现场审验制度化，规定效验工作必须现场审查，做到预防性卫生监督与日常性卫生监督相结合。开展医师执业注册、医师资格考试和原村卫生室执业注册工作，并在全市率先完成乡村医师执业注册工作。

卫生执法 出台了《鼓楼区卫生局关于进一步加强医疗机构设置监管的意见》《关于加强个体诊所管理工作的意见》，对卫生监督所执法人员全部进行法律法规知识的强化培训，自编印发《鼓楼区医疗机构执业人员法律法规培训教材》，2004年被市区政府评为行政执法先进单位。制作了食品行业、公共场所卫生行政许可公示板，在办理卫生许可证窗口进行公示。坚持对辖区内食品生产经营单位、公共场所进行巡回监督，监督覆盖率100%。开展了经常性卫生监督工作。全年积极开展了专项整治综合执法活动，共完成散装食品、水发食品、劣质奶粉等15项专项检查。

爱国卫生 以除害灭病为重点，以创建国家卫生城市为契机，结合全区环境卫生综合整治，全面推动爱国卫生工作，4月份，围绕“健康宣传周”主题活动，开展多种形式的健康教育活动，以治脏、乱、差为突破口，认真搞好小街巷、居民小区和城乡结合部环境卫生工作。

（张晓妍）

云　龙　区

卫生改革 完成了对原区防疫站的两项体制改革，组建了区卫生监督所与区疾病预防控制中心；并采用竞争上岗的方式，共有10名同志分别走上领导班子和中层干部岗位。抓好社区卫生服务规范化建设，积极探索中医药参与社区卫生服务的经验与模式，将中医药服务融入社区卫生服务的医疗、康复、保健、健康教育之中。实施为民办实事项目，完成新建社区卫生服务站2个。积极开展创建全国社区卫生服务示范区活动。

疾病控制 实行流调“关口”前移。加强防治知识培训，组织开展了全区范围的“SARS防治知识培训班”等专题培训。针对艾滋病、结核病等重点疾病的发展态势，进一步建立健全领导和业务指导组织，广泛开展艾滋病、结核病防治宣传教育活动。建立了艾滋病高危人群干预工作队。加大肠道传染病防治工作力度，加强对各级医疗机构肠道门诊规范化建设的管理，儿童计划免疫工作继续深入开展。加强全区计划免疫规范化接种门诊建设指导，大力推行计划免疫微机化操作。继续加大预防用生物制品的管理，重点检查有价苗的进货渠道，切实抓好寄生虫病、地方病的防治工作。

妇幼保健工作 全区孕产妇系统管理率86.92%，7岁以下儿童系统管理率99.79%、三岁以下儿童系统管理率89.42%，保健保偿率为95.72%。依法加强对《出生医学证明》的监管，严禁非法出售、倒卖、违规补发《出生医学证明》。切实加强爱婴医院长效管理，促进提高产科质量，全区爱婴医院顺利通过市复查。依法履行《母婴保健保健法》，认真开展新生儿疾病筛查，强化质量控制。加强对辖区内托幼机构的卫生保健监管与《卫生保健合格证》评审及换发证工作。

医政管理 严格医疗卫生技术人员岗位准入资格管理，对医疗机构外聘医务人员进行严格审核。加大个体诊所、村卫生室规范化管理力度，指导建立管理及业务工作台帐，落实质量控制措施。认真组织学习、严格执行卫生部《病历基本书写规范》和省卫生厅新版《病历书写规范》，加强监督并组织开展病历书写规范化专项检查。加强护理及医院感染管理工作，积极推行整体护理工作，抓好高危科室的管理，开展不定期抽查。重视医学重点专科建设，对云龙医院申报的“徐州市云龙手外科医院”进行了前期审核、上报工作。

农村卫生工作 进一步加强涉农区域卫生技术队伍建设，加强对在职乡村医师的培养和继续教育，开展了乡村医生的业务培训，组织村卫生室人员参加全省乡村医生执业考试。加强涉农区域卫生机构的监督管理，规范服务行为。以潘塘地区为试点，实施村卫生室“一体化管理”。组织人员多次对潘塘乡农民进行门诊及住院情况调查、预测，确保新型农村合作医疗制度顺利施行。

卫生执法监督工作 继续深入开展卫生普法，抓好领导干部学法和全员普法工作，特别是抓好在职卫生监督执法人员的法律知识培训。结合非典、高致病性禽流感防治等工作，多次组织开展了贯彻执行《传染病防治法》专项执法检查。不断加强医疗服务市场的管理，深入开展以打击非法行医、非法性病、美容机构（科室）、药店“坐堂医”、违法医疗广告、医务人员非法异地异单位执业为重点的医疗服务市场整顿工作。积极实施“食品放心工程”和“食品卫生专项整顿行动”。在全区餐饮业实施了食品卫生量化分级管理；建立学校食品卫生监督责任制。相继开展奶粉集中清查、肉制品专项整治、早餐专项治理、建筑工地食堂专项治理，加大对食品、化妆品、消毒产品等及公共场所、放射工作场所、学校、有毒有害作业等场所的卫生监督检查和抽检工作力度，对不合格产品的生产经营单位予以查处。全区未发生群体性食物中毒事件。

爱国卫生 进一步加强社区健康教育与健康促进，开展“相约健康社区行”活动。积极开展全省第八个“健康教育宣传月”与第十六个“爱国卫生月”活动，围绕“让群众享受美好生活”主题广泛开展多种形式的健康教育活动。结合四城同创工作,举行了“告别陋习、健康你我、美化家园”大型健康教育启动仪式。举办了五期不同行业健康教育专兼职人员的培训,共计500余人参加。广泛开展艾滋病防治宣传教育活动,组织艾滋病防治知识进社区宣传咨询、宣传材料进入千家万户活动、开展了大型艾滋病防治宣传周等艾滋病防治知识大型系列宣传活动。开展春秋季灭鼠和夏季蚊蝇消杀活动,组织开展指导培训,对灭鼠过程进行全程监控监督,顺利完成全市统一灭鼠任务,降低蚊蝇密度。

行风建设 围绕“病人至上,服务第一”的理念开展服务,加强医患沟通,着力解决好在医疗服务过程中群众反映的重点、难点、热点问题,围绕“以病人为中心”的服务宗旨,依据简化、高效、方便病人的原则,进一步优化服务流程,完善一条龙式服务。开展便民、利民、特需服务项目,提高病员满意率,满足不同层次医疗保健需求;认真实施一次性投诉待岗制度;继续抓好纠正医药购销中不正之风工作。

(吴冬梅)

九　里　区

卫生改革 对九里医院的经营机制进行完善,克服和改进合作经营中出现的弊端和存在的问题。对区属三家医院在竞争上岗、领导班子的配备、内部分配机制的改革、专业技术人员评聘分开、劳动管理等方面都进行了大胆地探索。积极推进一、二级医院向城乡社区服务转轨。徐州利国医院和大黄山医院转为社区卫生服务中心(站),将单纯医疗救助转向了“预防、保健、医疗、康复、健康教育和计划生育技术指导”“六位一体”的服务。

疾病预防 完善了《区非典型肺炎的防治工作预案》,制定了《九里区人间禽流感防治工作预案》和性病、艾滋病、结核病防治预案,成立了技术指导组和专家组,培训了相关的医务人员,加强了艾滋病、结核病预防知识的宣传。同时狠抓了重大传染病报告监测的硬件建设。2004年,仅区财政就投入专项经费20余万元,用于建设艾滋病病毒初筛室和结核病痰检室。自筹资金添置一台300毫安的X光机和部分电脑。全区已有20家医院(含矿务集团、中煤五公司的医院)构建了传染病网络直报信息平台。

医疗救治 开展了“以病人为中心”的服务活动,着力在提高医疗质量上下功夫。利国医院添置了螺旋CT机,大黄山医院添置了血液磁化治疗机,更换了先进的B超机等医疗设备。区属三家医院先后派出20多名医护人员到上级医院进修学习。

妇幼保健和爱国卫生 加强了对爱婴医院指导管理,积极做好新生儿疾病筛查管理工作。区妇幼保健所添置了新生儿听力筛查仪。加强对托幼机构的管理,组织学校有关人员对儿童进行健康体检。积极做好妇女病的普查普治工作,为全区15 000余名农村育龄妇女进行了健康检查。深入广泛开展爱国卫生运动,以灭蝇、灭鼠为重点,开展城乡除“四害”和环境卫生综合整治工作;同时,加大农村环境卫生整治活动,在农村开展“清洁村庄、清理河道、清洁家园”活动,有效地改善了全区城乡环境卫生面貌。

卫生执法 继续开展以打击非法行为重点的医疗市场整治工作。定期对“坐堂医”或以“义诊”名义从事诊疗活动,对超范围执业、擅自聘用非卫技人员、开单提成、收受红包等行为进行查处,对一百余家各级各类医疗机构进行了跟踪管理,全年出动卫生行政执法人员268人次,清理各类非法医疗广告36处,取缔非法行医6家。对全区医疗机构的“B超”机进行了登记,明确专人使用管理,较好地杜绝了非法进行胎儿性别鉴定的行为。同时重点加强了食品卫生基督。对辖区各企事业单位、学校的食堂、餐饮业、农贸市场、食品批发、零售商业网点进行卫生监督2 092户次,销毁非法食品261千克,取缔非法经营户33户。

计划免疫和健康教育 全年分4批对基层相关人员进行传染病及公共卫生事件网络直报、人间禽流感防治、霍乱防治、非典防治及突发公共事件预防、“不明原因肺炎”病因死亡、艾滋病防治工作的培训,全年四苗接种率为100%,乙脑疫苗初免疫接种率97.7%。保障流动人口中适龄儿童的计划免疫接种及流动人口的相关传染病管理工作进行。积极开展健康教育,对辖区中、小学生进行了年度体检健康检查。多次在辖区内的社区和重要集贸市场开展健康咨询活动,宣传健康防病知识。

行风建设 认真做好卫生行风评议工作,坚持党政齐抓共管,部门各负其责,一级抓一级,层层落实。卫生局先后制发了卫生系统科员级以上干部廉政档案和行风建设六项承诺。对辖区三家医院的收费、不得收受红包的制度、作息时间及病人的承诺进行了公示。针对辖区范围广,医疗机构分散的实际情况,实行分片管理。卫生局建立了医院院长例会制度,定期传达上级卫生部门的卫生法律法规以及工作要求,并加强监督检查,不定期对医疗市场进行明查暗访。　(顾玲)

贾　汪　区

卫生改革 区人民医院在人事制度改革的基础上,进一步深化了医院分配制度改革。积极探索乡镇卫生院的运行方式,在大吴中心卫生院鹿庄分院进行运行方式改革试点。

社区卫生服务 建立健全村社区卫生服务管理制度,全面提升社区卫生服务功能。加大乡村一体化管理力度,加强乡村医生培训,对332名无正规学历人员进行了为期3个月的学历培训及考核考试,完成了622名符合条件的乡村医生的执业注册及证书发放工作。

疾病预防控制 加强疫情和突发公共卫生事件监测系统建设,组织传染病疫情处理模拟演练,做好有效预防、及时控制和消除突发公共卫生事件与传染病危害的各项工作。法定报告传染病发病率224.6/

10万。加强计划免疫规范化门诊建设，为各镇防保站统一配备微机，完成计划免疫软件系统的安装、培训及儿童接种信息的录入工作，计划免疫全部使用IC卡，4家镇防保站通过市卫生局甲等规范化门诊验收。

卫生监督 培训相关从业人员4 804人，制作宣传板块42块、发放宣传材料10 000余份。加强全区直管单位食品卫生监督，季覆盖率达100%，重点行业覆盖率达200%，食品监督采样692份，合格率85%。实施食品放心工程，开展食品监督量化分级管理，在不同季节，对重点行业、重点食品组织专项整治。组织对全区医疗市场进行拉网式检查，查处违法案件80起。

妇幼保健 组织开展母婴保健法等法律法规及妇幼保健知识宣传咨询活动。开展新生儿疾病筛查，采血1 006人，采血率达80%以上。对3 030名幼儿园儿童和410名托幼机构工作人员进行健康检查。继续推行妇女儿童两个系统管理，孕产妇系统管理率60.6%，7岁以下儿童保健管理率80.4%，住院分娩率99.3%，4～6月母乳喂养率92.86%。为109 568名妇女进行健康检查，其中44 864名妇女患有妇科疾病，患病率40.9%。

卫生行风 在医疗机构中认真推行“五条禁令、十不准”，实行一次投诉待岗制度。深入开展民主评议行风工作，坚持“纠、评、建”并举，虚心接受评议意见和建议。坚持人性化服务，门急诊和病区服务收费、常用药价格全面公示，实行住院病人医药费用“一日一清单”制。落实党风廉政建设责任制，并将其内容分解到科室、单位，主要负责人签订党风廉政建设责任状，一级抓一级、层层抓落实。 （阚久扬）

泉山区

卫生改革 撤销区卫生防疫站，组建区卫生监督所和区疾病预防控制中心。改进和完善了内部运行机制，建立行政执法责任制和业务目标考核责任制，积极推进城市社区卫生服务体系建设。完善社区卫生服务机构规范化管理，进一步调整和完善社区卫生服务机构设置规划，社区卫生服务机构设置和发展由以站为主调整为以中心为主，站为补充。

预防保健 制发《泉山区卫生系统突发人间禽流感疫情应急预案》和有关技术方案，成立了人禽流感防治应急队伍，组织开展了全区人禽流感防治知识专题培训。制发了《泉山区突发公共卫生事件应急预案》，强化了全区非典疫情和突发事件的报告制度，完善了突发公共卫生事件监测信息网络，在全市率先实现了网络直报。加强对各级医疗机构肠道门诊规范化建设的管理，开展开诊情况执法检查。积极筹划在泉山医院设立全区儿童计划免疫集中接种规范化门诊试点工作。全面落实以接种肝炎疫苗为主导的综合防治措施，做好甲肝疫苗“三个一”的常规接种工作，提高甲肝疫苗接种率。对辖区15所小学16 501名小学生开展PPD检测工作，对420名阳性人员指导做进一步检查。对辖区内近2万名小学生进行健康体检工作。出台了全区结核病防治规范及艾滋病防治规范，制定下发了相关工作制度和责任分工。积极筹建艾滋病初筛实验室，会同区财政局制发了《泉山区艾滋病及常见机会性感染免、减费药物治疗实施办法(试行)》和《泉山区艾滋病免费自愿咨询检测实施办法(试行)》，会同区公安分局、工商分局、财政局、文教体局、计经贸委等部门下发了《关于对公共场所从业人员开展艾滋病健康检测工作的通知》，从10月1日起对公共场所娱乐业从业人员实施艾滋病相关项目免费监测，监测阳性者治疗费用给予相关减免。全年报告法定传染病15种2 089例，发病率为432.73/10万，无暴发疫情。

卫生监督 多次组织开展卫生专业相关法律法规的学习培训。坚持专项治理和日常监管相结合，继续深入开展整顿和规范市场经济秩序工作。认真开展健康相关产品监督检查工作。加大对食品、化妆品、消毒产品等及公共场所、放射工作场所、学校、有毒有害作业等场所的卫生监督检查和抽检工作力度，重点对劣质奶粉、冷饮、水发食品等组织专项清查。组织从业人员体检培训9 500余人，发放宣传资料14 300份。出动卫生监督人员2 249人次，监督检查食品经营单位3 200户次，公共场所400余家，发放卫生许可证2 639户；查处违法生产经营单位234户，其中罚款1户，取缔91户，责令限期整改141户。接群众投诉76起，经调查取缔32户，责令限期整改44户。采取有效措施提高食源性疾患和食物中毒事故的预防与控制能力，预防学校、餐饮单位食物中毒的发生。

妇幼保健 深入贯彻《母婴保健法》，认真组织实施《妇女、儿童发展规划(2001～2005年)》，积极做好中期评估准备。依法加强母婴保健专项技术服务的监督管理，不断提高妇幼保健人员的业务技术水平。上半年被评为省级“巾帼文明示范岗”。新生儿疾病筛查工作进展顺利。开办了全市第一家婴儿游泳馆，在全区范围内开展“为了母亲健康”活动，共为7 546名妇女进行生殖道感染的普查，检查各类疾病3 173人。

农村卫生 加强对乡村医生业务培训，有计划地清退村卫生室不合格的卫生技术人员，及时充实专业卫生技术人员，提高农村卫生队伍的整体素质。加强农村卫生机构、从业人员、卫生技术应用等方面的准入管理，整合卫生资源。对农村卫生室实行“五统一”(人事、政务、财务、业务、药械)管理。不断发展和完善农村合作医疗，建立农民大病医疗保偿制度。

爱国卫生与健康教育 充分利用多种形式开展大规模的环境卫生综合整治和健康教育工作。围绕“让群众享受美好生活”主题广泛开展“亿万农民健康促进行动”、“健康教育直通车进农村进社区活动”等多种形式的健康教育活动。9月份顺利通过了省灭蝇达标验收工作。进一步加强社区健康教育与健康促进，制定计划，开展“相约健康社区行”活动，协调社区与各社区卫生服务机构密切配合，制定健康教育计划，有目的地开展健康教育。

医政管理　规范突发公共卫生事件的医疗救治工作与救治队伍建设。继续开展“医疗质量年”活动。坚决遏制医疗机构超范围经营，围绕“以病人为中心”的服务宗旨，进一步优化服务流程，依据简化、高效、方便病人的原则，简化服务流程，完善一条龙式服务。加强护理及医院感染管理工作，积极推行整体护理工作。加强医疗事故的防范和医疗质量的监管，做好医疗纠纷上访的接待处理及医疗事故争议的行政处理。认真贯彻实施《医疗机构管理条例》，加大宣传《药品管理法》和《医疗事故处理条例》的力度，进一步加强对药品经营、销售和使用的规范化管理，规范执业行为。

卫生行风　开展便民、利民、特需服务项目，满足不同层次医疗保健需求；认真实施一次性投诉待岗制度；继续抓好纠正医药购销中不正之风工作。加大对不规范医疗服务行为特别是收受“红包”、“回扣”、“开单提成”等的整治力度。在系统内深入开展行风教育和机关作风建设活动，公示了工作内容、服务承诺及监督电话，并发放了《征求意见函》，接受群众监督。（周生光）

丰　县

传染病防治　制订了《丰县传染性非典型肺炎常态长效管理实施方案》《丰县非典型肺炎防治工作应急预案》。在此基础上制订了《2003～2004年度全县卫生系统传染性非典型肺炎防治方案》和《丰县传染性非典型肺炎疫情监测报告实施方案》。于元月中旬和4月下旬两度启动非典的应急防控预案，认真坚持了24小时值班制度和疫情日报告、零报告制度。制订下发了《丰县禽流感疫情应急预案》和有关技术方案。成立了人禽流感防治应急分队，组织开展了全县人禽流感防治知识专题培训。落实了防控措施。全面实施了现代结核病控制策略，进一步加强了结核病患者的归口管理。广泛开展了艾滋病防治知识宣传普及活动，完成了医护人员艾滋病防治知识全员培训。加大了计划免疫规范化门诊建设力度，提高了地方病防治的科技含量，巩固了消除碘缺乏和控制地氟病的工作成果。同时，狠抓了病毒性肝炎、寄生虫病、狂犬病、皮肤病、职业病、慢性病、精神卫生疾病、牙病等的防治工作。

公共卫生　建立了突发公共卫生事件应急指挥体系，制发了《丰县突发公共卫生事件应急预案》和《丰县突发公共卫生事件信息网络系统建设实施方案》，确定了28家医疗机构为丰县传染病疫情与突发公共卫生事件网络直报单位。进一步完善了突发公共卫生事件监测信息网络，加强了急病救治体系建设、县人民医院传染病隔离病区建设、镇卫生院建设和卫生监督体系建设。全县各镇卫生院已经达到信息传递网络化，实现了疫情网络直报。

妇幼保健　认真抓好了新生儿疾病筛查和等级妇幼保健所创建工作，依法加强了母婴保健专项技术服务的监督管理，开展了妇幼卫生健康教育和宣传工作。强化了对爱婴医院的管理，巩固和提高爱婴医院的创建成果。全年全县孕产妇系统管理率为96%，住院分娩率为99.80%，0～6岁儿童系统管理率为96%，高危孕妇和体弱儿童专案管理率为100%，城镇和农村妇女疾病普查率分别为85%和80%左右。同时，还进一步规范了婚检服务内容和质量，强化了对托幼机构的卫生监督，改善了托幼机构的卫生条件。

爱国卫生　重点加强了对学校、医院、社区及公共场所等人口密集单位和地区卫生知识的宣传，积极开展了“亿万农民健康促进行动”，不断加大了除“四害”力度，进一步整治了农村大环境卫生，教育和培养群众逐步养成爱清洁、讲文明的生活习惯和保护环境卫生的良好行为。

新型合作医疗　坚持以“初保”为龙头，重点加快建立新型农村合作医疗制度，卫生局机关抽调40余名干部分成5个工作组，下到全县14个镇进行督察指导，加快了新型农村合作医疗工作的进度，全县已有56.27万人参加了新型农村合作医疗，占全县农村人口的60.1％。

农村改水　全年共投入改水资金480万元，新增农村改水受益人口4万人，全面完成全年改水任务。制定了2005年改水工作计划和农村改水工作实施意见，到2005年度全县新增农村自来水受益人口7万人，自来水普及率达到85%，并且还按照扩大规模，联村办厂，以集镇带农村的原则，以集中供水为主要方式，充分利用现有水厂进行改水扩建，逐步实现区域供水。实现农村改厕2 000户，投入改厕资金40余万元。

卫生法制建设　切实加强了公共场所卫生、食品卫生监督管理工作，对非法销售、使用预防性生物制品的行为进行监督检查。对节日市场食品卫生工作进行了专项整治。在全县广泛开展了“非法行医专项整治”活动，检查医疗卫生服务机构130余家次，立案查处2起非法行医案件，加强对学校、托幼机构食品放心工程的监管，实行学校食品卫生安全责任制，对全县中小学校进行了食品卫生安全大检查。继续加强了对婚丧嫁娶聚餐过程中食品卫生的安全管理。对与老百姓日常生活密切的调味品、食品添加剂进行了治理。切实抓好了“食品放心工程”、职业病专项整治工作。

卫生行风　开展纠正收受药品回扣、“红包”“开单提成”、乱收费等不正之风的专项治理，强化医疗机构纠风工作责任制，建立院长一手抓医院管理，一手抓医德医风“一岗双责”制度；加强医疗管理制度建设，完善医疗质量管理制度，人事分配制度、财务制度和责任制度，继续做好药品集中招标采购工作，严格控制医疗机构的药品收入比例。对医疗机构药品收入占业务收入比例实行上限指标控制，超收的药品收入全部上缴。完善住院费用清单制、门诊药费清单制、医疗收费及药品价格公示制和查询制。

（李传义）

沛　县

卫生改革　卫生监督体制与疾病预防控制体制改革，于4月9日组建沛县卫生监督所和沛县疾病预防控制中心两个机构。对县医药公司实行破产重组，由南京永泰医药有限公司收购，建立现代企业制度。依托沛县人民医院于8月3日组建沛县120急救医疗站，同时拟定在县内4所镇卫生院设立急救医疗分站，建立覆盖城乡的急救医疗体系。沛县卫生局会计核算中心于5月1日成立，县直10家单位均纳入核算中心，统一办理资金结算、统一发放工资、统一会计核算、统一会计报表和会计档案管理。依托县卫校于5月中旬在徐州市首家成立“卫生部职业技能鉴定中心沛县培训基地”。4月中旬，对县卫生监督所和疾控中心两个单位的中层干部，实行竞争上岗。采取公推公选的办法，在全县卫生系统范围内选配优秀人才担任卫生院领导职务，共有7名院长、8名副院长经过公推公选走上领导岗位。

基层卫生　制定《沛县新型农村合作医疗制度实施办法》及《实施细则》和各项管理规章制度。自4月1日零时起，全县全面推行农村新型合作医疗制度，全县农村共59.1万人参加新型农村合作医疗，参保率60.67%，全县定点医疗机构478个，其中，定点县级医院2个、镇级卫生院27个、村级卫生室449个。加大新型农村合作医疗宣传力度，加强对定点医疗机构的监管及相关人员的培训力度，加大合作医疗管理的软、硬件投入。4月1日至12月31日，全县累计补偿604 863人次，门诊费用补偿426.61万元，住院费用补偿608.43万元，参保人最高补偿额为3万元。方便参保群众，做到即时结算、即时补偿。组织学习《乡村医生从业管理条例》，加强乡村一体化管理，落实“五统一、一独立”管理措施，依托县卫校举办乡村医生培训班，组织乡村医生参加考试，完成了253人的乡村医生注册工作。

改水改厕　把改水改厕工作与扶贫工程、文明村创建、改善投资环境有机结合起来，引导群众自觉参与改水改厕。全县全年投入97.5万元管网入户费，确保改水、改厕工作的顺利实施。全年新建农村水厂11座，使23个行政村，6.5万人用上自来水，2 000户农村居民用上无害化卫生厕所。

预防保健　以防控非典、人间禽流感及其它重点疾病防治工作为重点，深入贯彻《传染病防治法》及其《实施办法》，认真落实各项防治措施，全县全年无甲类传染病发生，乙、丙类传染病总发病19种1 681例，发病率为142.46/10万。全年累计登记腹泻病人4 471例，采样检验1 213例。采取有效措施切实加强对结核病的管理，全年共登记结核病人837例，初治涂阳病人320例，复治涂阳病人85例，列入项目治管407例。儿童计划免疫工作得到进一步加强，全县“四苗”覆盖率、“单苗”接种率均在97%以上，无脊灰野毒株引起的脊髓性灰质炎病例发生，儿童计划免疫投保率为95.4%。广泛宣传性病、艾滋病的防治知识，进一步加强对性病、艾滋病的监测、检测。

妇幼保健　落实《母婴保健法》，加强对各医疗卫生单位产科、儿科的指导和管理工作，加强爱婴医院管理，巩固提高省爱婴成果，加强《出生医学证明》的规范化管理，严格填写、发放和使用。全县全年婴儿死亡率11.27‰，无孕产妇死亡。

医政管理　全县各医疗卫生单位继续加强医疗安全工作，健全安全医疗责任制，组织学习《医疗事故处理条例》和《医疗事故处理条例释义》及配套文件。认真贯彻实施《执业医师法》和《医疗机构管理条例》，加强对医务人员的执业管理，全年共完成16人次的医务人员执业医师注册，换发核发各类医疗机构164家。组织业务技能培训371人次，上档次进修64人次。

卫生法制与监督　认真组织学习贯彻《行政许可法》，进一步完善卫生行政执法责任制。加强执法证件管理、纯洁执法队伍。成立卫生执法大队，完善制度，将规范医疗服务市场和打击非法行医作为卫生执法重点，全年共检查各类医疗机构355家，取缔无证医疗机构60家，处罚店堂医9家，超范围医疗3家，限期整改137家，没收非法行医药品器械价值20 984元，罚款198 100元。积极实施“食品放心工程”和“食品卫生专项整顿行动”，全县未发生群体性食物中毒事件。县卫生局被评为“徐州市2004年度行政执法先进集体”。

卫生行风　制定《沛县卫生系统纠正医疗服务中不正之风专项治理工作意见》和行风建设“五条禁令、十不准”，广泛深入开展纠正医疗服务中不正之风专项治理工作，以切实可行的措施扎实推进专项治理活动，切实解决医疗服务中收受药品回扣、“红包”“开单提成”、乱收费等不良形为。继续推行政务公开和各项服务公示活动，严格执行一次申诉待岗制度。　（单银斌）

铜　山　县

农村卫生　全县85.05万农民参加合作医疗，参加人数占农业总人口的81.76%，共筹集合作医疗基金2 550.15万元。全县累计补偿1 791 093人次，补偿总额2 385.96万元。10至11月，全县抽调卫生技术人员958名，免费为全县187 974名未享受补偿的参合对象进行体检。徐州市合作医疗现场会在铜山县召开，落实“视觉第一中国行动”任务，全县完成1 600余名可治盲的筛查工作，为570名可治盲患者实施了白内障复明手术。完成了1437名乡村医生的注册发证工作，全年共投入140万元进行村卫生室改造，全县村卫生室业务收入2 688万元，较上年增加36.45%。

公共卫生　制订了《铜山县突发公共卫生事件应急预案》，卫生部门应急预案体系全部完成。从1月

15 日全县传染病疫情与突发公共卫生事件全部实行了网络直报。积极进行新一轮的乡镇防保站建设，全县 27 个计划免疫规范化门诊全部通过市卫生局验收，24 名同志受到市局表彰。

疾病防治 制订了《突发人间禽流感疫情应急预案》、《不明原因肺炎病例监测实施方案》和《死亡病例监测实施方案》和有关技术方案，全县从 4 月 1 日起开展肠道感染性腹泻疫情监测，全县未发生霍乱疫情，肠道传染病发病稳中有降，未发生暴发流行。全县全年结核病减免费用 31 万元，共发现管理肺结核病人 766 例，查治费用实行“收、减、免”，艾滋病自愿免费检测等“四免一关怀”政策在全县实施，全县报告传染病总发病率为 168.56/10 万。已建成江苏省牙防先进县。

妇幼保健 加强母婴保健专项技术服务准入管理，爱婴医院全部进行了复查。开展“为了母亲健康”行动，共检查妇女 24.9 万人，查出患有妇科疾病的 12.7 万人，优惠治疗 10.2 万人，通过了市政府组织的评估验收。新生儿疾病筛查率由上年 20.97% 提高到 60.40%，全县共筛查5 703例，共查出 6 例甲状腺功能低下，2 例苯丙酮尿症患儿，均采取了防治措施。在 7 家单位开展了新生儿听力筛查。全县孕产妇死亡率和婴儿死亡率分别降至 21.8/10 万和 6.1‰。

卫生监督 认真落实《行政许可法》，清理卫生行政许可项目，简化行政审批流程，卫生行政审批服务窗口连续受到表扬。积极开展“食品放心工程”和“食品卫生专项整顿行动”，全县实施了食品卫生量化分级管理，相继开展奶粉集中清查、肉制品专项整治、早餐专项治理、建筑工地食堂专项治理和公共卫生、医疗市场、职业卫生等方面的整顿。全年共查处行政处罚案件总数 290 余起，无行政复议、行政诉讼败诉案件。全县未发生群体性食物中毒事件。

医政工作 全系统共添置大型医疗器械设备 469 台件，更换添置床单元 324 套，共投入资金 704 万元。全县医院急诊抢救室、手术室、产房、供应室都能做到建设规范、功能齐全、布局合理、人员配备符合要求。投入农村卫生人才培训费用 22 万元，共举办业务培训班 36 期，选送 215 人外出进修人员。

爱国卫生 顺利通过江苏省“亿万农民健康促进行动”中期评估。提前完成省、市政府下达的农村改水目标任务，全年投入 469.25 万元，新增改水受益人口55 610人。完成四个普及村2 024户改厕任务。

（鹿杰）

睢 宁 县

卫生改革 撤销了县卫生防疫站、县皮防所，新组建了县疾病预防控制中心和县卫生监督所，对中层干部实行了竞争上岗；在 2 个镇开展了乡镇卫生院布局调整试点，在 1 个场圃卫生所进行改制试点；实行院长任期目标责任制、末位淘汰制，在医疗卫生单位推行中层干部竞争上岗制和职工全员聘用制，近 10 家单位进行了试点；对村卫生室继续推行“五统一管理”制度并进行农村社区卫生服务模式改革，对 624 名乡村医生进行了执业注册培训和考试，对符合条件的乡村医生进行了执业注册。

新型农村合作医疗 抓好新型农村合作医疗制度的建立，运用各种形式进行宣传，修订了《睢宁县新型农村合作医疗管理暂行办法》，将合作医疗筹集资金统一由县新型农村合作医疗管理办公室管理，开发了全县联网的微机管理网络。2004 年全县农民投保资金 602.12 万元，投保率 60.12%，全年报销农民医药费用 621.05 万元，受益人口 60.7 万人次。

改水改厕 制定了县农村改水改厕工作实施意见和优惠政策，明确了相关部门、帮扶单位的工作职责，对农村水厂的运行机制进行了改革。2004 年全县投入改水资金 745.80 万元，新打深水井 7 眼，新建水厂 7 座，厂房 26 间，管网延伸 14 处，实现新增受益人口 81 601 人。农村改厕投入资金 84 万元，中心镇村改厕 1 000 户，纯农户改厕完成 1 000户，全面完成年度改水改厕任务。

公共卫生体系建设 制订了《睢宁县突发公共卫生事件应急防治体系建设实施方案》，初步建立了全县公共卫生信息系统，实现了传染病疫情网络直报。县疾病预防控制中心强化了应急预警与处置、疫情收集与报告等职能，对仪器设备、通讯网络、应急队伍建设进行了重点加强。县卫生监督所强化了执法工具、应急设备、队伍建设等工作，成立了县急救站，将县人民医院、县中医院的急救资源进行整合共享，并对县人民医院传染病区的改扩建项目进行了规划立项。

医院管理 组织 165 人的执业医师、执业助理医师考试报名和 456 名护士的执业注册工作。对全县一级以上医疗机构进行全面检查，继续实行现场处罚责任人制度，2004 年处罚 12 人次，罚款1 700元。先后举办了 10 次业务培训会议，组织了 2 次病历会审活动。开展了“为了母亲健康”妇女病普查活动，共体检 246 649 人，查出患病人数 120 161人，全县 710 名医务人员参与此项活动，并对妇女病患者进行了治疗。继续按季度对全县医疗单位的财务收支情况进行审计。2004 年，全县医疗单位业务收入 1.18 亿元，较上年同期增加1 542万元，增长率为 15.08%；其中乡镇卫生院收入4 500万元，同比增加 406 万元，增长率为 9.93%。

预防保健与卫生执法 抓好非典防控工作，加强预检分诊点、发热门诊、临床观察医院的建设与管理，对隔离防护、设施设备、工作流程等进行了再规范。加强了重点传染病的防治，全县法定传染病发病率 198.4/10 万。计划免疫规范化门诊建设有序进行，加强了以霍乱和感染性腹泻为重点的肠道传染病防治，全年未发现疫情。结核病、地方病、寄生虫病、艾滋病、性病、麻风病、肝炎病的防治任务得到落实。妇幼卫生工作以贯彻落实妇幼保健保偿制为重点，对爱婴医院组织了新一轮检查考核，孕产妇死亡率、婴幼儿死亡率均比上年下降。继续开展了整顿和规范市场秩序活动，加大对公共场所、食品卫生监督管理力度，对全县餐饮业、学校食堂、奶制品、纯净水生产经营企业进行了全面检查。打击非法行医专项整治，共取缔非法行医 98 户次，没收药械价值 7.28 万元，行政处罚 85 户次，罚款 6 万余元。

卫生行风 上半年，完成民主评议卫生行风工作，社会对医疗服务综合满意度达 95%。从 5 月起，开展了纠正医疗服务中不正之风专项整治活动，全县 29 家医疗机构联合向社会公开服务承诺，严格按照卫生部“八不准”、徐州市卫生局“五条禁令、十不准”的要求规范医疗服务行为。继续开展药械集中招标采购工作，全年共举办 9 次招标洽谈会，签订合同 1 744 份，合同金额 1 425 万元，降低购入价 85 万元，节约采购成本 43 万元，让利患者 430 万元。（孙波）

新　沂　市

合作医疗 出台《新沂市农村合作医疗保险暂行办法》，合作医疗基金收支两条线管理，定期向社会公示合作医疗基金使用，大病补偿情况，接受社会各界监督。2004 年参合人数 60.81 万人，筹集资金 1 823.7 万元，其中群众筹资 608.1 万元，政府补助资金 485 万元，省补助 609 万元，徐州市政府补助 121.6 万元。累计补偿人次达到 152.8 万人次，其中住院报销 11 056 人次，门诊 151.7 万人次。合作医疗补偿支出 1 588.58 万元，其中门诊补偿支出 762.95 万元，住院补偿支出 825.63 万元，补偿费用 5 千元以上 130 人，1 万元以上 42 人，达到补偿上限 3 万元的 1 人。

基层卫生 对全市在岗村社区卫生服务站工作人员进行严格审核，对不具备在按注册条件的村级卫生人员，分三期进行了执业注册资格培训，并参加全省执业资格考试，为 1 649 名乡村医生办理了登记注册手续，完成发证工作。全市镇村“一体化”管理，对乡村医生进行了培训，培训内容为消毒技术、禽流感防治、社区服务站管理、合作医疗管理、卫生法律、法规、安全医疗、门诊病历书写等。

卫生支农 制定并下发《关于实行卫生支农，城市医生晋升副高级卫生专业资格前到乡镇卫生院服务制度的实施意见》，规定全市城区三所二级医疗机构的医务人员，在晋升副高级职称前必须到乡镇卫生院服务三个月以上，全市已有 6 名晋升副高级职称人员到乡镇服务三个月。市人民医院、中医院、铁路医院按照《新沂市城镇医疗机构支援农村医疗机构工作实施方案》要求，对口帮扶 6 所乡镇卫生院，进行技术指导、业务培训，并给予仪器设备等方面支援。

改水改厕 全年新建水厂 6 座，延伸水厂 4 座，受益人口 12.1 万人（2.99 万户），筹集改水资金 1 200.6 万元，其中省投资 210 万元，徐州市 120 万元，地方配套资金 180 万元，个人投资 230 万元，群众自筹资金 460.6 万元，改厕投入 85 万元，建成户厕 3 206 个，卫生厕所改造 1 626 户，受益人数 6 600 人，改造无害化厕所 1 580 个，受益人数 6 500 人，完成徐州市下达的 3 000 户改厕任务。

公卫体系建设 建立公共卫生应急体系，制定下发《新沂市突发公共卫生事件应急防治体系建设实施方案》《新沂市突发公共卫生事件应急预案》，调整技术指导组人员，培训相关专业人员。监测信息网络建成并运转，全市 26 所医疗机构添置微机、传真机和专用电话，传染病疫情与突发公共卫生事件实行网络直报。完善应急医疗救治体系，乡镇卫生院建立相对独立的急诊小区，规范市“120”特服号码，成立新沂市急救站“120”调度中心，院前急救服务规范。

疾病控制 两次启动非典应急防控预案，成立非典防治领导小组及办公室，组建食品卫生、公共场所卫生、疾病控制应急处理小组，调整发热门诊布局，完善内部设置及防护措施，实行周报制度。实施 CIDA 项目工作，全年登记初诊结核病人 5 600 例，确诊 810 例，535 例病人接受免费治疗。对 2 例 HIV 感染者调查分析，对 20 名密切接触者做 HIV 抗体检测。全年全市共报告急性乙类传染病 12 种，1 303 例，发病率控制在 135.63/10 万。

妇幼保健 巩固创建爱婴医院成果，进行“一法”“两纲”“两规”及妇幼科普宣传，全市孕产妇保健管理率达到 95.7%，高危妊娠管理达到 100%，住院分娩率达到 100%，全市 7 岁以下儿童系统管理率达到 92%，围产儿死亡率控制在 11.3‰，5 岁以下儿童死亡率控制在 12.2‰，全市妇幼保健保偿率达到 100%，全年新生儿疾病筛查率达到 42%。

卫生执法 对从业人员进行培训，全年累计培训从业人员 2 000 余人次，开展食品、环境卫生、医疗市场、职业卫生等方面整顿及专项治理工作，检查医疗机构 1 710 家次，监督覆盖率达到 100%，对 131 家非法医疗机构实施了行政处罚。

医院管理 加强门诊、住院病人管理，执行各项技术操作规程，定期通报安全医疗情况，明确专人负责院内感染管理，对手术室、产房、治疗室、供应室等高危科室监测，控制院内感染。鼓励临床医生参加成人高考、成人大专、自学考试，50 多名业务技术骨干到上级医院进修。（孙合贞）

邳　州　市

卫生改革 进一步加大医疗卫生资源的调整力度。把陆井卫生院并入占城卫生院。对医疗机构进行统一规划、布局、功能定位，会同市有关部门积极做好相关工作。

预防保健 市政府转发了《邳州市突发公共卫生事件应急预案》，成立了突发公共卫生事件应急领导小组和相关的救治、应急处置组织，建立健全了相应的工作制度和职责。以官湖中心卫生院为依托新建了传染病院，以应对可能发生的突发传染病疫情。加大疫情管理人员培训力度，加强疫情网络直报系统的建设，完善了疫情检测和预警机制。全市42所医疗卫生单位全部按时配备了疫情直报微机及相关设备，累计投入30余万元。市疾控中心安排专门人员负责疫情网络直报工作，并对全市84名网络直报人员进行了多次培训和网上模拟演练，确保全市42所医疗卫生单位按照规定时间全部实现了疫情网络直报。扎实开展各类传染病的治管工作。非典、霍乱、感染性腹泻、伤寒、肝炎、结核病等传染病防治工作取得明显成效。接受卫生部组织的苏、鲁、豫、皖、鄂五省疟疾联防检查，获得好评。加大了对艾滋病、性病的防治工作力度，建立健全了组织和制度，进一步强化了业务人员培训和社会宣传工作，下发了《艾滋病防治工作意见》，会同多部委下发了开展艾滋病免费检测和治疗的通知，市疾控中心建立了HIV初筛实验室并开始全面启动。

新型农村合作医疗　大力开展宣传工作，认真做好农民参合资金的筹集工作，至4月30日全市共有942 495人自愿参加新型农村合作医疗，参合率77.4%，共筹集农民参合资金9 222 166元（不含重点优抚对象），全市新型农村合作医疗工作于5月1日全面启动。筹集资金133万元，购置了计算机设备，实现了全市35所乡镇卫生院与市合管办计算机联网管理。新型农村合作医疗工作在徐州市处于领先地位。

医院管理　修改了原《一级医疗机构年度记分考核办法》，明确了卫生院的功能和任务，制定了有效措施，强化依法治院意识，依法建立和完善从业人员、医疗技术应用、大型医疗设备等医疗服务要素的准入制度，强化医疗服务质量和服务行为的监督管理。抓好大型仪器设备的规划、论证、审批和管理，加强手术分类管理工作，规范医疗技术行为，确保医疗技术的安全性和有效性。

卫生执法　以食品安全专项治理、公共场所卫生、体检办证、食物中毒防治等工作为重点，坚持以开展相关法律法规宣传培训为基础，严把健康证、卫生许可证发放关，认真做好重大活动和节日的卫生安全保障工作，加大日常监督、检测工作力度。公共场所卫生、放射卫生、学校卫生的监督管理频次也不断加大。

行风建设　加强行风和职业道德建设，开展医德医风教育，继续抓好公示制度的落实，推行诚信服务。做到“三公开、四合理”，即公开各种收费价格，公开服务内容，公开就医消费，合理用药、合理检查、合理治疗、合理收费。在做好医疗收费和药品价格公示的同时，做好服务项目的公示和服务时间的公示。继续纠正医药购销中的不正之风，加大对不规范医疗服务行为特别是收受“红包”“回扣”“开单提成”等整治力度。　　（陈　浩）

常　州　市

【综述】

2004年卫生基本情况表

	数　量	与上年比增长数	与上年比增长率(%)		数　量	与上年比增长数	与上年比增长率(%)
卫生机构(个)	611	－14	—	卫生人员(人)	19 546	215	＋1.11
医　　院(个)	28	－2	—	卫生技术人员(人)	15 707	110	＋0.71
床　　位(张)	12 352	217	＋1.79	乡村医生(人)	1 646	56	＋3.52
医院床位(张)	11 932	245	－2.10	个体开业人员(人)	247	—	—
平均每千人口医院床位(张)	3.42	—	＋0.04	平均每千人口卫生技术人员(人)	4.50	—	—

人口	总数(万人)	217.14	卫生费用	卫生事业费(万元)	
	出生率(‰)	8.05		卫生事业费与上年比增长率(%)	
	死亡率(‰)	6.98		卫生事业费占财政支出百分率(%)	
	自然增长率(‰)	1.07		卫生系统固定资产(万元)	
医疗服务	诊疗总人次(万)	1 017.65		卫生系统基建投资(万元)	
	门诊人次(万)	880.45		平均每一门诊人次医疗费用(元)	150
	急诊人次(万)	111.71		平均每一出院病人医疗费用(元)	7 040
	住院总人次(万)	25.69			
	出院总人次(万)	25.74			

一、卫生改革与发展

对部份公立医疗机构进行兼并、重组。常州市中医院成功兼并同济医院、戚机厂医院整建制划归戚墅堰区医院、金坛市将七个卫生院分院合并到所在建制镇卫生院、溧阳市六个镇卫生院分院、门诊部改制产权制度。对行政正职领导实行扩大民主、公开推荐制，把首次提名权交给广大干部群众，又以两轮民主推荐的结果作为重要依据。2004年干部提拔、交流轮岗39人。全面推行全员聘用人事制，把新提拔中层干部竞争上岗率达100%列入基层单位党建工作目标管理考核体系。局机关4名中层干部竞争上岗、溧阳三个卫生院实行副院长竞聘制。成立了常州市人事争议调解委员会。探索多种所有制办医形式，城区新增设置民营门诊部5家，民营医院3家，现共有民营医院7家，床位500张；年内又增设社区卫生服务机构2家，现共有9家，占社区服务机构总数的15.5%。对药品集中招标采购，首次将骨科植入器材等高值医用耗材纳入器械集中招标范围。推进卫生基本建设，常州一院门急诊大楼、常州二院医技楼、常州中医院门急诊病房大楼、常州市肿瘤医院门急诊病房综合楼均进入可行性研究，设计阶段；常州卫生学校新校区完成5 000平方米土建工程；急救中心业务大楼项目奠基；常州市红十院中心血站基本完成拆迁工程；金坛市中医院综合病房楼、溧阳市人民医院急诊大楼正在建设中。

二、医政管理

编制了《常州市二级以上医院医疗质量目标管理考核标准(试行)》，涉及病案、护理等9大条线的质量管理，并在全市统一启用医院感染管理统计软件。开展《示范药房、规范药房、合格药房》评比，二级以上医院100%达到规范药房标准；95家乡镇卫生院通过规范药房验收，占全市卫生室总数的92.96%。出台《关于城区乡镇社区卫生服务工作实施意见》《常州市社区卫生服务机构考核标准(试行)》。钟楼区成立社区卫生服务行业协会。全年新增加社区卫生服务机构17家,现共有58家,配有从业人员753人,其中全科医师182人,实行年度考核末位淘汰制,被评出的前十位社区卫生服务机构,由财政局拨专项资金奖励;钟楼区、天宁区年内顺利通过省社区卫生服务示范区的验收。开展打击非法行医专项治理,共出动执法人员700多人次,检查车辆204车次,查处违法医疗机构131个、违法人员166人、取缔非法机构174起、非法行医32人、没收药品25万元、罚款7万元、责令停播未批广告10起。贯彻实施《献血法》,全市无偿献血量同比增长29.3%,无偿献血占临床用血比例达99.3%;个人自愿献血率达70.04%,同比增长41.43%,市中心血站年内还开发省内首个无偿献血保证金管理系统和全国首创摩托车便捷送血服务项目。

三、卫生科技与教育

科研项目立项116项,其中国家级2项,厅级5项;中标国家自然科学基金会项目1个,实现了“零”的突破、中标省卫生厅重大招标项目1个;省卫生厅科技计划项目2个。获省厅医学新技术奖20项。完成医学科研成果鉴定25项,市二院和市一院先后独立成功完成临床医学重大技术招标项目——同种异体胰肾联合移植术;武进人民医院成功进行了第二例心脏移植术;常州三院抢救大面积电烧伤患者,使“无胸人”生还;常州二院“自制护理检测仪对早期发现糖尿病并发症的临床应用”的护理成果获省卫生厅新技术引进二等奖。12个市医学重点学科建设年度考核达标。市红十字会开展“博爱工程”中,已有3 000余名志愿者登记捐髓,2 500名已采集分型检测标本,其中11名志愿者的HLA与患者初配成功,有6名成功向白血病人捐献了人造干细胞,“博爱工程”被评为常州市十佳好事。年内引进博士生7名、硕士生37名、副高职称15名;出台了“关于加强改进卫生局党政领导与高层资专业人才联系的意见”,每位局领导联系3名高层次专业技术人才;市直属医疗单位现有硕士生以上学历占医生总数的12.99%、护士大专学历比例34.35%,同比分别提高116%和42.4%;首次对拟晋升正高职称的74名人员进行远程答辩、对拟开副高职称的202名人员进行综合能力(人机对话)考核。对“百名人才工程”和“青蓝工程”考核达标率分别为80%和92.6%,“青蓝工程”被评为常州市建设学习型城市创新成果;735名乡村医生参加执业注册资格考试合格率98%,全科医师、社区护士任职培训考试合格率95%,均在全省名列前茅,首次开设多学科远程教育课程,建立好医生网站考试点,280名首批参加培训考试人员获得国家级学分。

四、中医工作

市政府制定《常州市加快发展中医药工作的意见》印发了《常州市创建全国农村中医工作先进市实施意见》编印《常州市中医药适宜技术推广手册》。金坛市政府将金坛中医院由集体所有制转为全民所有制;常州市规定对实施药品收支两条线管理的中医机构,药品结余上缴财政的部份,给予全额返回;将各级中医医疗机构作为合作医疗服务机构,把中成药纳入合作医疗药品报销目录;确定了10个中医药适宜技术推广项目;同时确定常州市中医院血液肿瘤科、市中西医结合耳鼻咽喉科和金坛市中医院伤骨科为市级中医重点临床专科;全国第三批中医药专家学术经验继承工作,有10名人员通过了考核;市中西医结合医院首次举办了一期国家级继续教育项目培训班。

五、预防保健

全面恢复非典防治24小时值班制,严密监测非典疫情;对禽流感防治工作,落实应急预案,加强督促检查,进行重点传染病和禽流感防治知识全员培训考核,完成艾滋病监测哨点400次采样任务。下发《关于切实加强学校内传染病与控制工作通知》,在校内设立8个传染病疫情监测哨点．成立了常州市计划免疫审评工作领导小组,顺利完成国家对新北区计免评审工作．儿童计免管理信息网络建设基本完成,覆盖率达85%以上．开展“相约健康社区行”“亿万农民促进行动”“创建健康促进学校”等活动。溧阳市实施“农民健康工程”,中国初保卫生健康基金无偿捐赠了专病初筛检测药具,为119 247名农民进行了上消化道疾病普查初筛,查出阳性者31 957人,癌症及高度可疑患者80人。年内又大力推进妇幼保健机构创建工作,天宁区妇幼保健所被省卫生厅评定为甲等保健所;市妇保院通过了省级产前诊断技术机构验收。积极开展免费婚检资讯工作。

六、卫生监督

在全市范围内推进卫生许可告知承诺制。发放卫生许可证1 820张,监督检查单位5 640户次,平均监督频次3次以上;发出卫生监督意见书2 480份,责令整改326户,举办各类专业培训班18期,培训从业人员16 800余人次;立案104起,执行处罚102起,罚款48余万元;收缴、销毁违法健康相关产品12 500余件。对全市212名卫生监督员分两批开展军容军姿、内务管理、国防教育、实弹射击、突发事件处置等全封闭培训。下发了《关于在全市实施食品卫生监督量化分级管理制度通知》,评出学校食堂和首批餐饮业“A级信誉度”单位173个;同时开展食品放心工程,食品卫生整治等10项专题行动和26项专项检查,在全国查处“毒奶粉”行动中,查出劣质奶粉18种,共收缴7 000余袋达3吨重,全部予以销毁。

七、爱国卫生

市政府出台《关于构建城市长效管理机制的意见》,制订了巩固创卫成果方案,建立长效管理机制,实行年度目标考核。下发《关于深入开展农村“三清”工作的通知》,各辖市、区将农村清洁家园、清洁村庄、清洁河道的“三清”工作与改水、改厕工作紧密结合起来。全市“三清”达标的行政村现有279个;年内新创改厕普及镇6个;新增无害化厕所5.27万只;农村无害化户厕普及率60%。完成新增38万人的农村改水任务;溧阳市重点抓了水厂的管网延伸工作,使老、少、边、穷地区通上了自来水;武进区全面启动改水第三期工程,总投资达4亿元。开展了第十六个爱国卫生月活动,发放健康知识宣传折面;开展了以灭蟑螂为主的除害防病工作,年内通过了灭蟑先进城市复查;进行了环境卫生综合整治,创建省卫生村16个、常州市卫生镇2个,命名9个首批卫生街和27家卫生社区居委会。常州市和溧阳市、金坛市年底均创建成国家卫生模范城市。

八、农村卫生

出台《常州市新型农村合作医疗保险暂行办法》,二辖市、区出台了相应实施办法、制订了合作医疗工作目标管理考核制度,加大政府组织和财政扶持力度。规范市直属医疗单位执行农村医保政策,农村居民逐级转诊就医;农村合作医疗基金管理形式,明确各自职责;年内全市农村居民参加新型农村合作医疗人数185万人,占应参保人数的91.3%,其中新北区参加人数为302 471人、参保率达94.71%,被评为2004年度常州市十佳好事。年内开展新一轮农村初保先进县(市)创建工作,31个镇通过了初级卫生保健先进乡镇市级复核。

九、精神文明建设

制定《2004年卫生直属单位理论学习中心组学习意见》建立基层单位领导和机关中层干部学习档案及学习积分制度。各单位围绕医疗卫生中心工作,开展医疗业务、卫生法律法规、服务规范、新"三学"等培训,举办建设学习型系统和领导干部"四个一"工程成果展示会。召开常州市卫生政风行风建设推进会,下达《关于加强卫生政风行风建设的意见》《纠风专项治理意见》,制订《六项制度》和《六项禁令》《关于在市直单位领导干部中开展"增强纪律观念,自觉接受监督"主题教育的意见》,市卫生局党委与各基层党组织签订了党风廉政建设责任书。开展了主题为"以病人为中心,让卫生充满爱"的"满意杯"夏季百日优质服务竞赛活动,推出了关心低保特困居民"十免十减半"优惠政策,为全市6 970人次实行全免或减半医药费、检查费共360 756元,社会平均满意率达94.5%,授予常州二院、常州市儿童医院、常州卫生学校为2003~2004年度常州市文明标兵单位,常州市中医院等10个单位评为常州市文明单位。常州市卫生局党委连续三年被评为市"好班子",市卫生局获得江苏省"三下乡"先进集体,被评为"常州市创建文明行业工作先进行业""常州市文明单位""建设学习型先进集体""2004年文明机关"等荣誉。常州市第二人民医院院长陆永军、常州市中医院副主任医师张福产获"全国卫生系统先进工作者"称号、常州市第一人民医院副院长何小舟获第六届常州市科学技术杰出贡献奖。

(周秀华　胡凤玉)

【"无胸人"生还创医学奇迹】 9月28日,患者朱某在进行电焊作业时,不慎被高压电击中,失去知觉的朱某趴在一个温度高达千摄氏度的铁模上,约有十分钟,胸口被烫出了一个20cm×24cm大窟窿,立即被同事送到常州市第三人民医院抢救。朱某的整张脸几乎全部被烧糊,鼻子和左侧眼眶口唇全部被烧没了,颈胸部和上腹部均大面积烧伤,胸前的皮肤、股肉以及四根肋骨被烧伤焦,左边的肺被烧萎缩,心脏几乎裸露在外,四肢也有不同程度烧伤。三院立即组织全院重点专科主任会诊,制定了全面的抢救计划,创伤外科医护人员忘记了国庆长假,加班加点,帮助患者度过了休克、肺水肿、消化道大出血、心包积液、胸腔积液、脑水肿以及营养方面问题的难关。不久便奇迹般地清醒过来,渐渐地可以在病床上轻微动作,之后,医生又对其实施了肢体皮植皮手术,并将之前异体皮去除,从其大腿上取皮覆盖在胸腔周围。三四天后,朱某胸口周围的皮肤开始生长。在他入院后的第27天接受了第三次重大手术,手术后朱某可以脱离呼吸器,依靠另外一只肺呼吸,10月31日被转送至上海瑞金医院烧伤科治疗。

2005年2月6日中央电视台第10频道专题播报了抢救全过程播报时间达一小时。　(邵曦麟)

【常州市拥有HLA配型实验室】 为了进一步服务临床,为器官移植做后盾,常州市中心血站按照卫生部《临床基因扩增实验室工作规范》,组建了HLA配型实验室,投入近60万元,建立了一套标准实验室质量管理体系。2004年10月,实验室通过了卫生部专家组的现场技术评审,12月由国家卫生部临检中心颁发了《HLA配型实验室技术验收合格证书》,这标志着HLA配型实验室通过了国内最高级别的认证,成为我省血液系统首家通过权威机构验收的国家级实验室。通过评审后实验室将为医疗机构开展器官移植配型、HLA抗体筛选等8项工作。

(王　瑾)

【常州市建立无偿献血保证管理系统】 2004年5月24日,由常州市中心血站自主开发设计研制的"无偿献血保证金管理系统"在市中心血站和常州市第一人民医院间同步并网运行,第一次实现了全市医疗卫生间数据资源的共享。它的成功运行,优化了无偿献血保证金收缴流程,加大了无偿献血保证金收缴力度,节约了市民时间,方便了抢救用血。该系统运行以来,共收缴保证金1 092人次,退还保证金619人次。　(王　瑾)

【钟楼区成立社区卫生行业协会】 8月18日,全省首家社区卫生行业协会—钟楼社区卫生行业协会成立。这标志着钟楼区100多家社区卫生服务机构从此将拥有一相互沟通、互利合作的全新平台。钟楼区社区卫生服务事业起步较早,发展较快,但随着群众需求的日益增长,不断面临新情况和新问题为此迫切需要一个规范促进卫生服务行业发展的行业管理组织,配合卫生行政部门开展全行业管理,以加强行业自律,规范行业行为。4在月份由永红街道卫生院、马公桥街道社区卫生服务中心、周惠中中医诊所等

5家单位发起倡议成立钟楼区社区卫生行业协会。目前已有会员单位59家，将本着“社区为家、服务为本、健康为上、诚信为民”的精神，在参与制定行业规范、为会员单位及其从业人员提供信息技术管理服务等方面开展活动。　(滕慧波)

【卫生系统实施低保特困居民“十免十减半”优惠政策】 常州市卫生系统推出了“十免十减半”优惠政策。即：全市低保特困群众就诊时，门诊挂号、诊疗、住院诊疗、空调、陪客、血常规检查、尿常规检查、大便检查等十个项目费用全部减免；急诊观察床位费、住院床位费、护理、手术、X线透视、心电图检查、脑电图，B超检查、血液透析、肿瘤化疗等十个项目收取一半费用。市卫生局机关专门到市总工会、民政局了解全市低保特困群众的分布情况，发出3 800份《告知书》，告知其看病时可享受的优惠政策和就诊程序。全市所有二、三级医院都在门诊大厅咨询处设立了惠民医疗服务点，开展亲民的“三心”服务，即：在与病人交流中多一份爱心，在接诊过程中多一份细心，在医疗过程中多一份精心。全市共有6 970人次减免医疗费360 756元。社会平均满意度达94.5%。　(陈秋霞)

天　宁　区

卫生改革　探索城镇医疗卫生体制改革，同济医院整建制并入常州市中医院，三家一级医院更名为街道社区卫生服务中心。开展以全员聘用制为核心的用人制度改革，签定聘用制合同230余份，34名新进人员实行了人事代理制。深化分配制度改革，区疾病预防控制中心实行绩效双轨考核制；区妇幼保健所实行所科二级考核制，各级医院继续开展目标管理，实行绩效工资制。

医政管理　制订了《个体诊所考核标准》，对全区32家个体诊所的诊疗项目进行重新核准。开展全区个体诊所消毒隔离监督检查，样本合格率为80.14%。规范医疗废物处置工作，全区72家社会医疗机构与常州市工业废物处置中心签订了集中处置协议。成立专项整治执法小组，开展打击非法行医专项整治活动35次，出动人员292人次，取缔非法行医点28家，处罚无证行医人员2人，行政处罚一起，没收药品器械价值5万余元。实行医疗质量逐级检查负责制，强化环节质量控制，组织安全生产和医疗安全监督检查50余次。广化医院承办了全国弱视诊治及特殊类形斜视的检查、诊断和治疗学习班，眼科陈兵被列入市“831”人才工程，《LASEK治疗超高度近视的并发症的研究》获得市卫生局新技术引进三等奖。雕庄医院开展“星光计划”，开设了老年康复病区。开展规范药房、合格药房创建工作，统一印制了规范药房、合格药房的规章制度、岗位责职，三家街道医院均通过了市级规范药房的检查考核，38家村卫生室有27家达到了合格药房标准。全区累计投入1 500万元，用于购置CT工作站、医疗设备及绿化工程。

社区卫生、合作医疗　制定了《天宁区创建“江苏省社区卫生服务示范区”活动实施方案》，提出了《天宁区社区卫生服务机构设置发展规划》，完成了90%的服务中心和80%的服务站建设，为全区2万多名65岁老人开展心电图、B超、胸透、血脂、内外科等免费健康检查，建立个人健康档案近3万份，免去各种费用350余万元，在全省卫生工作会议上，被首批授予“省社区卫生服务示范区”称号。把建立和完善新型农村合作医疗制度纳入政府今年工作目标，召开了全区新型农村合作医疗动员大会，成立了区合作医疗管理委员会，出台了《常州市天宁区新型农村合作医疗保险管理办法》，全区共40 266人参加新型农村合作医疗保险，参保率达到99.6%，采取政府资助、集体扶持、个人缴纳的方式，共筹集资金3 313 225元，5～12月共受理个案787起，赔付金额达118万元，其中最高补助1.84万元，平均补偿1 477元，支付比例19%，有效地减轻了农民的负担。

预防保健　全区法定传染病发病率为321/10万，法定传染病报告率达100%。全面落实传染病网络直报工作，开展肠道传染病执法检查35次，肠道病人检索率达18.69%，做好计划免疫工作，五苗覆盖率达98.27%。开展告知承诺制，实行食品量化分级管理，全区81家中小学校食堂已完成分级量化，全年开展执法检查8 000余户次，立案查处食品卫生违法案件54起，没收销毁各类不合格食品790千克罚没款近10万元。开展职业卫生监督72户次，组织街道、社区(村)两级培训10期，组队参加市《职业病防治法》知识竞赛，获一等奖。加强妇幼保健工作，在全省作为区级妇幼保健所首家通过了省甲等妇幼保健所评审，开设了婴儿游泳馆，全区孕产妇死亡率0，孕产妇系统管理率99.05%，婴儿系统管理率100%。

爱国卫生　积极开展“卫生进社区”活动，召开街道健教专管员专题会议，下发了《天宁区健康教育工作意见》，发放健康教育材料16种计1 5万份，举办卫生讲座、培训班近200期。推进农村“三清”工作，成立了区三清工作领导小组，下发了《关于开展农村“三清”工作的通知、考核细则、标准要求》，完成改厕任务2 479户，新增自来水受益人口2 015人，建成省级卫生单位5个、市级卫生模范单位5个、市级卫生单位6个，创建市级社区居委会20个。集中开展春季灭鼠和夏季蚊蝇消杀工作。

精神文明建设　召开了全区卫生系统行风建设推进会，下发了《关于进一步加强卫生政风行风建设的意见》，制定了天宁区卫生行风建设实施计划，建立领导接待日制度，建立群众投诉和反馈处理情况档案。开展“满意杯”竞赛，与50余名特困家庭建立了结对关系，向全区残疾人发放“残疾人康复服务优惠卡”，就诊时享受“三免”“四优”“五减半”优惠。广化医院与区总工会联合举办“关爱进城务工人员义诊”活动，组织医护人员到溧阳老区进行义诊活动，免费开展大小手术20余人次，免费发放药品3万余元。雕庄街道社区卫生服务中心关爱外来女工，向外来流动妇女发放《优惠卡》，为1 300余名育龄妇女进行B超检查。（张洪斌）

钟楼区

农村、社区卫生 钟楼区新型农村合作医疗于5月1日起正式实施。区政府成立了新型农村合作医疗保险管理委员会，各镇、街道分别成立了由分管领导为组长的新型农村合作医疗领导小组，制定了《钟楼区新型农村合作医疗保险管理办法》《新型农村合作医疗结报流程》和《钟楼区新型农村合作医疗用药目录》，并在各村、各定点医院进行公示。在省新型农村合作医疗基本药物目录630种药品的基础上，补充增加了150种，制作成50 000份手册，使参保人员人手一册。全区符合参保条件的人员有53 963名，其中48 294人参加了新型农村合作医疗，参保率达89.49%，已筹得资金386.205 0万元，有880名农村居民从中受益，获得赔付金共计132.64万元，其中北港、永红街道两农民分别获得最高补偿30 000元。开展创建省级社区卫生服务示范区活动，成立创建领导小组，制订了工作方案，在5个镇、街道卫生院增挂"社区卫生服务中心"标牌，成立社区卫生服务行业协会、开展了社区卫生服务机构医疗废物的规范化处置。投入20 000元，组织编印了70 000份七种常见病防治知识宣传折页、150 000份健康教育处方。被省命名为"社区卫生示范区"。

预防保健 法定传染病报告率为100%。新生儿计免保偿率100%，五苗覆盖率每季检查一次，共查儿童1 128名，建卡建证率为100%，五苗覆盖符合1 111名，符合率95.94%。对辖区内2 176户食品生产经营单位监督8 488户次，监督覆盖面达100%。组织食品卫生专题知识培训4次，组织了17次执法大检查，重点对餐饮业、学校、企事业单位食堂、农贸市场和超市进行监督检查，对其中18户严重违反《食品卫生法》的单位进行了行政处罚，责令限期改正；在辖区学校食堂和餐饮企业大力推行食品量化分级管理，有16家学校食堂和2家餐饮店被评为A级标准。全年孕产妇数1 635人，建卡率和孕产妇保健覆盖率均为100%，孕产妇死亡率为0，婴儿死亡率6.12‰，新生儿疾病筛查率92.39%，孕产妇系统管理率88.69%。成立了紧急避孕求助中心，开设了计划生育门诊，为3 000余名外来妇女进行了免费体检。

医政管理 举办了全区卫生系统护理技能操作比赛，评选出优秀护士10名；组织开展了青年医师技能比赛、公共卫生论坛、规范、合理用药知识讲座、科研设计与标书撰写现场演示等活动，并组织了全区卫生系统突发公共卫生事件的应急演练；严格执法净化医疗市场，对无执业医师资格证及无医疗机构执业许可证的非法医疗机构进行执法8次，出动执法车辆16辆次，人员76人次，查处各类医疗机构28家，依法取缔非法诊所7家，没收药品、器械价值共2.8万元。承办了常州市第16届牙病防治工作会议，钟楼区被命名为"全国牙病防治王作先进区"。钟楼（口腔）医院实施了经营目标责任制改革。

爱国卫生 新创省级卫生村1个、市级卫生街道5个、市级卫生模范8个、市级卫生先进单位11个、市级卫生社区居委会3个、市级卫生村3个；组织开展了第十六个"爱卫月"活动和"除四害"活动，更新消杀器械投入1.5万元，开展农村"三清"工作，整治自然村349个，新增改厕799户。

精神文明建设 把党风、行风建设纳入年度工作目标，与局属各单位签订了目标责任书，按照市卫生局《关于进一步加强卫生政风行风建设的意见》，就"六项制度、六条禁令"进行宣传教育，在全系统开展了警示教育，邀请区检察院反贪局领导为系统内副科以上干部和财务、药剂等管钱管物重要岗位人员，进行预防职务犯罪讲座。开展创建"好班子""学习型系统""文明机关"的"三创"活动，卫生局被区评为创建"学习型系统"先进单位；开展了"满意杯"百日优质服务和"民主评议行风"活动，广泛听取各方面的意见和建议，采取整改措施。区卫生局党委连续三年被钟楼区委评为"团结、廉洁、开拓"好班子，钟楼（口腔）医院被常州市政府授予"五·一"劳动奖状，在全市对口支援陕西捐款活动中全局共捐款87 000元。

（滕慧波）

戚墅堰区

预防保健 加强禽流感防治工作，进行人员培训，落实应急预案；开展"艾滋病、结核病、血吸虫病"三病防治工作，利用多种途径宣传防治知识，对结核病规范管理，全程监导病人22人，全程管理病人10人；开展2个镇、6个流行村的查螺工作，调查内陆面积40 200平方米，未发现钉螺；全区共发生甲、乙类传染病229例，各类传染病报告率100%，肠道门诊检索率16.14%；开展"预防接种安全年"活动，计划免疫接种率大于95%，五苗覆盖率96%。对本地区有职业危害因素的企业建立本底资料，对70余家重点企业进行卫生监督，60家具有职业病危害项目企业进行申报，1 848人进行健康监护，监测有毒有害作业场所单位15家；对食品行业从业人员进行相关法律法规知识培训2 500人次；对2 635名各类从业人员进行健康体检，查出有职业禁忌人员13名，全部调离原工作岗位。现场审核和年度复核《卫生许可证》710张；卫生监督监测2 700户次，发出整改意见书286份，实施行政处罚1户；对各类样品（1 771件）进行采样监测，食品合格率81.8%，公共场所用品用具合格率80.6%，空气监测合格率85.17%。孕产妇建卡率100%、产前检查率100%、高危孕妇管理率100%、3岁以下儿童系统管理率95.78%、托幼机构卫生保健建档率100%。集体儿童体检1 923人，集体儿童驱虫1 793人次。

医政工作 开展医疗机构执法

检查,年度审核校验28家医疗卫生机构,取缔3家非法诊所,查处2家坐堂行医的药店;做好医师的执业注册和护士执业注册审查工作。整合后的新戚墅堰区医院继续贯彻IS09001管理方针,制定了操作性强的《内科诊疗常规》《护理操作常规》等;消化内科、血液净化中心、微创妇科、骨科为医院重点学科,全年购置设备共投入168万元;抓人才培养,全院外出进修45人次,参加省以上学术交流28人次;在读研究生4名,本科、专科45名,有6人成人教育本科毕业,11人专科毕业;全年共发表论文43篇,其中省级以上27篇。丁堰镇、潞城镇卫生院发挥各自特色,门诊量5.6万人次,业务收入560万元,全区各医疗卫生单位无重大医疗事故发生。

农村卫生　推进新一轮农村初级卫生保健规范村卫生室医疗卫生工作,所有在村卫生室工作的人员均取得合法的行医资格,丁堰镇建成农村卫生初级保健现代化乡镇。新型农村合作医疗制度于4月1日起正式实施,全区有1.86万人参加,参保率为99.47%,总参保基金为148.65万元,共结报528人次,补偿总金额50.49万元。选择丁堰镇为农村社区服务站试点工作。

爱国卫生　巩固国家卫生城市成果,落实长效管理工作;开展第十六个爱卫月宣传活动,有28家单位参加活动;抓环境卫生综合整治,参加人员4 600人次,创迨市级卫生社区4个,卫生街道1个。在农村开展三清工作,新建无害化厕所315户,新建无害化公厕5座;开展除四害活动,举办各类健康知识讲座10场次,开展各类咨询宣传活动12次,服务人员8 750余人次。

精神文明建设　出台《关于加强卫生政风行风建设意见》,推出六项禁令,建立七项制度,倡导廉洁行医,开展诚信服务,设立有奖举报箱,最高奖励金额1.5万元。区卫生局领导班子被区委评为"好班子",区卫生局被评为市级文明单位。完成全区义务献血任务200人;开展募集衣被援陕和慈善一日捐活动。　　(俞　瑜)

新　北　区

医政管理　重点开展打击非法行医活动,查处各类无证行医34件,收缴药品、器械价格39 105元。全年组织14场无偿献血活动,完成无偿献血人数3 212人次。围绕创建"全国农村中医工作先进市"目标,各项任务指标完成率达86.4%,有4家卫生院被市卫生局命名为"常州市农村中医工作先进卫生院"。医疗机构基本建设投入1 160万元,信息网络建设投入26万元,建成新北区卫生网上办公系统,完成15个单位的网站设计。规范化药房和合格药房建设投入165.8万元,11家卫生院建成规范化药房,61个村卫生室建成合格药房。继续加强对医疗机构的监管,爱婴医院复查合格率达100%。

初级卫生保健　区政府出台了《常州市北区新型农村合作医疗保险暂行办法》,全区有302 471人参加了新型农村合作医疗,参保率达94.71%。组织开展农村初级卫生保健先进镇创建活动,孟河等3个镇通过了市级考核验收。全区有10个村卫生室改建成示范社区卫生服务站。巩固和提高镇村卫生组织一体化管理成果,组织全区159名乡村医生参加省乡村医生执业培训、考试,对全区249名符合条件的乡村医生进行了执业注册登记。

卫生改革　全区所有卫生院(社区卫生服务中心)推行了绩效工资制度;积极探索"新人新办法,老人老办法"的人事管理制度,对新录用的卫生系统职工实行了人事代理制;改革以往单一实行院长任命制的做法,实行了院长聘任制及任期目标制。

爱国卫生　组织开展了以清洁村庄、清洁家园、清洁河道为内容的试点工作,全区8个试点行政村均顺利通过区级考核验收。罗溪、薛家等2个镇通过了省卫生镇的复查考核,新创建省级卫生村2个,常州市卫生模范单位24个,卫生先进单位71个。完成农村改厕任务10 122户,薛家镇创建成省改厕普及镇。新增改水24 595户,受益83 885人,全区自来水受益率达95.4%。积极开展第十六个爱卫月活动,开展健康教育讲座25次。

预防保健　全区计划免疫工作接受国家级审评,"五苗"覆盖率99.04%,接种各类预防性疫苗10.468 2万份,传染病总发病率控制在176.28/10万大力开展血吸虫病防治工作,调查面积185.855 9万平方米,查出新增有螺面积4.07万平方米,完成灭螺面积18.87万平方米,巩固灭螺14.80万平方米。全区特需人群补碘10 120人次。完成妇幼保健机构准入校验自查,机构、人员两证符合率100%。孕产妇系统管理率82.18%,0~2岁儿童系统管理率90.99%,托幼机构卫生健康建档率1005,孕产妇死亡率0/10万,婴儿死亡率2.21%,5岁以下童死亡率3.54%,出生缺陷发生率6.6%。

卫生监督　全年共换发和年检年审1 528户,新发证1 150张,巡回卫生监督4 350余户,责令整改350户,从业人员体检发证8 786张,上岗前培训8 786人,六病调离23人,监督检测食品样品469件、餐具样品1 310件、纯净水样品39件,行政处罚10家。有效开展奶粉市场专项整治活动,共出动卫生监督检查人员286余人次,检查超市、副食品商店等各类奶粉经营场所430家。查出不合格奶粉三种,销毁不合格奶粉3 000克,积极推行以学校为重点的食品卫生监督量化分级管理制度,全区有25家单位被评为食品卫生A级信誉单位。

医学教育　全年引进各类人才18名。卫生院选派各级各类卫技人员及乡村医生进行重点传染病防治知识培训,发放结核病、艾滋病防治资料及考卷1 030份,举办了《医疗事故处理条例》《病历书定规范》《急腹征诊断与处理》等多期业务培训;参加医学会组织的急救医学,B超、口腔等专业培训100人;卫生院选派13名医护人员外出进修。

行风建设　开展"满意杯"百日优质服务和"民主评议行风"活动,

召开卫生政风行风建设专题会议，印发了《区卫生局关于进一步加强卫生政同钎风建设的意见》，建立了加强卫生行风建设的"七项制度"，重申了卫生行业纪律的"八不准"。提出了对违纪违规行为的具体处理意见。组织医疗机构药品集中议价采购，全区药品进场交易额累计3 387万元，占同期医疗机构药品采购总量的95.6%。卫生院药品收入占业务总收入的比例比上年同期下降3%。 （沈世未）

武　进　区

初级卫生保健　区政府出台《常州市武进区新型农村合作医疗保险暂行办法》，4月1日起正式启动补偿工作。全区724 876人参保，占农业人口的99.1%，累计补偿19 241人次，补偿金额1 976.81万元，平均每人次补偿1 027.39元。开展新一轮初级卫生保健合格乡镇创建工作，重点开展社区卫生服务，在每个镇选取2个行政村开展居民健康检查和慢性病跟踪观察，50个行政村的近6万名居民的健康状况信息进入电脑数据库，20个镇通过了市卫生局组织的达标验收。

爱国卫生　全区开展"清洁村庄、清洁家园、清洁河道"农村环境卫生专项整治工程，加大宣传力度，加强业务指导与培训，组织开展专项检查，163个行政村通过了"三清"工程的考核验收。在全国第16个"爱卫月"中，开展主题宣传活动。12个镇顺利通过省级卫生镇的复查验收。新创建省级卫生村12个。完成国家卫生城市复查工作。农村改水投入资金1.8亿元，敷设镇域联网管网750多千米，新增自来水用户44 691户，16.38万人，累计饮用自来水人数88.25万人，覆盖率95.08%。农村改厕14 000户，改厕率58.38%。

预防保健　开展艾滋病等重点传染病和人禽流感防治知识培训，培训各级各类卫技人员、乡村医生209 195人次。实行法定传染病网络直报制度，以镇为单位12月龄儿童计划免疫"五苗"覆盖率99.8%，接种各类预防性疫苗22.43万份，传染病总发病率157.47/10万，比上年下降1.5%。开展高血压病普查，对查出的高血压病人实施NAH方案治疗。开展血防查螺，调查面积626.48万平方米，未发现活螺。在特需人群中补碘2.8万人次，在重点人群中进行肠道寄生虫服药驱虫15.4万人份。开展新生儿听力筛查，推广应用新生儿窒息复苏新技术。孕产妇系统管理率91.96%，无孕产妇死亡，0～2岁儿童系统管理率92.33%，7岁以下儿童保健管理覆盖率100%，婴儿死亡率4.43‰。制定《常州市武进区"全国亿万农民健康促进行动"实施方案》，大力开展健康知识普及与宣传。

监督执法　实施全区学校食堂和餐饮单位食品卫生监督量化分级管理，通过市评审组验收的A级信誉度单位达54家。对中考、高考考场和食宿点及2次曲棍球赛事的食品卫生实施监督管理。开展食品卫生专项检查，共出动监督员1 500人次，监督总频次达28 821户次，处罚187户次，罚款61 890元。严厉打击非法行医，出动执法人员208人次，取缔无证医疗机构69家，没收药品及医疗器械价值10.5万元。

医教科研　实施市卫生局第三周期继续教育方案，制定并启动《武进区镇（中心）卫生院卫生专业技术人员培训方案》，在卫校挂牌成立武进区医学培训中心。举办急诊医学、护士长管理等各类培训班13期，培训卫技人员1 200人次，组织959名卫技人员参加公共必修课和"三基本"考试，完成3 143名卫技人员的继教验证工作。举办医卫类大中专毕业生招聘会，公开招考录用160人，其中研究生5名，引进各类人才6名。1项科研成果获市科技进步四等奖，3项分获区科技进步一、二、三等奖。2项医学新技术引进项目获省卫生厅二等奖，2项获市卫生局三等奖。8个科研项目被区科技局批准立项，开展新技术、新项目42项，在省级以上刊物发表论文186篇。

卫生改革　撤销区卫生防疫站、结核病防治所、血吸虫病防治站、健康教育所、皮肤病防治所和性病监测中心等机构，成立区卫生监督所和疾病预防控制中心。推行社区卫生服务试点工作。在基层单位继续实施中层干部竞聘制、职工竞争上岗制和内部退养制，完善绩效工资分配制度。

医政管理　基本建设投入1 500万元，工程竣工面积10 200平方米。设备投入1 088万元，通过政府采购仪器设备612台（件）。武进卫生专网统一接口上网，武进卫生网站和网上办公系统投入试运行。汇编及17项业务工作的考核细则，对各级医疗机构进行定期、不定期和夜急检查。继续开展"规范药房"和"合格药房"的创建，25家医疗机构和138家村卫生室通过验收。新增武进人民医院心胸外科、肿瘤科、影像科、检验科为市级临床重点专科。洛阳镇卫生院强直性脊柱炎专科、横林人民医院偏瘫专科、成章甲状腺专科医院甲状腺专科通过了市"乡镇卫生院特色中医专科"验收。武进人民医院通过省基本现代化医院评审。开展夏季"安全周""安全月""百日安全"等活动，层层建立安全工作责任制，举办消防安全培训班和安全知识竞赛，组织消防安全演练，开展安全大检查和突击性抽查8次。

行风建设　开展"服务讲诚信，满意在卫生"优质服务竞赛和"勤廉之风万人评"活动，开展以严禁收受药品回扣、红包为重点的行风整顿。药品集中采购总额2.1亿元，对部分药品实行指导价采购和零售价降价，药品收入占业务收入的比例下降4.3个百分点。组织全区无偿献血8 500人次，献血量达180万毫升。开展捐献骨髓活动，全区919人相关信息进入中华骨髓库江苏分库。组织医院文化建设和卫生思想政治工作论文征集与交流，征集交流论文37篇，举办"天使的风采"演讲比赛、文艺汇演，开展百年红十字主题宣传和万人签名募捐及结对帮扶献爱心等活动。 （谭跃进）

溧　阳　市

卫生改革　2004年,在茶亭、殷桥,强埠、汤桥、古渎、后六等6个分院通过采取不同的改制形式,推进医疗机构产权制度改革。在院长竞聘制试点的基础上,坚持公开、平等、竞争、择优的原则,在竹箦、周城、社渚三所卫生院进行了副院长竞聘。

科教兴医　建成常州市级重点专科二个。市人民医院“经腹 Semm 式子宫切除术”“女性乳房改良根治术后的 TRAMI 期乳房再造”两项医学新技术,分别获省卫生厅医学新技术引进一等奖和二等奖,市皮防所科技项目“负压吸疱移植表皮治疗白癜风”,获得常州市科技进步四等奖。市人民医院肝脏移植、肾脏移植手术,市中医院角膜移植手术均获成功。市人民医院张俨琳、中医院潘荣华被常州市卫生局确定为百名人才培训对象。

卫生保健　由中国初级卫生保健基金会无偿捐赠实筛药具开展的全市农民上消化道疾病普查工作,历时二个多月,通过口服检测药共完成初筛119 247人,查出阳性人数31 957人,其中进行胃镜检查14 950人,发现癌症及高度可疑癌症 80例,其它消化道疾病14 000余例。

农村初保　全市参加 2004 年度新型农村合作医疗保险的农村居民达434 538人,参保率达 81.35%。全市共有7 672名患病住院的参保农民按规定及时获得了医药费补偿金 520 万元,其中补偿金额在6 000元以上的超过百人,补偿额最高者已达 2 万元,同时,对凡是参加溧阳市新型农村合作医疗保险的患大病特困户、五保户和农村低保人员实施医疗救助,全市共发放农村医疗救助金 438 万。进一步完善镇村一体化管理,全年共抽查了 92 所中心卫生室,占总数的 2/3,改造扩建了 27 所中心卫生室,进一步规范了“二证、三制、五统一”的管理。组织全市 114 名符合要求的乡村医生参加省统一实施的执业注册培训和考试。

爱国卫生　至 12 月底,全市已投入农村改水资金2 100万元,新增自来水受益人数 5.95 万人。全市自来水普及率已达 95.6%;全年新增改厕受益户数12 500户。上黄镇建成改厕普及镇。开展以环境综合整治为主要内容的第十六个爱卫月活动,全市顺利通过了省爱卫会组织的国家卫生城市复查考核。上黄镇舟山村、洋渚村、桥南村,天目湖镇天目湖村等共 25 村已达到农村“三清”村标准。溧城镇的方里村、罗庄村、歌岐村,别桥镇的镇东村创建省级卫生村顺利通过了常州市级验收。

疾病预防控制　积极开展非典和禽流感防控工作,加强药品管理,积极创建合格、规范药房,进一步推行示范产科创建活动。市疾病预防控制中心和市卫生监督所正式成立,全市8 000人次参加无偿献血,累计献血量达 180 万毫升,无偿献血量占全市临床用血的 90%。完成了省血防重点灭螺工程上沛镇龙峰村风泽埂工程,灭螺面积达25 600平方米。儿童计划免疫“四苗”覆盖率完成 99.8%,单苗接种及时率均在 97% 以上。实施计免常州市金卡联网工程。全市孕产妇系统管理率达 94.56%、保健覆盖率 98.58%、婴儿死亡率 5.19‰、无孕产妇死亡。

卫生行风　全系统大力推进“六项制度”。加强“六个严禁”。各医疗单位进一步建立健全了清单制、公示制,提高了收费的透明度。开展了“满意杯”百日优质服务竞赛。在药品集中采购、招标、查处回扣等方面严格考核奖惩制度。在全系统干部职工中,掀起了学习“五法二条例”知识热潮,在党员领导干部中,开展了坚持“两个务必”主题教育活动。　　　　(黄国荣)

金　坛　市

卫生改革　制定下发了《关于进一步理顺分院管理体制的通知》,将登冠、花山、罗村、岸头、五叶、汤庄、后阳 7 个分院合并到所在建制镇(中心)卫生院,实行人、财、物统一管理。将防疫站、健康教育所、皮肤病防治所、血吸虫防治办公室合并,成立了市疾病控制中心和市卫生监督所。全面推行“病人选医生”“病人选护士”“病人选医疗组”“住院病人一日清单制”,积极推行人性化服务新举措,对患者实行一站式服务和窗口微笑服务、尊称服务、文明用语服务,对出院病人发放“心连心”联系卡,二级医院产房开展了“导乐分娩”,急诊输液室推行“温馨输液”服务等。全年药品集中采购35 次,成交金额8 020.2万元,让利3 414万元;招标采购金额 714.95 万元,让利群众 115.84 万元。规定凡采购药品及一次性医疗器械等,都必须在市药品采购中心采购,一级医院万元以上、二级医院 10 万元以下(10 万元以上由市财政局统一采购)医疗设备必须实行集中招标采购。招标采购器械设备 36 台套,招标成交金额 186.67 万元,节约成本 26.83 万元。

新型农村合作医疗　全面实施新型农村合作医疗制度,重点做好新型农村合作医疗资金的筹集,及时制定并调整新型农村合作医疗管理办法和报销规定,从原来最高补偿额 1 万元提高到 2 万元。出台了《金坛市新型农村合作医疗基本药物目录》《金坛市新型农村合作医疗项目及服务报销范围的规定》和《金坛市新型农村合作医疗基金管理办法》。对市、镇合管办统一安装了新型农村合作医疗管理信息系统软件,新型农村合作医疗覆盖率从上年的 62.2%上升到 85.82%,全市各镇参保率均在 80% 以上。全年住院报销总人数8 650人。报销总额为 711.3 万元,设立家庭帐户用去280 万元。

农村改水　签订了农村改水目标责任书。全年农村改水共投入3 337.1万元,新增受益人口 10.81万人,全市农村自来水覆盖率达97%。

爱国卫生　召开了以创建“全国文明城市、全国生态市、国家园林城市”为内容的“新三创”及以“清洁村庄、清洁家园、清洁河道”为内容的农村“三清”工作动员大会,出台了“三清”标准以及考核办法,成立农村“三清”工作领导小组,发放“三清”工作宣传资料 15 万份,新建“三清”橱窗 82 个,组织职工捐款 3 万元支持指前镇开展“三清”工作。在城乡开展了以灭鼠为重点的除四害活动,新砌三隔式无害化粪池 1.1 万只,新建无害化小型公厕 319 只,完成改厕普及镇 1 个。创建省级卫生镇 3 个,常州市级卫生镇 3 个,省级卫生村 22 个,常州市级卫生村 30 个;获金坛市卫生先进单位称号 12 个,常州市卫生模范单位 23 个,复查金坛市卫生先进单位 217 个,常州市卫生模范单位 27 个,省爱国卫生先进单位 9 个,新创市级无烟单位 9 个。11 月份顺利通过国家卫生城市复查。

医政管理 制定了《金坛市社区卫生服务机构规划》《金坛市社区卫生服务中建设标准》和《金坛市社区卫生服务站建设标准》,完善愚池、河滨、北门、华城、文化、春风六个社区医疗服务站的功能,落实江苏省《医院手术分级管理规范》和《临床各科手术分类》,健全了 5 个质量控制小组,积极开展麻醉科、检验科、影像科、急诊科、药学部门管理规范化建设,制定切实可行的医疗事故预案。积极开展创建“规范药房”和“合格药房”活动。调整了金坛市农村中医工作领导小组成员,制定了《金坛市创建全国农村中医工作先进市实施意见》,对各镇(中心)卫生院及部分村卫生室的中医工作进行了专项检查。制定了《金坛市关于加快构建卫生人才高峰的实施意见》,选派医务人员到上级医院进修学习。共报科研课题 22 项,立项 11 项,获金坛市科技进步一等奖 2 项、二等奖 2 项、三等奖一项,开展新技术、新项目 77 项,获国家专利 4 项,全年共发表论文 210 篇,开展各类学术活动 35 次。市中医院正骨科、市人民医院肿瘤科被命名为常州市临床重点专科。

预防保健 儿童基础免疫接种率 99% 以上。开展妇女病查治 51 136人,孕产妇死亡率 0,婴儿、围产儿死亡率分别为 4.5‰、4.17‰,5 岁以下儿童死亡率 7.08‰。传染病发病率为 250.38/10 万。

卫生监督执法 重点对基层医疗机构实行严格的人员、技术准入制度。开展严厉打击非法行医专项整治工作。共出动执法人员 149 人次,查处非法行医人员 24 人次,查处非法行医案件 19 件,实施行政处罚 19 人,没收非法行医药械标值 6 万元,罚款 3.05 万元,没收非法行医所得 1.05 万元。市血站顺利通过了省卫生厅组织的第三周期血站执业资格评审验收。全年无偿献血量达 1.07 吨,占临床用血量的 85%,成份用血达 97.8%,比上年增长了 7.8%。组织了全市食品卫生、公共场所从业人员健康体检工作,完成各类从业人员培训和健康体检5 348人。开展食品与环境卫生监督14 590户次,监督频率为 4.5 户次,监督覆盖率为 100%。全年未发生重大食物中毒和群体性食物中毒。

基本建设 市人民医院基本完成行政楼改造工程和新门诊大楼及外科大楼建设前期工程,综合病房楼已结平封顶。市中医院综合病房楼土建工程正在进行之中,完成了地下人防工程和地上部分土建工程。金城镇卫生院和茅山地区人民医院搬迁工程已完成土地征用。市人民医院直线加速器已投入临床使用。

卫生行风 局党委分别与基层党支部签订了廉政建设责任书。提出了“八个严禁”。制定下发了《关于在全体党员干部中开展“增强纪律观念,自觉接受监督”为主题教育活动的意见》,开展了“满意杯”百日优质服务竞赛活动,各医疗单位都建立了惠民医疗服务点和“爱心”联系制度,为全市低保和特困人员 1 759人次实行了“十免十减半”的医疗优惠政策,共减免金额 186 327.2万元。开展了“五法两条例”知识学习竞赛活动、与市总工会联合举办了中药知识与技能操作比赛活动,社会评议综合满意度达 90%。 (李建军)

苏　州　市

【综述】

2004 年卫生基本情况表

	数　量	与上年比增长数	与上年比增长率(%)		数　量	与上年比增长数	与上年比增长率(%)
卫生机构(个)	1 715	265	18.28	卫生人员(人)	34 970	1 012	2.98
医　　院(个)	85	23	37.10	卫生技术人员(人)	29 069	1 264	4.55
床　　位(张)	21 662	1 031	5.00	乡村医生(人)	1 636	-231	-12.32
医院床位(张)	20 903	8 449	67.84	个体开业人员(人)	344		
平均每千人口医院床位(张)	3.49	1.38	65.40	平均每千人口卫生技术人员(人)	4.85	0.14	2.97

人口	总数(万人)	598.85	卫生费用	卫生事业费(万元)	52 332
	出生率(‰)	7.98		卫生事业费与上年比增长率(%)	19.82
	死亡率(‰)	6.86		卫生事业费占财政支出百分率(%)	2.25
	自然增长率(‰)	1.12		卫生系统固定资产(万元)	359 587.35
医疗服务	诊疗总人次(万)	2 382.92		卫生系统基建投资(万元)	15 728.63
	门诊人次(万)	2 189.53		平均每一门诊人次医疗费用(元)	126.95
	急诊人次(万)	145.71		平均每一出院病人医疗费用(元)	4965.36
	住院总人次(万)	55.28			
	出院总人次(万)	55.20			

一、健康城市建设

落实市委、市政府《关于加快建设健康城市的决定》及市政府《关于建设健康城市行动计划(2003～2010年)》,制订了《苏州市2004年度健康城市工作计划》。全面启动健康城市的建设工作,落实了专项工作经费或启动经费,其中市级经费150万,区县级经费120万。开展了健康宣传工程、健康细胞工程和健康服务工程。开通"健康苏州"网站,编写了《苏州市健康城市指导手册》,设计制作了健康城市标识。积极开展"相约健康社区行"活动,首次组织参加国际戒烟竞赛。120多个社区,660多家单位正式启动健康社区、健康单位建设。健康服务工程之一的市母子医疗保健中心启用。出席了首届健康城市联盟大会,苏州被推选为健康城市联盟执委会委员城市和健康城市联盟成员事务工作委员会主席城市。成功申办、获得了2006年第二届健康城市联盟大会的主办权,取得了健康城市联盟在苏州设立中国分部的资格。

二、新型农村合作医疗

认真实施《苏州市农村合作医疗保险管理办法》和《苏州市农村特困人群医疗救助办法》,制定了相关的配套政策。农村合作医疗保险实际筹集资金总额达3.2亿元,各级财政共安排农村合作医疗保险资金1.7亿多元,年人均资金标准为108元(财政投入54.4%,村集体扶持9%,个人负担36.6%),行政村覆盖率100%,人口覆盖率95.1%,农村合作医疗行政村覆盖率和年人均基金标准提前达到了市政府2005年度规划和实事工程目标。农村合作医疗保险信息化管理启动,昆山市率先实行农民基本医疗保险新模式,建立家庭账户,使用IC卡,实现了信息化管理。

全面启动农村特困人群医疗救助工作,并制订了详细的资金管理办法。共筹集农村特困医疗救助基金1 900万元,覆盖人口3.77万人。

吴江市、张家港市、吴中区等地开展情况良好。

三、医疗改革

确立构建"三足鼎立"医疗服务体系的发展目标，积极推进医疗服务体系形成多元化发展格局，出台《苏州市医疗机构设置规划(2004～2010)》。明确了医疗市场增量改革以引进民资、外资为主体，存量改革以激活现有医疗机构活力、确保政府基本医疗和公共卫生职能和提高社会对医疗服务满意度为目标，鼓励探索多种模式的改革。积极扶持上规模的民营医疗机构，工业园区九龙医院占地13.34公顷，一期建设10万平方米，投资6 000美元，设600张床位；高新区明基医院拟投资7亿元人民币，设床位800张，已开工奠基。非公资本办医形成了一定的规模。市属医院(合并后为4家)实施了管办分离改革。采取所有权和经营权两权分离的方式，将经营权交给非营利的医院管理中心进行管理，于2005年1月1日起正式按合同运行。各地积极探索医疗改革模式。常熟市组建了医疗卫生事业公有资产经营有限公司，作为医疗公有资产所有者代表人履行监管职能；吴中区、昆山市、高新区等地积极探索产权公有前提下，采用托管、运行机制改变、资产重组等方式进行改革；张家港市在坚持建制镇政府办好一所乡镇卫生院的前提下，对撤并后的乡镇卫生院实行产权制度改革；相城区开展了乡镇卫生院产权制度改革的试点；吴江市积极引进民资做大做强中医医院；常熟、太仓等地以市委市政府文件形式明确了乡镇卫生院改革的方向。

四、公共卫生体系建设

市实事工程项目市疾控中心大楼建成启用，投资1.13亿元，张家港市投入1 500万元新建了疾病预防控制中心；太仓市卫生检测中心建成投入使用；吴江市、相城区、沧浪区、金阊区疾病预防控制机构的建设被列入政府实事工程。完善了突发公共卫生事件应急指挥体系、应急预案，建设了公共卫生信息直报系统，覆盖率达100%。应急医疗救治体系建设不断完善，全市建成23个院前急救站，拥有36辆专用急救车，市区、常熟、昆山、吴江、张家港等市实现了110/120并网；全市2所传染病专科医院、6所设传染科的综合医院均按要求改造到位；作为监测的"前哨"，二级以下医院和乡镇卫生院均开设了感染科门诊。加大了政府公共财政责任。2004年市级财政预算安排社区卫生服务、血寄地防病、疾病预防控制、艾滋病防治、食品卫生安全监测、急救体系建设等专项经费2 177万元。其中社区卫生服务经费人均2元、血防经费按流行区人均0.2元的标准得到落实。吴江市投入559.5万元用于基层医疗卫生机构的设备添置。张家港、昆山、常熟等市积极推进农村防保体制改革，设立了镇公共卫生服务管理中心和预防保健中心，强化了新时期基层公共卫生工作，加强了基层政府公共卫生职能。

五、卫生监督

积极稳步推进卫生执法监督体系建设，初步拟定市区卫生监督体制改革方案。张家港市、常熟市、昆山市、吴江市、吴中区在17个中心镇、旅游重点镇设立了卫生监督分所；全市卫生监督人员总数已达417人。提高了公共卫生事件应急处置能力，保障了世遗会、电博会等大型会议及黄金周的食品卫生安全，及时妥善处理了起群体性发热事件、28起食物中毒和其他中毒及伤害事件。

六、疾病控制

加强了艾滋病、血吸虫病和结核病、乙肝等重大传染病的防治工作。召开了艾滋病防治工作会议，市政府出台了《加强艾滋病防治工作的意见》，启动了艾滋病综合防治示范区工作；结核病发现工作在上半年落后的情况下，新发现传染性肺结核病人的指标位居全省第一；乙肝疫苗接种被列入医保报销范围，出台了规范乙肝体检项目的相关文件。职业危害调查全面展开，昆山市摸清了区域内职业危害现状，重点加强了现场监测；工业园区对建设项目职业危害进行了分类管理，在全省率先实现职业卫生网上管理。

七、社区卫生

全市建成社区卫生服务中心76个，社区卫生服务站804个；城区社区卫生服务人口覆盖率达到了90.0%。开展了全国、省社区卫生服务示范区创建工作，昆山市、吴江市、金阊区、工业园区获省社区卫生服务示范区称号。市区156万人接受了社区基本医疗和公共卫生服务，社区卫生服务居民满意度达94.6%。

八、行风建设

在继续开展"白求恩杯"和"依法执业诚信服务"等卫生文明行业载体建设的基础上，突出了制度建设。制定了《关于纠正医药购销和医疗服务中不正之风的五条规定和六项措施》，在全省首先发起了行业禁令。制定了卫生信息公示、医德医风考核登记、医患沟通三项制度。完善社会监督，新聘请了11名行风监督员。进一步完善药品集中招标采购机制，市区调整了招标管理委员会成员，遴选了新的招标中介机构，加强了对药品招标执行情况的督查。认真落实"三合理"规范，切实降低药占比。至10月份，市级综合医院药占比均控制在55%以下，平均每张处方金额控制在110元以下。张家港、常熟、昆山等市积极开展了单病种限价收费的试点工作，相城区实施了乡镇卫生院会计委派制度和后备干部交错培养制度；吴中区率先探索了医院药房协管制度，建立了医疗单位处方会审制度。太仓、吴江等市积极探索医疗信息公示制度，将医疗机构的医疗收费信息，在当地主要媒体定期公示，引导了患者自主择医。深入开展专项治理工作，全行业围绕收受红包、回扣、规范医药购销等重点、难点问题，积极开展专项治理工作，加强卫生行风建设。市城调队的调查显示，市民对卫生行业的满意度达到94.8%，与上年同比上升0.9个百分点。

全市无偿献血量达临床用血总量的104.65%，创下了历史最好成绩。建设了骨髓配型室，6 000余人自愿报名捐献骨髓，已成功配对7例。市公惠医院门急诊大楼建成使用，继续推进市区困难人群医疗救助，已办理医疗救助卡7 600余张，市区特困人群医疗救助资金达400多万元。（吴湛仁、袁菁华）

【苏州市属医院实行两权分离改革】 市属医院实行了所有权和经营权两权分离的改革。所有权为国有，经营权交独立法人实体、民营性质的医院管理中心管理，实行政府监管下、契约式的医院自主管理，由政府购买基本医疗和公共卫生服务。改革实行“三变”“三不变”方针。“三变”是指医院管理体制改变，由原来的全方位管理变为依法宏观管理和契约式管理；财政投入的方式改变，努力形成“养事不养人、养事少养人”的局面；内部运行机制改变，重新定编定岗全员聘用，建立现代医院管理制度。“三不变”是指公立医院性质不变，政府作为出资人，继续承担基本医疗服务的职能；政府的投入政策不变，每年安排预算，扶持市属医院的发展，确保事业的发展，确保离退休职工的经费；医院现职人员事业身份不变，解除其后顾之忧。

6家医院（市第二人民医院、市第三人民医院、市第四人民医院、市第五人民医院、中医医院、广济医院，其中二、三、四院合并后为4家）分别由4家医院管理中心来管理。各管理中心理事会分别由相应的各医院职工代表大会经由规定的程序、在各医院内部推荐选举产生，并报市改革领导小组通过。政府与医院管理中心签订的合同明确管理中心对医院的发展和管理责任，由政府及卫生、财政、审计、劳动和社保、监察等有关部门严格监管和考核，重点为国有资产管理、医疗服务质量、社会满意度、平均住院日、每门诊、住院费用等指标，并委派财务总监对各医院的国有资产、管理中心财务实施监督。依据考核结果提取相应的管理经费。（吴湛仁）

【组建苏州市市立医院】 市第二人民医院、市第三人民医院、市第四人民医院合并，成立苏州市市立医院。市二院、市三院、市四院均为市属综合性医院，每家各有所长，都达三级乙等标准，共同组建一个医院，便于合理配置医疗资源、节约运行成本，切实履行政府交办的基本医疗任务，综合了“生、老、贫”的基本医疗服务功能。市二院又为母子医疗保健中心，承担了市区60%以上的母婴保健任务，基本解决“生”的问题；市四院同时将发展为肿瘤医院，肿瘤占死因首位，为老年病重要病谱，基本解决“老”的问题；市三院是“公惠”医院和“社区卫生服务指导中心”，主要承担大部分城市贫困人群的基本医疗，基本解决“贫”的问题。三家医院合并后，市立医院编制床位数为1 860张，编制人员3 160人。（袁菁华）

【苏州获第二届健康城市联盟大会主办权】 2004年10月12－14日，健康城市联盟在马来西亚古晋市召开了第一届成员大会，中国、日本、韩国、马来西亚、菲律宾、越南、柬埔寨、印度尼西亚、新加坡、澳大利亚、蒙古、香港和澳门等13个国家和地区的近400名代表参加了大会。苏州市派出以市政府副秘书长为团长的5人代表团参加大会，并向联盟提出承办2006年第二届健康城市联盟大会申请。经过联盟过渡时期理事会的提名，通过健康城市联盟执委会会议和全体成员会议讨论、大会表决等程序，联盟一致通过了苏州市的申请，决定由苏州承办2006年第二届健康城市联盟成员大会。苏州市作为健康城市联盟发起城市，被推选为健康城市联盟执委会委员城市和健康城市联盟成员事务工作委员会主席城市。（谢剑峰）

【农村特困医疗救助全面启动】 2004年，市政府出台了《苏州市农村特困人群医疗救助管理办法》，农村特困人群医疗救助全面启动。全年各级财政及民政社会募捐等，共筹集农村特困人群医疗救助基金达1 900万元，资助3.77万特困人群参加农村合作医疗保险，4 733名救助对象得到了大病医疗救助，人均大病救助金额达1 962元，其中最高的为吴中区东山镇特困农民郑某，实际医疗救助达5.2万元。吴江市、张家港市、吴中区等地工作开展良好。（刘广德）

【“健康苏州”网打造市民健康门户网站】 健康苏州网站是由苏州市卫生局、苏州电信局联合主办的，旨在打造姑苏第一健康门户网站。网站共设健康城市、卫生信息、健康生活、健康咨询、导医服务、公众参与、疾病专题7大栏目40个子栏目。重点宣传建设健康城市各项成果，发布各类公共卫生检测信息和公共卫生预警信息，普及健康科普知识和医学常识与疾病知识。网站整合了苏州市区各大医疗卫生机构信息资源，包括医院门诊、专科资料、医院特色、药品价格等信息。卫生系统50位青年志愿者在线解答市民提出的各种健康问题。开通半年，发布各类信息3 000余条，点击率达10万人次，受到市民的好评。（吴建明）

【张家港市组建镇卫生管理服务中心】 为加强农村基层预防保健工作，张家港市从2004年上半年开始，将各镇卫生院防保科剥离出来，与镇计划生育服务站、镇合作医疗管理所合署办公，组建卫生管理服务中心。卫生管理服务中心为镇财政全额拨款事业单位，主要承担疾病预防控制、五大卫生管理、妇幼保健、健康教育、社区卫生管理等基层公共卫生职能和合作医疗、计划生育服务等工作。其中预防保健专业人员按辖区在籍人口1.5/万配备，主要在原卫生院防保科预防保健人员中，通过考核择优录用。据统计全市各镇卫生管理服务中心房屋总面积达1.48万平方米，平均每镇1 850平方米；总投入资金1 656.4万元，平均每镇207.05万元。2004年底8个建制镇卫生管理服务中心均组建完毕，并进入了正常运作的状态。（袁首刚）

【首次举行医疗机构设置许可听证

会】 2004年11月18日，苏州市卫生局针对民营医疗机构选址问题举行了首次行政许可听证会。根据《行政许可法》和《江苏省行政许可听证程序若干规定》，对汪国琴开设群众诊所，而相近的桃坞社区卫生服务站提出不同意见，举行了公开许可听证。各方代表都发表了不同的看法。最后，根据《医疗机构管理条例》《苏州市医疗机构设置规划》等法规规章的规定，认为应引入市场竞争机制，促进互补发展，提出准予开设的听证意见。(吴湛仁)

沧 浪 区

社区卫生 完成了区内社区卫生服务站整体改制任务，调整了各社区卫生服务站服务范围；重申各项管理制度，组织学习各类业务文件；制定社区卫生服务工作考核标准、管理办法，作为购买公共卫生产品或下拨专项业务经费依据；组织业务部门加强指导检查，统一配置社区卫生服务站用品用具。

医政管理 专业技术职称考试报名64人，医师资格考试报名33人；共受理医疗纠纷7起，调解完毕5起；新设个体诊所14家，已发证6家；年度校验102家，合格86家，限期整改1家，迁址5家，停办4家，注销5家，通知后未送检1家；发放《江苏省卫生机构(组织)分类代码证》(正、副本)78家；医师(含助理)执业注册21人，各类变更13人；组织2次打击非法行医大型活动，共出动车辆39辆，人次130余人，取缔黑诊所42户，没收药品1 640千克。2 111人参加了无偿献血，完成了全年指标的109%。

疾病控制 规范免疫接种，强化疫情监测，五苗接种符合率为98.55%；认真落实疫情监测报告，实行24小时值班制度；开展健康教育和“三防”业务培训工作，春秋季两次组织人员查螺，进行了两次碘盐抽样检测，合格率90%以上，肠道寄生虫病预防性服药3 900人次；建立了慢病防治工作网络，建立了居民健康档案5 600余份；完成了从业人员卫生知识培训14 000余人；加强妇幼保健工作；开展儿童体检5 108人，产后全程访视率93.6%，产后42天母婴体检1 605对。

卫生监督 完成卫生许可证发放1 680户，年度审核贴花1 549户，发放从业人员健康证18 970份。加大食品卫生、公共场所卫生监督力度，全年食品卫生监督2 996户，15 220户次，卫生行政处罚57户，处理群众投诉、举报案件30件，调查处理率100%。加强了节日、黄金周、高考和大型活动期间的卫生监督执法检查力度，对外送盒饭、劣质白酒、色素粉丝、熟食品加工等进行了专项整治。公共场所监督882户，行政处罚3户。全年食品、餐具监测2 667件、合格率74%，抽检公共场所用品、用具11 349项次，合格率为90.16%。

爱国卫生 全面推进健康城市建设，实施健康宣传工程、健康细胞工程和健康服务工程，开展了“投资健康、享受健康”“健康万家”行动，35个社区、230多个单位启动了健康社区、健康单位试点工作。广泛开展了“爱国卫生月”活动、“迎世遗会、建健康城”主题活动，推动了健康教育、除四害和单位卫生工作。

(成 梅)

平 江 区

公共卫生 将区疾病预防保健中心建设纳入区政府实事项目，制定了《平江区疾病预防保健中心方案》，明确平江区卫生防疫站与妇幼保健站的职能合并，卫生防疫站实验室通过了省疾控中心组织的计量认证。开展省社区卫生服务示范区创建工作，全面完成9个社区卫生服务站的整体改制工作，均改制为非政府办非营利性民营医疗机构。完善社区卫生服务网络，强化“六位一体”功能，健全完善基础台帐，加大考核力度，加强管理和业务知识培训。

疾病控制 继续开展“非典”、“禽流感”防治工作，加强监督力度，及时采取防范措施。加强血防工作，分别建立区级、街道、村级血防工作领导小组、召开全区血防工作会议，举办业务培训6次，查螺面积74 100平方米。加强结核病防治工作，重点抓好宣传、观察、访视工作。新发现结核病菌阳患者40例，菌阴患者29例。加强艾滋病防治工作，启动了艾滋病防治示范区工作；成立了区级艾滋病防治领导小组，制定防艾实施方案，组建6人干预队，举办大型艾滋病宣传日活动，发放18种3 000多份宣传资料，并为防艾捐款5 000元整。

卫生监督 制定了平江区医疗机构校验标准，共校验医疗机构67家，其中合格40家，基本合格18家，限期整改4家。开展医政、安全、行风建设等方面专项督查，加强卫生宣传教育和业务培训。加强食品卫生、公共场所等监督工作，召开全区餐饮行业预防食物中毒工作会议，落实预防措施，发放告知书2 000份；举办单位负责人、厨师长相关人员的业务知识培训；开展食品卫生专项治理，制定了食品放心工程实施方案；开展对散装白酒、劣质奶粉、有毒肉松等食品的专项整治活动，取缔2家经营单位。对市中心超市、商店、生产食品单位、市中心大型餐饮单位、园林及周边食品卫生、宾馆、旅社等单位进行专项督查共25次，取缔无证经营单位54家。切实保障了“世遗会”期间食品安全，巡回检查共201家，发出整改通知书63份；开展对观前、碧凤坊、嘉馀坊一条街公共场所的专项检查，对餐饮单位的食品原料采购、加工、器具的消毒环节进行专项检查，共62家，发出整改通知书25份。打击非法行医，取缔1家，查封伪劣药品25箱。

无偿献血 超额完成指标任务，无偿献血1 943人次，献血总量为389 600毫升。 (任 芳)

金 阊 区

社区卫生 社区卫生服务机构健全率在90%以上，覆盖人口达85%以上。各举办单位共投入50

余万元，改善社区卫生服务机构的硬件设施。强化规范管理，进一步提升“六位一体”的服务功能。被确定为江苏省首批“社区卫生服务示范区”。

预防保健 落实免疫门诊各项制度，“四苗”覆盖率达95.38%。启动艾滋病防治示范区建设，联合计生部门开展艾滋病预防宣传教育，设立30处安全套发放点。开展结核病防治工作，加强对基层医务人员的业务培训，做好对非住院结核病人的治疗督导，全年完成61例非住院结核病人家庭治疗的督导工作。做好血寄地防工作，组织了2期查螺技术培训，完成10个村、287个查螺日、14.72万平方米的查螺面积，未查到阳性钉螺。继续做好儿童保健、产后访视和托幼机构的卫生保健管理。全面启动老年人健康档案建档工作，完成了21 000份60岁以上老年人健康档案的建档工作，并输入计算机管理。

卫生监督 清理卫生许可项目。全年共办理卫生许可证2 768张，审批医疗机构8家，年检医疗机构87家，发放从业人员健康证16 048张。加大以食品卫生为重点的监督执法力度，组织食品卫生集中执法检查33次、监督检查3 142户次，对违规的33户进行了行政处罚。加强医疗服务市场监管，组织开展以打击非法行医、整顿违规医疗广告为重点的医疗服务市场专项整治，取缔地下黑诊所15家。

农村卫生 实施以大病统筹为主的新型农村合作医疗保险制度，人口覆盖率从上年的27.19%提高到95.58%，年人均基金达到160元，其中区级财政70元；继续开展农村“三清”工作，组织4次农村环境综合整治突击活动。落实长效管理措施，实行了生活垃圾袋装化管理，新建16座水冲式公厕，修建垃圾箱（房）114只，农村环境卫生质量进一步提高。

爱国卫生 积极推进健康城市建设，确定了首批健康城市试点单位50个，筛选出健康试点家庭100户。举办了“手拉手，与健康同行”主题演讲比赛、纳凉晚会、社区健康论坛、健康教育画廊评比等系列宣传活动。 （杨 佶）

吴 中 区

卫生改革 完善医院（卫生院）委托管理责任制，制定《医院（卫生院）院长任期目标责任制考核意见》《关于实施“科教兴卫”战略的奖励意见》《全区卫生单位修购基金和财政专项资金的使用规定》，推行全员聘用制。对区内11家医院、卫生院药房试行“协管”。医院药房协管已初显“两个压低、两个切断、三方赢利”的成效，即：进一步压低了药品进价和医药代表给付药品回扣的费用空间；基本切断了医药经营企业与医院、医药代表与医生之间的直接经济联系；医药公司赢得了固定的客户，医院增加了药品收益，并基本解决了药品回扣问题，患者减少了不合理用药的负担。

健康城市 推进健康城市“三大工程”。全面启动11个类型的健康细胞工程，积极实施健康宣传工程。开展了“走进社区，相约嘉宝”社区文化艺术节、激情广场演唱会、展社区风采演讲会、武术舞蹈表演、社区摄影书画展览、“小巷总理”风采征文等多形式的健康促进活动；大力构建公共卫生体系，拓展公共卫生、医疗保健和社区卫生服务内涵。

农村卫生 全年建成农村社区卫生服务站32个，统一了标识、标牌、内饰、格局、功能，强化“六位一体”服务功能设置。开展创建全国、省社区卫生服务示范区工作。各社区卫生服务站均与医院建立了双向转诊关系。加快农村改水改厕步伐，自来水普及率为93.7%，新增无害化卫生户厕13 966户，无害化卫生户厕普及率为70.9%。加大农村环境整治力度，农村“三清”活动全面达标。

预防保健 加强疾病预防控制体系建设，区疾控中心实验室获得中国实验室国家认可委员会认证证书。建立预防管理网络平台，实施了计免、妇幼保健、公共卫生网络管理。卫生防病工作保持良好态势，全年报告发生甲、乙类传染病2 051例，周岁儿童五苗覆盖率达97.9%。无孕产妇死亡发生；婴儿死亡率为4.95‰；艾滋病防治、慢性病防治工作取得明显成效。对查出的4个有螺条块现场捕螺179只，经解剖未发现阳性钉螺。通过血吸虫病检测、疟疾预防服药、疟疾血检等形式管理外来人口3 974人。依法开展结核病发现工作；启动了国家级慢病前瞻性调查研究课题。

卫生监督 深入开展专项整治，共出动4 406人次，检查了5 462户食品生产经营场所，处罚经营户76家。成立了监督五科，加强对医疗机构的监督执法力度，依法打击非法行医，共出动400余人次，取缔非法诊所110家，没收药品器械标值15万元，罚金5 500元。严格执行发证标准及操作程序，及时对申请单位进行现场审核检查，全年共核发卫生许可证5 912张。

医政管理 开展医疗护理质量示范单位试点，确立用直、长桥两个单位为医疗护理质量示范单位。积极推进医院质量管理体系认证，加强医院感染的监管力度，进行了专项检查，使重点科室的管理基本达标。开展了口腔诊所诊疗器械消毒工作专项检查，规范了社区卫生服务站、诊所的消毒灭菌管理。按照《医疗废物管理条例》，对医疗废物收集、运送、贮存、处置实施统一监管。对83家医疗单位进行了校验，对32家基本合格的医疗机构发出整改通知书，限期整改，对4家不合格的医疗机构暂缓校验1个月，复核后仍不合格的，取消执业资格。

行风建设 强化五个方面工作、建立健全五项制度、严格执行五条规定，坚决采取五项措施。实施行风建设工作台帐制度，将医德医风考评的结果和行风建设的分值作为聘用、晋职、晋级、评先的重要条件，对各基层单位实行财务分配会审制，实行药方会审考核制度。规范收费项目公示，有条件的单位住院费用实行一日清单制。建立健全行风巡查制度。 （顾炯文）

相 城 区

卫生改革 积极开展乡镇卫生院产权制度改革，渭塘卫生院引入民资，进行股份制改革；太平卫生院试行由内部职工出资、“租售结合”的改革。在全区卫生系统推行人员聘用制和分配制度改革，明确范围和对象，明确岗位设置，明确受聘人员，明确聘用职责，人员的管理由身份管理转变为岗位管理，并享受相应的岗位待遇。

农村卫生 出台了《相城区农村合作医疗保险实施细则》，推出一系列优惠措施，农村合作医疗保险人均基金 80 元，参保率达 92.1%。区、镇二级共补偿11 724人，1 286万元；医疗救助 309 人，补偿金额达 41 万元。加强社区卫生服务站建设，新建社区卫生服务站 16 个。大力开展农村“三清”工作，改善镇村环境。新增自来水受益1 500人，新增卫生户厕10 200户。

医政管理 全系统固定资产净值7 957万元，同比增长 29.8%。加强医疗质量管理，指导、监查并举，狠抓关键科室、关键人员、关键环节，规范处方和麻醉、精神药品管理，严格医疗废物处置。积极整治医疗市场秩序，校验医疗机构 64 家，设立学校卫生站、机关医务室等 9 家。强化卫生准入制度，完成执业医师注册 59 名，执业护士注册 202 名。严厉打出非法行医，取缔非法行医点 36 家。全区参加无偿献血2 037人次。

卫生监督 对外送盒饭、散装白酒、豆制品、卤菜加工场、奶制品等进行专项检查，取缔无证单位 5 家，暂扣、封存各类原料、成品共计 948 千克，对 17 家食品生产经营单位进行行政处罚，处罚金额 4.5 万元。发放卫生许可证3 541张、健康证13 079张。全区完成预防性卫生监督 8 户，日常性卫生监督8 000余户次。完成食品、公共场所监测采样2 859件；生活饮用水卫生监测采样 153 份；医院污水卫生监测采样 36 份。

预防保健 落实非典和“禽流感”预防控制措施，积极稳妥地处理湘城中心小学发生的病毒性脑炎疫情，对各医院在职卫生人员开展艾滋病、肺结核、霍乱等七种重点传染病防治知识的全员培训，传染病总发病率 211.86/10 万。血、寄、地防工作扎实开展，完成 11 个镇(区) 225 个流行村和 4 个非流行村的查螺工作，实查面积3 980 835平方米，巩灭面积59 870平方米，查出有螺条块一个，面积4 500平方米。

健康城市 成立了相城区建设健康城市领导小组，制订了年度工作计划和实施方案。建立了联络员例会制度。积极实施“三大工程”，大力开展“健康宣传工程”，开展了“相约健康社区行”活动，抓好单位宣传阵地，发放宣传资料和读本，参与人员达 3 万多人。加快实施“细胞工程”，扩大试点单位，所有区机关都申报“健康机关”。加强“健康服务工程”，健全公共卫生服务网络。

行风建设 制定了《相城区卫生局推行首问负责制(试行)意见》和《相城区卫生系统效能监察若干意见》。规范医疗收费行为，继续推行医疗费用清单制、价格公示制、费用查询制。完善药品集中招投标采购工作，全年开标 24 次、3 092万元，扩大单品种招标，让利患者 158 万元。实行会计委派制度，主办会计接受卫生局领导，由卫生局考核发放奖金，每季度进行财务会审。继续治理收受“红包”和药品“回扣”，2004 年退回上交“红包”34 576元，退回“回扣”10.86 万元。

(田爱国)

园 区

合作医疗 编印了12 000份《苏州工业园区农村合作医疗保险问答》发放到每家每户，向村民公告合作医疗政策和医疗费用结报的时间、地点、程序、内容、比例以及定点医院等相关规定。2004 年园区合作医疗人口覆盖率达到 98%，全年共有 19.7 万人次的门诊医疗费用得到报销，2 263名大病住院病人获得大病医疗补偿，共计报销医疗费用1 037万元。

社区卫生 积极开展创建省社区卫生服务示范区活动，加大对社区卫生服务的投入，同时坚持以改革为动力，通过整合区域内现有卫生资源、鼓励多元化投资等手段，积极探索发展社区卫生服务的新机制。强化对社区卫生服务的目标管理，有计划、有步骤地推进社区卫生服务的各项工作。不断完善六位一体服务功能，建立起科学的社区卫生服务监督、考核、评价办法，使社区卫生服务技术有标准、管理有办法。顺利通过江苏省首批社区卫生示范区考核验收。

卫生下乡 组织园区各镇医务人员对全区农村 4 万余名 60 岁以上老年人开展免费体检，并免费建立健康档案，受到了群众的一致好评。

爱国卫生 胜浦镇顺利通过国家卫生镇考核，同时加强长效管理，落实各项措施，城乡环境面貌焕然一新。积极开展健康社区和健康企业创建试点工作，数十家外资企业积极申报健康企业；围绕“健康在我家”主题，开展“健康家庭”创建活动，通过家庭自报、基层推荐、群众评议，共评选出 100 户健康家庭。

无偿献血 组织了 130 多家中外单位的4 000余名员工参加无偿献血，超额一倍完成市政府下达的目标任务。至此，园区累计无偿献血总人数已达12 000余人次。

(郎菊明)

高 新 区

合作医疗 农村合作医疗取得历史性突破，9.2 万农民参加了合作医疗，基本实现了全覆盖。33 464人次得益，受益面达 1/3。其中大病住院报销1 228人，支付 190 万元。

卫生改革 制定了区域卫生规划，加快构建多元化医疗服务体系。外资明基医院项目一期工程投资 1 亿美元，举行开工奠基仪式。枫桥医院易地改建项目开工，总投资5 000万元。新建社区卫生服务站3个，试行招标引进民营机构举办社区卫生机构，新设私营个体医疗机构9家。实施七院资产重组工作，由苏大附二院全面接受七院资产，实现了以资源（医疗资源）换资金、换人才、换技术。对安康医院院长实行公开招聘。

疾病控制 疾控中心通过“国家实验室”认证。强化禽流感、血吸虫病、结核病、艾滋病等各类传染病和慢性病的综合预防，制订防治工作预案，落实各项防治措施，做好疫情管理、计划免疫等常规工作，全面完成了年初明确的目标任务。完成血防查螺面积209万平方米，灭螺和巩固性灭螺面积共97万平方米，完成灭螺工程1处，较好地控制了钉螺疫情。

卫生监督 实施了食品卫生分级管理制度，制定了食品卫生记分考核管理办法，对食品行业的重点单位进行重点监督、重点检查，食物中毒现象明显减少。加大医疗市场的执法力度，开展打击非法行医专项整治，共取缔各类非法行医50户。 （王振东）

常熟市

卫生改革 规划重组城区医疗机构，原市中医院分院和民福医院合并，易地扩建成了市第三人民医院（精神卫生中心）。总投资达3.3亿元的市中医院（新区医院）、一院新门急诊大楼顺利竣工，于10月28日正式运营。市第二人民医院21层综合大楼进入调研、设计阶段，即将投入施工。卫生事业公有资产监管体制渐趋完善，实施了《常熟市医疗卫生事业公有资产管理办法（试行）》和《市属医院财务负责人管理办法（试行）》，实现卫生财政资金的事前、事中和事后监管；制订实施《农村卫生院改革工作实施意见（试行）》，推行医防分设，组建镇公共卫生管理中心。市第一人民医院受委托管理冶塘卫生院，王庄卫生院在年末进行了租售结合的改制试点。成立卫生洗涤加工服务部，推进后勤服务社会化改革。独立设置市妇幼保健所，增强妇幼保健工作力度。

医政管理 市医疗急救站成立一年来，共派急救车7 918次，救治病人7 463人；在一院和新区医院设立了两个分站。年内新批准设置私营个体医疗机构17家（含中医坐堂诊所4家），已核准执业登记注册医疗机构16家。成立了民营医疗机构行业协会，共有31家民营医疗机构加入，协会成立后，规范了发布医疗广告行为。完成医师执业注册309人、变更执业注册75人次、注销注册42人次、备案登记35人次；年内完成护士注册1 281人。实行执业医师处方权备案制度。对医疗废物实行集中规范管理，制订印发《关于加强医患沟通制度的通知》，全年接待医疗争议投诉97起，已结案78起。加大查处非法行医力度，在非法行医相对集中的地区开展了四次大规模的整治行动，共取缔非法行医169个，没收各类药品、医疗器械等标值47.15万元。全年办理医疗机构处罚56起，罚款8.45万元，取缔非法行医窝点172个，收缴各类药品器械标值46万元；立案查处47户，依法移送司法机关案件2件，取缔非法义诊活动9起。构建医疗机构诚信服务体系，开展“医疗机构依法执业、诚信服务信誉等级星级评定”的活动，对医疗机构实行记分管理，年终统一评定信誉等级，评定结果存入医疗机构档案，并通过媒体向社会公布。

合作医疗 加强合作医疗基金筹集、使用管理，调整农村合作医疗保险管理委员会，制定了《常熟市特困人群医疗救助实施细则》（试行），扩大对农村特困人口的救助，努力消除因病致贫和因病返贫。农村居民合作医疗参保人数58.237 7万人，参保率为92.4%，农村特困人群医疗救助852人，共计补偿137.2万元。

公共卫生 人均期望寿命78.45岁，其中男性75.78岁，女性81.05岁。新生儿死亡率2.92‰，同比下降了26.08%；婴儿死亡率4.65‰，同比下降33.50%；五岁以下儿童死亡率9.04‰，同比下降14.72%；出生缺陷发生率9.34‰，同比下降18.85%，并且实现了孕产妇零死亡。加强传染病防治管理，全市共发生甲乙类传染病10种1 911例（含外地人口），比上年同期上升6.52%。计划免疫“五苗”合格率99.48%。血检发热病人3 710人次，查出疟原虫阳性病人7例。组织了在职卫生人员禽流感和艾滋病等重点传染病全员培训。全面完成春季查灭螺工作，查螺面积达445.6万平方米，占上级下达任务数的127.3%，已连续六年未查出钉螺。全年碘盐合格率为98.6%，使用合格碘盐覆盖率为98%。2 200多名职业病危害因素接触工人接受了职业健康检查；举办《职业病防治法》培训班，174家企业负责人参加，落实职业病防治各项措施。新发现活动性肺结核病人664例，菌阳病人456例，提前超额完成全年防治任务，完成率为128.45%。市镇财政对结核病专项经费投入达到53万元。加强学校食堂食品卫生监督管理，在全市学校食堂全面实施了食品卫生监督量化分级管理制度。

健康城市 建设健康城市工作全面推开，设立了市建设健康城市办公室，下发《常熟市健康城市指标体系（试行）》（2004～2005），并邀请相关权威专家、学者对全市有关部门分管领导及联络员、虞山镇各社区及试点单位人员共100多人进行建设健康城市业务知识培训。

科技教育 全市卫生系统科研立项38项，其中市科技局立项13项（资助性计划5项，指导性计划8项）；市卫生局立项35项（资助性计划13项，指导性计划22项），市卫生局创新科研经费的资助办法，将项目实施前拨款改为完成后补助，提高了资助资金的使用效率。全市获江苏省医学新技术引进二等奖1项，苏州市科技进步三等奖1项，苏州市医学新技术项目1项，常熟市科技进步二等奖2项、三等奖4项，常熟市医学新技术引进奖16项。市二院首批研究课程班46名学员顺利结业；市一院、市二院双双成为南京医科大学的教学医院；26名住院医师通过规范化培训实践考核，顺利结业；74名住院医师顺利通过了省厅统一组织住院医师规范培训的理论考试。

行风建设 实行"首问负责制"，签订行风建设责任书；开展服务承诺活动，通过各种媒体公布承诺内容，加强社会监督；市局设立了监察室，建立健全纪检监察网络组织。成立基建装饰项目办公室，强化了工程监督管理。医药集中招标采购阳光操作并试行集中配送，药品、耗材采购周期内可让利患者幅度分别为14.7%和4.2%。

（顾 薇）

张家港市

卫生改革 出台《张家港市医药卫生体制改革实施意见》，健全预防保健体系，市疾病预防控制中心在完成卫生检测大楼建设的同时，通过等级国家实验室标准的验收；8个建制镇组建镇卫生管理服务中心，总面积1.48万平方米，资金总投入1 651.4万元；建成社区卫生服务站136个，纳入当地镇卫生管理服务中心统一管理。有序推进医疗市场变革，坚持公立医院主导地位；中心卫生院实行镇办镇管新体制；10家乡镇卫生院完成产权制度改革；市二院建成中外合资中西医结合医院，民营朝阳五官科医院通过验收正式挂牌，澳洋医院进入土建阶段；全年新批准设置个体私营医疗机构7家。在全市基本形成多元化的办医格局。

科研教育 共选送242名技术骨干外出培训、进修，引进填补全市空白的新技术、新项目56项，其中《SF椎弓根固定器治疗腰椎滑脱症》《全胃肠外营养液配制输注及危重病人中的应用》等7项成果分别获苏州市科技进步"双杯奖"和张家港市科技进步奖。

疾病控制预防 全市法定传染病报告数为2 326例，发现传染性肺结核病人563例，比上年提升75.39%；在50个社区开展慢性非传染性疾病防治试点工作；完成生育健康电子监测系统软件升级，共监测出生儿童6 607例，查出患先天性心脏病或体表出生缺陷儿童65例，及时给予治疗指导；深化生殖健康工程，共检查妇女56 000名；将暂住人口中731名孕产妇纳入统一管理；全市孕产妇建卡率、住院分娩率为100%，孕产妇系统管理率和儿童系统管理率分别为90.32%和95.51%，无孕产妇死亡，婴儿死亡率5.92‰，围产儿死亡率5.95‰。

医政管理 以市第一人民医院为依托设立120急救中心，以市中医院、金港、塘桥、锦丰、乐余和博爱医院为基础设立6个急救站，实施110与120联网，总投资460万元；强化医疗质量管理，定期开展医、护、技等方面的质量督查，召开医疗质量缺陷分析会；制订《张家港市民营专科医院设置规划和建设标准》，规范医疗机构准入；严格医疗市场监管，开展非法行医及虚假医疗广告专项整治活动；无偿献血占临床用血的96.7%，成分输血达99%。

农村合作医疗 成立市合作医疗结算中心，负责市级大病统筹合作医疗基金的筹集、保管和运作及对各镇合作医疗工作的监督指导等。扩大了参保范围，将本市在籍以及持1年以上暂住证并在当地从事农副工业生产的非本市籍居民均纳入参保对象；人均基金110元，较上年提高42元，其中市、镇两级财政70元，补助总额达3 800多万元。全年共有40 994人次得到市镇两级大病风险补偿，补偿总额达到4 300.43万元，参保人员最高补偿额达到35 200元。

卫生监督 共核发各类卫生许可证12 432份；办理从业人员健康体检、培训合格证明29 363人次，较上年增长7.56%；抽检健康相关产品677份，涉及市售牛奶、卤菜、水发和冷冻产品、儿童食品等品种，监测结果通过新闻媒体向社会公示；先后开展了食品卫生、非法行医、美容院化妆品、学校卫生、职业卫生、集中式供水等22次专项执法活动，实施卫生行政处罚890户次，罚没款99.9万元，没收不合格食品3 056.6千克、不合格化妆品90余件，取缔非法行医场所152户次，集中销毁了一批劣质食品、化妆品和医疗器械；对32个建设项目进行职业卫生预评价及房屋设施设计与控制效果评审；对169家存在职业危害因素的企业进行了卫生质量监测，对有毒有害作业点监测的覆盖率达95%以上。

防保体系建设 加强市、镇、村三级预防保健机构建设，投资1 200万元，新建疾病预防控制中心卫生检测大楼，完善镇级预防保健体系，将各镇卫生院防保科剥离，与镇合管所、计划生育服务站合并，组建镇卫生管理服务中心，承担行业卫生监督与管理、疾病预防控制、妇幼保健、健康教育、合作医疗管理、计划生育指导和技术服务、医疗机构管理等职能。市镇两级财政把社区卫生服务经费纳入年初预算，在按辖区服务人口人均4元的标准安排落实社区卫生服务专项经费的基础上，根据社区公共卫生任务完成情况，由财政拨付社区医生每人每年8 000元的报酬补贴（其中市财政按3 000元、镇财政5 000元）。同时结合镇村撤并的实际，修订社区卫生服务站的布点规划和建设标准，并由镇卫生管理服务中心对其统一管理。

卫生行风 推行分级用药制度，实行医疗费用定期通报制、药品使用结构定期统计制、单病种费用承诺公示制等制度，不断规范临床医疗用药行为；制定《张家港市医疗机构新药准入暂行规定》，纳入集中管理的药品采购金额共计1.97亿元，采购价平均折扣率为70.13%，减轻患者药品费用负担2 600万元；开展医疗器械招标采购43次，采购设备156台套，价值2 210.42万元，节约采购成本342.57万元，节支率为15.50%。据苏州市城调队调查统计，卫生服务的社会满意度达99.2%。

（蔡 贤）

昆 山 市

农村医疗保险 农村居民基本医疗保险制度列入市政府1号实事

工程，人均合作医疗基金达200元，共有参保人数323 356人，占应参保人数的99.5%，实际到帐基金6 435.85万元，基金到帐率为100%，基金总额为2003年的3.15倍。农村医保费用补偿总额为2003年的2.73倍。实现了传统农村合作医疗向社会基本医疗保险制度的过渡。四级定点医疗服务和信息管理体系全面建立，基金统筹管理、费用分担和风险平衡机制运行良好。

公共卫生体系 疾病预防控制体系建设列入市政府十大实事工程之一。制定了《昆山市疾病预防控制体系建设实施方案》，基本完成了市级公共卫生单位内设机构的调整，加大了技术装备建设力度；开发区、各建制镇都成立了具有法人资格的预防保健所（增挂市卫生监督所分所牌子），明确将社区卫生服务机构纳入公共卫生体系范畴，基本形成了卫生监督垂直化、疾病控制一体化的公共卫生新体系。重大活动卫生安全保障能力以及突发公共卫生事件应急处理能力明显提升。城乡社区卫生服务机构148个，人口覆盖率达到98.5%，获得了省社区卫生服务示范市称号。

卫生监督 开展了职业卫生宣传培训、申报告知以及三次专项现状调查、现场监测与监督检查。发放宣传材料5万余份、告知书5 755份（家），组织培训20期、现场指导45 867户次；现状调查企业39 00多家、职工36.34万人；对存在危害因素的企业及接触有害因素员工进行了全面调查，对重点整改企业进行了复查；全面启动食品安全放心工程，组织食品专项执法检查28次，没收违法生产经营工具57套，销毁过期三无食品6.71吨，取缔非法食品生产经营窝点400余家；取缔无证非法行医345户次，查处违法行医39起，没收非法药械53万元。

疾病预防控制 全市传染病总发病率控制在147.48/10万以内。结核病防治工作取得突破性成果，受到上级卫生部门的通报表彰。医疗废弃物集中处理得到落实。孕产妇保健管理率99.96%，孕产妇死亡率14.5/10万，婴儿死亡率5.23‰。全市镇中心以上幼儿园的卫生保健合格率达到100%。建立全市献血志愿者队伍及信息网络，全年参加献血19 393人次，献血志愿者达到6 400人、骨髓捐献采样者1 256人。全市医疗机构成份用血率平均达99.55%，用血互助保证金收取率达82%。血站顺利通过省第三周期评审。

科技教育 制订了《关于提升全市卫生行业技术水平的指导意见》及配套文件。市中医院通过南京中医药大学附属医院评审；市四院、市六院对外挂牌，并与上海的医院进行技术合作。市疾控中心获实验室国家认可以及省职业卫生技术服务机构二项资质证书；市妇幼保健所被省卫生厅确认为省级甲等妇幼保健所。有4项科研项目列入省社会发展科技计划，1项列入省软科学计划；38项列入市科技计划，项目数量为历年之最；获省科技进步三等奖1项；发表省级以上论文235篇，有18篇论文获苏州市优秀学术论文奖。调整医学会组织结构，建立18个专业委员会，下设50个专业学组。组织“百人讲师团”开展市镇对口技术指导。制定实施了《关于进一步加强卫生行业人才队伍建设的实施意见》、《昆山市卫生行业人才引进与管理暂行办法》《关于引进高层次卫生专业人才的指导意见》，全年引进实用型人才67名，其中在全国范围内公开招聘36名。注重现有人才的培养，选派到上级院所进修、高校脱产学习的人数分别为99名、29名，派出3名业务骨干到国外深造；举办卫生事业管理（新加坡）培训班；举办了二期370人参加的科主任管理知识培训班；选拔了一批优秀青年干部充实基层单位领导班子。

精神文明 市卫生局发出了向全国五一劳动奖章获得者徐进康学习的号召，大力宣传推介行业内的优秀人物和典型事例。编印简明读本，全行业人手一册，广泛开展“基本规范、基本用语、基本礼仪”的“三基”教育。全面开展纠正医疗服务中不正之风活动，18家公立医院向社会推出三级承诺服务，建立了行风监督巡查制，改进药品集中招标采供程序。全市门诊医疗收费与药品清单实现了“一体化”，住院费用基本做到一日一结告知。回访服务已成为基本服务制度，全年出院病人总回访率达到90%，其中上门回访超过10%。民营医疗机构协会连续两年开展了“规范管理、加强自律、提高信誉”活动，文明规范服务水平得到提高。苏州市城调队调查结果显示群众满意率达到98.9%，比上年96.3%上升2.6个百分点。

卫生改革 深化人事分配制度改革，市中医院、市妇保所、市四院及周庄人民医院4个单位基本完成了试点改革任务。清理了卫生行政审批项目，加快了卫生行政审批速度，在全市率先推出部分行政许可承诺制。成功地参与组织全市金秋经贸招商活动社会事业市场化运作洽谈会，医疗招商签约项目12个，总投资达到3亿元；全年新增开业民营医疗机构9个，累计总数37个，其中医院3个、门诊部10个、诊所24个。基本建设步伐进一步加快，市中医院新病房大楼正式启用；市一院内科大楼改建投入使用，市三院新病房大楼破土动工，市卫生监督大楼投入使用。（杨卉明）

吴 江 市

卫生改革 出台了《关于全市医疗机构改革的试行意见》。完善人事和分配制度改革，推进事业单位职工全员聘用制，实行人事代理制。出台了《吴江市市属医院、卫生院管理目标责任制考核细则》，试行院长年薪制。完成对乡村医生的全面接管工作。

医政管理 完成基建投资5 352.23万元，基建面积55 030平方米，全市医疗机构固定资产总额3.29亿元，比上年同期增加0.32亿元，增长10.69%。市一院门诊急诊大楼进入内部装修阶段，重建市中医院工程进入主体工程建设阶段，迁建同里镇卫生院。加强对各级医疗机构的监督管理，对152个医疗卫生机构实行年度实地校验；强化医疗机构技术准入，撤消6家卫生院产科；实行每季度例行医疗护理质量检查；实现110/120联动，完成5个医疗急救站的网络通讯建设；加强社区卫生建设，被确认为省社区卫生服务示范市；启动“1 315”名医建设工程；无偿献血10 334人次，同比增加26%，无偿献血占临床用血比率达100%，同比增长28%。

卫生监督 做好经常性卫生监督，组织了39次专项执法检查，出动卫生监督员7 755人次，检查单位10 311户次，行政处罚281户，取缔151户，没收销毁非法食品、药品、医疗器械约15吨，罚款84.03万元。继续推行食品卫生量化分级管理；完成17次大型活动的卫生保障任务；为624名下岗、残疾人员减免办证费用，减免金额达46 820元。

预防保健 法定传染病发病率为372.89/10万，开发区资企业发生暴发麻疹得到了妥善处置；开展传染病疫情网络直报及肿瘤报病工作；做好性病、爱滋病监测工作，投入专项资金20万元，加强结核病防治工作。新生儿计划免疫建卡率100%，四苗合格接种率稳定在98%以上；开展孕产妇、0~6岁儿童微量元素测定，共测定18 581例，该项目被列为2004年吴江市社会发展计划项目之一；推出免费婚前检查，共检查119人；完成查螺面积363万平方米，连续10年未查到钉螺，完成血防查病29 580人。

合作医疗 参加农村合作医疗农业人口46.27万人，参保率为96.12%。共筹集基金4 774.75万元，实行分段结报累计相加办法，最高补偿额由2003年的10 900元，提高到52 100元。全市共结报补偿3 721.45万元，受益395 964人次。针对弱势群体，出台了《吴江市特困人群医疗救助办法》，建立特困救助基金，共筹集244.08万元，补偿支出136.65万元，补偿人数近1 000人次。

爱国卫生与健康教育 农村改水、改厕工作稳步推进，自来水普及率达99.52%，总投资9亿多元的区域集中供水工程进展顺利。村级水厂并网投资2 080万元，完成并网31个，新增无害化卫生户厕2.6万余户，无害化卫生户厕普及率达85.2%，比去年增加了10个百分点；全面开展农村“三清”活动；开展健康城市建设，制定《健康城市细胞工程建设指导意见》。开展以健康教育、送医送药、扶贫帮困为主要内容的“百千万健康工程”活动，全市23家医疗卫生单位的百余名专家和千余名医务人员参加了活动，为全市3万多名60岁以上老人免费体检并建立健康档案，举办医学科普知识讲座100多场，召开村民座谈会100次，发放《农村居民健康教育读本》和《居民健康知识和健康行为问答140题》等健康知识资料1万多份，发放卫生行风建设问卷调查表1万份，走访特困家庭100户，赠送医用诊疗箱110只，发放医用小药盒1 100只，举办了“健康知识电视大奖赛”及吴江市卫生系统2004年“杏林杯”文化月活动。

（张　霞）

太　仓　市

合作医疗 农村合作医疗人均基金达80元；下调市级基金补偿的起报线，增加补偿项目，扩大了补偿的受益面，全市参保人数22.85万人，参保率达到95.02%，较上年提高近4个百分点。市镇两级基金累计补偿1 171万元，受益人数达17 313人次，分别较上年增加118.90%和71.90%。

公共卫生 加强公共卫生体系建设，加大投入力度，市财政对卫生事业的拨款提高到2 305.90万元，增加1.1倍；加快了社区卫生服务站建设，列为政府实事工程，增加了专项拨款，调整了建设规划，建成70个服务站，占规划总数的90%，覆盖全市的社区卫生服务网络基本形成；将市疾控中心调整为全额预算事业单位，积极改善基础设施条件，强化内涵建设，通过了国家实验室现场评审。

爱国卫生 坚持城乡联动、管建并举，顺利通过国家卫生城市复查，新建省级卫生村12个。新增“三清”达标村48个，累计达到83个；组织开展了市域内国、省、市主干道两侧的环境整治，落实了属地管理的保洁和长效管理措施；在实现镇镇通长江水源饮用水的基础上，54%的村实现了并网；完成改厕近10 500户，卫生户厕普及率不断提高。建立健全了全市建设健康城市网络体系，拟定了《太仓市健康城市指标体系（试行）》。大力推进健康细胞、健康宣传、健康服务三大工程。组织举办健康城市知识培训、太仓市首届“相约健康社区行”演讲比赛、健康城市知识竞赛，并加大了媒体宣传力度，提高了市民对建设健康城市的知晓率和参与度。年内，新增建设健康城市推进单位79家，命名表彰健康家庭99户。强化了医疗卫生机构的健康教育功能，推行“俱乐部式”的专病防治知识讲习。以“亿万农民健康促进行动”为载体，大力开展农村健康教育和健康促进活动，17个村被命名为“行动”苏州市先进村。

预防保健 儿童计划免疫工作通过卫生部审评；扎实推进牙病防治工作，被评为全国牙病防治先进市；加强了肠道线虫病防治工作，通过了省控制肠道线虫病达标验收；开展基线调查，发现结核病菌阳病人161例，超额完成苏州市下达的任务，并加强了督导管理和免费治疗工作；血吸虫病防治工作不断巩固，无螺情和新病人发生；艾滋病防治的宣传、监测和病毒携带者随访管理得到了进一步加强。妇幼保健工作以规范医疗机构母婴保健专项技术服务和托幼机构卫生保健达标为重点，强化指导与督查，加强高危孕妇、体弱儿童等人群的管理，控制围产儿和婴儿死亡率，开展新生儿听力筛查。

卫生监督 认真贯彻执行《行政许可法》，清理精简卫生行政许可项目，规范行政许可行为。强化学校食品卫生基础设施和制度建设，推行量化分级管理，促进了学校食品卫生水平的提高。组织开展20多项专项整治，监督检查12 000多户次，立案查处违法案件350余起，罚款金额近35万元。查处群众举报投诉案件 120 多起，取缔各类无证食品加工点 46 个，没收销毁假冒伪劣食品1 500千克；取缔非法游医 50 余起，没收销毁药品价值 5 万余元。认真做好重大活动卫生监督保障工作，积极开展管理相对人的法制培训和教育，并对城区、乡镇行业卫生单位进行全面的摸底调查和分类指导。

医疗事业　全年完成门急诊 173.92 万人次，期内出院 4.23 万人次，分别比上年增长 10.19% 和 13.10%。全市医疗单位业务收入 3.79 亿元，固定资产总值达 3.48 亿元，分别较上年增长 19.18% 和 15.61%。全市中医药事业得到新的发展，被评为省农村中医工作先进县(市)；积极稳妥地放开医疗市场，新增民营医疗机构 4 家，累计达到 16 家，并加强了医疗市场的监督管理；进一步加强了科教兴卫工作，年内申报科研项目 10 项，获省、苏州市级一等奖各 2 项，在省级以上医学杂志上发表论文 65 篇。与中华医学会上海分会合作建立了“远程医学教育视听网”太仓基地，构建了在职卫技人员继续教育的新平台；全年无偿献血 6 495 人次，献血总量 129.91 万毫升，无偿献血占临床用血比例达到 97.90%。

卫生行风　加大专项整治力度，明确“七项禁令”，开展专项督查，强化社会监督，加大了对红包、回扣等行业不正之风的整治力度；巩固发展集中招标采购成果，将医用器械、设备、卫生用品、耗材纳入集中招标采购，与医药卫生用品供应商签订廉洁购销合约，组织集中招标采购 18 期，累计招标采购金额 1.56 亿元，较上年增加 26%；组织开展了为全市外资、民资企业董事长、总经理以及下岗女工、特困妇女免费体检。医疗卫生服务综合满意度由 2003 年的 95.30% 提高到 96.80%。　　(叶伟强)

南　通　市

【综述】

2004 年卫生基本情况表

	数　量	与上年比增长数	与上年比增长率(%)		数　量	与上年比增长数	与上年比增长率(%)
卫生机构(个)	1 674	316	23.2	卫生人员(人)	30 484	-73	-0.3
医　　院(个)	313	-1	-0.4	卫生技术人员(人)	24 005	209	0.8
床　　位(张)	20 482	516	2.5	乡村医生(人)	6 097	172	2.9
医院床位(张)	19 784	512	2.6	个体开业人员(人)			
平均每千人口医院床位(张)	2.58	0.1	4	平均每千人口卫生技术人员(人)	3.1	0.04	1.3

	项　目	数　值
人口	总数(万人)	773.79
人口	出生率(‰)	6.57
人口	死亡率(‰)	7.6
人口	自然增长率(‰)	-1.03
医疗服务	诊疗总人次(万)	963.11
医疗服务	门诊人次(万)	889.7
医疗服务	急诊人次(万)	59.7
医疗服务	住院总人次(万)	37.9
医疗服务	出院总人次(万)	37.9
卫生费用	卫生事业费(万元)	19 338
卫生费用	卫生事业费与上年比增长率(%)	7.12
卫生费用	卫生事业费占财政支出百分率(%)	1.9
卫生费用	卫生系统固定资产(万元)	194 332
卫生费用	卫生系统基建投资(万元)	20 208
卫生费用	平均每一门诊人次医疗费用(元)	157
卫生费用	平均每一出院病人医疗费用(元)	4 947.36

一、医疗卫生改革

全市卫生改革的总体思路基本完善。实现了办医主体多元化,营造了公平有序的竞争环境。一是调整发展策略,优化卫生资源配置。确定重点办好部分综合医院、中医院和传染病防治院,各县(市)办好县级综合医院和中医院。精神病防治、妇幼保健服务等专科医疗机构,主要由政府举办,逐步实行购买服务。急救和采供血机构由政府举办。政府举办的医疗机构可吸纳民资或外资参与合作建设,以国有资本为主或绝对控股,医院现有国有资本不退出,所吸纳的资金采取增量扩股形式参与合作建设,合作后其非营利性质不变,允许合作者有一定的回报。鼓励公办医院在做好基本医疗服务的同时,开展部分特需医疗服务。市区逐步构建了以医疗中心和社区卫生服务机构为主体的二级结构,建立起分工合理、双向转诊的新型医疗卫生服务体系。积极推进以医院集团为载体的医疗卫生资源布局整合,做大做强了一部分优质医疗资源。各县(市)中心医院(中心卫生院)由政府举办或控股举办,发挥了在乡镇卫生院全面转制后区域基本医疗服务、调控农村医疗服务市场和价格的功能。对中心医院实行了重组或改制。二是大力发展民营医疗机构。出台了《南通市加快发展民营医疗机构暂行办法》,积极引导和支持社会资本参与重组或投资兴办医院,民营医疗机构的举办数量、市场份额、经营状况、技术水平、发展规模等综合情况,在省内位居前列。三是实行了公立医院所有权与经营权的"两权分离"改革。在市第一人民医院、市中医院、市第三人民医院实行了经营权与所有权分离改革,具体模式为"医疗服务与资产经营委托管理目标责任制"。市卫生局与三所试点医院签订了委托经营责任书。建立了科学合理的任期目标责任制,实施了风险抵押委托经营管理,实行了严格的考核制度,建立了新型的人事、分配及经营管理机制。四是大力推进公立医院机构改革。成立了市人才交流中心卫生分中心,全面改革公立医疗机构人事分配制度,实行人事代理、全员聘用制、绩效工资制。

二、农村卫生工作

全力推进新型农村卫生服务体系建设,着力办好县级医疗中心和预防中心,重点建好管好乡镇卫生所,完善并落实相关政策,全面推进农村社区卫生服务站的建设,全市已建乡镇卫生所 118 个,社区卫生服务中心 2 个,农村社区卫生服务站1 767个,覆盖率已达 91.89 %。市政府将新型农村合作医疗作为为民办的 12 件实事之一,下发了《关于在全市建立新型农村合作医疗制度的实施意见》,确定了新型农村合作医疗覆盖率 70%的工作目标,到年底,7 个县(市)区全面实施新型农村合作医疗,7 个县(市)完成了乡镇试点,全市新型农村合作医疗制度县(市)区覆盖率 78%,参保人数达 342.36 万人,人口参与率 65.37%。

三、公共卫生体系建设

依托市县两级疾病预防控制机构、乡镇卫生所(院)防病组织、社区卫生服务机构,建立和完善了全市疾病预防控制体系。市疾病预防控制大楼项目被列为国债资金项目,12 月 28 日顺利奠基。启动了市卫生监督楼建设工作。进一步完善了由急救医疗机构、综合性医院、传染病救治机构、职业病救治机构组成突发公共卫生事件应急医疗救治体系,市烈性传染病定点收治医院长期保有,市传染病医院被确认为三级专科医院,率先启动了现代化院前救护体系建设并建成国内先进的无线上网全球卫星定位系统(GPRS)。建立了市、县两级专业救治队伍,强化培训与演练,各县(市)区的公共卫生体系建设项目也逐个启动,全市各级各类医院和卫生所都配备了疫情报告计算机系统,实现了疫情和突发公共卫生事件的网上即时报告。进一步加强霍乱、肝炎等肠道传染病的防治工作,控制传染病总发病率。大力推进现代化结核病控制策略,强化归口管理,着力提高病人发现率和治愈率。巩固了血地防工作成果,完成监测查螺查病任务。认真做好麻防和性病防治工作,艾滋病防治工作全面加强,初步形成以政府为主导、多部门合作、全社会参与的防控机制,强化行为干预、监测网络建设和规范化管理,"四免一关怀"政策开始实施。抓好碘缺乏病、慢性病、精神疾病等的监测防治工作,加强公共卫生技术服务管理。2004 年,全市法定报告传染病共 9675 例,传染病总发病率控制为 124.2/10 万;巩固和保持计划免疫高水平常规免疫接种率,覆盖率稳定在 98.2%以上。

四、妇幼卫生工作

坚持依法行政,严格管理、严格准入、严格退出机制,重点加强了对母婴保健技术服务市场的监管,规范母婴保健技术服务行为。加强培训,长效管理,巩固和发展爱婴医院创建成果,妇幼保健业务水平不断提高。全市孕产妇死亡率控制为 11.01/10 万,婴幼儿死亡率控制为 7.18‰,市妇幼保健院被确认为三级乙等妇幼保健院。

五、卫生法制建设

进一步强化了卫生监督机构的基础建设和能力建设,装备了现场快速测定仪器、设备、执法车辆和执法取证器材,食品卫生、职业卫生、公共场所卫生、传染病防治、医疗机构监管等各类卫生监督执法工作全面开展。贯彻实施《行政许可法》,实行"告知承诺制"卫生行政许可改革举措,进一步规范许可审批管理,严格执行发证前的现场审查,强化告知承诺后跟踪监管,简化卫生许可审批手续,实行受理、申办、出证"一个窗口"对外的"一站式"服务和审批限时制、服务承诺制、首问负责制和一次性告知制度,受理办结率和发证前现场技术审核率 100%。完成了全市学校食堂的食品卫生监督量化分级评定并启动了餐饮业量化分级管理工作,评定 37 个学校食堂为 A 级学校食堂、29 个餐饮单位为 A 级餐饮单位。开展了"争创百佳餐饮单位"活动,2 家保健食品企业通过 GMP 评审,5 家出口食品、食品添加剂企业通过 HACCP 认证。切实做好群众举报投诉案件和公共卫生突发事件的应急处置工作，实施卫生监督“片警”制和接处警制，建立了应急处置专业队伍。为重大活动提供卫生保障，未发生任何卫生安全事故。组织了结核病防治专项检查，加大了对消毒产品的监管力度。深入开展医疗服务市场专项整治，严厉打击非法行医，整顿医疗广告，整治不正当医疗竞争行为。先后开展了食品、五小行业、职业卫生、传染病防治、医疗市场等专项整治 40 余轮次，监督 3.88 万户次，查处违法行为 1 407 起，罚款人民币 180 余万元，销毁有毒有害、假冒伪劣食品 98 余吨，取缔无证食品经营 1 721户、无证行医 72 个。

六、卫生科技工作

全市获省级有突出贡献的中青年专家称号共 7 人，市第五批、第六批专业技术拔尖人才共 24 人，省“333 二期工程”第三层次培养对象共 10 人，市新世纪科学技术带头人培养对象共 88 人，优秀科技工作者 3 人。对省级临床重点专科进行了表彰并各奖励 5 万元，筹集医学重点学科与重点人才专项资金 530 万元，扶持各单位重点学科与重点人才建设。全年获省卫生厅优秀新技术引进二等奖 13 项，市优秀新技术奖 50 项和优秀中医药项目奖 11 项，获省科技进步三等奖 1 项，市科技进步奖 25 项，完成科研成果鉴定 34 项。全年共发表论文1 841篇，其中全国性学术刊物 304 篇，省级 1 537篇。继续医学教育工作扎实推进，切实开展了艾滋病等重点传染病防治知识全员培训，累计培训各类人员 2.2 万人次。完成省级继续医学教育项目 8 项，培训社区乡村医生工作1 419人，组织了住院医师规范化培训工作。注重高层次学历教育，全市在读研究生 292 人。

七、医院基本现代化建设

各二级以上医院着力加强医院基础建设、人才建设、专科建设、服务建设和信息化建设，6 家中心卫生院跨入二级医院行列，海安县人民医院即将接受基本现代化医院评审，南通中医医疗集团取得良好的经济效益和社会效益。实行对医疗机构记分管理，健全医院感染监控网络，完善病人选择医生、服务公示、费用清单、病员投诉、医疗责任追究制，积极推行社会医疗机构医疗责任保险制度，卫生固定资产投资力度加大，市直医疗卫生单位完成投资 1.625 亿元。市第一人民医院智能化病房大楼、市疾控大楼、市第三人民医院新病房大楼、市二院病房大楼及各县(市)人民医院和中医院的一批病房大楼及门诊大楼项目实现预期目标。积极实施药品招标采购，市区率先实现了由医疗机构联合招标向中介机构代理招标的转变，完成采购金额 2.3 亿元，让利于患者1 600万元。全市各级各类医疗单位共实现业务收入 28.43 亿元，同比增长 9%；收支差额8 000万元；固定资产增长 5.05 亿元，同比增长 19%。其中，市直医疗机构完成诊疗 118 万人次，同比上升 1.41%；实现业务总收入 6.13 亿元，同比增长 22.11%；收支差额 1887 万元；固定资产增长 1.32 亿元，同比增长 27.84%。完成市、县供血机构调整工作。

八、中医工作

认真贯彻《中医药条例》，着力强化基层医院中医药科室建设，鼓励发展民营中医医疗机构。海安县正式启动创建省级农村中医工作先进县的工作。全市中医医疗机构完成门诊 100 余万人次，同比上升 12%，住院人次同比上升 11%；实现业务收入 3.2 亿元，同比上升 22%。强化中医科研和人才队伍建设，创建基本现代化中医院步伐加快。

九、卫生行风建设

采取一系“评、创、建”相结合的纠建监管措施，全面推行医疗卫生单位价格公示和费用清单制，以“诚信优质服务”和“关爱方便病人”为重点，加大问卷函调和暗访调查力度，实施专项整治，严肃查处在药品和医疗器械购销中给予回扣的商业贿赂行为，治理在医疗服务中索要和收受红包现象，纠查开单提成、滥检查、开大处方等违纪违规问题。

十、爱国卫生工作

市区创建国家卫生城市通过省级调研。如东县建成省级卫生县城。大力实施农村改水攻坚工作，落实了新增人口每人 6 元的市级补助，全市实际新增农村自来水受益 71.1 万人。如皋市提前一年实现目标，普及率达到 97.7%。积极开展创建省级先进农村水厂活动，加强水质消毒工作，切实加大农村改厕工作力度，年内新增农村改厕受益 5.54 万户。　　（*羌校君*）

【出台《南通市加快发展民营医疗机构暂行办法》】 围绕争创民营经济第一大市的目标，适应《行政许可法》颁布实施的要求，市卫生局于 6 月 2 日出台了《南通市加快发展民营医疗机构暂行办法》，7 月 1 日正式实施。主要举措是：放开医疗市场，大力发展民营医疗机构。凡符合投资要求的任何境内外资本投资主体，均可在本市区域内申请举办各类医疗机构。在发展的过程中，坚持以需求为导向，积极鼓励和引导各类社会资本投资者到医疗资源相对薄弱、需求比较迫切的城市新区、城郊结合部、开发区等区域投资举办医疗机构；引导社会资本向特需医疗、康复医疗、老年病院、医疗美容、中西结合等特色明显的适宜领域投资；鼓励各类社会资本举办社区卫生服务机构，鼓励各类民资或外资参与政府不再举办的公办医疗机构的改组、改造或改制。对不同投资渠道、不同所有制、不同隶属关系的医疗机构要一视同仁，促进其发挥各自优势，充分形成公平、开放、有序的竞争环境。省卫生厅对南通市的举措高度重视，于 2004 年 7 月 28 日将《暂行办法》转发全省。南通市的积极引导和支持社会资本参与重组或投资兴办医院力度和成效在省内领先，民营医疗机构的举办数量、市场份额、经营状况、技术水平、发展规模等综合情况，在省内位居前列。　　（*羌校君*）

【全面强化公共卫生体系建设】 为切实强化公共卫生体系建设，制定并实施了《南通市突发公共卫生事件应急防治体系建设规划》和医疗救治、疾病控制、卫生监督、信息网络四个体系的建设方案。重点强化了疾病预防控制体系建设，应对突发公共卫生事件的监测预警、调查处理和预防控制能力大幅提高，疾控大楼项目12月28日顺利奠基。全面加强了突发公共卫生事件医疗救治体系建设，市烈性传染病定点收治医院自非典疫情以后一直长期保有并随时待命，为省内独家。在省内率先启动了现代化院前救护体系建设，无线上网全球卫星定位系统（GPRS）为国内先进。各县（市）区的公共卫生体系建设项目呈现出良好的发展态势，建立了县医院的传染病分院或传染病区。基本形成了畅通完善的公共卫生信息网络和指挥系统，实现了疫情和突发公共卫生事件的网上即时报告。建立健全了卫生执法监督体系，实行的"告知承诺制"卫生行政许可改革举措，受到省卫生厅的推介。

（羌校君）

【全面推进农村社区卫生服务站建设】 适应农村卫生改革的新形势，在着力办好县级医疗中心和预防中心、重点建好管好乡镇卫生所的同时，全面推进农村社区卫生服务站的建设，进一步完善和规范建站设置规划，放开举办主体，把好准入标准，鼓励企事业单位、社会团体、民营医疗机构、个人等社会力量举办社区卫生服务机构，确保实现行政村覆盖率80%以上的目标。经过不断努力，2004年度全市新建成农村社区卫生服务站412个，已累计建成农村社区卫生服务站1 767个，占应建数的91.89 %。60岁以上人群健康档案建档率达到50%。

（羌校君）

崇　川　区

卫生改革　区卫生系统全面实行职工全员聘用，单位自主用人。专业技术岗位评聘，实行定岗、定编、公开选拔、择优聘用。在分配制度上体现多劳多得，增加浮动工资比例，奖金基数实行全成本核算。

创建国家卫生城市　大力开展环境整治和重点整治，全区参与，组织机关、学校、部队、社区居民2万人次参加环境整治。到7月底已有77个小区通过市环境整治达标验收，全区47个村完成了省级卫生村的创建和复查。下发了9万份《健康教育读本》设义诊咨询站点31个，接受咨询6千人次，居民健康知晓率和健康行为形成率达80%和78%。

新型农村合作医疗　制定了《崇川区新型合作医疗实施意见》，农民参加达到95%以上。2004年区级财政出资人均20元，镇（街）和村出资20元，对医疗费用超过2千元以上的部分，分段按比例进行补偿，2万元封顶。

卫生防病　加强计划免疫规范化建设，增加对计划免疫门诊硬件投入做到一苗一室，所有接种室都配有空调。启动了传染病网络直报系统，组织了32名相关人员进行了网络直报业务培训。加强重点传染病防治。组织所有医务人员参加"非典"和"禽流感"知识培训，建立了相关疾病救治专业队伍。

卫生监督　大力整治"五小"行业，辖区共有公共场所经营单位253户、从业人员1 685人、食品生产经营单位2 589户、从业人员6 215人，对卫生设施、防蝇、防鼠设施进行重点整治。大力整顿医疗市场，取缔无证行医9家，下发整改通知15家，停业整顿1家，组织67名乡村医生参加执业资格考试并发放执业资格证书。

社区卫生服务　确定街道医院在二年内全部转变为社区卫生服务中心。任港医院投资25万元进行改造，于12月8日正式挂牌。文峰、城东医院2005年上半年到位。社区卫生服务站，逐步向辖区居民提供健康教育、康复和预防保健等服务，区各医院共设下伸点28家，分流人员38人，年业务收入500万元以上。

行风建设　药品集中招标采购，招标比例达50%，节约成本8%。开展创建"基层满意站所"，牢固树立"以病人为中心"的服务理念。开展温馨服务、诚信服务、便捷服务。

（章京芝）

港　闸　区

卫生改革　出台了《港闸区民营医院机构管理办法（试行）》，切实加强对人员、项目、设备等方面监管力度，对各家医院实行了记分管理制，对达不到标准的单位当年的医疗机构执业许可证暂缓检验。

农村卫生　大力推进新型农村合作医疗制度，全区人均筹资标准从上年14元提高到35元。其中：区财政扶持人均15元（其中5元用于医疗救助），乡镇（街办）财政扶持人均5元，参保人员每人缴纳15元。在报结方式上实行零起报点，在上年补偿标准的基础上，每个结报段提高5个百分点。全区70 584人参加了合作医疗，参保率达92.83%，全区征缴基金247.3万元。

预防保健　全年全区共报告甲乙类传染病15种计492例，每月对计划免疫门诊进行督查，每季对所有乡镇的报表进行统计分析，儿保及妇幼工作有序、扎实地开展。

创建国家卫生城市　对全区512家五小行业实行了分类管理，全区农村改厕共完成21 230座，超过原计划821座，全区现有农村户厕总数36 207座，无害化卫生户厕32 017座，卫生户厕比例88.43%。新建省级卫生村16个，原有15个卫生村全部通过复查，全区21个城中村和近郊村都建成省级卫生村。

卫生法制建设　大力整顿和规范医疗市场经济秩序，对非法及无证行医坚决取缔并进行相应的处罚。加强对各医院的外包、出租科室的管理，对聘用外单位人员办理了登记注册手续；会同工商、城管等单位联合执法，对违反《食品卫生法》《公共场所卫生管理条例》的行为进行了行政处罚。（江雪梅）

海　安　县

卫生改革　全县乡镇卫生院产

权制度改革全面完成。进一步完善卫生监督与疾病预防控制体制改革，在系统内调剂增加卫生监督所8个人员编制。

公共卫生　全县建成14个乡镇卫生所。全县传染病总发病率比上年同期有所下降，未发生传染病的流行或暴发流行。传染病疫情网络直报系统顺利建成。积极做好人间禽流感的防治工作，高标准设置卫生所接种门诊室，全县四苗覆盖率、乙肝、乙脑、流脑等单苗接种率始终保持在较高水平。继续实施现代化结核病控制策略，全年接待门诊疑似肺结核病人1 300例，发现、登记管理肺结核病人507例。全县查螺总长度1 690.9万米，总面积5 120.5万平方米，未发现新螺点。

卫生监督　全年为7 332户食品生产经营户、公共场所单位、集中式供水单位核发卫生许可证。对经营单位(户)实施现场卫生监督3万户次，监督覆盖率100%，监督频率4次/户以上。组织公共卫生执法检查24次，实施卫生行政处罚147户次，没收销毁不合格食品1 503千克，罚款13.8万元。全县孕产妇系统管理率92.4%，0～6岁儿童保健管理率95.4%，婴儿死亡率9.04‰，5岁以下儿童死亡率10.59‰，未发生孕产妇死亡。

农村卫生　全年新建社区卫生服务站12个，到年底，全县共建成农村社区卫生服务站200个。组织700多名乡村医生参加执业资格考核和全科医学考试，对全县乡村医生进行执业注册登记。全县64.4万人参加新型农村合作医疗。

医院管理　强化医疗机构准入管理，建立健全医疗机构监管档案，将日常的检查作为医疗机构年度校验的依据之一。全年组织专项执法检查66次，取缔无证行医81家、零售药店坐堂行医27家，没收近900种次、价值6万元的药品、器械，罚款2.6万元。

卫生行风建设　重申并认真执行卫生行风建设的“十严禁”“八不准”等有关规定。县卫生局出台基建、设备购置等重大项目的廉政责任保证制度，各公立医疗卫生单位凡基建或设备采购10万元以上的项目，单位主要负责人必须向县卫生局书面提出廉洁承诺。继续实施药品招标采购，共组织招标采购9次，采购金额4 000万元。

（孙瑞根）

如　东　县

概况　全县共有各类医疗卫生机构56个，其中一级以上医疗机构42个，共有床位2 181张，平均每千人拥有床位1.98张。共有卫技人员2 767人，平均每千人拥有2.52人。共有社区卫生服务站248个，拥有乡村医生950人。全县门急诊105.42万人次，出院病人数4.53万人次，病床使用率47.31%，危重病人抢救成功率92.16%。全县49家医院，全年业务总收入25 862万元，同比增长17.70%，药品收入占业务收入的比重为59%；全年业务总支出25 255万元，同比增长16.3%；业务收支相抵(不含财政补助)结余607万元。重点建设工程进展顺利，丰利医院整体迁建工程启动，住院大楼主体工程接近封顶，实现700万元投资额。全县固定资产投资21 188万元，同比上升9.7%。全年招商引资注册外资58.84万美元，完成任务数的235.36%。

卫生改革　11家中心级以上医院试行所有权与经营权相分离改革，继续在中心级以上医疗卫生单位，实行全员竞争上岗和评聘分开，坚持效率优先、兼顾公平，重实绩、重贡献的分配激励机制。县人民医院率先与县人才服务中心签约，实行护理人员租赁合同制。出台《如东县加快发展民营医疗机构的意见》。县城新增两所综合门诊部，全县共新增个体医疗机构6所。

疾病预防控制　加强重点传染病防治，及时落实传染性非典型肺炎、人间禽流感、霍乱、艾滋病、结核病、肝炎等重点传染病综合防治措施。全面启动以接种甲肝疫苗为主的防治措施，接种疫苗2万余人次。制订下发《霍乱预防控制方案》，加强防治知识培训和规范化腹泻病门诊管理。强化结核病防治归口管理，大力开展省结核病防治规划项目工程，加强计划免疫接种门诊规范化建设与管理，常规免疫接种及时率、接种率继续保持在90%以上，儿童计划免疫四苗覆盖率以镇为单位巩固在98%以上。县政府召开全县血防工作会议，在11个镇30个村组织开展查螺工作，调查面积270.98万平方米，未发现螺情。全县共报告甲、乙类传染病2 187例，传染病总发病率109.5/10万。

农村卫生　推行新型农村合作医疗制度，完善《如东县新型农村合作医疗管理办法》，全县共筹集资金2 519.55万元，782 316名居民参加农村合作医疗，人口覆盖率达85.48%。组织开展新型农村合作医疗宣传月活动。建立新型农村合作医疗计算机信息管理系统。出台《如东县农村社区卫生服务站管理细则》，对全县248个站进行检查考核，合格率达95%以上。制定《如东县乡村医生注册管理实施细则》，开展乡村医生全科医学知识培训和注册登记。开展创建省级卫生县城活动，并通过省级卫生县城考核验收。掘港镇芳泉村、余荡村创建为市级卫生村。丰利、苴镇、马塘等六家自来水厂配置二氧化氯消毒装置。掘港镇无害化户厕普及率达62.7%。大力开展除四害工作。县城灭鼠、灭蟑、灭蝇活动共投入资金20万元。

医院管理　加强民营医院手术室标准化建设和管理，严格民营医院医疗项目、卫技人员、设施设备、医疗技术等准入管理，进一步规范医疗服务价格和行为。建立健全医疗质量监控体系，完善院长室、职能部门和科室三级医疗质量控制系统。各医疗单位认真制订医疗事故防范处理预案，严格执行关键性医疗制度、技术操作规范和江苏省第四版病历书写规范，未发生二级以上医疗事故和重大院内感染事件。推行药品集中招标采购制度，集中招标采购金额达5 000多万元。开展无偿献血工作。无偿献血人数达7 214人次。无偿献血占临床用血的92%，成份输血使用率达83%。

南通市血站如东分站挂牌成立。

中医工作　进一步巩固全国农村中医工作先进县创建成果。加强县中医院内涵建设和中医专科专病建设。注重发挥中医中药特色，把中医中药引入社区，鼓励和引导乡村医生运用中药、中成药及中医针灸推拿等治疗手法，中医中药在农村基层医疗保健中作用得到发挥。

卫生科教　加强医学专科建设和人才培养，共建市级专科 2 个，县级专科 18 个，市级重点学科带头人 2 名，县级重点学科带头人 5 名。县管医院共外出进修 65 人。县人民医院“勃起功能障碍与焦虑相关性研究”科研课题获得南通市 2004 年社会发展指导计划立项，“大肠息肉内镜诊治及随访研究”“深静脉留置管封管液感染状况的研究”两项科研课题通过省级鉴定，并获南通市科学技术进步奖。县中医院“胰炎清灌肠治疗急性胰腺炎临床与实验研究”获南通市科技进步四等奖、如东县科技进步二等奖，“胃必康颗粒剂治疗功能性消化不良”获南通市优秀中医项目二等奖，“骨伤消肿合剂治疗外伤性血肿”获市优秀中医药项目三等奖。县人民医院心血管内科成功开展三例冠状动脉造影术。开展医学继续教育。组织学术活动 12 次 36 个专题，900 多人次参加活动。

妇幼卫生　依法规范助产技术服务，落实爱婴医院长效管理措施，组织妇产人员实践技能考核。加强孕产妇和婴幼儿两个系统管理。无孕产妇死亡，婴儿死亡率 6.9‰。

卫生执法监督　重点打击无证无照非法行医活动，查处 57 家医疗机构，没收价值 13 万元的药品、器械，取缔 49 家非法机构。强化医疗信息广告审核审查工作，加强综合执法力度，全年共立案查处各类卫生案件 36 起。制定《卫生行政许可内部流转程序》《加强卫生行政审批的监督检查管理制度》，实行食品卫生监督量化分级管理，与县教育局联合下发《加强学校食堂量化分级管理的通知》，开展专项检查评比活动。卫生执法监督覆盖率达 100%，重点单位监督频次 4 次以上。开展突发公共卫生事件应急处置，社会举报投诉和公共卫生突发事件接处率 100%。

卫生行风　层层签订行风建设责任书，制定《如东县医疗卫生行业“十不准”规定》，组织全县医疗机构及医务人员向社会公开服务承诺，组织百名专家向全县医务工作者发出《为维护医学之圣洁》倡议书。制定下发《2004 年全县卫生系统民主评议政风行风工作实施意见》。扎实推进“创建群众满意卫生所”活动，在中心级以上医院开展党风廉政建设。在全系统开展“学习孙娅同志，倡导奉献精神”主题活动。

（缪兴波）

启　东　市

医政管理　第二人民医院已顺利通过南通市卫生局组织的二级乙等医院评审。人民医院启用高层病房大楼，启动基本现代化医院创建工作。各单位积极改善医疗环境，除在人才引进培养及先进技术推广运用等软件建设上狠下功夫外，还在基础设施改造和设备更新添置等硬件建设上加大投入力度。2004 年直属医疗单位基建投入计5 500余万元，设备投入3 000余万元。加强对民营医院行业管理，积极引导民营医院加强设备和医疗技术投入。制订了《启东市一级医院评审细则》和 30 所民营医院创等级医院计划，已有 15 家民营医院通过一级甲等医院评审。加强对个体诊所的管理，开展了争创“启东市规范服务个体诊所”活动。联合市民营医疗机构协会，组织对个体口腔诊所的专项检查，评出了 10 家规范化服务个体诊所。

医学科研　认真组织实施各种函授和各专业的自学考试共 200 人次，外出参加各类学术活动数百人次，参加省、市组织的继续教育学习班 500 多人次，医学会组织学术活动 10 次。全年有 23 个科研项目立项，4 个科研课题通过鉴定，5 个科研项目分别获南通及启东科技进步奖，2 个科研项目获南通市卫生局优秀新科技项目奖。在各级各类杂志上发表论文近百篇。

农村卫生　全市已建农村社区服务站 288 个，占村级医疗机构的 87.5%，全面贯彻《乡村医生从业管理条例》，组织乡村医生参加南通市卫生局组织的乡村医生全科医学考试，全市 860 名乡村医生获得合格证书，并予注册。加大农村合作医疗宣传力度，对农村合作医疗实施过程中问题进行整改，起保线从4 000元调至1 500元。合作医疗用药目录按照《江苏省新型农村合作医疗用药目录(试行)》执行，增加了抗肿瘤药和其他 20 多种药品，合作医疗用药目录在各定点医院公示。印发了《关于加强农村合作医疗定点医疗机构管理的规定》，分级规定了合作医疗对象的自费药使用比例。积极做好农村二次改水工作。并组织农村水厂负责人前往南通接受培训。推广农村水厂安装消毒设备，多次进行乡镇自来水厂消毒工作检查。

公共卫生　与计免相关疾病的发病率降至历史最低水平，除发生 2 例麻疹 1 例流脑病例外，其余相关疾病均未出现。已连续 21 年未发生脊灰本土野病毒株病例、连续 23 年未发生白喉病例。儿童单苗接种率 98% 以上。完善了传染病疫情、突发公共卫生事件直报网络，传染病漏报率下降至百分之一以下。印发了《结核病归口管理规定》，制发了《启东市结核病防治规划》，现代结核病控制策略全面实施。2004 年，报告结核病人 876 例，治疗 876 人，其中 416 人给予免费治疗。对发现的艾滋病病毒携带者和患者及时做好防控治疗工作。有计划地抓好其他传染性疾病的防治工作。开展宣传咨询活动，广泛宣传传染性疾病的防治知识，圆满完成非典、禽流感防控任务。2004 年共发生 10 种甲乙类传染病1 904例，传染病总发病率 166.46/10 万。

卫生监督　及时完成全市各类从业人员的健康体检、食品生产经营单位健康相关产品的抽样监测、水质监测、食品监测、医疗卫生单位消毒质量监测、放射单位作业人员个人剂量监测等繁重的监测任务。加大食品卫生和公共场所卫生执法力度,加强水质监测,多次进行全市传染性疾病防治工作专项检查,全面贯彻执行《献血法》,坚决打击非法采血和卖血活动,无偿献血工作已从城镇逐步向农村地区推进,献血人群从机关干部和医护人员向城镇居民和农民群众发展。全市无偿献血占临床用血比例达 71.5%,成分输血率达 52%。

妇幼保健　妇女早孕建卡率 96.3%,全程系统管理率 90.5%,妇女病普查率 73.8%,治疗率 100%。孕产妇死亡率 18/10 万,围产儿死亡率 9.3‰,婴幼儿系统管理率 90.3%,体弱儿管理率 100%,婴儿死亡率 9.3‰。全市开展了新生儿苯丙酮尿症、甲低疾病筛查。

行风建设　进一步规范收费行为,医疗单位均实行了住院费用一日清单制,部分医疗单位还实行了单病种费用控制和最低收费承诺。积极开展医疗纠纷“警示教育”,努力防范医疗差错。开展医疗领域不正之风专项整治活动,向出院病人及服务对象发出行风评议函调信,向全市医务人员发放公开信及宣传资料,副主任医师以上的专家联合发出拒收红包和用药回扣的倡议,广大医务人员作出相应承诺,接受社会的监督。纠正医药购销中不正之风,直属医疗机构组织药品集中招标采购 12 次,药品成交额5 720万元,对 40 种药实行了临时最高限价,药品降幅在 25%左右。

(黄汉南)

如　皋　市

卫生改革　市政府印发了《市属医院改革实施办法》,9 月中旬将原市尘洁医院与市人民医院实施合并,委托上海仁济医疗管理有限公司经营管理合并后的市人民医院,随后相继对原城东、磨头、丁堰、搬经、江安、薛窑 6 所中心医院进行了产权制度改革,并分别完成白蒲中心医院和市中医院“两权分离”改革。完成 1 所中心医院和 1 所精神病专科医院“两权分离改革”的前期准备工作,并着手筹建市“人才服务中心卫生分中心”、市卫生资产经营管理有限公司。修订了《民营医院管理办法》,规范了民政、物价等相关部门为民营医院服务和监管的职责。

预防保健　年内通过新建办公楼、受让闲置房、剥离医院资产等形式,部分镇卫生所有了独立产权的办公场所,通过加大专项经费投入,多数镇卫生所器械装备得到改善,疫情网络直报系统运行良好。强化社区卫生服务站长效管理,398 家服务站通过首次评审领取了《医疗机构执业许可证》。坚持基层防保人员定期培训制度和乡村医生例会制度,“四苗”覆盖率以镇为单位达 98.9%,乙肝疫苗基础接种率达 95.06%,计免相关疾病发病率均控制在上级规定指标内。强化结核病人归口管理,结核病人转诊数大幅增加,菌阳病人发现率明显提高。完成查螺面积 631.6 万平方米,发现有螺环境3 200平方米,累计灭螺 2.93 万平方米,全年共报告各类法定传染病 1 599 例,发病率为 111.16/10 万。医院的消毒质量监测和集中式供水单位的水质监测做到全覆盖。成立了市突发公共卫生事件应急指挥中心及其办公室,突发公共卫生事件接处率 100%。积极开展新生儿疾病筛查工作,健全三网监测工作制度,全年孕产妇系统管理率达 89.92%,孕产妇死亡率为 10.13/10 万,0～6 岁儿童管理率 95.37%,5 岁以下儿童死亡率为 12.05‰,市妇幼保健所成为南通市首家县级甲等妇幼保健所。

卫生执法　推行食品量化分级管理,监督覆盖率达 100 %。正常开展健康相关产品抽检,并在新闻媒体上定期公布检测结果。全年发放各类卫生许可证1 505个、医疗机构执业许可证 769 个。执行医疗机构、人员、技术等要素准入制度,全年共查处相关违法案件 78 起,其中无证行医 34 起,乡村医生站外行医 8 起,医院无序执业 15 起,退休或在职人员擅自行医 11 起,其他违法案件 10 起。开展了学校食堂基础设施专项整治和肉制品安全卫生专项整治,对各类冷库、农贸市场、肉制品生产企业和屠宰场进行了多回合、拉网式的检查,共查处违法案件 164 件,取缔无证生产经营食品窝点 8 个,没收销毁各类不符要求的肉及肉制品 8.56 吨,罚款累计达 48 万余元。

农村卫生　完善了《农村新型合作医疗管理办法》及配套政策,争取到上级专项补助资金1 241万元。2003/2004 年度全市共有20 356个参合农民享受了补助,补助总额累计 2 203.18万元;2004/2005 年度全市筹集农民个人参合经费 995 万余元,覆盖率达 85.65%。加快农村改水攻坚扫尾步伐,市政府适当调整了农村改水的考核奖励政策,全年新增自来水受益人口 12.01 万人,自来水普及率达 97.78%,率先启动新一轮“省初保先进县市”创建活动,着力推进基层卫生管理、农村改厕、健康教育、环境整治和除四害等工作,年内“初保先进县市”创建通过南通市初评验收。

医院管理　强化《江苏省病历书写规范》的培训,按标准格式定制了各种病历样式。推广科学用血、合理用血的观念,成份输血率二级医院为 94.9%、一级医院为 91%。部分中心医院开始导入整体护理。规范一次性医疗用品的采购、保管、使用和终末处理,加强医疗废弃物管理,抓好高危科室的消毒灭菌质量监测。举办了医院感染管理等培训班 6 期,各医疗单位选送人员外出进修学习 105 人次,参加各种形式的教育考试 200 多人次。卫生系统共有 2 项科研成果通过省级科研鉴定,1 项科研成果通过南通市级科研鉴定,1 项科研成果获南通市科技进步三等奖,14 项科研课题经如皋市科技局批准立项,其中三项课题被南通市科技局同时立项。

卫生行风　在市属骨干医院中深入推进温馨服务工程,倡导“以病人为中心”的服务理念,开展诚信服务,落实便民措施;坚持院务公开制度,完善了服务承诺制、收费公示制、明码标价制,逐步健全常见病、多发病的诊疗规范,在南通市卫生局组织的出院病人问卷函调活动中，市人民医院综合满意度为84.97%、市中医院为94%。继续完善药品和一次性医疗用品集中招标采购制度，全年共组织药品招标活动4次，集中采购11次，成交量5 100万余元；组织10万元以上医疗设备招标采购6次，交易额合计300多万元。市行政服务中心卫生局窗口6次被评为优质服务示范窗口、5次被评为红旗窗口、1次被评为服务对象满意窗口。各镇卫生所以“服务经济建设、服务基层群众”为主题，积极参创“群众满意基层站所”。卫生系统继续保持“如皋市文明行业”称号。 （宗　平）

通　州　市

卫生改革　按照市委、市政府多元化投入的发展思路，顺利实施通州市人民医院产权制度改革，江苏大富豪啤酒有限公司购得市人民医院45%的股权，形成国有资本、社会法人、内部职工30:45:25的股权结构。选择金沙、平潮、姜灶3个镇实施了农村公共卫生服务改革试点工作，改变过去按行政区划提供预防保健服务的传统格局，引入竞争机制，通过公开竞标方式，择优选择服务主体，并由辖区政府与中标单位签订购买服务合同，明确双方权利与义务。深化人事分配制度改革，医疗机构新聘用人员不纳入编制管理，实行个人人事代理。

农村卫生　在巩固完善农民大病统筹医疗的基础上，适当提高统筹标准和保障水平，全市21个镇和开发区按“6+6”标准进行统筹，新联、先锋镇按“15+15”标准进行新型合作医疗试点。全年农民大病统筹医疗参保率达到88%，两个试点镇的参保率达到71.7%。全年新建和改造社区卫生服务站243个，累计建站328个，覆盖率达到91%。城区吸引民资和社会资本新建社区卫生服务站13个。完成1 061名乡村医生执业注册资格的审核和申报工作。全市卫生系统实现固定资产投入7 153.12万元。市八院新病房楼全面竣工并投入使用；市中医院综合楼、市三院病房楼、妇保所综合楼、兴仁医院门诊楼等一批重点建设项目相继开工建设。

预防保健　研订了9个相关突发事件应急处理预案，疫情及突发公共卫生事件网络直报工作全面启动并安全运行。全年传染病总发病率245.6/10万，计免建卡率、建卡合格率和“四苗”覆盖率均达到99%以上。全年活动性肺结核病人新登记率10.58/万。查螺594.82万平方米，巩固性灭螺1 200平方米。进一步强化母婴保健保偿保后服务和爱婴医院长效管理，全市妇幼保健保偿投保率95.87%，孕产妇死亡率30.76/10万（未发生可避免孕产妇死亡），婴儿死亡率6‰。

医院管理　组织召开了全市医院管理工作现场会，切实加强医疗机构护理和院内感染管理措施落实情况的监督检查和业务指导，建立健全了超范围手术申报制度，加快医疗机构手术室规范化建设，全面实施医疗机构记分管理。研究出台了《关于改制医院净资产增减值处理意见》等规范性文件，加强了改制医院财务监管。制订下发了《通州市创建平安医院实施意见》，市人民医院等8家全民医疗机构顺利通过“平安医院”考核验收。

医教科研　全年共申报南通市卫生局优秀新技术项目奖8项、南通市卫生局优秀中医药项目奖1个、完成通州市级科研立项18项。通州市第三人民医院开展的“经皮穿刺乳突刺激小脑治疗急性脑梗塞”项目获江苏省医学新技术引进二等奖，市中医院“侧侧吻合器在肝硬化胃底断流术中的应用”及通州市第三人民医院“腋下小切口治疗自发性气胸”等项目分别荣获南通市卫生局优秀新技术奖。通州市第八人民医院如期建成二级医院。制订下发《关于全市加快发展特色化医疗服务的实施意见》，市人民医院血液疗法、市中医院骨伤科、市三院眼科、十总镇卫生院“通州市通如糖尿病专科医院”等形成一批特色医疗服务项目。全年共举办各类短期培训班9期，培训798人次。

卫生执法　加强卫生监督执法队伍建设，共举办卫生法制专题讲座3期，参培人数近300人次，全市9个卫生所同时增挂卫生监督分所牌子，卫生监督执法工作向基层和农村延伸。组织开展了奶粉、水发食品、冷饮、蛋糕、纯净水和医疗市场专项治理活动。全年共立案查处非法行医案件64起，查处城区非法医疗广告3起，取缔外来游医10起；实施卫生监督39 765户次，监督频次5.2次/每户，行政处罚282户次，取缔63户，销毁过期变质食品646千克，罚款28.788万元。接处社会举报投诉案件41件，及时办结和群众满意度均为100%。市红十字血站顺利通过省第三周期采供血机构评审，无偿献血占临床用血的94%，成份输血率达到90%。

爱国卫生　积极实施“健康宣传、健康服务、健康运动、健康单元”四大工程，建设健康城市工作全面启动。大力开展除害防病工作，全面落实国家卫生城市长效管理机制。结合开展“五·一”、“七·一”、“十·一”卫生周、第16个“爱国卫生月”活动以及全国生态示范区和环保模范城市创建工作，组织开展了3轮城区突击除“四害”、城乡环境综合整治和居民“家庭卫生评比”活动。顺利通过“灭蝇先进城市”和“国家卫生城市”复查考核。全年新增自来水普及村34个，新增受益4.32万人。

行风建设　市卫生局与18家市直医疗卫生单位签订了党风廉政建设和行风建设责任书，并出台了加强政风行风建设十条措施、医疗机构和医务人员行为规范“八不准”，指导督促医疗机构进一步完善和落实公开服务承诺制度。全年系统内共有256人次拒收和上缴各类红包4.61万元。扎实推进药品集中招标采购工作，严格实行招标采购廉政准入制度，“十佳医院”“十佳医生”“十佳护士”评选活动和文明行业（单位）创建工作有力推进。

（刘伟圣　彭益峰）

海　门　市

卫生改革　下发《关于深化直属医疗机构内部改革的实施意见》，对全市直属医疗机构人事、分配及后勤等方面提出改革意见，各医疗单位结合实际制定改革方案，本着“自主操作，因院制宜，社会效益与经济效益并重”的原则，采取竞争上岗、民主测评、评聘分开等方式，因岗定人，量才录用，优胜劣汰。将后勤服务向社会招标，交由社会去办，逐步建立起优质、高效、低耗的后勤保障体系。市人民医院、市中医院将后勤保障与医院脱离，委托社会专业服务公司管理。全系统共精简人员 241 人，占总人数的 11.87%。分配实行绩效工资制。

预防保健　重点加强医务人员的传染病防治知识和疫情信息网络直报业务培训。重点传染病防治工作稳步开展，霍乱、乙肝、结核等传染病发病率得到有效控制。实施“现代结核病控制策略”，加强结核病防治知识宣传和业务培训。加强肠道门诊管理，开展以接种甲肝疫苗为主的肝炎“压春峰”活动，霍乱、甲肝等夏季高发肠道传染病得到有效遏制。全市共报告传染病1 632例。组织 30 多人的查螺专业组，监测螺情面积 16 万平方米。强化计划免疫工作，重点抓好乡镇卫生所计免规范化门诊建设，儿童计免四苗覆盖率以乡镇为单位达 98.5%。妇幼保健强化“两个系统”管理，孕产妇和儿童系统管理率分别达到 95.13%和 87.7%，全年无孕产妇死亡。开展妇女病普查普治和儿童健康体检工作，加强婚前保健知识的宣传教育，婚前体检率达到 40%。

农村卫生　全市参保农民达到 75.2 万人，覆盖率达到 90.7%。先后有近8 000人次领到合作医疗补偿金，其中补偿额达到 2 万元的有 10 人，累计发放补偿金额近千万元。大力推进农村二次改水工程，全市投入二次改水资金 550 万元，其中市财政补助 150 万元，完成管网改造 18 万米，自来水管网改造率达到 25%。继续加大农村改厕工作，卫生厕所达 90%，无害化厕所达到 30%。农村社区卫生服务站建设做到“三个统一”，即统一建房图、统一规划、统一标准。达到“四通一有一齐”，即通路、通水、通电、通电话、有水冲式卫生厕所、配齐所需的基本设施。全市农村 242 个行政村，已建成农村社区卫生服务站 230 个，社区卫生服务人群覆盖率超过 90%，农村社区卫生服务站全面替代村卫生室。

医政管理　贯彻《南通市民营医疗机构管理暂行办法》，严格执行医疗市场的机构、人员、技术准入制。对非法行医和不规范执业行为严肃查处，先后查处医疗服务类案件 57 件，罚没款达 42.9 万元。认真制订医疗事故防范处理预案，采取病历书写培训、医疗安全知识讲座等多种措施，增强医务人员的医疗安全意识，全年无二级以上医疗事故和重大院内感染事件，医疗机构医疗纠纷补偿费占业务收入的2‰左右。开展无偿献血活动，采取献血指指令性计划与街头无偿献血相结合，规范医疗机构用血，全年无偿献血达5 000人次，占临床用血的 65%；全市医疗机构成份输血率平均 78%；临床用血互助金的管理得到进一步规范。开展造血干细胞（骨髓）捐献活动，为 81 名自愿捐献者采集血样，加入江苏骨髓分库。抓好卫生人员在职培训、学历教育和医学继续教育。全年共选派优秀医务人员外出进修深造 225 人次，在各类学术杂志上发表论文 300 余篇，举办各类培训班 50 期。建立科研技术奖励基金，2004 年发放科研奖励基金 18 万元。加强医学科研工作，共确定市（县）级医学重点学科 6 个，医学重点人才 10 名，全市有 7 个科研项目通过了南通市优秀新技术奖评审。

卫生执法　对全市食品卫生及卫生类产品经营生产单位进行定点全程监督，全年新发卫生许可证 1 180件，对5 048户食品、公共场所经营单位及个体户进行复核、换证工作，监督覆盖率达 100%，重点单位监督频次达到 5 次，接处率 100%。开展以公共卫生、食品、医疗广告和非法行医为重点的监督执法活动以及专项整治活动，共实施公共卫生类行政处罚 338 件。

行风建设　全系统开展以创“诚信医院”和“文明诚信窗口”为主要内容的文明创建活动，开展纪念“5.12”国际护士节暨卫生系统“生命之星”歌咏比赛，在全系统掀起“讲诚信，比奉献，献爱心”的高潮。以整治“红包”、大处方、开单提成和纠正行业不正之风为重点，实施公示制、查询制、清单制等为主要手段，促进卫生行风的根本好转。继续实行医药集中招标采购，共组织药品招标采购 12 次，采购金额达 7 000万元，节约成本 500 万元，招标采购 5 万元以上医疗器械 30 多台（件），医疗仪器设备投入达到2 300多万元，节约金额达 300 万元。开展“平安医院”和“绿色文明医院”创建工作。

（陈和新　钱俊华）

连 云 港 市

【综述】

2004 年卫生基本情况表

	数量	与上年比增长数	与上年比增长率(%)		数量	与上年比增长数	与上年比增长率(%)
卫生机构(个)	867	77	9.7	卫生人员(人)	13 269	－1 998	－13.1
医　院(个)	47	4	9.3	卫生技术人员(人)	10 170	－1 902	－15.8
床　位(张)	8 793	238	2.9	乡村医生(人)	5 900	267	4.7
医院床位(张)	7 672	253	3.4	个体开业人员(人)	696	155	28.7
平均每千人口医院床位(张)	1.64	0.05		平均每千人口卫生技术人员(人)	2.17	－0.41	

人口	总数(万人)	468.81	卫生费用	卫生事业费(万元)	6 544.21
	出生率(‰)	15.84		卫生事业费与上年比增长率(%)	－0.01
	死亡率(‰)	6.82		卫生事业费占财政支出百分率(%)	3.91
	自然增长率(‰)	9.02		卫生系统固定资产(万元)	94 484
医疗服务	诊疗总人次(万)	582.8		卫生系统基建投资(万元)	1 992
	门诊人次(万)	518.0		平均每一门诊人次医疗费用(元)	77.70
	急诊人次(万)	29.7		平均每一出院病人医疗费用(元)	2 201.84
	住院总人次(万)	17.4			
	出院总人次(万)	17.2			

一、卫生改革

进行了市直医疗机构资源重组。市一院兼并东方医院工作，相继完成了资产评估、方案设置、班子调配等工作，两院合并顺利完成，10 月 29 日正式挂牌成立市一院东方医院。市第二人民医院在成功托管省盐业公司总医院的基础上，5 月 29 日，正式兼并省盐业公司总医院，成立市二院东院区。完成了市县采供血机构的合并，新增了人员编制，实现了人、财、物体制上一体化，采、供血业务上一条龙管理，全市无偿献血率平稳提升，无偿献血率达 90.1%，临床成份用血达 98.5%。多形式推进农村卫生机构改革。赣榆县逐步调整乡镇卫生院资源结构，完成了建制外乡镇卫生院的改制，实行医防分开，撤并了 8 个防保所，全县组建 18 个卫生监督防保分所。东海县在全县卫生事业单位全面推行评聘分开。灌南县医院大力吸引社会资金，进行了股份制改造。灌云县采用两权分离等多种形式完成了 16 个卫生院的改革。城市社区卫生机构建设走出了公开招标、多元化投入的新路子，连云、新浦、海州区等新创了 7 个规范化社区卫生服务中心(站)。

二、农村卫生

新型农村合作医疗全面推开，全市合作医疗参加人口 253.62 万人，参合率达 77.84%，共筹集合作医疗基金 7 610.1 万元，受益农民 499.08 万人次，报销金额 5 569.76 万元。该市合作医疗工作多次受到省、市领导的表扬。农村改水力度继续加大，全市新建乡镇水厂 1 座，联村水厂 59 座，单村水厂 21 座，管网延伸 71 处，新增受益 37.08 万人，完成目标任务的 119.6%。灌南、东海两县已达到 90% 人口的受益目标。新型农村合作医疗和农村改水的实施，进一步改善了农村卫生条件。全市 97 所卫生院全部实现扭亏为盈。继续加大对卫生院扶持力度，共投入 356.97 万元为 68 家卫生院配置了 500mAX 光机等基础医疗装备126台件。

三、预防保健

启动公共卫生体系建设,完成市传染病院、市紧急救援中心搬迁、新建方案,分别新征土地8.6公顷、1.13公顷,申请财政支付市疾控中心160万元债务。加强传染病疫情网络系统建设,网络直报单位覆盖率由初期的40%上升到90%。2004年,全市甲乙类法定报告传染病发病率为131.93/10万,连续10年控制在全省平均水平以下。认真做好传染性非典型肺炎、人感染高致病性禽流感及流感等重大传染病的监测防制工作。开展了48周的非典、人间禽流感及14周的流感监测工作。在重点人群中接种流感疫苗1.1万余人份。针对上半年狂犬病疫情快速上升态势,实行政府统一领导部署,卫生、农业、公安等部门密切配合,采取防病宣传、疫区灭犬、对高危人群和犬类实施免疫预防等手段,在3个月时间内就有效控制了狂犬病疫情。切实加强艾滋病的防制工作。已建成1家艾滋病初筛中心和17家初筛实验室组成的覆盖全市的艾滋病检测网络。全市建立8家艾滋病免费自愿咨询检测工作室,市疾控中心组建了艾滋病高危人群干预工作队。推行现代结核病控制策略,建立了较为完善的结防工作网络,全面展开结核病人线索调查,对项目病人落实了督导治疗,登记涂阳病人督导治疗率大于80%,圆满完成第二轮中加结核病合作项目任务。依法加强母婴保健专项机构和人员的准入,完善婚前体检、妇幼保健保偿运作程序。年内全市孕产妇死亡11人,死亡率为27.85 /10万;5岁以下儿童死亡563人,死亡率为14.25‰。启动新生儿听力筛查工作,检出甲状腺功能低下症37人,苯丙酮尿症6人,两种疾病发生率分别为37/10万和6/10万。

四、医政管理

组织医师执业考试,经审查符合报名条件的1 248人,1 007人通过实践技能考核,796人参加了临床理论考试。发放医师资格证书309人,对906名(助理)执业医师进行注册。完成3 836名执业护士注册工作。组织了118名个体行医人员的理论和实践技能考试考核,77人合格,合格率为65.2%。受理申请从事医疗美容主诊医师资格认定78人,27人通过了经省卫生厅组织专业考核。全年共采血19 881人次,采血量4 730 600毫升,其中无偿献血17 530人次,无偿献血量3 969 800毫升,占临床用血比例的90%,为临床提供血液4 374 000毫升。加强院前急救。市救护总站正式更名为市急救中心,全年共完成出救任务6 500次,比上年增长16%。安全行车26万公里,比上年增长44%,全年无医疗行车责任事故。为全市性重大活动保驾护航21次,出车68台次。积极配合110做好社会联动工作,与110联动出救2 221次。第二轮薄弱中医院帮扶计划顺利实施。3所薄弱中医院全年共投入257.2万元添置医疗仪器设备,基本适应临床业务需求。全年共进修培训近60人次,培养在职博士生2名,"全国优秀中医临床人才研修项目"计划按时落实施行。市中医院投资8 000万元兴建25 700平方米的门急诊综合楼封顶;赣榆县中医院的门急诊综合楼完成论证、图纸计设工作;灌南中医院完成危房改造;灌云县中医院门急诊综合楼投入使用。

五、科技教育

启动市医学重点专科和人才培养"125工程"。经单位申报、专家评审、现场考核、择优录取,共评出一类重点学科16个,二类重点学科13个,重点人才21人,重点人才培养对象23人。筹集科技发展资金200万元,全部用于重点学科建设和重点人才培养。连云港中药学校升格为连云港中医药高等职业技术学校,徐州医学院在市一院举办50人临床医学研究生课程班,南京中医药大学在连云港中药学校举办32人中西医结合研究生课程班。组织临床住院医师规范化考试,67人获卫生部培训合格证书。加快基层卫生人员培训,四县卫生学校共培养合格乡村医生2 439人,顺利完成2004年乡村医生执业注册考试工作。卫生系统获得全市科技进步奖28项,其中一等奖2项,二等奖5项,三等奖21项。

六、卫生执法

全面推行食品卫生监督量化分级管理。对学校食堂、桶装饮用水生产企业、餐饮单位、食品商场超市等1 025家单位实施了量化分级考核工作,评出A级单位44家。对学校及周边环境食品卫生进行5次集中检查,共取缔校外小吃摊点57个、校内小吃摊点7个,31家学校食堂被责令停业整顿,135家被责令限期改进。及时发布相关预警信息,先后对染色牛肉、有毒黄花菜、霉变甘蔗、油扁豆、织纹螺、有毒蘑菇、亚硝酸盐等高危食品通过媒体及时发出预警通告,增强群众规避食物中毒风险的能力。在全市范围开展了以肉制品专项整治为主要内容的"卫剑行动"及以清查毒奶粉、织纹螺为主的各类专项治理活动,为39次全市重大活动提供安全保障。全年食物中毒发生起数较上年下降了52%。加强医疗市场依法监管力度。市卫生监督所成立了医疗市场管理科,承担综合执法任务。市、县、区联合对医疗市场进行4次集中清理整顿,出动执法人员3 026人次,取缔无证非法诊所320余家,查处超范围执业68家,没收药品器械价值9.8万元,罚款39.2万元,申请法院强制执行21起,医疗市场清理整顿工作收到明显成效。

七、行风建设

全系统先后组织了16次党纪条规学习活动,接受教育2 680人次。针对重点岗位和人群,开展2次预防职务犯罪教育和1次集中整治活动。出台了对药品、医疗设备、工程建设三大领域的监督意见。开展了纠风专项治理,继续推行药品集中招标采购,实施控制医疗机构药品收入超收上缴制度,开展单病种合理用药、合理检查、合理治疗,对二级以上医院按季公布14个病种医疗信息,引导患者就医。结合卫生系统反腐倡廉有效时机,加大诫勉谈话力度和收受红包、回扣整治力度,一年中,全系统共上交"回扣"和其它各种非法收入100多万元。强化了行风评议,共发放了1 000份函调表,对10家市、县两级公立医院进行出院病人综合满意度函调,平均综合满意度达86.7%。市一院和灌南县人民医院接受了省卫生厅的函调,在33家医院中排在前10位。(杨 东 何 亮)

【积极应对媒体曝光事件】 2月16日,中央电视台对东海县个体加工户粉丝"美容"现象进行了曝光,17日,市卫生局发出通知:要求各地、重点是东海县立即开展粉丝生产经营专项检查,并实行日报制度。18日,市卫生局派出督查组对东海县工作情况进行检查、指导,再次部署粉丝专项检查工作。全市共检查生产、经营、使用户1 622家,取缔无证生产经营户20户,立案查处2起,查封不合格粉丝51 000千克。

7月16日,获悉宁夏银川发生织纹螺食物中毒事件后,市卫生局迅速组织相关人员在海州湾、连岛海滩开展织纹螺分布情况调查,查堵有毒海产品源头。同时对市区餐饮单位、海鲜批发市场等进行专项检查,严禁加工、销售织纹螺等有毒海产品。全市共检查各类海产品加工、销售和使用单位2 100多家,在赣榆县查获有毒织纹螺20余千克。

(何 亮)

【农村改水引入市场运作机制】 连云港市在确保市县改水配套经费足额到位,广泛发动群众筹集自来水管网入户费的同时,按照"谁投资、谁受益"的原则,大胆引入市场机制,鼓励和吸纳社会资金、个体资金投入农村改水项目,积极探索合伙经营、股份制、招投标、独资等多种形式广泛筹集农村改水资金。赣榆县把农村改水工程作为招商引资项目进行包装推向市场,成功吸引了盐城客商投资100万元兴建罗阳水厂,使罗阳乡1.3万农民吃上了自来水。灌南县积极动员个体大户出资建厂,在2004年全县25个改水项目中,由个体大户投资150万元,另为群众先行垫资460万元,两项合计占改水总投入的62%,自来水入户后再由群众支付管网入户费,经济比较困难的农户可在3~5年内逐步付清。(杨 东)

【赣榆县创办县、镇、村三级农民健康促进学校】 8月,该县创办农民健康促进学校,由分管副县长任校长,卫生局长任副校长,镇村两级同时成立了分校。县级校负责编印教材,每年度对镇级校办学人员开展业务培训四次以上,定期和不定期对镇、村级校进行业务检查督导。具体教学、督导工作由县疾控中心健康教育科负责。并从县直医疗卫生单位优选出临床经验丰富、有演讲能力的中高级医师成立健康促进演讲团,定期到各镇对群众开展卫生保健知识讲座。镇村两级分校按相关职责开展宣传咨询、卫生讲座等活动。半年间,共开办了各类讲座540班次,受教育群众2.3万人次。(杨 东)

【赣榆县拓宽合作医疗补偿范围】 从全县合作医疗基金总额中列出5%作为防疫保健基金,主要用于补偿参合农民计划免疫以外的疫苗接种、参加妇幼保健保偿等。该政策鼓励和支持农民主动接受防疫保健,全面培养和引导农民未病先防意识。据统计,全县共补偿非计免疫苗40 563人次,补偿金额327.692万元,补偿母婴保健保偿1 154万人次,金额169.614万元。

(杨 东)

【积极做好田湾核电站运行前的卫生服务】 市卫生部门简化放射源购置审批程序,及时、高效地为省核电公司和承建单位办理了24种核素221枚放射源的同位素准购批件;完成了该公司仪器刻度室的卫生设计审查,并提供了环境r照射量率本底监测资料;针对工业探伤与其它施工作业常常同时进行问题,及时召开了业主、监理、承建单位三方现场协调会议,提出切实有效的督导意见;做好核应急稳定性碘化钾片的储存、保管、发放,加强对放射工作人员的个人剂量监督、监测以及进入核岛的技术人员的应急健康监护。(何 亮)

连 云 区

农村卫生 制定乡镇卫生院人员、业务、经费划归区卫生局管理的方案。在板桥卫生所进行经营体制转换试点,面向社会实行租赁经营。积极推进新型农村合作医疗,研究制定了《连云区新型农村合作医疗实施方案》,完成了辖区农村人口登记调查工作。改善医疗条件,优化服务环境,港城、云山、宿城卫生院投入8万元为病房购置电视、空调、VCD等,改善就医环境。

社区卫生服务 以创省级社区卫生示范区为目标,区政府成立了"争创"工作领导小组,制定了《连云区争创省级社区卫生服务示范区的实施方案》,组织专人对全区医疗机构的设置,医疗队伍的状况及社区居民分布等情况进行调查。开展社区卫生服务中心的创建工作,完成5家社区卫生服务规范站建设,并通过市级验收。全区社区卫生服务机构初具规模,为全面争创省级社区卫生服务示范区奠定了基础。

预防保健 全区发生法定报告传染病235例,发病率133.86/10万,低于全省平均水平。儿童计划免疫"四苗"覆盖率以乡镇为单位达96%,单苗接种率达98%以上,无计划免疫相关疾病发生。积极开展妇儿保健工作,认真做好婚姻保健、围产期保健和婴幼儿保健工作;大力宣传新生儿疾病筛查、母乳喂养、婴幼儿早期教育等知识;0~3岁儿童系统管理率81.95%,体弱儿童管理率100%;幼托机构保教人员体检率98%,幼儿入托体检率96%;全区0~7岁儿童"六·一"体检率95%;新生儿疾病筛查率99%;出生证计算机管理率100%。

卫生执法 对全区医疗市场集中整治4次,取缔6处无证行医诊所,没收非法行医药品40余种,价值700元,罚款6 000元,限期整改12家,医疗市场纠纷查处结案率100%。举办6期食品卫生、公共场所培训班,参培人员392人。与231家餐饮单位签订了《食品卫生安全目标责任书》。对辖区内批发、销售、使用粉丝的个人和企业进行了专项检查，共检查13个集贸市场，61家个体工商户，8家超市，13家餐饮企业，查封不合格粉丝109.3公斤。

爱国卫生　调整充实各级爱国卫生组织，相关单位成立爱国卫生、健康教育、除四害领导小组，统一规范社区居委会和辖区单位爱国卫生工作资料台帐，开展爱国卫生宣传，开辟健康教育一条街，运用“健康社区行”活动开展宣传，清理各类违章广告740条处，取缔违章活动摊点310人（次），居民小区卫生得到了有效治理。开展城区除四害工作，组织大面积消杀活动9次，对城区主次干道、公共地段、垃圾中转站、垃圾池（筒、点）农贸市场等处开展消杀工作。年内顺利通过省爱卫办对该区的灭鼠、灭蝇考核验收。

卫生行风　全面落实收费公示制，各医疗单位药品收费和诊疗收费项目一律上墙公示；对基层医疗机构和个体诊所实行部分药品集中代购制；组织连云区牙防所对全区中小学生进行免费牙病防治服务并分别建立个人档案。推动卫生行政执法工作由管理型向管理服务型转变，实行人性化管理。

（江尧静）

新　浦　区

卫生改革　完善聘用合同制，制定专业技术岗位聘任条件，按需设岗，按岗聘任，实行工作人员竞争上岗和末位淘汰制；在分配制度上将管理、技术、责任三要素纳入分配中，激发卫技人员的积极性、主动性和创造性，提高医疗机构竞争力。区医院以引进人才，吸纳民资为突破口，寻求新出路。中西医结合医院作为改制试点单位，进行市场化运作，已成立改制工作组，制定改制方案，完成了清产核资。市眼科医院与江苏大学镇江医学院合作，成为该院在连云港的实践基地，提高了医院的技术水平和社会影响。区三院将部分科室实行承包经营，增加医院收入。花果山乡卫生院坚持公开、平等、竞争、择优的原则，顺利完成公推公选院长工作。

农村卫生　成立新型农村合作医疗保险管理委员会办公室，拟定《新浦区新型农村合作医疗制度实施方案》，落实经费补助政策。区属7家医疗单位成为农村新型合作医疗定点服务机构。继续推行乡村卫生服务管理一体化，合理配置乡村卫生资源。加快卫生院内部人事改革，实行全员聘任制，竞争上岗、减员增效，控制卫生院内非卫生技术人员的比例。

社区卫生服务　充分利用现有资源，通过现有医疗机构改造及功能转换，改建社区卫生服务站。年内花果山乡社区卫生服务站、路南卫生服务站顺利通过市局验收，成为市级标准示范站。在社区卫生的服务模式上，学习外地先进经验，进行探索和尝试，开展社区卫生服务与计划生育服务“二合一”规范化管理试点工作。

预防保健　全年共发生法定传染病12种404例，总发病率控制在全市平均水平之下。加强对流动人口的管理，周岁内儿童计免投保2 182人，以乡为单位新生儿建卡率和4岁以下儿童建卡率达98%以上。脊灰、麻疹疫苗接种率达95%以上；百白破、卡介苗、流脑、乙脑疫苗接种率达90%以上。四苗全程接种率达90%以上。继续贯彻《母婴保健法》，规范母婴保健服务，立足自身，积极开展托幼机构的体检工作，加强产前诊断、遗传咨询和新生儿疾病筛查，孕产妇系统管理率达79%；0～3岁儿童系统管理率达91%，新生儿疾病筛查率达85%以上。加强孕产期保健和爱婴医院的长效管理，狠抓产科质量，提高出生人口素质。

医政管理　完成执业医师、执业助理医师考试88人，职称考试94人，个体诊所执业医师考试43人，乡村执业医师考试66人。完成高级职称申报6人，执业医师注册68人，执业护士注册47人，乡村执业医师注册66人。成立医疗机构评审委员会及评委专家库，明确规范个体门诊的审批程序，把住准入关。成立新浦区医疗卫生行政监察大队，明确制定行政处罚程序，做到文明执法，公正执法。联合公安、工商、城管等进行了三次大规模的联合执法行动。共查处非法行医112家，暂控药械300余件，没收非法行医医疗器械170余件、非法所得0.12万元，罚款约3万元。

爱国卫生　采用多种形式宣传科学卫生防病知识，出动卫生专业人员60余人，进行义务咨询3 000余人次，发放宣传材料10 000余份。开展“爱国卫生月”“除四害”等多项活动，降低了“四害”密度，顺利通过省级灭鼠灭蟑先进市区复查验收。做好城郊农村改水，1 747户家庭用上自来水，全区改水入户率达82%，卫生厕所使用率达60%。

行风建设　在基层党组织中开展争创“五好班子”活动，在医务人员中开展“拒收红包”签名活动等形式多样的主题活动，把党建工作与卫生行风建设紧密结合。局纪委成立行风督查组，深入各医疗卫生单位进行明查暗访，门诊、住院病人综合满意度达到92%，出院病人满意度达到88%。　（王永红）

海　州　区

卫生改革　加大医疗卫生机构管理模式和运行机制改革力度，对区医院、锦屏卫生院实行了目标管理责任制。向社会公开招聘区医院院长，完善聘用合同制，按需设岗，按岗聘任，实行工作人员竞争上岗和绩效工资制。

农村卫生　投资6万元为乡镇卫生院添置了麻醉机、半自动生化分析仪、心电监护仪等医疗设备。强化培训，共举办各种业务培训班11期，参加人数182人，送上级医院进修3人。对28个乡镇卫生院及村卫生室，严格按标准进行评审验收换证，65%的村卫生室达到了甲级卫生室标准。

社区卫生服务　引入社区卫生服务机构招标机制，年内新建了1个社区卫生服务站和1个社区卫生服务中心。全区现有6个社区卫生服务机构，医务人员148人。加强社区卫生服务站内涵建设，强化"六位一体"功能，提升综合服务平台。各服务站积极为居民提供相应技术服务，采取免费健康体检、优惠辅助检查、主动上门服务等措施，提高社区群众参与意识，居民卫生服务合同覆盖率达65%。

预防保健 全区法定报告传染病发病率234.46/10万，全年未发生传染病暴发流行。计划免疫建卡率98%，保偿率92%，儿童计划免疫"四苗"全程接种率以村为单位达96%，计划免疫针对传染病控制在部颁标准以内。妇幼保健工作以贯彻执行"一法两纲"为主线，以保障母婴健康，提高出生人口素质为中心。坚持依法管理，依法服务。开展以防癌为主的妇女病防治工作，加强爱婴医院、托幼机构卫生保健和出生医学证明管理，全年无孕产妇死亡，孕产妇管理建卡率达70%。幼儿体检1 500人，婴幼儿死亡率1.94‰，新生儿疾病筛查采集血样1 626份，采血率77%，一级片率85%以上。

医政管理 做好医疗机构评审换证工作，对区内3个镇(办事处)卫生院、30个村卫生室、45个社会(个体)诊所进行评审换证，新批2个个体诊所。完成34名执业医师、8名个体医师考试，对30名执业医师、108名护士进行注册。规范医疗质量监督管理工作，2次组织专业技术检查小组对区内医疗机构进行全面质量检查，3次组织技术服务小组深入基层医疗机构进行专业技术业务指导工作。贯彻执行《医疗事故处理条例》，狠抓医疗服务质量，共组织业务学习活动4次，各医疗机构从病历质量、病历管理入手，强化质量安全意识

卫生执法 严厉打击非法行医，建立和完善行政执法程序。推行卫生行政执法责任制，严格执行内部监督和奖惩10多项制度。进行4次医疗市场集中整治，查处无证行医27家，取缔非法行医人员16人，没收药品52件，医疗用具20余件。制定整顿医疗市场方案和医疗市场长效管理方案，规范管理率98%，医疗市场投诉查处及时率和结案率均达100%。加强卫生监督，防止食物中毒事件发生，强化从业人员管理，从业人员体检1 806人，对不符合从业人员要求的予以全部调离。查处没收销毁过期变质食品680千克。餐核发各类卫生许可证656户，全年监督检查2 980户，行政处罚5户，处罚标的18 000元。

爱国卫生 制定考核制度，增强保洁员工作责任心，有效改善居民区卫生状况。与辖区有关单位签订消杀合同，利用专业消杀队开展环境消杀。建立健全区、镇(办事处)、村(居委会)三级健康教育组织网络，根据不同的季节有重点地进行卫生科普知识宣传，把卫生防病知识及时普及到千家万户。

(张连生)

赣榆县

卫生改革 全面推进农村卫生机构改革。启动县直3家医疗单位和8家非镇驻地卫生院改制，已完成资产评估；官河卫生院国有资产退出，改制为民营医院；将原26个卫生院防保所合并，成立18个镇卫生监督防保所；建立193家村社区卫生服务站；新批赣榆县瑞慈医院等3家民营医疗机构。

农村卫生 开展第二轮新型农村合作医疗工作。全县参合农民77.5万人，参合率90.3%；得到基金补偿220.75万人次，补偿总额2 126.67万元，其中门诊补偿1 049.03万元，住院补偿598.62万元，预防保健和体检补偿479.02万元；补偿5 000元以上的17人，其中2万元2人。参合农民对新型合作医疗满意度达84.7%。农村改水受益人口92 058人，建成镇水厂1座，联村水厂15座，单村水厂8座，管网延伸37处，受益58个行政村。新增卫生户厕1 200户，完成城西镇葛湖村等3个自然村无害化改厕，新增无害化户厕600户。新创1个市级卫生镇和4个市级卫生村。

医政工作 开展医疗护理等各类业务技术培训6次，组织不定期抽查和督导医疗护理质量4次；对村级医务人员短期中医药知识培训500余人次；征兵体检1 086人，大中专学校应届毕业生体检8 440名；14人获得高级职称；执业医师注册96人，执业护士注册82人；受理医疗纠纷案22起，结案率91%。采血人次2 928人次，采血量642 000毫升，其中无偿献血2 646人，献血量529 200毫升，占全部采血量的82%，临床用血中成份输血使用率占全部供血量100%。

预防保健 全年共报告法定传染病892例，发病率为82.66/10万；完成结核病人及疑似病人转诊1 984例，确诊肺结核病人402例；登记腹泻病人13 824例，检索1 714例；计划免疫抽样建卡率为100%，12~24月龄儿童四苗覆盖率达100%，计免接种规范门诊达标率为100%。妇幼保健保偿3 100人，参保率97.88%；新生儿疾病筛查率为92.81%；孕产妇死亡率为10/10万，婴儿死亡率为9.98‰。

卫生监督 年内集中清理整顿医疗市场10次，查处无证行医55家，查处购销假劣疫苗34家，没收假劣狂犬疫苗40人份，乙肝疫苗32人份，罚款31户；办理卫生许可办证2 721户；新发医疗机构执业许可证90家；换发医疗机构执业许可证116家；校验执业许可证419家。规范发证率达100%。开展以乳制品为重点的食品治理活动，检查181户奶粉585个品种，封存、销毁不合格奶粉1 845袋，罚款23户。

行风建设 开展医药购销和医疗服务中不正之风专项整治行动。各单位全部停止开单提成，将2001年以来的各种开单提成、药品回扣及红包交到县510廉政帐户或卫生局专项治理办公室；建立了长效管理机制；上缴近百万元全部用于设立大病救助基金，已为白血病患者和病灾户捐助4.3万元。

(裴青松)

东 海 县

农村卫生 新型农村合作医疗在完成桃林镇试点的基础上，年初在各乡镇全面启动，群众参合率达82.07%，全县共筹集合作医疗基金2 300万元，为参合群众补偿902万元，累计受益200万人次。对9.2万未动用基金的群众进行十几项免费身体检查。新建水厂33座，其中联村水厂18座，单村水厂15座，管网延伸18处，完成新增受益人口15.1万人，超额完成省市下达的改水任务，实现了县委县政府提出的三年任务两年完成的目标。

医政管理 加强医疗机构医疗质量的管理，对医疗废物处理和采供血情况进行督查，对个体诊所、厂矿企事业诊所执业情况进行拉网式检查。全年处理医疗纠纷投诉34起，其中调解成功12起，申请医疗事故鉴定3起。圆满地完成了大型活动期间的医疗救治服务。精心组织个体执业考试、卫生技术人员成人自考和国家执业医师考试。对全县7 774名高考考生、1 500名应征入伍青年进行了体检。

预防保健 启动公共卫生体系建设，在城北新区征地35亩，投入1 000万元新建县疾病控制中心。全年共报告甲乙丙类传染病共1 6742例，发病率为146.39/10万，认真抓好狂犬病的防治，在全县范围内张贴宣传材料2 000多份，接种狂犬疫苗6 606人份；开展消灭脊灰强化服苗，儿童服苗率达99.89%。巩固爱婴医院成果，产妇住院分娩率达到98%。孕产妇死亡率为11.34/10万，婴儿死亡率为9.19‰，均控制在国家规定范围以内。开展新生儿疾病筛查，采血率为四县之首；不断加强对托幼机构的管理，入园儿童体检率为98%。

卫生监督 开展了6次非法行医集中整治，共出动执法检查人员1 235人次，车辆216辆次，取缔非法行医点169家，查处非法行医人员249人次，没收药品、医疗器械折合人民币118万余元，立案查处非法行医54家，罚金5.2万元。开展了食品卫生安全保障大行动，对全县35家中学食堂，42家桶装饮用水，10家餐饮业实行量化分级管理，评出A级单位4家，对D级单位全部下达整改意见书。

行风建设 针对群众普遍关心的热点问题，先后修订了《院长离任审计制度》《药品、器械集中采购试行办法》等规定，加强对财务工作的管理，实行收支两条线，自觉接受财政监管。全县的药品、器械招标工作已逐步步入正轨。（陆学亲）

灌 云 县

卫生改革 坚持公开、平等、竞争、择优原则，实行院长竞聘直选制、中层干部竞争上岗制、会计委派轮换制、全员逐级聘用制。实行乡镇卫生院租赁经营改革，完成四队、杨集、陡沟等16个卫生院租赁经营改革任务。深化干部人事制度改革。采取公推公选办法，产生县卫生监督所长和疾病预防控制中心主任。

农村卫生 全县有16个乡镇推行新型农村合作医疗制度，参合农民达513万人，占全县农业人口60.38%，筹集合作医疗基金513万元，为农户减免、报销医药费用583万元，为3 872名住院农户报销医药费291.5万元。全年新建农村水厂10座，其中地面水水厂3座，深井水水厂7座，管网延伸17处，新增受益人口7.182万人，总投入930.5万元，超额完成年度目标任务。农村改水管材实行集中招标采购，采购额达150万元。

预防保健 计划免疫单苗接种率达98%以上，四苗全程合格率95.43%，0～3岁儿童脊灰强化服苗率达99.12%。完善非典、禽流感、狂犬病等重点传染病防治预案，建立预警机制，健全防治网络，培训防治人员，恢复日报告、零报告制度，强化网络直报、疫情值班制度。加强人用狂犬疫苗接种力度。实施结核病干预项目（CIDA），全年收治结核病人407例，超额完成省下达指标。全年未发生甲类传染病，乙类传染病发生1 386例，发病率低于全市平均水平，未发生急性肠道传染病流行。以提高妇幼保健质量和水平为目标，开展新生儿出生缺陷监测和疾病筛查，新生儿疾病筛查率达69.5%，孕产妇系统管理率达81.67%，婴幼儿系统管理率93.45%。加强医疗单位妇产科规范化建设，强化母乳喂养，建立爱婴医院长效管理机制，启动母婴保健保偿制度。

医政管理 依法对医疗机构进行管理，严格医务人员和医疗机构准入、审批制度，依法办理执业医师注册120人，护士注册551人，乡村医生注册1 623人，审批个体诊所和门诊部12个。分期分批组织全县各类医务人员系统学习《执业医师法》《医疗事故处理条例》，举办各类培训班13期，对全县730名医务人员进行基本理论、基础知识和基本技能测试、考核。县医院在发挥全县医、教、研中心作用的同时，主动与高等医学院校建立横向联合，年初被确定为徐州医学院临床教学医院，增添了螺旋CT、运动平板心电图仪、体外震波碎石、CR等诊疗设备。四队、陡沟中心卫生院引进CT，图河、下车卫生院建成门诊楼，城乡医疗条件有所改善。

卫生执法 开展医疗市场百日集中清理整顿活动，清理非法行医252户次，没收医疗器械41件，159人次受到立案查处。开展毒奶粉专项清查，对食品超市、批发市场、城乡小店进行拉网式检查，查封并销毁可疑劣质奶粉19个品种、2 288袋。元旦、春节，中高考、板浦中学百年校庆期间，卫生监督人员进驻宾馆、食堂、学校和食品生产、经销企业、食品超市进行监督检查，保证了食品安全。行风建设 在全县卫生系统开展以“病员评医生、职工评干部、基层评机关、社会评医院”为内容的“四评”活动。各医疗卫生单位公示药品和诊疗收费价格，实行医务人员挂牌上岗服务，设置意见箱，公布投诉电话。聘请卫生行风监督员，定期召开行风监督员座谈会，群众的满意度明显提升。

爱国卫生 扎实开展“亿万农民健康促进行动”，在学校、机关、厂矿企业和城乡社区普及卫生常识，开展健康教育，做好无烟宣传，培养居民良好卫生习惯宣传。利用爱国卫生突击月，做好除害灭病工作，防止了夏季肠道传染病的流行，城乡卫生环境有了明显改善。

（夏德盛）

灌 南 县

卫生改革 由贵州益佰制药有限公司投入资金1.5亿元，合作经营原县人民医院，计划2005年底完成医院21层综合楼建设，用2~3年时间，使县医院实现每年1.5亿元的医疗服务收入。积极组建乡镇卫生监督疾病预防保健所，进一步提升该县公共卫生服务水平和应对突发性公共卫生事件的能力，改革方案已由县政府讨论通过。

农村卫生 全面启动新型农村合作医疗工作，参合农民48.8万人，参合率达78.55%。筹措合作医疗资金1 496万元。为对参合农民实施医疗费用补偿108万人次，总补偿金额达670万元，其中个人补偿1 000元以上的有268人，5 000元以上的有35人，10 000元以上6人，个人最高补偿金额达2万元。全县新建农村水厂17座，实施管网延伸9处，覆盖55个行政村，新增受益人口106 7652人。完成了陈集镇三友、大友村无害化集中改厕工作，普及率达86.1%。

预防保健 儿童计划免疫建卡率达98%以上，基础免疫覆盖率达95%以上，计免针对疾病得到有效控制。疾病控制工作以非典、禽流感、肠道传染病、肺结核等疾病为控制重点，坚持24小时疫情值班制度，建立健全传染病疫情网络直报制度。全年共报告甲、乙类传染病817例，发病率为113/10万。全年共接诊肺结核可疑病人1 580例，登记活动性肺结核病人420例，列入项目管理294例，均实行全程督导治疗，初治涂阳病人满2~3月痰菌阴转率100%，复治涂阳病人满2~3月痰菌阴转率99%，圆满完成了项目任务。积极开展“降低灌南县孕产妇死亡率项目”和“三网”监测工作，完善出生报告制度、0-4岁儿童死亡及孕产妇死亡上报制度，全年无孕产妇死亡，婴儿死亡率降至9.2‰。开展新生儿疾病筛查工作，全面实行《出生医学证明》微机管理。

卫生执法 制定了《行政错案追究制》《行政执法案卷评查制度》，形成了一套较为有效的卫生许可发证审查程序，执法行为不断规范，在上半年全市执法行为考核中获第一名。全年共办理卫生许可证1 174户，规范发证率达100%。从业人员体检3 581人，办理健康证明3 560个，调离职业禁忌人员21人。开展食品放心工程、劣质奶粉查处、禽流感防治、传染病防治等专项检查和专项整治29次，实施卫生行政处罚162起。评出学校A级量化分级管理单位5家。

医政管理 重视人才建设和科技创新，引进本科生18名，申报科研课题11项。开展医疗市场整顿4次，撤并诊所63所，取缔非法诊所115所。推广乡村卫生服务一体化，合理设置村卫生室327所，精简村卫生室人员163人，全县实施一体化管理的乡镇有16家，占总数的88.9%，甲级卫生室达82%。建立健全医疗质量管理制度，进一步规范医疗服务行为，提高医疗服务质量，县级医院疾病诊断符合率在95%以上，治愈好转率在90%以上，医疗纠纷较上年下降了4%。完成全县医疗卫生技术人员资质认定和乡村医生注册工作，执业医师资格认定送审39人，认定公示26人，职业护士注册393人，乡村医生注册1 027人。

（罗时宝）

淮 安 市

【综述】

2004 年卫生基本情况表

	数 量	与上年比增长数	与上年比增长率(%)		数 量	与上年比增长数	与上年比增长率(%)
卫生机构(个)	591	123	26.28	卫生人员(人)	16 102	134	0.84
医 院(个)	178	-4	-2.20	卫生技术人员(人)	13 254	390	3.03
床 位(张)	9 278	1 063	12.94	乡村医生(人)	4 536	-749	-14.17
医院床位(张)	8 961	870	10.94	个体开业人员(人)	412	-258	-38.51
平均每千人口医院床位(张)	1.77	0.19	12.03	平均每千人口卫生技术人员(人)	2.57	0.1	4.05

人口	总数(万人)	524.06	卫生费用	卫生事业费(万元)	8 058.89
	出生率(‰)	11.4		卫生事业费与上年比增长率(%)	27.68
	死亡率(‰)	5.3		卫生事业费占财政支出百分率(%)	2.03
	自然增长率(‰)	6.1		卫生系统固定资产(万元)	122 472.86
医疗服务	诊疗总人次(万)	701		卫生系统基建投资(万元)	15 945.87
	门诊人次(万)	641.96		平均每一门诊人次医疗费用(元)	78.37
	急诊人次(万)	43.06		平均每一出院病人医疗费用(元)	3 333.76
	住院总人次(万)	20.12			
	出院总人次(万)	20.03			

一、卫生改革

坚持“以创新体制、激活机制为着力点,以广泛吸纳资源、提高资源效益和形成竞争机制为总体目标,‘保一块、放一块’”的改革思路,积极推行“两权分离”改革。在市直医院和县(区)医院实行“托管制”,将医院的医疗服务、资产经营委托给医院院长进行目标管理。乡镇卫生院则实行多种形式的“两权分离”改革,其中实行托管制改革的 16 家、实行“资产租赁责任制”改革的 49 家。实行人员聘用制和技术职务评聘分开,实施合同管理和竞争上岗,新录用人员逐步实行人事代理。在控制工资总量的前提下,推行档案工资与实际收入相分离的办法,实行按岗定薪,建立重实绩、重贡献、灵活多样的分配激励机制。积极稳妥地进行产权制度改革试点,清安医院和清河中医门诊部实行转制。积极发展民营医疗机构,全市已有 9 家民营医院开业运营,个体私营医疗机构超过 200 家。加大药品集中招标采购工作力度,组织全市 29 家医疗机构联合对 6 大类3 761个品种规格的药品按一年用量进行集中招标采购,中标价格平均降幅为 18%,直接减少患者药品费用3 500 万元。

二、公共卫生体系建设

加快市“五大中心”基本现代化建设步伐;市急救中心完善了急救卫星定位通讯系统和院前院内急救联网系统功能,急救模式逐步由“运输型”向“急救型”转变;市采供血中心完成了体制的调整,撤销各县(区)血库,成立了县(区)分站;妇幼保健中心 2 万平方米的母婴大楼已开工建设。疾病预防控制中心完善了信息系统,建成 15 个专业实验室;市一院 5 万平方米病房楼和市二院 2.8 万平方米病房楼先后投入使用,市二院利用西班牙政府 500 万美元贷款添置的现代化设备逐步到位,市三院已完成了1.08万平方米病房大楼主体工程。市传染病医院整体搬迁,异地重建目前已完成首期征地等工作,正在进行工程招标。加强县乡公共卫生体系建设,对县(区)疾控中心,重点落实业务用房、仪器设备、交通等基础设施建设工作,对金湖、涟水、盱眙、洪泽四县人民医院拟定了规范化传染病区的建设规划,争取国债资金150万元,涟水、洪泽已开工建设。规划建立淮阴区、楚州区两个急救分中心,各县建立具有独立法人地位的急救站。加强乡镇规范化防保所和乡镇卫生院建设。加大公共卫生信息体系建设力度。全市乡镇卫生院及以上医疗卫生机构基本实行了疫情网络直报。加强救治队伍培训,先后在全系统开展了呼吸道疾病、人禽流感、艾滋病等重大传染病知识培训,并在重点单位和人员中进行了实战演练。

三、农村卫生

积极开展创建初保先进县(区)、先进乡镇和合格乡镇活动。全市有全国初保先进县1个、省级初保先进县(区)4个、新创初保先进乡镇10个、合格乡镇6个,全市初保先进乡镇达到50个,初保合格乡镇达到111个。全面推进新型农村合作医疗工作。2004年全市共有290.44万名农民参加新型农村合作医疗,农业人口覆盖率达到82.05%。加快农村改水工作进程。全市新增农村自来水受益人口51.6万人,自来水受益人口已达358.39万人,覆盖面已达86.9%。制定了农村卫生"三建设"规划,已建成规范化乡镇防保所40个,淮阴区王营社区卫生服务中心创成省级示范社区卫生服务中心。继续推进创建卫生城(镇)、农村改厕、农民健康教育等活动。新增4个市级卫生镇。全市新增农村卫生户厕4.37万座,其中无害化户厕1.46万座。全面实施"全国亿万农民健康促进行动"计划,进一步提高了农民健康意识和能力。

四、社区卫生建设

制定了全市社区卫生服务发展规划,逐步将原先的三级医疗卫生服务体系调整为两级分工合理、双向转诊的新型医疗卫生服务体系。市二院兼并了清浦区城南医院。逐步将市区街道卫生所和企事业单位卫生所(室)改建成符合"六位一体"要求的社区卫生服务机构。积极引入民间资本建设社区卫生服务机构。市区已建成社区卫生服务中心4个、服务站20个;农村已建社区卫生服务中心(站)735个。

五、预防保健工作

坚持完善重大疫病防治组织指挥和工作运行机制。严格执行《传染性非典型肺炎防治预案》《传染性非典型肺炎早期预警症状监测实施方案》和《突发人间禽流感疫情应急预案》,落实预警病例的登记与报告制度。加强医疗救治机构的感染管理、消毒、隔离、防护等一系列规范。全市儿童"四苗"全程覆盖率达95%以上,10月顺利通过了全国计划免疫检查组的全面审评。制订了《淮安市霍乱防制工作计划》,全市已连续4年无霍乱病例发生,发病率连续9年控制在1/10万以下。全面实施与加拿大和世界卫生组织合作的结核病控制项目,全市有6 000多人享受免费治疗,治愈率大于85%。艾滋病感染者和患者建立了跟踪管理制度和措施,广泛开展对性病患者、长途卡车司机、献血员、娱乐场所服务员、性罪错人员等高危人群的艾滋病监测工作。从12月1日起开展免费咨询检测服务工作。完成血吸虫病流行区监测查螺494万平方米,查出有螺面积5070平方米,未发现感染性钉螺。加强母婴保健专项技术准入管理,推进妇幼卫生服务体系建设,新生儿疾病筛查工作扩大到所有助产技术执业许可单位,全市母乳喂养率保持在95%以上。

六、人才培养和医学科技进步

全市卫生系统拥有副高级以上职称779人,市级学科带头人22人,入选市"十百千"工程110人,入选省"135"工程重点人才1人,入选省"333"人才15人。继续与南医大合办研究生课程班,在读60人。对各级各类卫技人员全面实施继续教育制度。加强农村卫技队伍建设,组织了2 305乡村医生参加全省乡医执业资格考试,合格2 202人。积极鼓励科技创新。2003年全系统获市级以上科技成果奖47项,其中省政府科技成果奖1项,省卫生厅新技术引进奖2项,市政府科技进步奖一等奖1项、二等奖2项。

七、卫生监督

基本完成了县(区)卫生监督体制改革,卫生监督执法工作得到加强。将卫生监督重点逐步转向健康相关产品和服务方面,加大市场监督力度。扎实开展食品卫生专项整治,组织专项执法检查15次,监督指导7万多户次,抽检各类食品11 186份,合格率89.9%;餐具抽检8 700份,合格率88.1%;体检食品从业人员30 856人,下达"五病"调离通知230份,调离率100%;查处食品违法案件857起,罚款37.74万元,没收并销毁假冒伪劣食品59 526千克,取缔非法食品加工窝点114个。全市共查处传染病违法和非法行医案件60余起,依法取缔非法个体诊所22家。为重要节庆活动提供了卫生保障。及时、科学地处置了10月3日涟水县发生的误食亚硝酸盐熟食而致食物中毒的事故。

八、行风建设

组织开展了"弘扬抗非精神,当好健康卫士"主题教育、白求恩杯优质服务竞赛等活动,强化"一切以病人为中心"的服务理念,完善了医疗收费明码标价、收费差错责任追究、医患沟通、检查用药治疗"三合理"、控制费用、药品收入占业务收入的比例上限控制、大型检查报告单全市通用,对70岁以上老人、伤残军人、残疾人和低保对象免收普通挂号费等10项制度。向社会公开作出了18条优质服务承诺。推行门诊"一站式"和后勤服务热线,二级以上医院实行了住院病人费用一日清单制。为105名来淮投资兴业者发放"医疗保健绿卡",提供"三优四有"服务。开展以收受药品回扣和病人钱物以及违规收费等为重点的专项治理工作,大力纠正医药购销和医疗服务中的不正之风。严格执行五条行业禁令,坚持开展"万人评医”活动，市卫生局连续4年被市委、市政府评为行风建设先进单位，连续2年被评为文明机关。

（王大江）

【王湛副省长来淮考察调研并召开苏北四市卫生工作座谈会】 3月9日下午，在中共淮安市委书记丁解民、副市长陆长苏等陪同下，王湛副省长先后考察了淮阴区王兴镇卫生院、丁集镇卫生院、王营镇社区卫生服务站和市一院。10日上午在淮州宾馆召开淮安、徐州、盐城、连云港苏北四市卫生工作座谈会，听取了各市卫生工作汇报后，王湛副省长发表了重要讲话。他指出，第一，要从树立和落实科学发展观的战略高度，切实加强卫生事业。第二，要坚持深化改革，通过创新制度，建立和完善促进卫生事业持续健康发展的体制和机制。在推进卫生体制改革中要注重把握三个原则，有利于扩大卫生资源，更好地满足人民群众医疗保健需求；有利于形成积极的激励机制和约束机制；有利于卫生工作战略重点的实施和卫生事业实现促进社会公平、体现社会公正。第三，要坚持求真务实的精神，把新型农村合作医疗和农村改水两件实事办好。第四，要大力加强卫生队伍建设，树立卫生行业的良好形象。

（王大江）

【淮安市委丁解民书记对卫生工作进行调研】 11月17日下午，淮安市委书记丁解民先后来到淮阴区新渡、徐溜卫生院，就卫生服务体系建设、新型农村合作医疗等情况进行调研，并听取了市卫生局关于卫生事业改革与发展的情况汇报。丁解民对近年来卫生事业改革和发展所取得的成绩表示满意。他要求全市广大卫生工作者统一思想，坚定信心，继续发扬和保持求真务实、勇于创新的工作作风，以市级医疗救治中心、疾病预防控制中心、妇幼保健中心、急救中心、采供血等五大中心和县乡公共卫生体系建设为重点，加快建设和完善卫生服务体系；进一步加大改革力度，创新卫生事业加快发展的体制和机制；以提高农民医疗健康服务水平为着力点，加快农村卫生事业发展。狠抓薄弱环节，加快城镇社区卫生服务网络建设；以提高人民群众满意度为最高标准，进一步抓好队伍建设、行风和软环境建设、卫生监督执法等工作。要进一步总结经验，落实措施，推动卫生工作全面进步，确保2010年实现全面小康的卫生事业目标，并力争再提前。

（王大江）

【淮安市开展乡镇卫生机构“三项建设”活动】 为进一步加强农村卫生工作，淮安市卫生局将乡镇医疗卫生机构建设作为重点，开展了标准化乡镇卫生院、规范化乡镇防保所和示范农村社区卫生机构建设活动。该局根据机构职能和发展需求，制定了“三项建设”规划，从基本设施配置、人员、技术等方面明确了具体建设要求，力争用5年时间将全市116个建制乡镇卫生院建成标准化卫生院；用3年时间将全市乡镇防保所建成规范化乡镇防保所；用3年时间通过“两个过渡”（即乡镇卫生院向农村社区卫生服务中心过渡、村卫生室向农村社区卫生服务站过渡），并按照“县乡两级、乡村一体、防治结合、分工合理”的原则和“六位一体”的要求，开展示范农村社区卫生服务机构活动。截至年底，已建成40个规范化乡镇防保所，淮阴区王营社区卫生服务中心创成省级示范社区卫生服务中心。

（王大江）

【涟水县发生亚硝酸盐中毒事件，医务人员奋力抢救】 10月3日涟水县涟城镇发生亚硝酸盐中毒事件，造成98名群众亚硝酸盐中毒，其中1名儿童死亡。县卫生局接到群众举报后，在10分钟内组织好卫生监督人员，分二组分别对这起食物中毒事件进行调查。初步认定这是一起因食用被亚硝酸盐污染的鸡腿、鸡翅等鸡类熟食而引起的食物中毒事件。县卫生监督所从半成品、原料和病家的剩菜进行抽样检测，其中半成品亚硝酸盐含量为553.7毫克/千克、病家剩菜亚硝酸盐含量为12 632.6毫克/千克，分别超过国家标准18.5倍和421倍。县卫生局立即成立由局主要领导任总指挥、分管领导任副总指挥的食物中毒应急处理工作指挥部和信息处理组、事故调查处理组、医疗救治组、物资采购组。全县各级医疗机构立即做好抢救治疗亚硝酸盐中毒病人的准备工作，并发动所有乡镇（办事处）防保人员和乡村医生主动搜索中毒病人，收缴市场上销售的所有鸡类熟食，并组织调集有效治疗药品“美蓝”。还组成3个医疗救治指导组，分别由六名局领导班子成员带队深入各医疗机构督促指导中毒病人的救治工作；局主要领导亲临县医院等单位现场指挥救治工作。同时安排多部车辆和随车人员向有关医疗单位运送急救药品。各级医疗机构也都成立由院长、业务院长和其他医疗骨干组成的抢救治疗小组，全力投入中毒病人的抢救治疗工作。县卫生监督所追回售出的鸡类熟食36千克，依法对陈晓权的加工场所予以查封，并封存其加工原料225千克，亚硝酸盐400克。组织全体卫生监督人员和乡镇防保人员、乡村医生挨门逐户进行调查摸底，没有遗漏一名中毒病人。对治愈出院的中毒病人，县卫生局又要求所有乡镇卫生院每天两次对其进行随访调查，经县、乡医疗机构医务人员的奋力抢救下，全县各医疗机构收治的亚硝酸盐中毒病人，均在较短的时间内治愈出院。　（汤同荣）

清　河　区

卫生改革　与区体改办等六部门制定下发了《关于在区属医疗卫生单位实行“托管制”的实施意见（试行）》，7月下旬，区级机关医院、长东卫生所、西安路卫生所等3个单位实施所有权、经营权适度分离的“托管制”改革。对中医门诊部按生产经营类实施产权制度改革。9月29日，中医门诊部地产、房产拍卖173万元。职工身份置换、安置工作按程序操作顺利进行。年底，对清河医院实施改制。

基本建设　先后筹集92万元，

购置 B 超、远红外乳透仪、半自动生化分析仪、200 毫安 X 光机、脑血流图、外科手术电刀等诊疗设备和电脑等办公设备 32 台件,改善基层单位业务办公条件。

医政工作 加强对个体诊所、村卫生室在内的各类医疗机构的严格管理,向各医疗机构发出书面规范行业行为通知书 298 份。开展医疗市场集中清理整顿 10 次,检查非法医疗机构 69 家,责令停业 54 家,取缔 15 家。积极推行多元化办医格局,7 月份在全区对 10 家社区卫生服务站的设置按区域卫生规划要求及公开、公平、公正的原则实行招投标,有 6 家投标者中标,占投标数的 60%。新建居民健康档案 2 万份。

预防保健 全区儿童计划免疫建卡率 100%;发证率 100%;12 月龄儿童四苗接种率 98%;儿童计划免疫相关传染病无暴发疫情。全区共发生传染病 7 种计 475 例。驻区各医疗单位传染病报告率为 100%。认真做好妇女、儿童两个系统管理。普查妇女病2 020人次,妇女病检出率为 34.7%,普治率 70%;体检儿童3 896人,新建婴幼儿体检档案1 043份,儿童龋齿、贫血、沙眼等主要疾病比上年明显下降。认真做好第三届淮扬菜美食文化节的卫生保障工作,对市、区定点接待单位派卫生监督员进驻跟踪服务,严把卫生质量关。积极做好"五小"行业卫生整治,下达整改通知书12 000余份,监测食品样品 731 份,合格率 94.7%;立案查处食品卫生违法案件 16 起,罚款38 200元,没收销毁非法食品11 740千克。查处销毁伪劣奶粉7 014千克。积极推进食品卫生量化分级管理,有 7 个食堂及餐饮单位被评为 A 级单位,占全市 A 级单位的 1/3。从业人员体检10 176人,验发健康证10 103本,卫生许可证2 431份。认真开展健康教育,举办健康教育各种培训班 4 期,参训达 296 人次。在全区 6 个街道,29 个居委会、130 个生活大院设置健康教育宣传栏。

爱国卫生 制订工作方案,举办 8 期培训班,培训 280 人;开展了 5 次大规模的除四害活动,对 23 万平方米的重点区域投放了杀虫剂、灭鼠药。7 月 15 日顺利通过省灭蝇先进城市考核验收。全年改水、改厕任务顺利完成。

精神文明 向社会公开服务承诺和五项禁令,不定期开展明查暗访,突击检查 6 次,卫生局被市文明委批准为市级文明单位。卫生局党组、系统党校被市委表彰为先进党组中心组、先进基层党校;宣传思想工作、妇女儿童工作、计划生育工作、创卫工作、双拥工作也分别被区委、区政府表彰为先进集体。

人才建设 积极鼓励专业技术人员参加提高学历层次继续教育和业务进修培训,2004 年度有 3 人取得专科学历,3 人取得本科学历,16 人参加业务培训。4 人获市"十、百、千"人才第三层次培养对象。

其他工作 完成招商引资项目 8 个,引资额2 080万元,考核确认到位资金1 480万元,超额完成年度目标任务;组织 986 人参加无偿献血活动,实采 529 人,完成市政府下达任务的 118%。 (朱杰明)

楚 州 区

创建国家卫生城市 组织开展"五小行业"整治,对城区 997 个食品经营单位、2 451名从业人员实行了严格的卫生达标管理,灭鼠、灭蚊、灭蟑、灭蝇工作先后通过省爱卫办验收达标。掀起全民健康教育高潮,先后两次在城区举办了大型健康教育咨询和义诊,组织了 13 期健康教育培训班。加强系统内部"创卫"工作。

农村卫生 举办新型农村合作医疗,召开了专题现场会,从基金管理、报销程序、监管机制等方面不断规范运行,对 31 个定点服务机构进行了验证发牌,对 35 名专职人员进行了培训上岗,并为建国前 786 名老党员全部办理了参保手续,从省、市争取的 886.66 万元补助资金全部到位。做好正常报销工作,累计报销16 183人,报销金额1 173.6万元,并为参保农民免费体检近 7 万人,受益面 11.7%。新一轮筹资工作完成 75.76 万人的筹资任务,占应参保农业人口的 85.8%。扎实开展创建初保先进乡镇活动,全区达到市级初保先进乡镇 13 个。对全区1 776名乡村医生进行了注册登记,对其中不具备直接注册资格的 527 名乡村医生进行培训和考试。开展社区卫生服务,建成达到标准的服务中心 6 个,服务站 22 个。2004 年完成改水受益人口 10.72 万人,其中新建水厂 15 个,管网延伸 32 个村,铺设主管道 880 米。

卫生改革 深化内部运行机制改革,全面实行了以聘用制为主要内容的用人制度和多元化的内部分配激励制度,在 13 个乡镇卫生院进行院长年薪制试点。率先解决的全系统差额事业单位3 037名职工养老保险,乡村医生养老保险工作正在办理。会同区人事局面向社会公开招聘卫技人员 63 名,采取人事派遣制方法到农村卫生院工作。完成了区卫生监督所和疾病预防控制中心组建工作。

预防保健 加强规范化防保所建设,一次性投入近 200 万元使硬件设备全部到位,13 个乡镇防保所被命名为市规范化防保所,约占全区乡镇防保所总数的 1/2。开展了以接种甲肝疫苗为主导措施的肝炎压春峰工作,组织了对全区 0~4 岁流动儿童及"零剂次"服苗儿童进行脊灰强化服苗,全区各医疗单位均按规定开设了肠道门诊,实行传染病管理网络直报,以乡镇为单位适龄儿童计划免疫"四苗"覆盖率 90%以上,新生儿乙肝疫苗全程接种率 90%以上。结核病归口管理达 90%以上。全区爱婴医院连年通过市组织的复检。

卫生执法 全年出动卫生监督员 500 余人次,检查了各类农贸市场、宾馆、饭店、学校食堂等近千家。全区主要食品的卫生合格率达 89%以上。严肃查处"问题食品",查封卫生质量可疑的食品1 000余千克,立案查处 13 起。全年开展大规模医政执法活动 5 次,取缔非法行医诊所 21 个,整顿村卫生室 3 个。

医疗质量 全年开展了创“平安医院”和“诚信医院”活动，组织了临床在职医生参加了执业医师实践技能考试，对所有护士进行了注册。全年组织了10期医务人员参加的医疗事故预防与处理方法培训学习，全区住院医师规范化培训开展率达100%，合格率达95%以上。全年完成无偿献血约5 000人，无偿献血占临床用血的90%，比上年上升13个百分点，同时完成了中国造血干细胞捐献者120人。

基本建设 新建了上河卫生院门诊楼、马甸卫生院病房楼，对仇桥卫生院门诊楼和席桥中心卫生院门诊楼进行装修改造。还安排了苏嘴中心卫生院、范集卫生院、复兴卫生院、城东卫生院等一批附属建设工程和一些美化绿化亮化工程，累计投入达550万元。区医院投入巨资，建设起多功能门诊服务大厅。中医院改造了门诊楼、病房楼和行政楼。

卫生行风 采取了“5个严禁”措施，召开了全系统行风暨软环境建设动员大会，作出廉洁承诺保证，组织开展了全员警示教育，坚持和完善了行风接待日制度，并把行风和软环境建设列入综合目标考评实行一票否决，先后查处了4起违反行风和软环境建设的人和事。全系统有11个单位被授予市级、15个单位被授予区级文明单位。

（刘越鹏）

淮 阴 区

概况 全年门诊119.5万人次，比上年增加4.9万人次，增长4.3%；住院23 295人次，比上年增加2 844人次，增长13.9%；全区业务收入1亿1千万元，比上年增加1 405万元，增长14.6%；其中区医院全年业务收入达到5 300万元，比上年增长836万元。初保先进区工作顺利通过省级评审验收；计划免疫通过卫生部评审，新型农村合作医疗人口覆盖率达84%，在全市居于领先水平。

卫生改革 完成卫生监督与疾病控制体制改革。制定《淮阴区卫生监督体制改革方案》，对原区防疫站、皮防所的人员、财产、职能进行合理整合，组成“区疾病预防控制中心”和“区卫生监督所”。淮阴医院成功兼并了私立淮安市阳光医院，并投资300万元对其进行了改造。继续推行医疗机构内部运行机制改革，各单位结合自身特点，在分配上拉开档次，把技术、风险等生产要素纳入分配，向一线倾斜。淮阴医院在妇产科实行科主任负责制下的人事分配制度改革，通过院长聘任科主任，科主任选聘科内工作人员，实行科主任负责制下的人事分配制度及任期目标责任制。

农村卫生 制订修改了本区初保先进区创建巩固方案及计划。王兴、西宋集、吴城、新渡、赵集、棉花、吴集、渔沟8个乡镇通过了初保先进乡镇的验收。完成乡村医生执业注册有关培训、考核、报名、审查、注册工作，对全区921名符合条件的乡村医生进行了注册，并及时上报省、市主管部门。在全区开展了上消化道疾病普查工作，制定了《淮阴区上消化道疾病普查工作实施方案》，全区完成了30周岁以上的高危人群中的上消化道疾病普查，初筛12.4万人，初筛率20%。鼓励民间资本参与改水事业，新办民有民营农村水厂，实现“政府、集体、社会、个人”投资的多元化，全年新打井9口，配套安装7口，实施管网延伸15处，新增受益人口14.3万。全年新建无害化户厕1 200余座，卫生户厕4 800余座，王营镇的沈渡、果林两个村为改厕普及村。

医政工作 建立健全质量管理和考核体制，采取日常督查与突击检查相结合方式，加强基础管理。全年到省、市、县级医院进修46人，参加国家及省、市专题学术讨论16人，全年有国家级专家8人次，省级专家60人次，市级专家150人次到本区进行短期教学培训指导；淮阴医院外科开展嗅沟巨大脑膜瘤、高位髓内肿瘤的摘除手术在本市内已处于领先水平；全年集中整治医疗市场5次，取缔无证非法行医110家，其中专项整治活动中取缔52家，没收药械6万余元。

预防保健 年初区疾控中心自筹100余万元，对原有办公用房进行了内外改造，新购两辆卫生防疫车，完成了人才引进、仪器设备、基础设施等建设。及时规范处理了三起总人数达167人的学生群体性不明原因发热事件，两起疑似二号病，三起食物中毒等公共卫生突发事件；全区全年用于防保所建设100余万元，绝大多数防保所能做到四苗分室接种，四苗覆盖率达95%，南陈集、棉花、徐溜、丁集、袁集、新渡等防保所通过市级验收；各单位还分别开展自查、自纠、案例演习、知识竞赛等活动；扎实地开展结核病控制工作，全年已确诊治疗肺结核病人710例，其中实行全程督导管理的传染性肺结核病人372例，圆满完成CIDA－WHO第二期的结防任务。制定出台了《关于进一步加强妇幼保健工作的通知》，在全市率先试行了妇儿保医生部分工资统筹制度。

卫生监督 联合公安、工商、技术监督局、药监局等部门开展劣质奶粉等专项检查，出动执法人员716人次，检查经营户800余户，查获劣质奶粉856袋，涉及到20多个厂家的近30个品种，依法对经销劣质奶粉的三个经营户进行行政处罚，共没收违法所得2 870元，罚款22 130元；全年已实施行政处罚案件41起。

精神文明建设 积极开展优质服务活动，全年7次组织医学专家下乡义诊，义诊950人次，开展造血干细胞血样采集258份，淮阴医院分别在西宋集蒋渡小学、王兴镇小学、新渡小学举办春蕾班，扶持72名贫困儿童至小学毕业，全系统捐款57 200元，帮助两名白血病患者。

（周　刚）

清 浦 区

卫生改革 农村卫生院实施托管制，村卫生室完善承办制，进一步明确乡（镇）卫生院、村卫生室的功能定位和发展方向，建成7个淮安市规范化农村社区卫生服务站。清浦医院并入市属医院,清安医院拍卖改制,四乡镇卫生院转为企业。继续深化以聘用制为主的人事制度和以绩效分配为核心的多元化分配机制改革,推行中层干部竞聘、任期目标考核,专业技术职称评聘分开,实行年薪制,岗薪制,绩效工资制等。鼓励支持个体、私营医疗机构发展,建立多种成份所有制结构。

农村卫生 投入资金100余万元,新建和修缮房屋1180平方米,建成两个市级规范化防保所。一体化管理率达100%。积极开展初保先进乡镇创建工作,新型合作医疗人口覆盖率达87%,农村改水新增受益人口2.1万人;依靠自身投入20万元,加强村级卫生机构软硬件建设。

社区服务 在坚持“六位一体”功能基础上,以社区居民健康需求为导向,开展了多样化、个性化服务,家庭医生、健康信息、动态监测、责任管理等创新服务走入社区,新建社区卫生服务站采取公开招标竞办形式。新建1个社区卫生服务中心、1个社区卫生服务站。

医政工作 加大对非法行医和游医药贩的打击力度,组织规模较大的监督执法40次,取缔无证行医12户,没收药品器械价值2万余元,立案查处2起。强化院科两级质量考核和奖惩力度。全年共举办业务培训班13期,参训800余人次,选送外出进修及参加学术讲座80余人次,30%卫技人员通过自学考试取得更高层次学历教育。强化医务人员三基训练和考核,开展乡村医生注册培训、举办护理技术操作比赛、病历书写展评、三基知识竞赛、X光摄片展评等活动。对药品采购流程实行全方位监督,全年共签订履行490万元药械采购合同,加强药品价格管理,全系统及区内个体诊所均实行了明码标价制。

卫生防病 建立健全突发公共卫生事件和传染病疫情报告信息网络,乡镇实现疫情网络直报。法定传染病发生率与上年同期相比下降13.8%,传染病报告率、24小时流调处理率均达100%,结核病人实行归口管理。加强生物制品管理,保证计划免疫质量,十二月龄儿童四苗覆盖率为100%,以乡为单位适龄儿童投保率达100%;食品和公共场所卫生核发卫生许可证1 485户次,体检各类从业人员5 760人次,查出职业禁忌症38人次,全部调离原岗位,食品及餐具采样合格率分别达96%、92%,卫生监督覆盖率达100%;碘缺乏病防治工作通过市政府血地办考核验收。

妇幼卫生 强化产科质量建设,加强托幼机构卫生保健管理,5所爱婴医院全部通过市复评验收,全区以乡为单位妇幼保健覆盖面达100%,孕产妇、婴幼儿系统管理率分别达87%、96%,高危孕产妇住院分娩率为100%,乡镇卫生院新生儿疾病筛查率达58%,二类以上幼儿园40%达到卫生保健合格单位标准。

卫生行风建设 开展“为人民健康服务、树卫生行业新风”系列活动,全系统建成市级文明行业,连续两年获淮安市卫生系统行风建设先进集体、清浦区软环境建设十佳单位称号。连续四年被淮安市卫生局评为淮安市卫生系统先进集体。

(施　蓉)

涟　水　县

卫生改革 按照将医疗卫生机构经营权与所有权适度分离的原则,积极开展卫生改革工作。制定《涟水县医疗卫生机构租赁制改革方案》,组织召开了全县历史上规模最大、规格最高的全县卫生改革动员大会。广泛进行宣传发动。5月3日,在红窑镇召开了红窑卫生院租赁现场会,至8月底,共对27个单位顺利实施了租赁制改革。对县三院进行了“托管制”改革试点,对南园卫生院进行了民营化改制。完成了卫生监督体制和疾病预防控制体制改革的完善工作,县疾病预防控中心和卫生监督所在年底前独立办公。

农村卫生 下发了《县政府办公室关于印发涟水县2004年创建省级初保先进县工作计划的通知》和《涟水县创建初保合格乡镇和先进级镇计划》,卫生局制定下发了《初级卫生保健工作考核细则》。到10月底,黄营乡、陈师镇、前进镇通过县级先进乡镇审评,东胡集、保滩镇、徐集乡、涟城镇通过县级合格乡镇审评。继续加强乡村卫生组织一体化管理,全县乡村卫生组织一体化管理率达90%以上。积极开展社区卫生服务工作,在完善高沟镇社区卫生服务中心和服务站的基础上,新建五港镇平安社区卫生服务站并通过市卫生局审评;建立健全社区卫生服务中心和社区卫生服务站规章制度。建成安东路、涟城、梁岔社区卫生服务中心3个,常青路等21个社区卫生服务站通过了县级验收。鼓励民间资本参与改水事业,兴办民有民营农村水厂,实现“政府、集体、社会、个人”投资的多元化。全年共新建水厂12座,管网延伸75处,新增受益行政村103个,新增受益人口16.06万人。会同县能源办联合开展“一池三改”项目,结合修建沼气池,全年新建卫生户厕6 010座,其中无害化厕所2 000座,其他卫生户厕4 010座。

医政管理 出台了《租赁制医院管理办法实施细则》。先后举办了医院管理、麻醉科管理规范、禽流感防治、医院感染及医疗废物管理、传染病防治培训班,组织130名卫技人员参加执业医师资格考试,对上年参加全国统一考试取得医师资格人员办理了执业注册手续,对60多名以前未注册和调动工作单位人员补办注册和变更注册手续,对部分人员进行了注销注册。严厉查处医疗单位超出范围开展医疗活动行为,撤销了3家医院的承包科室。组织664名乡村医生参加全省乡村医生注册资格考试;对全县550个村卫生室的名称、执业地点、室长名称进行一次全面核对,对全县550个村卫生室《执业许可证》进行了年检校验。

医教科研 县医学会举办培训班、学术讲座19次,发放学习资料1 600多份,参加培训1 200多人次。全系统撰写发表各类学术论文126

篇。全系统共有71人晋升初级职称,71人晋升中、高级职称。

预防保健 积极推行计免保健保偿制,全县儿童计划免疫投保率达98%;大力抓好肝炎“压春峰”工作,共完成甲肝疫苗接种20 500支,乙肝疫苗接种8 000支;认真抓好脊灰强化免疫活动,两轮脊灰强化免疫服苗16 074人,服苗率98.83%。严格执行传染病疫情网络直报制度,印发了《涟水县2004年大肠杆菌感染性腹泻控制预案》和《涟水县2004年霍乱控制预案》,在全县所有医疗单位开设了肠道门诊,全面启动腹泻病监测工作。全年全县共上报法定急性传染病11种计1137例,总发病率为58.8/10万,与上年同期相比明显下降。全年共检测碘盐986份,合格率100%。共补服碘油丸10.3万份。组织开展了第十一届“防治碘缺乏病日”宣传活动。与县教育局共同组织学生参加市举办的“防治碘缺乏病作文竞赛活动”,继续抓好疟疾防治工作,加强流动人口和残存晚期丝虫病人的管理,认真抓好麻风病线索调查工作。对全县爱婴医院管理进行一次复查,县医院、中医院、梁岔中心卫生院和保滩卫生院通过市爱婴医院复查。每季度开展一次打击取缔非法接生活动,共查处从事非法接生者6人。全县孕产妇死亡率为24.19/10万。加强《出生医学证明》扎口管理工作。全县共发放《出生医学证明》9 461份。完成新生儿筛查2 714人。妇女病普查22 119人,认真做好托幼机构保健工作。

卫生监督执法 制定了《涟水县2004年食品放心工程实施方案》《涟水县食品安全专项整治工作方案》和《涟水县食品安全综合整治方案》。组织开展以学校食品卫生安全为重点的执法检查,在全县开展了奶粉市场专项整治工作。先后开展了以饮料、调味品、熟卤食品、散装食品、儿童食品等为重点和中小学校食堂、饮食单位、熟食店、卤菜摊点等的专项检查。积极开展公共卫生、传染病防治、医疗市场和母婴保健等监督执法检查活动。全年共核发卫生许可证604个;体检食品和公共场所从业人员5 575人;食品抽样检测725件,餐具抽样检测2 340件。开展各类卫生监督执法检查4 448户次,查封不合格食品6 349千克。立案查处食品卫生案件78起,对食品生产经营单位实施行政处罚103户次,对公共场所经营单位实施行政处罚13户。依法查处违反《传染病防治法》案件5起。

基本建设 2004年,全县医疗卫生单位新增业务用房面积300平方米。全县新添置万元以上医疗仪器设备26台(件),涟水县第三人民医院、梁岔中心卫生院新置的彩超均投入使用。蒋庵卫生院、大东卫生院分别购置了救护车。另有12个单位分别添置X光机、B超等各种医疗设备34台件。

精神文明建设 继续纠正医药购销中的不正之风,严格执行优化民营经济发展环境“十不准”规定。印发了《关于加强卫生行业作风建设的意见》《关于加强医患沟通,努力提高医疗服务水平的意见》等六项制度,认真落实行业禁令和“服务承诺”,开展明查暗访活动,严格执行信访责任制,与各单位一把手签订了信访责任状。2004年,共接待上访群众26批48人次,全部进行了落实处理;全年自办、按时报结信访件69多起,全年无一批到县卫生局和县政府以上集访和去省、市赴京上访。2004年,全系统的党风廉政建设和纪检监察工作在全县考核中名列第一。 (周树东)

洪 泽 县

农村卫生 新型农村合作医疗和农村改水得到较好落实,全县共有17.4万农民参加新型农村合作医疗,投保率达86.2 %;新增自来水受益人口4.04万人,人口覆盖率达86.6%。创建了3个初保先进镇,镇村卫生服务一体化管理规范率达100%。对村卫生室使用非目录药品情况进行清理,对全县144个村卫生室进行了消毒质量监测。共和、仁和、朱坝、黄集等镇创建8个示范村卫生室。全面实施乡村医生注册执业制度,首次注册370名乡村医生。为220名在编在岗的乡村医生和原乡村医生中“暂维持现状”人员办理了养老保险。普查上消化道疾病近4万人,900多名消化道疾病病人被及时发现、及时治疗。建成黄集等8个社区卫生服务中心、黄集镇曹圩村等25个社区卫生服务站。

卫生改革 继续为887名医务人员实行人事代理,并进一步规范管理。县医院、洪泽卫校、黄集中心卫生院等3个单位实施了托管制改革,业务收入有较大幅度增长。蒋坝镇、高良涧镇卫生院动产转让不动产租赁改革取得了明显成效,高良涧镇卫生院租赁5个月来,住院人数和手术人数均超过上年度总和,职工工资收入增长了15%。不断深化绩效工资制、兼职兼薪制改革,仁和镇卫生院等单位实行档案工资与实发工资分离。

预防保健 制定了《洪泽县突发公共卫生事件应急预案》和《洪泽县突发公共卫生应急防治体系建设规划》,医疗卫生单位全部实行传染病疫情微机网络管理。建立镇际间流动儿童流向信息交换制度,全县流动儿童五苗覆盖率达93.88%。落实了人禽流感、肝炎等重点传染病防治措施。认真开展地方病、寄生虫病、慢性病防治工作,结核病控制工作成为国家项目县。共和、万集等7个镇防保所通过市规范化防保所验收。加强母婴保健专项技术服务准入管理,15个医疗机构通过母婴保健专项技术评审。新生儿疾病筛查率进一步提高,县直单位筛查率达96%,镇(中心)卫生院达60%以上。

卫生执法 推行食品卫生量化分级管理,首批18个学校食堂被评定等级并挂牌。开展了伪劣火锅底料、婴幼儿奶粉、粉条等专项整治,查处、销毁奶粉等不合格食品350多千克。规范卫生行政许可行为,核发429个食品经营单位、公共场所卫生许可证。依法加强了医疗单位人员、技术准入管理,责令20多名不具备规定资质人员调离工作岗位；对一级医疗机构手术范围进行评审。吊销3个违规社会医疗机构执业许可证。会同公安、工商、药监等部门对“咨询”“义诊”等非法医疗活动进行专项整顿，立案查处20起非法行医案件。

医政管理 以季度常规检查和专项突击检查促进医疗规章制度的落实；以护理基本技能操作竞赛、病历质量评比等活动促进医务人员规范服务，推进医疗质量的提高。有1个科研项目通过市级评审，17个科研项目被县级立项。26人到省市医院进修学习，112人参加了大专、本科及研究生层次的学历教育。全系统共为群众提供门急诊服务47.76万人次、住院手术服务3 805人次，病床使用率达53%，实现业务收入6 289万元。

行风建设 个人向科室承诺、科室向医院承诺、医院向社会承诺机制逐步推开，干部作风整顿、述职述廉活动收到实效。为园区327名客商和员工提供了健康服务，为96名持“绿卡”客商建立健康档案。继续做好“关爱弱势群体”活动。县医院中心大药房继续保持县“示范服务窗口”称号。行风满意率达89.58%，综合满意度达95.69%。县卫生系统软环境建设在全县评比中成绩继续名列前茅。

其它工作 “平安医院”创建工作扎实推进。网上比价采购药品不断规范。全县无偿献血占临床用血的比例达100%。捐献造血干细胞志愿者队伍不断壮大，采集志愿者血样120多份。县鼎业公司建成连锁企业，并成为全县首家通过省级GSP认证企业。 （刘海波）

盱 眙 县

卫生改革 组建盱眙县卫生监督所和疾病预防控制中心，并于8月1日正式挂牌成立。完成了县中医院的股份制改革。对黄花塘、王店两个乡镇卫生院推行了院长经营责任承包制，观音寺、官滩两个乡镇卫生院实行了租赁制改革。

初保工作 河桥、兴隆、维桥3乡镇接受了初保合格乡镇的市级评审；观音寺、黄花塘、穆店、盱城、王店、淮河、鲍集7个乡镇接受了初保先进乡镇的市级评审；桂五、仇集、明祖陵、王店4个乡镇接受了一体化管理合格乡镇的市级评审。完成了全县社区卫生服务机构设置规划，新建马坝镇、明祖陵镇、河桥镇(洪山)、官滩镇4个社区卫生服务中心，下设36个社区卫生服务站，全县已累计建设5个社区卫生服务中心，39个社区卫生服务站。修订了《盱眙县农村合作医疗管理办法》，并成立了机构，配备了经公开招聘的5名专职管理人员，出台了《盱眙县新型农村合作医疗基金管理办法》，实行以县为单位统筹，县级管理、分级报销的管理模式，提高合作医疗报销比例。全县应参保51.6万人，实际参保40.8万人，参保率79.16%。农村改水，全年共投入改水资金815.49万元，新建地面一体化水厂1座，地下水厂8座，泉水高位自流4处，管网延伸21处，新增收益人口4.6万人。完成淮河镇富淮农场和马坝镇蔡坝村两个改厕普及村、5 036户改厕任务。积极开展除害灭病和卫生城镇创建活动，投入资金2万余元。积极开展卫生城镇创建活动，王店健康教育合格乡、管镇市级卫生镇、淮河镇富淮农场省级卫生村的创建工作通过市级初评。

防疫保健 2004年，全县传染病发病率为203.56/10万，计划免疫“四苗”覆盖率和新生儿乙肝疫苗接种率100%。结核病控制项目有效实施、规划治疗率92%，治愈率达85%以上。全球基金疾病监测项目有效实施，全年共确诊上报间日疟58例，发病率与上年同比下降27.5%。全县孕产妇总数4 874人，保健管理4 621人，管理率94.81%，孕产妇死亡率为20.48/10万。婴儿死亡率7.58‰，妇女病普查50 278人，婚前检查48人，婚前检查率0.56%，新生儿疾病筛查1 453例，筛查率41.4%。规范化防保所创建按计划实施，官滩、管镇、盱城3家防保所通过市卫生局验收。传染病疫情和突发公共卫生事件网络直报有效实施，截止12月底已由10家医疗卫生单位实行网络直报。

卫生监督执法 全年共监测各类食品746件，合格率91.2%，抽检餐饮具3 610件，合格率89.1%，监测各类公共场所456点次，合格率92.3%，体检从业人员2 687人，查出五病从业人员21人，调离率100%；提高日常卫生监督覆盖率，食品生产经营单位年户均监督4次以上，其它场所达户均2次以上，监督覆盖率100%，核发卫生许可证588张。对城区和4个乡镇共18个医疗机构进行监督检查，异地封存药械169件，货值金额3.25万元，取缔游医药贩4个；查处一起以免费检查为名兜售药品的违反行为，没收微循环测量仪、电子显示屏各壹台。依法中止了北京超凡科贸有限公司在盱眙借义诊咨询为名现场兜售保健品的行为。还对卫生院外设门诊部擅自开展下腹部手术的行为进行了查处，取缔门诊部1家，吊销证书、罚款2 000元。查处3家无证个体诊所，其中重点查处了两所配备B超，为孕妇作胎儿性别鉴定的违法行为。

医政科教 对全县26个一级医疗单位第一季度的住院病历进行评审，甲级率为100%，乡镇卫生院抽查，甲级率达93.4%，乙级率6.6%。全县各医疗机构未发生医疗事故，接待处理各类医疗争议共32起，均经医患双方协商解决。全年无偿献血总量49.68万毫升，无偿献血占用血总量的100%。各医疗卫生单位共安排48人到上级医疗卫生单位进修。县医院骨科、心内科、眼科被确定为市级重点专科，各医技科室共开展新技术、新项目28项，“复方亚甲兰治疗带状疱疹后神经痛”科研成果获市科技进步三等奖；“小切口非超声乳化人工晶体植入术”和“微波联合湿润烧伤膏治鼻内境术后粘连”两项科研成果已经市科研成果鉴定；楚东医院开展的“腹腔镜经胆道镜行胆总管括约肌顺行切开术”获省卫生厅医学新技术引进一等奖；县中医院增加新技术、新项目11项。

精神文明建设 广泛开展忠于

职守，爱岗敬业，救死扶伤，乐于奉献的思想、职业道德教育和公布工作程序、工作规范、投诉电话、服务承诺、行业禁令、聘请行风监督员、向社会发放问卷调查表等活动，医疗机构开通绿色生命通道，为急诊伤病员及孕产妇提供"先抢救、先检查、先治疗，后办手续、后收费"的人性化服务；卫生机构实行首问负责制、限时办结制，县医院等10个单位被评为价格诚信单位。

（夏振文　范远华）

金湖县

农村卫生　出台《金湖县突发公共卫生事件应急防治体系建设规划》，加大初保难点指标建设，落实为民办实事项目。出台《关于推行新型农村合作医疗制度的意见》《金湖县新型农村合作医疗管理办法》《合作医疗用药目录》等文件，确定了合作医疗定点医院13家，全县参保率90.4%，到位资金630万元，全年共为3 062位参保者补助医药费用492万元，平均每人补助1 604元。县政府召开改水工作汇报会，把质量管理贯穿于改水工作的始终，2004年，全县共投资213万元，完成改水2.04万人，改厕6 009户。至年底，全县近32万人饮用上自来水，改水普及率90.9%，有26万农民饮用上自来水，农村改水普及率88.1%。加快医疗急救体系建设，自筹资金100余万元，投入3辆急救车和必需急救药械，开通"120"急救站。

卫生改革　县直医疗卫生单位继续推行内部运行机制改革，实行基本工资加绩效工资的浮动工资制。大力推进后勤服务社会化改革，科主任与医护人员双向选择，实行管理干部聘任制，专业技术人员评聘分开制，职工全员上岗合同制。11所镇卫生院全部实行托管制改革。2004年，卫生院人均收入和净资产分别增长16%和9.8%，资产负债率下降两个百分点；业务收入增长12.87%，支出增长仅3.2%；以"严格人员准入、严格诊疗范围、严格用药目录、严格规划设置"为重点，加大社区卫生服务站的建设和管理力度。全县共建成11个农村社区卫生服务中心，22个社区卫生服务站，并按规划建成4个城区服务站。

预防保健　加强传染病的监督管理，坚持开展每季度传染病漏报调查。县人民医院和县疾病预防控制中心建成性病艾滋病初筛实验室。全年发生法定传染病541例，发病率为151/10万，传染病报告率达100%，及时率100%。进一步加强计免人员培训，全县12月龄四苗覆盖率为100%，以镇为单位适龄儿童投保率达100%。爱婴医院创建成果得以巩固，全部通过市评审验收，孕产妇和婴幼儿系管率均达90%以上。妇幼保健所完成了妇儿委的两个中期评估，开展了第二周期的等级所创建，进行入园儿童体检和幼儿园卫生保健的督导工作等。查螺493.66万平方米，未发现感染性钉螺。灭螺共投入工日397个，完成土方660立方米，环改面积12 000平方米，血防门诊查病24人。开展碘盐监测和重点人群、特需人群的强化补碘工作；积极开展"三热"病人镜检、病员调查等寄生虫病防治工作。

卫生监督　开展对健康相关产品生产、经营单位的监管，重大节日、集会和中、高考卫生保障，理士电池等企业职业危害检查和整改一系列专项治理活动，全年共卫生监督检查5 165户次，行政处罚126户次，罚款6.19万元，没收销毁不合格食品1.43万千克；发放食品、公共场所卫生许可证801份，从业人员体检2563名。全面推行"餐饮业卫生监督量化分级管理"工作，金湖宾馆、金中食堂获得"A"级信誉单位，苏源宾馆、金城宾馆、御庆园酒店等12家单位获"B"级信誉单位。开展打击非法行医，净化医疗卫生服务市场活动，共执法13次，查处18起，立案11起，没收药械价值3 000余元，罚款20 000余元，对未按规定履行行政处罚者依法申请法院强制执行。收回8家镶牙个体户的医疗机构执业许可证。

卫生基本建设　2004年，共安排卫生事业费581万元。卫生基本建设投入累计200余万元，其中投入三项建设经费120万元，新建医疗卫生用房998平方米，改扩建2 665平方米，添置医疗设备89.74万元，改善农村卫生院的医疗卫生条件。

医政管理　把好医疗机构、卫技人员、医疗设备和临床新技术的准入关。对6名镇卫生院非卫技人员从事卫技岗位和73名无资质村医从业人员，均予以清退或转岗。采取日常督查与突击检查相结合的方式，检查医疗秩序和质量，严肃处理2名因工作不负责任而造成患者伤害的工作人员。各医疗单位均投入资金进行医疗卫生服务环境的改善，新建或改建医疗卫生用房，重视人性化管理，县人民医院将收费处的窗户拆掉，建成开放式的收银平台，县直医院常年设立导医台。加强卫技人员的再教育，全县共送出38人到省、市、县医院进修。南京中医药大学成人教育学院金湖办学点有21名中医大专生毕业，举办各类医学培训班80余期，培训了近300人次，开展X光片评审和病历评审各一次，X光片合格率95%，病历书写甲级率达80%。

（汤卫军）

盐 城 市

【综述】

2004 年卫生基本情况表

	数 量	与上年比增长数	与上年比增长率(%)		数 量	与上年比增长数	与上年比增长率(%)
卫生机构(个)	1 080	13	2.69	卫生人员(人)	24 260	-50	-0.21
医 院(个)	249	11	4.62	卫生技术人员(人)	19 650	-171	-0.86
床 位(张)	14 042	857	6.50	乡村医生(人)	9 314	5266	5.99
医院床位(张)	13 670	755	5.85	个体开业人员(人)	210	-2	-0.94
平均每千人口医院床位(张)	1.71	0.09	5.56	平均每千人口卫生技术人员(人)	2.46	-0.03	-1.20

人口	总数(万人)	798.28	卫生费用	卫生事业费(万元)	10 812.28
	出生率(‰)	8.87		卫生事业费与上年比增长率(%)	3.57%
	死亡率(‰)	6.47		卫生事业费占财政支出百分率(%)	1.61%
	自然增长率(‰)	2.40		卫生系统固定资产(万元)	161 654.2
医疗服务	诊疗总人次(万)	1 082.75		卫生系统基建投资(万元)	33 700
	门诊人次(万)	1 033.55		平均每一门诊人次医疗费用(元)	79.06
	急诊人次(万)	46.21		平均每一出院病人医疗费用(元)	2 553.09
	住院总人次(万)	32.64			
	出院总人次(万)	32.39			

一、卫生改革

推广医院“两权”分离、自主经营目标责任制。在总结市二院、市妇保院、市口腔医院自主经营目标责任制改革试点经验,进一步完善考核办法,在市直6所医院全面推行自主经营目标管理责任制。市中医院对原所有中层干部实行就地“卧倒”,38人通过重新竞聘走上中层岗位,市二院、市四院、市妇保院等单位也组织了新一轮中层干部竞争上岗。全市直接到省、市人才市场和高等院校招聘研究生8人,并按照公开、公平、公正原则,选录了285名毕业生。加强全员人事代理工作,出台了《盐城市市直卫生系统推行全员人事代理的实施意见》,加强督查指导,市直所有差额单位基本完成了职工双向选岗、聘用合同签订,并在市人才市场卫生分市场实行了人事代理。市直医院全面推行了档案工资与实际报酬相分离,体现了工效挂钩、效率优先的分配原则。市一院在8个临床科室实行了“主诊医师负责制”,22位主治医师实行竞争上岗,72位医师进行双向选岗,部分人员高职低聘,全部实行新的岗位工资标准。建湖、大丰、亭湖、滨海等县(市、区)也结合自身实际,进行医疗机构自主经营改革试点。全市有7个县级医疗机构(人民医院、中医院)和28个乡镇卫生院实行了“两权”分离、自主经营目标责任制。响水县还对经济薄弱的七套、双港卫生院及县三院实施了租赁经营。全市利用外资和社会资金1.38亿元,兴办了盐城东方女子保健医院、阜宁仁济肝胆医院等民营医院。市口腔医院通过股份制形式,兴办了沙井头门诊部;市中医院南分院挂牌运行;市一院、市二院、市中医院利用外资和社会资金1 060万元,引进高能超声肿瘤治疗仪等一批高精设备,进行合作经营。东台市出台《关于大力引进民资外资,促进多元化办医的意见》,加大引进民资和高精尖设备力度,安丰中心卫生院引进外资272万元用于新增医疗设备,三仓中心卫生院利用民资正在建设一幢6 500平方米的病房大楼。

调整医疗资源配置,撤销了各县(市)隶属于人民医院的中心血库,成立了市中心血站东台等7个分站,并于4月初挂牌运转。全市无偿献血与临床用血比例继续保持100%,成份输血率有新的提高。市中心血站通过省厅评审验收。积极整合市直医疗资源,市一院五官科分院暨盐城市体检中心正式挂牌运行,市救护站在市一院设立了急救分站,市四院、中心血站联合成立血站门诊部。

二、事业发展

市一院病房楼主体工程通过验收、新医技楼投入使用,市疾控中心业务楼顺利封顶,市中医院病房楼春节前交付使用。盐城卫校学生公寓楼已于秋学期投入使用,招收新生880名,其中五年制高职770人,超额完成省下达的计划,应届毕业生就业率达95.4%。国债项目——市传染病院病房楼、市救护站急救中心业务楼即将开工。各地也实施了一批实事工程,阜宁县人民医院病房楼、响水县人民医院门诊楼投入使用,市三院病房楼改造竣工、新区分院开工建设,东台市疾控中心业务楼即将竣工。全市医疗卫生单位多渠道筹集基本建设资金3.3亿元,新建业务用房6.79万平方米,新增大型医疗设备5 517台(件)。

加强公共卫生体系建设。制定下发了《盐城市公共卫生体系建设实施方案》等文件,对全市公共卫生体系建设进行全面部署;争取省财政专项资金918万元,用于全市疾控体系建设;建立完善公共卫生信息网络系统,实现了传染病疫情网络直报和计划免疫网络化管理;成立了突发公共卫生事件应急处理小组和专家组,加强业务培训,成功地处置了东台市轻型呼吸道感染症等突发事件,进一步提高了公共卫生突发事件应急处理能力。

三、农村和社区卫生

认真抓好农村两件实事。全力推进农村新型合作医疗和农村改水,出台了《全市新型农村合作医疗实施细则》,全市参合农业人口359.3万人,参合率为66.66%,累计报销159.2万人次,报销金额3 685.54万元,有4 805名参合农民得到千元以上的大额医疗费用补助,最高补助2.11万元。其中,盐都、东台、射阳三县(市、区)农民参合率在80%以上,行政乡镇覆盖率100%;响水、阜宁、滨海三县农民参合率分别为66.74%、66.43%、60.01%;亭湖区参合率达80.4%。全市除不享受省补助的两个非财政转移支付县外,已全部实现了市政府提出的年度目标任务。农村改水全市新增受益人口20.5万人,其中北三县新增治污项目改水17.17万人,超额完成了省、市下达的年度改水任务。省政府在盐城市召开了全省新型农村合作医疗和农村改水工作会议。

扎实开展农村卫生工作。召开了全市乡镇卫生院改革发展现场观摩会,推广射阳县和楼王、洋马、后港、大有等乡镇卫生院先进典型改革与发展经验。东台市、盐都区加强县、乡、村三级卫生服务网络建设,射阳、大丰在全县(市)范围公选乡镇卫生院院长。组建了中国健康扶贫工程盐城市联络处,在大丰、建湖、响水开展了疾病普查、定点扶持农村基层医疗机构(资助装备B超诊断仪)、资助基层卫生事业管理干部培训等3个健康扶贫项目。举办了两期全市乡镇卫生院院长培训班,近220人次受训。阜宁县大力加强农村初级卫生保健工作,顺利通过了初保先进县的考核,受到省政府命名表彰。

切实加强社区卫生服务。完善规划,出台配套文件,会同八部门下发了《盐城市区社区卫生服务机构设置规划》,制定了社区卫生服务机构定点设置规划,明确市区设置4个中心、56个社区卫生服务站,并出台了《盐城市区社区卫生服务机构招标办法》。规范运作程序,实施公开招标,一方面放开申办对象,一方面严格招标程序,已完成市区两批22个社区卫生服务机构的招标工作。建湖县大力发展农村社区卫生服务,对全县村卫生室进行统一整顿,推行以"两证、四制、五统一"为内容的一体化管理新模式,加速卫生室向农村社区卫生服务站转型,进一步拓展了村卫生组织的服务功能。开展了"盐城市区百名医疗卫生专家进社区"活动,组织驻城医疗卫生单位百名专家分成20支服务小分队,深入到市区60个社区,开展送防病知识、送健康咨询、送诊疗服务、送保健名片和听民意心声的"四送一听"活动,共发放卫生知识宣传资料3万余份,保健名片近2万张,提供健康咨询及诊疗服务1万余人次。

四、预防保健

扎实抓好非典、人间禽流感防治工作,加强以霍乱防治为重点的肠道传染病防治工作,实现了"不发生第二代病人、不暴发流行、不死人"的"三不"目标。落实灭犬、暴露前免疫等综合防治措施,有效控制了狂犬病疫情,发病率较上年同期下降72.22%。实施省、市15项灭螺工程,消灭钉螺29.5万平方米。组织开展全市计划免疫大检查,顺利通过卫生部计划免疫考核验收。爱国卫生运动蓬勃开展,69个单位被表彰为省、市爱国卫生先进单位,农村新增卫生户厕8.04万座,创建省农村改厕普及村15个,射阳县被命名为"全国亿万农民健康促进行动示范县"。实施(CIDA—WHO)结核病控制项目,推行现代结核病控制策略,上年引进资金140余万元,对新发现的2 438例涂阳肺结核病人全部进行免费治疗和全程督导化疗管理。实施中日友谊麻风病人子女失学资助项目,发放资助资金48.55万元,265人得到资助,并顺利承办了中日友谊田泽康复第九届联谊会。扎实开展妇幼卫生工作。孕产妇系统管理率、7岁以下儿童保健管理率分别为72.47%和95.77%,孕产妇死亡率、婴儿死亡率、5岁以下儿童死亡率分别为34.18/10万、10.08‰、13.4‰。

五、卫生法制建设

开展了食品安全专项整治活

动，相继进行奶粉、香肠、粉丝、节日食品、旅游景点、散装食品、豆制品、粮油食品、卤制品等十多项卫生执法检查，查处食品制假售假案件537件，销毁各类假冒伪劣食品90多吨，涉及总货值金额达300多万元，加强学校食品卫生监督，新创71个食品A级单位，全市发生学校食物中毒1起，较上年下降75%。打击非法行医，全市先后开展较大规模的专项整治活动14次，取缔非法行医92家，立案查处违法案件300多起。制定出台了《产科建设标准》等3个文件，组织全市母婴保健法执法检查，净化了母婴保健和计划生育技术服务市场。积极做好重大活动卫生保障工作。

六、医政管理

全市新增13个市级临床重点专科。东台市人民医院被省表彰为苏北唯一的二级基本现代化医院。市一院积极开展大器官移植技术，成功进行两例肝移植、一例肾移植、一例心脏移植。健全医疗质量管理网络，成立了盐城市医疗质量管理委员会及检验、护理等9个质量管理专业委员会。开展“医疗质量管理年”和“医疗安全无差错”竞赛活动，全市受理医疗事故争议71例，鉴定59例，构成医疗事故的19例。开展全员培训，加强业务督查指导，提高了医疗服务质量，市一院在全省33所三级医院综合检查中名列第三，东台市人民医院被国家人事部、卫生部表彰为全国卫生系统先进集体。对城市特困群体实行医疗救助，市区共发放低保人群医疗救助卡10 299人，累计减免、优惠医疗费用达155.87万元。积极做好市直离休干部的医疗保健工作。

七、科技兴卫和中医工作

认真抓好省、市“135”工程学科和人才建设，共资助市重点学科、重点人才及重点学科建设单位项目经费186.7万元，培养硕士以上学位、研究生以上学历高层次人才41名，组织112人至省级临床进修基地培训。市一院、市中医院与有关高等院校联合举办了在职人员研究生班，160名卫技人员参加学习，市一院还有6名技术骨干被聘为硕士生导师。组织3 326名乡村医生(占总数1/3)进行业务培训，参加省乡村医生执业注册资格统一考试，合格率达91.7%。引进推广新技术、新项目，填补省内空白8项，市内空白39项。中医工作得到加强。东台市被表彰为省中医工作先进市，全市新增15个市级中医、中西医结合特色专科，6个市级农村中医先进乡镇。

八、卫生行风建设

加强法纪教育。深入开展党的两个《条例》宣传学习活动；在全市卫生系统开展向全国优秀乡村医生周锦成同志学习活动，先后两次在江苏盐城监狱(大中农场)召开警示教育大会，并在系统内开展了“严格自律、秉公执纪”专题教育系列活动，召开全市卫生行风集中整治动员大会，以治理医务人员收受“红包”、回扣和开单提成为重点，全系统共创建“无红包单位”62个、“无红包科室”305个。全市卫生系统有80多个单位被评为省、市级文明单位，市直卫生系统首次被评为市级文明行业，建湖县卫生系统被表彰为省级文明行业。

(张国瑞　杨益国)

【实施医疗服务新举措】 在市区相继推出“大型医疗设备(CT、核磁共振、数字化X光摄片、大型血管成影成像仪、动态心电图)资源共享”“处方套餐”“外商医疗服务一卡通”等一系列服务创新举措，取得了较好成效。市区7所医院已共享大型医疗设备检查报告单10 897人次，节省患者费用233万元；共有处方套餐61套、处方213种，有10 730人次选用；为140余名来盐投资者及其亲属办理了医疗服务“一卡通”，为持卡就诊者全程导诊及提供优先挂号交费、优先就诊取药、优先住院治疗等方便、快捷的“三优先”服务。

(张国瑞　杨益国)

亭　湖　区

卫生改革　通过公开竞争上岗的方式公开选拔了17名年轻同志充实到机关中层及基层医疗卫生单位的领导班子中；推行事业单位内部分配制度改革，各镇卫生院都实行了根据不同岗位、不同技术含量及岗位责任的大小、承担的风险程度等情况，按岗定酬，工资总额同经济效益挂钩；试行自主经营目标责任制，区卫生局与新兴卫生院签订了自主经营目标责任合同书，在新兴卫生院实行了自主经营责任制试点改革，将医院的经营权、分配权、人事权交给卫生院领导班子集体，慈航医院改制后运行势态良好，全年业务收入达1 445万元，比上年增长30%，出院病人3 400人次，比去年增长35%。

基层卫生　全区新型农村合作医疗行政村覆盖率100%，农村常住人口参合率达80.4%，全区享受医药费补偿达20多万人次，补偿金额达300多万元。积极推进镇、村一体化机构管理，全面开展农村社区卫生服务工作，组织全区近700名的乡村医生通过省卫生厅组织的培训考试，并对其进行注册，整顿规范了村级医疗卫生服务阵地，核发130个农村社区卫生服务站。通过公开招标的方式，建成24个城市社区卫生服务站，城东、文峰、亭湖三个街道卫生院已初步建成社区卫生服务中心。

预防保健　全区共报告法定传染病1369例，其中性病565例、丙类传染病17例、乙类传染病787例，除肺结核以外的乙类传染病11种319例，发病率为41.43/10万，比上年同期上升8%(低于全市同期上升水平)。肝炎发病率27.5/10万，痢疾发病率7.4/10万，伤寒1.3/10万，猩红热4.68/10万，麻疹0.13/10万，出血热0.13/10万，疟疾1.3/10万，无霍乱、狂犬病例报告。累计发现和治疗涂阳病人293例，初治涂阳肺结核220例，涂阳肺结核总登记率39.1/10万。全区累计登记报告腹泻病人1 060例，检索率为14.43%，处理了疑似霍乱疫情8起，对一起疑似登革热疫情及时进行了调查处理。孕产妇管理率为90.2%；孕产妇高危管理率100%。婴幼儿系统管理率达95.6%；婴儿死亡率7.63‰。卫生保健合格证校验率100%。相继通过了省、市级对网络直报、非典疫情监测、霍乱防治、结核病防治、艾滋病防治、助产执业资格及爱婴医院的审核等项目验收。

医政管理 开展“医疗质量管理年”活动，定期组织开展医疗护理质量检查，规范各医疗机构的诊疗活动，严把卫技人员准入关。全区各医疗单位无等级医疗事故发生。积极开展诚信药房创建工作，确保用药安全，慈航、步凤、伍佑、青墩、张庄、东仁6所医院通过盐城市药监局诚信药房的评审验收。青墩通过了农村中医工作先进镇的评审验收。开展“重温教科书”活动，继续教育达标率96%，加强对重点学科和重点人才的培养，建立“135”人才工程专项基金。

行政执法 全年共对食品生产经营单位检查监督7 277户（次），开展较大规模的执法检查22次，专项检查整顿16次，查处违法案件250个，罚款人民币76 600元，取缔无证经营61户次，销毁过期变质食品273.75千克，没收（销毁）食品、药品及医疗器械总价值约10 150元。全年未发生行政复议和行政诉讼案件。对豆制品、奶制品、酱醋、糕点、饮料、酒等16类食品进行抽样监测，抽检合格率达88%，餐具合格率90%。从业人员的健康证持有率达95%以上，对体检不合格的人员调离率100%。开展学校食品卫生专项检查和A级食堂评审工作，实施分级管理。加大村级集中式供水的监督管理，对56座村级水厂逐一进行水质监测。组织开展了农村水厂负责人培训班、学校食堂负责人培训班、农村社区卫生服务站负责人培训班、食品生产加工单位负责人培训班等四起，受培训者700多人。

爱国卫生 先后开展了春、秋季大规模灭鼠活动，全区“四害”密度控制在全国爱卫会规定的标准以内。全年新增自来水受益人数23 321人，全区农村自来水普及率达95.7%。新建和改建卫生户厕6 889座，无害化户厕2 890座，青墩镇头灶村和张庄街道西徐村建成了省级农村改厕普及村，并通过验收。健康教育形式多样，内容丰富，开展了“全国亿万农民健康教育行动”活动，各中小学健康教育开课率达100%，全民健康知识知晓率和健康行为形成率达90%，便仓镇通过了市级健康教育普及镇验收，伍佑镇通过了复验收。

行风建设 深入开展“三创一加强”活动，制订了“文明单位”“文明窗口”的评比标准，扎实开展卫生行风集中整治活动，加大“红包”“药品回扣”等不规范行为的查处力度，注重行风集中整治与日常工作的有机结合。开展“增强纪律观念，自觉接受监督”的主题教育活动，组织班子成员学习两个《条例》、区委“十项规定”“十条禁令”等，制定印发了《盐城市亭湖区卫生局领导班子和领导干部党风廉政建设责任制》。设立了举报箱、监督电话，聘请了党风廉政监督员。 （江朝阳）

盐 都 区

卫生改革 卫生监督与疾病控制体制改革顺利实施。强化卫生事业单位负责人目标责任制管理，在注重社会效益的同时，把主要卫生工作指标完成情况和单位运营状况与其单位负责人的职务聘任、薪酬奖惩挂钩，建立重实绩、重贡献的管理激励机制。各卫生事业单位进行了新一轮的专业技术职务岗位设置和评聘，有100余名高、中级卫技人员高职低聘；出台了卫生系统卫生院校毕业生聘用办法，加大各单位大中专毕业生自主录用权，全系统已有200多名新录用的大中专毕业生实行人事代理；市三院、秦南中心卫生院等100多个中层岗位进行了新一轮竞争上岗；着力推进成本核算，推行职工档案工资与实际报酬相分离，职工工资每月仅将国标的职务工资部分作为基础工资，其余全部按单位成本核算以绩效工资为主要形式发放，拉开了分配档次，激发了内部活力。全区医疗单位职工月工资高的达5 900元，低的仅500元。19个医疗单位业务总收入2.3亿元，比上年上升28.3%；药品占业务收入42.33%，比上年下降2.42个百分点；净资产3.2亿元，比上年底增加10%。至年底，全区亏损乡镇卫生院由上年底的6家降为3家。加强药品招标采购集中管理，完善药品招标采购集中管理制度，扩大招议标范围，并将生化、生物制品、医疗仪器、设备纳入集中招议标管理，全区共组织集中招标采购药品6次，招标价比上年平均下降了2.08%，药品零售价比国家规定的零售价平均下降25.4%，累计直接减轻群众药品费用负担960多万元；组织一次性卫生材料招标4次，成交额1 340万元，节约成本460万元；组织医疗设备招标6次，直接降低设备购进成本近50万元。

农村卫生 全区参加新型农村合作医疗41.9万人，占农村人口的85%以上，筹集个人参保资金641万元，行政村覆盖率100%。投入30余万元，建立了区镇联网的新型农村合作医疗微机网络，集合作医疗资金筹集、管理、使用、统计于一体。全年全区共有75.35万人次享受区、镇、村医药费减补1 401.76万元，其中61.48万人次享受村级医药费减免347.78万元；13.75万人次享受镇级减免补偿724.45万元；1 258名参保群众享受区级大病补偿329.53万元，最高享受区级补偿2万元。强化镇村卫生组织一体化管理，村级卫生机构人员统一聘用；财务统一核算；药品统一招标，由卫生院统一调拨，实行非现金结算；工资统一发放；乡村保健人员参加了养老保险。贯彻《乡村医生管理条例》，加强教育，严格准入，1 185名乡村保健人员执业注册，其中28名取得执业助理医师资格。共组织资金47.2万元，新建村级卫生机构房屋2 920平方米，添置设备281件，创建合格农村社区卫生服务站23个，全区标准化农村社区卫生服务站创建合格率77%。

疾病控制 初步建立起了指挥畅通、分级负责、责任明确、反应及时、保障有力的突发公共卫生事件应急体系。全年共报告传染病254

例(不包括丙类传染病、性病和肺结核),发病率为34.55/10万,未发生暴发疫情,重点传染病疫情调查处理率100%,疫情网络报告率99.18%,报告及时率92.27%,准确率94.20%。全区适龄儿童建卡率99.3%,基础"五苗"覆盖率97.7%,计划免疫针对性疾病控制在部颁标准以内。楼王、秦南、大冈3个计划免疫接种示范门诊和郭猛、义丰等5个合格门诊通过市卫生局验收。结核病新发涂阳225例,总涂阳登记率42/10万,初治涂阳病人全部纳入项目管理,满疗程治愈率87%,超过了项目工作预定指标。慢性病防治规划正式出台,以高血压、糖尿病、消化道肿瘤防治为重点,在全区试点推广。全年全区未发生孕产妇死亡,婴儿死亡率10.43‰,5岁以下儿童死亡率15.30‰,均在控制指标以内。精神卫生三级防治网络建设进一步加强。农村二次改水已经启动,潘黄镇投入近200万元对全镇供水管道进行了更新,秦南镇水厂通过省先进水厂验收;全年新增卫生户厕10 500座,其中无害化户厕4 200座。

卫生监督 制订完善了《卫生行政处罚运行管理规定》《行政执法错案追究制度》等规章制度,全年受理审查申请2 833份,换、发许可证2 812份,发放健康证明8 527份。以食品卫生安全、职业卫生和医疗市场整顿三方面为重点,强化重大节日、"红色经典"、高中考等重大活动期间食品市场和有毒有害作业场所监督检查,开展学校食堂、饮用水卫生安全专项整治和公共场所卫生监督。全年共组织执法检查15 000多户次,监测采样9 714份,行政处罚88起,责令停止生产经营23户次,销毁过期变质食品6类、472千克,罚款人民币74 000元,取缔非法行医12户。

医政科教管理 开展"医疗质量管理年"和"医疗安全无差错"竞赛活动,层层发动,签定责任状,重新修订《医疗事故防范预案和处理预案》,筹划成立了医疗质量管理委员会和病案质量管理、检验、护理等八个专业委员会,全区当年未发生定性的医疗事故和有影响的医疗差错。加强药品管理,全区17所乡镇卫生院投入61.8万元创建"诚信药房",全部通过市级评估验收。加强科教和中医工作。全年全系统引进、开展新技术、新项目22项,有31项科研成果被省、市有关部门立项。市三院开展了全市首例心房扑动射频消融术和关节镜下膝关节韧带移植重建术。"135工程"项目推进力度不断加大,在原有介入中心一个市级医学重点学科和心血管内科、心胸外科、超声诊断室三个临床重点专科的基础上,2004年又有消化内科、肿瘤内科、神经内科、骨外科通过市级临床重点专科评审。区二院、秦南中心卫生院通过市中医特色专科评审,北龙港镇通过市农村中医工作先进乡镇评审,全区农村中医工作先进乡镇达标率69.20%。加强人才引进和培养。先后多次到省人才市场和医学院选拔引进研究生4名、本科生19名。全系统培养在职硕士4名;先后有12名卫生技术人员完成了本科学历教育,31名完成大专学历教育,有68名中青年骨干被选送到上级医院或高等院校进修学习,卫技人员继续医学教育学分达标率95.82%,卫技队伍的业务素质有所提高。加强医院硬件建设。全系统基建投入近3 000万元,完成工程项目建设15 600平方米,市三院病房楼一期工程改造全面完成,新区医院一期工程建设破土动工,郭猛镇卫生院新病房楼竣工交付使用;设备投入2 816万元,市三院购进准分子激光机、C形臂X光机等大型医疗设备87台(件),楼王、秦南、龙冈、北龙港、冈中等卫生院更新或新增CT机、彩超等大型医疗设备10余台(件)。

卫生行风 全系统开展了"集中整治卫生行风""白求恩杯赛"、创文明行业、创文明窗口、服务承诺等活动,采取多种渠道,主动征求社会各界意见,各医疗卫生单位服务环境进一步改善。加强和完善党风廉政建设责任网络,并专门在全系统组织开展了《党内监督条例》和《党的纪律处分条例》学习宣传活动,以整治收受药品回扣、"红包"、开单提成为重点,定期召开行风监督员会议,发放群众问卷调查表,局机关的窗口科室和区直医疗卫生单位满意率均在90%以上。 (陈海高)

响 水 县

卫生改革 医疗机构坚持档案工资与实际报酬相分离的制度,进一步体现"高技术、高风险、高报酬"的分配原则,工资实行全额浮动;县疾控中心推行中层干部公推直选,在响水镇卫生院公推直选院长,妥善解决乡镇卫生院租赁经营过程中出现的问题,完善巩固了乡镇卫生院两权分离式的改革成果;积极探索多元化办医、合作经营乡镇卫生院,在响水镇卫生院探索合作经营模式,年内引进民资50万元,为该院发展注入了活力;推行办医主体多元化,年内批准设置了"响水宏人消化专科医院""响水东方康复医院"等民营医疗机构;规范人才流动管理,年内为23名辞职人员、6名自动离职人员及时办理了手续,为140名岗编分离人员理顺了关系;组建了县人才市场卫生分市场,为医疗卫生事业单位人事制度改革的进一步深化,构建了卫生人才合理流动的服务平台;配合市中心血站调整成立了盐城市中心血站响水分站;药品集中招标直接减轻群众负担60万元。

医政管理 认真贯彻《执业医师法》和《护士管理办法》,严格人员准入制度。年内完成400人的执业注册登记工作和81名医师执业考试工作,建立完善医护人员注册档案;与团县委联合开展"展火红青春风采,树诚信响水形象"护理技能竞赛活动,举办各类业务知识培训班5期,继续教育合格率达85%,县人民医院消化内科通过盐城市级重点专科评审;基础设施建设投资1 200万元、建筑面积达7 000平方米的县人民医院门诊楼年内投入使用;拓展设备投入渠道,以融资方式引进高新设备,全年用于设备投入500多万元,完成业务总收入6 262万元,比上年同期增长14.5%,净资产

4 805.5万元，同比增长 9.5%；全年无偿献血占临床用血总量 100%，成份用血占 62.2%。

疾病控制 全年未发生甲类传染病，乙类传染病稳中有降，其中肝炎较上年同期下降 44.71%。全县疫情网络直报系统已全部开通，各类传染病报告率达 99%。积极开展结核病控制合作项目工作，结核病人发现率排在全省前 6 位，全市第 1 位；计划免疫工作持之以恒，适龄儿童五苗覆盖率为 85%以上，各乡镇卫生院积极创建规范化接种门诊，大有镇卫生院防保所已率先达到示范门诊的标准。

基层卫生与妇幼保健 推行乡村卫生一体化管理工作。严把乡村医生准入关，加强乡村医生队伍建设和村卫生室管理，举办培训班 3 期，组织 392 名乡村医生通过省卫生厅执业资格考试，合格率 81%，全县 132 个村卫生室通过评审验收；全县孕产妇保健管理率 83.78%，儿童系统管理率达 96.16%，孕产妇死亡率为 85.71/10 万，较上年同期下降了 62.5%，新生儿筛查工作有序开展，筛查率达 76.72%，较上年同期提高 18.23%。

农村卫生 全县共有农业人口 42 万，有 28.03 万农业人口参加合作医疗，参合率达 66.74%，列盐城 9 个县(市区)第 5 位，超额完成市委、市政府下达的参合率 60%的目标任务。2004 年 3 月开始兑现补偿，全年 23.7 万人享受了补偿，结报费用达 398 万元，其中住院大额费用补偿3 910人，共 261 万元，人均补偿 688 元，获得1 000元以上补偿 1 462人，获得最高补偿8 000元的有 26 人，另有 17 万参保农民享受了一次免费体检。农村改水新增受益人口30 126人，全县自来水普及率达 93.33%，完成了农村3 400座户厕改造任务，1 个单位荣获省级爱国卫生先进单位，4 个单位荣获市级爱国卫生先进单位称号。

卫生监督 认真贯彻实施《行政许可法》，培训行政机关及执法人员 81 人次。加大全县医疗卫生市场的整顿力度，实施卫生行政处罚 95 起，结案率 100%，无行政复议，无行政诉讼案件。对全县食品生产经营单位和公共场所进行建档管理，加强食品安全卫生检查，认真开展“食品安全工程”和“饮用水放心工程”活动，保证了人民群众的饮食卫生安全。

行风建设 在机关和执法单位深入开展“创效能科室，保政令畅通”活动，在全系统深入开展以拒收“红包”“回扣”“发扬抗非精神，当好健康卫士”为主题的卫生行风集中整治活动，聘请卫生行风监督员 16 名，发放征求意见表3 000余份，扩大群众参与度。全面实行药品集中招标采购价格公示制度，病人满意度达 85%。

(吴跃华　薛秀梅)

滨　海　县

卫生改革 在总结八巨、临淮、獐沟 3 所卫生院进行“目标管理自主经营责任制”改革试点经验的基础上，在县人民医院、中医院、三院 3 所县直医疗单位和通榆、陆集、天场、振东、滨淮等 5 所乡镇卫生院施行“目标管理自主经营责任制”改革。完善医防分设管理体制。进一步完善医防分设，建立乡镇卫生支部和工会，对县人民医院、县第二人民医院的副院长职位和獐沟医院、天场医院院长岗位实行了公开选拔、竞争上岗，并继续深化专业技术职务评聘分开和全面推行绩效工资制，推行人事代理制度。继续实行药品集中招标采购和药品收支节余两条线管理。全年集中采购药品品种达1 781个、金额1 391.8万元。

两件实事 农村改水工作完成了年度改水新增受益人口 8 万人的目标任务。新型农村合作医疗工作 7 月 1 日起正式运转。全县参加合作医疗的共有 50.6 万人，占农业人口 60.1%，共筹集资金 506.41 万元，省、市、县配套到位资金 503.15 万元。截止年底，全县已有 68.9 万人享受了各级医疗机构的补偿，计 454.57 万元，其中住院补偿3 626人，补偿金额为 216.45 万元，补偿达最高金额 1 万元的有 17 人。

卫生防病 制发了《滨海县 2003～2004 年传染性非典型肺炎防制工作方案和医疗救治预案》，举办县级培训班 8 期。在 8 个医疗单位设置发热门诊，其余医疗机构设置预检分诊点。把高致病性禽流感疫情的防制作为卫生工作的一件大事，组织对医疗卫生人员进行高致病性禽流感防治知识的培训学习并建立预案。加强传染病防治和计划免疫工作。全县接种甲肝疫苗 30 474支，乙肝疫苗21 318份，肝炎发病率 27.39/10 万，在全县 31 个医疗单位实施疫情网络直报，强化疫情监测与管理。全县传染病发病率在全市处于较低水平，全年无霍乱疫情发生。儿童计划免疫以消灭脊灰和流动儿童管理为重点，强化计划免疫门诊规范化建设，流动儿童建卡率达 100%，五苗覆盖率达 96.67%，全县适龄儿童计免接种的四苗覆盖率达 97.7%。圆满完成了结核病现代控制 CIDA—WHO 项目第一轮和第二轮工作任务，顺利通过了 WHO 专家组的终期评估。性病、艾滋病防治工作“抓网络、打基础、求突破”，把各项防治措施落到实处。强化“两个系统管理”，控减孕产妇死亡率。积极推行新生儿疾病筛查。强化产科建设，对全县各医院持证上岗的助产技术人员进行考核、校验。组织开展《母婴保健法》执法大检查，打击非法接生；加强了以县人民医院为中心的“孕产妇抢救绿色通道”的建设，在全县各乡镇构建了“高危孕产妇抢救”的信息网络。年内全县新增卫生户厕 5000 座，新建无害化厕所 600 座。

医政管理 开展“医疗质量管理年”和“医疗安全无差错”竞赛活动。县卫生局与各医疗单位签订医疗安全责任状，健全各类人员的工作职责和岗位责任制，完善并落实质量控制措施，突出抓好急诊、发热门诊、产科、手术科室等高危科室的管理和制度化、规范化建设。组织护理人员学习新版《实用临床护理三基》。“5.12”护士节组织开展新护理三基操作比赛，坚持依法行政，严格规范医疗市场的准入管理和各医疗机构的诊疗行为。强化持证上岗和执业范围、医疗广告的审批工作。五汛、蔡桥、八滩、滨淮、大套等6个乡镇卫生院达中医工作先进乡镇标准,县中医院积极争创基本现代化中医院。撤销了县中心血库,临床用血全部来自无偿献血。

卫生监督 建立卫生办证大厅,实行统一办理,集中办理。清理了行政许可事项19项,清理行政收费项目12项。全年依法监督检查相关生产经营单位6 000余户次,监督覆盖率100%,组织了十余次食品卫生安全专项整治,对餐饮、学校食堂和校园等重点行业平均监督3~4户次,重点单位监督频次10次/年以上,实施卫生行政处罚185户次,销毁各类过期变擀食品1 200千克。与工商、质监、粮食等部门联合行动,先后组织了元旦、春节期间产糕点、酒类、餐饮服务业为重点的食品卫生监督检查,检查了146个食品生产经营单位;在对重点食品、重点季节、重大节日实施专项整治的基础上,对食品批零户、大中型餐饮及学校食堂等重点销售环节,实行日常监管与专项整治相结合,积极推行学校食堂量化分级管理和食品生产经营单位量化积分管理。在重大节日及特殊季节,向社会发出食品卫生安全预警。严格打击非法行医,先后组织了3次打击非法行医的专项整治活动,出动卫生监督人员567人次,检查医疗机构159户次,查出违法经营和无证行医56户,依法取缔和停止执业活动13家。

卫生行风 成立了落实党风廉政建设责任制工作领导小组,层层签定了党风廉政建设责任状,强化制度建设,严格实行责任追究。坚持每半年考核一次,每季度检查一次医疗卫生单位党风廉政建设情况,召开一次专题民主生活会,狠抓"红包"、"回扣"和"不规范医疗卫生服务行为"专项治理,严格执行一次申告待岗制度遏制损害人民群众利益的不正之风,社会对卫生行业的综合满意度在90%以上。

(顾晓宇)

阜 宁 县

卫生改革 各单位全面推行中层干部竞争上岗制度。县人民医院、县中医院、县二院等单位组织新一轮中层干部竞争上岗。县级医疗卫生单位推行专业技术职务竞争上岗,评聘分开。积极推行档案工资与实际报酬分离制度改革。出台《关于县属部分医院试行自主经营目标责任制的意见》《镇(中心)卫生院实行股份合作制经营的意见》《进一步深化医疗卫生单位人事和分配制度改革的意见》。组织药品集中招标采购6次,集中招标采购药品金额2 185万元。引进外资3 000万元兴建的阜宁仁济肝胆医院开业。东沟镇卫生院利用社会资金,引进日本产彩超进行合作经营。

医政管理 对医疗机构实行定期不定期的监督检查,下发监督检查书36份。对民营医院实行与公办医院"同一任务部署、同一工作指导、同一检查考核"的"三同一"管理。加强医疗市场监管,监督检查218个单位(户),查处非法行医179户,立案58户,查封药械200余种,价值人民币3.9万元,罚款6.6万元,取缔游医26人,责令停业121家。查处违法医疗广告3起。处置医疗争议5起,未发生等级医疗事故。县医院、县中医院实施大型设备检查结果共享制度,完善门诊"一站式"服务和"病员服务中心"。推行医患沟通制度,自编《医患沟通培训讲义》,在全市率先举办医患沟通技巧培训班。举办讲习班、培训班7期,参加人员1200余人次,组织医疗质量检查12次。开展医疗救治机构全员培训和医疗救治专项演练活动。加强发热门诊建设与管理,县医院设立感染科,加强ICU病区和CCU病房建设,改善房屋设施条件,增加必备设备,提高突发公共卫生事件以及临床常见急症的应急救治能力。全县有2 500余名公民参加无偿献血,献血量达50万毫升。

疾病控制 开展非典、人间禽流感防治工作。加强以霍乱防治为重点的肠道传染病防治,实现"不发生二代病人、不暴发流行、不死人""三不"目标。全年报告甲、乙、丙类传染病965例,发现并报告O_{139}霍乱1例,传染病总发病率97.9/10万,其中肝炎167例,同比下降6.7%;21个镇(中心)卫生院计免工作全部实行微机化管理。沟墩中心卫生院通过市示范性规范化接种门诊考核验收。全县新发现现症麻风患者3例,联化受治率、规范率均达100%。全县《慢性非传染病预防控制规划》通过市级慢性非传染病防制社区诊断报告评审。全县孕产妇系统管理率为95%,儿童系统管理率为95.1%,婴幼儿死亡率和5岁以下儿童死亡率分别为13.59‰、15.63‰。

卫生监督 对公共场所和化妆品进行卫生监督检查和抽检。举办22期卫生法律法规宣传及业务培训班,培训人员达5 000余人;审核发放卫生许可证1 503张。开展食品安全专项整治,出动卫生监督人员4 230人次。对生活饮用水、餐饮单位、学校食堂、肉制品、奶制品、水发产品和豆制品等专项整治执法检查工作;全年查处案件225起,销毁各类假冒伪劣食品4 500千克,啤酒20万瓶,涉及总货值金额达120余万元。

农村卫生 全县参加合作医疗农业人口达51.02万人,参合率为66.4%,超过省、市下达任务的6.4个百分点,累计报销54.1万人次,报销金额1 430.6万元,得到补偿款5 000元以上的有164人,8 000元以上的有63人,最高补助为1万元。按照《阜宁县创建初级卫生保健先进县实施方案》的要求,初保先进县10大类39项考核指标实行目标管理,通过省(市)初级卫生保健先进县评审,被省政府授予"江苏省初级卫生保健先进县"称号。全年申报省治污改水工程31个,投入经费544.29万元,受益群众筹资298.29万元,新增受益人口6.09万。

项目建设 实施加拿大和世界卫生组织(CIDA-WHO)结核病控制项目,对576例涂阳肺结核病人全部进行免费治疗和全方位督导化疗管理。实施中日友谊麻风病人子女失学资助项目，发放资金 19.1 万元，有 122 人得到资助。县医院科研课题《腹水蛋白质浓缩回输治疗肝硬化腹水及重度低蛋白血症的临床研究》获市政府科技进步三等奖。县中医院引进的《卒中单元—脑卒中防治康复中心》等两项新技术。县人民医院投资4 000多万元的集宾馆化、现代化和智能化于一体的13 000余平方米病房大楼投入使用，投资3 000多万元的门急诊大楼已开工建设。全县医疗业务收入12 180.63万元，比去年同期增加1 537.79万元，增长率为 14.45%。

特色专科　县中医院中西医结合脑卒中治疗中心、县人民医院心血管科、耳鼻咽喉科分别通过和接受市级重点专科的评审。板湖中心卫生院针灸科被市卫生局认定为市级特色专科。罗桥镇已顺利通过市级农村中医先进镇评审，全县农村中医先进镇已达 9 个。

卫生行风　实行个人重大事项报告制度，向全系统、全社会作出廉洁自律公开承诺。完善党风廉政建设制度，把落实党风廉政建设责任制工作纳入各单位综合目标责任制考核内容进行综合考评。局机关把每个星期六作为例行教育日。以“服务两个率先，当好健康卫士”为主题，开展文明窗口科室、窗口单位、文明规范服务竞赛活动。县医院、县中医院近百位知名专家联名分别向全系统医务工作者发出廉洁行医倡议。　（谢韫华）

射　阳　县

卫生改革　召开了全县医疗卫生单位深化人事和分配制度改革动员大会。全县有 22 名普通工作人员走上了中层管理岗位，34 名原中层干部落岗，15 名职工转岗，24 名符合条件的人员提前离岗，不能胜任工作的 19 名业务人员实行待岗，清退 17 名不具备执业资格的临时人员。实行绩效工资制、协议工资制和院长年薪制。基本完成了撤并乡镇卫生院的产权制度改革。会同县财政局、国资局、体改办对洋河、中路港卫生院成功实施了产权制度改革。通过清产核资、人员核对和财政补助核实等，完成了乡镇卫生院管理体制调整的各项准备工作。

农村合作医疗　全县参合农业人口 63.71 万人，参合率 88.15%，人均筹资 14.75 元，个人筹资总额939.57 万元，名列全市第一。出台了《合作医疗管理办法》《实施细则》《定点服务机构管理暂行规定》等一系列管理制度，运作规范。8 月份，市政府在射阳县召开了现场会。全县参合群众门诊补偿273 983人次，补偿金额481.216 812万元，住院补偿14 902人次，补偿金额869.075 491万元，为未享受补偿的398 430人进行了体检，累计补偿金额达到1 756.5万元。当年全县享受万元以上补偿的 45 人，千元以上的1 907人，农民补偿实现预定目标。确定445 个各级各类医疗机构作为合作医疗定点服务机构，合作医疗定点医疗机构覆盖城乡。

卫生防病　开展了非典、人禽流感、艾滋病等重点传染病的全员培训，建立了应急指挥系统和救治队伍，制定了应急救治预案，落实了应急救治药械。健全了防治组织体系，有一半以上卫生院接种门诊实现空调化、人性化、童趣化、信息化的示范化要求，四苗覆盖率达 98%以上；流动儿童管理得到强化，登记管理流动儿童3 883名，消除了免疫空白点和死角。全县共报告腹泻病人5 819例，检查1 020例，启动狂犬病疫情监测和推广狂犬病暴露前免疫工作，全县共完成10 029人份的狂犬病暴露前免疫接种，未再发生狂犬病疫情。强化结核病管理，全年共登记结核初诊病人 4146 例，规程符合率达 98%以上。全县接种乙肝疫苗 5 万人份，有效遏制了乙型肝炎高发的势头。射阳县被国家命名为“全国亿万农民健康教育促进行动”示范县。开通了全市首家儿童青少年心理网站，新建了康瑞心理咨询门诊。

事业发展　实现总投入3 200万元，其中设备投入达到2 520万元。县人民医院利用德国政府贷款购买了1 440万元的医疗设备，县中医院投入 800 万元新建了医技楼，购置了螺旋 CT、磁共振系统，海河中心卫生院病房、盐东东南工业园区医院均投入运营，临海等 6 个镇卫生院新添了 5 台彩超和一台 CT，全县医疗卫生单位添置微机 50 多台，病房安装空调 110 余台，镇、中心卫生院面貌焕然一新。全县医疗单位实现业务收入 1.5 亿元，比上年增长 16.64%，其中，县人民医院增长 23.83%，中医院增长 19.75%，卫生院增长 9.22%。

科教与人才　调整了 6 个镇、中心卫生院的正职院长，公开选聘12 名副院长先后到昆山、盐城等地人才市场招聘人才，录用 13 人，全年新招录本科生 21 人，公开考录大中专生 12 人。出台了《射阳县卫生系统职工交流的规定》。开展“学理论、学业务、学管理、创建学习型系统”活动，全系统大专以上学历在读411 人，选送 63 人到上级医院进修，开展新技术、新项目 72 个，在省级以上杂志发表论文 90 多篇，科研立项课题 11 个。全县新增加市级重点专科 1 个，市级中医特色专科 6 个。

卫生监督执法　对全县镇卫生院和民营医院住院病历质量进行了检查和互审，在县人民医院和中医院创建温馨病房和“3H”护理服务模式。全年共查处各类违法案件140 件，未发生一例行政诉讼，1 例行政复议案件得到维持。开展了乳制品、水发产品、粉丝、食品添加剂等 14 项食品卫生安全专项整治活动，检查商场超市 3 789 次，商店1 430个，批发市场 26 个，查获劣质奶粉 7 个品种 321 袋。对全县 28 个医疗单位、8 所民营医院、45 个社会办医疗机构进行了拉网式监督检查，对 8 个超范围执业、聘用无资质人员、外包科室、不在指定地点执业的单位进行了严肃查处，取缔非法行医户 137 余户，没收诊疗药械价值近 20 万元，处以罚款 23.65 万元。注册了1 442名乡村医生。开展了全县医疗保健机构依法服务情况检查，对从业人员不足、截留高危孕产妇、违规剖宫产手术等不规范行为进行了通报，取消了1名助产人员助产换证考试资格，暂停了1家医院的助产技术服务项目。

行风建设 开展“三服务一加强”活动，全面启动“无红包”医院创建工作，先后向出院病人发放函调问卷790份，向社会各界发放行评函调及反馈表680份。继续推行药品集中采购招标，全年共集中招标11次，招标金额3 177.3万元，零售价下降24.39%。组织“拒红包，正行风”千人签名承诺活动，行风建设普遍受到重视，服务意识明显增强，服务质量明显提高。（陈 勇）

建湖县

卫生改革 积极稳妥地探索镇卫生院产权制度改革。根据县委、县政府的部署要求，协助芦沟镇政府对已撤并镇裴刘镇所属的裴刘卫生院进行了产权制度改革。县内开展镇卫生院产权制度改革调研和试点工作，进一步深化卫生事业单位内部综合配套改革。实施以聘用管理为核心的用人机制，切实加强成本核算，实施档案工资与实际报酬分离和绩效提成等多种办法，合理拉开分配档次。在县直卫生系统试行以“两权分离，自主经营”为主要内容的医疗机构管理模式创新工作，将县人民医院和县妇幼保健所列为试点单位。与社会保障局、县财政局联合下发了《关于实施镇卫生院职工养老保险办法的意见》。

农村卫生 出台了《关于深化镇村卫生组织一体化管理，发展农村社区卫生服务的工作意见》，实施“二证、四制、五统一”管理。同时按照“人进所、所规范、所升站”的基本思路，积极推广预防、医疗、保健、康复、健康教育和计生指导“六位一体”的社区卫生服务。蒋营、芦沟和建阳等镇卫生院开展了社区卫生服务中心创建活动。全县344个村级医疗机构有251个实现了向社区卫生服务站的转型。组织52名不具备直接注册资格的乡村医生参加了执业注册资格培训和考试，考试合格率为98%，为1 220名乡村医生办理了执业注册手续。积极促推新型农村合作医疗。成立了新型农村合作医疗管理委员会和监督委员会，出台了《建湖县新型农村合作医疗管理办法》（讨论稿），继续抓好宝塔和经济开发区等农村居民大额费用合作医疗保险的滚动实施，全县农村居民大额费用合作医疗保险参合人数为9.08万人，参合率为19.56%。开展生活饮用水放心工程，新增自来水受益人口3 150人，上冈镇自来水厂被评为省级先进水厂。新建卫生户厕11 638座，创建2个改厕普及村。县供电局被推荐为省级爱国卫生先进单位。积极开展第十七个世界无烟日活动和“亿万农民健康促进行动”，制定了《学校健康促进策略》，在学校、医院开设了“特色课堂”“健康之家”，县财政先后划拨6 000元消杀经费，对县城规划区内20多处“四害”繁殖孳生场所进行全面消杀，对全县40万亩田地进行了灭鼠。

医政科教管理 规范医疗机构准入，核准4个新设社会办医疗机构，对16个公立医疗机构、1个民营医院、58个社会办医疗机构、13个个体医疗机构进行校验，其中换证49个、注销1个。聘用外单位卫技人员，严格履行相关程序和手续，共发放见习证12个、换证32个，临时行医证22个、换证35个，无一例非卫技人员从事卫技工作。严格按照审批程序核准医疗广告4则。22所医疗机构全部开展了病人选医生工作。县人民医院大力创建基本现代化医院，技改投入1 500多万元，并借县广电局迁址之机，又投入730万元将其原址划入。新建1个重点学科、3个临床专科。开展“医疗质量管理年”活动，每季度组织医疗质量检查、讲评、展评，生化质控优秀率达70%，及格率达85%以上，未发生责任或技术原因医疗事故，6个医疗单位受市级表彰。对全县21个医疗单位的手术范围依据医院等级、个人资质条件进行了审核、审批，4个医疗单位申报市级“诚信药房”创建达标验收。成立了建湖县医疗急救中心，设立ICU，配备3辆急救专用车，全县临床用血100%来自无偿献血，成分输血达73.2%。县中医院以创建二级甲等中医院为目标，在硬件投入上超过1 000万元，进一步加强中医重点专科建设。农村中医工作先进乡镇数达50%。完成省、市“135”人才工程的各项任务，实施“1215”人才工程，承办市级继续教育项目11项，继续教育覆盖率100%，“三基”培训率100%，继续教育学分达标率94%。获省卫生厅新技术引进二等奖1项，市级新技术引进一等奖3项、二等奖12项，新技术、新项目引进推广项目40项，获县科技进步奖一等奖1项，二等奖4项，三等奖7项。

疾病预防控制 全县共发生乙类传染病10种，1 111例，发病率为140.43/10万，较上年同期上升了18.19%。无传染病暴发疫情。正式实施传染病疫情和突发公共卫生事件网络直报，在6个镇开展进行暴露前狂苗免疫试点，接种疫苗17 000余支。发生狂犬病1例，较上年下降了80%。报告腹泻病例2 235例，索检率为49.98%，索检人数达总人口的1.41‰。建立学生预防接种宣传与告知制度，开展春季出疹性疾病和肝炎防制工作，接种甲肝疫苗13 000余人，乙肝疫苗42 000余人，麻腮二联疫苗20 000余人。县妇保所等6个单位已达示范门诊标准，其余各接种点均达合格门诊标准。先后组织2次全县适龄儿童村级计免接种率走访调查，建证率为100%，基础五苗覆盖率98.4%，单苗及时接种率均达90%以上。出台结核病防治归口管理办法，印发了《建湖县肺结核病诊治和管理流程图》。全县发现涂阳肺结核病人327例，发现率为41.3/10万，全程督导化疗率达98.8%，治愈率达92.2%。积极开展HIV/AIDS监测工作，共监测各类人员3 051人次，未发现HIV感染者。筛检上报麻风疑似患者27例，筛检率达3.4/10万，无麻风确诊病例。麻风病人的生活费标准从每月160元提高到200元。县政府成立了慢病防治领导小组，下发了《建湖县慢性非传染性疾病社区综合防治规划》。在全县范围内开展了上消化道疾病普查工作，隐血珠初筛10万多人，检出恶性肿瘤61人。肠道蠕虫感染情况调查1 159人，感染率为21.05%。全县集体驱虫服药7万人，占全县总人口的8.85%。对35 577人进行了疟疾疫情走访调查。监测抽检512份食用盐，合格率97.27%，特需人群尿碘检测300人，补服碘油丸16 000粒。

妇幼保健　依法规范母婴保健和计生技术服务，20个医疗机构取得助产许可证，16个一级医疗机构取得剖宫产手术许可证，108人取得助产专业技术合格证，持证率100%。积极开展“母婴安全行动”，孕产妇死亡率17.9/10万，婴儿死亡率12.71‰，5岁以下儿童死亡率19.34‰，制定了剖宫产审批制度和高危孕产妇分级管理制度，孕产妇保健管理率96.4%，7岁以下儿童系统管理率97.05%，妇女病普查率73.8%，妇女、儿童保健保偿入保率91.6%，新生儿疾病筛查率70.2%。对130名卫生保健老师进行培训、发证，评审颁发22个幼儿园卫生保健合格证，评审合格率95.6%。

卫生监督　卫生行管与监督人员接受培训率和考核优良率均达100%。查处卫生行政违法案件245起，无错案，结案率95.8%。依法设计制作受理审批一次告知及须知，核发卫生许可证2 658户，卫生许可证持证率98.3%。有效体检、培训从业人员4 483名，健康证、培训证有效持证率均达98.4%。餐饮服务单位卫生设施合格率达90%以上。组织系列专项整治12项，131家水厂全面开展水质监测，监测水样348份，查处食品违法案件173起；县高级中学等12家学校食堂接受市级评审，县宾馆等24家餐饮加工企业通过A级评审；扎实开展重大节日与活动期间的监督检查，未发生重特大食物中毒事件。对近3 000家被监督单位实施现场监督9 155户次，监督检查覆盖率达100%，抽检食品合格率88.6%，餐茶具合格率85%，生活饮用水合格率73.3%。联合安监、工会等部门对8家单位职业病建设项目进行“三同时”审核卫生监督审核覆盖率达100%。查处非法行医、不规范诊疗行为案70余起，全县医疗机构持证率、卫技人员持证上岗率均达100%。

行风建设　反复抓“四职教育”和“三基”培训与考核，在全系统扎实开展了向身边的典型全国优秀乡村医生周锦成同志学习活动，开展“健康进万家，满意在卫生”活动，组织医务人员开展形式多样的送健康活动。开展“服务零缺陷”活动，向社会作出公开服务承诺，倡导人性化服务，积极推行门诊服务“一站式”、客商医疗服务“一卡通”、后勤服务“一线通”等便民措施，开展以“正卫生行风，葆天使圣洁”为主题的卫生行风集中整治活动。百名专家联名发出廉洁行医倡议，县三院创建为无红包医院，80余名医务人员拒收“红包”1.4万多元。积极推进药品集中招标采购，专门成立了药品集中招标采购办公室，共采购5次，金额达2 050多万元。建立健全党风廉政建设的领导体制和工作机制，实行“两卡一档”和“两公开一测评”制度，与检察院联系建立了卫生系统预防职务犯罪的监督网络，参与县“百企千人评机关”活动和县广播电台“政风热线”。

（居会千　朱　强）

东　台　市

卫生改革　年内民办东津医院投入运营。东台镇台东卫生院成功进行了资产出让。多渠道引进资金1 200多万元，参与医疗单位的建设。南沈灶镇卫生院、溱东镇卫生院吸纳民资加强镇村一体化建设。东南大学附属中大医院帮扶四灶镇卫生院“爱心工程”正式挂牌，四灶镇卫生院首次得到该院价值60万元的医疗设备捐赠。医疗单位16名领导班子成员空岗一律通过公开选聘、竞争上岗；顺利实施了医疗卫生单位新一轮中层干部竞聘工作。全年组织了两次药品集中招标、集中议价采购活动，全市29家医疗单位参加了招标或议价采购，省内外40余家药品供货单位进场投标，中标、成交药品总额达2 600多万元，节约成本约300万元，让利患者达295万元。

卫生监督　牵头组织开展了食品安全专项整治活动，相继进行奶粉、香肠、粉丝、节日食品、散装食品、豆制品、粮油食品、卤制品等十多项卫生专项执法检查。组织近700家单位参加食品A级单位创建活动。全年共执行结束各类行政处罚案件209件，累计执行结案金额51万多元。

疾病控制　全市法定传染病比上年下降4.76%，传染病疫情和突发公共卫生事件实现了网络直报。成功控制了许河等镇学生群体发热事件。东台、时埝、新街、唐洋、许河、富安6家卫生院计划免疫门诊年内通过盐城市级评审验收，其余接种门诊均达到合格标准。全年查螺4 800万平方米，灭螺63万平方米，完成省、盐城市重点血防工程7项，免费查病1.8万人，免费治疗910人。在全市组织了以“控制烟草、减少贫困”为主题的控烟宣传活动，与市教育局联合命名表彰了39个无吸烟学校及16个无吸烟单位。顺利通过了上级爱卫会对东台市第三轮“灭鼠先进城市”达标鉴定。全市以组为单位的自来水普及率达到99%。验收命名了首批5个东台市卫生村。

医政管理　全年组织了多次不定期重点检查，有效控制了医疗事故的发生。全市成份输血率达79%，比上年同期上升10%，输血前四项检验率达81.8%，超过上年同期水平。按照上级的统一部署，顺利完成东台市中心血库的撤并工作。以市人民医院计算机中心为依托，积极申报并建成了东台市网络教育中心。全年举办省级继续医学教育项目护理培训班2个，市(县)级培训班12个，新增设国家级继续医学教育项目“好医生网站”考点1个，各类继续医学教育项目参加人数达2 100多人次，参加各种函授学习、自考有400多人，脱产进修100多人。拟订了创建省农村中医工作先进县(市)倒计时工作安排表，全市建成盐城市中医重点临床专科3

个，中医、中西医结合特色专科 7 个，头灶、广山 2 个镇被评为中医工作先进镇。年内全市 80% 的镇建成农村中医工作先进镇。顺利通过全省农村中医工作先进县(市)检查评估，被授予“江苏省农村中医工作先进市”称号。市人民医院被国家卫生部、人事部联合表彰为全国卫生系统先进集体，被省卫生厅命名为基本现代化医院。

基层卫生 对1 322名乡村医生进行为期4天的轮训，367 名参加省过渡考试的乡村医生一次性合格 365 人，对全市 374 个村卫生站进行了执业换证考核。顺利启动了新型农村合作医疗工作，先后制定出台了《东台市新型农村合作医疗实施细则(试行)》《东台市新型农村合作医疗定点服务机构管理暂行规定》《关于做好参合农民医药费结报工作的意见》等一系列的规定和措施，全市 23 个镇、402 个行政村、81.39 万农业人口中，67.5 万人参加了新型农村合作医疗，参合率达 82.99%，镇村覆盖率达 100%。

精神文明建设 开展了卫生行风集中整治活动，先后出台了“无红包单位”创建的具体办法，转发了“三合理规范”，完善了规章制度 170 多项，全年有 6 人因行风问题被执行一次申告查实待岗。

(徐 晖 杨爱兵)

大 丰 市

卫生改革 推行镇卫生院股份制试点改革，将草堰、草庙卫生院改制为股份制卫生院；市中医院、其余镇卫生院完成了清产核资、资产评估等项工作。改革干部任用制度，在小海、方强、大桥、西团、南阳、草堰、草庙等 7 个镇(中心)卫生院公推公选卫生院院长，院长自主聘用副院长，中层干部竞聘上岗；改革人事分配制度，推行人事代理制、大中专毕业生使用考录制、档案工资与实际工资分离制等。实行了院长风险抵押金制度，院长交纳 3 万元，院委会其他成员交纳 2 万元，以确保国有资产保值增值和不赤字分配。

医政管理 依据《医疗机构管理条例》《执业医师法》《护士管理法》等卫生法律法规，加强对医疗机构、医务人员的准入管理；进一步整顿和规范全市医疗市场，加强对民营医院的指导和管理。积极开展“医疗质量管理年”“医疗安全无差错”竞赛活动，狠抓规范书写病历、实行手术分级管理等医疗质量基础工作，医疗事故争议发生率和经济补偿数较上年下降了 20% 和 30%。大力组织实施《献血法》，临床用血全部来自于无偿献血，二级医院成份输血率达 79.5%。市人民医院创建基本现代化医院迈出了新的步伐，积极推行中层干部竞聘上岗，深化病人选医生工作。市三院和小海中心卫生院新创两个盐城市级中医特色专科，全市 93% 的镇被盐城市卫生局命名为农村中医工作先进镇。科研、医学继续教育获得新的成果，有 3 个科研项目被盐城市科委立项，获省卫生厅新技术引进奖 1 项，另有一个医疗应用项目通过省科技成果鉴定。

预防保健 肠道传染病实现“三不”目标，无局部爆发疫情。计免针对传染病控制在部颁标准以内。强化结核病防治工作，涂阳结核病病人发现率为 41.09/10 万，全程督导化疗率达 99%，治愈率达 87.43%，漏报率、漏转率≤10%；加强性病、艾滋病高危人群的检测工作；进一步完善《慢性病综合防制规划》，加强居民生命统计和全死因登记报告工作，开展了高血压、糖尿病、脑卒中等慢病的防治工作。认真开展肠道蠕虫病防治和人群防治效果监测，完成占总人口 10.2% 的肠道驱虫任务；全市疟疾发病率为 0；开展第五次碘缺乏病调查，碘盐覆盖率、监测及时率、合格率均为 100%；坚持“综合治理、科学防治”的血防工作方针，完成省、市灭螺重点工程 7 项，填埋改造历史有螺环境 1.51 万平方米，完成 8.28 万平方米灭螺任务和 55.15 万平方米的巩固灭螺任务。加大村卫生室管理和村医队伍建设力度，全市 218 个村卫生室均实行“五统一”管理；顺利完成乡村医生资格培训和注册工作，全市注册乡村医生 929 人；全市已建成 16 个初具规模的社区卫生服务站。全市孕产妇死亡率为 19.1/10 万，婴儿死亡率为 11.47‰。

卫生监督 组织卫生行政管理人员及监督人员参加《行政许可法》培训班并通过了统一考试。认真查处违法案件，全年共立案 300 件，处罚金额 44.3 万元，销毁劣质过期食品10 219千克，结案率达 95% 以上。严格按照《行政许可法》的规定进一步规范卫生行政许可，卫生许可证、健康证持证率分别超过 97.5% 和 95.5%，卫生设施合格率超过 90%。积极开展“食品放心工程”和“饮用水放心工程”专项整治活动，全年累计实施卫生监督4 664户次，监督覆盖率 100%；在纯净水生产企业、市区 10 桌以上餐饮业单位推行食品卫生监督量化分级管理，有 86 家学校食堂、餐饮业和食品加工行业纳入了量化分级管理，并有部分单位达到 A 级标准。积极开展重大节日、重要季节卫生监督检查活动，全年没有发生重特大食物中毒事件。强化职业卫生监督检查，监督覆盖率达 100%。认真查处非法行医行为，不断整顿和规范医疗服务市场，取缔非法行医 41 户次，查处非法行医人员 79 人，医疗机构持证率、卫技人员持证上岗率均达到规定要求。

农村合作医疗 市政府专门召开专题会议，制定了《大丰市新型农村合作医疗实施办法》，成立了合作医疗管理委员会、监督委员会和管理办公室。全市参合农民达 29.9 万人，行政村覆盖率达 100%，市、镇两级财政补助资金 298.82 万元全部到位，全市受益农民共 31.59 万人次，报销医药费 441.05 万元。

爱国卫生 组织实施“农村生活饮用水放心工程”，切实加强农村自来水厂水质卫生管理工作；举办了镇水厂厂长及制供水人员培训班，努力提高镇水厂制供水人员的管理水平和安全意识；对全市镇村水厂的供水、制水、水厂管理进行了专题调研。完成改厕普及村创建任务，裕华镇海防村和南阳镇裕海村两个改厕试点村通过了盐城市爱卫办的考核验收。大力开展“亿万农民健康促进行动”，全市以板报、画廊、义诊咨询、发放宣传材料、开展主题活动、开设“乡村健康金话筒”栏目等为载体大力开展“行动”，代表盐城市接受了省“亿万农民健康促进行动”督查组的检查并获得了较高的评价；健康教育普及乡镇顺利通过盐城市考核验收。

行风建设 各医疗卫生单位积极推行服务承诺，并通过广播、电视、报纸等媒体向社会公示服务承诺内容，接受社会和群众的监督。邀请行风监督员参加卫生行业的会议和活动，设置意见箱，开通投诉电话，及时处理和解决人民群众反映的医德医风问题，办结率达100%；全市医疗卫生单位社会综合满意度和服务对象对窗口服务的满意度分别超过85%和90%。认真贯彻执行“一次申告待岗制”等规章制度，严肃查处药品回扣、红包、开单提成等不规范行为，市人民医院有500多人次拒收红包17万余元。会同市纪委、纠风办联合举办了药品招投标廉政承诺仪式，数十家在丰医药厂家、经销商签订了廉政准入书。

（陈迪明）

扬　州　市

【综述】

2004年卫生基本情况表

	数　量	与上年比增长数	与上年比增长率(%)		数　量	与上年比增长数	与上年比增长率(%)
卫生机构(个)	2 158	−18	−0.82	卫生人员(人)	18 647	71	0.38
医院(个)	198	−4	−0.49	卫生技术人员(人)	14 788	−459	−3
床位(张)	11 721	495	4.4	乡村医生(人)	3 405	58	1.73
医院床位(张)	10 991	127	1.17	个体开业人员(人)	367	187	103.88
平均每千人口医院床位(张)	2.42	0.04	1.67	平均每千人口卫生技术人员(人)	4.18	0.82	24.4

人口	总数(万人)	454.39	卫生费用	卫生事业费(万元)	13 938.64
	出生率(‰)	8.92		卫生事业费与上年比增长率(%)	2.53
	死亡率(‰)	8.42		卫生事业费占财政支出百分率(%)	2.29
	自然增长率(‰)	0.5		卫生系统固定资产(万元)	177 734.4
医疗服务	诊疗总人次(万)	1 506.84		卫生系统基建投资(万元)	17 987.73
	门诊人次(万)	1 393.24		平均每一门诊人次医疗费用(元)	100.36
	急诊人次(万)	49.17		平均每一出院病人医疗费用(元)	4 055.91
	住院总人次(万)	22.44			
	出院总人次(万)	22.38			

一、卫生改革

病人选医生、“两权分离”改革以及人事分配制度综合改革进一步完善。苏北医院继续以“病人选医生”为抓手，全面推进医院管理。市妇幼保健院和高邮市中医院实施两权分离。各县（市、区）因地制宜在乡镇卫生院全面推行“两权分离”改革。宝应县积极探索公立医疗机构公有民营机制改革。高邮市建成杏林医疗集团，实现城乡联动、资源共享、共同发展。市卫生局人才交流中心于年内成立并开始试运行，全系统1万多名职工全部实行聘用制。市区对市二院实施资源调整，将精神卫生和综合医疗服务分别委托给省五台山医院和市一院管理。以市一院为核心，按照不同层次的医疗服务需求，组建成“扬州南方协和医疗集团”。邗江区进一步完善卫生改革，健全公共卫生服务体系，撤并234个村卫生室和40个卫生院门诊分部，按标准重组115个农村卫生服务站。全市采供血资源顺利实施调整，实行统一管理。全市成功签约1亿元民间资本参与公立卫生机构的合作经营，总投资2亿元的民营洪泉医院已落户江都。市区建成民营综合医疗机构1所，私营和个体医疗机构50多所；首家综合性民营医院－东方医院，运行质态良好。

二、农村卫生

认真贯彻省市政府农村改水和新型合作医疗工作会议精神，及时调整农村两件实事指标，结合实际制定方案和措施。高邮市进一步创新思路，继续完善新型农村合作医疗试点工作。年内全市农村新型合作医疗人口覆盖率达81%，超过目标16个百分点，共到位资金6 746万元。切实加强农村安全供水管理，举办农村改水业务培训班，组织水质安全卫生检查，全市未发生1起因集中供水消毒不严而引发的肠道传染病暴发流行。年内全市新增农村自来水受益人口18.89万人，10年改水累计受益382.4万人，普及率达93.8%，新增卫生厕所6.71万座，其中无害化厕所4.19万座，8年累计改厕84.98万户，普及率达66.1%，农村三级医疗服务网络进一步健全，农村乡镇卫生院逐步上划县直接管理。年内全市建成国家卫生镇1个、省级卫生镇5个，累计建成省级卫生镇20个，江都市小纪镇获得“国家卫生镇”荣誉称号，“全国亿万农民健康促进行动”工作通过省级评估，农民健康保健意识不断增强。

三、公共卫生建设

全市卫生监督与疾病预防控制体制改革任务基本完成，卫生监督执法职能明显加强，疾病预防控制水平得到提高。市公共卫生应急指挥中心基本建成，全市183个疫情报告点实现网络直报。传染病发病率持续保持稳定，全市甲、乙类传染病发病率控制在145/10万以内。孕产妇和婴儿死亡率分别为12.45/10万和6.3‰。以政府为主导、多部门合作、全社会参与的艾滋病防控机制初步形成，艾滋病免费检测等“四免一关怀”政策在全市实施。医疗机构与疾病控制机构的协调配合机制已经建立，结核病疫情报告和病人治疗管理工作得到重视。全年完成血防查螺1.7亿平方米、灭螺1 766万平方米，钉螺蔓延趋势得到有效控制。

四、依法行政

进一步巩固和发展国家卫生城市创建成果，按照《国家卫生城市标准》要求，建立和完善国家卫生城市长效管理机制，顺利通过复查。认真贯彻实施《行政许可法》，完成卫生行政许可项目、依据、主体、收费等情况的清理，行政许可行为进一步规范。推行食品卫生监督量化分级管理制度，加强食品卫生安全信用体系建设，实施食品放心工程，组织豆制品市场等20多项专项整治，食品卫生管理水平进一步提高。加强医疗市场、医疗广告及采供血机构的整顿和监管，查处违规行为131起、非法行医活动119起，非法行医、无证执业行为得到有效遏制。

五、科技人才建设

继续实施“创名院、建名科、树名医”的“三名”战略，积极引进和培养人才，苏北人民医院、市一院两所三级综合医院拥有博士后1名、博士43名、硕士146名。年内开展心脏直视手术达100例、肝脏移植7例、心脏移植4例，多项医疗技术进入省内先进水平。年内省市重点科研课题结题率达70%，获省重大招标课题项目2项、市级科技进步奖45项。市第一人民医院评定为三级甲等医院，成为除南京以外唯一拥有2所三甲医院的省辖市。认真贯彻《乡村医生管理条例》，组织全市乡村医生规范化培训，1 554名具备执业资格的乡村医生参加省统考合格率达96%。378人先后获省教育厅专业证书大专学历和省卫生厅委托自考大专学历。举办各类医学教育培训36期，实施项目150项、培训6 000余人，全市继续医学教育实施率达100%。

六、行风建设

深入开展纠正医药购销和医疗服务中不正之风的“双纠”活动。通过第十七届“白杯赛”和组织先进事迹报告团等活动，加强全员职业道德教育、典型教育和警示教育，在坚持和重申“一书一约一表”、门诊“超市式清单”和住院“一日清单”制度基础上，实施“八项制度”和“六不准”规定，公布二级以上医院14个单病种医疗信息，推行分级用药制度。坚持和重视“开门整风”，广开言路，自觉接受社会监督，先后两次走进“行风热线”，组织知名专家、医护人员代表开展签名承诺活动，据统计，年内市区400多人次拒收、退还红包，金额达20多万元，病员满意和基本满意率保持在90%以上。

七、关注民生

药品集中招标采购覆盖范围进一步扩大。年内全市招标药品总金额达2.4亿元以上，占临床用药的80%以上，覆盖全市二级以上医院及30%的乡镇卫生院，招标药品平均降幅15.3%，让利患者达3 700多万元。加强医院“慈济窗口”管理，全市各级医院“慈济窗口”共服务低保对象31 400多人，减免费用70多万元，3年累计减免180多万元。制定出台《慈济医疗减免办法》等优惠政策，自筹资金，将市一院竹西医院改造成“慈济医院”并正式挂牌服务，使7 000多名低保对象和特困群众享受到就医优惠。继续实施市直医院与农村卫生院结对帮扶制度，组织20多名博士下乡义诊2次。实施“药占比”和平均医疗费用双重控制方法，医疗机构总收入增幅减慢，平均“药占比”比上年下降近3个百分点。

八、基本建设

年内全市卫生系统启动和完工基本建设项目面积近9万平方米，超过历史最好水平。投资2 000多万元的市卫生局、中心血站综合楼，于6月投入使用。投资8 000多万元、面积25 000多平方米、苏北人民医院门急诊大楼，于5月建成投入使用，二期工程21 000平方米的医技楼也启动建设。市妇幼保健院一期改造工程9 500平方米的门急诊大楼于11月实现主体封顶，二期工程7 500平方米的病房楼于年底破土动工。市中医院自筹资金完成病房楼的改造工程。市三院新址建设工程用地已经落实。仪征市获得“全省农村中医工作先进市”称号，全市所有县(市)全部进入“农村中医工作先进市”行列。中医内涵建设进一步加强，高邮开展农村中医“师承”教育，为农村中医人才培养开拓了新路子。

（黄建平　管文富）

【实施与人大代表、政协委员联系四项制度】 8月，市卫生局建立和完善四项制度，把与人大代表、政协委员的联系工作纳入制度化、规范化和正常化轨道。一是通报制度。市卫生局及市直各单位每年视情况，向人大代表、政协委员通报全市卫生工作的进展、重要活动、存在问题及今后打算1~2次，让代表和委员了解全局情况，做到知政知情，进一步发挥参谋和监督作用。二是参与制度。邀请人大代表、政协委员，参与全市卫生工作的重要活动、卫生改革和基础设施改造工程，请代表委员对活动过程进行监督，听取其对加快卫生事业发展的有益建议和意见，争取理解与支持。三是面商制度。结合代表建议和委员提案办理工作，与代表委员加强面商。办理前，经办人员与建议人或提案人进行个别面商，面对面地交流了解建议提案的真实意图；对于重点建议提案、疑难建议提案，局领导组织相关处室和单位负责人、经办人，与建议人或提案人以及市人大、市政府、市政协相关部门共同面商，征求意见；对于集体建议或提案，约请建议人或提案人专题面商，研究办理方案和答复意见。四是监督员制度。邀请卫生系统的人大代表、政协委员，作为特聘监督员，采取明查暗访、问卷函调、热线电话、网上投诉等形式和方法，对行风建设、卫生执法、医疗服务质量及收费公示制度等执行情况，进行全方位、多形式的监督，推动卫生工作制度化、规范化建设。　　　　（管文富）

【新型农村合作医疗定点服务机构的监督与管理】 年内，市卫生局明确4点要求，对新型农村合作医疗定点服务机构加强监督与管理。一是加强管理。依靠监督管理组织体系，运用法律、合同等制约形式，对定点服务机构的处方、病历、财务票据、医德医风加强管理，每年检查次数不少于2次。及时整改存在问题，对问题严重的对当事人和单位，依照相关法律和合同给予纪律处分和经济处罚。二是强化监督。充分调动社会和群众的参与积极性，通过新闻媒体、公开举报电话，实行有奖举报等形式，对定点医疗机构加强监督。三是实行淘汰制。制定定点服务机构准入条件和退出机制，凡符合准入条件的均可加入；1年内违规违约2次以上，查实后一律取消资格，并不得参加下一年度的评定。对各种经济成分的卫生服务机构一视同仁，违规违约均给予处罚。四是完善制度。制定并完善医疗机构内部管理制度与奖惩办法，严格执行医疗服务技术操作规范，做到合理检查、合理治疗、合理用药，改善服务条件，强化服务意识，优化服务流程，确保参保群众得到质优、价廉、便捷的医疗保健服务。

（周长发）

【落实“中国扬州·寄语市长”信箱涉及卫生工作信件的办理】 “中国扬州·寄语市长”是近年市委市政府和机关各部门通过网络联系群众的桥梁、沟通社会的渠道。年内，该市卫生部门从加强与社会、与群众联系和沟通，自觉接受监督出发，按照市政府《督促检查工作实施细则》要求，围绕“4关”和“2项制度”，强化责任意识和服务意识，切实重视“中国扬州·寄语市长”办理工作。一是抓好下载关。明确要求网站具体责任人，2个工作日内必须将全部留言从网上下载下来。二是做好转发关。对反映事实清楚、意图明确的，由局主要负责同志签批意见，形成《督办函》；1个工作日内必须将《督办函》和市民留言转给各主办科室或单位。三是落实办理关。7个工作日内必须办理结束，形成办理报告。四是把好答复关。2个工作日内对形成的办理报告，送主要负责同志审阅，并在网上答复市民。与此同时，为保证办理工作的实效，市卫生部门对已开始办理的留言，实行“告知制度”，一律在网上告知市民，保证办理结果的真实性、有效性；对转发承办的留言，执行“主办负责制度”，严禁扯皮和推诿。两年来，该市卫生局共答复市民留言518条，答复率86%；下发督办函135封，催办函8封，其中电话回访112条、见面回访10条，回访率15.9%，回访满意率达100%。根据市民在“寄语市长”上的举报，共查处非法行医案件20多起，涉案金额约15万元；查处食品卫生案件30起，处以罚款2万余元，有力地维护了医疗市场秩序，保障了人民群众的身体健康。（管文富　倪明）

【举办“发扬白求恩精神、弘扬廉洁行医”先进事迹报告会】 12月，市卫生局、市纠风办结合多年持续开展“白求恩杯”竞赛，以及全市卫生系统深入开展纠正医药购销和医疗服务中的不正之风活动（“双纠”）所取得的成效，及时将活动中爱岗敬业、廉洁行医、无私奉献的先进集体和先进个人的感人事迹进行总结，编成《扬州市卫生系统“发扬白求恩精神、弘扬廉洁行医”先进事迹材料汇编》，举办“扬州市卫生系统‘发扬白求恩精神、弘扬廉洁行医’先进事迹报告会”，赴各县(市)开展巡回演讲，旨在用身边的人、身边的事和身边的先进典型，教育启发大家，号召全市广大卫生工作者学习先进典型、弘扬先进典型的奉献精神，争当人民满意的白衣战士。12月11日，举行首场报告，市区医疗卫生单位的900余名干部职工听取报告，市委副书记洪军，市人大、市政协、市政府有关领导及市纠风办、市作风办等部门和单位领导出席报告会。

（管文富）

【扬州市慈济医院建成运行】 年内，市卫生部门根据市委市政府要求，从落实“三个代表”重要思想要求出发，认真解决弱势群体就医问题，在进一步改善各级医院“慈济窗口”服务、为城市低保人员和特困职工医疗落实减免费用基础上，主动与有关部门密切配合，自筹资金300多万元，将市一院竹西医院改建为“扬州市慈济医院”，并于12月1日正式挂牌对外服务。与此同时，制定出台《慈济医院管理暂行办法》《慈济医疗减免办法》等一系列政策及方案，建立政府筹资、社会捐赠制度，让7 000多名低保对象和特困群众享受减免医疗费用的慈济服务，受到社会各界交口称赞。扬州市新建立的“慈济医院”，明确了基本医疗的救助对象和政策。①慈济医院基本医疗救助的对象为扬州市区享受《城市居民最低生活保障救济金额领取证》的低保人员和持有总工会《特困职工证》的特困职工，并且未参加基本医疗保险的人员。②基本医疗救助减免政策主要在“三个基本目录”内进行，即《扬州市慈济医疗基本诊疗项目》《扬州市慈济医疗基本用药目录》《扬州市慈济医疗基本服务项目》。具体分为两部份：(1)基本医疗救助的对象患病后到慈济医院就医，在上述“三个基本目录”内发生的医疗费用，一般病人可以减免30%，肿瘤病人放、化疗的费用可以减免40%，血透病人的血透费用可以减免50%。(2)基本医疗救助对象患有大病的人员，还可享受大病医疗保险。即符合大病医疗保险条件的人员，在慈济医院减免30%费用后，年度总费用在1 500－30 000元之间的部份，还可在扬州市社保中心报销60%。

（管文富）

广　陵　区

卫生改革　以产权制度为重点，大力推行卫生体制改革，确定试点单位，开展资产评估、帐目清理、财务审计、成本测算等基础性工作。各医疗单位以目标管理为载体，继续加大人事、分配、管理3项制度改革力度，实行院科两级管理责任制，做到一级抓一级。

疾病防治　继续认真做好非典、禽流感、霍乱等法定传染病预防和控制工作，共报告甲、乙类传染病10种、686例，传染病发病率持续保持稳定。辖区内传染病疫情实行网络直报。继续加强儿童计免工作，儿童建卡3 642人，建卡率100%，总接种针次13.5万人次，上升16.4%，“四苗”覆盖率达97.2%。

医政管理　推行院长任期目标责任制，实行风险抵押金和业绩与个人利益挂钩的考核奖惩制度。投入838万元改造医疗用房1 878平方米，规范药品招标采购，坚持主渠道进药，年内采购药品总金额145万元，招标药品占71.5%。年内全区各医疗卫生单位业务总收入4 871.8万元，同比增长10.8%，自收自支率上升3个百分点。

卫生监督　认真贯彻《食品卫生法》《公共场所卫生管理条例》等法律法规，开展经常性卫生监督。年内共对全区食品生产、公共场所、化妆品经营单位和集中式供水单位4 920户进行覆盖检查，监督覆盖率100%，监督户次率265%，提出书面监督意见1 948份。新办证申请1 166户，审核发证872户(其中公共场所245户、食品行业627户、卫生许可证复核3 145户)；组织从业人员健康体检1.06万人，调离13名职业禁忌人员，调离率100%。加大卫生监督执法和违法案件查处力度，年内共立案查处52起，其中适用简易程序25起、一般程序25起，罚款人民币55 982.9元。

农村卫生　全面实施新型农村合作医疗制度，覆盖率100%，参保人数17 422人，参保率85.1%；年内有42人因病理赔20.3万元，9人因意外伤害获赔2.7万元。积极开展查灭螺工作，全区共查螺1 132 951平方米，查出有螺面积329 319平方米，未发现内陆钉螺。组织春季灭螺345 319平方米(其中实际灭螺329 319平方米、扩大灭螺16 000平方米)。开展血防查病1 131人，血检156人，发现胶染试验(DDIA)阳性7人，环卵沉淀试验(COPT)阳性病人1例。

爱国卫生　积极开展爱国卫生防病知识宣传教育，组织全区卫生模范单位卫生知识板报展评活动，对全区150余个单位进行卫生模范单位检查，155个单位获得称号。对全区范围内300口水井进行定期消毒。进一步巩固省级卫生乡镇成果，以清洁河道、清洁庄台、清洁家园为抓手，大力开展环境综合整治活动，改厕1 003户。结合创建要求和季节特点，全方位开展除“四害”活动，并顺利通过省灭鼠先进城市复查。

行风建设　坚持把行风建设与业务工作、行政工作一起研究部署，一同检查考核，卫生单位着重在卫生监督、卫生执法、行政审批、计免保健服务中做到办事、服务、程序、项目、收费等5公开，医疗单位着重在方便病员群众、减轻病人负担、简化服务程序、采取一系列便民、利民措施。各医疗卫生单位以“双纠”活动为重点，积极开展第十七届“白求恩杯”竞赛活动。区卫生监督所及疾控中心为下岗再就业人员减免各项费用达25.4万元，医疗单位为658名困难病人减免费用14 147.4元。据病员和服务对象问卷调查统计，满意度达96.7%。

（陈俊）

维　扬　区

卫生改革　积极推进产权制度改革。成立专门领导班子，实行一把手总负责，召开各层次人员会议积极做好改制前基础工作。区疾控中心改革内部运行机制，进一步深化内部人事和分配制度改革，完善内部管理，建立双挂钩机制，根据绩效优先、按劳分配、兼顾公平和生产要素参与分配的原则，按岗位、业绩、技术确定个人工资报酬，形成多元化分配激励机制。

疾病控制　进一步强化非典和高致病性禽流感防治。组织传染病与突发公共卫生事件网络直报、传染病监测报告信息系统培训及人禽流感防治知识师资培训3次。加强疫情监测，强化甲肝、伤寒等疾病防治，甲乙类传染病发病率控制在省标准内。开展血防查灭螺工作，共查螺13.2万平方米，查出有螺面积3.2万平方米，灭螺3.7万平方米。继续深入贯彻《母婴保健法》，加强爱婴医院长效管理，孕产妇死亡率、婴儿死亡率分别控制在20/10万和15‰以内。开展结核病线索调查工作，共调查18 354户、76 695人，发现可疑人员532人，胸透414人，其中异常99人全部进行痰检和摄片。

农村卫生　制定《关于实施新型农村大病统筹合作医疗制度的补充意见》，全区农村大病统筹村覆盖率达100%，参保人数覆盖率达96.4%。农民个人筹资总额为683 360元，乡村筹资为341 680元；同时区财政安排专项引导资金30万元，农村大病统筹资金列入区财政专户储存，实行专户管理。650户农民享受新型农村合作医疗补助，实报金额118.87万元，报支金额有12户达万元以上。年内全区新增自来水受益人口3 059人、普及率达96.9%，新增无害化卫生户厕1 358户、普及率达95.5%。积极开展"三清"（清洁村庄、清洁河道、清洁家园）活动，坚持抓好"亿万农民健康促进行动"，组织开展除四害活动，降低四害密度。建成省级卫生村2个、市级卫生村3个，创区级爱国卫生模范单位20个、模范小区3个，创市级先进水厂1个、改厕普及村4个。区卫生局举办全区乡村医生培训班，培训乡村医生60名。组织32名乡村医生参加全省执业注册培训，全部通过省统一考试，合格率100%。按照《江苏省乡村医生执业注册办法》，做好乡村医生执业注册申报，72名符合条件的乡村医生申报注册。加强村卫生室规范化管理，组织村卫生室专项检查，进行规范化管理专题辅导。

医政管理　认真执行《医疗机构管理条例》等卫生法律法规，以医疗服务市场为重点开展专项整治，严厉打击城乡无证行医、坐堂行医等组织执法人员对辖区内18个医疗机构执业情况进行集中检查，取缔非法医疗点6个，查处无证行医点3处，没收药品、器械35种（次）。组织全区28名医师参加全国执业医师资格考试，对50名护理（包括助产）专业人员进行年度注册。积极调解医疗纠纷，协助医疗机构处理医疗纠纷5起，接受并处理患者医疗投诉8起。

社区卫生　加快社区卫生建设步伐。年内，梅岭街道按要求成立社区卫生服务中心，建成社区卫生服务站，顺利通过省级示范社区评审；西湖镇司徒社区为辖区居民建立家庭健康档案，开展健康服务。全区17个社区全部提前完成社区卫生服务站建设目标。

卫生监督　狠抓食品卫生与安全，开展豆制品、卤制品、肉制品等食品专项整治，结合创建国家级卫生城市复查，组织食品生产、公共场所单位监督执法检查。完成"烟花三月旅游节"、高考等重大活动卫生保障工作。开展学校食堂及餐饮业量化分级管理。

卫生行风建设　深入开展纠正医药购销和医疗服务中不正之风"双纠"活动制定"双纠"活动实施方案和《纠正医药购销和医疗服务中不正之风的八项制度》，全系统加强制度建设，积极开展优质服务活动，推行服务承诺制，提高服务质量和工作效率，树立诚信形象。

（段叶青）

邗　江　区

卫生改革　继续完善和深化乡镇卫生院改革，明确镇（中心）卫生院产权制度改革前在编在职职工达法定年龄退休后，其退休后养老金计发差额及一次性医疗保险费，按照改制前后的工作年限，由区财政和用人单位分别承担。

疾病控制和预防　认真贯彻《传染病防治法》《食品卫生法》等法律法规，积极落实各项防病措施。加强食品市场监管，坚决制止不合格产品上市流通。年内共抽样采集各类食品1 100份，合格率98.7%；化妆品42份，合格率95.2%；生活饮用水监测50户次，监测项目792项次，合格率88.4%；采集餐具消毒效果样品405份，合格率74.3%；对公共场所监测672项次，合格率87.8%。积极开展计划免疫、传染病管理、结核病防治、血防查灭螺工作，"四苗"全程接种率达99.5%以上；甲、乙类法定传染病总发病率为184.9/10万，组织预防性体检12 610人，完成血防查病4.5万人，进行性病高危人群监测2 870人，完成血防查螺面积3 137.5万平方米。全年查出有螺面积779万平方米，重点对瓜洲滩等46处有螺环境进行喷洒灭螺573万平方米。加强妇幼卫生和健康教育，婴儿死亡率控制在6.4‰以内，孕产妇死亡率控制在95.9/10万，孕产妇住院分娩率99.7%。

爱国卫生　开展农村"三清"活动，建立健全爱国卫生长效管理机制。全区新增农村自来水受益人口4 4081人，新增卫生户厕10 127座，其中无害化卫生户厕6 073座；"亿万农民健康教育促进行动"试点工作进展顺利，居民基本健康知识知晓率达85%，行为形成率达80%。

卫生执法　全年新发卫生许可证760份，核发卫生许可证4 000份。加大卫生监督执法力度，监督检查食品、公共场所单位12 211户次，覆盖率达100%。组织食品市场尤其是奶粉市场的专项整治，实施行政处罚3 853户次，其中警告1 879户次、责令整改1 728户次、罚款182户次、金额31万元，没收、销毁过期食品1 088千克。

农村卫生　及时制定出台新型农村合作医疗制度，区财政按照参保人数每人每年15元标准安排预算，镇（街道）按参保人数每人每年不低于2元标准提供补助；参保农民以户为单位，按每人每年20元的标准筹集资金。全区累计报销20 571人次，累计发生医药费3 948.11万元，按规定报销2 517.29万元，累计报销兑现703.99万元，以户为单位报销13 217户，受益面达14.6%。

社区卫生　按照"统筹规划、合理布局、明晰产权、加强管理、规范服务、便民利民"的基本原则，结合行政村地理位置、交通条件、村庄分布，以服务人口3 000人、服务半径2公里为标准，撤并村卫生室234个、卫生院门诊分部40个，建设社区卫生服务站115个（其中卫生院举办56个，卫生院、村民委员会、村医共同举办14个,村医联合承办45个)。对乡村医生进行考试考核,实行择优录用;对落聘乡村医生由各镇政府给予一次性生活补助费用;对符合缴纳养老保险条件的乡村医生,由社区卫生服务站为其办理乡村医生基本养老保险。

精神文明建设 继续开展创建“十佳卫生院”活动,头桥等10个卫生院获“十佳卫生院”称号。市四院深入开展“双纠”活动,根据“八项制度”“六不准”要求,继续充实完善各项工作制度,并由院长与各科主任、医务人员签定拒收药品回扣、“红包”和不搞“开单提成”责任书;以“维护医学圣洁,弘扬廉洁行医”为主题,举行医护人员倡议签名活动;出台14项“便民服务标准”以及违诺处罚条例。

(孙德秋)

宝 应 县

卫生改革 继续推进公立医疗卫生机构经营权与所有权分离改革,建立公有民营机制。先后对沿河卫生院、县三院、泾河卫生院实施租售结合改革,县中医院与境外公司实行合作经营。人事分配制度改革进一步深化,全员人事代理工作正常运行,医疗卫生单位人事、分配等内部运行机制改革深入开展。积极推行改制单位“一把手”公开选聘制度改革,以合同形式明确责、权、利。积极探索后备干部选拔制度改革,产生31名中青年后备干部,分类选派到省内外有关单位、城乡医疗机构跟班学习或挂职锻炼。

农村卫生 新型农村合作医疗工作全面启动,全面落实人员、用房、电脑、经费和制度。利用多种形式,广泛宣传新型农村合作医疗严格加强合作医疗基础管理、基金监管以及定点医疗机构三个环节的规范运作,不断探索便民、科学、规范的结报程序,保证一条线操作、一个月内结清。全县新型农村合作医疗人口覆盖率达94.0%,筹集资金1 989万元,报销14 317人次、累计达1 574万元。加强农村社区卫生网络建设,西安丰镇建立村级社区卫生服务站4个。全县1 071名乡村医生,经考核注册乡医967人。

疾病预防 加强儿童计免和妇幼卫生管理,儿童计划免疫“五苗”覆盖率达98%以上,孕产妇死亡率为0、保健管理率达100%,住院分娩率100%,婴幼儿保健管理率99.0%,婴幼儿死亡率4.5‰,新生儿疾病筛查率31%,7岁以下儿童保健覆盖率96%。完成血防查螺面积361.6万平方米,查病2 500人。传染病发病率保持稳定,全县未发生甲类传染病,乙类传染病发病率171.98/10万。深入开展“亿万农民健康促进行动”,全县中小学健康教育开课率达100%。

爱国卫生 大力推进农村改水改厕工作,建立农村改水多元化投入机制,积极吸引民资参与农村改水。实行项目审批和月报制度,重视水质安全管理,年内新增自来水受益人口40 830人,普及率达95%。以新建房户配套无害化卫生厕所为重点,积极开展创建改厕普及村和试点村活动,新增无害化厕所7 000座。大力开展春季爱国卫生月活动,指导各镇广泛开展健康教育和环境综合整治。柳堡镇被命名为“江苏省卫生镇”。

卫生监督执法 深化卫生监督与疾病预防控制体制改革,组建县卫生监督所、县疾病预防控制中心。认真抓好卫生法制普及教育,举办培训班8期,培训食品及公共场所从业人员3 000名。组织实施全县“食品放心工程”“卫剑行动”以及“食品卫生量化等级评审活动”,实行“学校食堂等级评审制度”,狠抓食品市场专项整治,加大对违反卫生法律法规处罚力度。认真受理、查处群众举报投诉案件,办理、办结率100%。年内实施行政处罚案件91起,结案率100%。加强卫生监督执法,食品卫生、公共场所卫生监督覆盖率均达100%,职业卫生监督覆盖率同比增长6个百分点。全县甲、乙类传染病和公共卫生突发事件等网络直报单位监督、管理率100%,直报工作运转正常、报告及时。

医院管理 全系统集中开展“科学管理促进月”和“医疗质量安全月”活动,通过自查整改、验收审定、监督执法、责任追究等方式,集中强化对医疗卫生单位的科学管理和医疗安全教育。县政府制发《关于进一步加强医疗机构管理的意见》,县卫生局制订《关于进一步加强医疗安全工作的通知》,严厉打击违规非法执业,年内共查处医疗卫生机构及人员违法违规案件48起,清退无资质人员2人。各类医疗机构诊疗范围符合率达95%,二级医院不定期重点检查得分率90%。一级医院不定期重点检查覆盖率100%。加强卫生科技建设,市级以上科研立项3项,引进新技术6项。全系统继续教育实施率100%。

精神文明建设 先后举办“卫生系统党纪条规知识竞赛”“前沿理论讲座”“假如我是卫生局(院)长”大讨论等活动。在全系统深入开展“双纠”“双评”活动,制定《医疗卫生单位和医务工作者十不准规定》,加大力度解决“红包”“回扣”等社会热点问题,全县医疗卫生服务满意或基本满意率达95.6%,县人民医院被评为扬州市“白杯赛”先进单位,小官庄卫生院被评为“全县最佳服务满意基层站所”。公立医疗机构药品集中招标或询价采购率92.4%,大型医疗器械达100%。局机关推行“廉政保证金”、“AA制经费管理”等制度。

(唐学成 张正军)

仪 征 市

卫生改革 实施疾病预防控制和卫生监督体制改革,成立市疾病预防控制中心、市卫生监督所。推行公立医疗机构管理体制改革试点,大仪镇卫生院香沟分院、大巷分院和青山中心卫生院青山分院委托经营取得成效。进一步完善《仪征市公立医疗机构所有权与经营权分离改革实施意见》,开展社区卫生服务,新增梓橦、勤丰2个社区卫生服务站。成立市人才交流中心卫生人才分中心。继续深化医疗机构内部运行机制改革，市人民医院引进华南物业管理，实现后勤服务社会化。市中医院完成第二轮中层干部竞聘上岗。

新型农村合作医疗 大力实行新型农村合作医疗制度，在大仪等5个乡镇进行新型农村合作医疗试点，共有15.1万农村居民参加新型农村合作医疗，参保率达80.8%，筹集合作医疗资金460.2万元，共有4 068位农民获得医药费用报销，实际兑现补助233.4万元，最高补助达1.10万元，其中市级报销210人，兑现补助30.3万元。在试点基础上，多次召开全市新型农村合作医疗工作推进会，真州镇等6个乡镇建立管理组织，制定实施方案和特困人群救助办法。全市共有30.4万人参加合作医疗，参加率达86.7%，个人缴纳资金455.4万元。

卫生防病 加强以人间禽流感、非典型性肺炎、急性肠道传染病、肺结核、性病、艾滋病、血吸虫病等严重危害群众健康的疾病防治工作。完善传染病网络直报系统，全市甲乙类传染病总发病率136.75/10万。认真做好儿童计划免疫，“五苗”覆盖率98.6%。加强孕产妇和婴幼儿两个系统管理，孕产妇系统管理覆盖率93.5%，住院分娩率99%，新生儿疾病筛查率49%，7岁以下儿童保健系统管理覆盖率96%。孕产妇死亡率和婴儿死亡率控制在国家规定范围内。制定血吸虫病防治中长期规划，组织春季查灭螺和秋季灭螺会战，查螺481万平方米，灭螺243万平方米，查病1.5万人，全市血防工作受到国务院、省血防检查组充分肯定，列入全国血防重点项目县。

卫生执法 贯彻《食品卫生法》等法律法规，严格卫生许可证发放，核发许可证1 784份。体检、培训食品及公共场所从业人员5 965名，市区从业人员持证率达100%。对市区及周边乡镇所有“五小店”卫生及持证情况进行拉网式检查，实施卫生监督5 681户次，平均每户3次以上。组织实施食品放心工程和食品卫剑行动，对婴幼儿奶粉、保健食品、散装食品、饮料、乳与乳制品、水发食品等生产经营行为进行专项整治，对8家饮食单位进行行政处罚，罚款6 350元，没收违法所得3 850元。强化职业病防治执法监督，监测18家企业有毒、有害因素作业点288个，体检有职业危害因素企业作业职工1 981名，并建立健康档案。依法审批综合门诊部3家，个体诊所18个。联合公安、工商、城管、药监等部门，在全市开展严厉打击非法行医、整顿规范医疗市场秩序行动，并针对薄弱环节，进一步完善管理办法，规范医疗行为。贯彻《乡村医生管理条例》，组织乡村医生执业资格考试、注册，促使乡村医疗机构和人员依法执业。进一步加大《献血法》宣传贯彻力度，全年参加无偿献血3 203人，献血量达95.5万毫升。

医院管理 投入2 663.3万元用于医疗卫生机构基础设施改造和设备购置。市人民医院科技综合楼竣工并投入使用。市卫生防疫站新办公楼投入使用，并添置办公设备，建立内部管理网络，新建超净工作室。谢集乡卫生院门诊楼及配套工程建成。全市添置医疗设备1 205台(套)，其中万元以上设备156台(套)。对全市各类医疗机构进行质量检查，纠正不规范医疗服务行为，排查医疗事故隐患，强化落实整改措施，提高业务技能和服务水平。全面推行医疗卫生信息管理系统建设，全系统15个单位建立计算机信息管理系。开展继续医学教育，举办学术讲座7次、护士进修班2期。

行风建设 认真组织参加第十七届“白求恩杯赛”，开展“维护医学圣洁，拒绝红包回扣”倡议签名活动。开通投诉网站、举报电话，建立行风监督员例会制度，进行住院病人问卷函调，推行医患道德合约，实行医疗收费公示。积极开展专项整治，组织二级医疗机构参加扬州市药品招标采购，进行医疗单位小型修建项目内部招标17次，一次性医用耗材、医疗设备集中询价采购14次，继续实行药品收支两条线管理，全市控减药占比3.5个百分点，平均每门诊人次就诊费用、每住院床日医药费用分别较上年下降9%、1.3%。市中医院药品占业务收入比例较上年下降5个百分点，患者医疗负担进一步减轻。

爱国卫生 组织开展创建“卫生达标单位”活动，市爱卫会命名“卫生达标单位”105个。深入开展除“四害”工作，全年投入60多万元，组织春、秋两季突击灭杀活动，加强对各类场所除“四害”工作督查指导，“四害”密度持续控制在国家标准以内。积极开展健康教育工作，发放健康教育读本4.5万册，制作发放健康教育光盘60套，创建国家卫生城市工作通过省级调研。深入开展农村清洁家园、清洁河道、清洁村庄“三清”活动，新增卫生户厕11 025座，其中无害化卫生户厕6 003座，新集镇新集村、新城镇郁桥村达到改厕普及村标准。大仪、陈集镇通过扬州市级卫生镇验收，新集镇通过省级卫生镇创建考核。

（吴祝平）

高 邮 市

卫生改革 制定下发《关于推进非乡镇政府所在地卫生院改革的实施意见》，在8所非政府所在地卫生院推开产权制度改革。7所挂牌拍卖的卫生院有2所拍卖成功，其余5所卫生院经第二次向社会公开出售，三垛镇武宁等2所卫生院以协议转让方式出售。市人民医院对汤庄镇卫生院进行托管。

农村卫生 完成上年新型农村合作医疗参保农民补助金的兑付，发放合作医疗基金1 500余万元，受益农民达1.8万人次，并对当年未享受医药费补助的参保农民进行免费体检。进一步完善新型农村合作医疗试点工作方案，加快硬件建设，装备中心机房，使用专门计算机信息管理软件，规范基金使用；改革农村合作医疗资金筹措方式，积极筹集农村合作医疗资金；合作医疗基金使用情况通过审计部门年度审计；农民参保率达92.6%，患病农民享受基金补助达2万人，合计发放补助金1 650多万元(其中获补助2万元15人、1万元以上90人、5 000

元以上392人)。

爱国卫生 继续推进卫生城市、卫生镇创建工作,龙虬镇建成省级卫生镇,郭集镇通过扬州市卫生镇验收。新增卫生厕所12 015座,其中无害化卫生户厕7 015座。组织开展城区除四害活动,通过省和扬州市爱卫会"灭鼠、灭蟑先进城市"复查验收。

疾病预防控制 全年共发生法定传染病14种、1 370例,同比上升54.5%。儿童计划免疫保偿率达98%,各种疫苗基础及加强免疫接种率平均达95%以上,开展3~4岁儿童脊灰疫苗查漏补服工作,服苗率达98%以上。儿童计划免疫建卡率达99.7%,"四苗"单苗合格接种率达95%以上,"四苗"覆盖率达94.0%。孕产妇死亡率和婴儿死亡率分别为21/10万和7.7‰,孕妇住院分娩率为100%,孕产妇和7岁以下儿童保健管理率分别达63.3%和88.8%;新生儿疾病筛查率达55.3%。加强结核病防治工作,共发现结核病人325例,按DOTS方案督导治疗病人289例。春季查螺15个乡镇83个行政村,面积4 486万平方米,查出有螺面积101.5万平方米,灭螺面积101.3万平方米,秋季灭螺99.63万平方米,血防查病14 778人。开展全市历史有螺环境现状调查和强螺杀喷粉灭螺现场试验,对高邮镇新民村省级疫情监测点,以及南水北调东线工程、京杭大运河西堤风光带和马棚镇东湖渡假村进行疫情监测。市疾控部门在中国初级卫生保健基金会协助下,对全市30周岁以上人群开展上消化道疾病普查。采用"三级普查法"普查100 487人,其中初筛阳性20 266人,胃镜检查9 021人,病理切片确认上消化道癌症患者66人。

卫生法制与监督 开展对劣质奶粉、散装食品、"有毒黄花菜""放心肉"专项整治,依法取缔7家无证经营的"水上餐厅"。联合教育部门开展学校、幼儿园食品卫生执法检查,实行学校食堂量化分级管理。全年核发卫生许可证2 664家,监督食品生产经营、集中式供水等单位7 524户(次),监督频次达200%以上。全年涉及各类违法违规案件450起,其中立案查处216起,结案205起,结案率达95%,取缔非法行医32家,查获并销毁假冒伪劣食品及健康相关产品5 300多千克,收缴各类违法生产销售工具118件,处罚款30万元。卫生监督执法文书评比获扬州市一等奖。全面实施无偿献血制度,年内无偿献血6 639人次、献血145万毫升,占临床用血91.1%。

卫生科技 选拔110名中青年卫技人员到上级医院进修学习,举办各级各类继续医学教育培训班14期,培训1 246人次。市人民医院强化质量管理,推行ISO9001质量体系认证。市中医院邀请扬大商学院博士给全院职工开展服务礼仪培训。申报市级以上科研项目3项,市中医院1项成果先后获高邮市和扬州市科技进步二、三等奖,市人民医院1项成果获高邮市科技进步三等奖,引进填补高邮市空白的新技术7项。三垛中心卫生院在扬州市同级医院中首家引进腹腔镜技术,开展腹腔镜胆囊切除手术240例。

农村中医 制订并实施《关于优秀青年中医临床人才研修项目计划》和《杏林薪传项目实施计划》,在全市36家医疗单位遴选11名青年中医临床跟师学习,并举行拜师仪式。加强中医专科建设,市中医医院发挥中西医结合肿瘤专科优势,购置直线加速器,建设肿瘤放疗中心。市开发区医院中西医结合颈肩腰腿痛专科、气管炎专科不断引进新技术,全年门诊人次占医院门诊总人次的43%。

行风建设 成立卫生系统集中采购中心,组织全市34家一级医院开展4次药品、11次医疗设备集中采购,同比价格下降16.6%,节约采购成本128.5万元。开展第十七届"白求恩杯"竞赛活动,医疗卫生单位公布"六项"承诺,各单位主要负责人与科室、科室与每个医务人员签订行风建设责任书。会同市纠风办对7家医疗卫生单位进行现场测评和函调,社会满意度达92%以上。建立"慈济窗口",设置双拥门诊和病房,全年为"三老"和特困群众减免各种费用60多万元。市人民医院对新进医护人员进行"先做'病人',后做'医生'"系列培训,市中医院推出导乐分娩等特色服务;开发区医院、周巷镇卫生院和汉留镇第二卫生院免费派专车接送病人出入院。全系统创建成扬州市文明行业。市中医医院荣获扬州市卫生系统"双纠"暨第十七届"白求恩杯"竞赛活动先进集体,市人民医院外科六病区、市中医院内科获先进科室。 (周明灯)

江 都 市

卫生改革 对城区一级医疗机构和各镇公立医院继续实行院长任期目标责任制和风险抵押金制度,推行全员聘用制,完善人事代理。半年和年终分别对一级医院院长任期目标责任制实施情况进行检查和年终考核,优秀率达86%。成立改制医院专题调研组,以财务分析为重点对全市16家改制医院运行质态情况进行调研,及时解决存在问题。按照现代化二级综合医院标准,吸引扬州洪泉实业公司独资建立扬州洪泉医院,总投资2亿元,注册资金5 000万元,占地14.67公顷。对南苑医院进行整体拍卖,拍卖资金865万元。社区卫生服务网络逐步建立,城区新建社区卫生服务站2个,乡镇建立3个。

医院管理 在全系统组织开展医疗质量安全月和"创名院、建名科、树名医"活动,组织专家对基层卫生院医疗质量进行督导8次,进行病历和X光片质量检查2次。规范卫技岗位管理,对外科、妇产科及护理岗位无资质人员、护士长全部调离;举办急救知识培训班10期、护士长业务培训班2期。举办依法管理医院、防范医疗争议讲座;在全市医疗机构实行医疗责任互助合作基金制度,35家医疗单位筹集资金50多万元。年内发生医疗事故、医疗事故争议18起,同比下降33.3%。一级医疗机构不定期重点检查覆盖率达100%,市人民医院、市中医院顺利通过等级医院考核检查。全面实施继续医学教育证书制度,卫技人员继续教育培训率达100%。申请扬州市级以上科研立项1项,获扬州市卫生局奖励项目4项,引进新技术项目并填补扬州市空白4项。加强中医人才培养,举办中医培训班3期;强化中医建设,投入12万余元,添置中医设备。全年共组织医疗设备100多件(套),改善基层医疗单位基础设备建设。

疾病预防控制　426名乡村医生通过全省乡村医生执业注册考试。全年报告甲、乙类传染病12种2 264例,发病率为211.6/10万,完成性病高危人群监测2 000人。以镇为单位12月龄儿童计划免疫"五苗"覆盖率达95%以上。完善非典等法定传染病以及突发公共卫生事件网络直报工作。全面开展结核病线索调查工作,调查770 820人,调查率为87.4%,发现线索病人4 718例,胸透率85%。继续巩固血防成果,查螺23个镇、280个村、面积8 533万平方米,灭螺376万平方米,查病5 757人。强化艾滋病、精神病防治,配合有关部门开展禽流感防治。加强妇幼卫生工作,全市孕产妇死亡率为0,婴儿死亡率2.8‰,孕产妇保健管理率96.4%,孕产妇住院分娩率99.6%,新生儿疾病筛查率达30%,7岁以下儿童保健覆盖率96.4%。市妇幼保健院建成二级甲等妇幼保健院。

卫生监督执法　积极抓好行业卫生管理,食品卫生、公共场所卫生、劳动放射卫生、学校卫生监督覆盖率分别为97.1%、96.9%、100%和62.6%。开展"食品放心工程"和医疗市场的专项整治。推行学校、幼儿园食堂食品卫生监督量化分级管理。全年核发卫生许可证6 430家,依法查处卫生违法案件58起,没收不合格食品310千克、罚款8.7万余元。全年医师注册180人,护士首次注册157人,69人办理护士执业资格。完成无偿献血4 652人次、131万毫升,占临床用血量的96%,二级医院成份输血率达92%。依法履行卫生行政执法职能,建立健全卫生行政执法责任制,强化执法监督责任制和责任追究制,进一步规范行政许可行为。贯彻《行政许可法》,排查清理卫生行政许可项目,依法取消卫生行政许可项目9项、保留9项。

农村卫生　召开全市农村卫生工作会议、农村合作医疗、改水工作促进会和座谈会,签订工作目标责任书,组织调研活动,加强督促检查,强化宣传教育,全市23个镇、309个行政村实行新型农村合作医疗工作,筹集资金1 337.89万元,人口覆盖率达81.2%。新增农村自来水饮用人数75 324人,新增卫生户厕18 353户。城区创建国家卫生城市工作,通过省除"四害"复查验收。开展大规模环境卫生突击活动5次。组织开展农村"清洁家园、清洁村庄、清洁河道""三清"和创建卫生镇、村活动,小纪镇成为扬州市第一个国家卫生镇,邵伯镇创建省卫生镇工作通过扬州和省级调研。全面开展"亿万农民健康促进行动",发放宣传资料7种20 000多份,卫生健康读本15 000册。中小学健康教育开课率100%。

卫生行风建设　组织开展"双纠"活动。重申和修改完善药品招标采购、服务公示、合理用药等6项管理制度。组织城区医务工作人员代表参加"双纠"承诺签名活动。市人民医院等直属单位及各乡镇卫生院通过签订责任书、开设病人回访中心、组织"假如我是病人"大讨论等形式,公开向社会承诺。加大对"红包"、回扣、大处方等重点问题整治力度,据统计,全系统主动退还"红包"4万余元,上缴"红包"18200元,取消医药公司药品销售资格1家。做好慈济窗口服务,开展医疗救助和基本医疗门诊等优惠服务。全年为8 604名优惠对象减免各种费用23万元,组织送医送药下乡活动4次。利用"五四"青年节等节日,组织医务人员义诊和为孤寡老人体检治病。积极参加一帮一"扶贫助学"活动,全系统为社会救济捐款50多万元。认真做好信访工作,年内处理来信来访92件,办结率为96%。　(程崇岚)

镇 江 市

【综述】

2004 年卫生基本情况表

	数 量	与上年比增长数	与上年比增长率(%)		数 量	与上年比增长数	与上年比增长率(%)
卫生机构(个)	940	+61	+6.9	卫生人员(人)	16 995	+1 335	+8.5
医　　院(个)	33	+2	+6.5	卫生技术人员(人)	12 888	+312	+2.5
床　　位(张)	8 176	+88	+1.1	乡村医生(人)	297	-278	-48.3
医院床位(张)	5 517	+265	+5.0	个体开业人员(人)	-188	+68	+56.7
平均每千人口医院床位(张)	2.1			平均每千人口卫生技术人员(人)	4.8		

人口	总数(万人)	267.21	卫生费用	卫生事业费(万元)	11 807.24
人口	出生率(‰)	7.6	卫生费用	卫生事业费与上年比增长率(%)	12.54
人口	死亡率(‰)	8.4	卫生费用	卫生事业费占财政支出百分率(%)	1.87
人口	自然增长率(‰)	-0.8	卫生费用	卫生系统固定资产(万元)	185 969.57
医疗服务	诊疗总人次(万)	749.61	卫生费用	卫生系统基建投资(万元)	24 000
医疗服务	门诊人次(万)	672.52	卫生费用	平均每一门诊人次医疗费用(元)	104.15
医疗服务	急诊人次(万)	50.54	卫生费用	平均每一出院病人医疗费用(元)	3 806.04
医疗服务	住院总人次(万)	18.81			
医疗服务	出院总人次(万)	16.18			

一、卫生改革

制定实施《镇江市区域卫生发展规划(2003－2010)》,确定市三院、疾控中心、卫生监督所、急救中心迁建和市儿童医院筹建方案,市传染病防治院、疾控监督综合业务楼、第一人民医院新区分院新(扩)建工程开工建设。完善市直医院风险经营责任制考核指标体系和经营责任兑现方案,完成市直医疗卫生机构会计负责人第二轮委派工作,开展公开推荐选拔市第四人民医院副职领导干部试点工作。设立“镇江市惠民医院”,对低收入居民实施医疗救助,覆盖面达3 400多人。引资2 000万元新建一所一级综合性民营医院。实现药品集中招标采购管理“全覆盖”,二级以上医疗机构全部统一纳入市药品集中招标采购中心,建立责任追究制度,全年招标(竞价)采购总量1.75亿元,平均降价14%,让利患者1 200余万元,节约采购成本800余万元。完善城镇职工医疗保险制度。

二、农村及社区卫生

突出抓好新型农村合作医疗和农村改水两件实事,全市所有辖市(区)均已建立新型农村合作医疗制度,参合农村居民120.3万、覆盖率达80.7%,新增农村改水受益人口41.6万,农村自来水普及率达95.5%,累计完成农村改水受益人口64.3万。全市乡镇卫生院合并为70个,村卫生室合并为552个,建成农村社区服务机构395个,农村社区卫生服务普及率达63.5%;加强乡村医生从业管理,全市共注册乡村医生1 521人。修订《镇江市社区卫生服务站考核评估标准》,建成社区卫生服务机构15个,市区社区卫生覆盖率达71.4%,年门诊诊疗量达20余万人次。

三、卫生防病

全市法定传染病总发病率继续控制在规定范围内。制定并实施

《镇江市突发公共卫生事件应急体系建设规划》等10个规划、预案，市疾控中心实验室获国家认可实验室资格。实施江滩灭螺“春风行动”，完成六项省级灭螺重点工程，灭螺面积958万平方米，急性血吸虫病病人同比下降82.1%；完成传染性肺结核病人发现和治管992例；深入开展艾滋病防治宣传教育，加强重点人群HIV检测，认真做好艾滋病病人及病毒携带者流调、随访和建档工作，丹阳市“艾滋病综合防治示范区”建设进展顺利；疟疾防治通过省基本消灭疟疾达标考核；全市孕产妇死亡率控制在10.32/10万，婴儿和5岁以下儿童死亡率分别控制在5.21‰和6.50‰，新生儿疾病筛查率达72%，计划免疫接种率稳定在95%以上。

四、卫生监督执法

以食品放心工程、职业病防治和医疗卫生市场监管为重点，加大公共卫生监督执法力度，开展了镇江香醋、散装食品、学校食堂、非法行医、非法采供血等一系列专项整治活动。全年共出动卫生监督执法人员8 460人次，卫生监督食品生产经营单位和经营户21 560户次，查获假冒伪劣、“三无”、过期霉变食品60多吨；检查医疗机构289家、医务人员1 185人次，处罚违法违规医疗机构132所、不规范采供血机构1所；创建食品卫生A级信誉单位36家(其中A级学校食堂18家)，评出食品卫生先进乡镇10个，督导“五小店”达标1 149户；建立健全企业档案1 280家，完成职业危害项目申报1 064家。

五、现代化医院建设

全年共收治门诊病人43.7万余人次、出院病人11.2万余人次，门诊病人均次费用、出院病人平均费用及医院药品收入占业务收入比重继续保持低水平，各项医疗质量指标均控制在规定范围内，医疗差错、医疗事故得到有效控制。完成二级以上医院HIS系统考核；各单位积极推行“一站式”服务、“一卡通”服务等一系列便民举措，市直医疗卫生单位全年引进博士、硕士研究生和副高以上人才28名，新增市级重点实验室2个，新增省市继续教育项目80个、各级科研课题113项，申报各级各类科技进步奖21项，市一院成立中德(江苏)心脏中心，江大附院、市一院、四院等单位成功开展了“肝脏联合移植”“非亲缘性异基因骨髓移植”“试管婴儿”等一批高新技术项目。

六、爱国卫生

全面实施《镇江市健康教育规划》，广泛深入开展除四害、改水改厕和环境综合整治活动，市创卫办与爱卫办合署办公。制定实施《关于构建国家卫生城市长效管理机制的意见》，先后组织3次“万人集中清扫”活动、10多次全市性检查和专项检查；成立镇江市健康教育协会和健康教育讲师团，新建健康教育示范社区17个；新增农村无害化户厕53 057户，建成无害化户厕普及村27个，建成省级卫生镇1个、市级2个；顺利通过国家卫生城市复查，句容、扬中两市建成省灭蝇先进城市。

七、卫生行风建设

在全系统深入开展“为健康加分，卫生在行动”主题活动，开展医药购销和医疗服务中的不正之风专项整治，制定实施《坚决整治医药购销和医疗服务中不正之风严肃行业纪律的有关规定》《奖励举报“红包”、回扣有功人员暂行办法》。全市卫生系统创建成“市级文明行业”，共有33个单位被授予市级或市级以上文明单位称号；全年共拒收和退回“红包”、回扣12.32万元，医疗服务综合满意度达91.6%。

(魏　晴　吴奔疾)

【《镇江市区域卫生发展规划》颁布实施】 《镇江市区域卫生发展规划(2003～2010年)》以及《实施意见》已由市政府颁布。该规划的目标是：用5～7年时间，初步建立起适应社会主义市场经济体制要求，符合镇江实际的卫生管理体制和运行机制，合理配置有效利用区域内卫生资源，规范医疗服务市场，促进卫生服务体系进一步完善。基本形成由功能完善的卫生服务体系、措施有力的疾病预防控制体系、高效快捷的卫生监督体系和保障有力的医疗救治体系构成的、具有明显集约型、效益型和可持续发展特征的区域卫生发展新格局。(尹明芳)

【实行新一轮会计委派制】 会计委派制是会计管理体制改革中的一项制度创新。镇江市直属医疗卫生单位会计机构负责人委派制于2000年2月实施，任期4年，现第一轮委派工作顺利完成。新一轮会计委派又经过严格的笔试、面试、组织考察、征求意见、局党委研究又已实施。会计委派制实施后，医院的经济管理、改革、医保等全部纳入财务科集中管理。通过转变观念，加强财务管理，严格成本费用控制，改革医院运行机制等措施，使医院的社会效益和经济效益得到提升。据有关资料显示，虽然镇江市每门诊人次费用、每出院病人医疗费用在苏南地区居最低水平，但医院经济运行各项指标在全省居较高水平。表现在：一是净资产增长率全省第一；二是固定资产收益率全省第一；三是净资产收益率全省第一；四是百元业务收入积累率全省第一。

(尹明芳)

【镇江市农村自来水普及率达95.5%】 到2004年12月底，全市累计完成农村改水受益人口64.3万人，提前一年完成省政府下达60万人的目标任务，圆满实现市政府提出的“三年任务两年完成”的工作目标。其中：2004年完成41.6万人。各辖市区完成情况：句容市40.67万人，丹阳市11.28万人，丹徒区8.33万人，京口区2 759人，润州区8 125人，镇江新区3万人。2003年以来，全市新建(扩建)乡镇自来水厂19座，深水井2座，主管网延伸846处，覆盖63个乡镇，536个行政村，累计撤掉农村村水站226座；全市累计投入改水资金14 790万元，其中省财政配套907万元，市财政配套426万元，辖市(区)财政配套1 385万元，乡镇集体筹资2 067万元，群众自筹3 677万元，社会各渠道筹资6 346万元；各地在推进农村改水的同时，还加强了农村自来水厂的规范化管理,创建省级先进农村水厂2家,市级先进农村水厂1家。截止年底,全市农村自来水普及率达95.5%。市改水办先后五次召开三个区和市建设局、水利局、给排水管理处等部门参加的改水协调会议,解决改水中遇到的资金、技术等方面的问题;各地疾病控制部门坚持对乡镇水厂加大水质监督监测的力度,组织培训并指导农村水厂化验员,提高自检质量;各乡镇水厂严格对照国家饮用水标准,强化安全供水措施,加强水源保护,严格水质净化消毒制度,把各种隐患消除在萌芽状态,真正让人民群众饮上“放心水”。(张道驹)

【新型农村合作医疗制度建设成效显著】 截止年底,全市所有辖市(区)均已建立新型农村合作医疗制度,参加新型农村合作医疗的农村居民达120.32万人,农村居民覆盖率达80.7%,位居全省第四位。总筹资额达5 605.55万元,各级财政共补助2 443.59万元,个人缴费资金3 161.96万元,财政和个人缴费资金到位率均为100%。

丹阳、丹徒、扬中自2004年1月1日起开始结报,句容自5月1日、市属三区自7月1日开始结报。至12月底,全市新型农村合作医疗累计报销37.38万人次,其中住院报销3.4万人次,累计报销医药费用3 083.96万元,其中报销万元以上177人次、最高报销达4万元。医疗机构为参合群众减免门诊和住院费用550万元。免费体检58.4万人次、建立农民健康档案58.4万份。

镇江在推进新型农村合作医疗制度建设中创造六项记录:一是在国内开创在城市非城镇居民中建立合作医疗保险制度做法的先河,实行“城乡一体、市区统筹”;二是市级财政补助标准全省最高,按参保农民人均5元标准补助;三是除京口和新区外,其余全部解决经办机构的人员编制,特别是丹阳市政府率先明确经办机构工作经费由财政按当年参合人数人均1元的标准予以安排,标准为全省最高;四是在全省率先试行由医疗保险中心作为结算机构(丹阳、扬中、市属三区),实行城乡医疗保险网络并轨管理,实现农保费用的实时结报、信息共享,促进管理水平的提高;五是率先建立和规范新型农村合作医疗公示制度,保证参合群众的参与权、知情权和监督权;六是在全省率先开展新型农村合作医疗常规性体检工作,明确体检标准,全面推进农民健康档案的建立。 (陈宏、徐庆)

京　口　区

卫生改革 全区继续实行职工全员聘用合同制,专业技术人员职称“评聘分开”,中层干部竞争上岗,单位采取工效挂钩的效益工资分配办法及会计委派制度,实行综合目标管理和医院风险经营责任制。卫生局与各院、所、疾控中心签订综合目标管理责任书和医院风险经营责任状,制定一套考核、检查、奖惩措施,对单位内科室和个人都实行目标管理。谏壁医院与江苏大学附属医院合作成立江大附院谏壁分院。

医政管理 严格执行《医疗机构执业许可证》的换发制度,坚决打击游医药贩,全年取缔无证行医4家,没收药品、医疗器械约1 600余元。开展“以病人为中心”“百日安全优质竞赛”“住院病历书写质量竞赛”,以及“护理技术操作比赛”等活动。全员签订医疗安全责任状,实行岗位目标责任制,加强院感管理工作,严格内镜、口腔器械的清洗消毒制度,落实对医用废弃物的管理规定。

农村卫生 农村卫生工作已纳入乡镇卫生院目标管理,全年组织两次考核检查,全区已建成四个农村社区卫生服务站,18个村卫生室的26位乡村医生通过考核并取得乡村执业医师资格。建立并完善新型农村合作医疗制度,合作医疗参保人数已达32 626人,建立三级公示制度,向社会公布合作医疗实施办法报销范围、报销比例等政策,公布合作医疗用药目录、药品价格、常用诊疗项目收费标准、合作医疗资金筹集及使用情况,公布参保人员就诊优惠、住院或获得大额医疗费用报销的情况。

卫生防病 认真抓好传染病监测及网络直报工作,已建立疫情网络直报单位12家。全年收治腹泻病人5 274例,未发生疑似二号病。制定了《京口区艾滋病综合防治工作实施方案》举办讲座等形式开展艾滋病防治知识宣传。认真开展计划免疫常规督导工作和接种监测工作,共计接种各类疫苗24 000余人次,对全区46名计免人员进行了一次为期两天的专业系统培训,实现了持证上岗。全年进行血吸虫病普查20 000余人。有螺面积比上年下降1.3%,阳性钉螺面积下降90%。完成疟疾病人的体检工作和省疟疾防治达标考核进行碘盐监测288份,合格率100%。

妇幼保健 完成母婴保健技术服务人员考核换证和机构年度校验工作,人员持证上岗率、机构校验率均为100%。开展规范化妇产科和儿保门诊评审,评审率为100%。孕产妇保健管理率95.3%,儿童保健管理率97.2%,孕产妇死亡率为0,社区产妇访视率15.4%,疾病的矫治率达100%。开展微量元素检测服务。在适龄幼儿中开展智力测试,开设婴幼儿家长学校。

爱国卫生 开展形式多样的健康教育活动。设立健康教育宣传栏,策划板报,召开会议、举办讲座、发放各类宣传资料、咨询、义诊等。认真开展“亿万农民健康促进活动”。我们结合创建卫生城市、文明城市、卫生镇(村)建设,改善城乡环境。推进农村改水改厕工作,强化中小学健康教育,象山乡创建健康教育普及乡通过市级考核。谏壁镇被授予“镇江市卫生镇”称号。雩北新村达到改厕普及村,上隍、红旗村达到改厕示范村要求,上隍村通过市级卫生村的考核。(施为群)

润　州　区

卫生改革 坚持以岗定员,竞争上岗,实行全员聘用及专业技术职务评聘分开。推进人事代理制度,5家改制医院全部实施到位,形成单位自主用人、人员自主择业的灵活用人机制。在区人民医院、官塘医院、蒋乔医院实行风险经营责任制。投入30多万元新建京儿路社区卫生服务中心,扩建三茅宫社区卫生服务站,建立完善服务对象的健康档案6 000多份,对4 300多名低保人员进行免费体检。区人民医院兼并了船山医院医务所,成立船山分院,投资40多万元进行装修改造,开设船山老年公寓,痔科医院投资500万元将医院迁移到牌湾。

农村卫生 撤销21个村卫生室,兴建10个农村社区卫生服务站。投资30多万元,完成7家农村社区卫生服务站建设,其余3家正在推进中,新建的农村社区卫生服务站实行镇村一体化管理,实行预防、医疗、保健、康复、健康教育及计划生育技术指导六位一体的服务。加强对村医的培训,培训率达100%。全区共参加农村合作医疗保险31 983人,农民参保率达75.1%,全区医疗单位为参保居民提供门急诊服务12 873人次,发生医疗总费用62.92万元,直接为参保患者减免费用9.44万元。多元化筹措改水资金177万元,全区新增自来水受益人口8 125人。

预防保健 全年法定报告传染病1 605例,未发生传染病暴发流行。实行结核病归口管理,报告率>98%,转诊率>95%。规范计免微机化管理三级联网工作,五苗覆盖率达95%以上。对4 000名35周岁以上人群高血压、糖尿病等慢性病的患病情况开展基线调查和筛查活动。投入15.9万元购置30台套设备,建立计量认证实验室,通过省级考核验收。全年查螺1 001万平方米,完成灭螺面积271万平方米,未发生"急感"病例,无偿开展查治病工作,查病8 528人,高质量完成春风行动"江滩灭螺"工程,通过省级疟疾达标考核。开展职业卫生监督工作,建档率达100%,实施"学校食堂卫生达标"建设,"食品卫生监督量化分级管理"等活动,上报并评出市级A级企业5家,其中学校食堂2家,七里甸镇通过食品卫生先进乡镇市级考核验收。对乳制品、糕点等12个专项进行整治,共出动368人次,检查587户次,查获4个不合格品种42千克,取缔制售劣质汽水厂1家,销毁1万多瓶劣质汽水。组建协管员队伍,对金山公园、七里甸、东岳巷片区210户五小店进行改造整治,通过市级验收。

医政管理 认真落实《镇江市实施江苏省病历书写规范(第四版)》要求,强化医疗安全管理,实行告诫制度,主要领导责任追究制。区人民医院在区科委有2项科研课题立项,全年开展4项新技术、新项目。对全区个体诊所进行全面整改,加大对非法行医的打击力度,取缔非法诊所7家,没收药品及器械价值4 000多元。

精神文明建设 开展文明行业、文明单位、文明职工创建活动,大力加强精神文明建设,全年有6家单位被评为区级文明单位,4家单位被评为市级文明单位,在全区举办的两个《条例》竞赛活动中获得三等奖。 (王国文)

丹 徒 区

卫生改革 全区各医疗卫生单位全面推行风险经营责任制,2004年全区门急诊40.4万人次,同比增长38.3%,住院病人1.1万人次,增长1.5%,治愈好转率为98.9%,固定资产增长19.9%,净资产增长12.3%,医院百元收入积累率12%,资产负债率为21%,当年实现可动用资金740万元,同比上升23%。在全区各单位将全年目标任务层层分解到每个科室、每个职工,并根据岗位性质、责任、工作量、技术和风险等因素对职工进行考核,同时将考核结果与绩效工资挂钩,合理拉开收入差距。在实行全员聘用制的基础上,对系统内所有非在编职工和新进大专及以下毕业生实行人才租赁制。继续开展药品集中招标采购工作,将全区所有医疗卫生单位的药品和器械等全部纳入招标范围,全年招标总量达1 938万元,节约成本259万元,让利患者54 .5万元。

预防保健 制定突发重大公共卫生事件的各项预案,建立疫情网络直报系统。加强重点人群艾滋病筛查,完成HIV抗体检测3 287人;结核病督导管理进一步规范。全年共转诊疑似肺结核病人350例,发现136例,其中新发涂阳病人118例。全年共完成查螺1 576万平方米,灭螺163万平方米,综合查病5.5万人,对查出793名DDIA阳性人员全部进行治疗和扩大化疗,完成全国血吸虫病疫情监测点、第三次血吸虫病流调及江心镇"以机代牛"试点工作;疟疾防治工作通过省级复评;四苗覆盖率稳定在98%以上。全年共普查妇女病37 050人次,节育手术5 258人次,孕产妇系管率达到95%,3岁以下儿童系管率达到96%,孕产妇死亡率为零,婴儿死亡率为6.5‰,儿童保健建档率为100%。2004年共监督检查7 750户次,核发各类卫生许可证1 937户,发放健康证3 200份,各类从业人员知识培训率达100%,完成各类监测检验29 335份,其中食品合格率为87.2%,餐具合格率为85.6%。全年行政处罚42件,罚款金额达12.42万元,查获"三无"、过期假冒伪劣食品150千克。职业危害因素申报182家,查处非法行医25户次,全区未发生重大食品污染事故、责任性食物中毒事件和重大传染病暴发疫情。

农村卫生 2004年全区超额完成市政府下达新型农村合作医疗目标任务。截至11月30日,全区有117 669人享受到合作医疗基金补偿,累计补偿金额达383.69万元,个人补偿金额最高达到2万元,对未补偿的农民群众全部给予健康体检。卫生局出资40万元,在全区定点医疗机构配置江苏省统一的合作医疗信息管理软件,使参合群众得到统一、规范、便捷的结报服务。全区已有58家(占应建总数80%)社区卫生服务站通过标准化验收并取得执业许可,组织乡村医生业务培训班,参训率达到100%。完成乡村医生执业注册工作。

医政管理 健全和完善一级医

院手术室、消毒室、供应室建设管理规范，加大《病历书写质量》(第四版)的贯彻力度，举办护士长培训班，组织医务人员认真学习《医疗事故处理条例》《医院感染管理规范》《医疗卫生机构医疗管理办法》等相关文件。在全区开展执业范围、医疗文书、消毒措施、医疗质量、医疗安全大检查，医疗纠纷比上年下降35%。积极推行整体护理、"病人选医生"等措施，收费项目、收费标准全部公示。

行风职业道德建设 开展"三转变三服务一优化"等活动，定期召开行风监督员会议，开展住出院病人问卷函调以及明查暗访等活动。健全"教育、制度、监督"并重的长效管理机制。倡导救死扶伤，廉洁行医，诚信服务的行业风尚。

(陈国华)

丹　阳　市

卫生改革 继续实行院长风险经营目标管理责任制、绩效工资制、公选公考制、全成本核算制、会计委派制。民主推荐后备干部20名，在系统内公开招聘荆林卫生院副院长一名。对市人民医院、中医院、妇保院在系统内招聘的19名卫技人员和106名大中专毕业生就业，实行公开招考。新增职工医疗保险参保单位116家、参保人数8 487人。农村合作医疗保险全市参保人数达47.64万人，参保率89.59%，有27.48万人次获得优惠减免或报销，总金额达1 976.92万元，其中大病补助金额农民个人最高达4万元、学生达3万元。卫生局被镇江市政府评为"医疗保险制度改革工作先进单位"。

农村卫生 全系统完成基建投资1 272万元，添置医疗设备2 500万元。积极开展农村卫生基本现代化创建试点工作，确定运河、皇塘等4个乡镇为试点单位。结合农村合作医疗保险，对20.21万人免费健康体检，并建立健康档案；严格乡村医生执业准入管理，对161名乡村医生进行脱产注册培训，对480名乡村医生进行执业注册，乡村医生持证上岗率达100%。

科教兴医 全系统共投入120余万元用于人才的培养、科研活动，举办各类培训11期，参加人数974人次。市人民医院拥有镇江市级重点专科一个、丹阳市重点专科二个，市中医院拥有丹阳市重点专科一个。引进或开展65项具有省内先进水平的临床新技术、新项目，科研立项20个，其中4项通过镇江市级鉴定，市人民医院有两项科研项目分获丹阳市科技进步一等奖和二等奖。有12篇论文在镇江市第八届优秀科技论文活动中分别获得一二三等奖。

中医药事业 创建江苏省农村中医工作先进县(市)工作完成阶段性的目标任务。市中医院规模设施、就医环境、服务功能、技术力量、抢救危重病人的能力在镇江地区中医医疗机构中处于领先地位。江苏省中医外科年会首次在丹阳市召开，丹阳中医院在会上作了经验介绍。

医政管理 制定医疗事故防范预案和医疗事故处理预案，对新申请开办的医疗机构坚持人员、技术、设备准入制度，对一级医院的手术进行审定。全面落实《医院感染管理规范》和《医院消毒技术规范》。建立"丹阳市优抚保健中心"，为"三老"对象发放"爱心卡"，提供"四优先"服务，建立健康档案。

预防保健 重点加强肝炎、伤寒、艾滋病、霍乱、结核、禽流感、非典等传染病的防治工作，制定六个突发公共卫生事件应急预案。对多所学校报告的麻疹、流行性腮腺炎、水痘、流感疫情以及吕城输入性霍乱疫情及时进行控制处理。新发现传染性肺结核病人291例。查出有螺面积2.5万平方米，灭螺面积达39.18万平方米，全市未发生急性血吸虫病感染病例；云阳、延陵、河阳、运河、导士、皇塘等6镇已建成慢病防治示范社区。查处非法行医40个单位(户)。全年现场监督执法21 500户次，推行乡镇食品卫生规范化达标试点工作。未发生食物中毒和职业危害事件。孕产妇保健管理率达95.8%，儿童保健管理率为96%，孕产妇死亡率控制在20/10万以内，婴儿死亡率和5岁以下儿童死亡率分别控制在5‰和7‰以内。爱婴医院复评率100%。有7 513人次参加无偿献血，献血量达170.2万毫升，无偿献血占临床用血比例达112.4%，丹阳市血站荣获镇江市"无偿献血促进奖"先进单位称号。

爱国卫生 建成丹阳市"无吸烟先进单位"4家以及"镇江市卫生镇"1个、"镇江市卫生村"5个，灭鼠、灭蟑先进集镇2个。全面推进"亿万农民健康促进行动"，通过江苏省组织的行动中期评估考核，建成镇江市"健康教育普及镇"6个、丹阳市健康教育示范区3个、健康教育达标学校4所。投入各类改水资金1 385.14万元，延伸管网346.21公里，新增自来水受益人口72 743人，全市自来水普及率达94.43%。建成省级农村先进水厂2个、镇江市级农村先进水厂1个。全年完成改厕2.3万户，新建改厕普及村4个、改厕示范村7个。

精神文明建设 继续深入开展以创"三优"(优良行风、优质服务、优美环境)"三满意"(社会满意、群众满意、病人满意)为主题的活动，进一步规范药品、医疗器械等集中招标采购工作和基建装璜工程建设项目管理，全系统招标采购率100%，开展学《党章》、学两个《条例》"双学"知识竞赛、文艺会演、"健康杯"病历书写竞赛。卫生系统被镇江市委评为"2002～2003年度镇江市文明行业"，界牌卫生院被评为"镇江市文明单位"。(潘华平)

扬　中　市

卫生现代化建设 市人民医院积极实施医院总体规划，启动综合病房大楼建设。全系统今年累计投资700余万元更新医疗设备，市人民医院投资400多万元的放疗中心顺利开诊。启动"131"人才培养工程，建立一支以本科以上学历为主体的优秀卫生技术人才队伍。实行引培并举，加快卫生人才储备。全市有硕士研究生8名、在读硕士研究生6名、在读博士研究生1名。2004年共有9项新技术、新项目、新成果在临床得到推广应用，有9个科研课题立项，获镇江市科技进步奖2项。

疾病预防与控制 完成镇防保体制改革，成立6个镇卫生防保所，完成农村基层公共卫生体制的改革。全年共网络报告甲乙类传染病953例，甲乙类传染病发病率为219.56/10万。全面开展江滩灭螺“春风行动”，共查出有螺面积287.42万平方米，发现阳性钉螺面积190.53万平方米，通过采用大水量机械喷洒的灭螺方法，活螺密度减少87.70%，钉螺感染率下降1.33%，钉螺死亡率80.5%。制定《扬中市艾滋病综合防治工作实施方案》，建立初筛实验室，完善疫情监测网络，确定监测哨点，完成两个1%的检测工作。重视抓好结核病防治工作，共发现活动性结核200例，对所有发现的涂阳病人实行全程督导，督导率达100%。切实加强计免工作的规范化管理，新生儿建帐率达98%以上，儿童五苗覆盖率以镇为单位保持在95%以上，各种疫苗加强接种率达90%以上，未出现任何计免相关的重大传染病。完成对3 625个申请核发证单位的现场卫生进行监督审查，对3 543家符合卫生要求的单位发放卫生许可证，共计开展各类集中检查19起，出动卫生监督员2 600余人次，检查各类经营单位1 000余户次，立案查处违法案件126起，实施行政处罚107起。妇幼保健工作进一步加强。积极开展新生儿疾病筛查工作，新生儿血样筛查率达86.5%，听力筛查率达75%。市人民医院、八桥、新坝、油坊卫生院顺利通过镇江市爱婴医院评审验收。

医政管理 开展《病历书写规范》新版的学习、培训和评比工作。加强对医院重点部门、重点人员、重点环节的消毒管理，规范医疗机构院内控感的消毒登记，组织院感执法检查和医废专项执法检查。对“坐堂行医”“外包科室”“性病诊疗”的不规范医疗行为和不规范医疗广告进行专项执法检查，对个别医疗机构超范围开展诊疗活动进行清理和整顿。

爱国卫生 8月份顺利通过省灭蝇先进城市考核。建成12个“亿万农民健康教育行动”先进村，居民健康知识知晓率达80%，健康行为形成率达75%。全年完成改厕任务10 032户，建成无害化户厕普及村4个，建成改厕示范村6个。省级卫生镇1个、省级卫生村5个，省爱国卫生先进单位1个。

文明行业创建 全系统被评为镇江市文明行业，江苏华康医药股份有限公司被评为省级文明单位标兵，并与江苏华康医药连锁公司、疾控中心、三茅中心卫生院、兴隆镇卫生院被评为镇江市文明单位。出台《医疗卫生工作人员“六不准”规定》《关于认真治理医务人员收受“红包”和药品“回扣”的意见》《关于加强医患沟通，全面提升医院服务水平的指导意见》，专门下发“禁酒令”。积极开展预防职务犯罪工作，以领导干部、医务人员、执法人员三类人群为重点，构建教育机制、制约机制、监督机制，其经验作为镇江市和全省卫生系统县级市的唯一代表在省委、省政府召开的全省预防职务犯罪经验交流会上进行交流发言。 （陶卫国）

句 容 市

卫生改革 完成全系统24个单位的第三轮会计委派，对卫生监督所和基层预防保健所实行财务报账制，推行院长风险抵押金制度。所有本科学历以下人员的录用全部实行在人事代理基础上的合同制管理，顺利完成公推直选市中医院党总支和支部书记、公推公选市第三人民医院院长工作。全年全系统人员负增长，人均业务收入万元增长，已连续6年保持控员增效的目标。出台《句容市农村初级卫生保健实施方案(2001－2010年)》。卫生大厦投入使用，市中医院新扩建一期工程、下蜀中心卫生院整体搬迁工程即将投入使用，市妇幼保健院病房楼、天王中心卫生院门诊楼、边城卫生院新建一期工程、市人民医院传染病分院等工程按序时进度推进。全系统投入900多万元，添置CR系统监护仪、高压氧舱、全自动生化仪、电子胃镜等一批医疗设备设施，所有医疗机构完成HIS系统的配备。对378名在岗村医进行执业注册。将陈武、东昌两个卫生院合并重组为边城卫生院，将二圣、三岔两个卫生院合并重组为新的二圣卫生院；完成市疾控中心、皮防所、华阳预防保健所的职能划分、人员优化、资产重组。组建了市人民医院集团。继续保持药品集中招标覆盖面、临床用药招标采购量、药品供应商进入招标采购中心、药品收支实行专户管理四个100%，实施药品招标总额达6 700多万元，卫生材料招标总额达826万元，共计节约成本1 049万元。后勤物资招标总额达35万元，降低成本18万元。

农村卫生 新型农村合作医疗年度参保人数达37.34万人，参保率攀升至90.3%，有43个村实现100%参保，行香、宝华、袁巷、下蜀、边城、天王、华阳、白兔、春城、茅山、郭庄、二圣12个镇和开发区参保率达到了90%以上，共筹集新型农村合作医疗保险资金1 552.04万元，资金到位率达100%，创成行香等13个“2004年度合作医疗小康镇”，基本实现应保尽保的目标。建立健康档案28.36万份，建档率达75.95%。

爱国卫生 创成“省灭蝇先进城市”。创建国家卫生城市工作，通过镇江市调研考核和省指导性调研，五项必备条件全部达标，八大重点工程、十三项重点工作全面启动。制订“清除污染、清除垃圾、美化环境、美化家园”活动方案，按照“十个不见”的标准，加大试点村、集镇、主要干道、河道的卫生整治力度，镇江市委市政府在句容市成功召开了“双清双美”工作现场会，建成了17个“双清双美”示范村。

公共卫生 对食品卫生、职业卫生、医疗行为等突出问题进行专项查处，共立案238起，销毁不合格食品15吨，责令整改608户。卫生许可证、从业人员健康与培训合格证核发率达100%，对1 600多名从事有毒有害作业的人员进行年度职业体检，以“五小店”整治为重点，评出A级学校食堂2家，食品卫生A级信誉单位2家，建成华阳南路食品卫生管理示范街、紫荆花园示范社区和6个示范村，下蜀、袁巷等2个镇创成镇江市食品卫生管理先进镇。完成5 038人次高危人群的艾滋病监测，计划免疫单苗接种率继续稳定保持在98%以上，“五苗”覆盖率达95%以上，完成各类卫生监测17 666份，开展灭螺“春风行动”，完成风坛河、和平河筑坝蓄水药浸2个省级灭螺重点工程和东便民河水系化学灭螺工程，对222名肺结核患者进行短程督导化疗。开展新生儿出生缺陷筛查，孕产妇住院分娩率达100%，孕产妇死亡率为零，婴儿死亡率为4.85‰。全年投入改水资金5 700多万元，新增安全卫生水受益人口24.5万人。全市已累计投入改水资金9 600万元，新扩建水厂12个，打深水井2个，新增日供水8.5万吨，新增受益人口40.1万人，受益率由改水前的17.9%上升到95.4%。

医政管理 市人民医院神经内科通过镇江市重点专科的评审，市级医院推荐13名业务骨干到上海三甲医院进修，镇卫生院选派53名业务骨干到上级医院进修、培训、轮训。申报省级、镇江市级科研项目5个，全部得到立项，发表论文80余篇。医疗机构和所有临床医技人员全部参加医疗责任保险，各医疗单位都实行医用垃圾无害化处理。全年无重大医疗防保事故发生。完成公民无偿献血达4 278人次，自7月1日起，实施临床用血互助保证金制度。

精神文明建设 在全系统开展“拷问医德”“无职务犯罪、做优秀院(所、站)长”“七个一”系列等活动。市人民医院、市医保中心和下蜀、行香、郭庄、茅山、天王、袁巷卫生院等8个单位被命名为镇江市文明单位，局机关、市人民医院急诊科、市中医院内科病区护理组等3个单位创成镇江市青年文明号，市卫生监督所等5个单位创成句容市青年文明号，市妇幼保健院被评为江苏省巾帼示范岗。 (吴晓军)

泰　州　市

【综述】

2004 年卫生基本情况表

	数　量	与上年比增长数	与上年比增长率(%)		数　量	与上年比增长数	与上年比增长率(%)
卫生机构(个)	635	5	7.94	卫生人员(人)	19 401	321	1.86
医　　院(个)	19	19	0	卫生技术人员(人)	18 944	217	1.16
床　　位(张)	1 0912	427	4.07	乡村医生(人)	4 515	- 181	- 4.01
医院床位(张)				个体开业人员(人)	214	56	35.44
平均每千人口医院床位(张)	2.16	0.06	2.86	平均每千人口卫生技术人员(人)	3.76	- 0.14	- 3.59

人口	总数(万人)	503.7	卫生费用	卫生事业费(万元)	12 685.38
	出生率(‰)	6.29		卫生事业费与上年比增长率(%)	10.33
	死亡率(‰)	7.28		卫生事业费占财政支出百分率(%)	1.97
	自然增长率(‰)	0.99		卫生系统固定资产(万元)	163 150
医疗服务	诊疗总人次(万)	726.66		卫生系统基建投资(万元)	36 023
	门诊人次(万)	607.46		平均每一门诊人次医疗费用(元)	88.59
	急诊人次(万)	23.79		平均每一出院病人医疗费用(元)	3 853.87
	住院总人次(万)	95.41			
	出院总人次(万)	21.68			

一、卫生改革

市委、市政府制订下发了《泰州市农村卫生改革与发展的意见》,召开公立医疗机构改革研讨会,泰兴、靖江、海陵等地制订卫生改革的指导性文件。全市医疗市场进一步开放,共吸引民资 2 亿元参与医院改造。中外合资泰州普济医院,获得批准,正在筹运之中。出台了《关于直属医疗卫生单位实行人员聘用制的实施意见》,在市妇幼保健所和市中心血站进行人事制度改革试点,公推公选市妇保所副所长职位。各地深入进行分配制度改革。撤销了泰兴、姜堰、兴化血库,设立泰州市中心血站泰兴、兴化、姜堰分站,重新调整了采供血机构布局。泰州市人民医院跻身三级乙等医院。各医疗卫生单位,探索内部运行机制改革,全年门诊约 232 万人次,较上年增长 10%;住院病人 9.4 万人次,较上年增长 15%;业务收入 8.53 亿元,较上年增长 15%。疾病预防控制和卫生监督体制改革实施到位。在卫生院产权形式不改变的前提下,实现经营权和所有权分离,全市 99 个乡镇中,已经实施“两权分离”的卫生院达到 49 所(泰兴市 33 所,兴化市 7 所,海陵区 5 所,高港区 2 所)。各市区政府成立了改革领导小组,分管市(区)长任组长,卫生、人事、财政、监察、乡镇等部门参与,负责改革方案的制订、修改,协调解决改革过程中的重大问题。将卫生院管理权限陆续上划到卫生行政部门,实行县乡分级、以县为主的管理机制;推进人事分配制度改革,重新核定卫生院编制,实行全员聘用,清退临时工和超编富余人员,采取全成本核算全额浮动工资制;泰兴、海陵等地联合有关部门研究制订了“两权分离”改革的一系列政策性文件。

二、农村卫生

全市农村居民合作医疗参保人

数253.93万人，占农业人口的70.45%，其中，省级试点市姜堰市达85.64%；全市共筹集合作医疗资金8 274.1万元(其中农民个人筹资3 696.8万元，各级财政累计补助4 577.37万元)。参保农民累计报销175 647人次，累计报销金额4 834.56万元，个人最高报销金额达2.6万元，贫困农民参加合作医疗率达100%，为参保农民体检建立健康档案率达60%，，参保农民对新型农村合作医疗满意度达90%以上。市及各市(区)成立了由政府领导和相关部门负责人组成的新型农村合作医疗领导小组。各市(区)均建立了新型农村合作医疗管理委员会及监督委员会，层层签订目标责任状。研究制定下发了《关于加强新型农村合作医疗工作的意见》《泰州市新型农村合作医疗工作方案》，召开全市新型农村合作医疗工作会议，实行新型农村合作医疗的月报制度和督查制度，深入开展宣传活动，举办专题培训班等形式，2004年，全市各地共召开各级各类合作医疗专题会议230多次，举办合作医疗培训班50多个，参训人员达6 000多人。市级财政每年投入100万元专项经费，靖江市在按人均15元落实参保农民引导资金的基础上，还解决了1元/人的合作医疗筹资考核奖励经费。全年度各级政府财政引导资金到位率达100%。各地采取各种有效措施，引导农民主动缴纳新型农村合作医疗参保费。对五保户、烈军属、特困户以及农村底收入家庭合作医疗筹资部分，由市民政部门设立的医疗救助资金承担。2004年，全市共资助2.4万人参加新型农村合作医疗。修订《泰州市新型农村合作医疗制度管理办法》。制定了《泰州市新型农村合作医疗定点医疗机构验收标准》，各市(区)合管办与经评审合格的医疗机构签订协议，授予定点服务机构资格，并向社会公布。制定了县、乡、村三级合作医疗保险住院及门诊基本用药目录，市及各市(区)均设立了新型农村合作医疗财政专户，制定《基金管理办法》。

农村改水改厕稳步推进，坚持统筹规划，区域联网供水广泛吸引社会资金投资改水，初步建起了多元化投入、市场化运作的机制。对全市农村水厂厂长和水质监管人员进行专门培训。开展省、市级农村先进水厂创建活动。年内新增自来水受益人口19.64万人，建成省级先进水厂2座，市级农村先进水厂3座。继续推进农村卫生环境综合整治活动，建成无害化卫生厕所普及村17个，无害化三格式户厕5.14万座。

三、预防保健工作

认真贯彻“预防为主”方针，开展了针对性的防治工作。计划免疫“四苗”覆盖率均在95%以上，全市各种传染病发病率控制在160/10万以内。公共卫生体系建设稳步推进，市政府发布了《泰州市突发公共卫生事件应急防治体系建设规划》，召开专题会议部署公共卫生体系建设工作。市财政部门按计划拨付基建项目经费1 500万元。各市区分别制订了公共卫生体系建设规划，2004年全市公共卫生投入总计3 000多万元。全市公共卫生体系建设按照序时进度推进，网络疫情直报系统运行正常，市疾控中心实验室通过国家实验室认可，市妇幼保健所鲍坝工程部分可以使用，市急救中心正在抓紧筹建，市卫生监督所综合业务楼工程顺利封顶。市传染病医院市财政预算安排3 000万元，已开工建设。全市乡镇防保网络建设覆盖率已经达到64.9%。网络直报系统在处理突发事件中发挥了重要作用。市政府印发《泰州市艾滋病、性病预防管理办法》《关于进一步加强艾滋病防治工作的意见》等规范性文件，提出了艾滋病防治目标和措施，对艾滋病人及病毒感染者实行“四免一关怀”政策，每年提供专门经费用于艾滋病预防和对高危人群的检测。兴化和靖江两市通过省卫生厅等级妇保所创建评审。二级以上综合医院新生儿疾病筛查率88%以上，卫生院新筛较上年上升40%。全市孕产妇系统管理率88.2%，婴幼儿系统管理率95.8%，孕产妇死亡率13.76/10万，婴儿死亡率5.97‰。

四、卫生监督执法

市和各市、区卫生行政部门认真贯彻实施各项卫生法律法规，进一步强化市场监管，开展专项整治行动规范医疗卫生市场秩序。严格实施专业技术人员、大型医用设备、医疗机构准入制度，审批医疗机构72家，校验740家，变更96家。全市共对73家医疗机构的603项超范围手术进行了审批。认真开展“卫剑行动”(肉及肉制品市场专项整治)“明月行动”，严查劣质奶粉，深入推进食品放心工程专项整治。对15 167家食品生产经营单位进行了检查，对354家实施了行政处罚，责令改正或停止生产经营2 141家，查封和销毁了一大批不合格食品。其中，市卫生监督所查处了131例案件，罚没款104万余元。市区在107家食品生产经营单位推行量化分级管理制度，规范对保健食品生产企业的管理。

五、中医事业

加强中医医院的基础设施、设备、人才、专科、科研、新技术项目、教育等方面的建设与管理，全市5家中医院“九五”期间占地62 898平方米，现占地81 896平方米，扩征18 998平方米；“九五”期间建筑面积64 088平方米，现建筑面积达105 068平方米，扩增40 980平方米。2004年门、急诊人次90.95万，住院20 353人次，分别较“九五”期末增长6.6%、23.19%；业务收入达19 192万元，较“九五”期末增长50.45%；药品占业务收入比例平均55.3%，较“九五”期末下降4.36个百分点。专业设备总值7 882万元，较“九五”期末增加118.01%。“十五”以来，中医院入围省级中医临床重点专科建设单位2个，市级中医临床重点专科由“九五”期末的5个增加到10个；新入选省级名中医7人，市级名中医12人，省333人才培养对象1名，市311人才培养对象22名，市级重点人才与后备人才培养对象7名；获得省政府科技进步三等奖1项，国家级中医科研立项1项，省级中医科研立项1项，市级科技进步奖19项，市级科研立项18项。泰州市中医院跻身三级中医院行列。全市建成全国农村中医工作先进市(县)2家,全国农村中医工作先进市(县)创建单位1家,泰州市农村中医工作先进区两个。开展了第二轮泰州市中医工作合格乡镇创建工作,有18个乡镇通过新标准的验收。创建综合(专科)医院示范中医科室4家。

六、卫生行风建设 在市直卫生单位开展"警示教育月"活动,市医学会和中医药学会向医务人员发放《医师自律公约》,组织制订、公布并实施《泰州市12家重点医院便民、惠民、诚信措施》20项,出台《关于进一步规范医疗服务行为纠正不正之风的实施意见》,确定全市二级综合医院药品收入占业务收入的比例上限控制指标。全市各医院招标采购药品2.7亿元,招标采购让利患者1 748万元。成立市医疗机构药品集中招标采购服务中心。组织对重点医院的行风进行专项检查问卷函调2 000名出院病人,平均综合满意度83.23%。继续组织"万人评医院"活动,全市二级以上医院窗口服务综合满意率87.55%。发布与老百姓密切相关的医疗信息通过媒体和政府网站公示二级医院平均住院日、抗感染药物使用率、单病种出院病人平均总费用、服务综合满意度、收费透明度等信息,召开全市卫生系统2004年行风建设新闻发布会。 (赵瑾瑶)

海 陵 区

卫生改革 5家乡镇卫生院改革全面完成。加强对改制后乡镇卫生院监管,实施会计委派制,206名医务人员实行人事代理。5家乡镇卫生院固定资产增加到2 406万元,净增534万元,净资产总值达2 087万元,净增581万元。

农村初保 推行家庭帐户式新型农村合作医疗,人口参保率81.23%。加强合作医疗资金监管工作。组织全区乡村医生参加执业资格培训、考试,108人通过考核。按照《海陵区中心卫生室建设管理标准》,对中心卫生室进行逐一检查验收。开展农村环境卫生综合整治活动。25个自然村饮用长江水,累计受益人口50 072人。新增无害化户厕5 037座。建成3个卫生厕所普及村。开展灭蚊、灭蝇、灭鼠、灭蟑活动,毒饵的投放率、覆盖率、保留率均达到95%以上,鼠密度、蝇密度、蟑螂侵害率控制在国家标准之内。

疾病控制和卫生监督 16家医疗卫生机构传染病实现网络直报。登记甲乙类传染病1 029例,进行流行病学调查和疫点处理452次。腹泻病人采样检索率17.84%。四苗覆盖率达99.23%,完善流动儿童计划免疫接种工作。查螺面积122.25万平方米,未发现螺情,未发现感染病人。婴儿死亡率7‰,无孕产妇死亡。开展新生儿疾病筛查工作,二级医院达90.4%,乡镇卫生院达76.17%。对433名保教老师、6 022名在园儿童、19 403名中小学生进行健康体检,二类托幼机构卫生保健合格率达95%。4家乡镇卫生院防保组通过规范化防保组验收。在城区开展了"三路、三站"示范整治活动,卫生达标率82%。开展伪劣香肠、伪劣奶粉、有毒水发产品、散装白酒等专项检查。开展学校食堂食品卫生监督等级量化评审活动。处理泰东镇一油条店发生的87人中毒的事件。全年发放卫生许可证1 024份,健康证1 633份。

医政管理 开展城区医疗市场专项整治活动。共查89家医疗机构,其中责令限期改正14家,取缔非法行医10家,查处非法行医人员10人,没收价值6 000元的药品、器械。开展泰山街道社区卫生服务试点工作。组织8支医疗队,医学专家90人,开展送医下乡活动,发放卫生宣传资料1 250份,赠送药品器械折合人民币6万多元。临床医护人员持证执业规范率达100%。第四人民医院通过二级医院不定期检查。塘湾卫生院通过泰州市乡镇卫生院基本现代化医院评审。泰东卫生院、九龙人民医院通过泰州市中医合格乡镇评审。无偿献血2 183人次,成份输血率34%。

卫生行风 建立和完善各项规章制度,突出纠正"大处方""乱检查""开单提成"等不规范医疗服务行为;开展专项整治,纠正医药购销不正之风,实行集中招标4次,招标品种扩大到1 050个,累计中标金额1 000万元,占医院购药总数的80%,让利患者60万元。

(戈卫和)

高 港 区

农村卫生 新型农村合作医疗。2004年全区参保率77.3%,行政村覆盖率100%。明确规定所有的保险基金集中至管理中心,并在合管会认定的国有商业银行设立新型农村合作医疗保险基金专用帐户,由人寿保险公司负责业务,探索出一条管钱不管事、管事不管钱,钱权分离,严格审核监督的管理模式。大力推进农村改水改厕进程,全区新增农村自来水受益人口22 841人,自来水普及率达到92%以上,新增无害化和卫生户厕5 029户。深入开展以灭鼠为重点的除"四害"活动。采取环境综合整治为主、药物消杀为辅的方法,普及率、投放率、到位率达100%,全年共创省级先进水厂1个(永安洲镇水厂)、市级先进水厂1个(田河自来水厂)、省卫生村1个、市卫生村5个、市爱国卫生先进单位5个、区爱国卫生先进单位16个、卫生厕所普及村2个。卫生服务网络建设进一步加强。组织对全区镇村卫生一体化管理工作进行督查,在白马镇召开现场会,推广其经验。全区183名乡村医生参加了执业注册登记,乡村医生的诊疗行为进一步规范。

卫生改革 推进乡镇卫生院改革,实行所有权与经营权分离,对许庄医院、高港中医喉科医院进行了两权分离式的改革。建立符合卫生工作特点的政事职责分开,政府依法监督,单位自主用人,人员自由择业,科学分类管理的新体制已经逐步形成。基本完成卫生系统人事代理制工作。组建了区疾病预防控制中心,全区卫生监督和疾病控制中心体制改革任务已基本完成。绩效工资分配制度初步建立，乡镇卫生院院长年薪制考核兑现。

专科建设　各医疗卫生单位加快人才的引进和培养，对外合作交流广泛，专科发展实行中西医相结合、传统与现代相结合、院内外相结合的三结合方式，2004 年，全系统引进本科以上学历医技人员 14 名。高港人民医院与上海五官科医院合作，开展角膜移植术，先后成立了心血管、消化、创伤三个中心。白马人民医院、高港第二人民医院分别与南京 454 医院、全军肿瘤中心加强横向联系，引进新技术，开展无痛分娩、肿瘤的手术，放、化疗等新项目。永安洲镇卫生院建立了疼痛病专科。中医喉科医院成为北京医院口腔指导基地，高港人民医院眼科曹亚云主持的“改良睫状体冷冻术治疗顽固性青光眼的临床观察”通过市级科技成果鉴定。全区共有 6 篇论文获得泰州市第四届自然科学优秀论文三等奖。

预防保健　全区儿童“五苗”覆盖率达 98.4%，计划免疫针对性传染病得到了有效控制。贯彻执行《母婴保健法》，爱婴医院抽查合格率 100%，孕产妇系统管理率 70%以上，住院分娩率 100%，全区无一例孕产妇死亡。加强儿童系统管理，全区 0~7 岁儿童系统管理当年符合率 90.6%。提高“三网”监测工作质量，开展 5 岁以下儿童生命监测质量评估，婴儿死亡率控制在 4.6‰以下，开展新生儿的疾病筛查工作，共筛查 1449 人，筛查率达 90.8%。

卫生监督　依法组织对全区的医疗机构进行专项执法检查。对全区 16 所医疗机构，365 名医护人员资格进行了检查，对 3 家违法医疗机构给予限期整改的处理。共取缔非法行医活动 3 起，没收非法行医药品 88 种，价值近千元，器械七种，价值4 000余元。严格执行《医疗机构管理条例》《执业医师法》明确各医院的功能和任务以及相关级别医师的诊疗范围，对超范围手术实行审批制度。加强食品安全专项整治，制定了专项食品卫生监督工作方案，多次组织对全区食品生产经营单位（个人）进行了拉网式检查，对口岸、刁铺 12 家大型超市提出整改意见。共现场销毁过期变质食品约 85 千克，硝水约 50 千克，对全区 38 家散装酒生产经营单位进行摸底检查。圆满完成数 10 起大型活动和重要节日的食品卫生安全保障任务。

行风建设　继续完善和加强药品集中招标采购工作，招标采购执行率 100%，2004 年共举行集中招标采购活动 4 次，累计招标采购药品1 400余万元，较上年同期节约采购成本约 50 余万元，让利患者约 30 万元。深入开展了行风警示和职业道德教育，除了在门诊设立专兼职导医人员，开展分诊、咨询服务外，还提供吃、住、用等方便；公布主要药品、专科、手术服务等项目收费标准，向住院病员提供一日费用清单，医务人员取消双休日，实行 24 小时应诊服务；高港中医喉科医院，为来院接受空腹检查的病人提供免费早餐；许庄医院深入社区、科技创业园等。2004 年全系统开展义诊服务 5 613人次，发放健康教育读本 2 万多份，建立个人医疗档案30 265件。经问卷调查，平均社会满意度 92%以上。　（陈文兰）

兴　化　市

事业发展　组建市卫生监督所和疾病预防控制中心；市妇幼保健所创建成泰州市首家甲等妇幼保健所；市人民医院、市三院新区分院，市中医院住院大楼、昌荣卫生院住院楼、戴窑中心卫生院规范化防保所投入使用。

新型农村合作医疗　全市 35 个乡镇全部参加新型农村合作医疗保险，行政村复盖率 100%，参保农民 80.6 万人，参保率 63.35%。全市有24 742人次获得住院医疗费用补偿，补偿总金额1 984万元。有 76 人得到大病再补偿，补偿金额 61 万元。

卫生改革　开展内部分配制度改革，各医疗卫生单位全部实施了工资浮动考核发放，对市二院，大营、林潭、城东、徐扬、永丰、缸顾、垛田、边城卫生院等 9 家医疗卫生单位实施了所有权和经营权“两权分离”改革。

卫生监督执法　卫生监督复盖率 100%，户次率 200%。核发食品、公共场所卫生许可证2 169份，从业人员体检8 054人，发现“六病”22 人均调离岗位。抽检食品 420 份，合格率 88.69%。书写卫生监督行政处罚文书 234 份，规范率 100%。行政处罚 35 户，罚款 14.3 万元，无行政处罚败诉案件。在全市食品经营单位开展了量化分级管理评审工作，共评出 A 级单位 25 家，B 级单位 120 家，C 级单位 21 家，D 级单位 4 家。开展严厉打击非法行医专项整治工作，出动执法人员 200 多人次，检查医疗机构 112 所，查处违法医疗机构 63 所，取缔城乡非法行医 48 起，没收价值 35 000元的医疗器械和药品，作出行政处罚 8 起。

预防保健　适龄儿童四苗复盖率达 94.92%，新生儿乙肝全程疫苗接种率达 98.25%。AFP 报告率达 1/10 万，全市活产数8 566人，孕产妇系统管理7 860人，系统管理率 91.76%；0 ~ 7 岁儿童系统管理 59 603人，系统管理率 98%；孕产妇死亡率 11.67/10 万，婴儿死亡率 6‰。医疗单位全部通过泰州市爱婴医院抽查，抽查合格率 100%。全市乡村卫生服务一体化管理率 71.11%。完成全市1 900多名乡村医生执业注册工作，组织了 9 期乡村医生法制培训工作，1075 名乡村医生参加了培训。

医院管理　全市医疗机构规范执业率，医生、护士持证率均达到要求。围绕基础建设、科室设置、人员配备、行政管理、医疗服务、诊疗规范、预防保健和行风建设等内容，在全市开展了创建“合格乡镇卫生院”活动，20 家单位创建为“兴化市合格乡镇卫生院”。举办 10 多期“医院管理培训班”，2 000多人次接受了现代医院管理知识教育。全市无偿献血总量为1 000 200毫升，占临床总用血量的 55.6%，成分输血率为 51.5%。

全系统医疗卫生单位实现业务收入2.5亿元,比上年增长19.7%。其中全额单位业务收入1 100万元,增长26.4%;市直医院业务收入1.45亿元,增长26%;中心卫生院业务收入3 600万元,增长11.4%;乡镇卫生院业务收入6 100万元,增长10.4%。市人民医院业务收入9 700万元,增长40.4%。

行风建设 建立监督组织,作出公开承诺,制定规章制度,设立行风举报公开电话,与市检察院联合开展预防职务犯罪共建活动。落实泰州市20项便民惠民诚信措施,实行医患联系卡制度,试行病人选医生,全面推行整体护理。与市广电局联合承办了互动性广播直播节目"健康热线",医疗单位成立了"健康俱乐部",开设了"健康教育园地",全面推行出院病人"电话访视"制度。 (解应鹏)

靖 江 市

卫生改革 出台《关于深化卫生改革的工作意见》,成立卫生系统改革领导小组和工作班子,制定下发关于深化卫生改革工作有关政策和规定。团结卫生院和市中医院分别为镇卫生院产权制度改革和两权分离改革试点单位。出台改制实施方案和公有产权的置换方案。对部分位置相邻、功能相近的卫生院进行撤并,先后撤销了敦义卫生院、第三人民医院,分别并入土桥卫生院、市人民医院。建立以聘用制为主体的基本用人制度,逐步推行合同管理和竞争上岗,技术职务评聘分开,在分配制度改革中,实行效益工资制,完善了以岗位工资为主、绩效优先的分配制度。

公共卫生 抓好以非典、禽流感、艾滋病、结核病防治为重点的传染病防治工作。加强发热门诊管理,做好发热病人的监测,开展非典防治知识培训和医疗救护演练,开展艾滋病防治知识培训,对手术病人和献血员进行常规检测,开展艾滋病自愿咨询检测工作。召开结核病防治工作会议,制定和下发《靖江市2005－2010年结核病防治规划》。认真开展其他传染病和地方病的防治工作,传染病发病率控制在200/10万以内。血防工作圆满完成,麻风病防治工作成果得到巩固。积极开展创建等级妇保所活动。市妇幼保健所在泰州市率先通过甲等妇幼保健所的省级评审验收。加强对基层妇幼工作的检查指导,两个系统管理、新生儿疾病筛查、"三网"监测等工作都有了新的进步。

农村卫生 市政府成立靖江市新型农村合作医疗领导小组,各镇也相应成立新型农村合作医疗管理委员会。制定下发《靖江市新型农村合作医疗暂行管理办法》等文件,市财政将引导资金由过去按参保者年人均1元的标准提升为年人均15元,健全规章制度,完善管理机制。举办业务培训班,统一会计科目,明确补偿结报审批程序,各镇召开专门会议,并与各村签订了目标责任书。全市共有24.46万人参加了新型农村合作医疗,较2003年增加了6万人。

医政管理 落实机构、人员、设备、技术准入制度。制定整顿措施,打击非法行医,与公安等部门联合对城区医疗市场进行了集中整治及不定期检查,发放违法告知书28份,共查处非法行医18家,罚款8起,取缔10起。对超过1万元的医疗设备基本做到招标采购。对全市100余家医疗机构进行了校验、发证工作,注销8个医疗机构下设点,审批登记注册医疗机构下设点7所。全市各医疗卫生单位积极参与无偿献血,我市无偿献血占到了临床用血量的75.7%。成分输血率平均达到了71.1%。全年全市系统内基础设施、基本医疗设备投入1 366万元,改善了医疗服务条件。开展基本现代化医院创建工作。贯彻执行江苏省四版病历书写规范,强化医疗质量管理和医疗安全防范措施,加强各个医疗和相关环节的管理,建立和完善医疗急救系统。继续巩固全国农村中医工作先进市的创建成果。市人民医院创泰州市综合医院中医科达标工作及八圩镇、斜桥镇创泰州市合格中医镇工作基本完成,并通过泰州市初评。

医教与科技 2004年系统内在职人员中共有4人考取研究生,有29人专科升本科,有79人中专升大专,全市卫生院以上单位新选送到上级医院进修71人,有近500人参加职称计算机能力的学习考试,参加继续医学教育培训2 222人,卫技人员三基本学习考试列入各级医院医疗工作的常规。全市各医疗单位引进新技术63项,申报泰州市科研立项20项、省立项1项,获泰州市科技进步奖6项。全市在地级市以上杂志发表学术论文176篇,交流论文54篇。其中在全国性刊物上发表95篇,省级刊物上发表49篇。

爱国卫生 全市农村新增自来水受益人口0.915 9万人,累计受益人口达63.2万人,占全市总人口95.1%。完成改厕1.12万座,靖城镇虹兴村、八圩镇火炬村、东兴镇海镇村已通过泰州市改厕普及村的验收。开展多种形式的的健教活动,健教基层网络覆盖率达90%,中小学健康教育开课率达100%,居民健康知识知晓率达80%,健康行为形成率达70%。开展环境综合治理、春冬两季大规模灭鼠活动及经常性蚊、蝇的消杀工作,城区"四害"密度一直控制在国家标准范围内。开展创建卫生镇、村活动,完善环卫设施,建立集镇管理网络,建成3个泰州市级卫生村。

行风建设 积极开展新一轮文明单位、文明行业创建工作,开展以"为发展服务、让群众得益"为主题的基层站所作风建设和创争泰州"五十佳"、靖江"二十佳"基层站所活动。所属20个单位分别通过泰州市、靖江市文明单位考核验收。制订下发《关于坚决纠正医药购销和医疗服务中不正之风,严肃行业纪律的有关规定》和《靖江市卫生系统行风十条禁令》,进一步明确卫生行业"八条纪律"及惩处办法。开展以"红包"、回扣、开单提成为重点的纠正医疗服务中不正之风的专项治理活动,收缴违纪违规金额20多万元。开展"万人评医院"活动,综合满意度达 90%以上。

（金晔霞）

泰 兴 市

卫生改革 至 2004 年底全市除根思卫生院外，33 家乡镇卫生院全部完成了以“两权分离，租赁经营”为主要形式的经营体制改革。其中协议转让 22 家，竞价招租 11 家，共吸引民资2 194.8万元。将汪群卫生院撤并重新组建了胡庄卫生院。市直医院在分配制度、服务模式等方面引入市场竞争机制。市人民医院在 5 个病区推行了“病人选医生、选医疗组”。卫生监督和疾病预防控制中心的改革顺利完成。

创建工作 开展了“万人评医院”活动，市直卫生单位服务对象问卷调查综合满意率 88%以上，乡镇卫生单位服务对象调查综合满意率 93%。结合卫生部“八不准”规定，对医药流通领域不正之风进行了查处。

农村卫生 全市普遍建立了以大病统筹为主的新型农村合作医疗制度，行政村覆盖率 100%，参合农民 68.15 万人，参合率达 70.6%。市级引导资金到位率 100%。全市全年共有15 811人享受住院报销，共报销费用1 107万元，个人报销金额最高达 2 万元。修订出台了《泰兴市新型农村合作医疗管理办法》。组织对全市参合农村居民免费健康体检，体检率达 58.7%。开展了卫生镇村创建活动，至 2004 年底，全市已有省级卫生村 4 个，泰州市卫生镇 8 个。全市新增自来水受益人口 8.8 万人，建成自来水普及乡镇 20 个，自来水普及率提高到 92.2%，新增改厕户 1 万户，建成改厕普及村 3 个；开展了灭鼠、灭蟑活动，巩固了省级灭鼠、灭蟑先进市成果。

疾病预防与控制 传染病发病率控制在较低水平，未出现甲类传染病暴发流行，法定传染病报告率 100%。“四苗”覆盖率 97.5%，新生儿乙肝疫苗接种率 98.8%。孕产妇系统管理率 84.7%，住院分娩率 100%，未发生孕产妇死亡。0～6 岁儿童系管率 90%，0～2 岁系管率 80%。新生儿死亡率 6.26‰，5 岁以下儿童死亡监测工作正常开展，儿童计划免疫保偿投保率达 95%以上。组织专业队伍进行江滩和乡村查螺，完成江滩查螺面积5 522平方米，内陆查螺4 591.9万平方米，均未查到活钉螺。

卫生科技 市人民医院与上海第九人民医院合作，成立了医学美容中心。市二院与南京军区总院签订了挂钩技术帮带协议。全年共发表论文 352 篇，引进新技术、新项目 45 个。市人民医院获省卫生厅科研课题立项 1 项，省卫生厅科技奖 2 项。七圩镇顺利通过泰州市中医合格乡镇验收，市人民医院中医科创建为泰州市综合医院合格中医科。市红会组织开展了泰兴市首次造血干细胞志愿捐献活动，112 名志愿者进行了现场血样采集。全年无偿献血 9 889 人次，献血总量 212.9 万毫升，占总用血量的 93%，成份输血率 59.8%。接受社会各界捐款 16 万元。

卫生监督执法 加强对全市 386 家公共卫生单位的监督，公共卫生合格率达 86.5%。以食品放心工程为重点，积极开展医疗市场专项整治。加大卫生行政处罚力度，全年共处罚 54 家。开展医疗市场专项整治，打击非法行医行为。

医院管理 各级医疗机构规范执业率 100%，医生、护士持证执业率 100%，大型设备报批率 100%。二级医院严格执行药品收支两条线管理，医保定点医院全部参加药品集中招标采购。常用药品、医用材料和主要医疗服务价格公示率 100%。药品招标后差价部分让利患者达 60%以上。常用药品、医用材料和主要医疗服务价格公示率 100%。

（严鹏贤）

姜 堰 市

概况 全市共有各类卫生机构 315 个，其中：医院 16 个，卫生院 18 个，诊所 40 个，医务室 18 个，社区卫生服务站 8 个，村卫生室 205 个，其他卫生机构 10 个。拥有床位数 2 039张，平均每千人拥有 2.26 张。共有卫生技术人员3 486人，其中医生2 309人，平均每万人拥有卫生技术人员 39 人，医生 26 人，床位 23 张。医疗机构门急诊 136.94 万人次，卫生部门固定资产 2.97 亿元，卫生事业费2 628万元，占地方财政支出 2.58%，平均每一门诊人次医疗费用 72.33 元。

卫生改革 积极探索和推行了年轻干部交流挂职制度和热点岗位易岗轮岗交流制度，已有 1 人挂职到位，5 人进行了轮岗或交流。在事业单位内部普遍实行竞聘上岗，加大了人事分配制度改革。市人民医院实行了“病人选医生”。出台了《关于完善和深化镇医疗机构产权制度改革的意见》。引进民资1 375万元。组织专家对 100 多种新药进行论证，将 300 余种单品种药品设定从标书中自动分离成单独标书，单品种招标后采取再议价方式。达到 100%医保定点医院参加招标，100%的医保药品参加招标，计招标 6 900万元。药品让利于民从 10%～20%上升到 60%，让利品种从 50 种增加到 213 种。

预防保健 出台了《姜堰市公共卫生体系建设规划》。及时有效处置了罡杨镇家禽大面积死亡事件、兴泰镇自来水液碱污染、蒋垛镇疑似空壳奶粉、大泗猪链球菌感染、桥头镇学生食物中毒事件等突发公共卫生事件。加强了艾滋病、结核病、血吸虫病等重点传染病的防治，出台了《艾滋病防治工作意见》。通过了省基本消灭疟疾考核，继血吸虫病、血丝虫病、碘缺乏病、麻风病、脊灰后消灭的第 6 个单病种传染病。全市无甲类传染病报告，乙类传染病共报告 11 种1 600例，发病数与上年同期相比增加 31.70%。治管传染性肺结核病人 332 人。报告新生儿 5 389 人，新生儿建卡率 100%，“五苗”接种率 98.60%，完成 2 例 AFP 的报告、采样、送检和随访工作，计免相关疾病得到有效控制，比上年同期下降 73.7%。爱婴医院抽查合格率 100%。孕产妇系统管理率达 75.1%，0～7 岁儿童系统管理当年符合率达 93.2%。孕产妇死亡率控制在 2/万以下、婴儿死亡率控制在 6.2‰以下。新生儿疾病筛查率二级医院达 92.4%以上，一级医院达 75.2%。血防调查 10 个流行镇、47 个行政村，调查总面积 1 517万平方米，未发现活螺。巩固灭螺 0.3 万平方米。

医政管理　全市执业医师（助理）1 238人，注册护士 633 人，执业医生、执业护士持证执业率 100%。大型设备报批率 100%。《江苏省医院手术分级管理规范》执行率 100%。无偿献血5 465人次，无偿献血占用血量的 82.8%，成分输血率达 76.8%。新建了 2 个社区卫生服务站，城区初步建立了以"一个中心、十个服务站"为网络的社区卫生服务体系，门诊服务 5 万人次，上门服务8 000人次，建立健康档案 1.8 万份，组织了一次 120 急救演练，初步构建了院前急救体系。实施"青蓝二期工程"，确定了 36 名培养对象。全市外出进修 100 人，脱产、函授、自学大专、本科 300 多人。全年科研立项 21 项，申报科研成果 10 项，全市引进新技术 100 多项，其中代表县市级水平 10 项，发表论文 100 多篇。

卫生执法　取缔非法个体诊所 12 家，查处非法行医 2 人，其中移送司法机关处理 1 人。实行综合执法与专业技术相结合的卫生监督执法机制，查处各类举报案件 95 起，查获并集中销毁了假冒伪劣食品等健康相关产品 164 个品种，2 600余千克，标的值近 30 万元。捣毁了 5 个地下生产食品的窝点。严格执行首次不罚制，免于行政处罚 618 起计 31 万余元。取缔非法个体诊所 12 家，立案查处非法行医 2 人，其中移送司法机关处理 1 人。开展了香肠、"空壳奶粉"等食品的专项整治。对全市 91 所学校食堂和城区 5 桌以上餐饮业开展了卫生信誉度等级评审。制订了全市卫生监督抽检计划，按月分步实施，并及时向社会公布。食物中毒报告及时率、规范处理率 100%。

农村卫生　新型农村合作医疗工作，农业人口参投率达 85.64%，合计筹集各类资金1 932.37万元，并上争省配套资金 409 万，大市补助资金 27.8 万，市政府贴补 488.28 万。出台了《姜堰市新型农村合作医疗基金管理办法》，实行统一帐户储存和管理。发放农民家庭健康档案 20 万份，有近 6 成的参保人员建立了健康档案。36 家医疗卫生单位被确认为市新型农村合作医疗定点服务机构。组织开展了新一轮黄桥老区改水攻坚工程，完成改水受益人口 3.13 万人，其中黄桥老区 3 万人。大伦自来水厂创建成省先进水厂，顾高、里华水厂分别创建成泰州先进水厂和合格水厂，大泗镇创建成泰州自来水普及镇。新增农村无害化卫生厕所10 089座，创建卫生厕所普及村 3 家。全市规范化乡镇防保组验收达标率 64.3%。镇村卫生服务一体化管理率 86.3%。

基础建设　完成了市人民医院 9 000平方米急诊急救中心大楼工程规划和 1.2 万平方米市中医院门诊综合大楼土建工程。1 万平方米溱潼人民医院新院及6 000平方米张甸中心卫生院整体搬迁工程正加紧建设，4 000平方米淤溪卫生院搬迁工程，已进入最后招标程序，6 000平方米市公共卫生突发事件应急处置中心正在立项征地。市人民医院完成了计算机信息管理系统二、三期工程，投资 250 多万元，引进 CR 及激光相机 1 台套、双探头黑白 B 超 1 台、血液透析机 2 台、呼吸机 2 台、人工肝 1 台套等医疗设备。　　　　（王华　杨勇）

宿 迁 市

【综述】

2004年卫生基本情况表

	数 量	与上年比增长数	与上年比增长率(%)		数 量	与上年比增长数	与上年比增长率(%)
卫生机构(个)	726	64	9.67	卫生人员(人)	8 192	769	10.35
医 院(个)	711	64	9.89	卫生技术人员(人)	4 135	842	25.56
床 位(张)	7 510	256	3.53	乡村医生(人)	7112	358	5.3
医院床位(张)				个体开业人员(人)			
平均每千人口医院床位(张)	1.46	0.05	3.54	平均每千人口卫生技术人员(人)	1.59	0	0

人口	总数(万人)	521	卫生费用	卫生事业费(万元)	2 115.23
	出生率(‰)	14		卫生事业费与上年比增长率(%)	0
	死亡率(‰)	5.83		卫生事业费占财政支出百分率(%)	0.69
	自然增长率(‰)	8.18		卫生系统固定资产(万元)	69 090.63
医疗服务	诊疗总人次(万)	540		卫生系统基建投资(万元)	2 626.18
	门诊人次(万)	509		平均每一门诊人次医疗费用(元)	58.32
	急诊人次(万)	23.81		平均每一出院病人医疗费用(元)	1 553.24
	住院总人次(万)	14.48			
	出院总人次(万)	14.43			

一、完善卫生改革

各县区改制医院基本落实养老、失业和医疗三项社会保险,大部分县区改制医疗单位退休职工养老金实行社会化发放。大部分医疗单位建立了职工利益分配制度,既采取绩效挂钩,又保证一般职工基本收入。对医疗单位“以奖代投”制度初步建立。制定了新的医院评审考核体系,包括事业发展、医院管理和履行社会职能三大方面共18条内容。市财政拿出30万元对市区5家先进医院、3个先进门诊部进行奖励。各县区也制定了“以奖代投”实施办法。全面实施卫生人员人事代理制度,各级医疗单位先后与职工签订了聘用合同,并到市、县卫生人才服务中心鉴证、注册。严格执行医疗服务机构、人员和技术三大准入制度,开展了医疗市场集中整顿。

二、公共卫生服务体系建设

市疾控中心添置了200万元设备。沭阳县疾控中心1万多平方米的业务大楼完成主体工程。全市投入400多万元用于乡镇卫生院建设,乡村两级防保人员财政补助经费基本到位。市医疗卫生救护中心投资650万元建筑面积2 500平方米的业务楼建成并通过竣工验收,专业人员进行了岗前培训。规划350张床位、总投入6 240万元、占地160亩、建筑面积32 000平方米的市华东医疗康复中心(市传染病防治中心)主体工程已全部完成。市妇幼保健中心完成了候诊大厅主体工程改造和装潢,病房综合楼开工建设。沭阳妇幼保健中心业务楼投入使用。市血液采供中心完成泗洪、泗阳、沭阳三个分站建设。市、县(区)卫生监督执法队伍建设得到加强,添置了部分执法设备。

三、农村改水和新型农村合作医疗

全市共投入改水资金5 155.7

万元，实现农村新增受益人口 61.3 万人，完成年度任务的 122.6%。各县区政府和卫生行政部门高度重视新型农村合作医疗，通过宣传动员，泗洪、泗阳两县和宿豫、宿城两区有 193.63 万农民参加新型农村合作医疗，占农业人口的 78.69%；沭阳县 2003 年 10 月开始试点，参保率已达 83.22%。全市共有 316.34 万人农民参加新型农村合作医疗，农村人口参保率为 79.87%，在全省排名第四，苏北第一。

四、预防保健

控制肠道传染病，全市没有发生流行。召开全市重大传染病防治工作会议，结核病、艾滋病防治措施得到有效落实。全市共收治传染性肺结核3 187例，治愈率达 90%，现代结核病控制策略覆盖率达 100%。开展了艾滋病自愿免费咨询检测服务。完成了 20 万特需人群规范补碘举办疟疾血检镜检培训班。认真落实计划免疫各项措施，共有 17 个乡镇 30 个行政村(居委会)8 890户农家 630 名儿童参加调查，"四苗"覆盖率 98.3%，乙肝疫苗首针接种及时率 97%，百白破三联疫苗加强接种率 94.3%，乙型病毒性肝炎防治进一步加强，全年有 10 万人次接种了乙肝疫苗。加强妇幼保健工作，努力遏制孕产妇死亡率不断上升的势头。先后召开了孕产妇死亡评审会、降低孕产妇死亡专题会，坚持定期评审孕产妇死亡病例，开展个案调查、死因分析，严格执行"两证"(《母婴保健技术服务执业许可证》和《母婴保健技术考核合格证》)准入制度；近 500 名助产人员参加业务培训；在市、县城区 28 家接生单位开展新生儿疾病筛查工作。

五、卫生监督

进一步清理卫生行政许可项目，简化审批程序。加大市场监督力度，开展劣质奶粉、月饼、饮料、食品添加剂、散装食品以及香肠、香肚、肉松等肉制品等食品专项检查活动 26 次，推行食品卫生监督量化分级管理。会同教育部门加强学校食品卫生监督管理，组织开展打击非法行医专项整治行动，全市共出动现场执法人员 5 560 人次，检查 2 451个医疗机构(包括村卫生室)，查处违法医疗机构 583 所，取缔非法行医 289 起，吊销《医疗机构执业许可证》25 家，没收药品、器械价值 29.5 万元，罚款 47.1 万元，限期整改 265 家。

六、医政管理

严格机构审批。市县区停止审批个体诊所，鼓励社会力量举办具有一定规模、技术含量较高的大中型医疗机构，对现有门诊部以下医疗机构，特别是个体诊所，严格执行设置条件和评审标准，严控数量，吊销不符合条件和违规整改不达标的个体诊所。认真做好医生、护士执业注册，依法查处无证医务人员及未办理变更注册的人员。

七、中医科教

加强中医专科、专病建设的道路。泗洪县中医院成立了集医疗、护理、康复、养老于一体的老年托管中心、中医特色较突出的颈肩腰腿痛治疗中心和介入治疗中心以及带有药浴、足疗、刮沙、针灸、推拿、按摩、音乐茶座休闲等功能的妙手轩保健中心。全市新申报科技项目成果 29 项，开展新技术服务 130 项，外出进修学习卫技人员 277 人，发表论文 353 篇，参加学历教育 618 人，参加继续医学教育活动5 236人次。先后组织 56 名住院医师进行卫生统计、资料检索、医德医风等公共课培训及考核、96 名住院医师参加全省理论统考、94 名住院医师参加实践技能考核。对全市3 076名乡村医生进行培训，有2 896人参加全省乡村医生执业注册资格考试。

八、爱国卫生

市区各系统、各单位相继成立了健康教育组织，全市中小学健康课开课率达 100%。开展形式多样健康教育广泛开展卫生宣传和控烟教育。全市开展了创建"无烟草广告城市"活动，召开了全市创建国家卫生城市动员大会，市政府与各县、区人民政府及市直有关单位签订目标责任状，制订了《宿迁市创建国家卫生城市工作计划及行动方案》《宿迁市创建国家卫生城市总体实施计划》和《宿迁市创建国家卫生城市实施方案》。制订了《宿迁市创建国家卫生城市目标责任状》。在全市开展卫生先进评选活动，市公安局等 49 个单位被评为爱国卫生先进单位。下发了《关于在全市开展除四害活动的通知》，组织开展了大规模以灭鼠为重点的除四害活动。各地组织专门力量，深入到村组、社区开展"一户一清查、一户一份告知书、一户一份承诺书"系列活动，动员其主动上缴自备自用的违禁杀鼠剂。对垃圾处理场进行全面消杀。积极推进农村无害化厕所建设。全市完成卫生户厕 3 万座，其中无害化卫生厕所 1 万座，建成 15 个改厕普及村。截止 2004 年底，全市共建卫生厕所 21.4 万座，无害化厕所 5.97 万座，普及率达 20.75%。

(任佳康　陈　香)

宿　城　区

医政管理　大力开展辖区医疗市场清理整顿活动，严厉打击非法行医行为，全年共组织拉网式检查三次，立案查处 29 家，取缔无证非法行医 60 家，没收非法行医药械品价值26 000余元，并对全区 82 家非法行医名单在《宿迁日报》上予以公布；对全区医疗机构逐一过堂，对不符合要求的，限期整改到位，累计换发《医疗机构执业许可证》325 家；全年完成医师注册 60 人，护士注册 34 人，乡村医生注册 841 人。

疾病预防控制　对区公共卫生监督办主任、副主任、乡镇卫生院院长和街道社区卫生服务中心主任等职位在全区范围内公推公选，增配 15 名防保干部；加强公共卫生机构基础设施建设，筹资 15 万元资金用于卫生院、社区卫生服务中心维修房屋，添置电脑、打印机、传真机等办公设备和冷链设备，制订全区非典及人间禽流感防治工作预案和重大突发公共卫生事件应急处理预案，加强肠道门诊建设，下发了总价值 2 万余元的消杀药品，全区累计上报腹泻病人67 481例，人口检索率达 1.14‰；做好狂犬病暴露前接种试点工作，全区共发生甲乙类传染病354例,乡镇卫生院、社区卫生服务中心、区公共卫生监督办实行传染病疫情及重大突发公共卫生事件网络直报,报告率始终保持在98%以上,上报及时率和疫点处理率达99%以上,全区未发生重大疫情;推进儿童建卡、投保、计免接种,全区农村计免投保率已达87.30%以上,建卡率达99%以上,基础免疫全程接种率达99.20%,及时率达99.23 %,加大生物制品治理力度,采取定期与不定期检查方式,查获价值3 000元的非法生物制品。

妇幼保健 继续落实妇幼保健保偿制,抓好产妇死亡监测、现场调查和孕产妇、围产儿死亡评审工作,完成了全区助产技术人员资格审查,联合区教育局开展全区托幼机构验收工作,全区7岁以下儿童保健管理率达70%,产前检查率达69%,孕产妇死亡率控制在省控标准20/10万以下。严格产科建设和人员准入管理,规范产科技术服务,对验收合格的14家医院产科发放产科资格证。加强《出生医学证明》发放管理,严格发放程序,共发放《出生医学证明》1 705个。

卫生监督 加强公共场所卫生监督,严格卫生许可证发放程序,把好验收审批关,发放经营单位卫生许可证588个,发放《食品卫生许可证》511家,从业人员健康证1 531个。深入城乡组织开展假劣奶粉、白酒市场、月饼市场专项整治活动,共检查生产经营食品单位397家,取缔无证经营26家,立案查处44家,累计查处价值0.8万元的过期、霉变食品。积极保障全区重大节日、水利工程施工、中高考及两会期间饮食卫生安全。

农村卫生 重新修订出台了《宿城区新型农村合作医疗管理办法(试行)》,积极开展多种形式宣传活动,筹资到位资金394.62万元,共有97 896户、393 731人参加新型农村合作医疗,参保率达76. 8%。全区实行网络化管理,按照《宿城区新型农村合作医疗定点服务机构管理办法》规定,对验收合格的27家医疗机构发放"新型农村合作医疗定点服务单位"铜牌,并签定服务承诺协议书。9月份全区新型农村合作医疗正式启动实施。全区农村改水10.5万人,涉及15个乡镇(街道)36个村(居)。采取省财政补一点、区政府拿一点、群众自筹一点和经营者出一点的办法,筹措改水资金。对260多万元的改水材料实行公开招标。2004年全区新建水厂10座,管网延伸8处,累计新增农村改水受益人口10.56万人。

爱国卫生 全方位地开展卫生村镇创建。加大卫生村镇创建宣传工作力度,制作创建宣传版面,张贴、悬挂标语、横幅,并举办了19期创建咨询活动,全区创建卫生镇10个,卫生村(居)19个。

科教工作 加大医疗卫生单位卫生技术人员和乡村医生培训力度,举办非典型肺炎医院感染、疫情网络直报、合作医疗等培训班6期,参学人员达700余人次,全区各医疗单位先后选送34名卫技人员到上一级医院进修;严格按照卫技人员职称晋升考试规定,并将继续医学教育与职称晋升挂钩,做好医疗卫生单位卫技人员职称晋升报名、考试、登记和注册工作;局机关推行电子政务,在各医疗单位中广泛开展信息化建设,部分医院已经建成了医院管理网络系统,实现门诊、病房及库房计算机管理。

(王德先)

宿　豫　区

新型农村合作医疗 区卫生局成立了新型农村合作医疗工作领导小组。起草《关于进一步加快卫生事业发展的意见》和《区新型农村合作医疗管理暂行办法》,又先后出台了《区新型农村合作医疗定点机构暂行规定》《补偿制度》《转诊制度》《廉洁制度》等10余项制度,共投入20多万元,使得整个网络系统得到及时建立,实现了区、乡两级网络化管理。多形式、多渠道、多层面地开展宣传活动。严格审评28家定点医疗机构,把握整体工作制度建设和重点关键环节管理,做实做细,操作规范,确保证全区新型农村合作医疗制度的规范化、制度化、科学化、健康运行。2004年度,全区新型农村合作医疗参合人员共40.6万余人,参合率达70.23%。

疾病预防控制 按照三年改造计划,共投入近百万元完成了6家乡镇卫生院基础建设改造;投入20万元为区妇幼保健所添置2台大型医疗仪器,为精神病院添置救护车一台。强化公共卫生事件应急处理机制建设,及时制订出台了《宿豫区突发公共卫生事件应急处理方案》《非典防控预案》,建立起人间禽流感应急处理技术预案、体系等,强化了对全区传染病和突发公共卫生事件监测的动态统计和分析。先后组建了全区公共卫生应急处置、监督和防控三支队伍。从区疾控中心抽调技术人员到乡镇卫生院进行传帮带,完成10余个专业千余人次的培训工作。全区计划免疫工作顺利通过卫生部综合审评,全年0~4岁儿童"四苗"覆盖率达95.3%,单苗接种率达98.9%,传染病发病率下降到69.9/10万。完成口服碘油丸1.8万人份,无一例不良反应,疟疾休根服药率93.8%,全年筛查结核病人451例,其中CIDA(结核病控制项目)病例331例,治疗率100%,完成项目任务131.3%,"亿万农民健康促进行动"深入开展,婴幼儿死亡率下降,爱婴医院巩固率达90%以上。丁咀、曹集卫生院被评为市十佳乡镇卫生院。

医政管理 乡镇医院职工养老保险金集体部分全额交纳,退休职工养老保险金全额发放,"四维"人员进行社保工作,正在进行;全年完成9个专业近千人次的分级培训工作,完成800多人的乡村医生注册,完成职称、资格考试报名320余人次,输送20余人次外出进修学习,引进人才10余人次;先后两次开展集中监督执法,共纠正不规范执业行为200余人次。区中医院迁址新建工程全面启动,两次集中整治纠正不规范执业行为近百余人次,顺河、黄墩两家医院被市卫生局授予市"十佳乡镇医院"称号。

卫生监督执法 强化监督和严查重处,卫生执法队伍建设水平不断提升，全年共完成立案查处 138 件，取缔非法行医 60 家次，纠正不规范医疗行为 300 多人次，违规率同比下降 20%。集中开展两次拉网式的整治活动，共取缔不具备执业资质医疗机构 60 家。在食品卫生监督方面，全年对全区 600 多家经营户进行了千余次监督检查，立案 12 件，销毁不合格食品 300 多种，全年卫生许可证发放 600 个，发放率达 90%以上。

爱国卫生 广泛深入开展爱国卫生运动。落实农村改水工作，全区共投入改水资金 450 万元，新建设水厂 1 座，实现新增改水受益人口50 656人，超额完成 2.06 万人的改水任务。共完成陆庄、陆桥、王沟三个安居小区诊所和工业区南北诊所配套，诊所整体水平均高于村卫生室。 （倪陆军）

沭 阳 县

卫生改革 对民营医院功能任务及内部管理等 14 个方面进行了进一步规范并强化落实。制订了《沭阳县医疗机构卫生技术人员管理办法》，下发了《关于进一步规范卫生技术人员流动管理的通知》，依法实行民营医院外聘、辞退人员、职工辞职提前告辞制、核准制。

农村卫生 重点规范村卫生室内部管理，抓好"四有"：即看病有登记、用药有处方、收费有凭据、转诊有病历；"五统一"：即人员统一调配、药品统一调拨、财务统一管理、工作统一规范、制度统一制定。县疾控中心综合楼主体 11 层，建筑面积10 027平方米，总造价约1 500万元，已完成主体框架工程。强化农村高氟改水，在 23 个乡镇 94 个行政村中完成受益人口 24.04 万人，超额完成年度工作任务。开展新型农村合作医疗工作以来，全县共计报销金额3 050万元。其中住院报销报销费用2 314万元；门诊报销费用 736 万元。新年度农民个人筹资工作已全面完成，目前已筹集1 208万元，参保农民 120.8 万人，参保率 87.18%。重新修订了《沭阳县新型农村合作医疗管理办法》，将合作医疗住院费用的起报点由 500 元调整到 300 元，将 300 至2 000元部分医疗费用的报销下放到乡镇合管办，以进一步便利群众。

预防保健 加强疫情动态监测和报告，全年无重大疫情爆发流行。四苗复盖率达 95%以上，脊灰、麻疹、新生儿百白破的监测指标达省、市要求；积极推行纯化乙脑苗接种，共接种 4.3 万人份；结合乡镇防保楼建设工作，进一步规范计免门诊建设，加强预防接种异常反应管理，未接到异常接种反应报告。落实非典和突发人间禽流感防治任务；在各级医疗卫生单位开通疫情报告电话、咨询电话，实行 24 小时值班制，日报告制和零报告制度；认真开展业务培训，在各医院设立了 49 个发热门诊，积极开展发热病人的诊断、体检工作。

卫生监督 坚持公正规范执法，大力维护公共卫生和医疗秩序，积极开展医疗市场专项整治工作，重点打击非法行医和规范合法医疗机构的用工及诊疗行为，共立案 271 起，行政处罚 200 家，取缔无证行医 150 家。重点加强了对食品生产经营单位监督管理。强化日常巡回监督，共发放卫生许可证 1 739 份，从业人员健康证4 080份，立案查处违法案件 360 件，没收销毁劣质食品2 200千克。开展各类食品卫生专项整治。先后检查奶及奶制品生产经营单位 330 家，依法查扣并没收不合格奶粉 694 袋，检验奶粉 54 个品种，其中有 32 个品种不符合国家标准要求，均已作出行政处罚；对样品检验不合格，生产条件差的 3 家酒厂予以了取缔；强化学校食品卫生工作，取缔学校周边无证食品摊点 71 个，没收学校商店无标识定型包装食品 617 件，对 16 家食堂卫生状况差的学校下达了整改意见书。年内，全县无集体中毒事件发生。

行风建设 县卫生局先后组织了创"十佳"活动、党的知识竞赛活动、义务奉献活动等，全系统职工受教育面达 100%。继续实行首诊负责制、挂牌上岗制、一次申告属实待岗等项制度；建立立体监测网络，聘请卫生行风社会监督员 9 名，在系统内设立 了 45 部监督举报电话，61 个举报箱，向住院、出院病人发放《征求意见书》；实行了局党委成员信访接待轮流值班制，共接待处理人访信访 69 人次，结案率均为 100%，县卫生局 6 次组织人员突击检查，对违反规定的有关人和事给予了严肃处理。

（王兆成）

泗 阳 县

医政管理 组织医疗机构评审和校验，严格人员和技术准入；建立医院管理专家库，为 548 名职工签订了用工合同，办理人事代理手续，全县医疗机构职工（包括退休职工）的养老、医疗、失业保险基本得到落实。全年开展两次集中医疗市场专项整治活动，依法查处违法医疗机构 95 所，对全县一级医院、门诊部、诊所、医务室、卫生室等 584 家医疗机构进行了评审、校验。合并 58 家村（居）卫生室，限期整改 8 户次。查处超范围诊疗机构 27 所，处罚 114 户次，罚款 107200 元；开展了执业医师变更注册工作，对执业单位与注册地点不符的执业医师、执业助理医师均办理变更执业注册手续。对乡村医生进行了执业资格考试，有 188 名考生通过职称考试。

疾病预防控制 率先在全市实现疾病监督、传染病疫情和突发公共卫生事件网络直报，全县共报告法定传染病1 189例，报告率达 98%以上，总发病率为 126/10 万，全县的儿童计划免疫投保率达 99.30%，"四苗"覆盖率达 98.14%，新生儿建卡率和 4 岁以下儿童建卡率 100%；脊灰接种率 94.47%、麻疹疫苗接种率达 92.92%、百白破 98.14%、卡介苗 99.07%、脊灰疫苗基础免疫接种及时率达 90%，12 月龄以下儿童乙肝疫苗全程接种率为 99.07%，首针及时率达 93.75%。开展疟疾休根服药工作，服药率达 100%，完成了 512 人的丝虫病原学监测和 2 个不同方位自然村的肠道蠕虫共1 032

人以上的整体监测工作。认真搞好结核病防治工作。发现结核病人578人,报告病人3次查痰率80%以上,涂阳肺结核病人341人,督导治愈率达80%,规则治疗率达90%,治愈率达85%以上。建立健全了食品卫生、职业卫生、学校卫生、公共场所、生活饮用水等基础性资料,建档率达100%、档案规范化完整率达80%。

妇幼保健　制定切实有效措施,降低孕产妇死亡率。组织有关专家对全县120名助产服务人员进行执业资质考核。对全县33家符合条件的医疗机构经评审核发了《母婴保健技术服务执业许可证》,共完成新生儿疾病筛查1 320人,7岁以下儿童保健管理率87%,孕产妇保健管理率95%,孕产死亡率12.8/10万、婴幼儿死亡率13‰。"六·一"儿童体检340人,保健保偿3 640人,妇女病普查657人,保健保偿2 180人,听力筛查1 204人。

爱国卫生　以农村改水为重点,深入开展爱国卫生运动。全县共完成了39个村的改水任务,新建联村水厂2座,单村水厂4座,管网延伸41处,新增改水受益人口13.1万人。扎实有效地开展创建卫生村镇,以及除四害工作。紧紧围绕"五清"目标,积极开展"美化、绿化、亮化、净化、硬化"达标竞赛活动,大力开展单位庭院环境、办公室环境整治工作,开展全民健康教育活动,大力开展农村村容村貌和卫生环境整治活动。众兴、新袁、裴圩等乡镇及6个村(居)被评为市级卫生镇(村)。

新型农村合作医疗　成立新型农村合作医疗管理委员会,并选择了张家圩镇进行新型农村合作医疗试点,全县筹款金额556.94万元,覆盖率达77.57%,制定下发了《泗阳县新型农村合作医疗管理办法和实施意见》,成立了医院管理专家库,对38家合作医疗定点医院进行了验收和发牌,公布了报销范围和用药目录。实行县乡电脑联网,补偿结报,全县乡镇场(除穿城外)当场兑现了78.6万余元。

行风建设　局党委与各单位签订的目标责任状中,局领导班子成员每人包一片,每人管一条线,王集、张家圩、里仁、卢集等乡镇卫生院在行风测评中均名列前茅。各医疗卫生单位实行收费公示制度,收费查询制度,对住院病人实行"一日一结清单制",制定了"八项规定""五条禁令",公开接受社会和群众监督。按季度组织招标采购,共采购药品230种,招标金额1 113万元。

(倪飞鸣)

泗　洪　县

医政管理　修订出台了《泗洪县医疗机构管理实施意见》,重点体现了"四大准人"。召开五次医疗安全工作专题会议,和各单位签订责任状,共组织了六次安全生产工作大检查,出动车辆88台次,人员180人次,编印安全检查通报5期。抓好继续教育,共举办各类学术活动15期。已累计培训乡村医生886人次。全县共有200余名卫技人员参加了成人自考和成人高考。有100多名参加了业余大专学习。有300余名卫技人员到上一级单位进修学习。

卫生防病　全县卡介苗实种7 049人,接种率99.24%;糖丸疫苗基础三次实种21 138人次,接种率99.16%;百白破三针实种20 826人次,接种率99.28%;麻疹基础实种6 901人,接种率99.24%;全年共登记腹泻病人4 723例,检索1 205例,登记率47.23/万,检索率1.21%,共完成甲肝疫苗接种17 700人份。完成对碘盐分装单位县盐业公司共11批次加碘盐采样监测,合格率为91%。完成对全县降氟改水水源水的丰枯水期水氟监测,共采集水样318份。完成对地氟病病区的监测工作,共对300余名8~12岁儿童进行氟斑牙患病监测。

卫生监督　全年共检查食品超市64户/次,大型饭店、酒店35家,随机抽查了126名食品从业人员,对县辖区内经营的散装食品进行检查,共检查经营单位4家。全年对城区中学及幼儿园食堂进行了《食品卫生法》及相关卫生知识培训,共有从业人员280人,265人进行了健康体检,体检率达95%以上。全年对城区范围内的食品生产经营单位共检查600多家,监督覆盖率达400%以上。对发生问题较重的单位进行立案查处,共查处13户,罚款金额19 469.6元。

妇幼保健　全面提高乡、村两个系统管理率,建立健全"三网监测"网络,加强《助产技术》、《爱婴医院》培训,提高产科质量,采取多种渠道降低孕产妇、婴幼儿死亡率及出生缺陷发生率。"新生儿疾病筛查"工作从无到有,至2004年底城区内已超过70%。孕产妇系统管理率91.78%,儿童系统管理率84.08%,婚前检查率1.49%,妇女病普查率71.59%,托幼园儿童建档率83.6%,新生儿筛查率74%(城区内),孕产妇死亡率77.71/10万,婴儿死亡率14‰。

农村改水　2004年改水共涉及归仁镇等11个乡镇31个行政村。全年共建水厂4座,管网延伸24处。全年新增改水受益人口8.544万人,完成计划任务8.5万人的100.5%。

新型农村合作医疗　泗洪县共有58.285万农民参加合作医疗,共筹集基金582.85万元,农民参保率80.4%。县配套资金580万元已纳入县合作医疗基金专户,省补助资金580万元已全部到位。2004年,全县住院报销4 046人次,住院报销总金额2 850 055元;门诊药费报销5 367人次,门诊药费26 647元;门诊定额报销42万人,门诊定额报销金额2 100 000元;全年累计支付合作医疗基金5 076 702元,其中个人一次性报销补偿资金2万元以上的有8人,1万元以上有38人。

(徐壮飞)

驻江苏部队卫生工作

【南京军区卫生工作】

2004年，南京军区卫生工作紧紧围绕卫生战备，突出抓好卫勤综合保障能力建设、卫生体制编制调整、医疗保障制度改革、部队卫生防病和医德医风建设，圆满完成了各项任务。

一、强化卫生战备建设，提高综合保障能力

按照军区总体部署和要求，强化力量建设，完善保障方案，落实物资储备，抓好卫勤训练，研究梳理重难点问题，提高综合卫勤保障能力。

一是开展了机动卫勤分队达标建设。在全区医院机动卫勤分队列装建设后，会同总部对全区医院机动卫勤力量达标建设情况进行专项检查和指导，通过调阅战备制度计划方案等文书资料、现场查看"三室一库"和无记名战备问卷调查等形式，从组织领导、制度建设、装备管理、库室建设和战备训练五个方面进行了全面检查，综合建设达标率在90%以上。二是抽组培训了维和医疗分队。组织教学力量分别对以福州和南京总医院为主体的第一批52名预选对象进行为期4个月、第二批50名预选对象为期1个半月的军事技能、野战外科技术和外语能力强化培训，落实了维和医疗分队人员抽组，并通过总部联合工作组的考核验收。按照联合国二级医院标准，紧急筹措1 553万元装备物资，安全运送到位。组织召开了誓师大会和欢送仪式。第一、二批医疗队已顺利完成工作交接。三是加强了卫勤针对性训练和专业人才培养。开展以四大技术为重点的自救互救训练，组织部队医疗机构野战外科模块化训练，指导野战医疗队展开与撤收、高技术武器伤防治、伤员救护与后送为重点的针对性训练。完成"181工程"第二批学科带头人结业考核，全年共举办继续医学教育项目20项，组织27名干部参加博士、硕士在职学习，向总部申报了3名笹川医学奖学金人选。

二、深化医德医风建设，促进医疗质量提高

以巩固三年医德医风建设成果为契机，进一步强化医疗质量管理，深入开展医疗优质服务活动，满足部队官兵的合理医疗需求。一是巩固深化医德医风三年建设成果。召开电视电话会议，对医德医风建设进行动员部署。在《人民前线》报开辟专栏，加大典型宣传力度，分别在福州总医院和第101医院开展医德医风规范化建设试点，研究制定加强医德医风经常化、制度化、规范化建设意见，下发了《关于在卫生系统开展医疗服务不正之风专项治理通知》，集中查处纠正在医疗服务、医药购销过程中群众反映强烈的"红包"、"回扣"等10个方面问题。召开了医德医风建设表彰大会，表彰先进医院6所，标兵科室11个，先进科室30个，标兵个人12名，先进个人97名。二是继续做好西部对口支援工作。督导各医院落实对口支援西部贫困县医院工作，分批组织14所医院56名医务人员，赴西藏、贵州继续开展医疗对口支援活动，共诊治病人11 500余人次，开展手术700余台，专题讲座300余次，捐赠医疗设备及经费共计170万元，使受援医院的软硬件建设都得到明显进步，受到总部机关和当地人民群众的好评。三是加强医疗护理质量建设。举办了第二届军区医疗质量管理专业组学术会，分析医院医疗质量形势，探讨进一步加强医疗质量管理的办法。组织13名中心医院护理部主任赴港见学考察香港理工大学护理学院等医疗、教学单位，开拓视野，更新观念，强化质量意识。组织军队医师、护士参加年度全国执业资格考试工作，并为277名考试合格的医师和103名护士办理了资格认定和执业注册。四是不断加大科研管理工作力度。取得了一批层次高、影响大的研究成果，年度全区医药卫生单位共获各类奖励85项，其中军队科技进步一等奖1项、二等奖4项、三等奖26项；军队医疗成果二等奖9项、三等奖26项；获国家教育部科技进步一等奖1项、二等奖2项；获江苏省科技进步二等奖7项、三等奖9项。获奖数量质量有新的突破。

三、狠抓基层卫生建设，确保部队健康安全

突出疾病预防控制、机构达标建设和创建"文明卫生军营"活动，推进卫生防疫防护、部队卫生机构建设和爱国卫生等工作。一是深入开展部队卫生机构达标建设。根据《军区部队卫生机构达标建设实施意见》，从人才队伍、技术建设、规范管理、基础设施、服务保障等方面入手，抓好院队挂钩帮带，强化基层服务功能。组织医院与体系部队卫生机构签订挂钩帮带责任书，明确帮带目标和任务。全区医院先后选派52人到部队代职，指导部队开展新技术159项，支援部队医疗设施设备390台(件)，共计200余万元。

官兵对部队医疗机构满意率达90%，有6个单位被总部评为“为部队服务先进单位”，21个单位被军区评为“达标建设先进单位”。二是突出抓好以禽流感、非典为重点的传染病防治。成立了专业指导组和疫情应急处理预备队，指定8所医院为禽流感病人定点收治医院，建立了禽流感、非典防治专用信息网，落实24小时值班和疫情日报告、零报告制度，开展禽流感防治知识培训和紧急疫情处理演练，对营区饲养的109万只禽类实施分类分步处理。组织3个督查组对驻疫区部队的防治工作进行督导。三是继续深化“心理健康工程”。按照全面实施“心理健康工程”的要求，加强人才队伍建设，组织心理医师培训，保证建制团以上单位有1名兼职心理医生、有1套心理健康教育挂图、有1台心理治疗设备和“军人心理健康评估系统”。举办了由45名兼职心理医生参加的评估系统应用培训班，并将该系统45套网络版、300套单机版软件下发部队应用。四是不断强化部队卫生管理。围绕提高部队环境生活质量和官兵文明卫生素养，深入开展创建“文明卫生军营”活动，组织两个考评组对40个申报“文明卫生军营”的单位进行了综合考评。进一步强化卫生监管，组织部队开展“饮食卫生百日安全”活动，实施区域性卫生督查，先后26次对178个单位进行了卫生督检查，体检公共服务人员4 927名，新办卫生许可证698份，从业人员健康证12 243份，签发《职业禁忌人员调离通知书》63份，对27个问题较为突出的单位签发了《卫生行政处罚决定书》。突出对重大行动的卫生监督，先后组派121人次，进驻部队演习、海训现场，完成70余次重要会议、重大行动的卫生防疫保障任务。

四、推进卫生管理改革，适应官兵医疗需求

按照总部的统一部署和要求，全面启动就医管理制度改革，推动实施持卡医疗；抓好医院、疗养院体制编制调整改革工作，理顺管理和保障关系。召开军区医疗保障制度改革工作会议，部署战区医改工作。结合战区实际，拟制下发《战区医疗保障制度改革工作组织实施方案》，编印发放医改政策宣传资料、举办培训班，制定各类实施细则，加强检查督导，确保了医改政策能够落实到位。继续强化卫生信息化建设。举办《部队卫生信息系统》软件应用培训班、PACS网络数据挖掘和利用电子病历编控系统软件培训班，拟订了《医院信息系统应用管理评价细则》，对12所医院的系统应用管理情况进行检查指导，统一了应用版本。编发三期《卫生统计信息》，召开了计算机医学应用和卫生经济专业学术交流会。

五、完善药材供应体系，形成平战保障机制

以战役储备需求为牵引，推进药材仓库建设，建立平战一体的药材供应保障机制，确保药材平时供应与战时保障相适应。完成了年度战备药材储备任务，推广全军药材仓储管理信息系统，并使用该软件进行战备药材管理。改进药材主渠道供应模式，组织药材集中订货，共完成445个单位、887个品种的药材保障任务，累计金额1.13亿元。组织药品仪器检验所对战区43家医疗机构药品和制剂共141个品种、363批次进行了抽验。对3所医院制剂室进行了验收，并核发军队医疗机构《制剂许可证》。协调抓好药材仓库建设。拟制上报了“十五”期间药材分库建设项目和2007年以前建设计划，协调南京、福州药材分库自动化立体库建设，其中南京药材分库新建自动化立体库房已进入设计招标阶段，同时结合福州药材分库现状和实际，论证提出了《福州自动化立体药材库房建设方案》。落实部队卫生装备建设。按照《师以下部队卫生装备配备标准》，基本配齐了一般部队卫生机构装备，共配发71个品种、1 557件，价值756万元。派出维修小分队6批29人次，为117个单位维修卫生装备827台，计量检测医疗设备868台。开展医疗器械网上招投标工作。创建全军通用的医疗器械产品信息库，为突发公共卫生事件或战时紧急采购医疗器械产品实现信息储备，国家卫生部和总后卫生部将这一做法作为经验转发，中央电视台也为此作了报道。

六、加强保健计生工作，提高服务保障水平

落实干部保健政策，深化“康寿工程”，提高干部自我保健意识和能力。下发《关于做好军区保健对象非典和禽流感防治工作的通知》，召开了“军区高龄老干部医疗保健工作电视电话会议”，会同军区政治部门组织部队在职主官领导和基层优秀官兵集体疗养，完成了总部下达的疗养计划任务，安排落实机关干部年度体检。贯彻总部《关于对部分离休干部医疗费用实报实销的通知》精神，落实新增重点保健对象医疗待遇工作，为45个基层单位解决大病医疗经费166万元。组织对军区2003年度重点保健对象及实报实销医疗保健对象医疗经费会审。强化计划生育宣传教育和干部队伍建设，组织了计生执法检查。

（吴志成　沈　烈）

【江苏省军区卫生工作】

2003年，江苏省军区卫生工作紧紧围绕“反台独”应急作战卫勤准备和年度总体工作思路，部队的卫生防病、医疗保健、计划生育和无偿献血等工作都取得了优异成绩。

一、修订和完善应急作战卫勤保障方案，抓好全区卫生机构三年达标建设

“3.20”前夕，根据省军区和南京军区卫生部统一安排，按照省军区应急作战方案要求，对全区应急作战卫勤保障方案进行了修订和完善，重点对应急作战沿海防卫作战卫勤保障方案、预备役部队调服现役和动员支前等方案，根据担负任务的变化，及时进行修订和完善。根据军区统一部署，从2002年开展，按照《部队卫生工作规则》《军区部队卫生机构达标建设实施意见》，围绕完成本级救治任务和规范化管理等要求，狠抓了全区卫生机构三年达标建设。

二、完成全区新兵检疫工作

为维护新兵身体健康、提高兵

员质量、打牢新兵训练基础，重点把好交接卫生关、卫生管理关、健康教育关和预防接种关四个环节。年初共完成全区2 200名新兵的体格复查、健康教育和预防接种任务，共检出身体不合格新兵 69 名，退兵 5 名。

三、开展禽流感防治工作

在抓禽流感防治工作中，做到“五个结合”：一是把禽流感防治与春季卫生防病工作相结合。认真落实卫生防病工作制度，大搞爱国卫生运动，消除“四害”死角，为官兵创造一个良好的生活、工作环境。二是把禽流感防治与非典防治结合起来。统一组织预防，统一上报疫情。三是把禽流感防治与部队行政管理相结合。严格人员管控，控制人员进入疫区探亲休假，严禁来自疫区的人员进入营区。四是把禽流感防治与增强部队战斗力相结合，严防人群感染，维护官兵健康。五是把禽流感防治与执行卫生法规相结合。依法实施疫情检查监测，依法管理传染源，依法处置疫情。对因处置不力，造成后果的，依法追究有关责任。

四、举办全省民兵医疗救护(防疫)队长集训，完成省军区部门以上首长体检工作

3 月 19 日至 22 日，在省人武学校举办了一期由全省 48 个民兵医疗救护队、16 个海上医疗救护队和 14 个卫生防疫队的队长及各军分区(警备区)的卫生科(所)长参加的全省民兵医疗救护(防疫)队长集训。3 月 4 日至 10 日，组织省军区 37 名部门以上首长到镇江第 359 医院进行体检。

五、开展第 16 个爱国卫生月和创建文明军营活动

抓好爱国卫生月活动的宣传教育，开展了以提高官兵自我保健能力、自我防护能力和自我调控能力为目标，以营区环境治理、卫生设施配套建设和系统健康教育为重点的创建文明卫生军营活动。继 2002 年和 2003 年四个旅团被评为文明卫生军营的基础上，2004 年连云港警备区和苏州军分区整体达标，顺利通过了军区专家组的检查验收，连云港警备区还被军区推荐为全军创建文明卫生军营先进单位。

六、参加省军区按纲施训教材、军事志的编写和组织医改人员信息采集工作

4 月份，到舟桥旅集中进行省军区按纲施训教材的编写，并组织修订和完善。组织做好医改人员的信息采集，只用 10 天时间就完成了全区部队各类人员共15 871人次的信息采集。主要做了四个方面的工作，一是及时报告情况，争取领导的支持。二是及早明确工作任务。各单位都在体系医院召开信息采集工作会议之前，将人员的界定标准、各类人员需提供的有关证件、资料等发放到有关人员手中。三是集中精力搞好采集工作，采取了自下而上、逐级负责等措施，确保信息采集的准确。四是多方协助，搞好信息采集审核。

七、协调驻苏部队职工参加驻地社会基本医疗保险工作

4 月 18 日，召开了省军区医改工作电视电话会议，对全区职工参加属地社会基本医疗保险工作进行部署，明确了职工参加属地社会基本医疗保险的完成时限。截止 2004 年 7 月 15 日，省军区部队1 891名职工中，有1 359人参加了属地社会基本医疗保险，参保率达到了 72%。其中，连云港、盐城、扬州等 9 个地区的军队职工全部参加了社会基本医疗保险。

八、参加省暨南京市防空作战演习，抓好野战外科模块化训练

7 月 30 日至 8 月 30 日，集中在南京警备区，进行演习的筹划、导调和指挥，在演习期间，省军区卫生处主要担任第四课题消除空袭后果的联络员和人员救护分课题学习的拟制、导调和演练的指挥，并负责演习导演部综合计划工作，圆满完成了任务。抓好旅团卫生队野战外科模块化训练。各旅团卫生队按照军区联勤部卫生部印发的《旅团卫生队野战外科技术模块化训练考评标准》，组织卫生技术人员到体系医院进修学习野战外科技术，6 ~ 10 月份，全区共选派 6 名外科医师、4 名麻醉师、8 名护师到体系医院进修，达到了预期目的，提高了旅团卫生队野战救护所展开能力和完成本级救治能力。

九、认真协调落实无偿献血工作

自无偿献血工作实行区域管理以来，省军区通过健全组织、加强协调、周密计划、严密组织，驻苏部队献血工作已逐步走上了正规化、制度化的轨道。2004 年，驻苏部队计划献血12 032人，实际完成14 644人次，超额完成计划的 21.7%。4 月份，对 2002 ~ 2003 年度在无偿献血工作中做出突出贡献的 29 个无偿献血先进单位、70 名无偿献血先进个人和 30 名无偿献血先进组织工作者给予了通报表彰，推动了驻苏部队献血工作的进一步开展。省军区继 2001 年获“全国无偿献血先进部队”奖后，2004 年再次被全国表彰。　　(蔡元峰)

【南京军区空军卫生工作】

2004 年，南京军区空军卫生工作按照总部、空军和军区空军指示要求，突出抓好卫生战备建设、航空卫生保障和日常卫生防病工作，狠抓各项工作落实，较好地完成了全年工作任务。

一、狠抓卫生战备建设落实，扎实做好军事斗争卫勤准备

1. 抓卫生装备建设和管理。根据部队卫生装备计划，为 18 个部队卫生机构及 17 个在用航医室请领下拨卫生装备 973 台件。严格落实卫生装备到位回执制度，对配发的装备进行跟踪调查，促进了部队装备管理意识的提高。协同军区联勤部卫生部药品仪器检验所组织医疗设备维修小组，为全区部队卫生单位巡回维修医疗设备 110 台件，提高了设备的完好率。

2. 抓应急作战卫勤准备。按照“真打真准备”要求，以筹划应急作战卫勤准备为重点，研究分析战区防空作战卫勤保障力量的编成和使用，拟制了应急作战卫勤保障等方案。督促部队按标准补充配齐战救药材，组织部队开展野战救护所展开及撤收、遇险飞行人员救护等带有实战背景的训练、演练 25 次。

分年度上报了卫生装备和战救药材补充配备计划。

3. 圆满完成"402"任务卫勤保障工作。根据任务要求,指导空×师卫生主任办制定了卫生保障方案及应急处置预案。组织对参演空勤人员身体情况进行摸底,并严格把握身体放飞条件,确保了参演飞行人员的健康出勤率。抽调卫生防疫队人员定期到工作、生活、外场展示和观演场地进行消、杀、灭和卫生检查,对各类饮用水进行快速检测和细菌学检测,确保各项防疫措施落到实处。

二、深化《空军航空卫生工作规则》,不断提高航空卫生保障能力

1. 深入推进《空军航空卫生工作规则》的学习贯彻。根据空军统一部署,利用召开军区空军卫生工作会议时机,在认真总结2003年学习贯彻《规则》试点经验的基础上,组织全区航卫骨干进行集训,邀请航卫专家就如何学习贯彻新《规则》进行授课,统一和规范了航卫保障秩序。督促各级卫勤机关把深入学习贯彻《规则》作为全年航卫工作的重点,针对试点过程中暴露出来的问题,加大对照检查和整改力度,及时纠正保障过程中不规范、不科学的做法,部队航卫保障质量和工作水平有比较明显的提高。

2. 加强飞行卫生保障正规化管理。筹措资金,为全区航空兵团航医室和轮训、看守场站卫生机构配发计算机、医疗器材及办公用品,改善了航空卫生工作条件。根据军区空军后勤部统一要求,建立部队航卫工作情况月报制度和定期分析航卫保障形势工作制度,增强了卫勤组织指挥的针对性和有效性。根据《飞行后勤保障条例》和《空军航空卫生工作规则》,结合部队飞行保障实际情况,对《空军飞行人员小体检工作规范(讨论稿)》《场站飞行后勤保障正规化实施细则》(卫生部分)进行了修订,合理补充和细化了《规则》,使部队飞行卫生保障更加规范统一。督导部队严格落实飞行人员小体检、飞行体验和"双签字"制度,全程、准确掌握参训飞行人员身体情况,严格、合理、科学放飞,保障了部队战备训练任务的顺利完成。

3. 加大飞行人员健康疗养和改装体检的协调安排力度。针对部队战备训练计划不确定性增加,健康疗养、改装体检等任务安排变动频繁的实际情况,结合2004年度飞行人员健康疗养床位定额,制定下发了《2004年度飞行员健康疗养计划》,督促部队按期、按批、按地组织疗养。对担负战备训练任务较重、疗养安排变动较大的部队给予及时协调,重点保障,较好地满足了部队战备训练任务需要。全年组织飞行人员健康疗养×个批次×××人,飞行体验×××××人次,身体把关×××人次。

三、落实体制编制调整改革方案,适应卫勤保障新体制

根据空军《明确空军部分后勤保障实体移交联勤系统有关问题》和军区空军体制编制调整改革领导小组统一部署,及时召开了医院、疗养院院长座谈会,对移交工作中可能出现的问题进行分类定性,明确了解决问题的方法、途径,确保移交单位按期顺利交接。

四、深入开展法规政策宣传,稳步推进医疗保障制度改革

为确保军队医疗保障制度改革顺利实施,精心组织筹划,抓了各项工作的落实。一是加强组织领导。成立了由军区空军副司令员任组长,后勤部部长任常务副组长,司、政、后、装四大部机关各一名副职任副组长,军务、干部、宣传、人劳、财务、卫生等部门领导参加的医疗保障制度改革工作领导小组,明确部门职责和分工。全区团以上部队成立了相应组织,具体负责本单位医改工作的计划部署、宣传教育、督导检查等工作。二是深入开展宣传教育。采取上下结合、点面结合、医患结合等方式,广泛宣传医改政策,为医改工作的全面推行奠定了基础。三是完成医改信息采集。全区部队医改信息采集率达93.6%,其中干部采集率94.5%。

五、加强卫生综合治理和监督监测,提高部队卫生服务综合保障水平

1. 狠抓以非典和禽流感为重点的传染病防治工作。一是认真落实防止非典疫情反复措施。督促部队进一步加强对非典防治法规和防治知识的再学习、再普及,进一步完善非典防治应急预案,筑牢防止非典疫情反复的防线。二是加强高致病性禽流感防治工作。成立防治工作指挥部,召开了防治工作电视电话会议,就部队防控工作做出整体部署。采取多种形式,向官兵讲清高致病性禽流感的发生原因、传播方式、危害影响和预防要领,加大对部队养殖禽类的清查清理力度,组织部队对营区(含家属区)内养殖的禽类进行扑杀,并严格按照卫生防疫要求进行妥善处理,从源头上杜绝疫情传入部队。严格落实疫情监控、报告制度,实行禽流感疫情日报告和零报告制度,及时处理、报告和排查部队营区及驻地可疑疫情,保证了部队正常的工作和生活秩序。三是狠抓常见传染病的防治工作。指导部队认真开展血吸虫病防治工作,组织对安庆场站、嘉兴场站的血防工作情况进行调研,实行血吸虫病疫情周报告和零报告制度,杜绝了烈性传染病发生和传染病暴发流行。

2. 进一步加强爱国卫生工作。组织召开了军区空军爱卫会第43次全体委员会议,及时调整了军区空军爱卫会成员。结合第16个爱国卫生月活动,广泛开展以整治环境、清洁营区、争创文明卫生军营为主要内容的爱国卫生运动,部队整体卫生质量有了明显提高。空×师、雷达××团和司、政、装机关达到了"文明卫生军营"标准,并被作为创建达标单位推荐上报。认真执行国家和军队有关卫生法规,进一步强化卫生监督监测,先后组织办理炊管人员健康证430个,卫生许可证173个,检测水源水质15份,抽检各机关招待所食品样本60批400余份。坚持预防为主的方针,大力开展以倡导推行文明、健康生活方式为主题的健康教育,狠抓各项防病措施落实,有效控制了疾病发生。

3. 推进卫生管理信息化建设。

根据《部队卫生信息管理系统》推广应用“时间表”安排，对部队系统应用骨干进行集中培训，选择有代表性的场站医院（卫生队）和地面旅团卫生队作为试点，为系统全面推广应用提供了可靠的保证。建立部队日报上报 FTP 专用网站，开通 2 条上报线路，保证部队与机关之间疫情数据传输通畅。至 2004 年底，全区 70% 的团以上部队卫生机构能够使用网络上报日报数据，初步建立了适应军队卫勤应急反应和疾病监控需要的信息网络体系。按照总部、空军统一部署和军区空军关于应急机动作战部队综合集成建设的有关要求，拟制了《军区空军应急机动作战部队卫勤综合集成建设落实措施》，指导衢州场站医院完成综合集成卫勤保障实力评估。

4. 抓紧人才培养和引进。举办航卫保障骨干集训班、药材管理骨干集训班、部队卫生工作研讨班、《部队卫生信息管理系统》软件培训班各 1 期。安排部队卫生技术干部进修 58 名，培训卫生员 101 名，选派 1 名航医、2 名体检医生到第四军医大学进行航空医学理论培训，组织 4 名场站医护人员参加全军师医院野战急救技术培训班，选送 15 名保健骨干参加全军及空军组织的急救技术培训班，协同军务处组织对河南、江西、浙江 3 个卫生士官试点省区 94 名应招对象进行专业考核。

5. 加强药品质量监控。为加强军队药品监督管理，保证部队官兵身体健康，根据《药品监督员管理办法》和总部、空军要求，推荐全军药品监督员 1 名、空军药品监督员 62 名。继续组织对部队过期毒麻精神药品进行销毁，进一步建立和健全药品采购、入库和发放制度，采取批量订购、多厂家比较等多种方法禁止劣质药品流入部队，坚决杜绝采购和使用假冒伪劣药品。全年筹措供应部队药品价值约 × × 万元，并保证质量，有效地保障了部队官兵的用药需求和身心健康。

6. 干部保健工作深入扎实。特聘南京部分军地专家成立军区空军保健委员会专家组，保证重点保健对象及在职高中级干部的保健质量不下降。组织开展老干部“长寿杯”保健知识竞赛，并组队参加空军老干部“长寿杯”保健知识决赛，荣获二等奖。全年组织师职干部体验率达 97.7%，军以上干部体检率 100%。　　（曹建铭）

【武警江苏总队卫生工作】

2004 年，武警江苏总队卫生工作以《军队基层建设纲要》和《武警部队基层卫生机构建设标准和工作标准》为依据，以面向基层、服务部队为方向，以提高官兵健康水平、增强部队凝聚力和战斗力为目的，突出重点、狠抓落实，为确保部队中心工作的圆满完成提供了有力卫勤保障。

一、基层医疗机构建设

以深化后勤规范化管理为契机，在积极补充配备基层医疗设备的基础上，突出加强规范化管理工作。依据《武警部队基层医疗机构建设标准和工作标准》和《后勤规范化建设与管理标准及考评办法》，制定了《总队基层医疗机构规范化管理实施细则》，并在三支队、镇江支队进行卫生队、室标准化建设和规范化管理试点工作，推动了部队基层医疗机构整体建设。

二、医院建设

两所医院积极适应现代化建设发展的需要，按照“科技兴医，质量建院”的要求，全面提升医院的建设水平，走可持续发展的道路。在软件建设上，以落实医院管理信息系统“军字一号”工程为牵引，带动医院的科学管理上台阶。年内，总队医院“军字一号”工程收费系统全面运行，实行了住院病人清单制；南京医院实现门诊挂号、划价、记帐、收费自动化，病历、医嘱、检查化验的网络化，有效地提高了工作效率。在硬件建设上，在抓好重点科室建设的同时，加快先进设备的引进，积极开展新的技术项目。2003 年以来，两所医院相继购置了螺旋 CT、超声刀、宫腔镜、彩超、血液净化治疗仪、体外碎石机、血粘度检测仪等价值 600 余万元先进设备，引进手外科、血液净化法治疗脂肪肝、高血脂症等治疗新技术，开展人工肝、颅脑创伤基础研究、三叉神经痛、脑出血微创、脑肿瘤治疗等 6 项特色项目，增强了医院的整体竞争能力。同时，医院注重加强横向联合，总队医院今年与第二军医大学骨科研究所联姻成立骨科研究分所，成为二军大硕士、博士研究生临床教学基地，促进了该专业的技术发展。两所医院建设水平的整体提高，改善了伤病员住院治疗条件，也给医院的建设与发展增添了后劲和活力。2004 年两所医院门（急）诊量 10 万余人次，住院治疗8 000余人次，手术3 000余人次，抢救危重病人1 400余人次，取得了较好的经济效益和社会效益。

三、卫生防病工作

深入落实《全军“十五”期间部队除害灭病规划》，结合基层“四项设施”配套建设，积极组织开展“文明卫生警营”创建工作，总队有四个单位被总部授予“文明卫生警营”达标单位。坚持将部队卫生防病作为卫生工作的重中之重，认真落实“预防为主”的工作方针，突出抓好非典、禽流感等重点烈性传染病的预防，重点抓好检疫和综合防治，部队发病率得到有效控制，昼夜发病率和传染病发病率均控制在规定的范围之内，杜绝了食物中毒和烈性传染病的发生。完成年度总队新兵卫生检疫、体格复查、免疫接种和院校招生、士官改选体格检查及干部健康检查工作。

四、战备工作

坚持把以战备执勤和处置突发事件为中心任务的卫勤保障摆在首位，加强战备教育，落实“处突”和“反恐”预案及卫勤保障物资的准备工作，提高卫勤组织指挥、快速反应、医疗救护、卫生防护能力。各支队结合总队组织的室内战术作业及以实战为背景的拉动演练，着重抓了卫勤保障的组织指挥、现场救治能力的训练及部队战伤自救互救的普及训练，提高了官兵自我救治能力。据统计，全年共组织各类卫勤保障近百次，出动卫勤人员数百人次，保障了数千名官兵的身体健康，较好地完成了社会治安综合治理、院校招生考试、“11.4”江宁横山林场大火等卫勤保障。

五、医疗服务

为提高服务质量，总队组织召开医疗体系座谈会，对“为兵服务”进行双向讲评，对存在的问题及时制定整改措施，积极为伤病员提供优质的医疗服务保障。定期组织医疗队到偏远基层部队进行巡回医疗，开展健康教育和心理健康咨询活动，指导基层搞好检疫、体格检查及预防接种等工作，累计巡诊送药6万余元，发放各种健康教育资料20000余份。“5.12”国际护士节，总队对评选的优秀护士进行表彰。

六、科研人才培养

总队召开年度医学科学技术委员会会议，调整医科会成员，研究制订医学科研计划，科研立项11项，审定申报科技进步奖4项，医疗成果奖9项。总队两所医院获武警部队科技进步奖2项、医疗成果奖3项。分期分批对基层卫生干部进行临床、口腔、心电图、放射、B超、检验等常用诊疗技术的培训，选派部分卫生技术干部到军地医院进修深造，组织部分卫生人员集训等。

（许加林　陈　鹏）

【2004年武警江苏总队科研成果获奖项目】

序号	项目名称	完成单位	主要完成人	获奖等级
1	便携式人体体温记录分析仪的研制及临床应用	总队医院	汤建国等	科技进步三等奖
2	氨溴索注射液对茶碱在家兔体内药动学的影响	南京医院	金　跃等	科技进步三等奖
3	提高部队医院救治颅脑损伤整体水平临床系列研究	总队医院	乔振才等	医疗成果三等奖
4	三种颈前路椎间融合方法的早期临床评价	总队医院	胡玉华等	医疗成果三等奖
5	肿瘤患者血清一氧化氮水平测定研究	总队医院	施根林等	医疗成果三等奖

（许加林　陈　鹏）

学术团体和群众团体工作

【江苏省医学会】

一、学术交流

2004年共举办39个学术会议，其中承办6个全国性会议，组织和承办3个华东地区会议，组织召开全省学术会议30个。共收到论文7 366篇，安排大会专题报告449个，大会交流1 519篇。参加会议的专家和代表共9 010人，邀请15名外籍专家和82名省外知名专家讲学，传递了当今世界医学领域最新的信息和学术成果，受到与会专家和代表一致好评，收到预期的效果。

二、继续医学教育

1. 全年共举办继续医学教育项目38项(次)，其中国家级项目5项，省级项目33项(次)；安排333个专题报告，12例手术演示，共有3 525人参加学习。

2. 承担2005年全省继续医学教育项目评审、整理汇总以及上报的工作，共收到全省各有关单位申报的国家级项目92项，省级项目270项；管理和检查全省继续医学教育项目的执行档案，对200多个项目逐项进行检查并给予备案。

3.2004年继续做好大型医用设备使用人员上岗培训考试工作，共接受1 023人报名进行培训，并组织参加全国统考。

4. 做好我省国家级继续医学教育项目的分级管理，共对20多个单位、100个国家级项目进行执行核准，发放12 000多份证书，并在发证时逐一登记，核对编号，严格管理。

5. 根据学会2年一度评选优秀继续医学教育项目的决定，继续医学教育工作委员会主持并组织了对专科分会提出申请参加评优的25个项目进行评选，评选出循证泌尿外科学等6个项目为2003～2004年度的优秀继续医学教育项目。

三、医学科学普及和科技咨询

1. 在2002年与南京市鼓楼区科协联合开展"健康教育进社区"的基础上，今年继续在该区十几个社委会轮流举办健康知识讲座、健康咨询义诊、群众性救护知识和技能培训；设立"健康信箱"，以了解社区居民所关心的热点话题；组织健康知识展板巡展等活动；专家走进社区和群众面对面交流，帮助提高广大人民群众自我保健能力，取得良好的效果。2004年在江苏省"科教进社区"活动经验交流大会上获得"先进集体"和"先进个人"奖。

2. 全国第四届科技活动周暨江苏省第十六届科普宣传周，组织在宁13家大医院15个专科的主任医师进行义诊，有1 000多人次前来现场问诊求医，受到广大群众的赞扬和好评。连续多年被省科协评为"科普宣传周先进单位"。

3. 贯彻"全国科普日"工作计划，配合省科协举办服务"三农"和"大蓬车苏北科普行"活动，先后4次组织有关专科分会专家到溧水、金湖、茅山、宝应、盱眙、仪征等地的镇、村进行科普讲座和义诊活动，直接为广大农民服务，听课咨询的当地农民共约2 000余人。结合"中国高血压日"开展"心脑血管疾病的防治知识讲座"；配合"11月14日世界糖尿病日"举行大型广场健康义诊；在防癌抗癌知识普及教育中举办多场大型"关爱癌症病人，提高生活质量"学术报告会，共数千人参加活动。

4. 在重学术、重临床的前提下，主动与一些制药企业联系，共举行16场次临床医药学术研讨会、报告会，开展咨询活动。

四、《临床检验杂志》

全年共收来稿1 124篇，共录用稿件326篇，稿件录用率为31%；出版正刊约100万字，发行9.6万余册；共发布广告140则，召开定稿会4次，召开常务编委、编委会议各2次。

杂志自1996年被国家科委选入"中国科技论文统计源期刊"，1997年被国家科委、文化部和新闻出版署评为"全国优秀期刊"，1997年、1999年、2001年、连续3次评为"江苏省科技优秀期刊"，2002年评为"双效期刊"。在2004年省级科技期刊评比中，位于全省第三名，又一次被评为优秀期刊，并获得国家百种重点科技期刊提名奖。进入国家期刊方阵的同时，杂志还一直是"中国科学引文数据库临床医学类核心期刊"，并被"中国期刊网""中文科技期刊数据库"、"中国学术期刊光盘版""中国学术期刊综合评价数据库"等著名数据库收录，从2003年度开始被世界6大权威检索期刊之一的《美国化学文摘》收录。根据国家科技信息中心发布的数据，2003年影响因子由上一年的0.291提高到0.452。

五、医疗事故技术鉴定

全年共接收申请和委托再次鉴定数234例，处理2004年前积压案件170例，共计办理了404例。其中进行鉴定并发出《医疗事故技术鉴定书》300例，终止或撤销61例，不予受理1例，在办案例数42例。已完成鉴定的300例中，构成医疗事故121例，事故率为40.3%。变更市医学会首次鉴定意见113例。

六、“中华医学科技奖”推荐汇总和省医学会2年一度的中青年优秀论文评选活动

2004年度“中华医学科技奖”评审工作，组织有关学科专家对全省各地推荐的21项参评成果进行评定，共评出15项成果上报中华医学会。经总会中华医学科技奖评奖委员会组织全国专家初评和终评，共获得“中华医学科技奖”二等奖4项、三等奖2项。是设奖四年来获奖最多的一年，也是获高奖项最多的一年。

根据省医学会2年一度评选优秀中青年论文的决定，组织评选2003、2004年度中青年优秀论文。各专科分会、各市医学会和各医疗机构共送评452篇论文，经学术工作委员会主持并组织30位各科专家评审，评出南京市第一医院陈绍良的《Effect on Left Ventriicular Function of intracoronary Transplantation of Autologous Bone……》论文为特等奖，南京军区南京总医院姜少军的《Examination of the Mechanism of Oleic Acid－Induced Percutaneous……》等9篇论文为一等奖，南京医科大学第二临床医学院郭锡熔的《大鼠resistin基因信号肽的突变抑制3T3－L1前脂肪细胞的分化》等14篇论文为二等奖，南通市肿瘤医院张建兵的《c－erbB－2过表达、mm23低表达与结直肠癌预后不良的关系》等47篇论文为三等奖。

七、组织管理

1. 全年共完成肾脏学、病理学、肿瘤学、内科学、高压氧、输血学、传染病学、放射学等共8个专科分会换届改选工作；升格并组建医学美学与美容分会；撤销航空航天分会。

2. 根据专科分会的申请，有5个专科分会成立了肺部感染、性病、妇科肿瘤、社区服务、美容外科等16个学组，对2个专科分会的皮肤病理、胃肠外科等5个学组进行换届改选。

3. 配合中华医学会的换届改选，为23个专科分会推荐38名在学术上有一定成就、在全国有一定影响、热心学会工作的专家担任中华医学会和中华口腔医学会副主任委员、常委、委员等。

4. 开展团体会员的发展工作，7月28日组织了16家省直医疗卫生单位、驻宁部队卫生单位及医学院校召开“江苏省医学会团体会员单位联络秘书工作会议”，共收到11家单位的入会申请，审批及会费交纳工作正在进行中。

5. 7月召开全省医学会秘书长工作会议，参会代表70多人，20多人作了大会论文交流，总结近几年来各地医学会在当地卫生行政部门领导下开展工作的经验，针对学会如何应对面临改制的形势进行探讨。

6. 根据各专科分会工作总结和自评申报材料，按照先进专科分会评选办法组织评选，经会长办公会议审定，常务理事会通过，外科学分会等10个专科分会被评为2004年度先进专科分会。

（曹家和　朱运章）

【江苏省医学会 2004 年度学术活动情况】

序号	会议名称	时间	地点	出席人数	征集论文	大会交流	分会交流	书面交流	专题讲座
1	江苏省第六次肾脏病学学术会议	3 月 26-29 日	南京	190	132	20	/	/	12
2	江苏省第六次影像技术学术会议	3 月 18-22 日	镇江	145	245	40	/	205	12
3	第二届全国临床分子生物学诊断学术会议	4 月 8-11 日	无锡	169	161		/	/	12
4	江苏省第一次内分泌乳腺外科学术会议	4 月 17-20 日	镇江	104	33	33	/	/	2
5	江苏省老年人常见病药物治疗学术研讨会	4 月 22-26 日	南京	80	11	11	/	/	9
6	第四次全国医学美学与美容学术会议	5 月 11-15 日	南京	431	447	12	93	342	12
7	江苏省第九次骨科学学术会议	6 月 3-6 日	南通	453	534	80	/	454	8
8	江苏省神经系统变性疾病专题学术会议	7 月 22-25 日	苏州	76	45	/	/	33	12
9	江苏省呼吸系统药物研究进展和临床应用研讨会	5 月 30 日-6 月 2 日	南京	167	122	24	/	98	13
10	江苏省第九次肿瘤学术会议	7 月 30 日-8 月 2 日	泰州	164	126	22	/	104	10
11	江苏省第八次妇产科学学术会议	6 月 24-27 日	镇江	198	117	27	/	90	12
12	江苏省耳鼻咽喉-头颈外科急诊研讨会	7 月 15-18 日	镇江	196	97	18	/	79	9
13	江苏省第八次超声医学学术会议	6 月 11-15 日	扬州	220	128	32	/	85	11
14	江苏省第七次内分泌学学术会议	7 月 7-10 日	常州	217	76	37	/	39	15
15	江苏省第九次眼科学学术会议	7 月 2-6 日	南京	273	261	66	/	195	22
16	江苏省第三次胆道-腹腔镜外科学术会议	7 月 16-19 日	常州	176	78	23	/	55	7
17	江苏省第八次血液学实验诊断学术会议	8 月 21-25 日	南通	110	72	14	/	/	5
18	第五次全国男科学学术会议	8 月 27-31 日	南京	512	608	/	71	537	5
19	江苏省第十次皮肤性病学学术会议	10 月 22-25 日	徐州	181	94	14	/	80	10
20	江苏省第十次传染病学学术会议	10 月 18-21 日	常州	238	216	24	/	192	13
21	江苏省第四次高压氧医学学术会议	10 月 30 日-11 月 1 日	徐州	56	68	24	/	44	5
22	2004 年江苏省病理学术研讨会	9 月 9-13 日	徐州	167	54	47	/	47	7
23	全国第五届磁共振学术大会	10 月 15-18 日	南京	673	575		70	505	61
24	江苏省第八次神经外科学术会议	10 月 29 日-11 月 1 日	徐州	240	268	23	/	19	6
25	江苏省第九次物理医学与康复医学学术会议	11 月 6-9 日	徐州	118	56	22	/	34	15
26	江苏省第七次放射肿瘤学学术会议	11 月 25-28 日	无锡	96	102	33		69	21
27	江苏省第二次胃肠外科学术会议	11 月 2-4 日	无锡	92	41	23		13	6
28	江苏省心血管疾病规范化诊疗学术研讨会	12 月 9-12 日	张家港	279	270		52	218	14
29	江苏省整形烧伤新技术研讨会	12 月 9-12 日	镇江	76	90	31	/	59	13
30	2004 年江苏省大内科疾病诊治进展学术研讨会	9 月 2-6 日	无锡	289	22	22	/	/	14
31	中华医学影像技术学会第 11 次全国学术会议	9 月 12-17 日	苏州	368	476	自由发言、讨论		476	28
32	华东地区妇科内镜学术会议	9 月 16-19 日	南京	420	手术演示 21 台				5
33	江浙沪儿科学术会议	11 月 17-19 日	无锡	310	673	44	/	/	8
34	全国妇产科学术会议	11 月 11-15 日	南京	1 035	767	14	339	403	11
35	2004 年华东六省核医学学术会议	9 月 24-27 日	苏州	116	118	45		73	5
36	2004 年肿瘤病理学术研讨会	6 月 18-20 日	南通	84	读片				/
37	江苏省第五次社区卫生服务会议	12 月 6-9 日	南京	152	59	6			5
38	2004 年江苏省器官移植学术会议	11 月 19-21 日	常州	60	124	8	55	61	6
39	2004 年江苏省 ERCP 学术研讨会	6 月 4-5 日	泰州	79					8
	总计	/	/	9 010	7 366	839	680	4 609	449

【江苏省医学会2004年继续医学教育项目执行情况】

编号	项目名称	项目编号	项目负责人	学分	时间	地点	人数	专题	专科分会	备注
1	糖尿病诊治进展短训班	2004-48-03-06-002	田成功	3	2004.3.27	苏州	163	5	内分泌学分会	省级
2	糖尿病诊治进展短训班	2004-48-03-06-002	田成功	3	2004.3.21	南京	100	6	内分泌学分会	省级
3	皮肤性病学诊断及治疗进展学习班	2004-48-04-12-003	毕志刚	12	2004.3.16-22	徐州	38	28	皮肤性病学分会	省级
4	甲状腺疾病诊治进展学习班	2002-48-03-06-04	田成功	3	2004.4.28	无锡	108	16	内分泌学分会	省级
5	产科新进展学习班	2003-48-05-02-001	周重宛	12	2004.4.22-25	南京	51	10	妇产科学分会	省级
6	糖尿病诊治进展短训班	2004-48-03-06-002	田成功	3	2004.5.30	泰州	180	6	内分泌学分会	省级
7	糖尿病诊治进展短训班	2004-48-03-06-002	田成功	3	2004.5.29	扬州	100	5	内分泌学分会	省级
8	超声医学临床技术操作规范学习班	2004-48-09-02-004	陆凤翔	10	2004.5.25-30	南京	94	8	超声医学分会	省级
9	糖尿病诊治进展短训班	2004-48-03-06-002	田成功	3	2004.5.22	徐州	110	5	内分泌学分会	省级
10	糖尿病诊治进展短训班	2004-48-03-06-002	田成功	3	2004.5.22	南通	150	5	内分泌学分会	省级
11	烧伤临床技术操作规范学习班	2004-48-03-02-004	周守贵	10	2004.5.16-21	南京	65	9	整形烧伤外科学分会	省级
12	整形临床技术操作规范学习班	2004-48-04-10-002	周守贵	10	2004.5.16-21	南京	65	13	整形烧伤外科学分会	省级
13	呼吸道感染门诊治疗进展短训班	2003-48-03-02-006	殷凯生	3	2004.5.15	南京	51	6	呼吸病学分会	省级
14	核医学临床技术操作规范学习班	2004-48-09-04-004	吴翼伟	10	2004.6.9-14	南京	56	9	核医学分会	省级
15	糖尿病诊治进展短训班	2004-48-03-06-002	田成功	3	2004.6.5	连云港	80	7	内分泌学分会	省级
16	呼吸道感染门诊治疗进展短训班	2003-48-03-02-006	殷凯生	3	2004.6.27	南通	122	4	呼吸病学分会	省级
17	ACEI研究进展研讨班	2004-48-03-01-006	曹克将	2	2004.6.19	南京	150	3	心血管专科分会	省级
18	口腔临床技术操作规范学习班	2004-48-03-02-004	俞未一	10	2004.6.16-20	南京	89	18	口腔医学分会	省级
19	呼吸道感染门诊治疗进展短训班	2003-48-03-02-006	殷凯生	3	2004.6.13	徐州	81	4	呼吸病学分会	省级
20	结核病临床技术操作规范学习班	2004-48-03-02-004	殷凯生	10	2004.7.8-11	南京	58	10	呼吸病学分会	省级
21	呼吸道感染门诊治疗进展短训班	2003-48-03-02-006	殷凯生	3	2004.7.4	盐城	142	4	呼吸病学分会	省级
22	糖尿病诊治进展短训班	2004-48-03-06-002	田成功	3	2004.7.30	兴化	120	5	内分泌学分会	省级
23	江苏省行为医学学术研讨会暨情感、行为障碍诊治进展学习班	2004-48-03-09-001	吴爱勤	10	2004.7.2-6	南京	60	8	行为医学分会	省级
24	全国白内障新进展学习班	2004-07-02-011	卞春及 黄振平	10	2004.7.1-6	南京	44	17	眼科学分会	国家级
25	呼吸道感染门诊治疗进展短训班	2003-48-03-02-006	殷凯生	3	2004.8.21	苏州	100	4	呼吸病学分会	省级

续表 2－1

编号	项目名称	项目编号	项目负责人	学分	时间	地点	人数	专题	专科分会	备注
26	江苏省输血医学新进展学习班	2003-48-02-08-002	孟钵	10	2004.9.23-27	泰州	138	12	输血医学分会	省级
27	江苏省医学重点人才(骨科)论坛	2004-48-15-02-019	余德仁	10	2004.9.21-23	连云港	58	5	骨科医学分会	省级
28	全国新出现传染病研讨班	2004-12-07-034	孙南雄	10	2004.9.18-21	南京	152	11	传染病学分会	国家级
29	呼吸系统药物研究及临床应用新进展学习班	2004-48-03-02-002	殷凯生	5	2004.9.12	兴化	120	4	呼吸病学分会	省级
30	围产医学新进展学习班	2004-48-05-03-002	王兆平 徐英美	10	2004.10.9-11	南京	150	9	围产医学分会	省级
31	CDFI 医师上岗资格认证培训		陆凤翔	10	2004.10.19-24	南京	310		超声医学分会	国家级
32	CDF 技师上岗资格认证培训		陆凤翔	10	2004.10.19-24	南京	23		超声医学分会	国家级
33	CT 医师上岗资格认证培训		王德杭	10	2004.10.12-17	南京	314		影像诊断学分会	国家级
34	CT 技师上岗资格认证培训		吴琮琏	10	2004.10.12-17	南京	83		影像技术分会	国家级
35	MRI 医师上岗资格认证培训		卢光明	10	2004.10.12-17	南京	91		影像诊断学分会	国家级
36	LA 医师上岗资格认证培训		张宜勤	10	2004.10.12-17	南京	63		放射肿瘤学分会	国家级
37	甲状腺疾病诊治进展学习班	2002-48-03-06-04	田成功	5	2004.11.6	盐城	60	15	内分泌学分会	省级
38	肝脏移植与人工肝脏(国际)论坛暨器官移植和细胞移植新进展研讨会	2004-04-10-009	丁义涛	6	2004.11.28-30	南京	70	18	器官移植学分会	国家级
39	江苏省医学重点人才论坛(心内科、胸外科专场)	2004-48-15-02-019	余德仁	4	2004.11.27	扬州	101	6	心血管专科分会	省级
40	江苏省重点学科和人才医学(传染病学)专题	2004-48-15-02-019	余德仁	2	2004.11.26	南京	78	2	传染病学分会	省级
41	糖尿病诊治进展短训班	2004-48-03-06-002	田成功	3	2004.11.20	海安	150	5	内分泌学分会	省级
42	江苏省重点学科和人才医学(呼吸病学)专题	2004-48-15-02-019	余德仁	2	2004.11.19	南京	51	2	内分泌学分会	省级
43	高压氧医学知识更新学习班	2004-48-04-13-001	李志才 曹锦泉	10	2004.11.1-6	徐州	60	8	高压氧医学分会	省级
44	循证泌尿外科学习班	2004-04-05-061	孙则禹	8	2004.12.9-12	苏州	67	15	泌尿外科学分会	国家级
45	全国普通外科进展学习班	2004-04-01-082	武正炎	10	2004.12.2-5	南通	73	11	外科学分会	国家级
46	影像技术临床技术操作规范培训班	2004-09-04-090	吴琮琏	10	2004.12.16-19	南京	69	10	影像技术分会	国家级
47	美容医学临床技术操作规范培训班	2004-48-04-10-002	杨定文	10	2004.12.11-14	南京	73	14	美学与美容分会	省级

【江苏省中医药学会】

一、组织建设

2004年对任期届满的13个专业委员会进行换届，新成立针刀医学分会、中医药信息专业委员会。

向中华中医药学会8个专业委员会推荐29名委员；新发展会员249名，会员总数已达3009名。

二、学术活动

全年共承办全国性学术会议4次，省级学术会议10次，收到论文799篇，参加人员1074人；承办经国家中医药管理局批准的继续教育学习班4期，省级继续教育学习班3期，参加人员569人。

8月26日～9月2日，一行13人组团赴台湾进行海峡两岸中医药学术交流。

9月26～28日，举办江苏省中医药学术大会暨江苏名中医高层论坛，被省科协列为重点资助项目。会上对60名第二届优秀青年中医药工作者进行表彰。

三、义诊咨询

1.3月8日，举行"三八"节爱心专家义诊，中医妇科义诊专家20人，义诊人次3500余人。

2.全国第四届科技活动周、省第十六届科普宣传周期间，在全省举行第二届中医、中西医结合百名专家大型义诊活动，印发科普宣传资料5万多份。南京主场有18位专家参加义诊咨询活动。5月17日组织高级中医专家赴仪征革命老区举行了送医下乡义诊活动。义诊专家5人。直接受益群众达2.8万多人。

3.6月20日全国科普宣传日，在《会讯》和江苏中医药信息网站发布通知，组织各地学会开展科普宣传活动。

四、编辑出版

自2004年起，《江苏中医药》杂志的主办单位变更为省中医药学会和省中西医结合学会，各项编辑出版工作正常开展。4月，期刊被确定为中国医学类的核心期刊，并被编入《中文核心期刊要目总览》2004年版(即第四版)；被中国生物学文献数据中心收录至中国生物学文献数据库(CBA)和2004年度《中国生物学文摘》，被中文生物医学期刊文献数据库(CMCC)列为全文收录对象。12月，被评为一级期刊并获"优秀期刊奖提名奖"；被江苏省科技期刊编辑学会表彰为"先进集体"。

2004年度，学会被表彰为江苏省科学技术协会学会工作先进集体，同时被江苏省科普宣传周领导小组表彰为先进集体，并与省中西医结合学会双双被中国科协评为"学会之星。　(黄亚博　陈　宁)

江苏省中医药学会2004年继续医学教育项目执行情况

序号	会议名称	时间	地点	出席人数	书面交流
1	全国中医男科学术大会暨男科高级讲习班	5月25－30日	南京	126	189
2	全国中医中风病治疗进展学习班	5月26－29日	南京	120	10
3	全国外治法新进展学习班暨省外治学术研讨会	5月27－30日	南通	55	7
4	江苏省中西医、中医儿科学术交流会暨儿科疾病诊治新进展学习班	6月23－27日	连云港	75	57
5	江苏省骨科新技术学习班	6月25－27日	无锡	35	12
6	全国医药管理学术研讨会	8月9－15日	新疆	46	37
7	2004年全国肛肠新技术推广应用研修班	8月18－22日	宜兴	95	15
8	第六次全国中医药防治感染病学术交流会	8月20－23日	黄山	64	93
9	2004年海峡两岸中医药学术交流会	8月26日－9月2日	台中	60	
10	2004江苏省中医药学术大会	9月26－28日	南京	230	58
11	2004年江苏省中医耳鼻咽喉科学术研讨会	10月10－12日	南通	75	79
12	2004年江苏省中医、中西医结合风湿病学术交流会	11月4－7日	南通	55	42
13	2004年江苏省中医心血管病、老年病学术交流会暨临床研究新进展学习班	11月5－8日	无锡	63	58
14	江苏省中医药诊治糖尿病学术研讨会	11月5－7日	淮安	41	24
15	2004年江苏省医院药剂管理学术交流会	11月18－21日	石家庄	53	
16	2004年江苏省中医骨伤科学术年会	11月26－28日	南京	87	71
17	江苏省中医外科临床科研学术交流会	12月3－5日	丹阳	44	62

(陈　宁)

【江苏省中西医结合学会】

一、组织建设

1.2004 年对任期届满的 10 个专家委员会进行换届。

2.完成中国中西医结合学会 6 个专业委员会委员推荐工作，江苏省推荐 10 人。

3.根据学会《章程》规定，在 2002～2003 年重新登记和发展会员的基础上，2004 年新发展会员 345 名，会员总数已达 2 609 名。

二、学术活动

全年共承办全国性学术会议 2 个，省级学术会议 11 个，收到论文 944 篇，参加人员 1 103人；承办经国家中医药管理局批准的继续教育学习班 3 期，省级继续教育学习班 4 期，参加人员 552 人。

11 月 11～13 日，举办江苏省中西医结合学术大会，特邀 28 名省内外著名的中西医结合专家做专题报告，到会代表近 220 人。

（黄亚博　陈　宁）

【江苏省预防医学会】

一、组织建设

江苏省预防医学会第三届理事会 2004 年 5 月任期届满，经学会三届九次常务理事会会议决定，5 月 13～14 日在南京召开第四次全省会员代表大会。来自全省各市县疾病预防控制中心（卫生防疫站）、医学院校、部队、科研院所、厂矿企业以及江苏省预防医学会第三届理事会理事、被推荐的第四届江苏省预防医学会理事会理事候选人等代表共计 144 人参加了大会。省卫生厅厅长周珉、副厅长黄祖瑚、省民政厅民间组织管理局局长周文志到会祝贺并讲话。与会代表共同学习有关法规文件，听取第三届理事会的工作报告，修订通过了《江苏省预防医学会章程》，研讨了学会今后的发展方向及任务。按照《江苏省预防医学会第四届理事会理事候选人条件和要求》，结合我省实际情况，经民主选举产生了江苏省预防医学会第四届理事会、常务理事会及第四届学会领导成员。新一届理事会由 110 名理事组成。其中新推荐的理事 68 名，占总人数 61.82%；连任理事 42 名，占 38.18%；理事成员平均年龄为 48.21 岁，比第三届理事会成员平均年龄降低 1.58 岁。第四届理事会理事 40 岁以下有 10 名，占 9%。高级职称 92 人，占 83.64%，中级职称 11 人，占 10%，卫生行政（领导）干部 7 人，占 6.36%；女性 15 名，占 13.64%。依据条例法规要求，向省卫生厅、省民政厅民间组织管理局申报学会新一届领导成员及法人代表，经省民政厅核准依法换领了《社会团体法人登记证书》，向省科协通报了学会换届改选的情况。

二、学术活动

全年举办全省食品理化检验新技术培训班、全国食品安全监控技术培训班、免疫预防相关疾病病原变异及对疫情控制影响培训班、全省妇女保健新进展研讨班、水环境污染突发事件处理培训班、现代流行病学研究进展培训班、儿童保健新进展新技术学习班、全国常见和新发媒传疾病有害生物防制培训班等学术交流和继续医学教育培训，举办学术讲座 59 个，参会人数 924 人。9 月 26 日，与《现代快报》在南京军人俱乐部开展心脑血管疾病防治咨询活动；11 月 17 日，与东南大学公共卫生学院邀请 3 位加拿大专家作关于公共卫生问题报告会。其中“食品安全监控技术”、“儿童保健新进展新技术”、“常见和新发媒传疾病有害生物防制培训班”为全国继续医学教育项目。

组织省内流行病学专家参加 6 月 15～18 日在山东威海召开的华东地区第七届流行病学学术会议，扩大了学会的省际间联系和学术交流。

9 月 20～21 日在徐州市召开华东六省一市预防医学会工作联席会议，交流探讨学会的任务、发展方向以及在新形势新环境中面临的新挑战。

三、学术期刊

主管主办《江苏预防医学》《中国校医》杂志 2 种期刊，均有正式刊号，向国内外公开发行。全年 2 种期刊共登记来稿1 275篇，刊用学术论文达 651 篇，约 220 万字，刊用率为 51.06%，发行 3 万多册。《中国校医》杂志全年登记来稿 915 篇，刊用451 篇，约 120 万字，平均报道时差、信息密度等均达到国家科技部期刊评比指标，被评为中华预防医学系列杂志优秀期刊。《江苏预防医学》杂志全年共刊登本领域各专业论文 200 多篇，近 100 万字，杂志的学术质量与编排质量逐年提高，曾被授予《中国学术期刊光盘版（CAJ－CD）规范》执行优秀期刊，被《中国核心期刊（遴选）数据库》等国内 6 家重要数据库收录为统计源期刊。

1. 加强期刊管理，提高杂志质量。参加中华预防医学会编辑专业委员会开展的杂志编辑学术研讨，不断提高自身素质。期刊坚持面向基层，服务会员，积极组稿，择优录用的原则，及时传递国内外预防医学信息及防病工作经验，刊物质量逐年提高，不断向规范化、科学化方面发展。2004 年除本省稿件外，外省市稿源数占 30%。

2. 设立专栏专题，扩大刊物影响。根据社会热点与卫生突发事件的需要，及时调整栏目，增加专题论坛，主动约稿，先后开设艾滋病预防、SARS 防治、学校卫生保健、心理卫生、疾病控制和专家综述等栏目与专题，组稿近 40 篇，提升了期刊杂志的载文水平，及时报导和交流预防医学最新科研成果与信息。

（吴济华）

【江苏省医院管理学会】

一、学术交流与继续教育

全年共组织各种类型的学术研讨与交流 26 次；创建基本现代化医院现场观摩会议 4 次；咨询服务活动 8 次；参观考察 5 次。举办继续医学教育培训班 57 次（期）。全年参加学术继教活动的总人数达 8 200多人次。“扬子江杯”基本现代化医院院长论坛共征集论文 1 036篇，评选出优秀论文 100 篇，其中一等奖 5 篇，二等奖 30 奖，三等奖 65 篇。12 个单位和集体荣获论坛组织奖。组织评选 2003～2004 年度江苏省优秀院长，16 人被评选为江苏省优秀院长，有 4 位院长被推荐参加全国优秀院长评选，并由中华医院管理学会表彰。

二、省卫生厅委托的工作任务

承担全省各专科医疗质控中心的组织、协调、指导、考核及督查工作。成立省质控中心评估指导小组并2次召开审评会议，提出了拟建质控中心的挂靠单位和中心主任名单，经省卫生厅批准同意成立眼科等25个省级专科质控中心；建立质控中心管理办公室，配置专职人员，制定工作方案、制度和计划；制发《关于质控中心管理的实施意见》，规范对质控中心的管理；指导各质控中心建立组织，拟定工作方案；筹备和召开江苏省质控中心成立大会；组织省质控中心评估指导小组审核各质控中心工作方案，并于10月底下达文件，开始在全省三级医院中试行质量自我控制工作。

分别组织医院管理专家和临床医学专家，编写第二批门急诊、病区、信息科、病理科、手术室、消毒供应室、病案室、后勤部门、安全保卫部门和医疗设备建设等10本医政管理规范和包括内、外、妇、儿、传染、眼、耳鼻咽喉、口腔、皮肤、康复、急诊、检验、影像、病理科及药学、医院管理等16个分册《临床医生三基训练指南》。参与编写专家达300余人，文字总数量达500多万字，已初步定稿，将陆续付印出版。

开展医院管理咨询服务。组织医院管理专家赴10余家医疗单位，通过实地考察、决策论证、现场授课等方法对创建基本现代化医院、医院改革、医院规划等工作提出咨询意见；接受有关部门的委托，组织医院病案管理和信息管理专家对表格式病历和医院诊疗国际标准编码管理系统进行审核和论证；承办卫生行政部门交办的《医疗广告证明内容》的技术咨询服务工作，全年共受理1 049件；监测医疗广告发布情况，电视收录涉及播发违法医疗广告的医疗机构16个，南京地区部分报刊刊登的5 849条医疗广告中，涉嫌违法违规2 899条，为有关部门执法提供依据。

三、《江苏卫生事业管理》杂志及各种资料编印

根据省级党政部门报刊治理工作会议及有关文件精神，《江苏卫生事业管理》杂志仍由江苏省医院管理学会承办，实行管办分离，并做到人员分离、财务分离、发行分离。全年收稿518篇，用稿180篇，出版6期，印刷14 000册，发行至本省各医疗卫生单位和全国18个省（市、自治区）。

全年编发《江苏省医院管理学会会讯》14期，其中专刊2期，刊用各类稿件132篇，印发《会讯》8 500份。

编印《医疗质量控制相关文件汇编》、《医院评审资料汇编》、《江苏省医院管理学会2004年活动纪实》、专题论文集等十余种资料，编辑《江苏卫生事业管理》2004年增刊，共印发6 000多册。

四、对外交流与合作

6月，在无锡市举办第五届中国医院发展战略高级论坛，邀请新加坡、德国、日本的有关专家就医院经营、医院重组、现代医院管理、电子病历和护理管理等问题前来讲课。

全年组织6个考察团共68人次赴国（境）外学习考察。

五、组织建设

2004年，7个专业委员会先后召开换届改选会议，更新委员比例达三分之一以上，有117名医院管理者分别进入了各专业委员会；适应突发公共卫生事件应急医疗救治体系建设，成立传染病管理专业委员会。专业委员会总数达12个，共有委员519人。学会有单位会员611个，比上年增加6.4%；个人会员6 684名，增加22%。

（卢晓玲）

【江苏省卫生系统思想政治工作研究会】

一、学习贯彻党的十六届三中全会精神

4月份与省委党校联合举办学习贯彻十六届三中全会精神理论骨干培训班，培训基层政工骨干72人，并赴山东学习考察山东省立医院贯彻三中全会精神，探索卫生改革与发展的做法与经验。

二、专业委员会开展专题研讨活动

6月，由省人民医院牵头召开党建专业委员会第一次会议暨党建工作专题研讨会，成立了党建专业委员会及其秘书处。交流论文158篇，其中优秀论文46篇，交流探讨了新形势下如何加强基层党的建设问题。省委组织部常务副部长柯广坚、省委宣传部副部长谭跃、省卫生厅副厅长唐维新、姜锡梅到会对新形势下党建研究问题提出了要求。

10月，职业道德建设专业委员会召开第三次会议，着重研讨贯彻科学发展观，以求真务实的精神研究解决医院改革发展中卫生行风与职业道德建设面临的重点、难点问题，总结了经验体会。

11月，省中医药系统政研会暨省卫生系统政研会中医药专业委员会召开第二次会议，着重研讨中医药基层单位党组织如何加强党的执政能力建设，促进中医药事业健康快速发展问题，并结合实际交流了经验。会议代表还参观了昆山市中医院温馨服务工程、空姐式服务试点病区。

12月，卫生职业技术教育专业委员会分别召开学校管理机制改革研讨会和学生工作座谈会，交流论文21篇并听取了省人事厅白伟处长关于事业单位人事改革问题的专题宣讲。思想政治工作理论专业委员会也组织了小型研讨活动。

三、召开省卫生系统思想政治工作研究会第八次年会

12月在常州市召开第八次年会，参会代表160余人。选举省卫生厅副厅长姜锡梅为会长，省卫生厅副厅长唐维新为名誉会长，增补副会长1人、常务理事6人、理事11人，卸任理事10人。组织专题讲座与论文交流，表彰优秀思想政治工作者28人、优秀政研会26个、政研会优秀工作者24人、优秀论文50篇、优秀论文作者64人。

四、加强政研会自身建设

年初召开秘书长会议和常务理事会议（通讯形式），审议政研会工作要点，各专业委员会健全组织，安排部署工作，并加强与各市卫生系统政研会的沟通联系。全年编发《会讯》6期，通报情况，传播经验，指导工作。被省政研会及其有关部门评选出省思想政治工作优秀单位1个、省优秀思想政治工作者1名、省优秀政研会1个、省优秀政研会工作者1名、省优秀研究成果2项。

（盖星石）

【江苏省农村卫生协会】

一、组织学术研讨

2004年共组织研讨会4次，参会人数累计352人次，交流材料56篇。6月10～12日在苏州市召开全省新型农村合作医疗试点县工作交流与研讨会，交流10个试点县工作情况，合作医疗专家组对试点县工作进行点评；7月14～16日在连云港市召开贯彻农村卫生《决定》，推进农村卫生改革与发展会议，交流各地农村卫生改革的做法；11月16～17日在南京召开农村医疗保障制度建设专业委员会会议，讨论制定全省新型农村合作医疗规章制度；10月10日在南京召开贯彻中国农村卫生协会第四次会议精神和如何做好我省卫协会工作研讨会。

研讨会为各地提供了学习与交流的平台，及时了解全国及全省最新信息与动态，开阔了工作思路，对推进本地区农村卫生工作帮助极大。

二、中国农村卫生协会第四次会员代表大会

7月11～12日，中国农村卫生协会第四次会员代表大会在北京召开，我省农村卫生协会常务副会长夏迎秋、常务理事张殿、虞国良、朱学云，盐城市农村卫生协会会长王加成与灌云县农村卫生协会秘书长孙东旗出席会议并当选为第四届理事会理事。江苏省农村卫生协会、徐州市农村卫生协会、灌云县农村卫生协会被中国农村卫生协会表彰为先进集体；夏迎秋、董金领、宋伟君、张殿被中国农村卫生协会表彰为先进个人。

三、信息交流

全年编印会讯4期，刊发昆山市改革传统的农村合作医疗、改革镇村卫生机构设置，灌南县积极探索乡镇卫生院管理体制和运行机制改革，涟水县推行医疗机构“两权分离”的改革等农村卫生工作信息。

（夏迎秋）

【江苏省优生优育协会】

一、协会自身建设和组织建设

2004年，继续贯彻执行国家和省有关社团管理的各项要求，遵守各项法律法规，健全、落实各项规章制度不断完善自身建设和协会队伍建设，无锡市、盐城市优生优育协会分别于7月进行换届工作。

二、优生优育技术骨干培训

1．6月13～17日举办江苏省《托幼机构卫生保健合格标准》培训班，参加培训学员共72人，并授予省医学继续教育学分8分。

2．4月19～21日举办婴幼儿的亲子保健培训班，共50名妇幼保健人员、幼儿园教师参加培训。

3．10月10～15日协助厅基妇处承办卫生部“全国新生儿听力筛查师资培训班”，13个省市共44人参加培训并获取江苏省人民医院国家级继续医学教育学分10分。

4．11月9～11日举办“孕妇学校”师资培训班，79个医疗保健机构的产科医生或护士、助产士共81人参加培训，其中有58人参加了婴儿抚触师理论考试和实践考核，将由中华护理学会颁发抚触师认证书。

5．儿童保健专业委员会与省预防医学会、南京医科大学第二附属医院合作于11月5～10日举办了“全国儿童新进展新技术学习班”，来自山西、广东、福建、湖南、河北、河南、新疆及本省共32名学员参加了学习。

6．与《小脚丫》杂志社合作分别于10月21～24日和12月1～4日举办2期“托幼机构突发事件应急处理”培训班，我省13个市和安徽省近200名幼托机构负责人和保健老师参加培训。

三、学术交流活动

1．为研讨和交流各地医疗保健机构妇产科管理和建设的经验，规范技术服务程序，提高服务质量，减少医患纠纷，促进生殖健康保健工作的进展，8月19～21日协会在连云港市召开“江苏妇产科主任论坛”，全省18所综合性医院、20所妇幼保健院（所）共66人参加了论坛，其中正副主任医师34人，产科主任21人。

2．“生殖健康”专题讲座送教到基层，11月26日在镇江市开展“送教”活动，特邀苏州大学附属第一医院妇产科杨伟文教授讲授《妇产科危重病人的抢救处理》，共120余名市、县级医院的妇产科主任医师和乡镇卫生院的妇产科、妇保医生听取讲座。

3．组织4批64人次赴上海、深圳、香港、澳门等地参加由中华预防医学会妇幼卫生管理分会举办的妇幼保健管理巡回考察培训班，其中市级妇幼保健院（所）16人次，县区级妇幼保健机构48人次。

4．11月3～5日，协助盐城市妇幼保健院在盐城市召开江苏省第二十一届“妇幼保健院院长联谊会”，来自全省20家妇幼保健院（所）的57名代表参加了会议，在总结经验基础上，按照唐维新副厅长提出的“交流经验、参观现场、增进友谊、促进发展”16字办会原则，决定由协会牵头筹建“妇幼保健院长联谊会理事会”，进一步协助承办单位办好联谊会。

四、母婴保健法律证件的管理

协助厅基妇处做好母婴保健法律证件的使用和发放工作，2004年发放《出生医学证明》599 600万本、《母婴保健专项技术执业许可证》1 909套、《母婴保健专项技术人员合格证》12 618本。此外，还参加了省直单位助产技术服务从业人员的考核换证的考务工作和等级妇幼保健院（所）的评审工作；发放孕产妇保健册（卡）189 500万册；发放医务人员妇产科技术三基教材16 800本；组织人员修改编印《儿童保健手册》。

（何书香　仰剑雄）

卫生界人物

·省、市卫生系统·

【省卫生厅(省中医药局)】

厅党组书记、厅长	郭兴华(8月任职)
	周　珉(女,8月离任)
副厅长、纪律检查组组长	唐维新(12月转任巡视员)
副厅长、省中医药局局长	吴坤平
副厅长	黄祖瑚
副厅长	姜锡梅(女)
助理巡视员	褚瑞明
办公室主任	周传章
副主任	戎火泉
	陈少军
人事处处长	毛庭龙(3月任职)
人事处副处长	管　皎(女,5月任职)
规划财务处(审计处)处长	沈婉兰(女)
副处长	支抗生(7月转任调研员)
	崔　伟
卫生法制与监督处处长	吕美行
副处长	周　玲(女)
基层卫生与妇幼保健处处长	夏迎秋
副处长	沈志洪
医政处处长	郑必先
副处长	李少冬
疾病控制处(省血吸虫病、地方病防治领导小组办公室)处长	赵勇进
副处长	吴红辉
	王　跃(5月任职)
科技教育处处长	袁建平
副处长	孙宁生(正处级,援疆)
国际合作处处长	陆文民
副处长	李元珍(女)
	石志宇(宿迁挂职)
保健处处长	陈理初
省中医药局副局长、中医综合业务处处长	褚瑞明
中医综合业务处副处长	朱　岷(女)
省中医药局副局长、中医医政科教处处长	丁冠明
中医医政科教处副处长	周柏林
	时玉昌(5月离任)
省爱国卫生运动委员会办公室主任	黄祖瑚(兼)
副主任	赵勇进(兼)
	谢龄庆
	袁家牛
厅直属机关党委书记	姜锡梅(女,兼)
副书记	李庆荣(正处级,3月任职)
	徐国林(副处级,5月任职)
老干部处处长	黄朝政(3月任职)
纪律检查组副组长、监察室主任	王天友

【省卫生厅直属医疗卫生单位】

省人民医院院长	黄　峻
省中医院院长	刘沈林
南京医科大学第二附属医院院长	谭钊安
省级机关医院院长	任华铁
省疾病预防控制中心主任	胡晓抒
省卫生监督所所长	李延平
省肿瘤医院院长	周建农
省中医药研究院院长	段金廒
省药物研究所所长	石金城
省血吸虫病防治研究所所长	朱荫昌
省原子医学研究所所长	项景德
省血液中心主任	唐荣才
省第二中医院院长	于　勇
江苏职工医科大学校长	金安娜(女)
省妇幼卫生保健中心主任	鲁　翔

省中医学校校长	曾庆琪
苏州卫生学校校长	姜渭强
省太湖干部疗养院院长	史伟珠(女)
省连云港海滨疗养院院长	王德浩
南通大学附属医院院长	陆少林
徐州医学院附属医院院长	刘彦群
苏州大学第一附属医院院长	温端改
苏州大学附属儿童医院院长	陈　军(女)

(管　皎)

【市、县(区)卫生局、县以上卫生单位】

南京市

市政府副秘书长、卫生局党委书记	陈礼海
局长、党委副书记	陈天明
副局长、党委副书记	刘玉成
副局长	秦　成
纪委书记	郑建宁
助理巡视员	尚祚望
	黄义龙
鼓楼医院院长	丁义涛
第一医院院长	王长来(8月离任)
	潘淮宁(8月任职)
第二医院院长	潘淮宁(8月离任)
	赵　伟(8月任职)
脑科医院院长	张颖冬
妇幼保健医院院长	彭宇竹(女)
儿童医院院长	许钖璋(8月离任)
	方如平(8月任职)
中医院院长	李　俭(女)
口腔医院院长	方如平(8月离任)
	胡勤刚(8月任职)
胸科医院院长	李钦民
中西医结合医院院长	李明吾
市级机关医院院长	于新华
卫生监督所所长	周自新
疾病预防控制中心主任	李解权
红十字血液中心主任	孙启俊
急救中心主任	吕　民
医学研究所所长	钱子来(5月离任)
中华医学会南京分会秘书长	薛　邦(8月离任)
鼓楼区卫生局局长	丁　萍(女)
工委书记	徐　军
副局长	唐伯才
	王宗源
中医院院长	金平生
卫生监督所所长	朱小燕(女)
疾病预防控制中心主任	孙建萍(女)
妇幼保健所所长	钱　慧(女)
玄武区卫生局局长、工委书记	徐秀兰(女)
副局长	奚建彬(3月任职)
	高学宏(3月离任)
	黄云霞(女)
工委副书记、纪委书记	李　力
玄武医院院长	奚建彬(3月离任)
	姜凤梅(女,3月任职)
中医院院长	杨龙海
卫生监督所所长	赵　力
疾病预防控制中心主任	徐　滩
妇幼保健所所长	刘玲玲(女)
建邺区卫生局局长、工委副书记	祁　云
工委书记	王长兴
副局长	杨治奇
	陈　杰
	孙大保
调研员	陈仁良
	冯阿珍(女)
建邺医院院长	孙祥华
中医院院长	周秦汉
卫生监督所所长	张　金
疾病预防控制中心主任	王青平
妇幼保健所所长	黄秋萍(女)
白下区卫生局局长	崔传德(11月离任)
工委书记	陆双龙
副局长	吴苏莉(女)
	朱秀平
红十字医院院长	张建国(12月离任)
	李元淮(12月任职)
中医院院长	杨珠林
卫生监督所所长	尹学震
疾病预防控制中心主任	叶显鹰(9月离任)
	廖晓秋(女,9月任职)
妇幼保健所所长	廖晓秋(女,9月离任)
	庞玉梅(女,9月任职)
秦淮区卫生局局长	孙兴林
工委书记	武根娣(女)
副局长	金宝强
	施大柱
	范慧明
秦淮医院院长	戴爱玲(女)
中医院院长	胥京生

卫生监督所所长	田　红
疾病预防控制中心主任	邵林宁
妇幼保健所所长	张业武
下关区卫生局局长	孙秋莎(女)
工委书记	毛天华
副局长	李　惠
	施顺民
下关医院院长	汪林杰(5月离任)
	段崇超(5月任职)
中医院院长	王继祥
激光医院院长	王爱民
小市医院院长	公丕裕
卫生监督所所长	禹克荣
疾病预防控制中心主任	韩光昶(女)
妇幼保健所所长	杨兰英(女)
雨花台区卫生局局长、工委副书记	钱　颐
工委书记	蒋桂仁
副局长	翟高峰
	朱永俊
雨花医院院长	张心坚
中医院院长	陈晶谷
卫生监督所所长	刘文江
疾病预防控制中心主任	张　川
妇幼保健所所长	李　云(女)
江宁区卫生局局长、党委书记	章鸿宾
党委副书记	荆禄程(1月离任)
	汤爱红(女,1月任职)
副局长	卞仕云
副局长、常委副书记	耿双林
副局长	周圣祥
	庞　宁
人民医院院长	卞仕云(兼)
第二人民医院院长	叶　平
中医院院长	庞　宁(兼)
卫生监督所所长	耿双林(兼,11月离任)
	张　樵(女,11月任职)
疾病预防控制中心主任	耿双林(兼,11月离任)
	王义忠(11月任职)
栖霞区卫生局局长、工委书记	李　佳(女)
副局长	王朝新
工委副书记	吕　俊
迈皋桥医院院长	陈　勃
栖霞医院院长	汪维忠
卫生监督所所长	张凤珍(女)
疾病预防控制中心主任	刘　宁

妇幼保健所所长	谢燕明(女)
浦口区卫生局局长、党委副书记	袁锦山(8月离任)
副局长、党委副书记	柯长法(8月任职)
党委书记	王　林
党委副书记、纪委书记	傅家宝
党委副书记	贾苏华
副局长	张秀荣(女)
	刘泽忠
浦口医院院长	米永刚
中西医结合医院院长	蒋秀兰(女)
卫生监督所所长	吴建中
疾病预防控制中心主任	常　林
妇幼保健所所长	齐秀好(女,3月离任)
	祝云霞(女,3月任职)
六合区卫生局局长	蒋定河(9月离任)
	马能友(9月任职)
党委书记	李　云(女,9月离任)
	刘明松(9月任职)
副局长、党委副书记	张春富(9月离任)
副局长	万　芳(女)
	董晶萍(女)
党委副书记、纪委书记	周　青
局长助理	韦晓农
人民医院院长	王正永
中医院院长	林如峰
卫生监督所所长	唐　健
疾病预防控制中心主任	湛　斌
卫生进修学校校长	钱　锦
妇幼保健所所长	蒋桂芳(女)
无偿献血工作站站长	徐　翎(12月离任)
	赵　嵘(12月任职)
大厂医院院长	唐大荣
卫生监督二所所长	叶仝山
疾病预防控制分中心主任	戚桂平
妇幼保健二所所长	王素惠(女)
溧水县卫生局局长	吴红月(女)
党委书记	王伟忠
副局长	张诗云
	袁运金
	陈　水
党委副书记	杨信春
人民医院院长	张诗云(兼,11月离任)
	洪克胜(11月任职)
中医院院长	李建平
卫生进修学校校长	邹　健

卫生监督所所长　程年根(6月离任)
　端家陆(6月任职)
疾病预防控制中心主任　黄锡强(女,6月离任)
　程年根(6月任职)
妇幼保健所所长　张晓林

高淳县卫生局局长　刘　武
党委书记　柏来宏
党委副书记　倪永刚
副局长　袁建华
　芮景山
人民医院院长　周晓庆
中医院院长　周晓庆(兼)
卫生进修学校校长　胡真头
卫生监督所所长　汪　军
疾病预防控制中心主任　史泽民
妇幼保健所所长　陈　玲(女)

行业系统

江北人民医院院长　邵竹平
上海梅山冶金公司医院院长　朱华生
南京铁路职工医院院长　徐广宁
南京钢铁厂职工医院院长　刘炳钢
南京港口职工医院院长　姚学权
康爱医院院长　赵宝成
南京浦镇车辆厂职工医院院长　李　绯(女)
城建医院院长　陈　宪
南京炼油厂职工医院院长　史东青
南京晨光机器厂职工医院院长　刘海欧(女)
扬子石化医院院长　许铭石
南京第十四研究所职工医院院长　梁卫国
南京五一一厂职工医院院长　徐兆清
熊猫集团医院院长　方　寅
华东电子管厂职工医院院长　刘网全
长江机器厂医院院长　林丽娜(女)
同济医院院长　王泽一
三乐医院院长　丁春妹(女)
南京纺织医院院长　纪　鸣
大桥四处医院院长　刘云峰
中国石化二公司医院院长　付　军
南京第五十五所医院院长　苗家和
四七六厂医院院长　葛振宁
一四化建厂医院院长　熊仁权
南京大学医院院长　朱　梅(女)
河海大学医院院长　温　毅
东南大学医院院长　肖沁纳(女)
南京理工大学医院院长　黄安玲(女)
南京师范大学医院院长　祁和平
南京港务局江北医院院长　许　燕(女)
中国水泥厂医院院长　陈应安
油运公司医院院长　吴明辉
江南水泥厂医院院长　马鸿章
金陵石化烷基苯厂医院院长　陈龙章
南京第二机床厂医院院长　刘柱云
中山陵园医院院长　夏美玉(女)
南京第二十八所职工医院院长　刘俊泉
江海航运公司医院院长　曹雪生
南京三五零三厂医院院长　谢剑波
南京五一三厂职工医院院长　田世昌

（沈　莉）

无锡市

卫生局党委书记　杜寿强
局长　王爱国
党委副书记、纪委书记　陈惟瑶(女)
副局长　方佩英(女)
　韩晓枫
　陈卫平
　易利华
第一人民医院院长　杨　斌
(儿童医院)
第二人民医院院长　易利华
第三人民医院院长　黄继人
(中西医结合医院)
第四人民医院院长　吉建伟
第五人民医院院长　史金兰(女)
中医院院长(中医研究所)　叶纪平(8月离任)
　王彬夫(8月任职)
妇幼保健院院长　薛文群(女)
(妇女儿童保健所)
传染病医院院长　蒋祥虎
精神卫生中心院长　袁国桢
(同仁医院)
卫生监督所所长　杨　健(2月任职)
疾病预防控制中心主任　张敬平
红十字中心血站站长　王浦南
急救中心站长　王　林
临床医学实验研究所所长　杨　斌
无锡卫生学校校长　高三度
统筹医疗费用结算中心主任　暂　缺
医学会会长　王爱国(兼)

崇安区卫生局局长 沈炳荣
副局长 周付忠
程郁权(12月离任)
严于兰(女,3月任职)
人民医院院长 任　伟
卫生监督所所长 钱士鹤
疾病预防控制中心主任 沈炳荣(兼,1月离任)
李东海(1月任职,12月离任)
南长区卫生局局长 秦马兰(女)
副局长 庞邦元
人民医院院长(市老年病医院) 周旭莅
卫生监督所所长 庞邦元(兼)
疾病预防控制中心主任 庞邦元(兼)
北塘区卫生局局长 陆静芬(女)
副局长 孙立功
张　扬(兼,9月离任)
人民医院院长 张　扬(2月离任)
孙启银(2月任职)
卫生监督所所长 樊三南
疾病预防控制中心主任 樊三南
滨湖区卫生局党委书记 王家发
局长 陶志勤(7月离任)
汤建兴(7月任职)
副局长 金康祥
韩伯勤
孙　虹(女)
钱宏伟
人民医院院长 沈　健
中医院院长(原东绛卫生院) 任　军
市第六人民医院院长 滕金荣
卫生监督所所长 孔维才
疾病预防控制中心主任 张立行(8月离任)
孔维才(兼,8月任职)
妇幼保健所所长 查丽君(女)
手外科医院院长 芮永军
锡山区卫生局党委书记、局长 华银媛(女,3月离任)
黄永炎(3月任职)
党委副书记 耿　华
副局长 袁坤伦
石国洪
孙根福
人民医院院长 许长征
传染病防治院院长 王建国
精神病防治院院长 袁锦平(5月离任)
蔡向东(5月任职)
职业病防治院院长 缪亚萍(女)
卫生监督所所长 冯建良
疾病预防控制中心主任 冯建良
妇幼保健站站长 周敏霞(女)
惠山区卫生局党委书记 蒋静良(10月病故)
宋培功(11月任职)
局长 蒋静良(10月病故)
宋培功(12月任职)
党委副书记 沈一芬(女,6月离任)
朱正威(6月任职)
副局长 朱正威
马雪芬(女,9月任职)
人民医院院长(洛社医院) 钱正林(11月离任)
卫生监督所所长 钱少锋
疾病预防控制中心主任 钱少锋
妇幼保健所所长 马雪芬(女,9月离任)
卫生进修学校校长 唐红军
职业病防治院院长 杨　震
新区社会事业局局长 龚伯云
局长助理 俞建平
新区医院院长 徐　捷(女)
江阴市卫生局党委书记、局长 吴柱东
党委副书记 杨惠光
副局长 吴建龙
张勤农
钱大雁
纪委书记 蒋尧严
人民医院院长 杨惠光
中医院院长 黄建华(兼)
第三人民医院院长 黄建华
远望医院院长 尹耀兴
疾病预防控制中心主任 谭永兴
卫生监督所所长 鄢宏云(10月任职)
红十字血站站长 顾美琴(女,兼)
妇幼保健所所长 蒋　蓬
澄江预防保健所所长 谭永兴(兼,12月离任)
张洪生(12月任职)
卫生中等专业学校校长 沈秋平
宜兴市卫生局党委书记、局长 史洪祥
党委副书记 程　骏
副局长 鲁春林
史伟明
陆琴芬(女)

纪委书记　徐星炎
人民医院院长　崔国兴
第二人民医院院长　史力君(2月离任)
沈亦昌(2月任职)
中医院院长　王　欣(6月离任)
陆祖洪(6月任职)
卫生监督所所长　鲁春林(兼)
疾病预防控制中心主任　彭四盟
妇幼保健所所长　陆祖洪(6月离任)
邵天容(女,6月任职)
皮肤病防治所所长　凌　芳(女)
红十字血站站长　邵志强
卫生职工中专学校校长　沈亦昌(2月离任)
强跃平(2月任职)
药业有限公司总经理　孙克俭

行业系统

无锡市第一棉纺织厂
职工医院院长　李玲玲(女)
无锡市庆丰集团职工医院院长　万鉴霞
无锡市第三棉纺织厂
职工医院院长　高　宏
无锡开源机床集团有限公司
职工医院院长　马剑中
中国第一汽车集团公司无锡柴油
机厂职工医院院长　吴荫祥
无锡威孚集团有限公司
职工医院院长　杨震峰
无锡市港务医院院长　范建度
无锡市商业医院院长　杜正翔
江苏锡钢集团有限公司职工
医院院长　周建中
无锡华润微电子公司华晶医院　章惠明
海鹰企业集团有限责任公司
职工医院院长　尤凤娜(女)
澄西船舶修造厂职工医院院长　李保龙
江苏省宜兴监狱医院院长　范洪军
无锡市煤矿医院院长　孙先锋
上海华东疗养院院长　(暂缺)
中国航天科技集团公司
738疗养院院长　李君平
江苏省荣军医院院长　田学军
江苏省电业职工疗养院院长　周季平
江苏省无锡工人太湖疗养院院长　张黎华
黑龙江农垦太湖疗养院院长　蒋守刚
无锡市仁德(康复)医院院长　杨　泽
江苏省无锡监狱医院院长　卢学龙
江南大学医院院长　叶　军(女)
(熊志玲)

徐州市

卫生局党委书记、局长　王文学
副局长　吴　宪
俞　军
张　飏
张悦忠
纪委书记　张鹏程
党委委员　张文庆
第一人民医院院长　蒋明伟
第三人民医院院长　郭大斯(11月离任)
张长岭(11月任职)
第四人民医院院长　鹿均先
中医院院长　张培影
妇幼保健院院长　张长岭(11月离任)
王心力(11月任职)
儿童医院院长　马国龙
传染病防治院院长　杨友国
东方人民医院院长　张建球
口腔医院院长　周正国
彭城人民医院院长　唐浙杭
职业病医院院长　郭大斯(兼,10月离任)
张长岭(兼,11月任职)
疾病预防控制中心主任　李洪卫
卫生监督所所长　张　雷
红十字中心血站站长　王漪清(3月任职)
急救医疗中心主任　王立新
医学科学研究所所长　杨翼凤(10月离任)
眼病防治所所长　蒋明伟(兼)
卫生计量监测所所长　陈　康
医学会秘书长　陈乃斌(4月离任)
赵　亮(4月任职)
中国校医杂志社总编　李洪卫(兼)

鼓楼区卫生局党委书记、局长　邵长虹(7月离任)
党委书记、副局长　孟　芯(女,7月任职)
党委副书记、纪委书记　刘建强
副局长　刘　茜(女)
党委委员、副局长　戚光跃
鼓楼医院院长　姚宁华(女)
卫生监督所所长、疾病预防控制

中心主任 孟　芯（女，兼）
妇幼保健所所长 王福华
云龙区卫生局党委书记、局长 李伟萍（女）
党委副书记 范兆峰
副局长 张传银（兼）
郝　梅（女）
王　敏（女）
申　涛（9月任职）
云龙医院院长 王　敏（女，兼）
黄山医院院长 杜长明
妇幼保健所所长 陆翠云（9月任职）
卫生监督所（4月成立）所长 申　涛（4月任职）
疾病预防控制中心（4月成立）主任 申　涛（4月任职）
九里区卫生局局长 王庆君
党总支书记 齐凤才
副局长 张兆雷
刘　峰
宗长春
卫生监督所所长、疾病预防控制中心主任 张兆雷（兼）
妇幼保健所所长 刘　峰（兼）
爱卫办主任 宗长春（兼）
泉山区卫生局局长 孔祥军（2月离任）
王　弢（2月任职）
党委书记 王永功
副局长 周尚富
马相武
王　弢（兼，2月离任）
卫生监督所所长 马相武（兼）
疾病预防控制中心主任 马相武（兼）
妇幼保健所所长 张启云（女）
泉山医院院长 王　弢（兼，2月离任）
贾汪区卫生局党组书记、局长 朱友时
党组副书记 卢振銮
副局长 孟宪贵
祝恒瑜（4月离任）
王致锋
曹广强
人民医院院长 王致锋（兼）
卫生监督所所长 王传玲
疾病预防控制中心主任 王传玲
妇幼保健所所长 赵荣灿
沛县卫生局局长 孔令启（2月离任）
黄广振（2月任职）
党委书记 马丕光（2月离任）
黄广振（2月任职）
党委副书记、副局长 张尊民
副局长 朱茂安
叶　蔚（4月离任）
王后学
张荣振
吴晓沛（女）
彭　辉（4月任职）
张金鸽（兼）
纪委书记 张敬侠（女，6月任职）
人民医院院长 李传敏
华佗医院院长 张金鸽
卫生防疫站（4月撤消）站长 刘仲喜（4月离任）
疾病预防控制中心主任 周　杰（4月任职）
卫生监督所所长 刘仲喜（4月任职）
卫生进修学校校长 王均成（4月离任）
韦帮民（4月任职）
120急救医疗站站长 李祥伦（11月任职）
妇幼保健所所长 燕守星（4月离任）
胡道春（4月任职）
丰县卫生局长 史志云
党委书记 李言章
副局长 于为民
罗元海
李建光
武洪秀（女）
单世敬
纪委书记 史　宏
工会主席 江玉翠（女）
人民医院院长 丁时义（7月任职）
中医院院长 代松堂
疾病预防控制中心主任 李言章（兼）
卫生监督所所长 徐　枫
妇幼保健所所长 李荣秋（女）
医药总公司董事长兼总经理 姜　伟
睢宁县卫生局局长 杨亚非
党委书记 金泽玲（女，4月离任）
徐　永（女，9月任职）
副局长 高方中（兼，4月离任）
邱良超（兼）
白　铁
朱剑波
郭绪光
纪委书记 孙　波
工会主席 崔传宏

人民医院院长　高方中(4月离任)
　白　铁(兼,4月任职)
中医院院长　杨亚非(兼)
卫生防疫站(9月撤销)站长　杨宏茂(9月离任)
疾病预防控制中心主任　卢曦东(9月任职)
卫生监督所所长　王　超(9月任职)
医药公司经理　邱良超
妇幼保健所所长　王爱芹(女)
卫生进修学校校长　边　征(女)

铜山县卫生局局长　张启强
副局长　彭广友
　祖桂兰(女)
　张玉凤(女)
纪委副书记　郑　敏(女)
卫生监督所所长　董传金
疾病预防控制中心主任　韩令才
妇幼保健所所长　孟召胜
人民医院院长　侯伯舜
中医院院长　桑　颖(女)
传染病医院院长　刘思华
精神病医院院长　赵士平

邳州市卫生局局长　曹振中
党委书记　刘国华(7月离任)
　刘兆文(7月任职)
副局长　冯宪元(2月离任)
　郑　民
　庄永生
纪委书记　苏勤超
工会主席　庄秀玲(2月离任)
人民医院院长　李夫年
中医院院长　曹　辉
卫生防疫站站长　汤湘江(2月任职)
妇幼保健所所长　侯金恕
卫生进修学校校长　朱友明
皮肤病防治所所长　赵廷彬

新沂市卫生局局长、党委书记　王光莉(女,4月离任)
　徐　伟(女,4月任职)
副局长　王问海
　刘兆军
　史　萍(女)
纪委书记　汤宜祥(7月离任)
　王荣亮(7月任职)
工会主席　陈增旭(7月任职)
人民医院院长　曹同斌(4月任职)
中医院院长　王永林
疾病预防控制中心主任　戴夫雷
卫生监督所所长　黄殿明
卫生职工中专学校校长　董洪宗
妇幼保健所所长　陈允前

(姚永松)

常州市

卫生局党委书记　陈国林
局长、党委副书记　朱雄华
党委副书记、纪委书记　曹建荣
副局长　蔡忠新
　虞国良
　陈建国
　胡　丹(女)
第一人民医院院长　叶　青(12月离任)
　何小舟(12月任职)
第二人民医院院长　陆永军(12月离任)
　赵建中(12月任职)
第三人民医院院长　罗立波
红十字医院(肿瘤)院长　王凤军
中医医院院长　张　琪(女)
妇幼保健医院院长　张建伟
儿童医院院长　陈铿惺
建工医院院长　孔祥武
疾病预防控制中心主任　孙雪照(12月离任)
　郝　超(12月任职)
卫生监督所所长　金伯坤
红十字急救中心主任　徐娟华(女)
红十字中心血站站长　张力超
气管炎研究所所长　陈铿惺(机构合并离任)
医学科学研究所所长　董　健(女)

武进区卫生局党委书记、局长　金建清
党委副书记　史学新
副局长　陈旦纠
　朱学云
　陶小伟
　倪晓谦(女)
纪委书记　徐伟光
人民医院院长　倪晓谦(女)
第二人民医院院长　张兴方
第三人民医院院长　沈国方
中医院院长　庄德成
卫生防疫站站长　(暂缺)
健康教育所所长　(暂缺)
妇幼保健所所长　张琴芳(女)

卫生职工中等专业学校校长 陈云娟(女)
血吸虫病防治站站长 (暂缺)
常武太湖医院院长 (暂缺)
武进药业有限公司董事长 杨可权

天宁区卫生局局长 朱可菲(女)
党委书记 韩琴秀(女)
副局长 顾一揆
疾病预防控制中心主任 范亚明
同济医院院长 顾一揆(机构合并离任)
中西医结合医院(广化医院)院长 曹菊萍(女)
妇幼保健所所长 王颖(女)

钟楼区卫生局党委书记、局长 陈亚瑜(女)
党委副书记 刁学东(9月离任)
涂岳平(9月任职)
疾病预防控制中心主任 余知健
人民医院院长 徐定南
妇幼保健站站长 姚昉(女)

新北区卫生局长 朱蓉兰(女)
疾病预防控制中心主任 王福平
妇幼保健所所长 陈嘉平(女)

戚墅堰区卫生局局长 钟彬彬
疾病预防控制中心主任 顾群
人民医院院长 王三南
妇幼保健站站长 (暂缺)

金坛市卫生局党委书记 黄生林(7月离任)
周小琴(女,7月任职)
局长 史爱平
党委副书记 黄恒年(5月病故)
邓慧民(4月任职)
副局长 吕荣春
郭剑涛
何晓俊
纪委书记 胡海贵
人民医院院长 邓建
第二人民医院院长 范洪生
中医院院长 华网孝
卫生防疫站站长(机构撤销) 杨洪庚(10月离任)
疾病预防控制中心(含卫生监督所)主任 相小平(10月任职)
皮肤病防治所所长 葛国庆
卫生进修学校校长 方人鹤(10月离任)
赵建春(10月任职)

溧阳市卫生局局长 王家裕
党委书记 蒋连福
副局长 杨桃荣
史宙豪
沈茂庚
潘志军
孙晓平
纪委书记 吕红英(女)
人民医院院长 史平淮
妇幼保健院(二院)院长 袁国良(10月离任)
袁阿新(10月任职)
中医院院长 潘荣华
卫生防疫站站长 蒋康伟
皮肤病防治所所长 朱国甫(12月离任)
(暂缺)
血站站长 董子龙

(郑国平)

苏州市

卫生局局长 府采芹(女)
党委书记 马耀庭
党委副书记 单弘
副局长 王烨源
韩卫(1月任职)
市立医院院长 洪志成
中医院院长 葛惠男
第五人民医院院长 孙颐(女)
广济医院院长 李鸣
疾病预防控制中心主任 王烨源(兼)
卫生监督所所长 王禹(兼)

吴中区卫生局党委书记、局长 蒋连保
党委副书记、副局长、纪委书记 顾巧根
副局长 陆林根
倪英明(女)
人民医院院长 夏宗懿(女)
疾病预防控制中心主任 沈庆华
卫生监督所所长 倪英明(女,兼)

相城区卫生局局长、党组书记 朱建鸣
副局长 卫炳生
徐金龙
陈玉国
陈燕(女)
卫生防疫站站长 陈燕(女,兼)

金阊区卫生局局长、党总支书记 王晓文
副局长、党总支副书记 钟梅(女)
副局长 金建华
卫生防疫站站长 汪雪生
妇幼保健站站长 章小茗(女)

金阊医院董事长	刘海涛
虎丘医院院长	侯建兴
沧浪区卫生局局长	钱燕萍
副局长	赵晓源
	徐皓
卫生防疫站(妇保站)站长	赵晓源(兼)
平江区卫生局局长	邹家宁
总支书记、副局长	吴映红(女)
副局长	邱炳新
	孙蕊芳(女,1月离任)
卫生防疫站站长	(暂缺)
妇幼保健站站长	徐华音(女)
高新区(虎丘区)社会事业局局长	徐江枫
卫生局局长	沈晓秋
疾病预防控制中心主任	金炯林
卫生监督所所长	苏建林
第七人民医院院长	于永服
安康医院院长	张磊
工业园区社会事业局局长	韩江
副局长	倪金根
疾病预防控制中心主任	吴锦山
张家港市卫生局局长、党委书记	庞静芳(女)
副局长	游惠德(7月任职)
	王永良
	王建华
	朱全发(1月任职)
	季春郁(女,1月任职)
	施剑杰(8月任职)
	钱金相(8月离任)
	侯炳逵(12月离任)
	黄德龙(7月离任)
纪委书记	陈平
第一人民医院院长	朱贤
第二人民医院院长	蒋亚光(9月离任)
中医院院长	袁士明
康乐医院院长	戴建冰
卫生监督所所长	侯炳逵(兼,8月离任)
	於海良(8月任职)
疾病预防控制中心主任	陈新峰
红十字血站站长	徐亚芬(女)
妇幼保健所所长	张玉英(女)
卫生进修学校校长	邓铭
百禾医药有限公司董事长	季海斌
常熟市卫生局局长、党委书记	殷恭
副局长、党委副书记	王仲琪
副局长	唐键
	陶理(女)
	陆建明
第一人民医院院长	吴钢
第二人民医院院长	陆建明(兼)
中医院(新区医院)院长	黄伟(9月离任)
	丁雪章(9月任职)
第三人民医院院长	张祥辛(12月设院任职)
第五人民医院院长	褚东明
医疗急救站站长	顾雪坤
卫生监督所所长	金志强
疾病预防控制中心主任	孙国祥
妇幼保健所所长	周振新(9月设所任职)
中心血站站长	沈建中(9月离任)
	张小弟(9月任职)
卫生职工中专书记、副校长	王祖民(9月隶属教育局)
太仓市卫生局局长、党委书记	倪鸣华
副局长	王耀明
	陆炜
	朱坚
	何伟龄
党委副书记、纪委书记	许瑞莲(女)
党委副书记	赵锦萍(女,12月离任)
	陈雅萍(女,12月任职)
第一人民医院院长	顾超
中医院院长	顾建华
第三人民医院院长	朱岳正
疾病预防控制中心主任	张立华(女)
卫生监督所所长	周振清
妇幼保健所所长	杨瑞兰(女)
卫生职工中等专业学校校长	王林根
红十字血站站长	汪继康
健康教育所所长	何燕萍(女,3月任职)
昆山市卫生局局长	金建宏
党委书记	金全福
副局长	李修昌
党委副书记、纪委书记	施晓鸣
副局长	时凤英(女)
	张殿
第一人民医院院长	杨海人
中医院院长	赵坤元
第二人民医院院长	矫健
第三人民医院院长	王柏棠
第四人民医院院长	杨文红
第六人民医院院长	陆冠峰

疾病预防控制中心主任　朱士新
卫生监督所常委副所长　周珏平
红十字中心血站站长　陆砚青(女)
妇幼保健所所长　蔡莉娟(女)
健康教育所所长　傅纪胜
卫生进修学校校长　孙钰根
卫生采购中心卫生分中心主任　董安君

吴江市卫生局局长、党委副书记　陈　强
党委书记、副局长　梁云龙
党委副书记、纪委书记　蒋幸福
副局长　杜志红
钱　锋(12月离任)
盛惠芳(12月任职)
纪委副书记　郭桂林
卫生进修学校校长　彭一匡
中心血库主任　孔菊林
康复医院院长　丁佩良
第一人民医院院长　陈　强(6月离任)
高泉根(6月任职)
第二人民医院院长　沈振明(6月离任)
吕荣林(6月任职)
第三人民医院院长　杨雨鸣(8月离任)
中医院院长　章小平
卫生监督所所长　梁云龙(兼)
疾病预防控制中心主任　王伯荣
妇幼保健所所长　汤建芳(女)

(吴湛仁)

南通市

卫生局局长　蒋志群
副局长　唐金和
曹金海
陈宋义
王晓敏
纪检组长　徐镜清
政治处主任　李　康
局长助理　刘乐平
第一人民医院院长　缪旭东
肿瘤医院院长　姚　伟
中医院院长　曹金海(兼)
体臣卫生学校校长　施建民
第二人民医院院长　印国祥
第三人民医院(传染病防治院)院长　王陆军
通济医院(精神卫生中心)院长　宋保义
妇幼保健院(虹桥医院)院长　王筱玲(10月离任)
孙　华(10月任职)
肺科医院院长　吴同辰
疾病预防控制中心主任　强福林
卫生监督所所长　唐金和(兼)
红十字中心血站站长　王　平
红十字救护中心主任　谭勇培

崇川区卫生局局长　陆家伦
副局长　万年新
罗　迪
冯广剑
疾病预防控制中心主任　万年新(兼)
卫生监督所所长　万年新(兼)
中西医结合医院院长　吴燕平
口腔医院院长　吴燕平(兼)

港闸区卫生局局长　金国祥
副局长　单丽娟
黄剑波
卫生监督所所长　杨培俐(4月离任)
黄剑波(兼,4月任职)
疾病预防控制中心主任　杨培俐

海安县卫生局局长、党委书记　陈克敏
副局长　陈德发
陆德平
尤维佳
严明生
刘仁美
党委副书记　唐绍清
纪检组长　倪发荣(3月离任)
人民医院院长　周广鑑
中医院院长　吴宝禹
第三人民医院院长　杨长富(5月离任)
皮肤病防治院院长　(暂缺)
针灸推拿学校校长　吴宝禹
疾病预防控制中心主任　王　坚(9月离任)
陆德平(兼,9月任职)
卫生监督所所长　王　坚(9月离任)
李建国(9月任职)
妇幼保健所所长　王开如

如皋市卫生局局长、党委书记　许建军
副局长　杨　勇
李向东
吴　华
冒　伟(1月任职)
许　俊(兼,4月任职)
纪检书记　谢红联(1月离任)

	陶　亮(1月任职)
人民医院院长	许　俊
中医院院长	许　俊(4月离任)
	薛瑞华(4月任职)
尘洁医院院长	孙建中(9月因医院撤并离任)
卫生监督所所长	周　跃
疾病预防控制中心主任	尤玉民
妇幼保健所所长	丁　泉
红十字血站站长	钱永庚
精神病防治医院院长	吴宗俊(3月离任)
	殷东明(3月任职)
如东县卫生局党委书记、局长	张泽宾
副局长	徐宗泉(3月离任)
	曹显明(3月任职)
	管图华
	刘晓燕
	朱新华(挂职)
党委副书记	缪　彬
纪委书记	康宜华
人民医院院长	曹显明(3月离任)
	季学军(3月任职)
中医院院长	张贵陈
第二人民医院院长	顾海军
第三人民医院院长	王学政
第四人民医院院长	姚世平
疾病预防控制中心主任	孙德全
卫生监督所所长	康卫宁
卫生进修学校校长	朱新华
妇幼保健所所长	汪利华
通州市卫生局局长、党委副书记	管　军
党委副书记	庄建军
副局长	顾建华
	曹　杰(挂职)
	茅亚达(挂职)
	谢　平(挂职)
	陈　健(1月任职)
纪委书记	刘林琪
局长助理	何陶建
	刘伟圣(9月任职)
人民医院院长	许元忆
中医院院长	曹　杰
卫生职工中等专业学校校长	何陶建(兼)
疾病预防控制中心主任	茅亚达
卫生监督所所长	茅亚达
妇幼保健所所长	孙淑娟(女,1月任职)

红十字血站站长	季美琴(女,12月任职)
结核病防治院院长	丁　荣
博爱医院院长	羌明伟(3月离任)
	顾　成(3月任职)
第三人民医院院长	孙　杰
第四人民医院院长	李忠阳
第五人民医院院长	顾　斌
第六人民医院院长	刘俊卿(8月离任)
	顾　成(8月任职)
第七人民医院院长	张　耀
第八人民医院院长	夏宝泉
海门市卫生局局长、党组书记	陆　新
副局长、党组副书记	秦　健
副局长	沈炳昌
	王兰平
	王　丹
	徐卫新
纪检组长	顾维冲
人民医院院长	徐卫新
中医院院长	王刚勇
疾病预防控制中心主任	郁新森
卫生监督所所长	陆卫根
卫生职工中等专业学校校长	施裕平
妇幼保健所所长	张　红
眼科医院院长	陆彦昌
皮肤病防治院院长	冯　新
启东市卫生局局长、党委书记	顾瑞新
副局长	蔡建平
	唐金甫
	袁　晖
	李　剑
	沈俊涛
纪委书记	张　伟(8月任职)
人民医院院长	袁国祥
中医院院长	丁国章
第二人民医院院长	徐　忠
传染病医院院长	沈俊涛(兼)
第三人民医院院长	沈俊涛(兼)
肝癌防治研究所所长	陈陶阳(3月任职)
卫生监督所所长	冯　越
疾病预防控制中心主任	施益辉
妇幼保健所所长	邱景邦
卫生进修学校校长	冯　博(12月任职)
第四人民医院院长	施　越
第五人民医院院长	陆健泉

第六人民医院院长	季鹤旗
第七人民医院院长	沈汉平

（羌校君）

连云港市

卫生局党委书记、局长	张怀锋
副局长	姜玛球
	周　伟
纪委书记	耿良科
局长助理	董　青（女）
第一人民医院院长	周震球（7月离任）
第二人民医院院长	吴宜澄
第三人民医院院长	成　亮
第四人民医院院长	王明祥
东方医院院长	汪洪流（10月离任）
	李小民（10月任职）
中医院院长	周　炜
疾病预防控制中心主任	杨广泽
卫生监督所所长	徐曼如（女）
中心血站站长	杨汝任（3月离任）
	李克勤（3月任职）
救护总站站长	匡友成
新浦区卫生局局长	张振亭
党委书记	李敬伟
副局长	刘成田
	孙志义
	高永慧（女）
纪检组长	郑永红（女）
人民医院院长	（暂缺）
眼科医院院长	徐长华
卫生防疫站站长	朱　卫
妇幼保健所所长	张义涛
海州区卫生局局长	余　钢
党组书记	李务晓
党组副书记、纪检组长	曹玉恒
副局长	胡士兰（女）
	陈素花（女）
人民医院院长	余　刚（兼，8月离任）
	李永明（12月任职）
卫生防疫站站长	张连生
妇幼保健所所长	（暂缺）
连云区卫生局局长	张池元
党组书记	朱登奎
副局长	宋继森
卫生防疫站站长	（暂缺）
妇幼保健所所长	杨　巧（女）
赣榆县卫生局党委书记、局长	王靖元
副局长	徐文彦
	王永波
党委副书记	仲维新
副局长	董　洁
	祁洪山
纪委书记	何宜通
人民医院院长	王惠政
中医院院长	王穆兰（女）
疾病预防控制中心主任	吴德林
卫生监督所所长	樊东升
精神病防治院院长	黄业龙
妇幼保健所所长	（暂缺）
东海县卫生局党委书记、局长	吕　津
党委副书记、副局长	王　敏（女）
副局长	李其悦
	谢观球
	韩俊阁
	郭子军
纪委书记	王如枝
人民医院院长	谢观球（兼）
中医院院长	薄振强
疾病预防控制中心主任	（暂缺）
卫生监督所所长	刘从建
妇幼保健所所长	徐敏同
卫生职工中等专业学校校长	相庆华
农村自来水厂管理服务站站长	李玉琴（女）
灌云县卫生局局长	马进生
党委书记	侍春明
党委副书记	张广英
副局长	朱一娥（女）
	赵　萍（女）
	刘正宽
纪委书记	李和书
人民医院院长	赵建中
中医院院长	黄师昌
疾病预防控制中心主任	孙　波（11月任职）
卫生监督所所长	陈德忠（11月任职）
妇幼保健所所长	刘景宏
卫生进修学校校长	汪建平
精神病防治院院长	汪云光
职工门诊部主任	胡敏捷
灌南县卫生局党委书记、局长	贺亚飞
党委副书记、副局长	王劲东（12月任职）

党委副书记 汪勤成
副局长 汤苏川
华正梅(女)
朱义崇
纪委书记 刘炳模(3月离任)
裘庆娥(女,3月任职)
局长助理 杨　中
人民医院院长 黄宗明
中医院院长 卢　峰
疾病预防控制中心主任 孙东明
卫生监督所所长 梁顺新
妇幼保健所所长 冯素芹(女)
卫生职工中等专业学校校长 杨玺超
(杨　东)

淮安市
卫生局局长、党委书记 王振彦
副局长、党委副书记 邬锦屏(女)
纪委书记 贾　昀(女,12月离任)
王敬国(12月任职)
副局长 解满平(12月离任)
贾　昀(女,12月任职)
孙邦贵
党委副书记 张建欧(11月离任)
副局长 程　刚
蒋艺萍(女,12月任职)
第一人民医院院长 郑　谦
第二人民医院副院长 解满平
卫生监督所所长 杨善文
疾病预防控制中心主任 刘林飞
妇幼保健院院长 钱玲珠(女)
第三人民医院院长 陆　滨
第四人民医院院长 丁曙光
中医院院长 严家舜
皮肤病防治院院长 葛贻春
急救中心主任 张登金
中心血站站长 朱立专
医学会秘书长 陆　庆
淮阴卫生学校校长 马国华
清河区卫生局局长 戴少华
党委副书记、副局长 曹保芬(女)
副局长、爱卫办主任 尹成龙
副局长 赵爱兰(女)
卫生防疫站站长 李士鸿
妇幼保健所所长 徐　惠(女)
机关医院院长 卓　明(女)
清浦区卫生局党委书记、局长 李一凤(女)
纪委书记、副局长 吴　刚
副局长 郑晓义(女)
蒋　浩
卫生防疫站站长 堵永安
妇幼保健所所长 黄宝富
淮阴区卫生局局长、党委副书记 丁正亚
党委书记 康红旗
副局长、党委副书记 张爱平
副局长 张民强
封春淮
郑亚力
唐业勤
丁　康
工会主任 刘晓山
人民医院院长 唐业勤(8月离任)
妇幼保健所所长 (暂缺)
第二人民医院院长 张亚平
疾病预防控制中心主任 王兆军(1月任职)
卫生监督所所长 杨恒宁(1月任职)
医药公司经理 李建宁
楚州区卫生局局长、党委书记 韩海峰
副局长 蒋　文
张青河
侯卫东
李献农(2月离任)
党委副书记、工会主席 黄卫星
党委副书记、纪委书记 陈　荡(2月任职)
党委副书记 叶延亭(2月离任)
人民医院院长 刘兰亭(女)
中医院院长 李东黎(5月任职)
皮肤病防治院院长 郜士杰
妇幼保健院院长 袁中才
卫生监督所所长 王　彬(10月任职)
疾病预防控制中心主任 胡　旭(10月任职)
盱眙县卫生局局长、党委副书记 郑树保
党委书记 刘　平
党委副书记、纪委书记 王德昌
党委副书记、工会主席 鲁　萍(女)
副局长 陈锦奋
孙大斌
王士成
陆　一
人民医院院长 严才荣

中医院院长 王 伟
疾病预防控制中心主任 孙茂成(10月任职)
卫生监督所所长 钱丽君(女,10月任职)
妇幼保健所所长 钱丽君(女,10月离任)
皮肤病性病医院院长 姚满荣
金湖县卫生局局长、党委副书记 王本强
党委书记 冯 玮
副局长 张顺银
闵克华(3月任职)
陈日龙(7月离任)
党委副书记 王 彬
颜卫东
纪委书记 徐志宏(2月离任)
杨 志(2月任职)
人武部长 闵相余
工会主席 闵相余(7月离任)
何素东(7月任职)
人民医院院长 (暂缺)
中医院院长 杨正文
疾病预防控制中心主任 刘 勇
卫生监督所所长 吴卫明
妇幼保健所所长 何艾芹(女)
卫生进修学校校长 郑先荣
血防站站长 孙道宽
医药公司经理 丁峰山
洪泽县卫生局局长、党组副书记 李万国
党组书记 陈加文
副局长 姜京宁(女)
朱正港(9月任职)
纪检组长 颜 淮
工会主席 解满华(女)
人民医院院长 朱仪红
中医院院长 陈国民
卫生防疫站站长 唐成余(2月离任)
妇幼保健院院长 潘久琴(女)
皮肤病防治所所长 (暂缺)
卫生职工中等专业学校校长 (暂缺)
涟水县卫生局局长、党委副书记 徐敏贵
党委书记 左言贵(9月离任)
吴华明(11月任职)
党委副书记 陆桂生
副局长 罗天凤
朱士海
王恒银
张积亚
左美来
纪委书记 孙阳光
工会主席 陈维成
人民医院院长 张保扬
中医院院长 翟正保
第二人民医院院长 徐 亮
第三人民医院院长 朱亚洲
疾病预防控制中心主任 张成富
卫生监督所所长 李军一
妇幼保健所所长 庄 武
职工医院院长 周树东(9月任职)
皮肤病防治所所长 许维清
机关医院院长 成祥生
卫生进修学校校长 黄克玉

(王大江)

盐城市
卫生局党委书记、局长 李学义
党委副书记、副局长 徐爱民
副局长 王加成
蒋 忠
谷瑞先
陈少颖
纪检组长 刘德庆
工会主任 翟连根(12月任职)
卫生学校校长 谷汉先
第一人民医院院长 李大林
中医院院长 李志山
第二人民医院院长 张成祥
第四人民医院院长 李 浒
妇幼保健院院长 王绍华
救护站站长 宋留成
血站站长 夏咸权
卫生监督所所长 丁昌慧
疾病预防控制中心主任 唐才昌
医学会秘书长 陈旭东
东台市卫生局党委书记、局长 黄少平
党委副书记、副局长 茆发喜
副局长 殷卫国
薛中州
纪检组长 袁桂宏
人民医院院长 林 钢
中医院院长 何 鸣
第二人民医院院长 金先融
第三人民医院院长 赵维华

第四人民医院院长	陆存林
疾病预防控制中心主任	阮凌霆
卫生监督所所长	孙家录
妇幼保健院院长	何　雅
医药公司董事长	储立新
大丰市卫生局局长、党委书记	陈亚云
副局长、党委副书记	徐向东
副局长	徐瑞平
	陆守义
	倪理琪
	李　磊
系统工会主任	束扣珠
人民医院院长	倪理琪(兼)
中医院院长	房金渊
第二人民医院院长	智恒奎
卫生监督所所长	徐瑞平(兼)
疾病预防控制中心主任	沙文彪
妇幼保健所所长	邱亚言
方强农场医院院长	杨　柏
大中农场医院院长	郭大生
上海农场医院院长	刘志杰
海丰农场职工医院院长	杜林森
川东农场职工医院院长	洪日山
东坝头农场卫生院院长	肖寒冰
盐都区卫生局党委书记、局长	许　超
副局长	张亚模
	章丽榕
	裴建生
	陈玉芳(12月任职)
第三人民医院院长	单际平
卫生防疫站站长	陈新农(6月离任)
疾病预防控制中心主任	陈新农(6月任职)
卫生监督所所长	孙　鹏(6月任职)
妇幼保健所所长	刘驰凤
皮肤病防治所所长	夏正邦(6月离任)
精神病防治院院长	许正儒
卫生进修学校校长	马丰林
亭湖区卫生局党委书记、局长	项　衡(12月离任)
局长	刘惠华(12月任职)
党委副书记	戴克敬
副局长	陈允波
	宋文亚
	沈维港
纪检组长	李苏平(2月任职)
慈航医院院长	宋文亚(兼)
卫生监督所所长	吕锦友
疾病预防控制中心主任	葛　宁
妇幼保健所所长	葛　宁(兼)
射阳县卫生局局长、党委副书记	徐　勇
党委书记	茆胜群
党委副书记	黄君昌
副局长	王维林(2月离任)
	周古彬
	孙　月
	谷　庆
纪检书记	李纯亮
人民医院院长	谷　庆(兼)
中医院院长	杨振华
妇幼保健所所长	陶国祥
卫生监督所所长	陈　敏
疾病预防控制中心主任	蒋维江
第三人民医院院长	房　娟
第二人民医院院长	李良武
建湖县卫生局局长	唐　怀
党委书记	徐广霞(2月任职)
党委副书记	孙宏山
党委副书记、纪检组长	陆　霞
副局长	吕本良
	李德国
	葛正光
	耿曙光
	李建成
人民医院院长	吕本良(兼)
中医院院长	耿曙光(兼)
疾病预防控制中心主任	葛兆发
卫生监督所所长	顾生华
妇幼保健所所长	周志兰
第三人民医院院长	张国坚
机关门诊室主任	陈才佐
阜宁县卫生局局长、党委副书记	杨　宁
党委书记	高国专
副局长、党委副书记	胡硕生
副局长	郑怀玉
	邱忠柱
	张为林
	孔庆海
	周春华
	朱茂斌
	缪志云
工会主任	谢韫华

纪检组长	孙昌杰
人民医院院长	周春华(兼)
中医院院长	胡硕生(兼)
疾病预防控制中心主任	高桂华
卫生监督所所长	裴　标
妇幼保健所所长	陈大明
卫生干部培训中心主任	洪家斌
第三人民医院院长	刘玉礼
滨海县卫生局局长	陈　波
党委副书记、副局长	高正明
副局长	李国栋
	苏庆东
局长助理	杨海河
纪检组长	李　山
工会主席	王亚玲
人民医院院长	陈　波(兼)
中医院院长	葛明富
妇幼保健所所长	杨海河
疾病预防控制中心主任	陈　帅
卫生监督所所长	谷　峰
第三人民医院院长	徐海东
第二人民医院副院长	张士梯
响水县卫生局党委书记、局长	尤应山
副局长、党委副书记	刘应祥
副局长	蒋月华
	张华平
	林　林
纪检组长、监察室主任	顾培华
局长助理(副科级)	张龙华
工会主任	嵇友山
人民医院院长	蒋月华(兼)
中医院院长	贾硕林
卫生监督所所长	张庭飞
疾病预防控制中心主任	张龙华
妇幼保健所所长	刘滨波
离休人员医保中心主任	张晓光
第二人民医院院长	刘新明
黄海农场职工医院院长	周　舟

(张国瑞　杨益国)

扬州市

卫生局局长、党委书记	赵永华
副局长	潘　惠
	刘歆农
	杨　军
党委副书记	刁九国
纪委书记	孙　洁
苏北人民医院院长	吴福康
第一人民医院院长	乔家国
第二人民医院院长	张　军(12月离任)
第三人民医院院长	陆传余(12月离任)
	张　军(12月任职)
妇幼保健院院长	尤传利
中医院院长	许运明
卫生监督所所长	王　骏(1月任职)
疾病预防控制中心主任	钱晓勤(1月任职)
妇幼保健所所长	尤传利(兼)
卫生学校校长	骆　钧
医学检验中心主任	许国荣
中心血站站长	王　春
救护总站站长	(暂缺)
药物研究所所长	(暂缺)

行业系统

省五台山医院院长	沙维伟
江苏省扬州工人疗养院院长	尤逸峰
江苏石油勘探局职工医院院长	贾玉清
华东石油地质局职工医院院长	江儒钧
仪征化纤集团公司职工医院董事长	杨秀峰
院长	王顶贤
广陵区卫生局局长、党委书记	徐庆龙
副局长	葛太康
	顾吉林
党委副书记	张冬林
纪委书记	葛　洪
疾病预防控制中心	许　伟(主持工作)
卫生监督所	许　伟(主持工作)
中医院院长	王宇昌
口腔医院院长	陈晓明
职业病防治院代院长	刘以建
湾头医院院长	刘以建
汤汪医院院长	顾仁贵
城东医院院长	王　叶
预防保健服务中心主任	王　俊
社区卫生服务中心	陈宏宝
高邮市卫生局局长、党委书记	徐　键
党委副书记	居述庆
副局长	薛晓寒
	赵国祥
纪委书记	王　进

人民医院院长	吴增强
中医院院长	柏基荣
第二人民医院院长	姚学仁
卫生防疫站站长	陈业军
卫生职工中等专业学校校长	徐　键(兼)
妇幼保健所所长	黄银娟(女)
血吸虫病防治站站长	陈业军(兼)
宝应县卫生局局长、党委书记	孙宏亮
党委书记、副局长	孟志云(10月任职)
副局长	张文枢
	苏洪美
	徐建林
党委副书记	问晓先
纪委书记	浦马成
人民医院院长	蔡安章
中医院院长	(暂缺)
卫生监督所所长	陈书东(1月任职)
疾病预防控制中心主任	张玉兰(1月任职)
妇幼保健所所长	仲纪丰
江都市卫生局局长、党组书记	蔡益民
副局长	夏桂华
	赵启涛
	冯新民
	张永权
纪检组长	殷有根
人民医院院长	孙逸山
中医院院长	马　卉(女)
卫生监督所所长	王　杰
疾病预防控制中心主任	刘　剑
妇幼保健所所长	刘厚德
第三人民医院院长	陈旭东
脑科医院院长	陈浩东
邗江区卫生局局长、党委书记	高如峰
党委副书记	程裕东
副局长	冯兴琦
	孔祥龙(4月离任)
	钱福勤
	孙德秋
第四人民医院院长	乔家国
卫生监督所所长	钱永清
疾病预防控制中心主任	张长林
妇幼保健所所长	李明堂
医药公司董事长	王棣堂
总经理	朱　硕
医疗器械修配所所长	李庆华

单采血浆站站长	韩久荣
仪征市卫生局局长	尹　伟
党委书记	王心国
副局长	刘志鹏
	沈雨春
人民医院院长	周亦兵
中医院院长	杨　明
第二人民医院院长	时修雷
卫生防疫站站长	唐明亮
妇幼保健所所长	尹　风
维扬区卫生局局长、总支书记	俞怀根(6月离任)
	孙亚军(6月任职)
副局长	王　萍(女)
工会主席、总支副书记	万玉美
人民医院院长	韩义文
疾病预防控制中心主任	范爱华(女)

(管文富)

镇江市

卫生局党委书记、局长	尹瑞林
党委副书记、副局长	李照金
党委副书记	时秋香(女)
副局长	吕振声(2月任职)
	赵庆荣
	许黎明
	伏庆鸣
	徐　力
江苏大学附属医院院长	郑金旭
第一人民医院院长	朱　夫
第二人民医院院长	周　云
第三人民医院院长	岳燧岩
第四人民医院院长	刘东明(2月离任)
	吕振声(兼,2月任职)
中医院院长	任南新
口腔医院院长	庄荣清
疾病预防控制中心主任	鲍务新
卫生监督所所长	陈国年
卫生学校校长	杨厚谊
医保结算中心主任	李照金(兼)
急救中心主任	毛　雨(7月离任)
副主任	邹圣强(7月主持工作)
中心血站站长	贺春金
丹阳市卫生局党委书记、局长	赵志强
党委副书记	杭国祥
党委副书记、副局长	钱惠刚

副局长 蒋泽忠
荆国南
郦光耀
韦炳远(1月任职)
张志康(12月任职)
纪委书记、监察室主任 成晓敏
人民医院院长 王锁荣
中医院院长 丁家祥
疾病预防控制中心主任 王跃进
卫生监督所所长 许玲珍
血站站长 耿建军
妇幼保健院院长 林冀金

扬中市卫生局党委书记、局长 何明根
党委副书记、副局长 马娅红(女)
副局长 阮立顺
杨纪龙
吴永忠
人民医院院长 郭国平
疾病预防控制中心主任 张纪宏
卫生监督所所长 朱国兴
中医院院长 张贞香
妇幼保健所所长 黄贤红(女)
卫生干部进修学校校长 (暂缺)

句容市卫生局党委书记、局长 蒋士浩
副局长 王富喜(3月离任)
蒋跃禾
孙宝忠
邱建群
副局长、纪委书记 胡 敏(女)
副局长 张建荣
人民医院院长 孙宝忠(兼)
中医院院长 张延安
疾病预防控制中心主任 周 梅(女)
卫生监督所所长 陈达庆
卫生职工中专学校校长 杜茂荣
红十字血站站长 刘四清
妇幼保健院院长 徐小平

京口区卫生局党委书记、局长 赵 慧(女)
党委副书记、纪委书记 马祖明
副局长 顾建元
人民医院院长 王 炜
卫生监督所所长 陈晓君
疾病预防控制中心主任 姚 斌
妇幼保健所所长 殷文琪(女)

润州区卫生局党委书记、局长 张仕金
党委副书记、副局长 张新华
副局长 孔玉林
张 华
于卫东
人民医院院长 张新华(兼)
卫生监督所所长 赵挺华(4月任职)
疾病预防控制中心主任 袁其中(4月任职)
妇幼保健所所长 王晓明(女)

丹徒区卫生局党委书记、局长 张学超
党委副书记、纪委书记 潘秋香(女)
副局长 谢纬方
许金生
人民医院院长 孔德俊
中医院院长 朱辟疆
疾病预防控制中心主任 张明辉
卫生监督所所长 常家庆
妇幼保健所所长 蔡红华(女)
卫生进修学校校长 杨平生
第二人民医院院长 朱义业

(吴弃疾)

泰州市

卫生局局长、党委书记 焦建华
副局长 徐洪涛
孙善山
陈鼎荣
党委副书记、纪检书记 周 平
人民医院院长 徐洪涛(兼)
中医院院长 陈园桃
疾病预防控制中心主任 杨建国
卫生监督所所长 孙正太
妇幼保健所所长 王 华
中心血站站长 袁克宇
口腔病防治院院长 段义峰

海陵区卫生局党委书记 史森林
局长、党委副书记 徐殿峰
党委副书记、纪委书记 周 昊(女)
副局长 陈振宇
王 涓(女)
第四人民医院院长 陈振宇(兼,9月离任)
副院长 苏百龄(9月主持工作)
职业病防治院院长 陈振宇(兼,9月离任)
预防保健办公室主任 张万平(1月任职)

高港区卫生局局长 徐绍文
副局长 张 勤

王　彬
季维国
人民医院院长　季维国(兼)
靖江市卫生局局长、党委书记　张一飞
副局长　吴　芳(女)
刘灿均(10月任职)
党委副书记　严金平
吴玲玉(女)
纪委书记　丁如松
人民医院院长　刘灿均(兼)
中医院院长　吴　芳(兼)
第二人民医院院长　高　峰
疾病预防控制中心主任　邵广荣(8月任职)
卫生监督所所长　陆建华(8月任职)
妇幼保健所所长　王凌云(8月任职)
皮肤病防治所所长　周焕亮(8月任职)
卫生进修学校校长　周晓敏
血站站长　刘　斌(8月任职)
泰兴市卫生局局长、党委副书记　王克毅
党委书记、副局长　丁忠明
副局长　韦松元
田启明
袁玉翠(女)
李　晶(女)
党委副书记、纪委书记　张乃昌
人民医院院长　杨连生
中医院院长　叶伯基(11月离任)
常建国(11月任职)
第二人民医院院长　秦宏元
疾病预防控制中心副主任　周学富(9月主持工作)
卫生监督所副所长　邵　泓(9月主持工作)
卫生职工中等专业学校校长　丁忠友
江苏济源医药有限公司董事长　曹龙祥
姜堰市卫生局局长、党委书记　王天波
副局长　凌　涛
陈文德
袁继春
局长助理　沈宇清
纪委副书记　高亚云(主持工作)
人民医院院长　凌　涛(兼)
中医院院长　王世宏
疾病预防控制中心主任　袁继春
卫生监督所所长　张子平
溱湖医院院长(皮肤病防治所所长)　茆青松
妇幼保健所所长　李　师

卫生职工培训中心主任　袁德林
血站站长　张爱华
急诊急救中心主任　张　阳
兴化市卫生局党委书记、局长　金加余
副局长　顾广铭
党委副书记　顾继平
纪检组长　陈　春
副局长　江义舟(3月任职)
工会主任　杨森枝(3月任职)
人民医院院长　纪日红
中医院院长　李鼎生
第二人民医院院长　(暂缺)
第三人民医院院长　江义舟(3月离任)
左加红(3月任职)
脑科医院院长　易承德
卫生进修学校校长　(暂缺)
卫生监督所所长　王永明(9月任职)
疾病预防控制中心主任　王永明(兼)
妇幼保健所所长　吉卫华(1月任职)
皮肤病性病防治所所长　吴　华(1月任职)
医药有限公司经理　葛欣华(10月离任)
朱泰安(10月任职)
时运实业公司经理　葛晓运

(姜　云)

宿迁市

卫生局党委书记、局长　葛志健
副局长　王　勤
纪委书记、副局长　孙玉东(12月任职)
副局长　石志宇(挂职)
傅　赟(挂职12月离任)
应旭旻(挂职12月离任)
局长助理　展　蕾(10月任职)
调研员　席素波
南京鼓楼医院集团宿迁市人民医院院长　王幼林
疾病预防控制中心主任　周新亚
卫生监督所所长　周东浩
妇幼保健所所长　汪　霞
卫生进修学校校长　卢道山
中心血站站长　汤宜忠
宿城区卫生局局长　方立彩(女)
卫生系统党总支书记　尹　强
副局长　唐　涛
庄永武

	卜士凯(10月任职)
人民医院院长	王宜田
皮肤病防治所所长	冯双淮
骨伤科诊所所长	彭　程
公共卫生监督管理办公室主任	张　航(10月离任)
	刘　扬(10月任职)
宿豫区卫生局局长、党组书记	
党总支书记	翟欣荣
党总支副书记、副局长	赵启超
副局长	陈福财
	肖玉敏
局长助理	卜士凯(10月离任)
	倪福跃
纪检组长	赵启超(兼)
工会主席	高　虹
中医院院长	陈福财(兼)
神经精神病防治院院长	王建彬
疾病预防控制中心主任	倪福跃
卫生监督所所长	张　峰
妇幼保健所所长	陈翠玲
医学会副会长	王　杰
红十字会副秘书长	朱翠玲(主持工作)
沭阳县卫生局局长、党委书记	王伟章
党委副书记、副局长	倪永艳
副局长、爱卫办主任	左秀涛
副局长	董晓雪
	李会林
纪委书记	陈金平
人民医院院长	周业庭
中医院董事长	魏从明
院长	陆启兵
疾病控制监测中心主任	徐锡楼
卫生监督所所长	蒋复春
皮肤病防治院院长	宋卫兵
卫生进修学校校长	祁钖忠
泗阳县卫生局局长、党委书记	董振明
党委副书记、纪委书记	王家祥
副局长	薛　伟(4月离任)
	杨彤斌
工会主席	徐素梅
局长助理	丁绪高
人民医院院长	薛　伟(4月离任)
中医院院长	刘传祥
卫生防疫站站长	丁绪高(兼,10月离任)
疾病预防控制中心主任	丁绪高(兼,10月任职)
卫生监督所所长	庄　波(10月任职)
卫生学校校长	周　进
妇幼保健所所长	胡立斌
皮肤病防治所所长	单　凯(12月离任)
副所长(主持工作)	郭玉京(12月任职)
泗洪县卫生局局长、党委书记	杨　军(4月离任)
副局长	何　旭(4月主持工作)
	叶永柏(4月离任)
	陈志勇
	刘一新
人民医院院长	高开亮
中医院院长	朱冬承(4月离任)
	徐家美(4月任职)
疾病预防控制中心主任	周明生
妇幼保健所所长	唐兆标
卫生监督所所长	仲　颖(6月离任)
	孙　荣(6月任职)
药业有限公司董事长	宋辉东

(陈　香)

·爱国卫生运动委员会·

【省爱国卫生运动委员会】

主　　任　王　湛(兼)

副　主　任　苏海杉　郭兴华　朱步楼

办公室主任　黄祖瑚(兼)

办公室副主任　赵勇进　谢龄庆　袁家牛

【市、县(区)爱国卫生运动委员会】

市、县(区)	爱卫会主任	爱卫办主任
南京市	许仲梓	王依群(女)
玄武区	苏宇红(女,10月任职)	奚建斌(4月任职)
白下区	孔祥勇(4月任职)	孙绍亚
秦淮区	王根宝	崔纪存
建邺区	梁爱平(女,4月任职)	祁　云
鼓楼区	沈剑荣(3月任职)	刘小陵(女)
下关区	朱劲松	施顺民
栖霞区	张　明(4月任职)	李　佳(女)
雨花台区	霍慧萍(女)	左言林
浦口区	胡万进	赵贤贵
六合区	王金元(5月任职)	崔元江
江宁区	刘　玲(女,5月任职)	章鸿宾(5月任职)
高淳县	孙百年(3月任职)	刘　武(3月任职)
溧水县	孔祥平(2月任职)	袁运金

市、县(区)	爱卫会主任	爱卫办主任	市、县(区)	爱卫会主任	爱卫办主任
无锡市	麻建国	韩晓枫	**南通市**	季金虎	陈宋义
江阴市	倪颖伟	钱大雁(2月任职)	启东市	施学雷(女)	袁　辉
宜兴市	洪　雅(女)	秦洪生	海门市	沈俊峰	秦　健
崇安区	刘　霞(女)	周付忠	通州市	王沈康	顾建华
南长区	程　红(女)	秦马兰(女)	如皋市	张元健	吴　华
北塘区	金元兴	陆静芬(女)	如东县	孙建忠	刘晓燕(女)
滨湖区	华博雅(女)	汤建新(10月任职)	海安县	缪小华	陆德平
锡山市	黄宪辉(女)	黄永炎(3月任职)	崇川区	李雪峰(4月任职)	陆家伦
惠山区	陆惠玲(女)	宋培功(3月任职)	港闸区	严崇明(6月任职)	黄剑波
新　区	周　青(女)	龚佰云(3月任职)	**连云港市**	刘永忠	张怀锋
徐州市	朱美华(女)	张悦忠	新浦区	姜　洪	刘成田
鼓楼区	邵长虹(8月任职)	刘　茜(女)	海州区	腾　雯	胡士兰(女)
云龙区	王晓燕	张传银	连云区	钟　敏(女)	宋继森(3月任职)
泉山区	王少年	周尚富	东海县	王淮龙	吕　津
贾汪区	孙清里(7月任职)	孟宪贵	赣榆县	陈良灵	王靖元
九里区	郑宗宇	宗长春	灌云县	尹哲强	马进生
丰　县	顾玉华	罗元海	灌南县	崔玉梅	许海云
沛　县	胡成彪(8月任职)	高建设	**淮安市**	陆长苏(女)	鲍　彪
睢宁县	郭　梅(女)	郭绪光(4月任职)	涟水县	别纯海	罗天风
铜山县	何长征	张启强	盱眙县	蔡　莉(女)	王仕成
邳州市	王　昊	庄永生	金湖县	杨步新(1月任职)	颜卫东
新沂市	沈士光	徐　伟(5月任职)	洪泽县	卞爱武(1月任职)	王永祥
常州市	周亚瑜	蒋　晚	清浦区	孙　勤(女)	戴清浦
武进区	张　美(女)	陈旦纠	清河区	朱维佳(6月任职)	尹成龙
天宁区	林凤根	邵听德	淮阴区	李正国	张玉平
	吴洪法(6月离任)		楚州区	任克瑜(3月任职)	张青河
钟楼区	沈　梅(女)	陆家松	**盐城市**	徐恒菊	王加成
戚墅堰区	章卫忠	陆　奇	东台市	邹毅实	徐祥俊
新北区	刘建明	朱蓉兰	大丰市	肖乐农(4月任职)	陈亚云
金坛市	徐国庆	吕荣春	盐都县	马生安(6月任职)	薛逸天
溧阳市	张　燕(女)	王家裕	射阳县	刘向阳	严　坤(4月任职)
苏州市	谭　颖(女)	韩　卫(4月任职)	建湖县	羊维达(5月任职)	刘　峰
张家港市	杨　芳(女)	游惠德(4月任职)	阜宁县	惠为林(8月任职)	郑怀玉
常熟市	钱向宏(女)	周荣葆(4月任职)	滨海县	阮宜春(2月任职)	吕家宏
太仓市	郑银林	倪鸣华	响水县	陆静林(女)	尤应山
昆山市	张国华	张　健	**扬州市**	王燕文	潘　惠
吴江市	张克明	盛惠芳(女,5月任职)	江都市	袁秋年	赵启涛
工业园区	潘云官	倪金根	高邮市	徐祥华	徐　键
苏州高新区	孙晓红(女)	任建国(5月任职)	宝应县	李　琪(女)	李晓峰
吴中区	周晓敏(女)	顾巧根(4月任职)	仪征市	韩兰芬(女)	尹　伟
相城区	侯耀光	朱建鸣	广陵区	孔令俊(4月任职)	葛太康
沧浪区	卜　秋(女)	徐　皓(4月任职)	邗江区	王炳松	苏宏金
平江区	张　娟(女)	邹家宁(5月任职)	维扬区	赵宝庆	王　萍(女)
金阊区	张　曙	王晓文	市开发区	韦长华	王长华(兼)

市、县(区)	爱卫会主任	爱卫办主任
镇江市	江里程	伏庆鸣
丹阳市	张红娣(女)	钱惠刚
句容市	卢道富	邱建群
扬中市	陈来娣(女)	杨纪龙
丹徒县	杜秀芹(女)	张学超
京口区	曹丽虹(女)	顾建元
润州区	胡培红(女)	孔玉林
泰州市	毛伟明	黄立红(女)
海陵区	丁和扣	(暂缺)
高港区	王　群(3月任职)	高国勇(1月任职)
靖江市	陈明冠(1月任职)	刘正明
泰兴市	奚爱国	田启明
姜堰市	杨　杰(3月任职)	(暂缺)
兴化市	吴　跃	顾广明
宿迁市	薛甫伦	唐维军
泗阳县	李春美(女)	董振明
泗洪县	单明然(12月任职)	杜　辉
沭阳县	赵丽丽(女)	左秀涛
宿豫区	袁　恒(12月任职)	吴长禄
宿城区	张　岩	王　成

(石健峰　卜贤华)

·血吸虫病、地方病防治领导小组·

【省血防、地防领导小组】

组　长　王　湛

副组长　朱步楼　周　珉(女)

成　员　何国平　黄祖瑚　王春喜　陶长生　佘义和　刘显桃　丁晓昌　张春延　黄晓平　蒋华年　凌　航　申彭建　李全寿　赵广全　孙春雷　蔡新成　吴洪彪　陆为农　季俊秋　盛金隆　麻建国　朱美华(女)　周亚瑜　谭　颖(女)　季金虎　杨　莉(女)　陆长苏(女)　徐恒菊　纪春明　江里程　刘　励　薛甫伦

血地办主任　黄祖瑚

【市、县(区)血防、地防领导小组】

市、县(区)	领导小组组长	办公室主任
南京市	盛金隆	黄义龙
白下区	张立新(女)	朱秀平
鼓楼区	陈　华(女)	王宗源
建邺区	梁爱平(女)	陈　杰
下关区	朱劲松(女)	施顺民
雨花台区	霍慧萍(女)	朱永俊
栖霞区	张　民	王朝新
浦口区	胡万进	赵贤贵
六合区	王　霞(女)	韦晓龙
江宁区	单景南	耿双林
溧水县	孔祥平	吴红月(女)
高淳县	孔德华	刘　武
无锡市	麻建国	韩晓枫
崇安区	刘　霞(女)	沈炳荣
南长区	程　红(女)	庞邦元
北塘区	金元兴	陆静芬(女)
滨湖区	华博雅(女)	韩伯勤
锡山区	黄宪辉(女)	袁坤伦(5月任职)
惠山区	陆惠玲(女)	马雪芬(女,12月任职)
新　区	周　青	龚伯云(1月任职)
江阴市	倪颖伟	钱大雁
宜兴市	洪　雅(女)	鲁春林
徐州市	朱美华(女)	吴　宪
贾汪区	孙清理(1月任职)	孟宪贵
丰　县	顾玉华	王光宏
铜山县	何长征	祖桂兰
沛　县	谭红玲(女)	朱茂安
睢宁县	郭　梅(女)	朱剑波
邳州市	葛宝堂	曹振中
新沂市	沈士光(5月任职)	王问海
常州市	周亚瑜	虞国良(4月任职)
钟楼区	沈　梅(女)	余知健
戚墅堰区	章卫忠	钟彬彬(2月任职)
天宁区	林凤根	顾一揆
新北区	刘建明	汪中良
武进区	张　美(女)	陈旦纠
金坛市	徐国庆	郭剑涛
溧阳市	张　艳(女)	史宙豪
苏州市	谭　颖(女)	王烨源
吴中区	周晓敏	徐丽辉
金阊区	张　曙	金建华
沧浪区	卜　秋(女)	周智凯(7月任职)
平江区	张　娟(女)	诸兆洪
张家港市	杨　芳(女)	王永良
常熟市	钱向宏	殷　恭
昆山市	金乃冰(女)	金健宏(11月任职)
太仓市	郑银林	倪鸣华
吴江市	张克明	李根华
南通市	季金虎	王晓敏(女)

市、县(区)	领导小组组长	办公室主任
崇安区	葛鑫涛	万新年
港闸区	严崇明(3月任职)	黄剑波
海安县	缪小华	陆德平
如东县	孙建忠	管图华
如皋市	张元健	李向东
通州市	王沈康	茅亚达
启东市	施学雷(女)	袁　晖
海门市	沈峻峰	秦　健
连云港市	冯　义	王家仙
赣榆县	孙　玉(女)	王靖元
东海县	葛百权	吕　津
灌云县	陆　华(女)	马进生
灌南县	崔玉梅(女)	汤苏州
淮安市	陆长苏(女)	邬锦屏(女)
清河区	赵家涛	戴少华
清浦区	孙　勤(女)	吴　刚(1月任职)
淮阴区	李正国	丁　康
楚州区	王洪新(女)	蒋　文
涟水县	别纯海	王恒银
洪泽县	卞爱武(11月任职)	李万国
金湖县	李顺英(3月任职)	闵克华(3月任职)
盱眙县	蔡　莉(女)	孙茂成
盐城市	徐恒菊	刘正凯
滨海县	阮宜春	苏庆东
响水县	陆静林(女)	林　林
大丰市	丁端云(女)	陆守义
东台市	邹毅实	王　明
扬州市	纪春明	潘　惠
邗江区	王炳松	王裔林
维扬区	赵宝庆	范爱华(女)
广陵区	汤天波	顾吉林
开发区	姜春兰(女)	张　明
高邮市	董玉海	徐　健
江都市	(空)	
仪征市	韩兰芬(女)	尹　伟
宝应市	(空)	
镇江市	江里程	伏庆鸣
丹徒区	杜秀芹(3月任职)	张学超
京口区	曾丽虹(女)	顾建元
润州区	胡墙红(女)	孔玉林
丹阳市	张红娣(女)	钱惠刚
句容市	卢道富	张建荣
扬中市	陈来娣(女)	张纪宏
泰州市	刘　励(2月任职)	孙善山

市、县(区)	领导小组组长	办公室主任
靖江市	范　敏(女)	刘正明
泰兴市	奚爱国	韦松元
姜堰市	钱拥军	刘　跃
兴化市	梅建成(12月任职)	王永明(12月任职)
海陵区	严晓明	徐殿峰
高港区	姚社成	徐绍文
宿迁市	薛甫伦	石志宇
宿城区	张　岩	庄永武
泗洪县	单明然	陈志勇
泗阳县	李春美(女)	丁绪高
沭阳县	赵丽丽(女)	董晓雪
宿豫区	袁　恒	肖玉敏(女)

(田增喜)

·学术团体和群众团体·

【江苏省医学会】

名誉会长　盛　立　刘昕耀
会　　长　周　珉(女)
副 会 长　唐维新(常务)　黎磊石　黎介寿
　　　　　阮长耿　黄　峻　丁义涛
秘 书 长　曹家和

52个专科分会主任委员

内科学分会	王　虹
心血管病学分会	黄　峻
呼吸病学分会	殷凯生
消化病学分会	(暂缺)
消化内镜学分会	徐肇敏(女)
血液学分会	阮长耿
肾脏病学分会	季大玺
内分泌学分会	田成功(女)
神经病学分会	李作汉
精神病学分会	张心保
传染病学分会	黄祖瑚
风湿病学分会	张杏书(女)
老年医学分会	程蕴琳(女)
儿科学分会	陈荣华
热带病与寄生虫学分会	孙南雄
微循环医学分会	刘乃丰
医学科学研究管理学分会	卜绍唐
超声医学分会	陆凤翔
医学遗传学分会	张丽珊(女)
科学普及分会	王　淦
行为医学分会	吴爱勤
核医学分会	吴翼伟
全科医学分会	李学信

航海医学分会 陈　峰
外科学分会 武正炎
妇产科学分会 周重宛(女)
骨科学分会 王道新
男科学分会 黄宇烽
泌尿外科学分会 孙则禹
胸心血管外科学分会 景　华
神经外科学分会 傅　震
烧伤整形外科学分会 周守贵
器官移植学分会 丁义涛
麻醉学分会 曾因明
急诊医学分会 徐鑫荣
围产医学分会 徐英美(女)
小儿外科学分会 张锡庆
耳鼻咽喉科学分会 徐其昌
眼科学分会 卞春及
口腔医学分会 余未一(女)
肿瘤学分会 周建农
输血分会 孟　钵
放射肿瘤治疗学分会 许昌韶
影像技术分会 吴琮琏
检验分会 童明庆
放射学分会 滕皋军
病理学分会 范钦和
物理医学与康复学分会 励建安
高压氧医学分会 李志才
皮肤性病学分会 毕志刚
医学美学与美容分会 杨定文
微生物与免疫学分会 张学光

(朱运章)

【江苏省护理学会】

名誉理事长 袁　雪(女)
理　事　长 谈瑗声(女)
副理事长 霍孝蓉(女,常务)
屠丽君(女) 张镇静(女)
桂斯卿(女) 薛小玲(女)
刘慧生(女)
秘　书　长 霍孝蓉(女)

【江苏省医院管理学会】

名誉会长 朱　朱 刘昕耀
顾　　问 刘洪基 陶乃煌 林桂芳
祝光九
会　　长 唐维新
副会长 尹　东 龙盱西 郑必先
黄　峻 易学明
秘书长 卢晓玲(女)

12 个专业委员会负责人

医院改革与发展研究委员会 陈险峰
医院质量管理专业委员会 韩光曙
医院药事管理专业委员会 王　虹(女)
医院设备管理专业委员会 杨寄春(女)
医院后勤管理专业委员会 马剑平
医院信息管理专业委员会 刘玉亭
医院自律与维权委员会 朱继荣
医院病案管理专业委员会 潘淮宁
医院经营管理专业委员会 秦　成
医院医疗急救管理专业委员会 陈亦江
传染病管理专业委员会 赵　伟
职工医院管理专业委员会 邵竹平

(卢晓玲)

【江苏省预防医学会】

名誉会长 张国义 丁　琼
会　　长 黄祖瑚
副会长 王心如 赵勇进 胡晓抒
浦跃朴 陶开华
秘书长 胡晓抒(兼)

16 个专业委员会负责人

流行病学专业委员会 胡晓抒
食品卫生专业委员会 袁宝君
劳动卫生专业委员会 陶炳根
环境卫生专业委员会 浦跃朴
寄生虫病学专业委员会 朱荫昌
学校卫生专业委员会 徐济达
放射医学与防护专业委员会 李士骏
卫生防疫管理专业委员会 丁　琼
卫生检验专业委员会 仓公敖
卫生统计专业委员会 陈启光
妇女保健专业委员会 韦镕澄
儿童保健专业委员会 陈荣华
足部按摩健康法专业委员会 曾传贤
计划免疫专业委员会 汪　华
消毒杀虫与媒介生物防制专业委员会 孙　俊
卫生毒理专业委员会 杨永年

(吴济华)

【江苏省康复医学会】

会　　长 周士枋
副会长 黄　峻 曾传贤 郑必先
张　仁 励建安
秘书长 励建安

【江苏省中医药学会】

名誉会长 周仲瑛 徐景藩
会　　长 吴坤平
副会长 张华强 刘沈林 吴勉华
邵荣世(女) 徐镜人
秘书长 黄亚博

分支机构负责人

青年工作委员会 孙志广
外科分会 许芝银
妇科分会 谈　勇(女)
儿科分会 张　骠
眼科分会 王育良
耳鼻咽喉科分会 严道南

皮肤科分会　张怀亮
骨伤科分会　许建安
肿瘤分会　章永红
老年医学分会　陈江宁
护理分会　戴新娟(女)
心系疾病专业委员会　唐蜀华
肝病专业委员会　金　实
脾胃病专业委员会　刘沈林
肺系疾病专业委员会　奚兆庆
肾病专业委员会　孙　伟
脑病专业委员会　李继英(女)
糖尿病专业委员会　王沁凯
风湿病专业委员会　汪　悦
外治法专业委员会　成建山
肛肠科分会　丁义江
药剂管理委员会　陈友亮
药学分会　丁安伟
新药研究开发专业委员会　段金廒
基础理论与文献研究专业委员会　黄　煌
中医药信息专业委员会　刘学华(女)
针刀医学分会　李殿宁
内科分会　邵荣世(女)
推拿分会　邵铭熙
男科分会　徐福松
感染病分会　杨　进
营养养生专业委员会　王旭东
诊断学分会　王礼文
急症医学分会　符为民
医疗美容分会　余穗娟(女)
医学教育分会　项　平
性医学专业委员会　曾庆琪
医院管理委员会　刘沈林

(冯广清、陈　宁)

【江苏省中西医结合学会】

名誉会长　陈德华
会　　长　吴坤平
副 会 长　任光荣　左言富　蔡宝昌　段金廒
　　　　　张朝纯
秘 书 长　黄亚博

分支机构负责人

青年工作委员会　邱海波
基层工作委员会　庄德治
外科分会　丁义涛
妇产科分会　杨桂云(女)
儿科分会　吴升华
眼科分会　李一壮
耳鼻咽喉科分会　王秋萍(女)
皮肤科分会　闵仲生
骨伤科分会　张朝纯
肿瘤分会　秦叔逵
护理分会　张镇静(女)
肝病专业委员会　赵　伟
消化系统分会　任光荣
呼吸系统分会　殷凯生
肾病专业委员会　朱辟疆
脑病专业委员会　何晓军(女)
风湿病专业委员会　张前德
外治法专业委员会　李明吾
心身医学专业委员会　吴爱勤(女)
血管病专业委员会　王声球
泌尿系统专业委员会　陈惠萍(女)
医药管理专业委员会　申俊龙
临床药学专业委员会　尤奋强
实验医学分会　王礼文
急症医学　金妙文(女)
疼痛专业委员会　张朝纯
活血化瘀专业委员会　倪　正
老年医学分会　徐东白
心血管专业委员会　何熹延
内分泌专业委员会　刘沈林
乳腺病专业委员会　赵祥生
口腔疾病专业委员会　王文梅(女)
影像诊断与技术专业委员会　王志宏、袁仁松
生殖医学分会　徐元诚
血液疗法专业委员会　陈德芝(女)
中药饮片研究专业委员会　周嘉琳(女)

【江苏省针灸学会】

名誉会长　盛灿若　王玲玲(女)
会　　长　吴坤平
副 会 长　吴　旭　柳鹏楠　徐恒泽　蒋挺康
秘 书 长　黄亚博

【江苏省医疗气功协会】

会　　长　褚瑞明
副 会 长　周士枋　徐荷芬(女)　王旭东
　　　　　殷　明(女)
秘 书 长　黄亚博

【江苏省卫生系统思想政治工作研究会】

名誉会长　唐维新
会　　长　姜锡梅
副 会 长　周传章　王天友　张前德　杜寿强
　　　　　吉学泽　李庆荣　张　涛
秘 书 长　徐国林

【江苏省卫生经济学会】

会　　长　周　珉(女)
副 会 长　沈婉兰(女)　陈家英　宋义武
秘 书 长　沈婉兰(女)

【江苏省卫生统计研究会】

会　　长　张肖敏(女)
副 会 长　陈启光　熊宗璠　黄京龙　赵永华
　　　　　沈婉兰(女)　夏一和　王庆富

【江苏省农村卫生协会】

会　　长　唐维新

副 会 长 夏迎秋(常务) 邹宁华 陈 琪
沈敏华 周传章 赵勇进 陈天明
宋伟君 解满平 潘 惠
秘 书 长 姜 仑

【江苏省优生优育协会】

会 长 唐维新
副 会 长 葛高林 凌 航 张春延 张 仁
陈荣华 曹文献 彭 慧 陆湘琳
夏迎秋 沈志洪(常务) 何书香(女)
秘 书 长 何书香(女)

【江苏省地方病协会】

名誉会长 张国义 何天育
会 长 (暂缺)
副 会 长 王进喜 蒋传丰 赵广全 赵勇进
秘 书 长 赵勇进

【江苏省防痨协会】

名誉会长 张国义 谈光新
会 长 郭兴华
副 会 长 胡晓抒 王 虹 吴红辉 汪 华
秘 书 长 汪 华

【江苏省麻风防治协会】

名誉会长 方之焯 刘洪祺 张国义
会 长 赵勇进
副 会 长 赵 辨 汪 华 段立新 丁盛清
宋义武
秘 书 长 汪 华

【江苏省健康教育协会】

会 长 郭兴华
副 会 长 杨承志 宋秀芳 刘立人 张建平
戈雪芬 王慧芬 柏志英 周 斌
丁晓昌 秦亚东 谢龄庆 赵勇进
夏迎秋 陈连生 王 虹
秘 书 长 陈连生

【江苏省输血协会】

会 长 郑必先
副 会 长 唐荣才 徐 强 孙启俊 汪承亚
叶国良
秘 书 长 唐荣才

(张宜清)

·驻江苏部队卫生系统·

南京军区联勤部卫生部部长 陈 勇
副部长 崔宝善
曹文献
综合计划处处长 吴志成
副处长 过 伟
卫生防疫处处长 王忠灿
医疗管理处副处长 王 益(女)
方胜昔
药材器材处处长 姚一旦(女)
江苏省军区后勤部卫生处处长 宁兰文
徐州 73011 部队后勤部卫生处处长 戴甫春
无锡 73801 部队卫生处处长 周 春
淮安 73821 部队卫生处处长 史新中
南京 73841 部队卫生处处长 郭爱勇
南京军区南京总医院院长 易学明
南京第八一医院院长 张卫兵
淮安第八二医院院长 薛国良
徐州第九七医院院长 曹志章
无锡第一〇一医院院长 周仲贤
苏州第一〇一医院分院院长 季 健
常州第一〇二医院院长 王云征
连云港第一四九医院院长 曾宏逵
镇江第三五九医院院长 刘文华
南京疗养院院长 费连兵
南京军区联勤部军事医学研究所所长 陶开华
南京军区联勤部卫生防疫队队长 刘士军
南京军区南京药材仓库主任 赵有成
南京军区司令部门诊部主任 夏沛民
南京军区联勤部门诊部主任 李以宏
南京军区空军后勤部卫生处处长 张国安
南京军区空军后勤部卫生处副处长 雷群忠
空军航空兵第十师后勤部卫生主任 高慧成
武警江苏总队后勤部卫生处处长 崔希茂
武警江苏总队医院院长 王录全
武警江苏总队南京医院院长 李晓英

(纪国富)

卫生统计

【2004年江苏省卫生事业发展情况简报】

2004年我省各级卫生部门在省委、省政府的领导下,以邓小平理论、"三个代表"思想为指导,坚持科学发展观,认真落实中央关于卫生工作的一系列重要指示和决策,围绕解决广大人民群众关注的突出问题,大力推进卫生事业的改革与发展,卫生事业得到了稳步发展。现将2004年全省卫生机构、床位、人员、医院工作、居民病伤死亡原因等基本情况简报如下:

一、卫生资源

卫生机构总数增加。2004年末,全省卫生机构总数14 447个(含诊所、医务室、卫生所、社区卫生服务站),比上年增加1 714个,增长13.46%。卫生机构总数增加较快主要有两方面原因:一是诊所发展较快,今年新增诊所975所,较上年增长27.90%;二是我省各地加强了城市和农村社区卫生服务机构的建设,今年新增社区卫生服务中心(站)745个,较上年增长50.99%,增加的机构除城市新建一批社区卫生服务中心(站)外,大部分为从农村卫生室改建、扩建的社区卫生服务站(卫生机构总数不包含村卫生室)。

2004年全省医疗机构13 930个,其中:非营利性医疗机构9 375个,较上年增长11.79%,占医疗机构总数的67.30%;营利性医疗机构4 407个,发展较快,较上年增长21.20%,占医疗机构总数的31.64%(见表1)。医疗机构按经济类型分,国有3 591个,占全省医疗机构的25.78%;集体4 414个,占31.69%;联营67个占0.48%;私营医疗机构4 386个,占31.49%。与上年比国有医疗机构有所减少,集体医疗机构增加11.27%,私营医疗机构增长较快,增长了30.11%(见表2)。医疗机构中,医院995个,比上年增加75个;卫生院1 493个,比上年减少109个(减少的卫生院大多被改建成社区卫生服务中心、站);门诊部371个,比上年增加58个;专科疾病防治院(所、站)45个,比上年减少14个;妇幼保健院(所、站)107个,比上年增加1个;社区卫生服务中心71个,比上年增加64个;另外,诊所、医务室、卫生所、社区卫生服务站10 800个,较上年增加1 596个。

2004年全省疾病预防控制中心(防疫站)143个,其中疾病预防控制中心/防疫站/防病中心139个,预防保健中心4个。

至2004年底,全省共成立各级卫生监督所95个,卫生监督(监测、检测)所(站)1个。

表1 全省医疗机构及床位增减按管理类别分析

管理类别	2003年		2004年		增减数	增减(%)
	机构数	构成(%)	机构数	构成(%)		
医疗机构数	12 256	100.00	13 930	100.00	1 674	13.66
其中:非营利性	8 386	68.42	9 375	67.30	989	11.79
营利性	3 636	29.67	4 407	31.64	771	21.20
医疗机构床位数	177 695	100.00	186 282	100.00	8 587	4.83
其中:非营利性	166 882	93.91	174 278	9 356	7 396	4.43
营利性	6 955	3.91	8 242	4.42	1 287	18.50

表 2　全省医疗机构数、床位数增减按经济类型分析

经济类型	机构				床位			
	2003 年	2004 年	增减	增减(%)	2003 年	2004 年	增减	增减(%)
合计	12 256	13 930	1 674	13.66	177 695	186 282	8 587	4.83
国有	3 633	3 591	-42	-1.16	121 959	124 903	2 944	2.41
集体	3 967	4 414	447	11.27	38 903	39 140	237	0.61
联营	50	67	17	34.00	842	1 001	159	18.88
私营	3 371	4 386	1 015	30.11	8 040	10 465	2 425	30.16
其他	1 235	1 472	237	19.19	7 951	10 773	2 822	35.49

医院、卫生院床位继续增加。2004年末，全省床位总数达188 990张，较上年增加9 091张。医疗机构床位186 282张，其中：非营利医疗机构床位174 278张，占93.56%，较上年增长4.43%；营利性医疗机构床位8 242张，占4.42%，较上年增长18.50%(见表1)。医疗机构中：医院床位123 087张，占66.08%；卫生院床位54 214张，占29.10%；社区卫生服务中心床位2 503张，占1.34%。与上年相比，医院床位增加7 723张，卫生院床位减少2 131张，社区卫生服务中心床位增加2 438张。2004年全省每千人口医院和卫生院床位2.46张。

卫生人员总数有所增加。2004年末，全省卫生人员总数309 450人，其中：卫生技术人员250 134人，占80.83%；管理人员23 064人，占7.45%；工勤人员27 484人，占8.88%。与上年比，卫生人员总数增加5 726人，增加1.88%，卫生技术人员增加6 455人，增加2.65%。2004年全省执业(助理)医师106 060人(其中：执业医师89 492人，执业助理医师16 568人)，较上年增加2 098人，注册护士76 975人，比上年增加3 240人。平均每千人口卫生技术人员3.47人，其中：每千人口执业(助理)医师1.47人，注册护士1.07人。

二、农村三级卫生服务网

2004年末，全省有县综合医院(不含县级市，下同)25所，平均每所医院床位348.4张、卫生技术人员394.9人，其中：执业(助理)医师152.9人，注册护士168.8人。

2004年末，全省有县疾病预防控制中心(防疫站)26所，平均每站卫生技术人员43.31人，其中：执业(助理)医师27.35人。

2004年末，全省有县妇幼保健院(所、站)26所，平均每所(站)卫生技术人员22.23人，其中：执业(助理)医师13.00人。

2004年末，全省乡镇卫生院1 466个，比上年减少81个，现有床位53 786张，比上年减少1 830张。人员总数80 972人，其中卫生技术人员67 887人，平均每所乡镇卫生院床位36.69张、卫生技术人员46.31人，其中：执业(助理)医师20.33人，注册护士10.67人。

2004年末，全省共有12 092个村设置了村卫生室，占总村数的98.95%。共设置村卫生室18 517个，其中：村办13 234个，乡卫生院设点2 458个，联合办2 136个，私人办153个。全省村卫生室中执业(助理)医师2 619人，比上年增加688人；乡村医生和卫生员55 104人。

三、医疗服务

(一)诊疗人次数

医疗机构诊疗人次继续上升。2004年，全省医疗机构总诊疗数为14 942.66万人次，其中：门、急诊14 558.48万人次。按医疗机构类别分：非营利性医疗机构总诊疗数14 118.39万人次，其中：门、急诊数13 777.29万人次；营利性医疗机构总诊疗数586.06万人次，其中：门、急诊数560.66万人次。全省各类医疗机构总诊疗数见表3。

表 3　全省医疗机构诊疗数和入院人数

机构类型	诊疗人次		入院人数	
	人次(万次)	构成(%)	人数(万人)	构成(%)
总计	14942.66	100.00	409.66	100.00
医院	8537.79	57.15	288.65	70.46
疗养院	7.77	0.05	3.36	0.82
社区卫生服务中心	419.22	2.80	3.17	0.77
卫生院	5331.58	35.68	109.21	26.66
门诊部	241.93	1.62	0.05	0.01
妇幼保健院(所、站)	303.89	2.03	4.53	1.11
专科疾病防治院(所、站)	100.48	0.67	0.70	0.17

全省医疗机构提供的平均每一居民全年总诊疗次数为2.07次,其中:门、急诊人次数为2.02次。

(二)入院人数

医疗机构入院人数增加。2004年,全省医疗机构入院人数409.66万人,较上年增加17.11%,每百总诊疗人次的入院人数为2.74人,每百门、急诊人次的入院人数为2.81人。

非营利性医疗机构入院人数388.30万人,每百总诊疗人次的入院人数2.75人,每百门、急诊人次的入院人数2.82人。

营利性医疗机构入院人数12.18万人,每百总诊疗人次的入院人数2.08人,每百门、急诊人次的入院人数2.17人。

全省各类医疗机构入院人数见表3。

全省医疗机构提供的平均每千人口入院人数为56.85人次。

(三)病床使用

医疗机构病床使用率继续上升。全省医疗机构病床使用率68.98%,较上年有所上升,其中:医院82.53%,社区卫生服务中心48.19%,卫生院40.30%,妇幼保健院(所、站)74.95%,专科疾病防治院(所、站)75.22%。

非营利性医疗机构病床使用率69.50%,营利性医疗机构病床使用率52.97%,政府办医疗机构病床使用率73.62%,卫生部门医疗机构病床使用率73.61%。

卫生部门医疗机构病床使用率较高的有:综合医院92.58%,骨科医院94.97%,肿瘤医院101.20%,中西医结合医院96.74%,妇产医院92.46%,儿童医院99.38%,精神病院91.47%,其它各类医院病床使用率均在90%以下。

(四)平均住院日

全省医疗机构出院者平均住院日10.53天,其中医院为12.06天,卫生院6.67天,社区卫生服务中心12.69天,妇幼保健院(所、站)7.51天,专科疾病防治院(所、站)29.21天。

非营利性医疗机构出院者平均住院日为10.70天,营利性医疗机构出院者平均住院日为9.29天,政府办医疗机构出院者平均住院日为10.52天,卫生部门医疗机构出院者平均住院日为10.47天。

四、医疗费用

卫生部门179所综合医院(含医学院校附属综合医院)统计,全省平均每诊疗人次医疗费用136.98元,其中药费占55.40%;平均每一出院者住院医疗费用5 960.71元,其中药费占47.84%,检查费占5.61%,治疗费占20.20%;手术费占5.48%,床位费占5.40%。

按照省、市、县综合医院分类:

省属综合医院平均每诊疗人次医疗费用139.01元,其中药费占54.74%;平均每一出院者住院医疗费用10 628.55元,其中药费占47.39%,检查费占4.15%,治疗费占26.85%,手术费占5.62%,床位费占4.22%。

省辖市属综合医院平均每诊疗人次医疗费用136.52元,其中药费占57.07%;平均每一出院者住院医疗费用7 331.28元,其中药费占46.46%,检查费占6.46%,治疗费占19.27%,手术费占5.39%,床位费占5.30%。

县级市(区)属综合医院平均每诊疗人次医疗费用135.77元,其中药费占54.61%;平均每一出院者住院医疗费用4 931.43元,其中药费占48.51%,检查费占5.29%,治疗费占19.63%,手术费占5.80%,床位费占5.88%。

县属综合医院平均每诊疗人次医疗费用131.98元,其中药费占53.60%;平均每一出院者住院医疗费用3 194.06元,其中药费占51.90%,检查费占4.60%,治疗费占15.98%,手术费占5.35%,床位费占6.19%。

卫生部门77所中医医院统计,全省中医院平均每诊疗人次医疗费用121.60元,其中药费占62.88%;平均每一出院者住院医疗费用4 293.94元,其中药费占49.61%,检查费占5.40%,治疗费占17.34%,手术费占5.60%,床位费占6.65%。

按照省、市、县中医院分类:

省属中医院平均每诊疗人次医疗费用153.65元,其中药费占70.21%;平均每一出院者住院医疗费用8 519.09元,其中药费占56.68%,检查费占6.26%,治疗费占17.80%,手术费占2.31%,床位费占6.28%。

省辖市属中医院平均每诊疗人次医疗费用122.92元,其中药费占63.85%;平均每一出院者住院医疗费用5 491.71元,其中药费占49.64%,检查费占5.43%,治疗费占19.35%,手术费占5.98%,床位费占6.42%。

县级市(区)属中医院平均每诊疗人次医疗费用121.35元,其中药费占60.30%;平均每一出院者住院医疗费用4 004.71元,其中药费占47.33%,检查费占5.02%,治疗费占16.17%,手术费占5.80%,床位费占6.83%。

县属中医院平均每诊疗人次医疗费用94.20元,其中药费占60.25%;平均每一出院者住院医疗费用2 338.04元,其中药费占50.34%,检查费占5.80%,治疗费占15.98%,手术费占7.40%,床位费占6.98%。

五、居民病伤死亡原因

2004年,居民病伤死亡原因统计年报资料范围为3个省辖市和7个县级市(区)共10个调查填报单位。

(一)居民病伤死亡率

2004年,居民病伤死亡率为584.00/10万,其中男性为632.47/10万,女性为534.60/10万;城市居民病伤死亡率为518.76/10万,其中男性为560.53/10万,女性为474.76/10万;农村居民病伤死亡率为638.73/10万,其中男性为694.66/10万,女性为583.29/10万。

(二)死因顺位

2004年,城市居民前十位死因为:①恶性肿瘤153.97/10万,占总死亡的29.68%;②脑血管病100.51/10万,占总死亡的19.38%;③心脏病77.33/10万,占总死亡的14.91%;④呼吸系病55.29/10万,占总死亡的10.66%;⑤损伤和中毒31.27/10万,占总死亡的6.03%;⑥内分泌、营养和代谢及免疫疾病

15.42/10万,占总死亡的2.97%;⑦消化系病14.51/10万,占总死亡的2.80%;⑧泌尿、生殖系病6.60/10万,占总死亡的1.27%;⑨神经系统疾病5.33/10万,占总死亡的1.03%;⑩精神障碍4.81/10万,占总死亡的0.93%。前十位死因合计占死亡总数的89.66%。

2004年,农村居民前十位死因为:①恶性肿瘤188.86/10万,占总死亡的29.57%;②脑血管病125.36/10万,占总死亡的19.63%;③呼吸系病102.14/10万,占总死亡的15.99%;④心脏病64.37/10万,占总死亡的10.08%;⑤损伤和中毒46.91/10万,占总死亡的7.34%;⑥消化系病17.58/10万,占总死亡的2.75%;⑦内分泌、营养和代谢及免疫疾病9.94/10万,占总死亡的1.56%;⑧泌尿、生殖系病5.66/10万,占总死亡的0.89%;⑨精神障碍5.44/10万,占总死亡的0.85%;⑩神经系统疾病4.04/10万,占总死亡的0.63%。前十位死因合计占死亡总数的89.29%。

(省卫生统计信息中心)

表4　2004年全省卫生机构、床位、人员数

卫生机构名称	机构数(个)	床位数(张)			人员数(人)										
		编制床位	实有床位	标准床位	合计	卫生技术人员							其他技术人员	管理人员	工勤人员
						小计	执业医师	执业助理医师	注册护士	药剂人员	检验人员	其他			
总计	**14 447**	**189 183**	**188 990**	**159 070**	**309 450**	**250 134**	**89 492**	**16 568**	**76 975**	**20 442**	**12 697**	**33 960**	**8 768**	**23 064**	**27 484**
一、医院	995	122 765	123 087	106 449	167 182	130 407	47 057	3 597	52 510	10 257	6 210	10 776	5 355	13 111	18 309
二、疗养院	24	4 335	3 904	2 502	1 415	606	179	39	268	38	40	42	67	228	514
三、社区卫生服务中心	71	2 889	2 503	2 478	4 278	3 516	1 355	195	1 116	393	198	259	18	446	298
四、卫生院	1 493	53 830	54 214	43 030	81 609	68 388	21 540	8 519	15 777	7 546	3 597	11 409	1 679	5 982	5 560
五、门诊部	371	249	74	54	3 428	2 781	1 233	160	688	274	173	253	46	386	215
六、急救中心(站)	20				530	212	127	17	50	4	4	10	20	90	208
七、采供血机构	31	60	40	28	1362	821	85	15	247	20	291	163	109	187	245
八、妇幼保健院(所、站)	107	1 703	1 352	1 229	4 452	3 597	1 617	205	979	181	250	365	167	419	269
九、专科疾病防治院(所、站)	45	758	1 148	780	1 257	963	346	89	212	129	72	115	59	117	118
十、疾病预防控制中心(防疫站)	143	663	683	559	8 261	6 205	3 419	344	344	155	1 277	666	344	967	745
十一、卫生监督所	95	15	15	15	3 498	2 745	1 279	108	30	12	57	1 259	133	463	157
十二、卫生监督检验(监测、检测)所(站)	1				7	5					3	2		2	
十三、医学科学研究机构	12	526	404	380	1 022	619	234	7	136	72	73	97	102	136	165
十四、医学在职培训机构	33				1 568	285	147	15	44	7	4	68	634	310	339
十五、健康教育所(站、中心)	1				5	2	1		1						3
十六、其他卫生机构	205	1 390	1 566	1 566	1 919	1 325	533	196	244	27	39	286	35	220	339
十七、诊所、医务室、社区卫生服务站	10 800				27 657	27 657	10 340	3 062	4 329	1 327	409	8 190			

表 5　2004 年全省卫生机构、床位、人员数按经济类型、主办单位分

卫生机构名称	机构数（个）	床位数(张)			人员数（人）										
		编制床位	实有床位	标准床位	合计	卫生技术人员							其他技术人员	管理人员	工勤人员
						小计	执业医师	执业助理医师	注册护士	药剂人员	检验人员	其他			
总计	**14 447**	**189 183**	**188 990**	**159 070**	**309 450**	**250 134**	**89 492**	**16 568**	**76 975**	**20 442**	**12 697**	**33 960**	**8 768**	**23 064**	**27 484**
一、按经济类型分															
国有	4 078	128 009	127 611	110 758	200 808	157 194	59 119	6 311	56 210	11 765	8 620	15 169	6 508	16 163	20 943
集体	4 443	38 489	39 140	30 862	72 036	61 572	18 577	6 879	13 426	5 889	2 748	14 053	1 515	4 456	4 493
联营	67	1 005	1 001	973	1 311	1 077	379	98	334	89	51	126	14	134	86
私营	4 386	10 355	10 465	8 049	19 838	17 357	6 695	2 093	3 842	1 408	664	2 655	427	1 144	910
其他	1 473	11 325	10 773	8 428	15 457	12 934	4 722	1 187	3 163	1 291	614	1 957	304	1 167	1 052
二、按设置主办单位分															
政府办	2 687	149 106	151 326	128 443	238 902	189 427	67 848	11 104	61 969	15 822	10 400	22 284	7 750	18 542	23 183
其中:卫生部门	2 406	147 088	148 850	126 009	236 572	187 675	67 099	10 927	61 588	15 732	10 349	21 980	7 725	18 372	22 800
企业办	2 740	15 573	14 342	11 463	22 897	19 007	7 176	1 417	6 049	1 343	793	2 229	274	1 765	1 851
其他	9 020	24 504	23 322	19 164	47 651	41 700	14 468	4 047	8 957	3 277	1 504	9 447	744	2 757	2 450

表 6　2004 年全省疾病控制、防治、监督卫生机构、床位、人员数

卫生机构名称	机构数（个）	实有床位数（张）	人员数（人）										
			合计	卫生技术人员							其他技术人员	管理人员	工勤人员
				小计	执业医师	执业助理医师	注册护士	药剂人员	检验人员	其他			
合计	**284**	**1 846**	**13 023**	**9 918**	**5 044**	**541**	**586**	**296**	**1 409**	**2 042**	**536**	**1 549**	**1 020**
一、专科疾病防治院(所、站)	**45**	**1 148**	**1 257**	**963**	**346**	**89**	**212**	**129**	**72**	**115**	**59**	**117**	**118**
专科疾病防治院	7	189	351	281	84	31	80	42	19	25	18	19	33
传染病防治院	1	63	74	62	13	7	23	8	5	6	10	2	0
职业病防治院	3	86	110	92	35	6	30	10	9	2	8	8	2
其他	3	40	167	127	36	18	27	24	5	17	0	9	31
专科疾病防治所(站、中心)	38	959	906	682	262	58	132	87	53	90	41	98	85
口腔病防治所(站、中心)	13	10	177	145	53	30	11	8	2	41	4	23	5
精神病防治所(站、中心)	3	230	134	104	18	5	41	10	5	25	10	8	12
皮肤病与性病防治所(站中心)	14	71	456	338	145	17	63	58	37	18	22	42	54
麻风病防治所(站、中心)	2	136	57	41	13	3	8	8	5	4	3	4	9
地方病防治所(站、中心)	1	0	5	5	5	0	0	0	0	0	0	0	0
血吸虫病防治所(站、中心)	1	0	7	7	6	1	0	0	0	0	0	0	0
药物戒毒所(中心)	3	512	48	26	10	1	7	3	3	2	2	20	0
其他	1	0	22	16	12	1	2	0	1	0	0	1	5
二、疾病预防控制中心(防疫站)	**143**	**683**	**8 261**	**6 205**	**3 419**	**344**	**344**	**155**	**1 277**	**666**	**344**	**967**	**745**
疾病预防控制中心/防疫站/防病中心	139	683	8 186	6 138	3 399	331	339	153	1 276	640	342	963	743
省属	1	0	381	234	120	1	9	0	84	20	22	62	63
省辖市(地区)属	13	457	2 029	1 429	769	34	130	34	348	114	99	289	212
地辖市属	80	124	4 056	3 107	1 768	192	133	85	593	336	169	440	340
县属	34	102	1 494	1 192	661	88	59	31	217	136	43	144	115
其他	11	0	226	176	81	16	8	3	34	34	9	28	13
其中:疾病预防控制中心	106	683	7 354	5 452	3 006	269	319	148	1 171	539	302	900	700
卫生防疫站	25	0	765	620	371	46	15	5	103	80	40	62	43
卫生防病中心	8	0	67	66	22	16	5	0	2	21	0	1	0
预防保健中心	4	0	75	67	20	13	5	2	1	26	2	4	2
三、卫生监督所	**95**	**15**	**3 498**	**2 745**	**1 279**	**108**	**30**	**12**	**57**	**1 259**	**133**	**463**	**157**
省属	1	0	64	47	32	0	0	0	0	15	0	13	4
省辖市(地区)属	13	0	799	629	268	6	10	1	14	330	24	100	46
地辖市属	54	15	1 912	1 494	766	77	15	6	36	594	92	248	78
县属	26	0	699	556	213	25	5	5	7	301	17	98	28
其他	1	0	24	19	0	0	0	0	0	19	0	4	1

表 7　2004 年全省妇幼卫生机构、床位、人员数

卫生机构名称	机构数（个）	实有床位数（张）	人员数（人）										
			合计	卫生技术人员							其他技术人员	管理人员	工勤人员
				小计	执业医师	执业助理医师	注册护士	药剂人员	检验人员	其他			
总计	**119**	**4 030**	**9 631**	**7 573**	**2 921**	**230**	**2 860**	**414**	**452**	**696**	**340**	**845**	**873**
一、医院	**12**	**2 678**	**5 179**	**3 976**	**1 304**	**25**	**1 881**	**233**	**202**	**331**	**173**	**426**	**604**
妇产（科）医院	5	1 480	2 728	2 116	705	11	1 004	97	98	201	110	187	315
儿童医院	7	1 198	2 451	1 860	599	14	877	136	104	130	63	239	289
二、妇幼保健院（所、站）	**107**	**1 352**	**4 452**	**3 597**	**1 617**	**205**	**979**	**181**	**250**	**365**	**167**	**419**	**269**
省属	1	0	89	69	39	0	23	0	4	3	3	17	0
省辖市（地区）属	12	914	1 754	1 403	441	65	576	98	83	140	82	125	144
地辖市属	67	328	1 910	1 546	835	103	251	61	119	177	62	195	107
县属	26	110	697	578	301	37	129	22	44	45	20	81	18
其他	1	0	2	1	1	0	0	0	0	0	0	1	0
妇幼保健院	11	1 174	2 124	1 699	557	102	647	120	104	169	94	131	200
妇幼保健所	91	178	2 225	1 815	1 010	103	306	61	142	193	70	271	69
妇幼保健站	5	0	103	83	50	0	26	0	4	3	3	17	0

表 8　2004 年中医卫生机构、床位、人员数

卫生机构名称	机构数（个）	床位数(张)			人员数（人）										
		编制床位	实有床位	标准床位	合计	卫生技术人员							其他技术人员	管理人员	工勤人员
						小计	执业医师	执业助理医师	注册护士	药剂人员	检验人员	其他			
总计	**127**	**16 535**	**16 202**	**14 769**	**26 514**	**21 091**	**8 221**	**626**	**7 094**	**2 379**	**894**	**1 877**	**916**	**1 980**	**2 527**
一、医院	**95**	**16 535**	**16 198**	**14 765**	**26 181**	**20 861**	**8 117**	**611**	**7 037**	**2 357**	**879**	**1 860**	**893**	**1 928**	**2 499**
中医医院	83	14 545	14 411	13 028	23 877	18 990	7 400	592	6 261	2 230	792	1 715	816	1 778	2 293
中西医结合医院	12	1 990	1 787	1 737	2 304	1 871	717	19	776	127	87	145	77	150	206
二、门诊部	**31**	**0**	**4**	**4**	**279**	**225**	**101**	**15**	**55**	**22**	**15**	**17**	**2**	**36**	**16**
中医门诊部	17	0	0	0	106	83	45	7	10	10	2	9	0	17	6
中西医结合门诊部	14	0	4	4	173	142	56	8	45	12	13	8	2	19	10
三、中医药学校	**1**	**0**	**0**	**0**	**54**	**5**	**3**	**0**	**2**	**0**	**0**	**0**	**21**	**16**	**12**

表 9　2004 年全省医学科学研究机构、床位、人员数

卫生机构名称	机构数(个)	床位数(张)			人员数(人)										
					合计	卫生技术人员							其他技术人员	管理人员	工勤人员
		编制床位	实有床位	标准床位		小计	执业医师	执业助理医师	注册护士	药剂人员	检验人员	其他			
医学科学研究机构	**12**	**526**	**404**	**380**	**1 022**	**619**	**234**	**7**	**136**	**72**	**73**	**97**	**102**	**136**	**165**
医学科学(研究)院(所)	3	224	177	153	285	156	59	2	41	14	22	18	63	20	46
医学专科研究所	8	302	227	227	654	406	175	5	95	32	51	48	35	107	106
药学研究所	1	0	0	0	83	57	0	0	0	26	0	31	4	9	13

表 10　2004 年各市卫生机构人员、床位及每千人口拥有数

地区	卫生机构床位数（张）							卫生人员数（人）							
	合计	其中：医院卫生院		医院			卫生院	实有数				每千人口数			
		实有数	每千人口	小计	综合医院	中医医院		总计	其中：卫技人员	医师	注册护士	总计	其中：卫技人员	医师	注册护士
江苏省	188 990	177 301	2.46	123 087	84 522	14 411	54 214	309 450	250 134	106 060	76 975	4.29	3.47	1.47	1.07
南京市	25 798	21 048	3.61	19 104	12 334	1 980	1 944	42 510	32 857	13 931	11 495	7.28	5.63	2.39	1.97
无锡市	19 101	17 826	3.99	11 973	6 837	1 373	5 853	26 424	22 288	9 722	7 158	5.91	4.98	2.17	1.6
徐州市	18 792	18 252	1.99	13 905	11 064	1 056	4 347	36 163	28 297	10 480	8 479	3.94	3.09	1.14	0.92
常州市	12 352	11 932	3.42	7 998	4 856	1 177	3 934	19 546	15 707	6 586	5 578	5.6	4.5	1.89	1.6
苏州市	22 033	21 255	3.55	14 774	10 053	2 231	6 481	35 004	29 103	11 964	9 408	5.85	4.86	2	1.57
南通市	20 482	19 784	2.56	9 714	5 512	1 395	10 070	30 484	24 005	10 863	6 823	3.94	3.1	1.4	0.88
连云港市	8 793	7 672	1.64	5 386	4 188	546	2 286	14 774	11 675	5 236	3 848	3.15	2.49	1.12	0.82
淮安市	9 278	8 961	1.71	5 974	4 436	410	2 987	16 102	13 254	5 377	4 131	3.07	2.53	1.03	0.79
盐城市	14 042	13 670	1.71	8 298	5 457	1 174	5 372	24 260	19 650	9 049	5 163	3.04	2.46	1.13	0.65
扬州市	11 721	10 991	2.42	7 127	4 942	702	3 864	18 647	15 660	6 880	4 451	4.1	3.45	1.51	0.98
镇江市	8 176	7 932	2.97	5 517	3 758	584	2 415	16 153	13 203	5 163	3 899	6.05	4.94	1.93	1.46
泰州市	10 912	10 709	2.13	6 048	4 804	1 069	4 661	19 413	16 313	7 457	4 114	3.86	3.24	1.48	0.82
宿迁市	7 510	7 269	1.39	7 269	6 281	714		9 970	8 122	3 352	2 428	1.91	1.56	0.64	0.47

表11 2004年全省村卫生室数

地区	村卫生室(个)						未设卫生室的村	
	合计	村办	乡卫生院设点	联合办	私人办	其他	个数	占行政村%
全省合计	**18 517**	**13 234**	**2 458**	**2 136**	**153**	**536**	**128.0**	**1.0**
南京市	622	554	39	24	0	5	98.0	9.5
无锡市	1 317	1 259	37	20	0	1	0.0	0.0
徐州市	3 211	2 263	858	36	0	54	0.0	0.0
常州市	647	228	187	232	0	0	0.0	0.0
苏州市	846	753	72	20	0	1	0.0	0.0
南通市	1 972	918	691	362	1	0		
连云港市	1 841	1 776	53	8	0	4	15.0	1.0
淮安市	1 845	1 447	38	250	104	6	0.0	0.0
盐城市	2 222	1 344	52	796	29	1	0.0	0
扬州市	1 018	920	30	65	1	2	0.0	0.0
镇江市	202	192	5	3	1	1	15.0	5.1
泰州市	705	228	387	73	12	5	0.0	0.0
宿迁市	2 069	1 352	9	247	5	456	202.0	13.6

表12 2004年全省及各市村卫生室收入与支出情况

	年总收入(千元)					年总支出(千元)			
	合计	上级补助收入	村或群众补助收入	业务收入	其他	合计	人员经费	药品支出	其他
总计	**1 132 191**	**5 238**	**21 381**	**1 057 335**	**48 237**	**1 060 364**	**425 929**	**610 788**	**23 647**
村办	611 988	3 381	18 664	559 357	30 586	581 349	237 475	328 435	15 439
乡卫生院设点	352 465	1 006	1 602	346 918	2 939	331 246	129 782	196 538	4 926
联合办	149 042	501	1 110	132 908	14 523	129 938	50 231	76 541	3 166
私人办	4 104	0	0	4 022	82	3 888	1 698	2 172	18
其他	14 592	350	5	14 130	107	13 943	6 743	7 102	98
按地区分									
南京市	36 198	859	971	33 402	966	34 510	14 387	18 958	1165
无锡市	54 570	480	5 853	45 349	2 888	53 664	17 405	35 254	1 005
徐州市	138 031	80	785	136 527	639	129 597	53 097	70 744	5 756
常州市	73 061	39	6 449	53 882	12 691	55 486	13 261	40 409	1 816
苏州市	44 972	1 547	3 307	32 325	7 793	38 849	10 784	23 237	4 828
南通市	116 017	80	86	115 851	0	113 874	51 331	61 060	1 483
连云港市	94 674	85	32	77 877	16 680	86 784	37 255	48 528	1 001
淮安市	59 724	43	104	58 313	1 264	57 988	25 125	32 573	290
盐城市	137 809	662	411	133 712	3 024	135 097	57 910	74 412	2 775
扬州市	61 880	149	1 574	59 125	1 032	59 858	24 022	34 219	1 617
镇江市	9 003	18	139	8 804	42	8 804	2 366	6 311	127
泰州市	242 128	885	1 562	239 042	639	224 639	89 520	134 062	1 057
宿迁市	64 124	311	108	63 126	579	61 214	29 466	31 021	727

表 13 2004 年按床位数分组的医院、妇幼保健院(所、站)和专科疾病防治院(所、站)数

分组名称	总计	50 张以下	50 ~ 99 张	100 ~ 199 张	200 ~ 299 张	300 ~ 399 张	400 ~ 499 张	500 ~ 799 张	800 张及以上
医院总计	995	522	142	138	54	49	33	41	16
综合医院	700	416	83	73	30	29	25	30	14
中医医院	83	7	21	31	11	6	3	3	1
中西医结合医院	12	4	3	2	1	1	0	1	0
专科医院	198	94	35	31	12	13	5	7	1
口腔医院	14	12	2	0	0	0	0	0	0
眼科医院	11	8	2	1	0	0	0	0	0
耳鼻喉科医院	9	8	1	0	0	0	0	0	0
肿瘤医院	10	2	3	2	1	0	0	2	0
心血管病医院	1	1	0	0	0	0	0	0	0
胸科医院	1	0	0	0	0	0	1	0	0
妇产(科)医院	5	0	0	1	0	3	1	0	0
儿童医院	7	3	0	0	2	1	1	0	0
精神病医院	46	4	15	12	4	6	1	3	1
传染病医院	13	2	0	2	3	3	1	2	0
皮肤病医院	3	3	0	0	0	0	0	0	0
结核病医院	2	0	1	1	0	0	0	0	0
职业病医院	3	0	0	3	0	0	0	0	0
骨科医院	7	4	2	0	1	0	0	0	0
康复医院	25	13	3	8	1	0	0	0	0
整形外科医院	2	1	1	0	0	0	0	0	0
美容医院	6	6	0	0	0	0	0	0	0
其他专科医院	33	27	5	1	0	0	0	0	0
护理院	2	1	0	1	0	0	0	0	0
妇幼保健院(所、站)	107	101	1	3	1	1	0	0	0
其中:妇幼保健院	11	5	1	3	1	1	0	0	0
妇幼保健所、站	96	96	0	0	0	0	0	0	0
专科疾病防治院(所、站)	45	38	4	2	0	1	0	0	0
专科疾病防治院	7	6	1	0	0	0	0	0	0
专科疾病防治所(站)	38	32	3	2	0	1	0	0	0

表 14 2004 年按床位数分组的社区卫生服务中心和卫生院数

	合计	无床	1 ~ 9 张	10 ~ 19 张	20 ~ 49 张	50 ~ 99 张	100 张及以上
社区卫生服务中心	71	22	0	16	13	12	8
卫生院	1493	35	30	625	477	260	66
街道卫生院	27	13	1	8	3	2	0
乡镇卫生院	1466	22	29	617	474	258	66
中心卫生院	310	3	0	42	106	114	45
乡镇卫生院	1156	19	29	575	368	144	21

表 15　2004 年各地区按床位数分组的乡镇卫生院数

地区	合计	无床	1－9 张	10－19 张	20－49 张	50－99 张	100 张及以上	合计中：中心卫生院
江苏省	1 466	22	29	617	474	258	66	310
南京市	71	2	1	40	22	6	0	20
无锡市	113	5	2	30	21	39	16	10
徐州市	113	0	0	34	51	25	3	32
常州市	81	0	0	24	21	31	5	17
苏州市	121	1	0	23	46	37	14	27
南通市	268	0	4	129	88	31	16	40
连云港市	98	0	6	67	17	8	0	33
淮安市	133	5	12	79	28	8	1	22
盐城市	147	0	3	62	49	29	4	46
扬州市	123	4	1	64	39	13	2	34
镇江市	72	3	0	28	27	13	1	11
泰州市	126	2	0	37	65	18	4	18
宿迁市	0	0	0	0	0	0	0	0

表 16 2004 年卫生机构资产与负债情况(按经济类型、主办单位、地区分)

单位:千元

	总资产			负债	净资产			
		流动资产	固定资产			事业基金	固定基金	专用基金
总计	**52 723 146**	**15 549 232**	**36 401 212**	**13 702 684**	**39 020 462**	**3 612 155**	**30 388 652**	**3 602 034**
按经济类型分								
国有	43 061 076	12 417 918	30 136 924	10 703 712	32 357 364	2 976 172	25 114 645	3 214 216
集体	6 542 505	2 050 761	4 385 213	1 696 808	4 845 697	447 747	3 893 043	386 993
联营	189 893	51 756	113 716	53 976	135 917	17 947	92 470	13 806
私营	1 397 474	476 358	842 722	601 619	795 855	39 419	632 673	– 13 997
其他	1 532 198	552 439	922 637	646 569	885 629	130 870	655 821	1 016
按主办单位分								
政府办	47 401 605	13 787 199	33 069 318	11 820 114	35 581 491	3 322 989	28 150 159	3 472 973
其中:卫生部门	47 275 754	13 735 756	32 994 910	11 797 901	35 477 853	3 305 167	28 079 223	3 468 897
企业办	1 878 901	621 852	1 197 005	691 695	1 187 206	62 875	626 307	57 207
按地区分								
南京市	9 851 637	2 872 633	6 861 248	2 177 368	7 674 269	502 708	5 670 065	1 113 049
无锡市	6 319 535	1 755 880	4 461 728	1 238 546	5 080 989	616 816	3 759 996	515 404
徐州市	4 174 836	1 361 501	2 771 908	1 453 019	2 721 817	115 113	2 152 666	299 203
常州市	4 458 605	1 502 248	2 907 094	1 092 074	3 366 531	316 555	2 629 329	344 623
苏州市	7 551 755	2 253 035	5 187 196	1 510 517	6 041 238	870 117	4 472 797	547 397
南通市	4 516 910	1 395 544	3 082 620	1 114 679	3 402 231	435 250	2 860 513	72 064
连云港市	1 760 151	413 492	134 4061	693 290	1 066 861	52 212	831 265	74 892
淮安市	1 927 651	546 240	1 366 160	748 070	1 179 581	72 748	1 201 520	– 144 018
盐城市	3 261 585	1 027 420	2 198 926	1 199 564	2 062 021	– 12 970	1 835 942	210 078
扬州市	2 710 000	819 846	1 825 786	727 531	1 982 469	128 868	1 607 273	186 501
镇江市	2 613 125	644 273	1 937 158	680 602	1 932 523	256 742	1 317 548	247 380
泰州市	2 550 006	724 134	1 811 677	688 855	1 861 151	153 562	1 533 608	172 576
宿迁市	1027350	232986	645650	378569	648781	104434	516130	– 37115

表 17　2004 年各地区按床位数分组的医院数

地　　区	合计	50 张以下	50～99 张	100～199 张	200～299 张	300～399 张	400～499 张	500～799 张	800 张及以上
江苏省	995	522	142	138	54	49	33	41	16
南京市	165	99	26	14	6	4	5	8	3
无锡市	62	25	6	12	6	2	1	7	3
徐州市	119	55	22	19	6	9	3	3	2
常州市	28	4	0	9	4	5	1	3	2
苏州市	85	32	13	16	5	5	6	6	2
南通市	41	5	7	11	3	6	6	2	1
连云港市	47	21	9	10	1	3	2	0	1
淮安市	39	16	8	3	6	3	1	1	1
盐城市	97	54	18	14	4	2	4	1	0
扬州市	69	44	5	7	3	6	1	3	0
镇江市	33	11	7	6	4	1	1	2	1
泰州市	42	17	8	6	5	1	1	4	0
宿迁市	168	139	13	11	1	2	1	1	0

表 18　2004 年各地区医院门诊服务情况

地　区	机构数（个）	诊疗人次		观察室留观病人（人）	健康检查人数（人）	急诊病死率（%）	观察室病死率（%）
			门、急诊				
总计	**968**	**85 377 895**	**83 450 541**	**618 543**	**4 057 143**	**0.08**	**0.11**
南京市	164	17 715 468	17 516 956	142 035	645 193	0.06	0.1
无锡市	52	8 589 391	8 456 672	61 192	464 970	0.06	0.01
徐州市	119	7 926 849	7 496 864	32 332	491 162	0.14	0.02
常州市	28	5 199 147	5 089 927	14 186	201 027	0.07	0.39
苏州市	81	13 151 032	12 948 723	173 086	913 012	0.08	0.14
南通市	41	4 500 322	4 461 278	8 473	292 922	0.09	0.13
连云港市	44	2 702 755	2 559 132	7 218	116 629	0.06	0.48
淮安市	39	2 795 005	2 779 238	14 460	173 972	0.07	0.39
盐城市	93	5 214 393	4 959 047	19 896	244 159	0.11	0.25
扬州市	64	3 861 992	3 780 414	36 592	122 642	0.05	0.07
镇江市	33	4 588 568	4 411 972	40 820	154 262	0.08	0.05
泰州市	42	3 979 178	3 909 884	17 941	144 331	0.03	0.01
宿迁市	168	5 153 795	5 080 434	50 312	92 862	0.1	0.09

表 19　2004 年各地区医院住院服务情况

地区	入院人数	出院人数	住院病人手术人次	危重病人抢救人次	危重病人抢救成功率(%)	每百门急诊的入院人数
总计	**2 886 496**	**2 779 587**	**943 390**	**209 811**	**73.97**	**3.46**
南京市	365 832	364 703	121 635	44 278	92.18	2.09
无锡市	313 567	312 888	93 676	13 190	89.74	3.71
徐州市	299 409	295 750	88 001	10 757	88.71	3.99
常州市	283 419	184 168	79 337	10 746	85.71	5.57
苏州市	401 723	401 379	128 960	19 901	84.85	3.1
南通市	213 854	213 557	83 655	15 097	91.73	4.79
连云港市	134 948	134 126	39 730	6 319	84.29	5.27
淮安市	132 076	131 668	45 005	5 422	87.85	4.75
盐城市	212 606	211 093	75 913	11 046	92.45	4.29
扬州市	146 519	146 094	53 657	43 318	15.51	3.88
镇江市	111 113	111 080	38 347	3 599	83.69	2.52
泰州市	129 741	131 846	45 960	18 520	88.43	3.32
宿迁市	141 689	141 235	49 514	7 618	87.2	2.79

表 20　2004 年各地区医院床位利用情况

地区	医院									医院中:政府办医院		
				非营利性医院			营利性医院					
	病床周转次数	病床使用率(%)	出院者平均住院日	病床周转次数	病床使用率(%)	出院者平均住院日	病床周转次数	病床使用率(%)	出院者平均住院日	病床周转次数	病床使用率(%)	出院者平均住院日
总计	**24.22**	**82.53**	**12.06**	**24.6**	**84.35**	**12.19**	**18.13**	**52.98**	**9.32**	**26.55**	**90.28**	**12.14**
南京市	20.76	81.56	14.2	21.49	84.62	14.31	9.41	34.34	10.13	24.78	95.44	14.14
无锡市	28.33	99.97	12.8	28.42	100.41	12.81	9.33	2.77	0.96	29.15	104.94	13.1
徐州市	21.95	78.36	12.62	22.25	79.68	12.66	9.42	23.12	8.83	28.5	87.46	11.2
常州市	23.56	89.81	13.59	23.64	90.23	13.61	11.18	22.09	7.03	23.64	90.23	13.61
苏州市	30.18	92.23	10.67	31.26	96.62	10.98	21.02	55.2	6.76	31.8	98.14	10.96
南通市	22.39	84.01	13.33	22.56	83.34	13.17	20.26	92.44	15.57	23.47	86.38	13.15
连云港市	27.56	81.74	10.32	27.72	82.82	10.39	23.52	53.34	8.01	29.84	89.51	10.43
淮安市	25	97.03	13.62	26.13	101.54	13.59	9.18	34.12	15.16	27.02	105.16	13.6
盐城市	27.14	73.81	9.4	27.05	73.43	9.45	27.86	76.86	8.96	29.48	82.92	9.87
扬州市	21.86	77.34	11.96	22.03	78.6	11.97	12.44	6.41	10.19	23.69	88.21	12.39
镇江市	21.08	69.38	11.63	21.38	70.31	11.62	1.8	9.09	18.51	21.32	70.09	11.61
泰州市	23.92	74.74	11	23.94	74.75	10.99	4.81	68.18	50	24.13	75.54	11.16
宿迁市	21.33	55.81	9.36	21.52	57.07	9.64	20.37	51.17	8.52	23.47	65.13	9.95

表 21 2004 年江苏省部分地区前十位死亡原因排位

疾病名称	死亡率(1/10 万)	构成比(%)	死因顺位
恶性肿瘤计	172.94	29.61	1
脑血管病	114.03	19.53	2
呼吸系统疾病小计	80.77	13.83	3
心脏病计	70.28	12.03	4
损伤和中毒外部原因小计	39.78	6.81	5
消化系统疾病小计	16.18	2.77	6
内分泌、营养和代谢的其他疾病	12.44	2.13	7
泌尿生殖系统疾病小计	6.09	1.04	8
精神障碍小计	5.15	0.88	9
神经系统疾病小计	4.63	0.79	10
合计		89.42	

表 22 2004 年江苏省部分城市前十位死亡原因排位

疾病名称	死亡率(1/10 万)	构成比(%)	死因顺位
恶性肿瘤计	153.97	29.68	1
脑血管病	100.51	19.38	2
心脏病计	77.33	14.91	3
呼吸系统疾病小计	55.29	10.66	4
损伤和中毒外部原因小计	31.27	6.03	5
内分泌、营养和代谢的其他疾病	15.42	2.97	6
消化系统疾病小计	14.51	2.80	7
泌尿生殖系统疾病小计	6.60	1.27	8
神经系统疾病小计	5.33	1.03	9
精神障碍小计	4.81	0.93	10
合计		89.66	

表 23 2004 年江苏省部分农村前十位死亡原因排位

疾病名称	死亡率(1/10 万)	构成比(%)	死因顺位
恶性肿瘤计	188.86	29.57	1
脑血管病	125.36	19.63	2
呼吸系统疾病小计	102.14	15.99	3
心脏病计	64.37	10.08	4
损伤和中毒外部原因小计	46.91	7.34	5
消化系统疾病小计	17.58	2.75	6
内分泌、营养和代谢的其他疾病	9.94	1.56	7
泌尿生殖系统疾病小计	5.66	0.89	8
精神障碍小计	5.44	0.85	9
神经系统疾病小计	4.04	0.63	10
合计		89.29	

《江苏卫生年鉴》索引(2005)

使　用　说　明

1.本索引采用自由词标引。
2.所有自由词均按汉语拼音字母顺序排列。
3.自由词后面的数字为年:页码,如“05:41”意为2005年《江苏卫生年鉴》第41页。

W

X

Y

率先创建基本现代化医院
合力构建可持续发展平台

无锡一院
无锡儿院
WUXI FIRST PEOPIE'S HOSPITAL

潮平两岸阔，扬帆风正急。近10年来，无锡市第一人民医院坚持以“三个代表”重要思想为指导，以创建三甲现代化医院为目标，以改革促进发展，以创新提升医院核心竞争力，取得了令人瞩目的业绩。

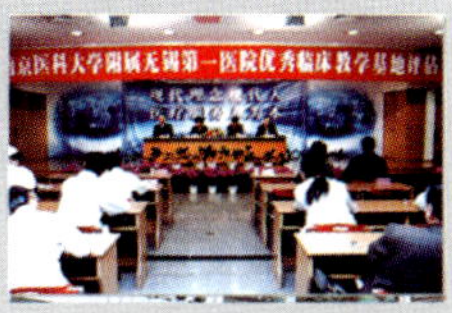
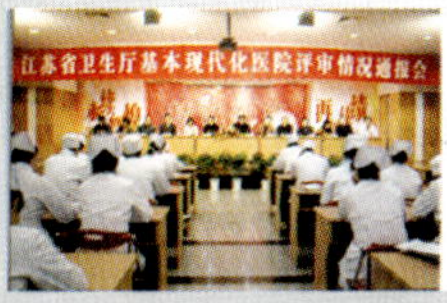
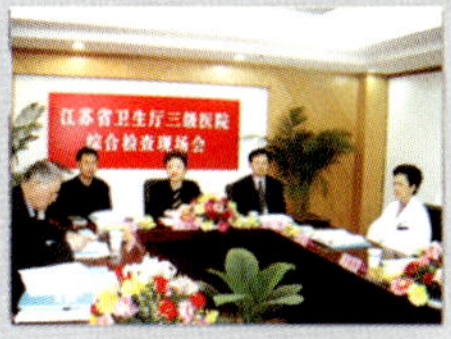
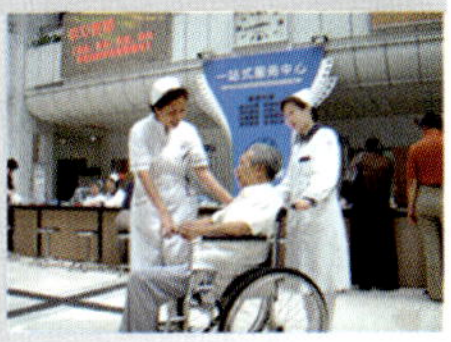

以服务塑造行业形象

- 省内率先推出门诊“一站式”服务中心，现已在全省二级以上医院进行推广
- 市内率先推出门诊“坐候取药”的敞开式发药模式
- 市内率先建立安全、健康、文明的挂号收费“一米线”
- 市内率先推出“专病专科专治”的就医服务
- 市内率先推出多媒体查询系统、一日清单制
- 市内率先推出门诊“护士坐堂”
- 市内功能最完善的“168”后勤服务中心

用实力打造医院品牌

- 率先在国内开展首例“交替半身照射疗法”治疗白血病
- 华东地区率先成功开展国内领先的“肾—胰岛细胞联合移植”
- 率先在省内开展“皮球囊二尖瓣成形术”
- 率先在苏锡常成功开展“三腔起搏术”治疗心衰
- 市内率先开展“胰—肾联合移植”且数量和质量居全省首位
- 市内率先开展“双肾联合移植”
- 市内率先开展异体异基因骨髓移植且数量最多
- 市内率先成功开展急诊PTCA
- 市内率先运用AT501起搏器成功实施了“抗房颤起搏植入”
- 市内率先独立完成大出血状态下的“急诊肝移植”手术
- 市内率先开展肾移植且例数最多
- 市内开展“微创小切口双侧髋、膝关节同时置换”且数量最多

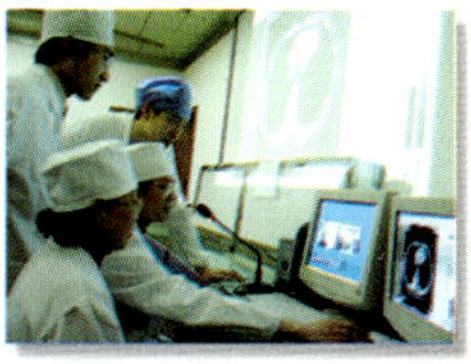
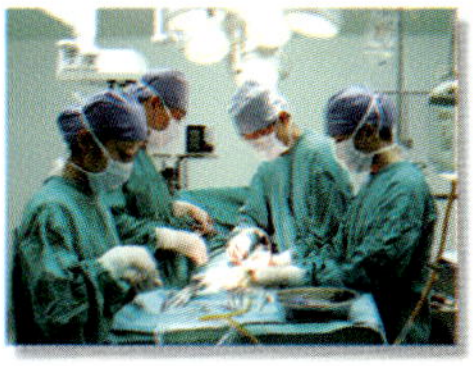
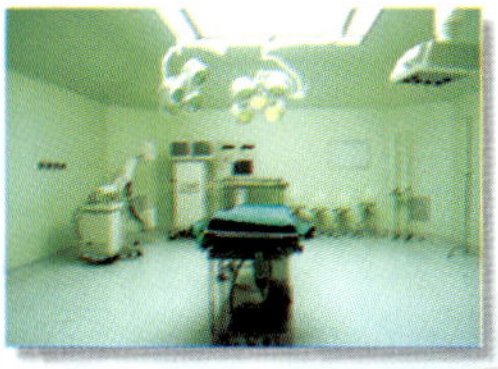
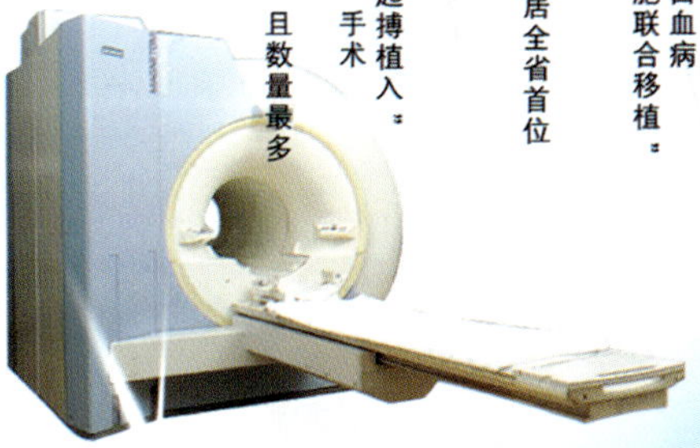
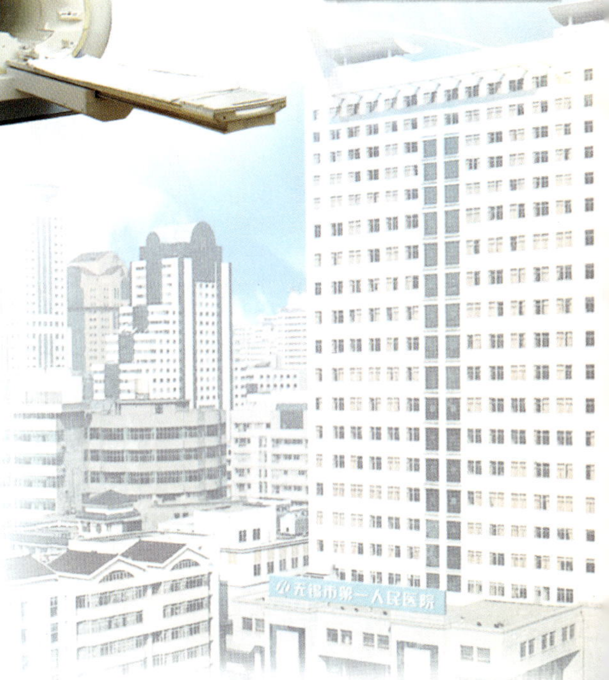

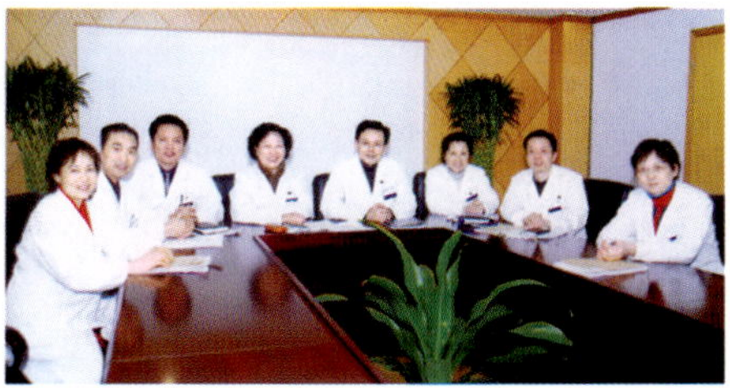

硕果喜人

医院连续多年被评为“全国卫生系统先进集体”、“江苏省文明单位”、“江苏省文明医院”、“江苏省卫生系统行风先进集体”　“江苏省文明单位标兵”等称号。2004年成为江苏省内首批基本现代化医院和省内首家“优质服务质量奖”的医疗单位。

新的一年，新的希望。无锡一院将团结一心，开拓创新，奋发有为，乘势前进，努力在医院体制、机制改革上取得新突破，在医疗服务质量上取得新成效，在医院综合竞争力上取得新进展，把医院的建设和发展推上集约化发展的新台阶，为无锡卫生事业发展、保障广大市民的健康再作新贡献！

无锡市第一人民医院
南医大附属无锡第一医院
无锡市儿童医院

苏州 建设 共享

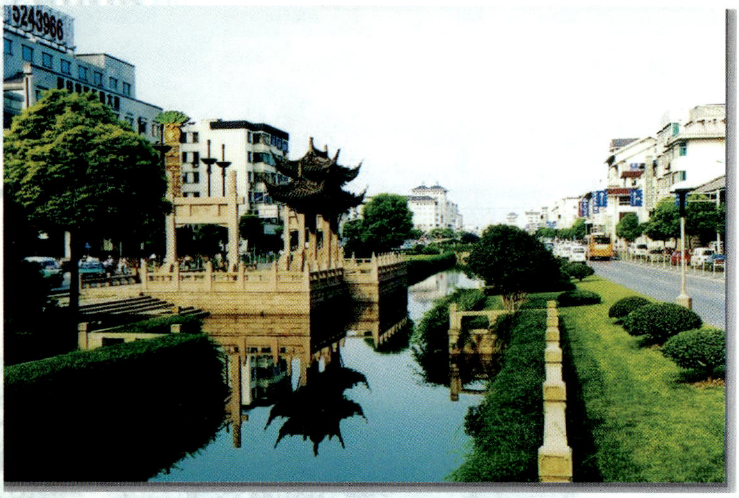

▲ 姑苏是历史文化名城，苏州园林被列入了世界文化遗产。在建设健康城市的进程中，古城更加洁净美丽，图为市中心的观前街前、干将河畔，是代表苏州的一张城市名片。

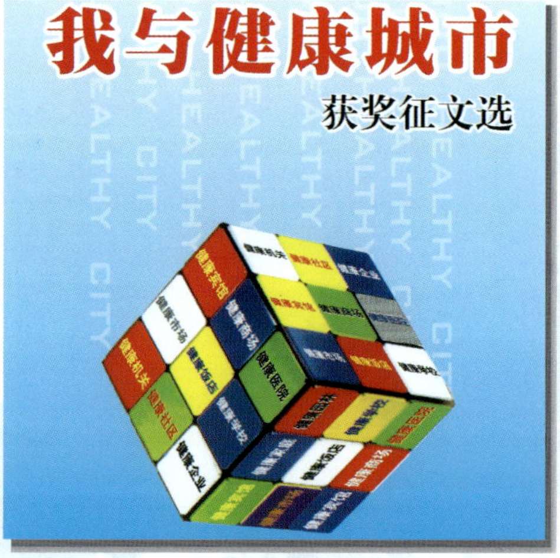

▲ 建设健康城市离不开广大市民的参与，苏州市委宣传部、市建设健康城市领导小组办公室和苏州日报报业集团于 2004 年共同举办了“我与健康城市”有奖征文活动，图为出版的获奖征文选。

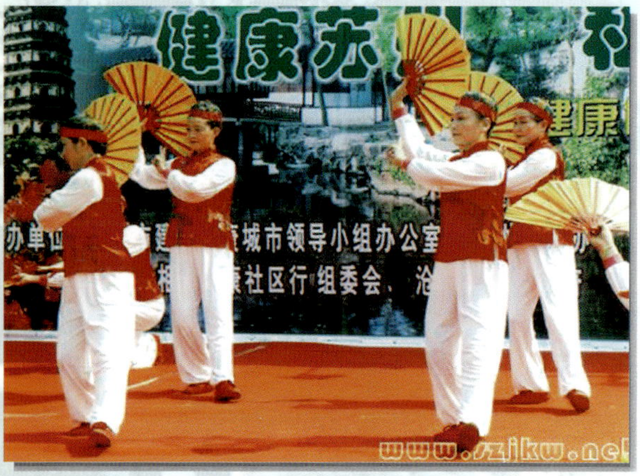

▲ 苏州建设健康城市，积极推进了健康宣传工程，图为“相约健康社区行”的文娱宣传活动。

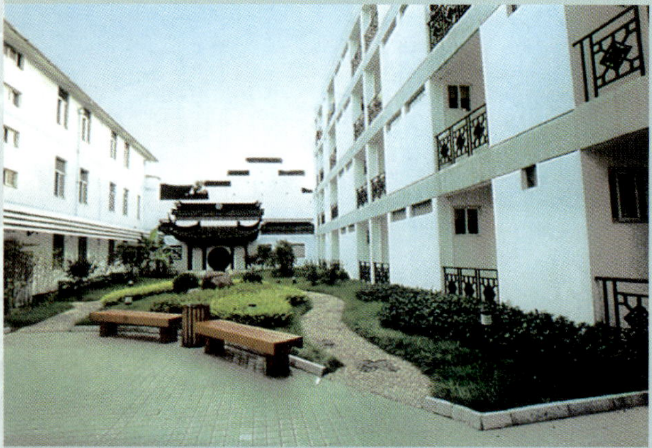

▲ 建设健康城市是一个新概念、新目标。为此实施了健康社区、健康学校、健康企业、健康机关、健康医院、健康园林、健康宾馆、健康饭店和健康商场试点。图为健康医院试点——苏州市中医院。

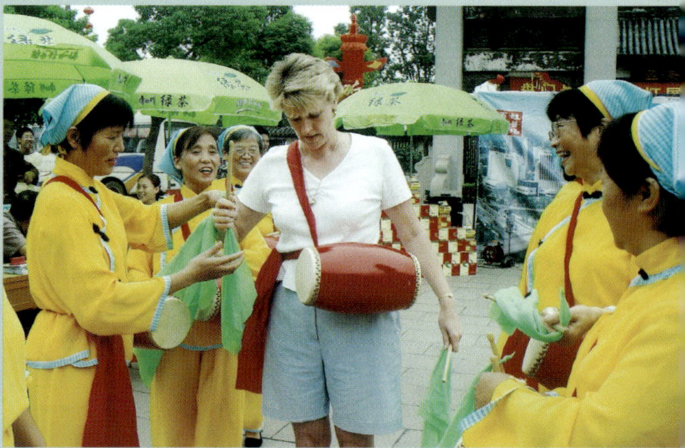

▲ 建设健康城市得到了苏州居民的热烈拥护，积极开展各项活动，图为在苏工作的外籍居民学习秧歌，深入社区，在盘门三景门前开展宣传演出的情景。

健康城市
美好生活

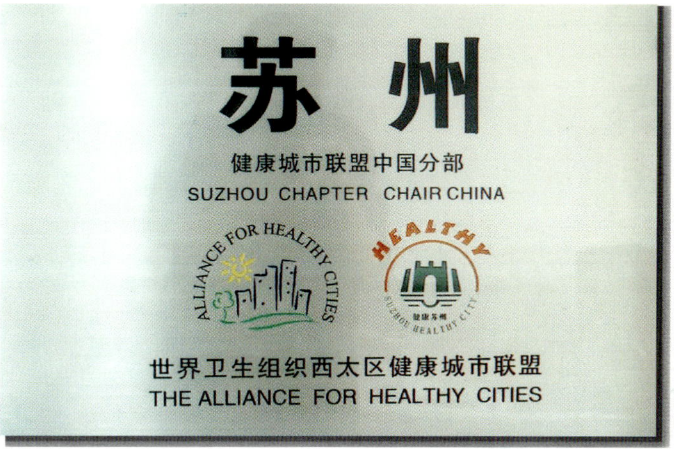

▲ 2004年10月，在马来西亚古晋市召开的世界卫生组织西太区健康城市联盟第一届成员大会上，确定健康城市联盟中国分部设在苏州，图为授予的分部牌子。

苏州位于江苏省东南部，东临上海，南接浙江，西抱太湖，北依长江，是我国的历史文化名城和重要的风景旅游城市，是长江三角洲重要的中心城市之一。

全市总面积8488平方公里，市区1650平方公里，辖沧浪、平江、金阊、吴中、相城、苏州工业园区、苏州高新区（虎丘区）7个区和张家港、常熟、太仓、昆山、江5个县级市。

2004年，全市实现生产总值3450亿元，全市完成地方一般预算收入219.57亿元，年末全市户籍总人口598.85万。

苏州市在1998年建成国家卫生城市以后，就着手开展建设健康城市的前期准备工作。2001年6月，全国爱卫办将苏州作为国内第一个健康城市项目试点城市向WHO西太区正式申报，正式拉开苏州市建设健康城市的序幕。

近年来，苏州市按照"突出健康、以人为本，明确重点、科学规划，持续改进、协调发展，城乡联动、整体推进"的原则，通过政府组织、部门共建、行业促进、群众参与，营造健康环境，优化健康服务，构建健康社会，培育健康人群，努力把苏州建成创业者向往、投资者留恋、居住者舒心的新天堂。

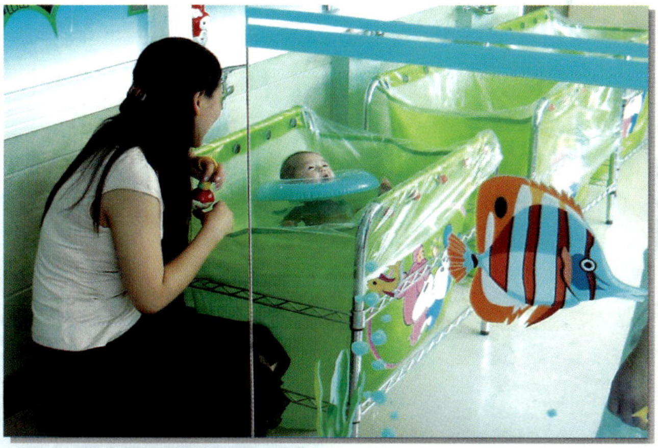

▲ 健康意识从小培养，图为幸福的母亲注视着出生不久的婴儿在市母子医疗保健中心儿童发展部快乐地游泳的情景。

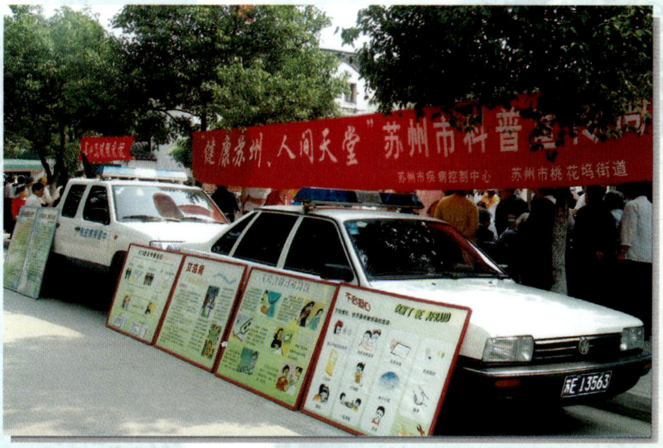

▲ 健康服务工程是建设健康城市的重要内容，提高市民健康素质，构建和谐社会是广大医务人员的神圣职责，图为市疾控中心志愿者利用节假日休息时间深入街道开展健康科普宣传。

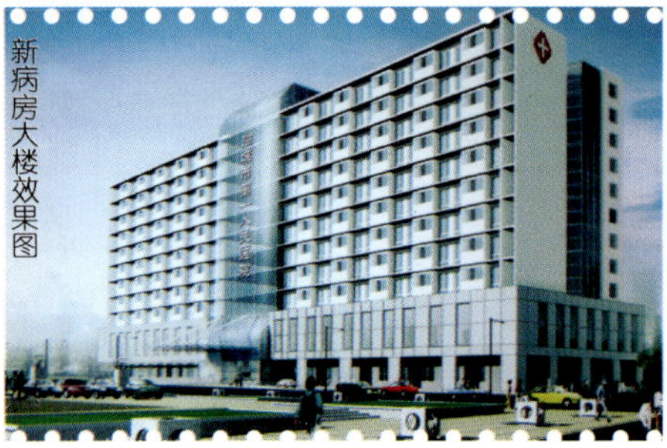
新病房大楼效果图

盐城市第一人民医院

盐城市第一人民医院创建于1948年，经过半个多世纪的发展，现已建设成为一所集医疗、教学、科研、康复、急救为一体的全市唯一的三级综合性医院。1999年12月成为南通医学院第四附属医院。1998年被卫生部列为国际紧急救援中心网络医院，医院还是盐城市医疗保险基金中心、中国人寿保险等7家保险公司医保定点医院。

医院占地面积9万多平方米，现有职工996人，其中高级职称202人、中级职称372人、初级职称292人。医院设有33个临床科室，22个医技科室，20个病区，实际开放床位670张，年门诊量40多万人次，年出院病人2万人次。院内还设有全市的急救中心、临床检验中心、医学特检中心、防盲中心和糖尿病防治中心，并建立了呼吸病、肝胆病、烧伤整形等3个研究室和内科、外科、妇产科、儿科、五官科、影像科等6个临床教研室。

医院有万元以上医疗设备近300台件，大型设备有美国GE 1.5T双梯度核磁共振仪、螺旋CT、DSA、鹰视1009型准分子激光机、彩色多普勒超声诊断仪、德国西门子数字X光机、日本产全自动生化分析仪、瑞典产人工肾机、高能聚焦超声刀、ECT等，为临床的准确诊断和治疗提供了可靠的保证。

医院注重发挥人才优势，每年完成省、市级科研项目30–60项，每年在省级以上医学杂志上发表学术论文300多篇。有24人被列入省、市级“333”、“111”人才工程，有4人被评为“省有突出贡献中青年专家”和省重点医学人才。医院重视学科建设，建成了一批特色鲜明的重点专科，其中呼吸内科被评为江苏省临床重点专科；心血管内科、心胸外科、消化内科、肾脏内科、神经内科、烧伤整形科、超声诊断（B超室）、儿科、内分泌科、血液科等10个科室被评为市级临床重点专科；呼吸内科、骨科、普通外科、实验诊断（检验科）等4个科室被评为市“135工程”医学重点学科。

医院坚持科学的发展观，不断加快技术创新步伐。在全市率先开展了肾脏移植手术、肝脏移植手术和心脏移植手术；心血管内科开展的各种心脏病介入治疗、神经内科开展的重症格林—巴利综合症的综合治疗、消化内科开展的ERCP治疗胰胆疾病、胸心外科开展的体外循环心内直视手术、普通外科开展的腹腔镜微创手术、眼科开展的准分子激光等一批技术项目列入省内同级医院的先进行列。2004年，医院被南通大学医学院确定为硕士研究生培养点。

医院始终坚持以病人为中心、以质量为核心，大力加强三个文明建设，努力为社会提供优质、高效、便捷、廉价的医疗服务，受到广大病员和社会各界的一致好评。医院先后被评为“全国卫生系统先进集体”、“省级文明单位”、“省文明医院”。医院二病区护理组被卫生部、团中央授予“全国青年文明号”光荣称号。自2001年以来，医院被中华医院管理学会授予“全国明明白白看病百姓放心医院”和“全国医疗质量优质高效百姓放心医院”。

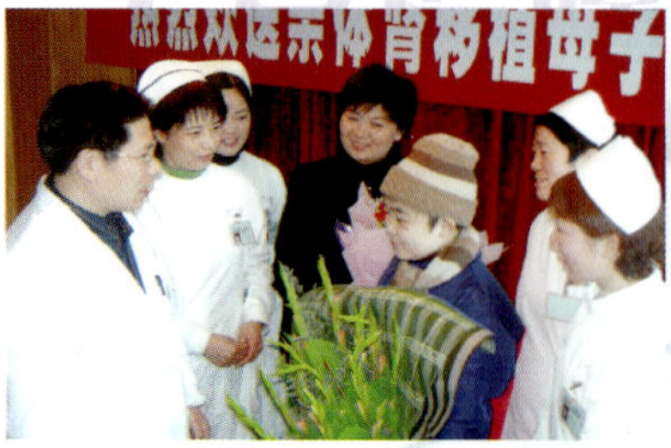

▲ 欢送亲体肾移植母子康复出院

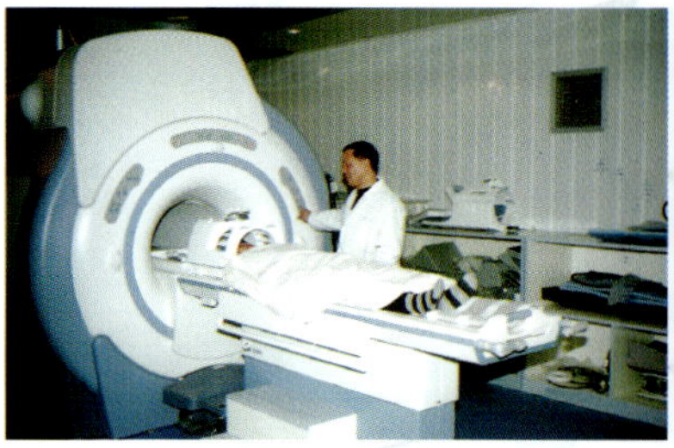
▲ 美国GE 1.5T双梯度MRI

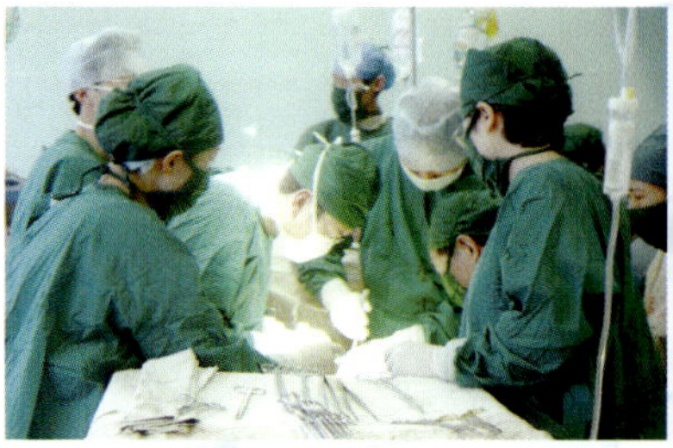
▲ 肝脏移植手术

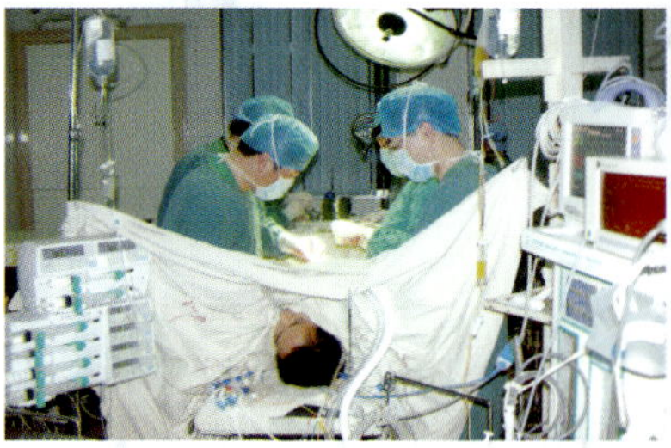
▲ 心脏移植手术

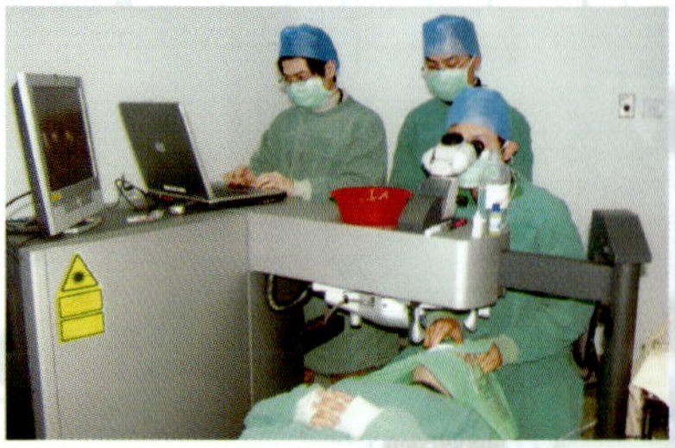
▲ 德国鹰视1009型准分子激光机

南京市白下区

飞速发展中的社区卫生服务

白下区是南京市的商贸服务中心城区，面积30平方公里，辖区内有9个街道，常住人口近50万人。

白下区社区卫生服务工作开展于1998年，遵照区委、区政府坚持“以人为本，以群众健康需求为导向，以提高全体居民的生命质量为核心”，坚持“政府领导、卫生主管、部门配合、社区参与、医疗机构实施”的工作思路。2004年，全区以“创建江苏省及全国社区卫生服务示范区”活动为契机，本着“科学规划、方便群众、因地制宜、合理设置”的原则，整合利用现有卫生资源，将3个二级医院和1个二级医院 分院、4个街道卫生院转型，按照“六位一体”的服务功能，进行内部结构调整和功能转换，改建成8个社区卫生服务中心，并将原有的社区卫生服务站调整至6个，努力构建城区社区卫生服务新体系。

经过6年努力，全区社区卫生服务机构“六位一体”功能已日臻完善，医疗技术水平和服务质量显著提高，专科医生培训率达83.8%，社区护士培训率达92.8%，社区卫生服务工作已步入发展轨道。目前95%以上的居民可享受到“十五分钟健康服务圈”。

2004年，该区被评为“江苏省社区卫生服务示范区”，并通过了“创建国家社区卫生服务示范区”复核评估组的评估，实现了政府放心、群众满意的目标。同年6月，卫生部部长高强（时任卫生部常务副部长）在视察该区中华路社区卫生服务中心时称赞“全国都要达到这样水平，起码还要50年”。

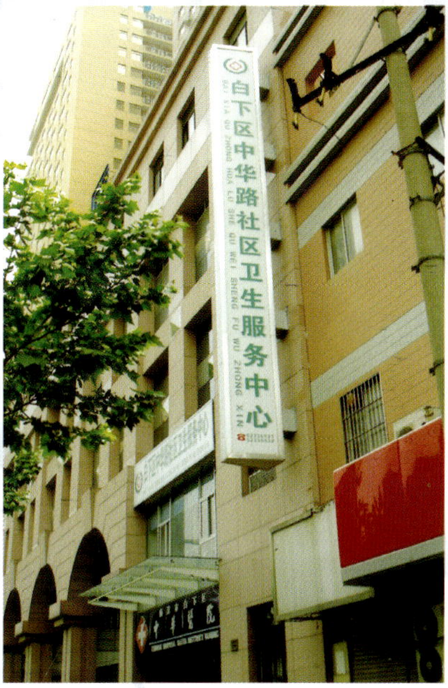

▲ 中华路社区卫生服务中心

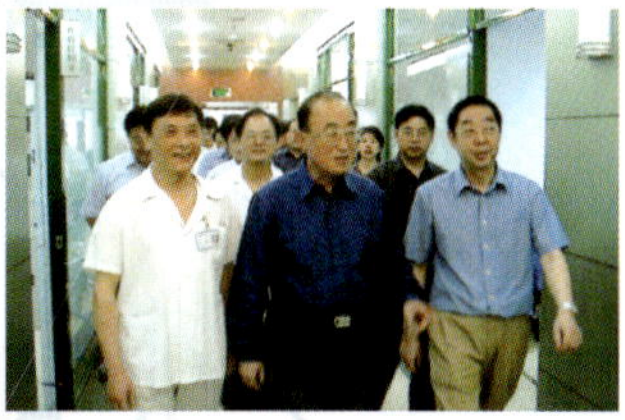

▲ 高强常务副部长视察中华路社区卫生服务中心

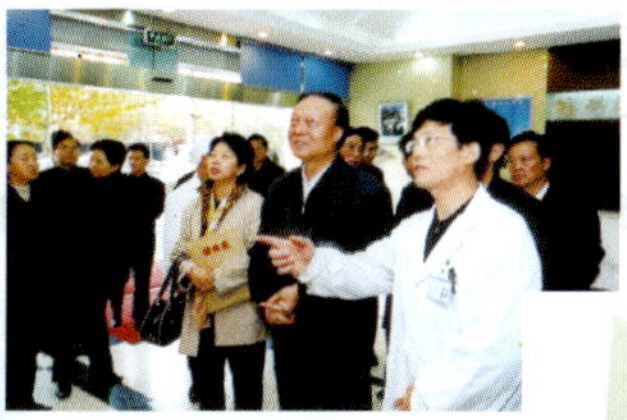

▲ 王湛副省长视察中华路社区卫生服务中心

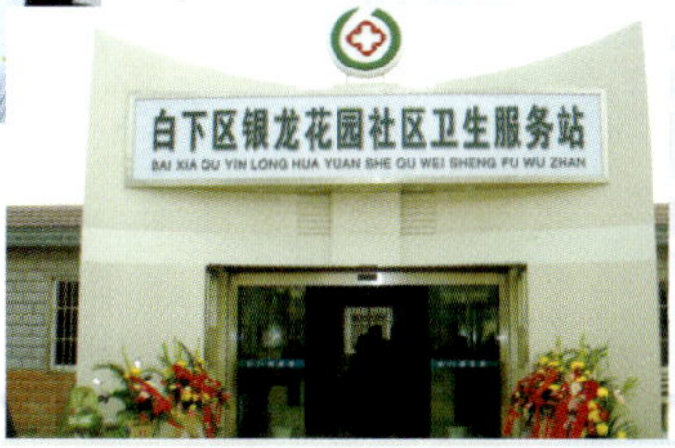

▲ 白下区银龙花园社区卫生服务站

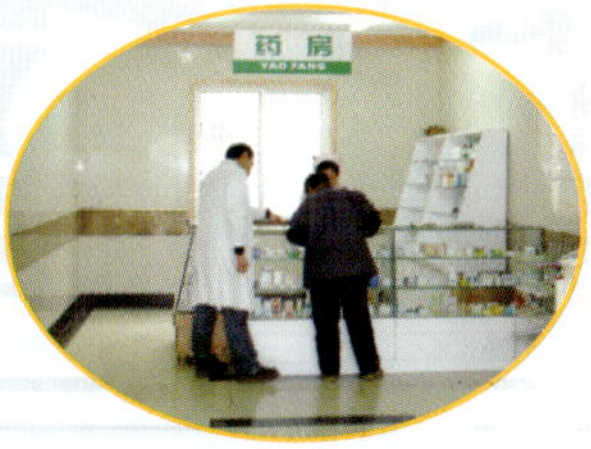

▲ 银龙花园站开放式药房

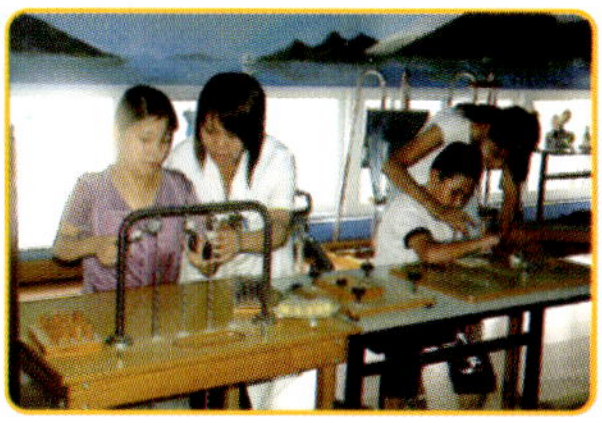

▲ 指导患者进行康复训练

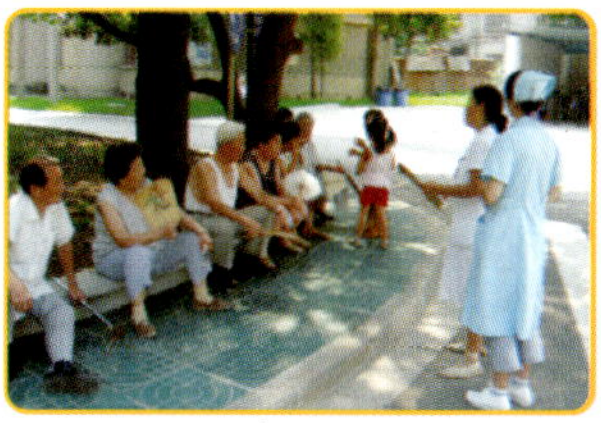

▲ 社区医护人员给居民讲课

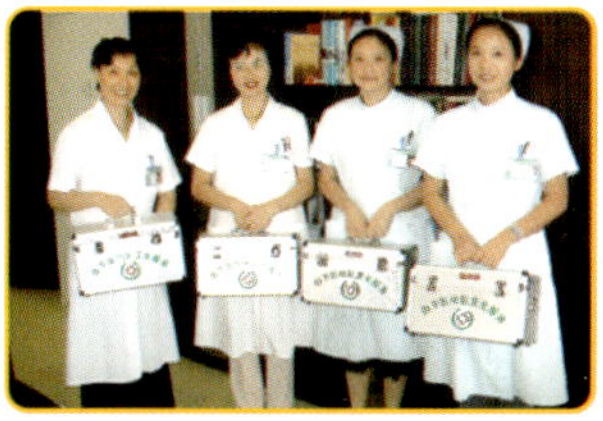

▲ 区统一配备出诊箱

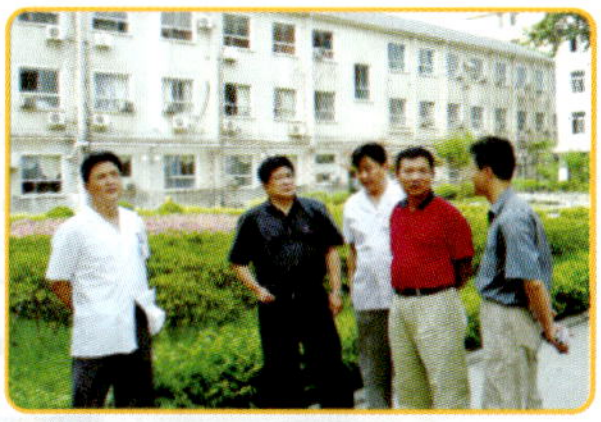

▲ 区领导现场调研社区卫生工作

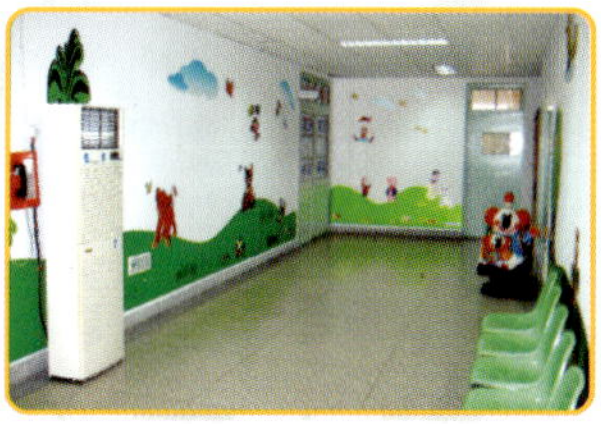

▲ 妇儿保候诊厅

快速发展的

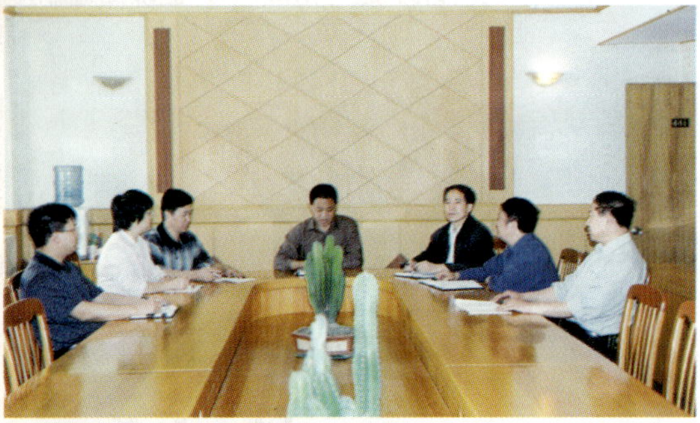

▲ 团结奋进的局领导班子

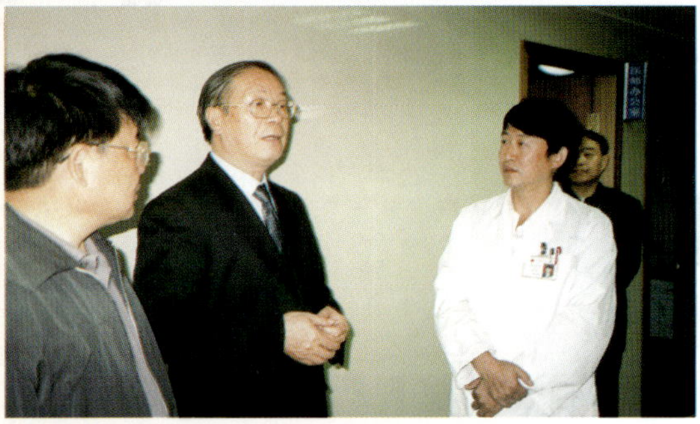

▲ 国家中医药管理局医政司司长孙塑伦视察武进中医医院

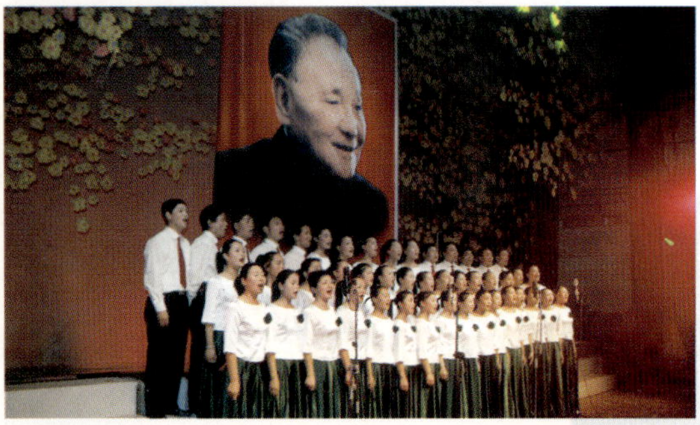

▲ 在国庆55周年之际举办“辉煌的武进卫生”文艺汇演

武进位于长江三角洲太湖平原西北部，面积1242平方公里，是典型的“江南水乡”。2002年2月，武进撤市设区，成为规划建设中常州特大城市的南翼。全区辖23个乡镇、93.79万人。有区级卫生机构5所，各级各类医疗机构372所，其中二级医疗机构3所。拥有医疗床位3069张，卫生从业人员4812人，各类卫生技术人员4042人，执业（助理）医师1293人，中级以上职称1017人。

卫生局机关团结带领全系统干部职工认真贯彻落实新时期卫生工作方针，紧紧围绕区委区政府“推进‘两个率先’先行区，建设全面协调可持续发展新武进”的奋斗目标，不断加快卫生事业改革与发展步伐。深化人事分配制度改革，在全系统实行全员聘用制，在乡镇卫生院推行绩效工资分配制，对新进员工实行招考录用制，增强了卫生职工的责任争先意识。

加快基本现代化建设。近年来，系统内所有医疗卫生机构都进行了翻建或迁建，其中80%的乡镇卫生院实施了移地新建，区级医院和乡镇卫生院的院容院貌焕然一新。加大设备投入，2004年底全系统医疗设备总值达1.94亿元，拥有800MA及以上医用X线诊断机、核磁共振、CT、彩色多普勒超声诊断仪等现代化大型医疗设备。投入287万元建成武进卫生信息互联专网，为促进卫生现代化提供了高效的网络平台。

做好农村卫生工作。实施农村卫生组织一体化管理，开展社区卫生服务，新型农村合作医疗保险参保率达99.1%，配合区政府开展“清洁村庄、清洁家园、清洁河道”农村环境卫生专项整治，全区农村环境卫生面貌不断改善。

坚持“预防为主”的方针。卫生防疫、妇幼保健工作始终处于全市领先地位，全区传染病总发病率157.47/10万，城乡居民生命质量不断提高。成立了区卫生监督所和疾病预防控制中心。

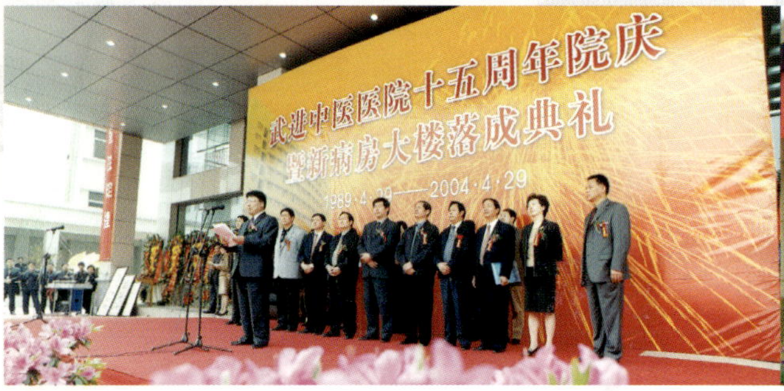

▲ 武进中医医院病房大楼落成典礼

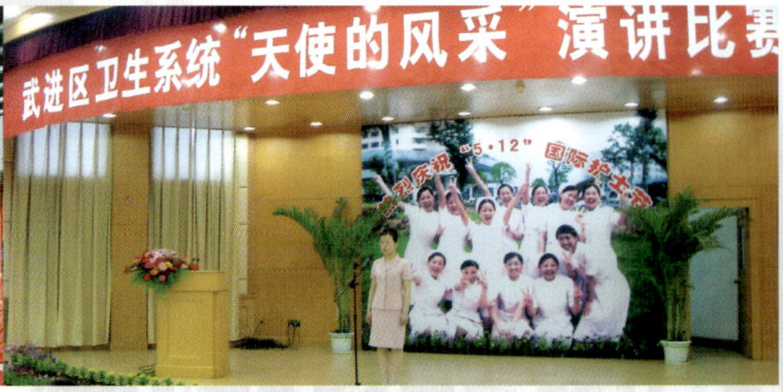

▲ 在“5.12”国际护士节举办“天使的风采”演讲比赛

武进卫生事业

重视专科建设和科研工作。现有市级重点专科7个、乡镇卫生院特色专科4个。近两年来，申报各级卫生科研项目15项，获科技进步奖和新技术引进奖12项，开展应用新技术、新项目73项，在省级以上刊物发表论文359篇。

系统上下多次受到省、市表彰，特别是农村初级卫生保健工作被评为全国先进县，武进人民医院率先在全省通过基本现代化医院评审。全系统创建省、市、区级青年文明号45个、巾帼示范岗18个，创建国家级“巾帼文明示范岗”1个。

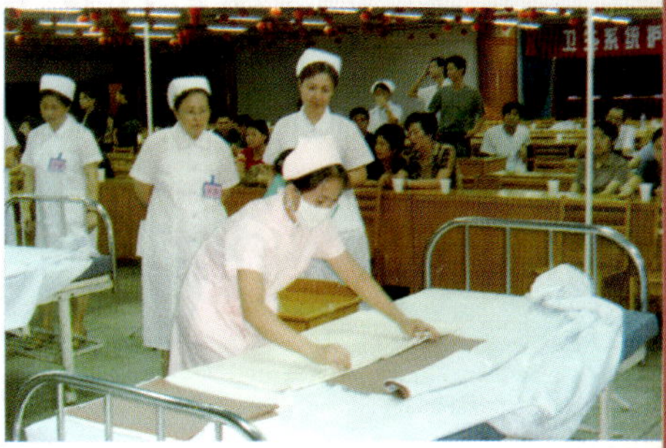

▲ 开展护理技术操作比赛

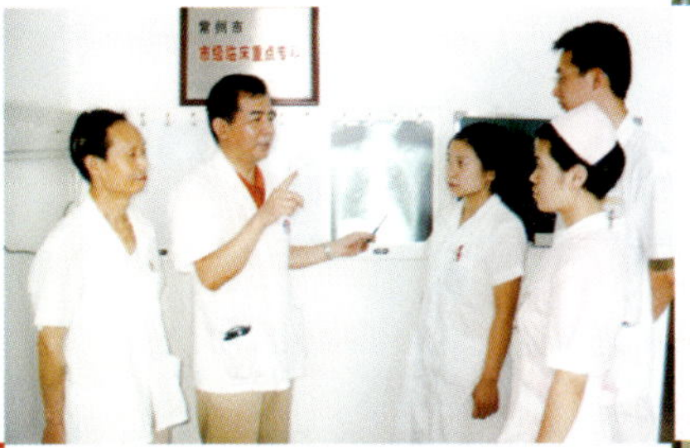

▲ 医务人员认真开展病例分析

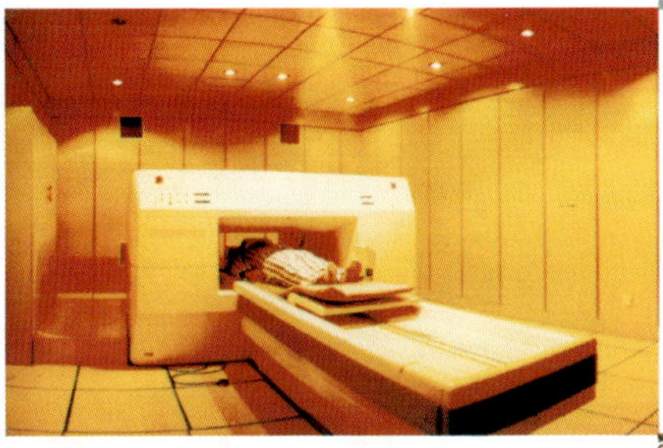

▲ 先进的核磁共振成像仪

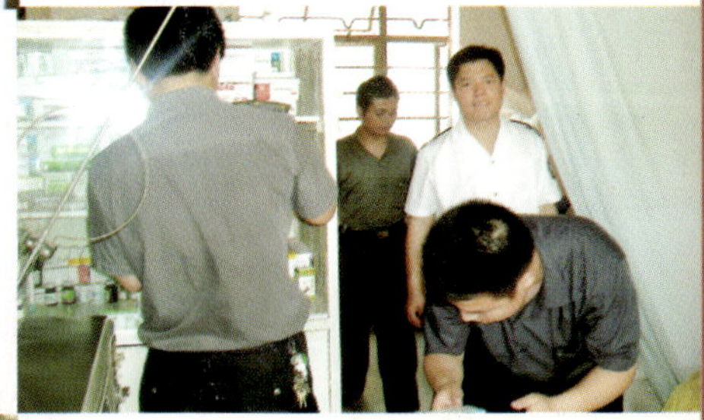

▲ 加大卫生监督执法力度，严厉打击非法行医

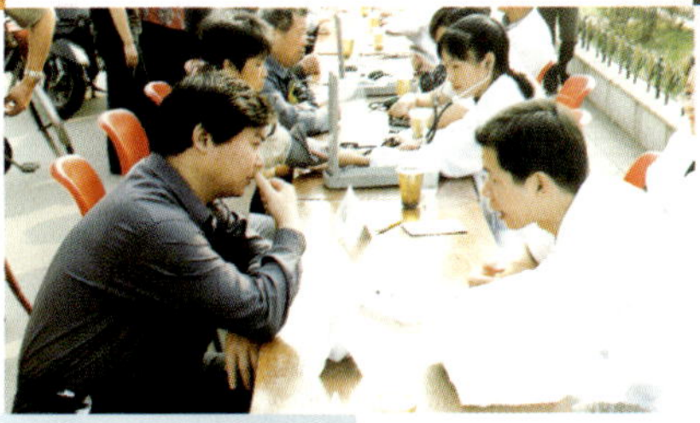

▲ 积极开展医疗卫生为民服务活动，图为医务人员送医进社区

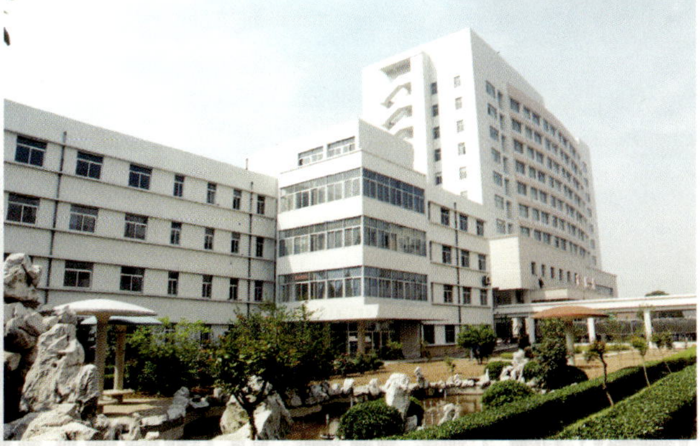

▲ 武进中医医院病房大楼

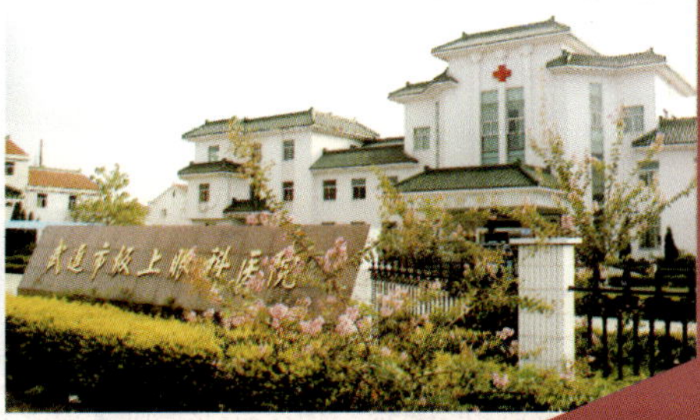

▲ 坂上眼科医院外景

前进中的建湖卫生事业

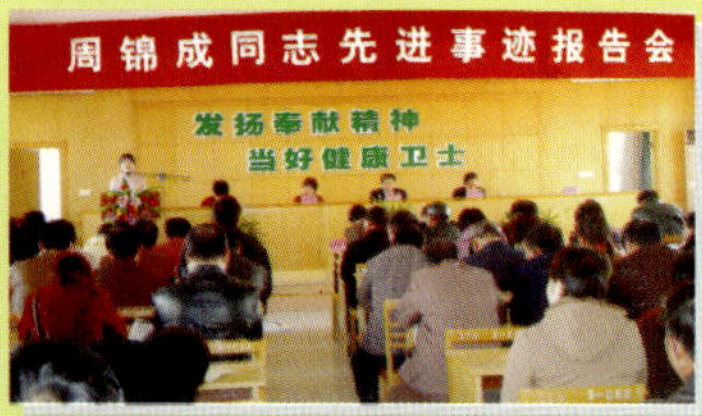

全县卫生系统召开全国优秀乡村医生——周锦成同志先进事迹报告会

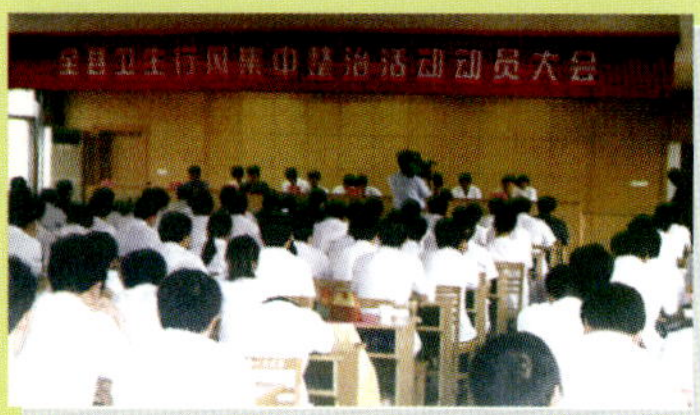

开展以"正卫生行风，葆天使圣洁"为主题的卫生行风集体整治活动

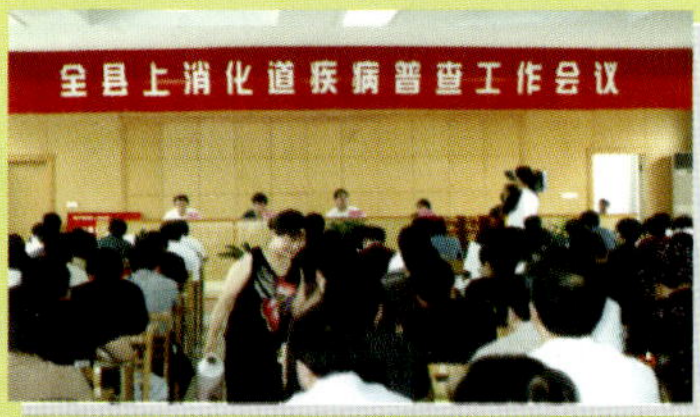

与全国社保基金会合作，在全县开展上消化道疾病普查工作

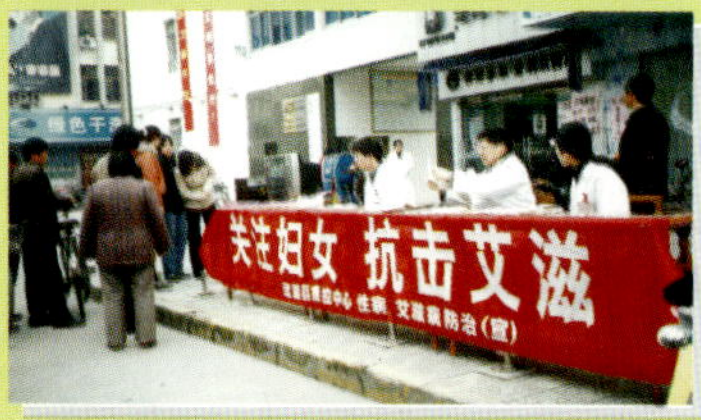

开展预防艾滋病科普宣传活动

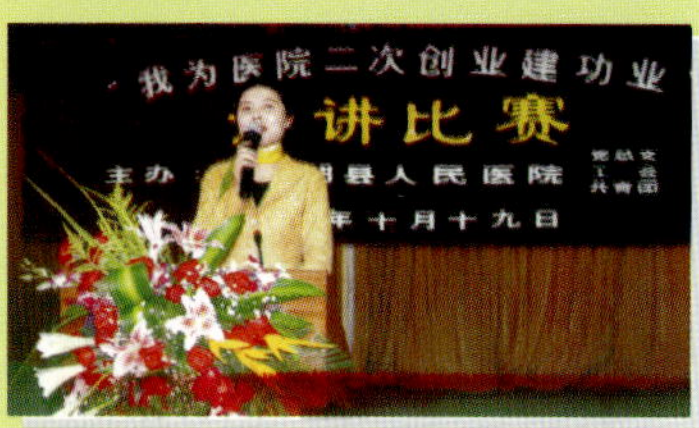

建湖县人民医院开展"我为医院二次创业建功立业"演讲比赛活动

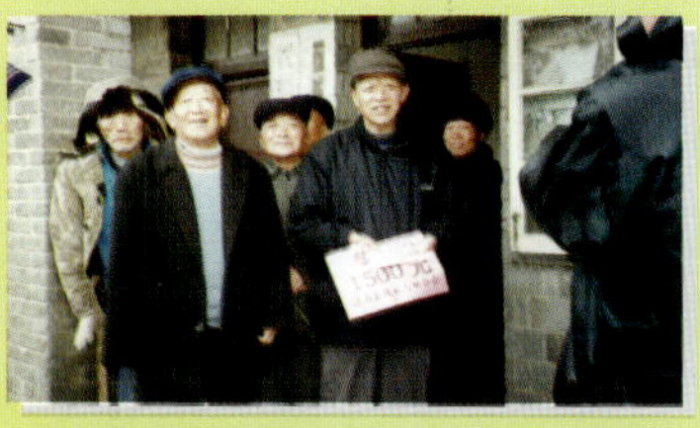

全县社会各界全力关心、帮助麻风病人的生活。图为县卫生局、县红十字会和县残联等单位探望在县疾控中心麻风病区的麻风病人

建湖县位于江苏盐城市中西部，总面积1154平方公里，79万人口，设有15个镇、1个开发区，200个村。建湖县历史悠久，境内沟河港汊交错，素有"鱼米之乡"、"杂技之乡"、"淮剧之乡"、"花炮之乡"和"皮鞋之乡"等美称；自然风光秀美，名胜古迹甚多，有唐代朦胧宝塔、东海王墓和五谷奇树等，旅游胜地九龙口更是风景绮丽，堪称一绝。

全县现有医疗卫生机构31个，其中县直医疗卫生机构12个，镇（中心）卫生院16个，民营医院3个。全县医疗机构有病床1595张，每千人拥有病床1.97张。全县有社区卫生服务站251个，一体化村卫生所85个，共有乡村医生1251人。全县卫生系统现有在职职工2156人，其中卫技人员1790人，占职工总数的83.3%；卫技人员中具有中级以上职称798人，占卫技人员总数的44.6%。全系统拥有固定资产总值1.73亿元，2004年业务收入1.68亿元。

2004年，在县委、县政府的领导下，全县上下坚持把加快卫生改革与发展作为落实科学发展观，统筹城乡、区域、经济、社会协调发展，构建和谐社会的重点工作来抓，取得了显著成效。

医疗机构有了新发展。通过实施成本核算和自主经营责任制等改革措施，活化内部运行机制，推动医疗机构主动适应市场，增强竞争实力。县人民医院稳健发展，加快向基本现代化医院目标迈进。该院更新的直线加速器、螺旋CT、核磁共振等大型设备均在市内处于领先水平；内部学科优势明显，骨科被评为重点学科，腹腔镜外科和心血管内科等被评为重点临床专科；现已开展的人工心脏起搏器安置，射频消融治疗室上性心动过速、椎间盘镜髓核摘除术、胸腔镜治疗肺大泡、胰腺癌根治术、脑出血微创外科治疗、腹腔镜胆囊切除术、前列腺汽化电切术等达到市内同级医院先进水平；在上海中山医院的支持下，该院成功施行了10例心脏直视手术。建阳眼科医院已成为全国规模较大的县级眼科医院，誉满省内外。

预防保健取得新成果。成功举办全市卫生监督执法文书规范化现场观摩会，扎实开展系列卫生安全专项整治活动，卫生监督质量稳步提升。各类常规传染病得到有效控制。计划免疫四苗覆盖率达到98%以上。成功开展WHO西太区国家卫生部结核病控制项目和CIDA结核病控制项目。开展了上消化道肿瘤普查，慢病防治工作成绩显著。孕产妇和婴幼儿系统管理率均达95%以上，婴幼儿死亡率12.71‰，孕产妇死亡率17.9/10万。

基层卫生迈出新步伐。1999年实施以"院办院管"为主要模式的乡村卫生组织一体化管理。2004年，进一步调整和完善镇村卫生组织一体化管理体制，加快一体化卫生所向社区卫生服务站转型，发展集预防、医疗、保健、康复、健教和计生指导"六位一体"的社区卫生服务。

行风建设取得新成绩。积极倡导"以人为本"服务理念，着力提高优质服务水平。开展了向身边典型、建阳西尖卫生所原所长、全国优秀乡村医生周锦成同志学习活动，县委和市卫生局党委也专门作出学习决定，在全县和全市卫生系统掀起了学习热潮。针对群众"看病难、看病烦"的问题，先后开展了"健康进万家，满意在卫生"、"服务零缺陷"和以"正卫生行风，葆天使圣洁"为主题的卫生行风集中整治等系列活动，大力提高服务质量，优化行业风气，行风建设取得了显著成绩，连年被评为省、市文明单位或文明行业。

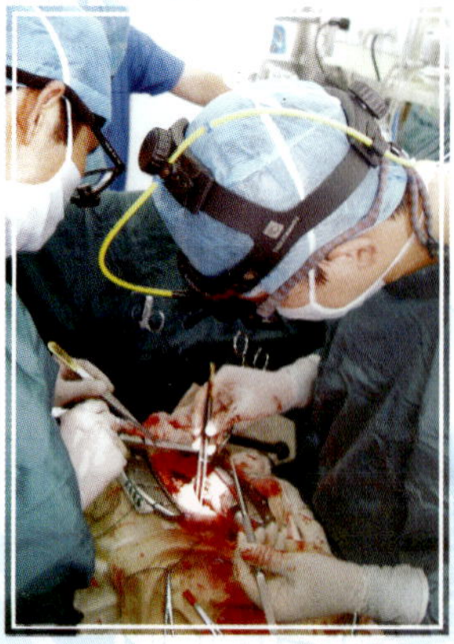

建湖县人民医院成功开展心脏搭桥手术

江苏省一流肿瘤医院——

南通市肿瘤医院

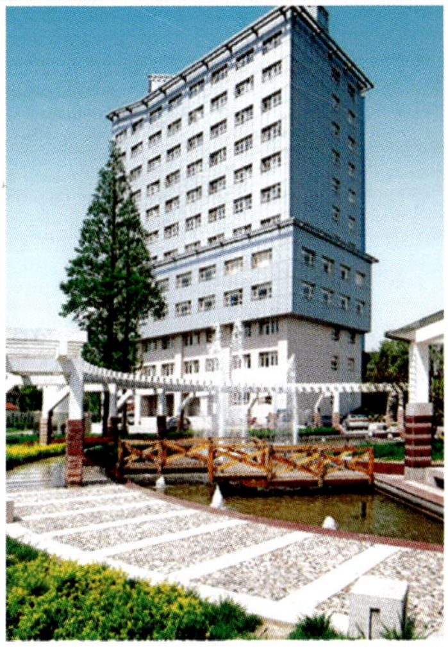

医院外景

南通市肿瘤医院是国内创建最早、规模最大的地市级肿瘤专科医院，地处江苏省通州市平潮镇。医院病房全部按宾馆标准配置，闭路电视、网络终端、电话、卫浴设施一应俱全。为方便病员，医院在南通市区还设有分院。

南通市肿瘤医院系南通大学、苏州大学的教学医院，并设有南通市肿瘤研究所、南通市肿瘤放疗中心、南通市肿瘤化疗中心、南通市病理诊断中心。医院病理科为南通市医学重点学科；内科、放疗科为南通市临床重点科室；麻醉科为徐州医学院麻醉学硕士研究生培训点。

医院运用手术、放疗、化疗(含介入治疗)、生物治疗、免疫治疗、中西医结合等手段综合治疗各类肿瘤。拥有性能先进、功能齐全的肿瘤诊治设备1300余台（套）。

建院30年来，医院培养和造就了一支高素质的医、技、护专业队伍，现有在职职工600余名，其中高级职称人员94名，享受国务院特殊津贴的突出贡献专家、南通市医学重点人才和跨世纪学科带头人、南通市名中医、市局级学科带头人、医学博士、硕士近30名。

医院始终坚持科技兴院并广泛开展对外交流与合作，先后与日本、美国、加拿大、澳大利亚等国及国内知名的肿瘤诊疗机构开展了技术合作，取得良好的效果。在省内率先推行了国际最新的肿瘤单病种多学科综合治疗模式：建立了肝肿瘤研究中心、设立省内首创的肝肿瘤综合治疗病区、淋巴瘤综合治疗病区，成立苏中首家肿瘤生物治疗中心、微创治疗中心，为广大肿瘤患者提供了更多的治疗选择。

建院以来，先后已有20多个省市的220多万名患者来院就诊，收治各类肿瘤病人15余万人次。医院对各种肿瘤的诊治在省内处于领先水平，在国内肿瘤治疗界具有一定的影响。

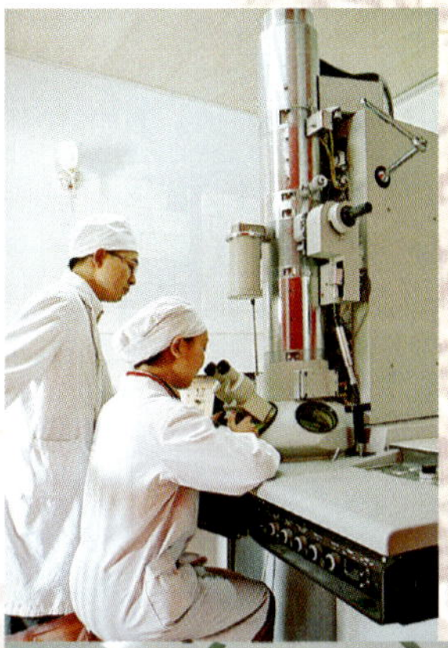

H-600A电子显微镜

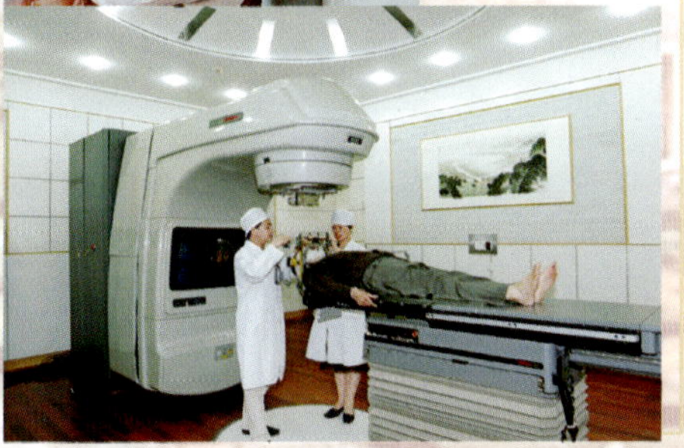

瓦里安医用直线加速器

咨询电话：0513-6712105　　传真：0513-6571201
医院网址：http：//www.ntzlyy.cn
地　　址：江苏省通州市平潮镇通扬北路30号
邮　　编：226361

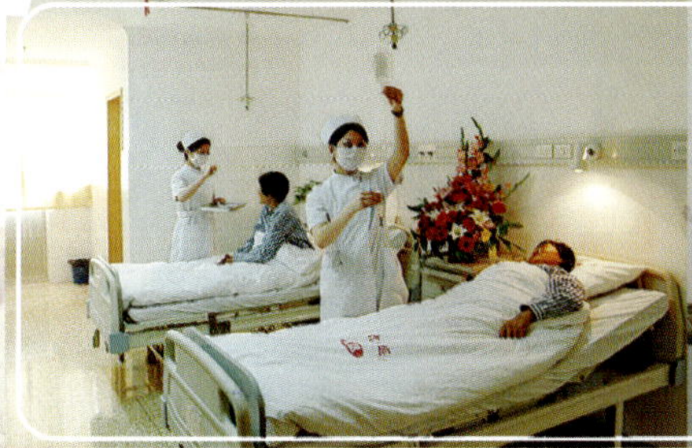

温馨舒适的病房

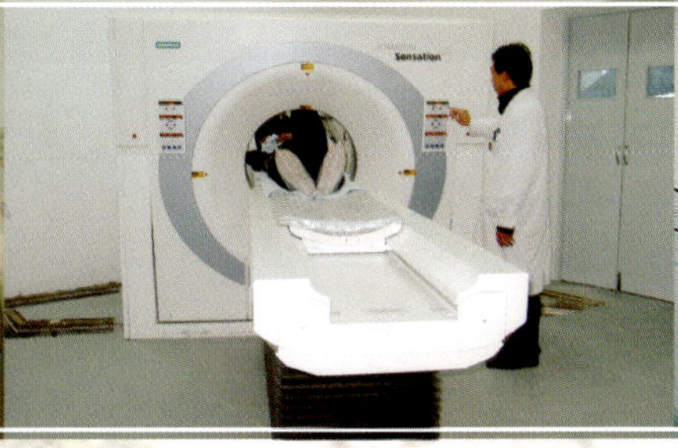

螺旋CT

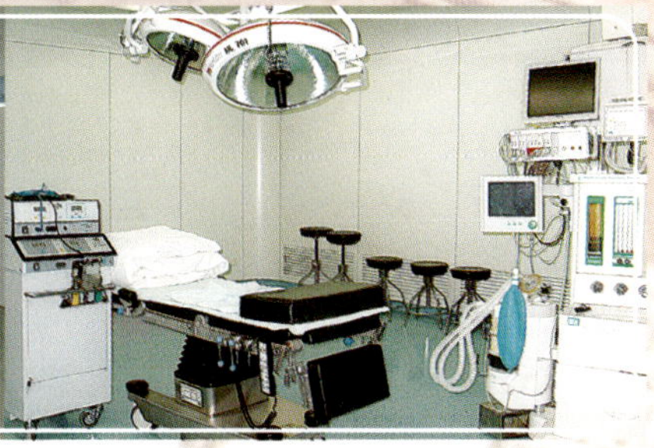

高标准配置的层流手术室

连云港市第一人民医院东方医院
连 云 港 市 涉 外 医 院

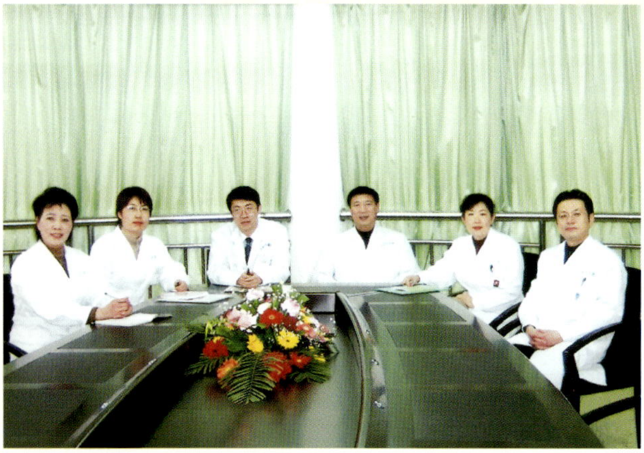

▲ 团结奋进的院领导班子

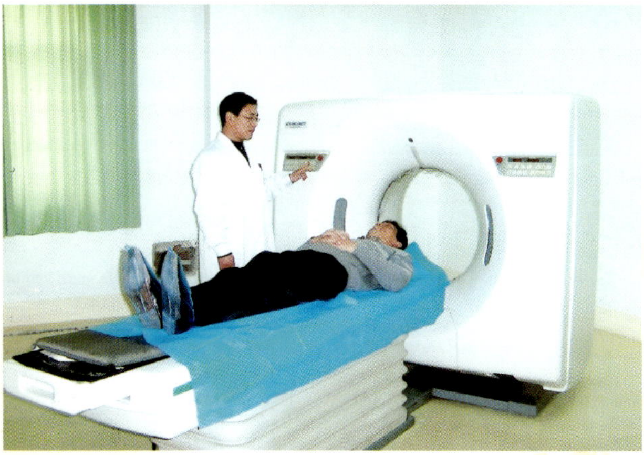

▲ 日本岛津全身 CT

连云港市第一人民医院东方医院暨连云港市涉外医院，始建于1939年，在六十多年的风雨历程中，经过了几代人的不懈努力，现已成为连云港市东部城区医疗、教学、科研、急救、预防保健中心。医院前身为连云港市东方医院，于2004年10月在卫生资源整合中整体并入连云港市第一人民医院，命名为连云港市第一人民医院东方医院暨连云港市涉外医院。

医院座落在亚欧大陆桥东桥头堡，环境优美、交通便利，总占地面积为3.73万平方米，房屋建筑总面积为2.8万平方米。实际开设床位350张，现有员工328人，其中卫技人员291人，高级卫技人员40人。拥有进口岛津全身ＣＴ、ＣＲ数字影像系统、东芝全身彩超、大型Ｘ光机、数字胃肠机、全自动生化仪、电视腹腔镜、体外碎石机、超声乳化仪等100 多台（件）大中型医疗设备，2003年完成门急诊量15万人次，出院6000余人次。

近年来，医院坚持以发展为第一要务，以科教兴院为导向，积极推进学科建设，妇产科、骨科、耳鼻喉科为院重点专科，其中耳鼻喉科为市级重点专科，医院设有28个临床科室，12个医技科室，同时开设重症监护中心(ICU)、碎石中

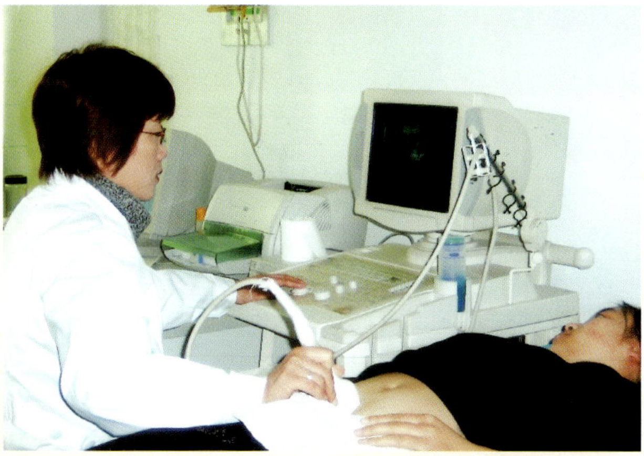

▲ 日本东芝增强型全身彩色多普勒超声诊断仪

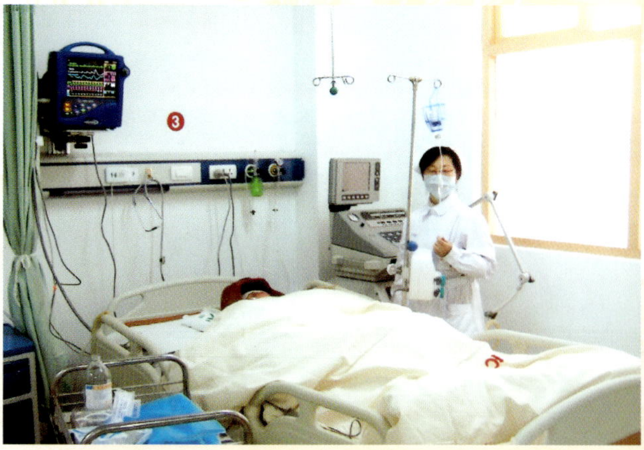

▲ 重症监护病房

心、中韩技术合作整形美容中心，健康体检中心、连云港市交通事故抢救中心、连云港市东城区“120”救护站、连云港市东城区法医门诊、东城区血库和正在筹建之中的血透中心等。1959年省卫生厅批准为涉外定点医院，多年来，共接待世界许多国家与地区的外轮船员患者1万余人次、 住院1000余人次，为祖国赢得了较高的国际声誉。

医院以“服务至上、质量为本、艰苦创业、追求卓越”的医院精神，坚持“以人为本”的人性化服务宗旨，积极创新，开拓进取，整体实力不断提高，学科建设初具规模，两个文明建设取得了显著成效。医院已多次蝉联市级“文明单位”、先后获得“国家级爱婴医院”、连云港市先进基层党组织”、“连云港市消费者信得过单位”、“连云港市诚信单位”等荣誉称号。

目前，医院已顺利地完成了卫生资源的重组，这标志着医院将进入超常发展的快车道，推进加速现代化医院的建设步伐，实现医院做大、做强、做优的目标，竭诚为广大患者提供优质、高效的医疗服务。

院长：李小民

地址：连云港市连云区中华西路57号

邮编：222042

电话：0518-2309306 传真：0518-2310442

E-mail：dfyyyzs@sina.com

网址：www.Lygdfyy.com.cn

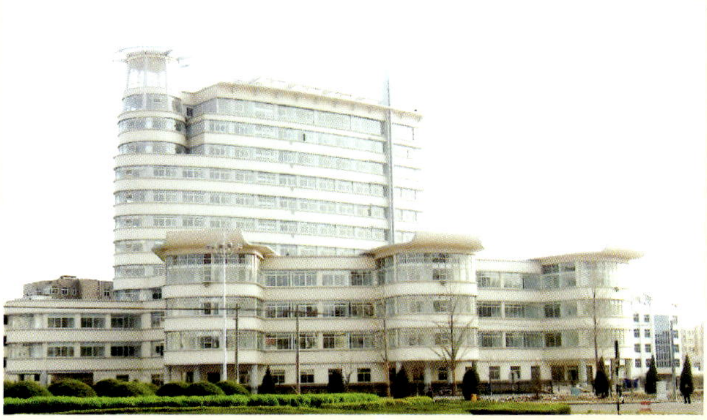

▲ 现代化的门急诊综合楼

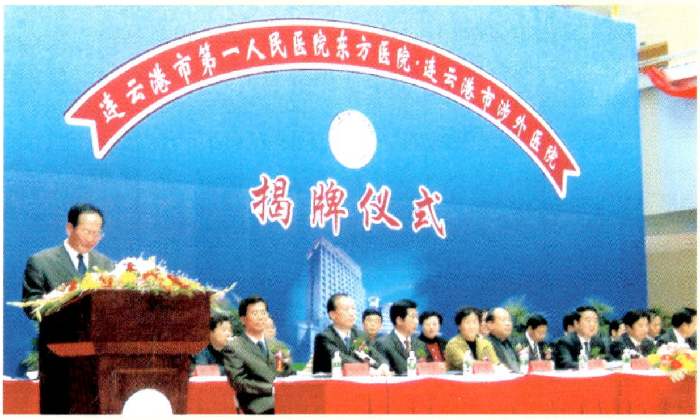

▲ 连云港市第一人民医院东方医院重组合并揭牌仪式

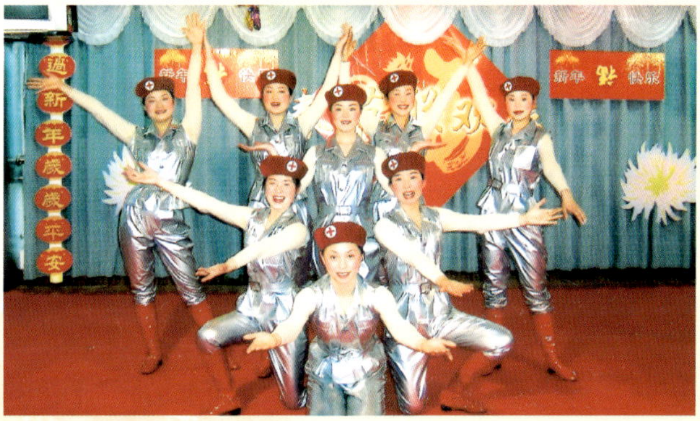

▲ 丰富多彩的职工文化生活

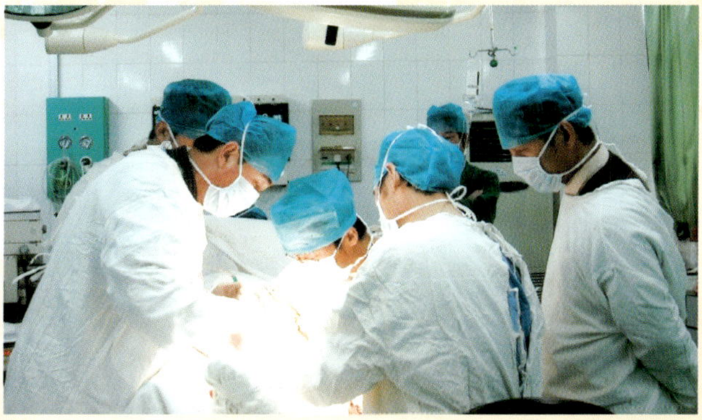

▲ 髋关节置换手术

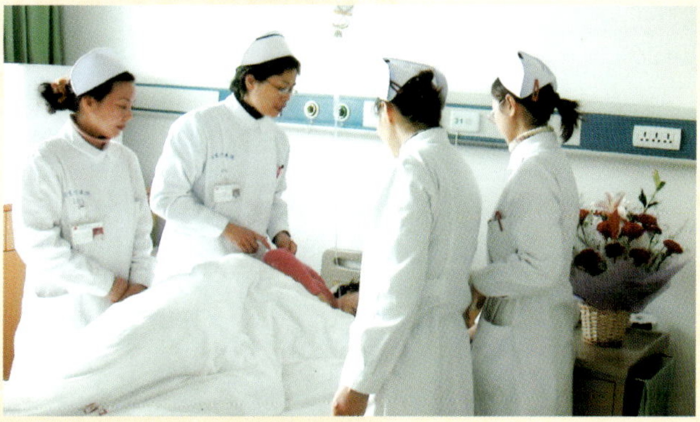

▲ 以病人为中心的整体护理查房

徐州市鼓楼区

疾病预防控制中心
卫 生 监 督 所

鼓楼区是徐州市的主城区之一，区疾控中心、卫生监督所承担着全区23.5万人口的疾病预防控制、突发性公共卫生事件应急处理、卫生监督监测、健康教育等面广量大的卫生防病工作任务。现有各类专业技术人员37人，其中中级职称以上12人，初级职称25人。目前继续教育在读职工中，已有7人取得大专学历，仍有大专在读6人，本科在读6人。

鼓楼区疾控中心、卫生监督所各项工作，一直在徐州市卫生系统跻身前列。多年以来，单位不但重视加强职工的思想政治教育、法制教育和行风职业道德教育，而且始终发扬团结拼搏、踏实努力、争创一流的奋斗精神，在各项业务工作中取得领先超群的瞩目业绩。先后荣获“江苏省文明单位”、“徐州市先进集体”以及卫生部授予的“计划免疫工作先进集体”等光荣称号；单位及个人分别屡次受到市、区政府和卫生主管部门的多项表彰奖励。

“继往开来、与时俱进”是鼓楼区疾控中心、卫生监督所遵循的宗旨。从单位领导到每个职工，从日常工作到公共卫生事件应急处置，都以对国家对人民的高度责任心，恪尽职守、忘我投入、团结奉献、奋力进取。特别在2003年抗击非典时期，领导班子成员人人尽职尽责、率先垂范；所有专业人员个个坚守岗位、废寝忘食、连续作战，累计人均加班200多个小时以上，涌现出许多可歌可泣的动人事迹，堪称一个作风过硬、特别能战斗的坚强群体。

今天的鼓楼区疾控中心、卫生监督所经过岁月的洗礼和实践的磨砺，形成了全新管理，以人为本、强化服务、求实稳进的良好局面。为顺应时代要求和现实工作的需要，坚持科学的发展观，外塑形象、内强素质，扎扎实实做好本职工作，努力打造出一支作风优良、服务优质、业务优质、业务技术一流的基层卫生防病队伍；正以崭新的姿态向更高的目标迈进！

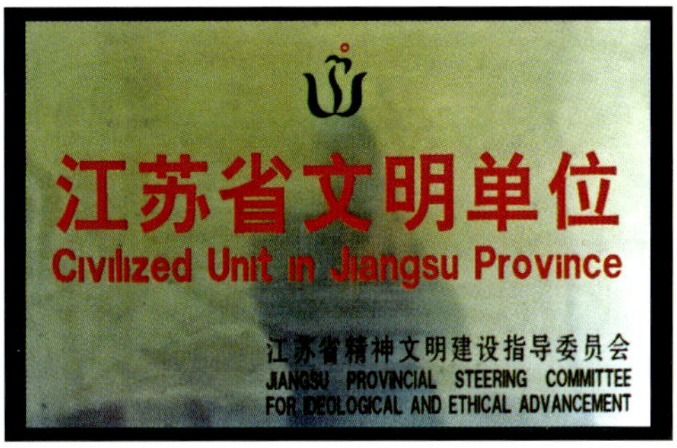

▲ 奖牌

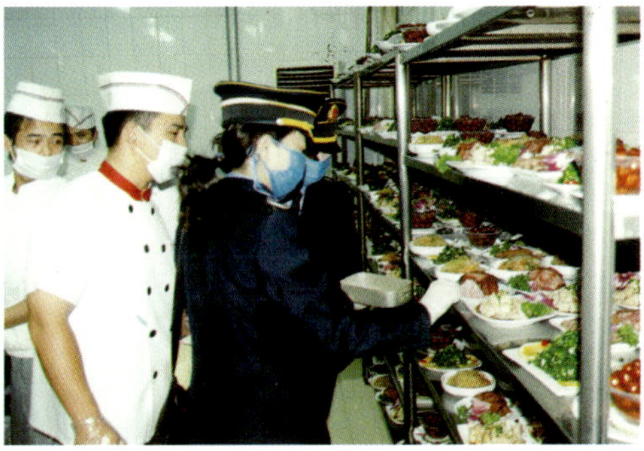

▲ 食品卫生现场检查留样

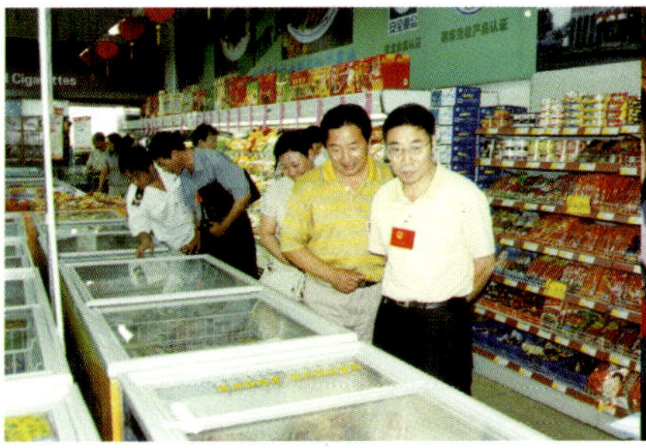

▲ 人大代表视察食品卫生

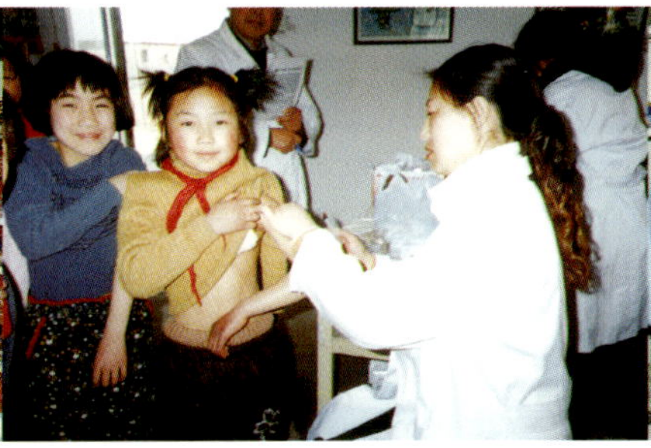

▲ 计划免疫注射

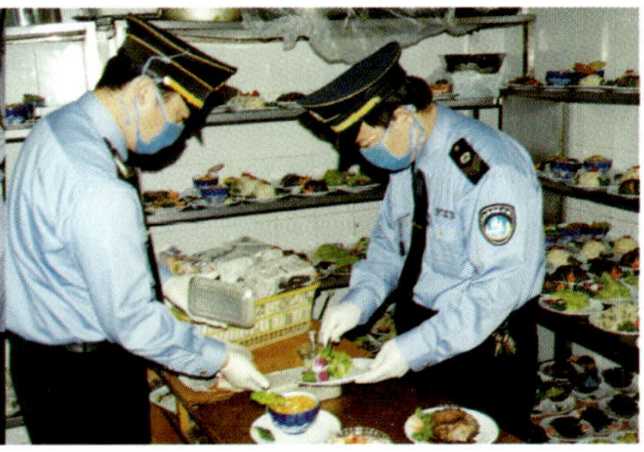

▲ 监督采样

大丰市疾病预防控制中心

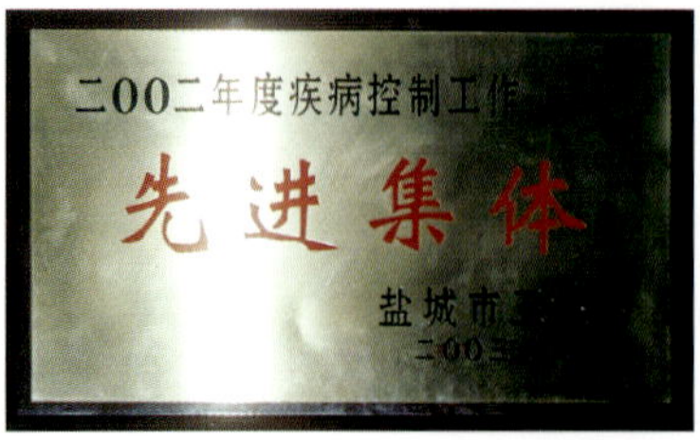

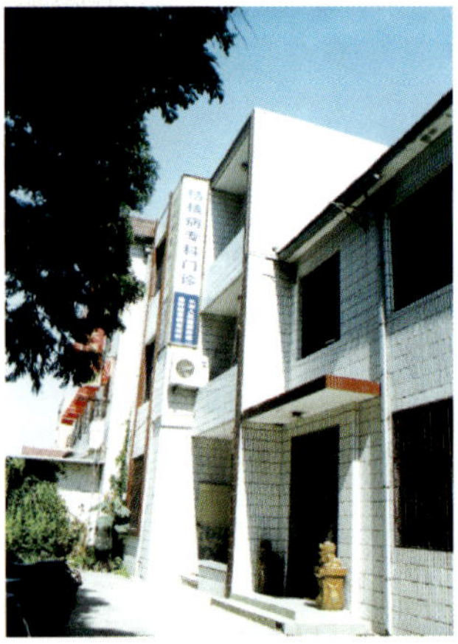

▲ 结核病专科门诊部

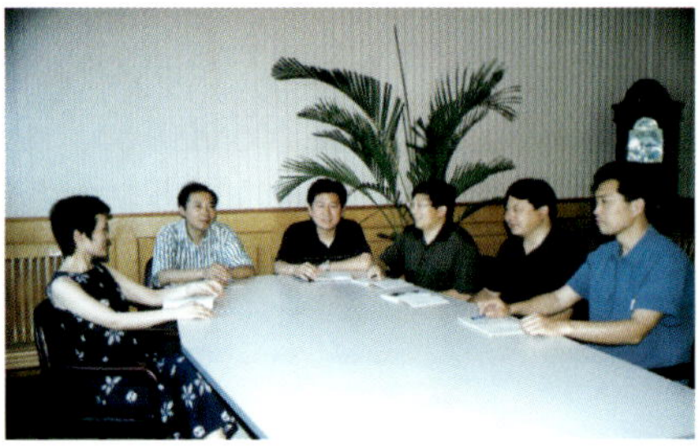

▲ 沙文彪主任（左三）和领导班子研究工作

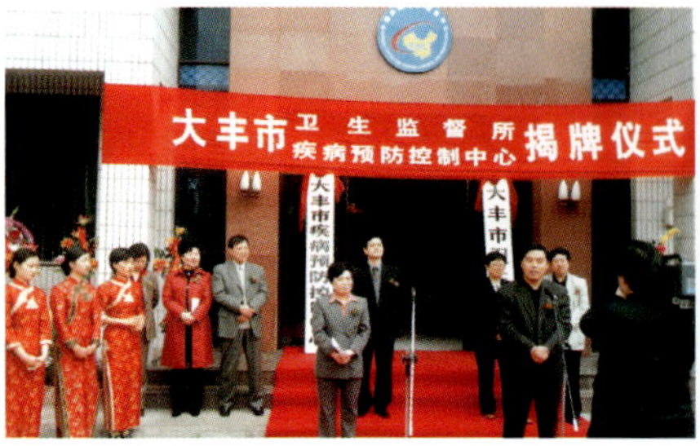

▲ 市领导为大丰市疾病预防控制中心揭牌

大丰市疾病预防控制中心于2002年4月16日挂牌成立。中心根据职能紧紧围绕疾病预防控制工作的目标和要求，切实抓好对危害人民健康，影响经济发展和社会稳定的重大疾病的预防控制。中心成立之初，明确定位，调整结构，拓展多样化、多层面、多种形式的卫生服务项目，综合服务领域与范围进一步拓宽，向社会、企业和个人提供多层次、全方位的预防保健服务。内部改革，坚持把社会效益放在首位，“向管理要效益，视服务为生命”。各项规章制度、科室工作日志、实行首问责任制等健全。科学管理，调动了干部职工积极性与创造性。强化科室业务工作和经济指标核算，努力提高单位经济效益，为更好地服务社会、服务大众提供物质基础。

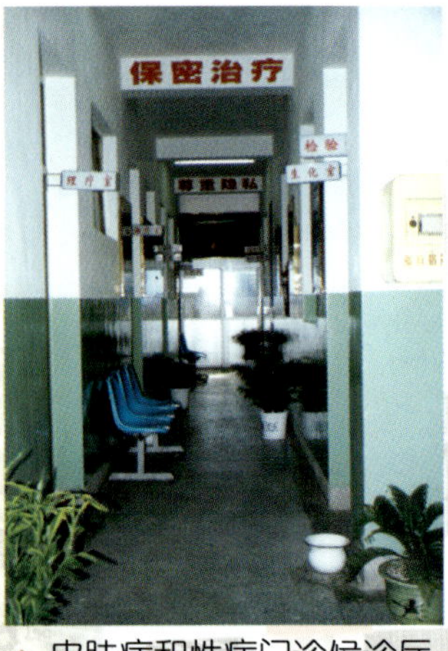

▲ 皮肤病和性病门诊候诊厅

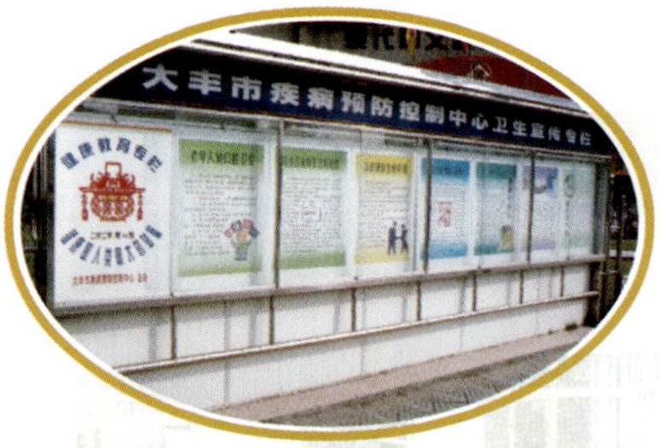

▲ 卫生宣传专栏

法人代表：沙文彪
地　　址：市区健康东路47号
电　　话：(0515)3512449
邮　　编：224100

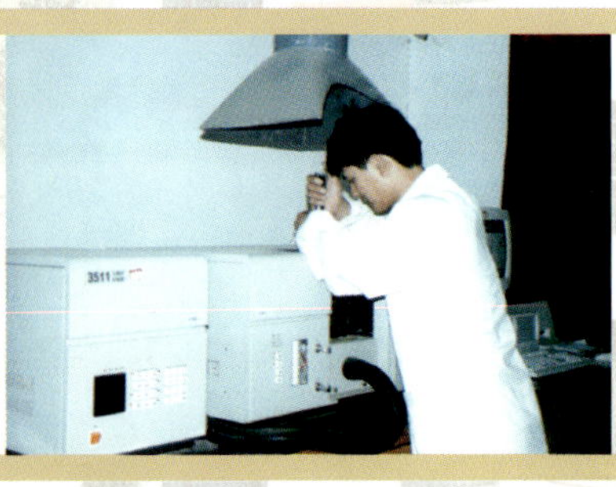

▲ 原子吸收仪

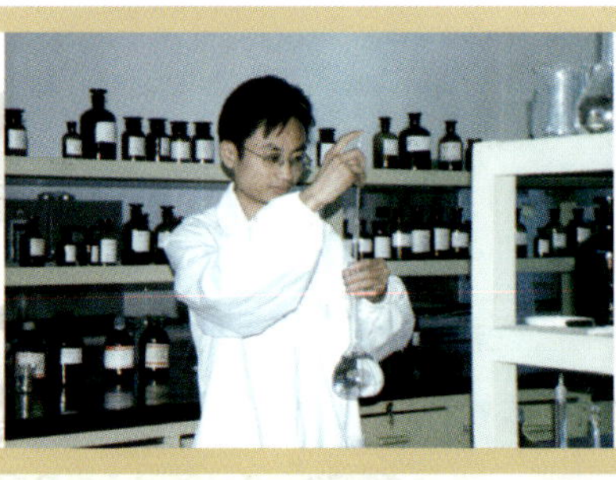

▲ 理化检验

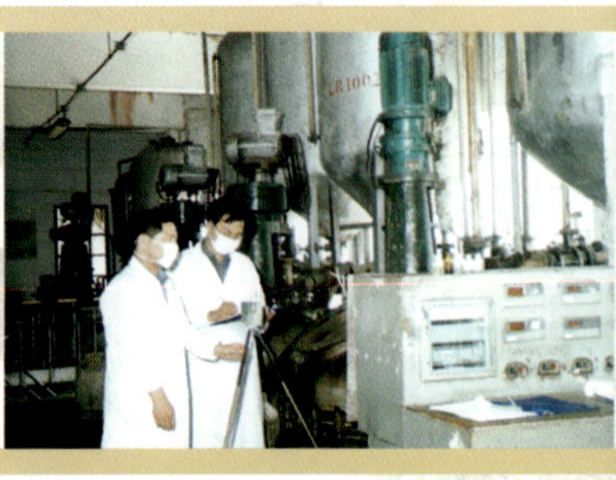

▲ 工厂现场监测

无锡市卫生局 卫生监督所

该所是无锡市卫生局行使卫生监督职责的卫生监督机构，于2001年12月28日根据卫生部关于卫生监督体制改革的精神正式挂牌成立，现有职工79人；负责对全市的公共卫生、健康相关产品、传染病防治及医疗卫生服务机构实施卫生执法监督管理，对突发公共卫生事件和重大案件进行调查处理，并承担全市政治、经济、文化、旅游等重大活动的卫生监督保障任务，以维护社会活动中正常的公共卫生秩序，保障人民群众的身体健康和生命安全。

该所主要依据中华人民共和国有关卫生的法律、法规、规章和地方性法规、规章以及规范性文件，对食品生产经营者、公共场所、有毒有害生产企业、学校、化妆品生产经营者、消毒产品生产经营使用单位、放射性同位素和射线装置的生产经营使用单位、集中式供水单位、涉及饮用水卫生安全产品的生产单位、二次供水单位以及健康相关产品（食品、化妆品、涉及饮用水卫生安全产品、消毒药械、医疗卫生用品、放射产品）和医疗机构等卫生监督管理。

组建三年多来，以“三个代表”重要思想为指导，紧紧围绕“执法为民、服务发展”总目标，一手抓监督执法，坚持把人民赋予的权力服务于人民，一手抓队伍建设，不断提升队伍的战斗力，做到让政府放心，使人民满意，为保障人民的健康，为构建和谐宜人健康的新无锡发挥了重要作用。

近年来，该所先后获得江苏省和无锡市文明单位，江苏省卫生系统和无锡市非典防治先进集体，江苏省卫生监督队伍管理工作先进单位，无锡市先进基层党组织、无锡市“五一劳动奖状”，无锡市“十佳防保单位”、无锡市卫生局先进基层党组织、无锡市卫生局“好班子”等诸多荣誉称号。

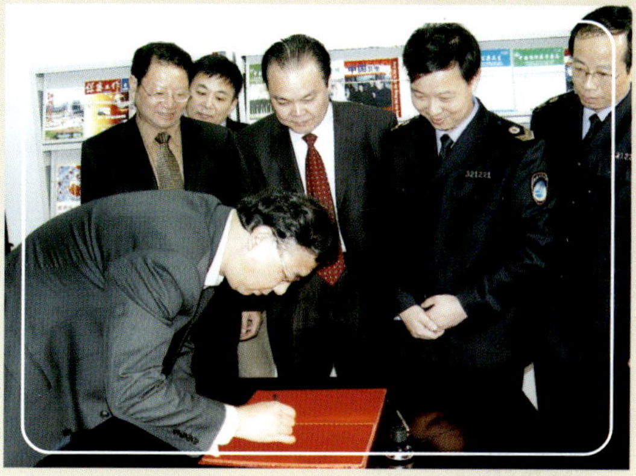

卫生部副部长马晓伟视察该所并题词

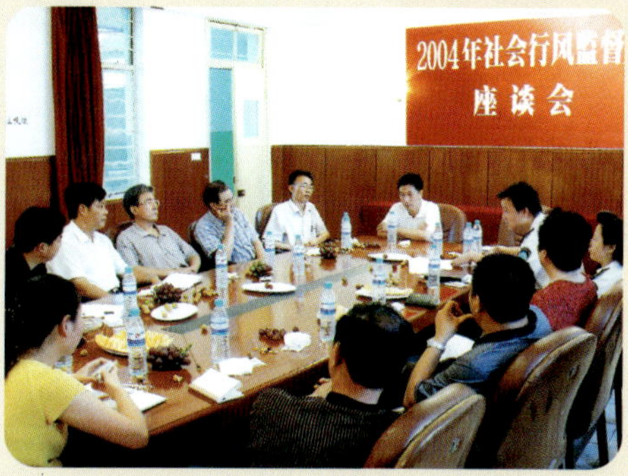

定期召开行风监督员座谈会，倾听社会各界的呼声

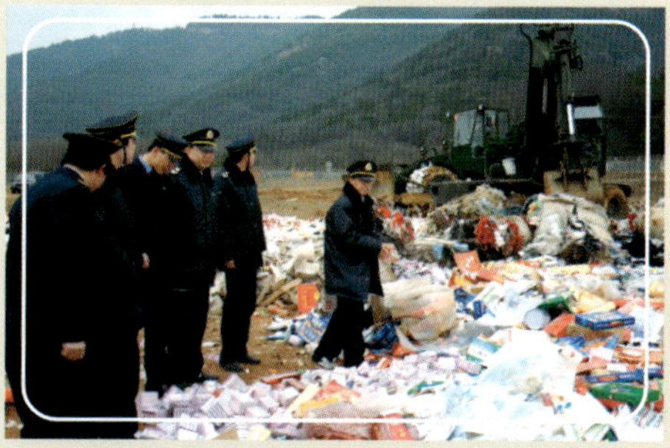

卫生监督所集中销毁伪劣产品

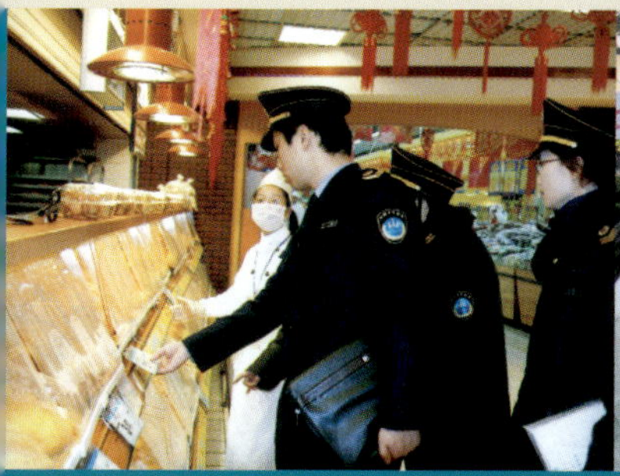

卫生监督员加强日常监督检查，不断提高无锡市公共卫生水平

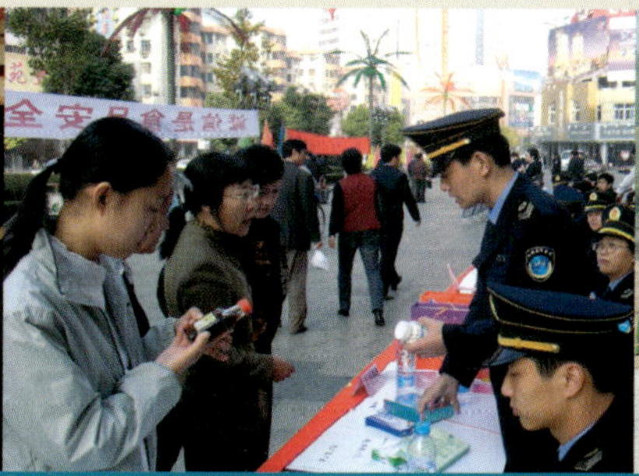

卫生监督人员宣传卫生知识

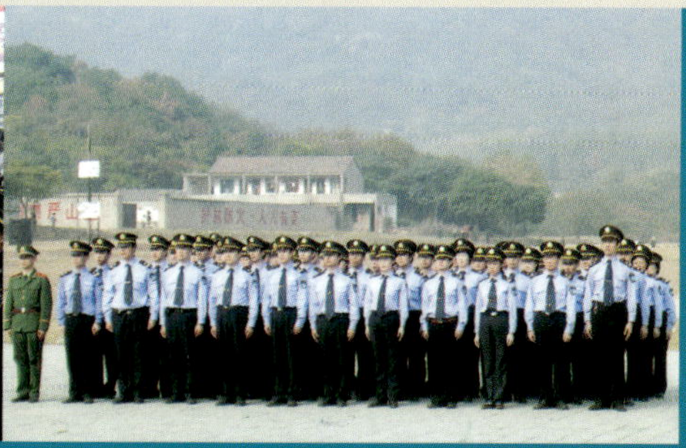

实行半军事化管理，每年举行一次军事政治训练

苏州卫生职业技术学院

苏州卫生职业技术学院（原苏州卫生学校）历史悠久，底蕴深厚。其前身是清朝末年美国基督教会创办的博习高级护士职业学校。1951年取名为苏南苏州护士学校。1958年更名为苏州医学专科学校并附设护士学校。1965年定名为江苏省苏州卫生学校。2000年被评为国家级重点中专。学院自1996年在全国率先试办护理专业五年制高职以来，经过逐步调整和开发，现有护理、涉外护理、医学检验、药学、康复技术、医学营养、口腔工艺技术、口腔医学、社区医学、眼视光技术等十多个医学类相关专业，成为以专科教育为主的示范学校，卫生部、教育部护理教改的牵头学校，商务部指定的外派护士培训基地。

学院教学资源雄厚。现有专任教师190人（另常年聘任外籍教师6～10人），其中高级讲师68人，“双师型”专业教师80人。4人被聘为国

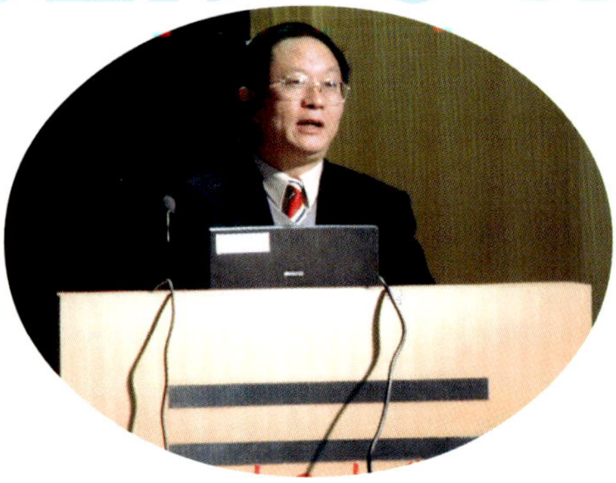

校长、书记：姜渭强

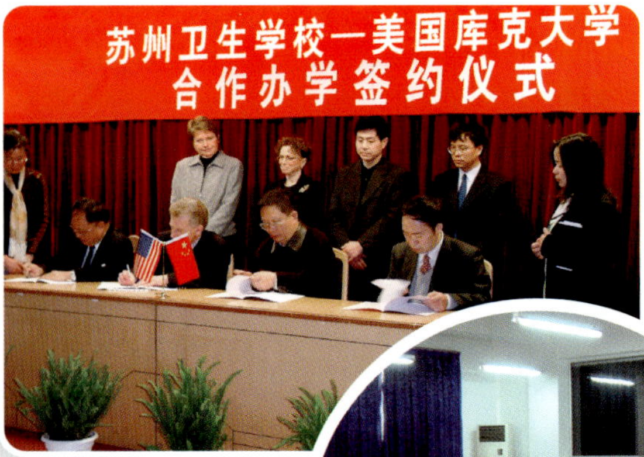

学校与美国纽约库克大学签定合作协议

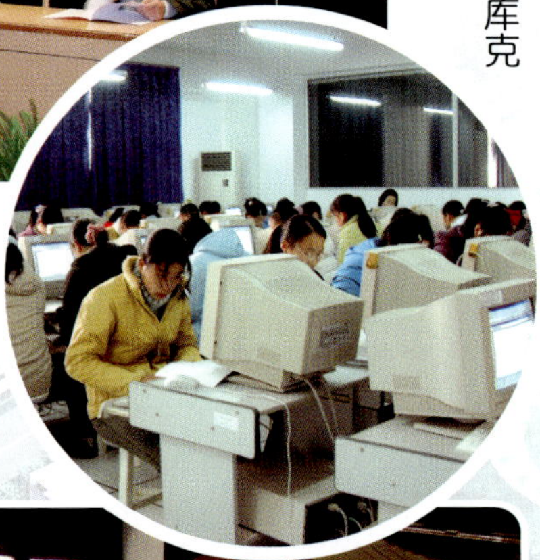

学生在计算机房上课

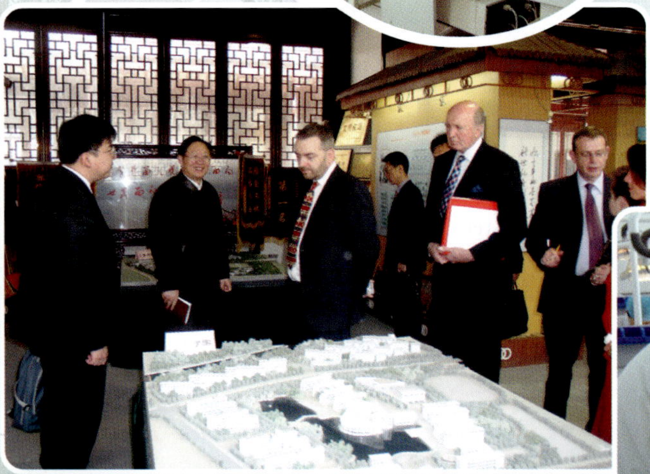

英国Essex卫生代表团来校访问

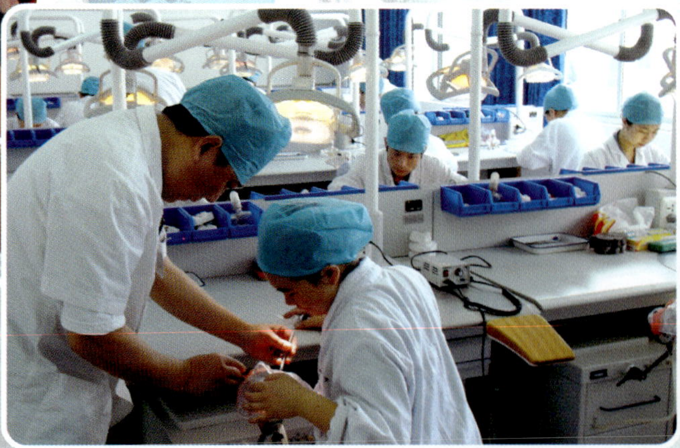

口腔专业学生苦练基本功

家医学考试中心命题专家。目前有在校生4884人。两个校区分别坐落于苏州古城的书院巷和石湖之畔的苏州国际教育园北区，共占地508亩，建筑面积19.7万平方米。由多幢教学大楼、实验大楼组成的教学区内，配套设施完善。主干专业的校内专业实训基地——护理模拟病区、口腔工艺技术及口腔医学专业实验室、药学模拟生产车间、医学检验专业形态学教学实验室、药学分析检测实验室的教学设备、仪器技术标准均处于国内领先水平；校外40多个稳定的三级临床医学实习医院、100多个分布在江浙沪地区的实习点；网络计算机房、多媒体语音室、教学闭路电视系统、教学调频电台发射系统、教学演播系统、与国际互联网相接的实行计算机、视频、音频、电视多网合一的校园信息网；图书馆藏书15余万册，中文期刊600余种，电子读物2000多种，CHKD、CNKI等数据库，为全院师生提供无线上网及光盘检索；生活区内学生公寓、食堂、校园超市功能齐全，书院巷校区有各类球场及多功能室内体育活动中心，石湖校区的运动场所设施更加完备，满足广大师生学习、生活的需求。

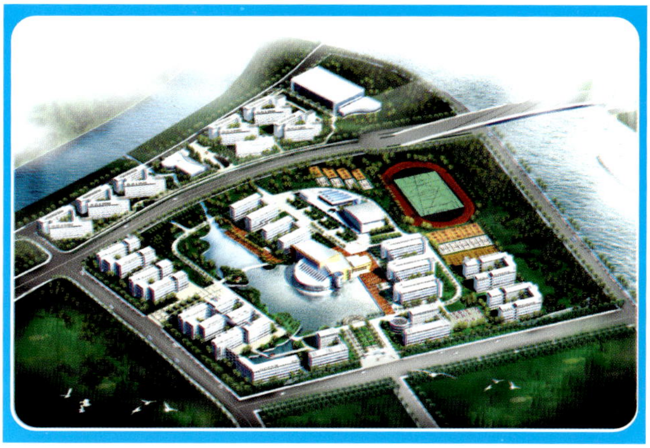

建设中的苏州卫生职业技术学院校区鸟瞰图

学院另有三个附属机构：苏州市华夏口腔医院、苏州市眼视光医院、江苏省苏州卫生培训中心(苏州市三元宾馆)。

学院注重对外交流，与美国、澳大利亚、荷兰等国和香港地区的院校一直保持着良好的合作关系，每年有多批海外专家、学者来校交流讲学，学院也先后派出教师赴美国、日本、荷兰、丹麦、新加坡、澳大利亚等国家和香港地区考察研修。

学院“以人为本”的办学理念、“求真务实、厚德至善”的校训及坚实的办学基础赢得了社会的肯定和支持。1987年始学院连续三次获得华夏基金会对口腔专业、检验专业、护理专业的资助。1996年执业护士开考以来，护理专业毕业生在参加国家医学考试中心组织的护理执业考试中的成绩，一直稳居国内前十名。多年来，毕业生一次对口就业率始终保持95%以上。学院先后获得省市“文明校园”、“江苏省卫生系统先进集体”和“江苏省大中专毕业生就业工作先进集体”等诸多荣誉称号。

“创建一流学校，造就一流人才”是学院追求的目标。继往开来，与时俱进，苏州卫生职业技术学院这所古老而年轻的高等学府将更加青春焕发。

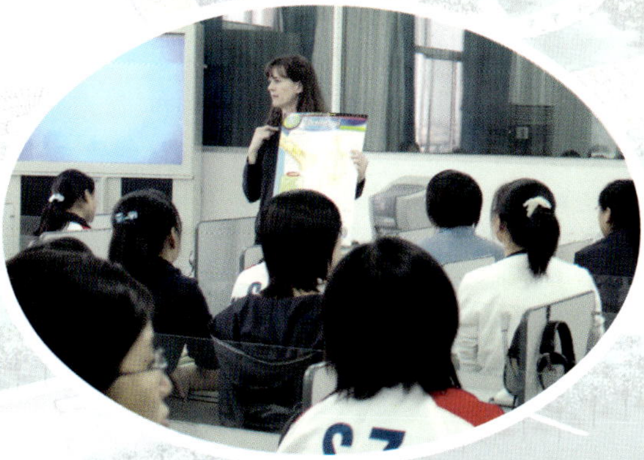

学校常年聘请外教任教

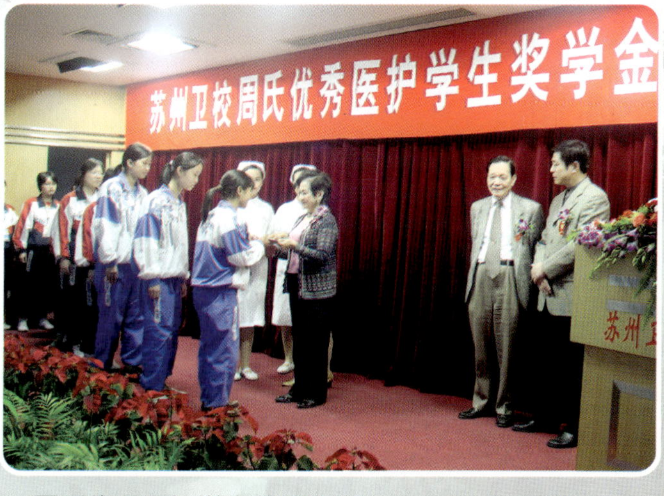

周氏优秀医护学生颁奖仪式

盐城卫生

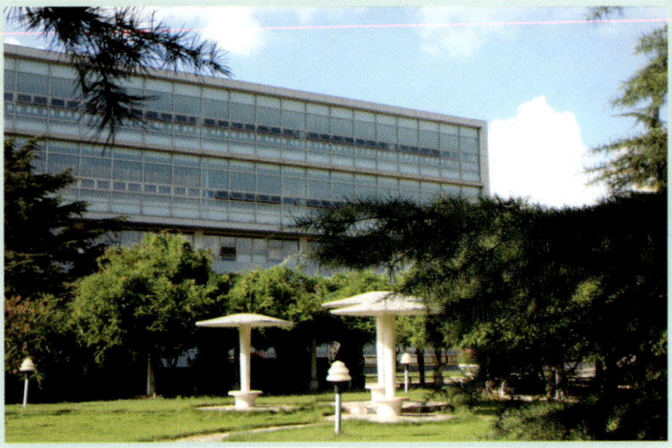

校园风光－磨菇亭

学院前身为盐城医学专科学校，创办于1958年，后因国民经济调整，1964年改办盐城卫生学校，2005年3月经教育部同意、江苏省人民政府批准，升格为盐城卫生职业技术学院，为专科层次的普通高等学校。

学院设护理、涉外护理、药学、康复治疗技术、医学影像技术、医疗美容技术等6个高职（大专）专业，初中毕业生学制为5年，高中毕业生学制为3年。教职工230名。教师160名，其中高级讲师67名，讲师43名，硕士学位教师10名，外籍教师2名，有27名教师正在攻读硕士学位。校园占地面积13.5万平方米（203亩）。校舍建筑面积10万平方米，总资产1.2亿元。建有医护实训中心、信息中心、实验中心等先进实验、电教和管理设施，教学设备总价值1900万元。图书馆藏书18万册，中外文期刊678种。出版《盐城卫生职业技术学院》学报，是全国五年制卫生高职协作会理事长学校。近几年学院实施“立足江苏，面向全国，走出境外”的就业策略，各专业毕业生当年就业率达98%以上，新生入学率保持100%。2001年至2005年连续五年选送671名护理、医学影像、药

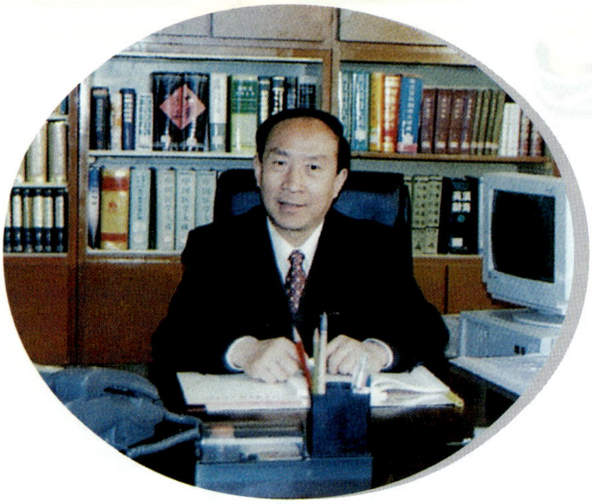

校长、书记：谷汉先

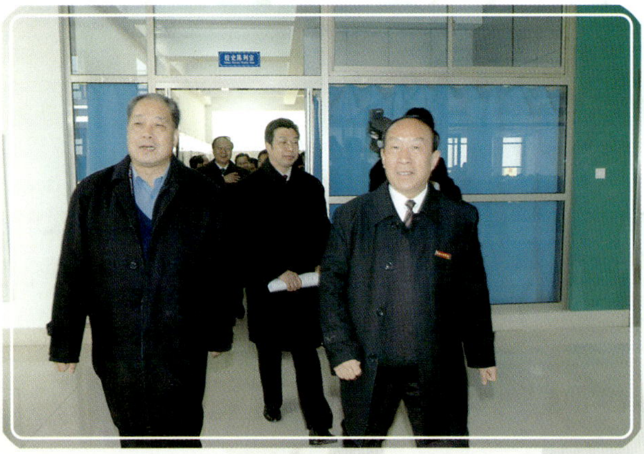

党委书记、校长谷汉先陪同国家教育部副部长张保庆视察学院

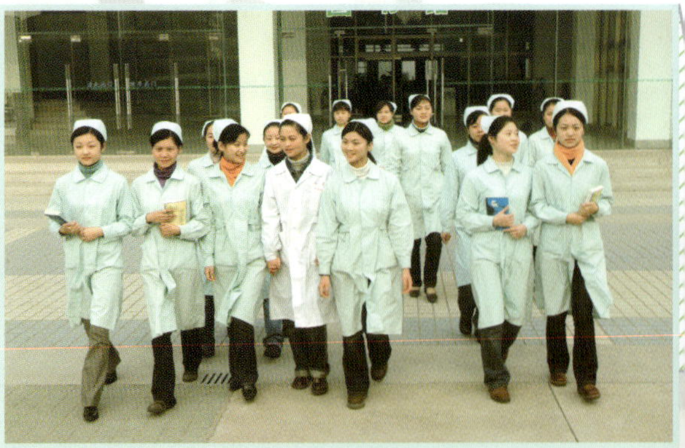

护士群体

职业技术学院

学等专业学生到北京、广州、上海、杭州等地的部队医院实习，已有567名毕业生被留在医院就业。

学院环境优美、校风优良、纪律严明、管理规范，1996年至2003年连续八年四度被评为江苏省文明单位；是全国护理专业领域技能型紧缺人才培养培训基地；是全国绿化模范单位、江苏省德育先进学校、江苏省文明校园。

校　址：盐城市建军西路156号
邮　编：224006
网　址：www.jsycmc.com

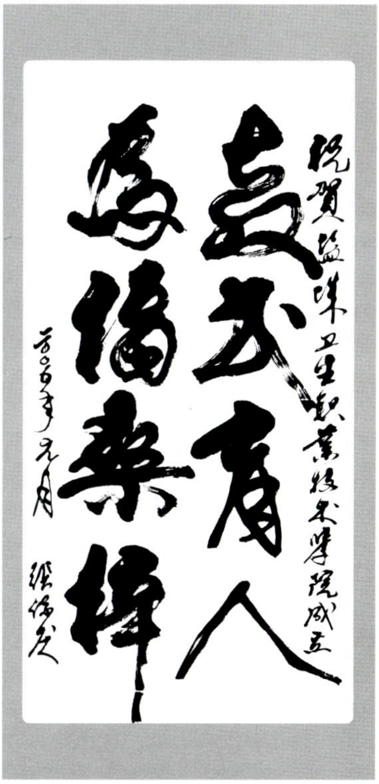

教育部副部长张保庆为盐城卫生职业技术学院题词

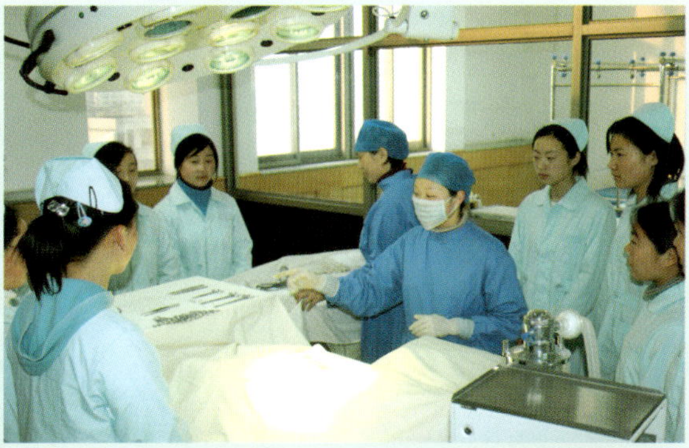

外科手术

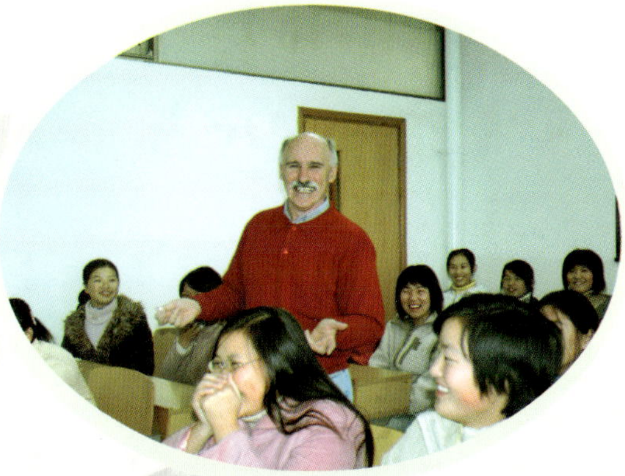

外籍教师上课

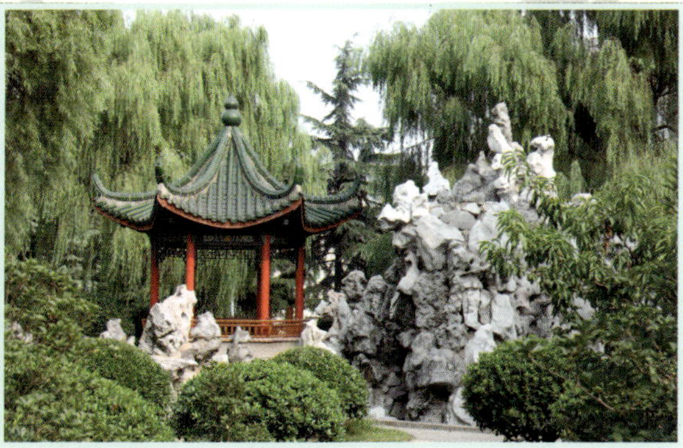

校园风光－六角亭

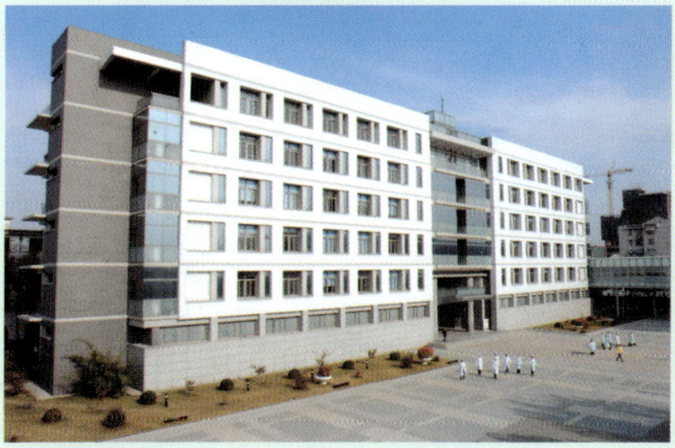

教学主楼

南通体臣卫生学校

南通体臣卫生学校是公立全日制国家级重点中等职业学校，位于江苏省南通市青年东路68号。学校占地面积115亩，建筑面积4.6万平方米，具有标准化教学楼，专业化实验楼，示教型附属医院，示范型实训基地，智能化图书馆，标准运动场，体育馆在建，公寓化宿舍楼，一卡通生活区。教学仪器设备先进，实验实习基地稳固，体育教学功能齐全，住宿生活条件优越，是南通地区唯一培养白衣天使的摇篮。学校既是德育先进学校、最安全文

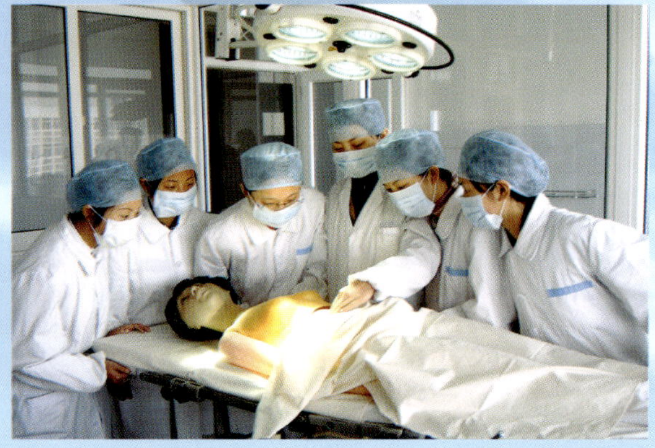

明学校、文明单位，又是绿化先进集体、花园式单位。育人氛围催人奋发，校园景色恬静怡人。学校将“一流的精神风貌，一流的校园风景，一流的教工风范，一流的学生风采”定为办学奋斗目标；坚持“专业设置与社会经济零距离配合，教学改革与职业需求零距离贴近，实践教学与职业岗位零距离接触”的办学理念；弘扬“自强、自律、求实、求真”的校风，“循循善诱”的教风，“孜孜以求”的学风。在校生规模已达2500人，形成了五年制高职、四年制中职二个层次，普通职教、成人职教、职后培训三种形式互补的办学格局。目前拥有四个主要专业，其中护理、药学二大专业历史悠久，护理为江苏省中等职业教育示范专业，医学营销、

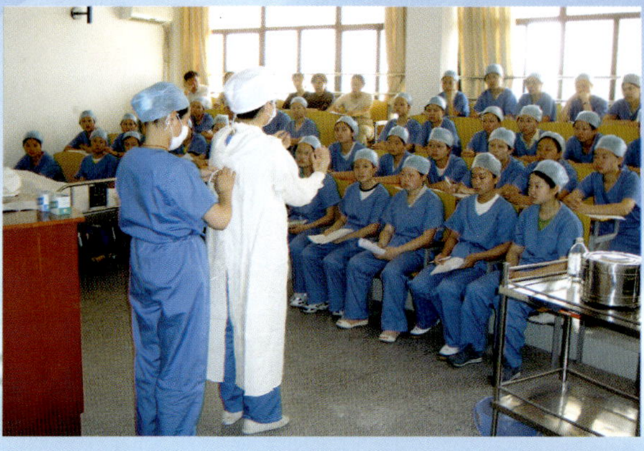

医学技术检验专业建设发展迅速。学校还与南京医科大学、江苏大学、南通大学等高等院校联合办学，构建中、高等教育立交桥，为中、高职毕业生和在职医护人员创造提升学历层次的自我发展空间。学校师资力量雄厚，教学质量高，毕业生专业

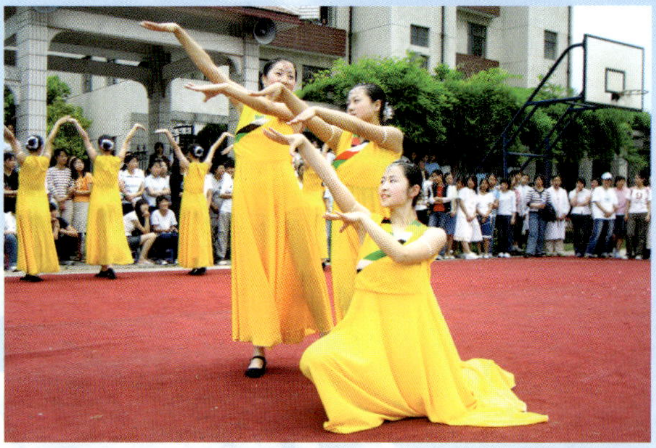

思想牢固，专业理论知识扎实，实践操作技能强，深受用人单位欢迎，就业前景广阔。

体臣卫校欢迎您！

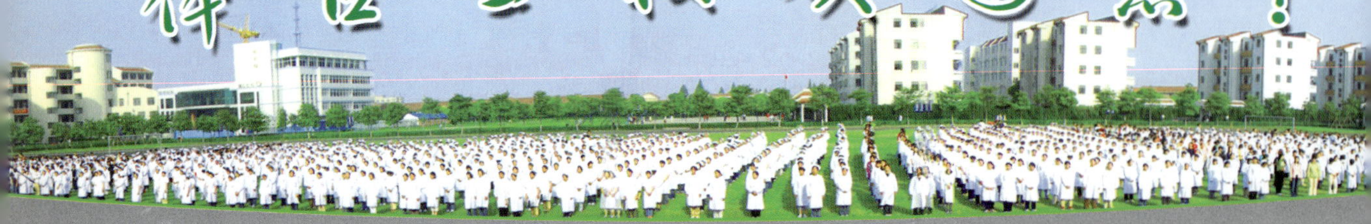

电话：0513-3567485　传真：0513-3586233　地址：江苏省南通市青年东路68号　邮编：226007

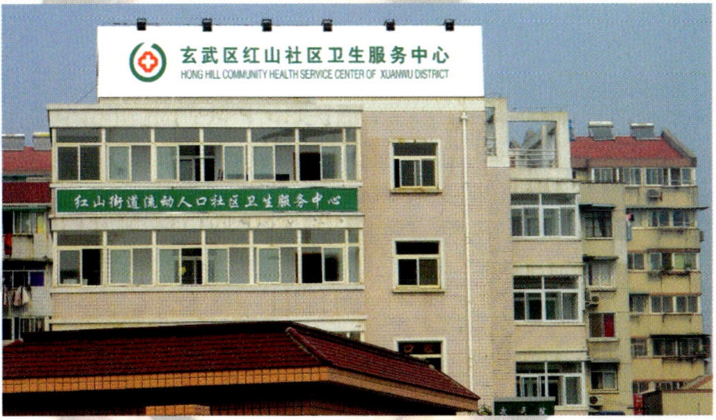

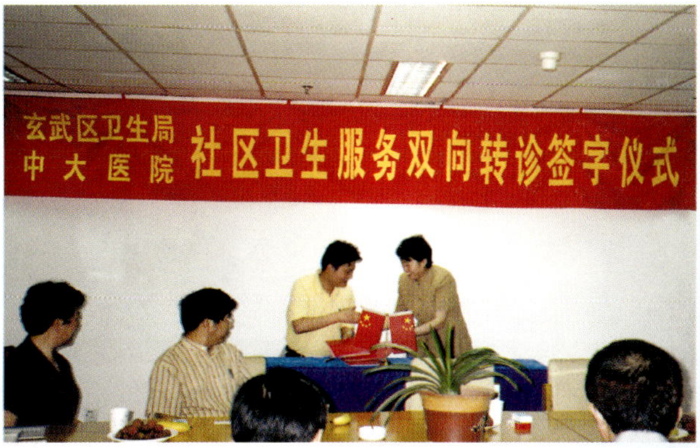

玄武区社区卫生服务在发展中前进

发展社区卫生服务是贯彻落实全面、协调、可持续科学发展观的具体举措。南京市玄武区社区卫生服务工作坚持以人为本，以需求为导向，依托社区建设平台，整合卫生资源，健全服务网络，优化服务。自1998年玄武区被国家民政部确定为全国社区建设实验区以来，全面推进社区管理体制改革，对全区社区卫生服务中心（站）进行了“六统一”（即统一机构名称、统一展板、统一规章制度、统一台账、统一标识、统一工作流程），以“四进社区”为契机，强化“六位一体”的卫生服务功能，提高服务水准，不断探索社区卫生服务良性运行机制。

玄武区社区卫生服务在实践过程中通过“病人选医生”、“星级护士评比”等活动来推动社区医务人员比主动服务、创优质服务的能动性，以争创省级社区卫生服务示范区为抓手，开展 “卫生进社区，健康连万家”系列活动：广泛开展入户调查，对社区诊断提出有效干预措施；发放健康联系卡，实行24小时服务；对社区60岁以上的高血压病人免费建立健康档案，实行动态观察；推出“责任医生进社区，做好健康守门人”活动；推行“四承诺”服务，建立健康档案的居民就诊免挂号费，减免10%检查费、治疗费，特困、低保病人只收基本药费，精神病人免费送药；通过与三级综合医院实行“双向转诊”，为社区居民到大医院就诊解决后顾之忧，与大医院共同承诺“四优先、一杜绝、一减免”（优先门诊、优先检查、优先住院、优先手术，杜绝红包及减免部分费用），用个性化需求服务和优质环境服务的方式，满足社区居民不同层次、不同形式的健康需求，营造了人性化的就医环境。

玄武区把信息化建设作为社区服务的发展方向，提出“数字卫生”目标，全区以社区服务信息网为平台，采用数字技术创新社区服务形式，将社区卫生服务内容、收费标准在网上公示，居民在家里通过社区服务热线和网上点击，就可以实现选医生、预约上门、获取健康处方等服务。各社区卫生服务中心（站）积极搭建内部数字化管理系统，实现健康档案、入户调查资料、医疗合同、药品、财务、检查手段的微机化处理。

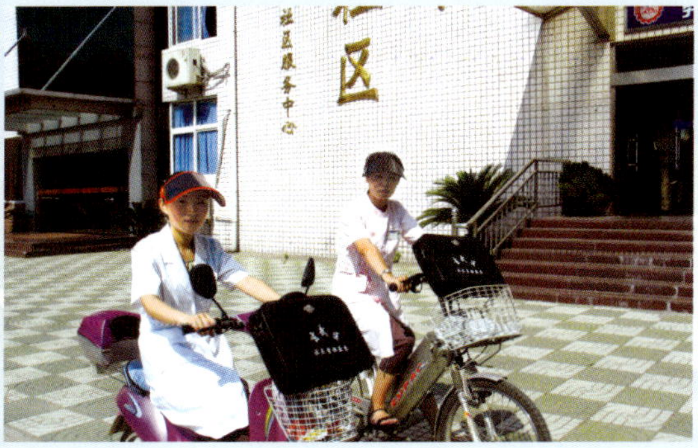

玄武区社区卫生服务始终坚持以满足居民的健康需求为目标，坚持“三个文明建设”一起抓，在各中心（站）牢固树立“三种服务理念”（便民、利民的服务理念，六位一体的全方位服务理念，以人为本的亲情式服务理念）；在全行业深入开展争创“三个一流”（建设一流队伍、培养一流作风、创造一流业绩）。近年来，玄武区卫生局先后获得江苏省文明单位、江苏省“三八”红旗集体、江苏省卫生系统抗击非典先进集体、南京市文明行业、南京地区非典防治工作先进集体殊荣。

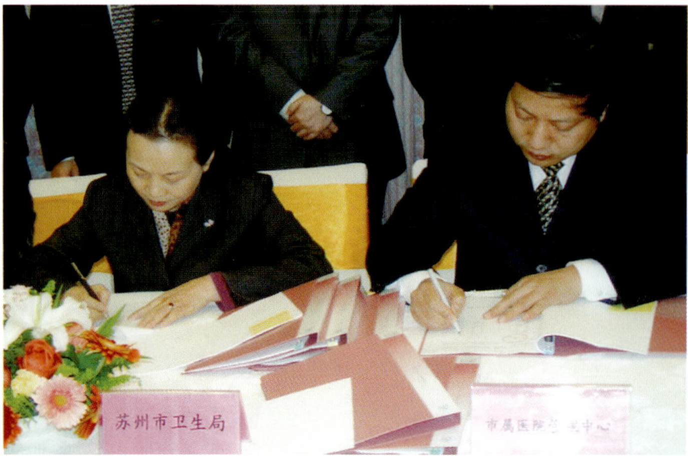

▲ 2004年苏州市实施市属医院“管办分离”改革。图为12月28日市卫生局局长府采芹受市政府委托与市属医院管理中心代表洪志成理事长签订委托管理合同。

发展中的

2004年，苏州市属医院实行“管办分离”改革，将原市二院、市三院、市四院三所市属综合性医院合并组建为苏州市立医院，同时挂“苏州市母子保健中心”、“苏州市公惠医院”牌子，附设苏州市体检中心和社区卫生服务指导中心。 汇集了优势医疗资源，集医疗、教学、科研、预防保健于一体，学科齐全、特色鲜明、设备先进、技术力量雄厚、诊疗条件优良、学术水平较高。现编制床位1966张，副主任医师以上卫技人员346名，正、副教授70余名。年门、急诊总量达155万人次，出院病人5.2万人次，手术2万余例。拥有核磁共振、高能直线加速器、螺旋CT、数字减影(DSA)、三维彩超、数字化乳腺钼靶仪、电子超声胃肠镜等大批先进医疗设备，同时是屹龙公司家庭化产房和西门子公司医学影像系统的示范医院，美国贝克曼公司的示范实验室。

医院现有超声科、麻醉科、骨科、

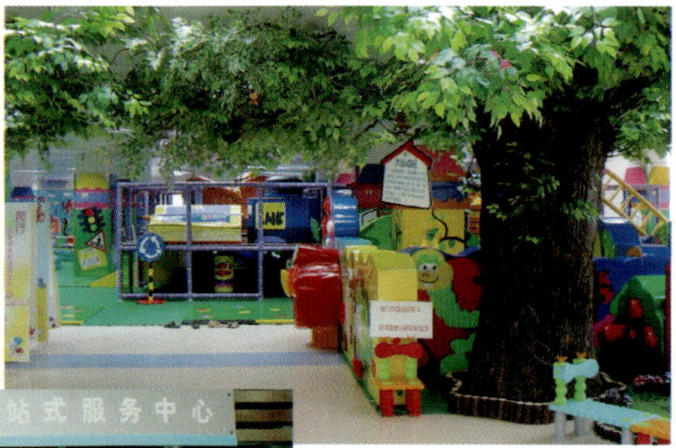

▲ 苏州市母子医疗保健中心，已成为全市妇女儿童的乐园与医疗保健中心，积极开展中美合作的儿童发展项目，图为免费开放的幼儿健康园，深受市民欢迎。

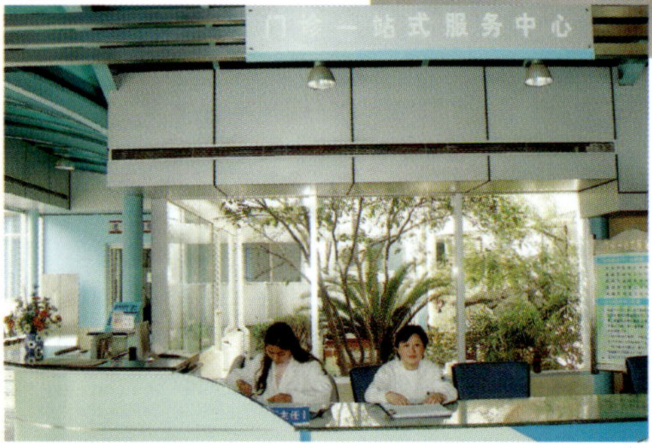

▲ 苏州实行市属医院管办分离改革后，进一步重视医院管理和改善服务，图为门诊一站式服务中心。

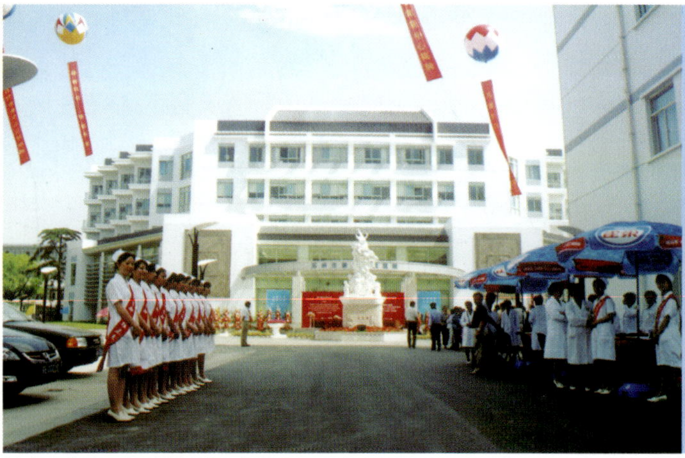

◀ 苏州市立医院同时挂苏州市母子医疗保健中心牌子，市妇幼保健所，市生殖健康中心设在其中。图为6月1日母子中心主楼启用典礼。

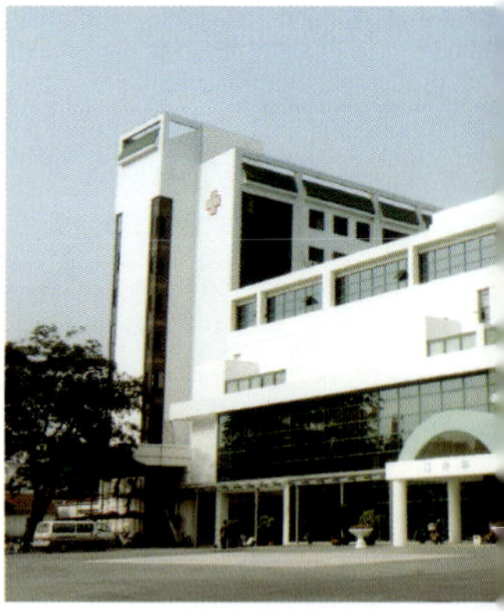

▲ 市立医院北区（原市三院）为公惠医院。设有40台血透仪的血透中心，特困尿毒症患者可得到95%的费用减免。

苏州市立医院

消化科等省、市级临床医学重点专科4个，母子保健、生殖健康、肿瘤专科、心脏中心、急救中心、烧伤专科、肾脏内科、老年病等形成了专科特色和优势。超声研究室在超声诊断、超声造影和介入治疗方面居于国内先进水平。母子保健中心有全国规模最大、亚洲第二的家庭化产房，每年诞生8200多名婴儿。肿瘤专科对各类恶性肿瘤采取手术、化疗、放疗和介入治疗等综合合疗法，乳腺癌、胃癌、直肠 癌等常见恶性肿瘤的术后生存期已达国内先进水平。心脏中心有一支包括术前诊断、手术治疗和术后监护的专业队伍，开展了复杂先天性心脏病矫治、瓣膜置换、冠状动脉架桥、主动脉人造血管置换、急性心脏破裂修补等重大手术。消化研究中心每年都承担多项省、市级科研科题，近年来，已获得省级科技进步一等奖等多项奖励，还承担了国家级继续教育项目。医院还设立了市急救中心，两个急救站和重症监护室，担负了高速公路的急救任务，救治了大量重危病人。

大医精诚，悬壶济世，苏州市立医院在实施了管办分离改革后，将以崭新的姿态和精神风貌，团结协作、奋力拼搏、开拓创新、与时俱进，以更加高超的医术、无私的爱心，努力攀登医学科学高峰，把医院建成一所管理高效、资源优化、技术先进、服务优良，在苏南乃至国内具有有相当知名度的现代化综合医院，再创新的辉煌

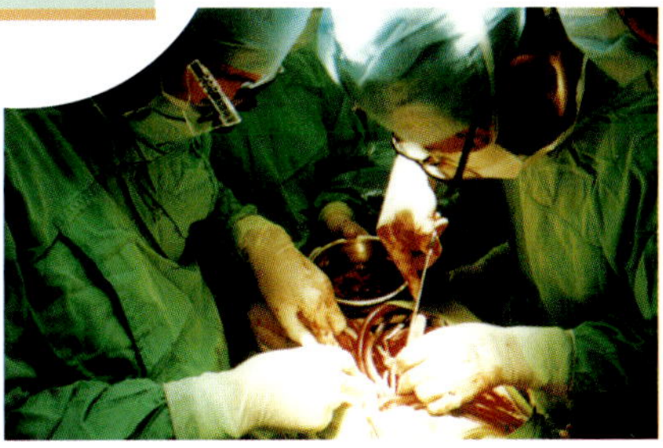

▲ 市立医院医院总部（原苏州市二院）将心血管专科作为重点专科之一，引进高级人才与先进设备，已经成功开展各项心脏外科手术。图为心脏置换手术。

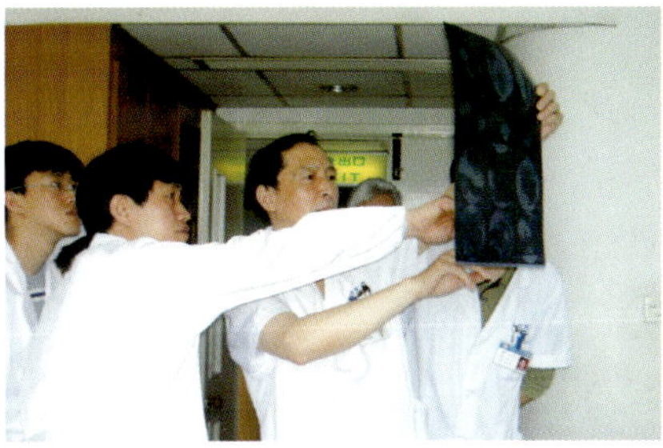

▲ 苏州市立医院（东区）（原苏州市四院），同时发展为肿瘤医院。图为邹正才肿瘤手术小组正在认真研讨治疗方案。

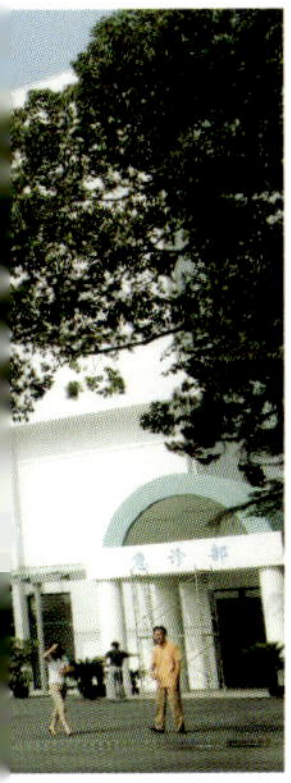

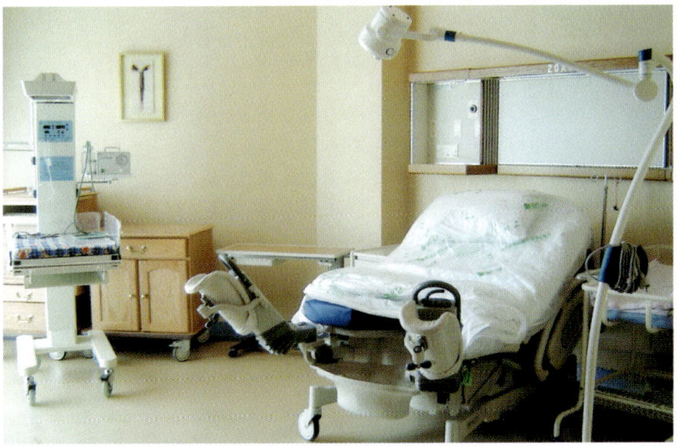

▲ 先进的家庭式产床，为满足不同层次需求，开设A、B、C三级病房，提供温馨舒适的家庭式接产房间。

▶ 引进高能直线加速器及适形放射系统

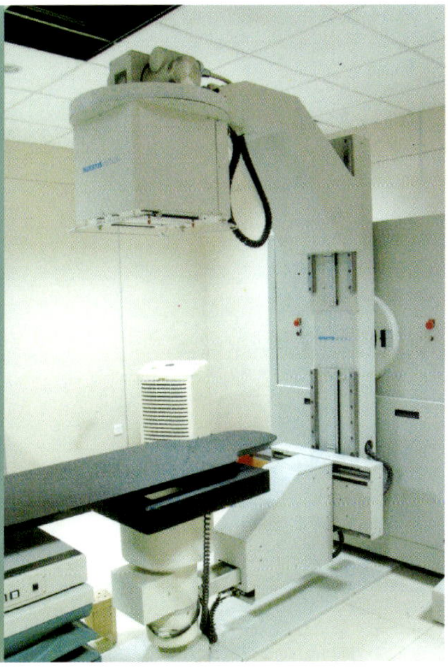

盐城市第三人民医院
东南大学医学院附属盐城医院

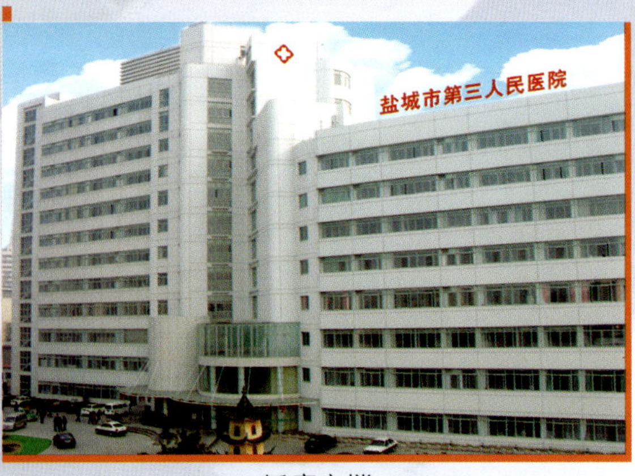

▲ 新病房楼

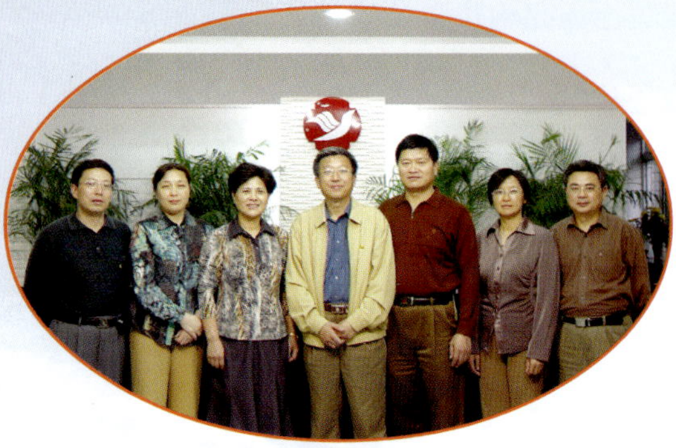

▲ 院领导班子

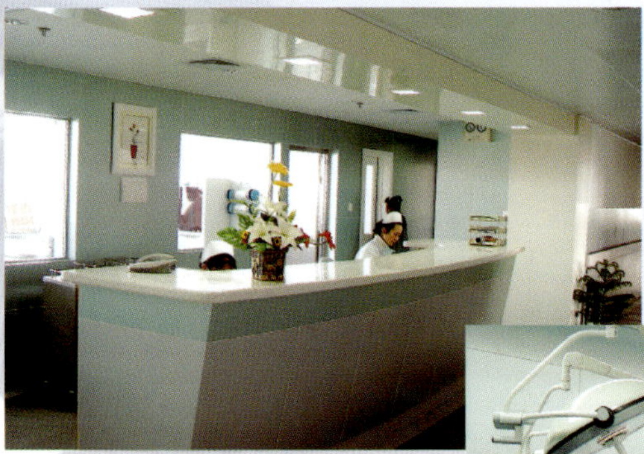

▲ 病区护士工作站

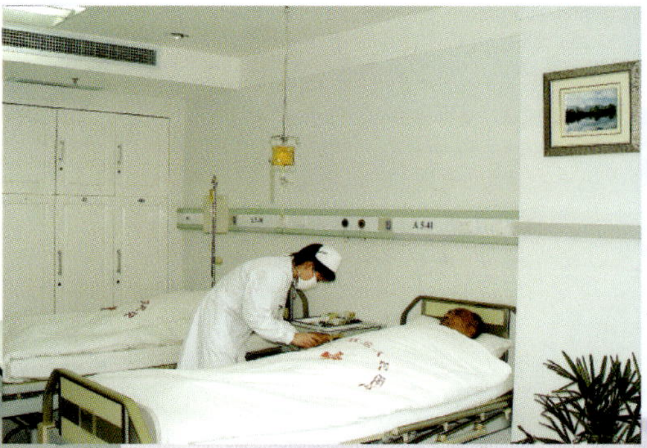

▲ 居家式病房

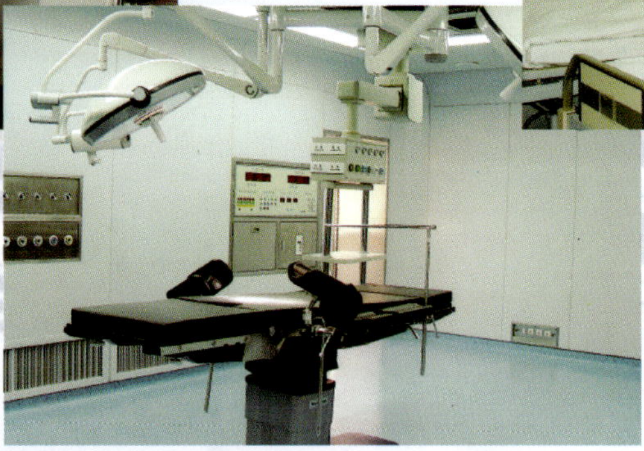

▲ 层流净化手术室

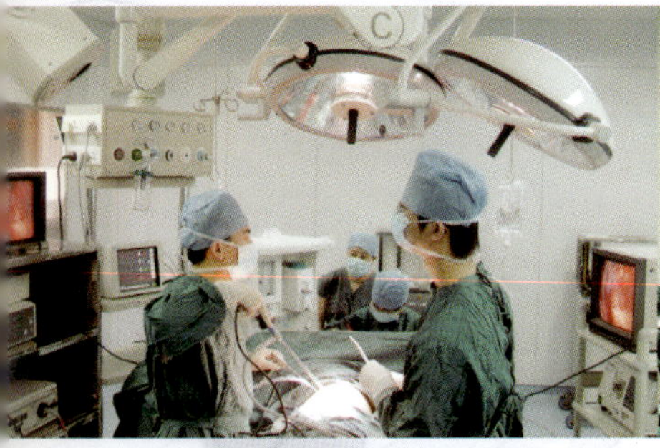

▲ 胸腔镜手术

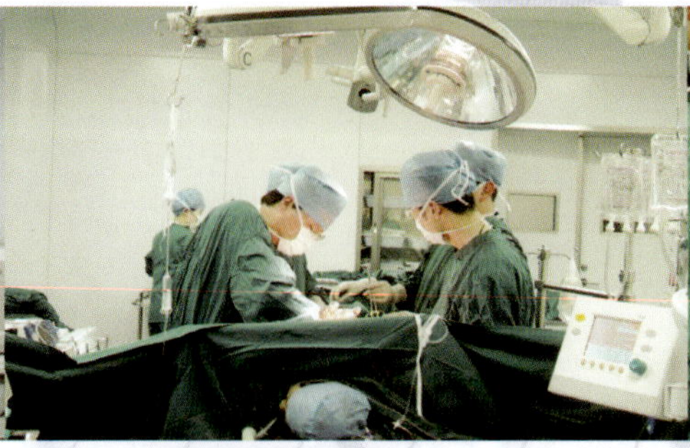

▲ 体外循环心脏直视手术

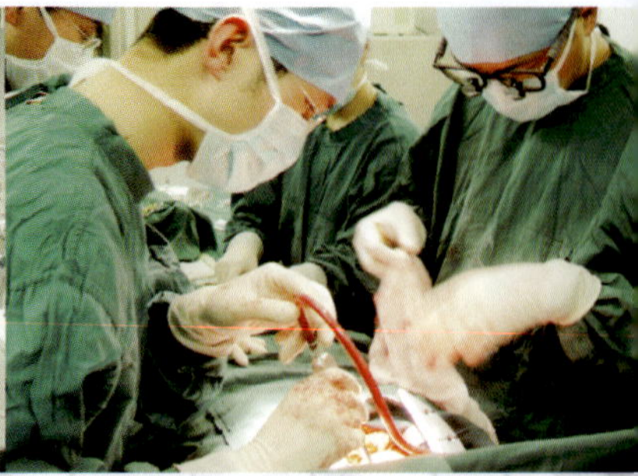

▲ 冠状动脉搭桥手术

盐城市第三人民医院暨盐城市红十字医院是东南大学医学院附属医院，为二级甲等综合性医院，现为南通大学医学院和江苏职工医科大学教学医院，与上海市胸科医院合作成立了心脏外科技术交流中心，与上海中山医院合作成立了介入治疗中心和心脏电生理治疗中心，与第二军医大学上海长征医院合作成立了脊柱伤病治疗中心。

医院地处盐城市中心，占地面积133亩，建筑面积58000平方米，资产总值2.1亿元。全院在职职工718人，其中高级职称110人、中级职称280人。核定病床456张，实际开放640张，设26个临床科室、10多个医技科室、17个病区、两个分院。年诊疗总人次48万左右，收治住院病人1.8万人次。医院现有1.5T磁共振成像装置、多排螺旋CT、DSA、准分子激光机、彩色多普勒超声诊断仪、全自动生化分析仪、关节镜、人工肾、1000mA X光机等十万元以上高新诊断、治疗、监护设备200多台（件），设备总值近亿元。为拓展医院新的发展，一座总投资达5亿元、具有600张病床的现代化的盐都新区医院正在建设之中。

医院开展的新技术、新项目有多项获得省市级科技进步奖。心外科成功开展了体外循环心内直视手术400多例，并成功开展了心脏不停跳冠状动脉搭桥术3例；介入放射中心先后开展各种介入手术3000多例；泌尿外科开展同种异体肾移植手术获得成功。心内科开展了冠状动脉造影和支架放置、房间隔缺损封堵术；神经内科开展了脑血管畸形支架放置术；普外科成功开展盐城市首例肝移植手术。其它各临床专科都不断开展新技术新项目，形成各自的专科特色。其中介入中心为市医学重点学科，心血管内科、心胸外科、骨科、神经内科、肿瘤内科、消化内科、超声诊断室为市临床重点专科。

医院在不断深化改革的过程中，坚持“以病人为中心，以服务赢得市场”，三个文明建设取得了可喜的成就，连续多年被评为省、市“文明单位”，被国家卫生部授予“全国卫生先进集体”称号，还被盐城市民评为市区“最佳医院”。

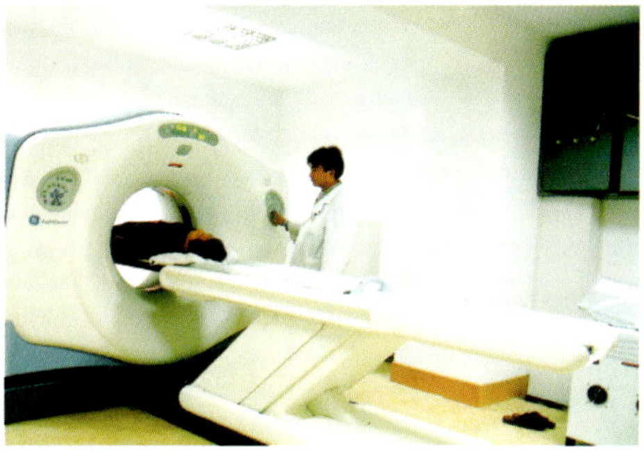

▲ 多排螺旋CT

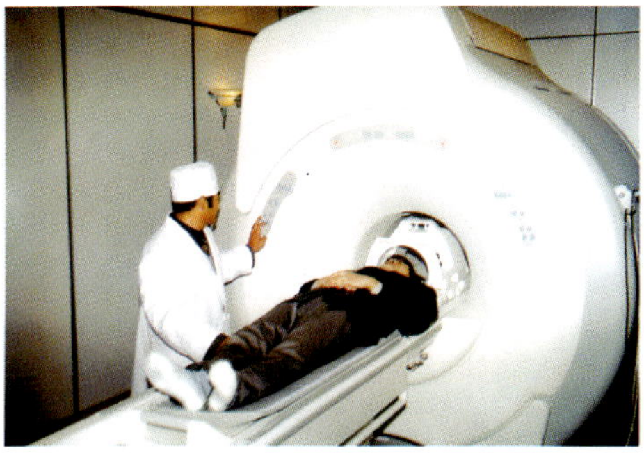

▲ 1.5T 核磁共振成像装置

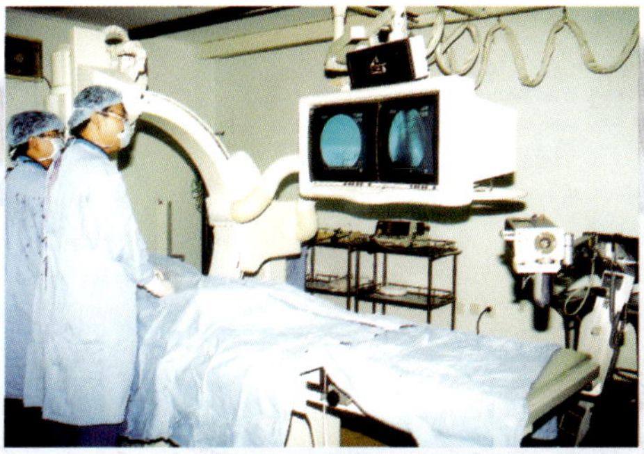

▲ 数字减影血管造影仪(DSA)

通讯地址：盐城市剧场路75号
邮编：224001
电话：0515-8324765（办公室）、8327788（总机）
传真：0515-8303100
院长：单际平

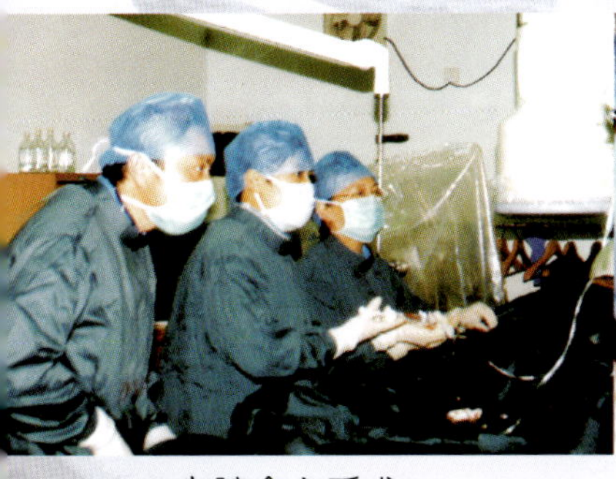

▲ 心脏介入手术

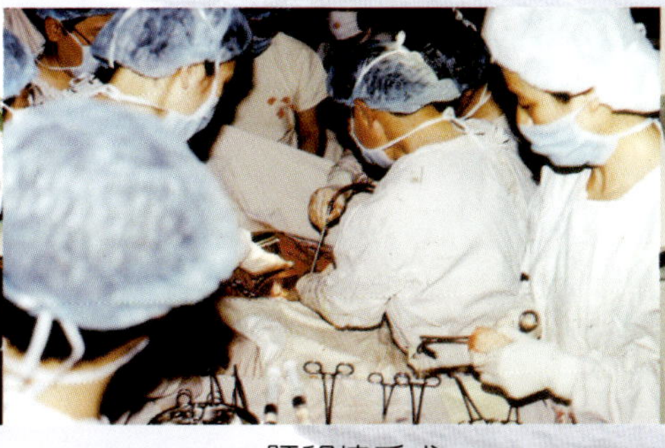

▲ 肝移植手术

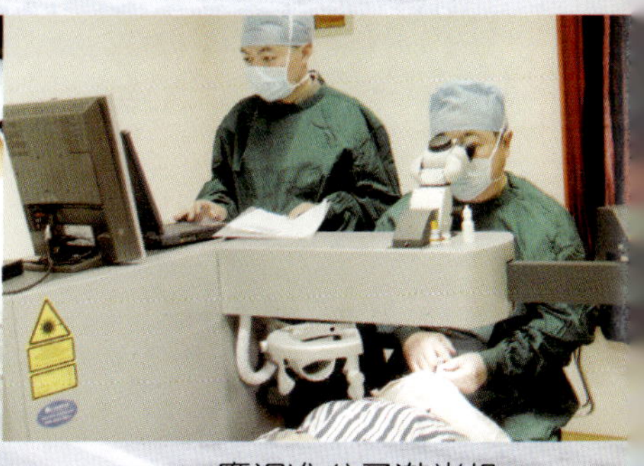

▲ 鹰视准分子激光机

南京医科大学 ✚ 第三附属医院

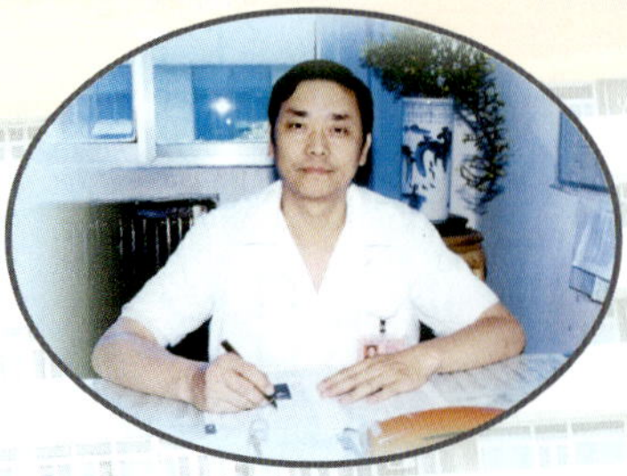

▲院长：王顶贤

南京医科大学第三附属医院（原仪化集团公司职工医院），始建于1981年，座落于仪征市真州镇环南路1号，是集医疗、教学、科研、预防、保健为一体的综合性的国家二级甲等医院，是仪征市医保定点医疗机构。现开设床位310张，有职工404人，其中中高级卫技人员200多人，拥有一批高学历、高年资、临床经验丰富的执业医师。1995年医院被国家卫生部确立为爱婴医院，1996年，被江苏省红十字会冠名为“红十字医院”。

医院拥有德国西门子全身螺旋CT机、日本东芝DSA数字血管造影机组、国内首台日本东芝Aplio高档彩色超声仪、国内技术设施先进的48舱位的大型高压氧舱等先进医疗设备，具备雄厚的基础硬件设施。

医院专科力量雄厚，技术优势明显，骨科、儿科为扬州市重点专科。“窥镜，腔镜、介入”三大微创技术是扬州地区实力突出、影响面广的强项专科。近年来，相继引进开展了新技术、新项目168项，部分技术项目达到了三级医院的技术水平，填补了县市级地区的技术空白。

医院注重高科技在医院发展中的重要地位和作用，利用南京医科大学良好的科研条件，与各兄弟单位加强科技协作。近5年来，医院立项实施课题62项，其中获省市级奖项多次；在国家级和省市级医学刊物上发表论文685篇，其中在省级以上刊物发表455 篇。医院现承担南京医科大学预防医学专业学生的8门临床理论课共420学时的教学任务，同时又接受了武汉科技大学医学院等高校的实习教学任务，每年在院学习的学生120多人。

医院建立了一整套行之有效的规章制度，完善了规范、正确、安全、有效的检查、诊断、治疗、康复的医疗机制，切实保障患者权益，享誉仪扬，赢得了广大患者的好评。1990年至1998年，连续9年获得仪化公司“双文明单位”的称号；1998被评为江苏省“文明卫生行业示范点”。

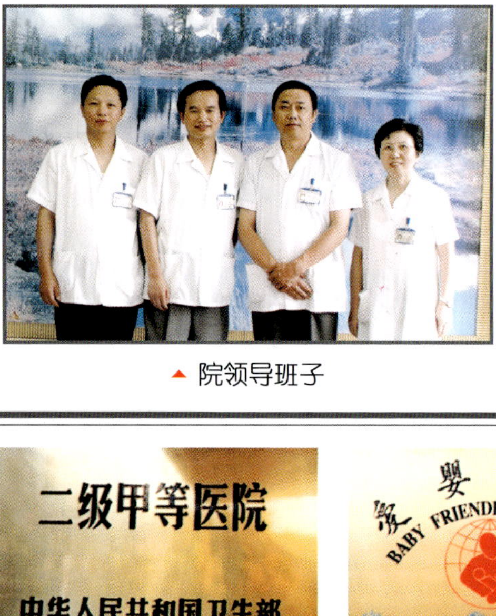

▲院领导班子

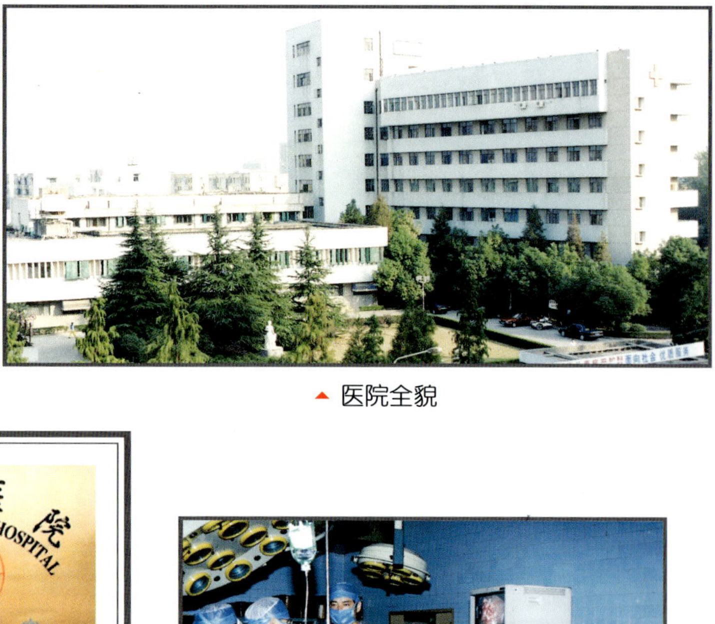

▲医院全貌

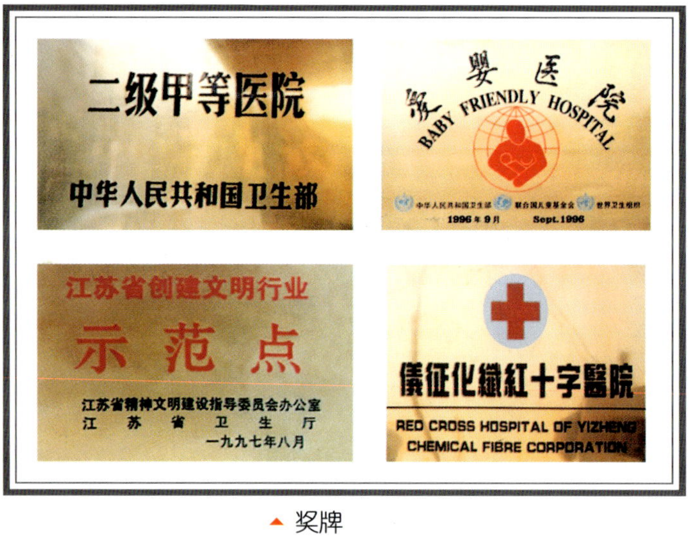

▲奖牌

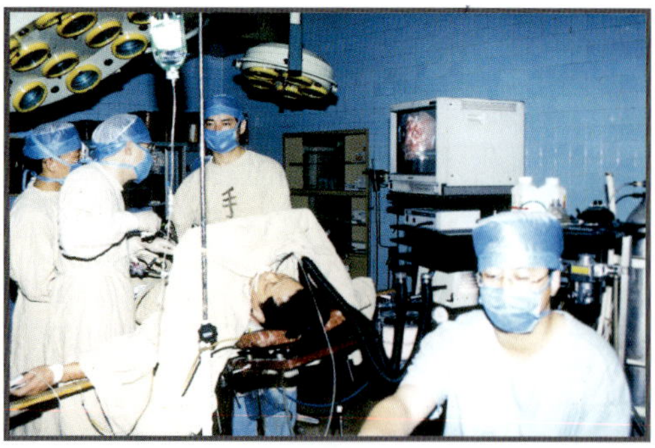

▲腹腔科

无锡市第二人民医院

始建于1908年的无锡市第二人民医院是一所融医疗、教学、科研、预防、保健为一体的部颁三级综合性医院，是江苏省首批基本现代化医院，全国百姓放心示范医院，江苏省创建学习型组织示范点。该院是南京医科大学附属医院，同时也是江苏省多所医学院校的教学医院和硕士点，卫生部国际紧急救援中心网络医院，亚洲国际紧急救援中心(AEA)及日本各大保险公司的定点医院，每年还承担着中央、省、市等各级领导的保健任务。医院多次获江苏省文明医院、文明单位、市文明单位和市“十佳医院”等荣誉称号。

医院拥有各类高级职称的卫生专业技术人员122名，硕士生导师12名，博士后1名，博士5名，硕士57名；享有国务院特殊津贴的专家5名，江苏省“135工程”重点培养对象1名，江苏省“333跨世纪学术带头人培养工程”培养对象5名，无锡市卫生局“三名”工程拔尖人才6名；该院眼科、心内科、肝胆外科、神经外科为江苏省临床重点专科，皮肤科、神经内科、检验科为无锡市医学重点专科。

医院拥有从德国、美国、日本等引进的16层CT、MR、PACS、大型DSA、钬激光、彩色超声诊断仪、流式细胞仪、数字型直线加速器、神经手术导航系统、食道心超仪、数字胃肠机等一大批先进医疗设备仪器，其中万元以上设备466台件，设备总价值1.3亿元，全院联网的HIS、LIS、PACS、OA等信息系统和电子图书馆，使医院迈向了数字化、信息化、现代化的更高平台。

该院党委书记、院长易利华同志是全国优秀院长，全国卫生系统先进个人。自2001年以来，先后主编出版了《医院管理新论》、《医院经营新论》、《医院现代化导论》、《医院服务战略概论》、《医院管理创新》五部医院管理专著。医院还连续成功承办了“中国医院发展战略高级论坛”、“全国眼底病年会”、“全国普外科年会”等多场大型全国性的学术会议，同时吸引了来自全国300多家医院3000多人次的医院管理者来院参观交流。

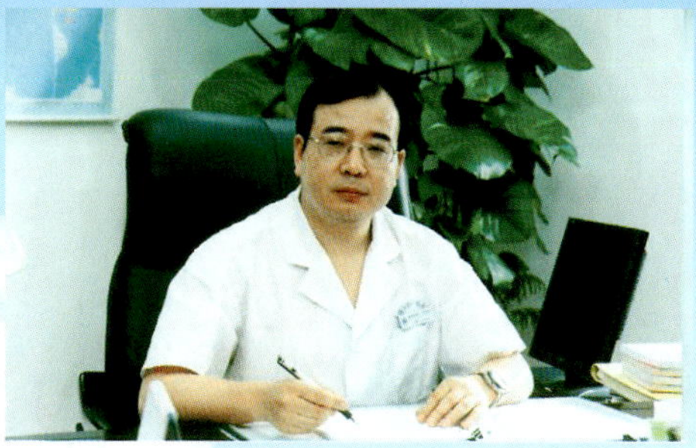

▲ 无锡市卫生局副局长
无锡二院党委书记、院长 易利华

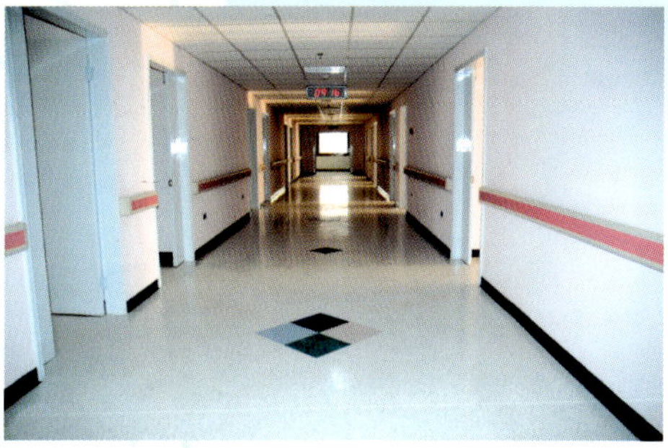

▲ 温馨的病区环境

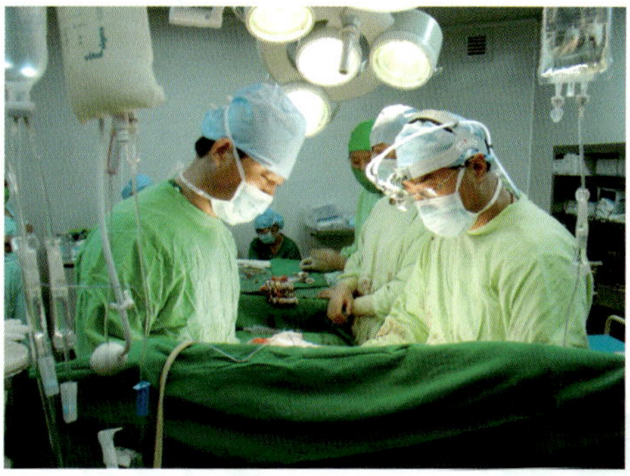

▲ 心肺联合移植手术现场

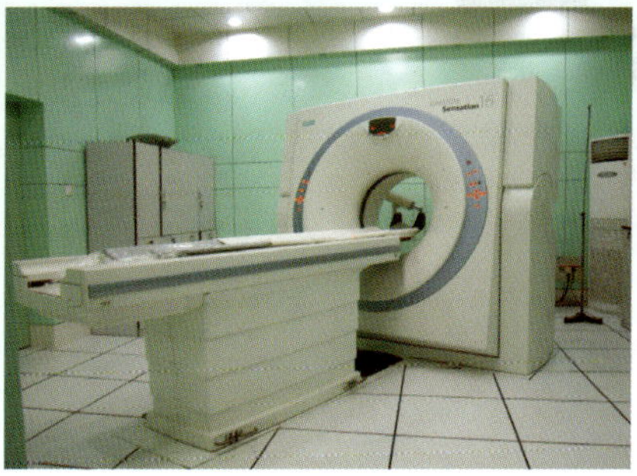

▲ 16层高速螺旋CT

电话：0510-2727501
传真：0510-2734243
网址：www.wx2h.com.cn
地址：无锡市中山路68号
邮编：214002

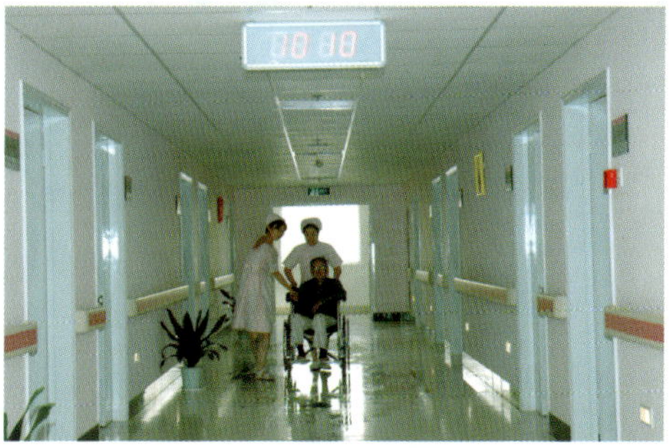

▲ 以病人为中心的护理服务

东海县人民医院

东海县人民医院始建于是1965年,是一所集医疗、急救、科研、教学和社会化服务为一体的县级综合性医院，1992年被教委指定为“徐州医学院教学医院”，1995年被卫生部审定为“二级甲等医院”，同年9月被世界卫生组织、联合国儿童基金会和卫生部命名为“爱婴医院”。医院占地面积4.5万平方米，建筑总面积达5.5万平方米，现有职工578人,其中高级职称66人、中级职称172人，享受国务院特殊津贴2人，共设13个临床科室和22个门诊医技科室，开放床位450张，年门诊量达到22万人次，年住院病人2万人次。

该院坚持科技兴院，注重科技投入，不断加强基础建设与技术建设，近年来引进临床新技术、新项目86项，完成科研课题目27项，其中《东海县糖尿病流行病学调查及对糖耐量低减干预治疗五年的研究》获省科技成果三等奖。有18项新技术获市、县科技进步奖，有46篇论文在国内核心期刊上发表。先后投入3000多万元更新医疗设备，现拥有德国西门子CT机、彩色多普勒超声诊断仪、全自动生化分析仪、电子胃镜、大型X光机、数字检影系统等大型仪器多台。99年一幢建筑面积1.72万平方米、投资2500万元的

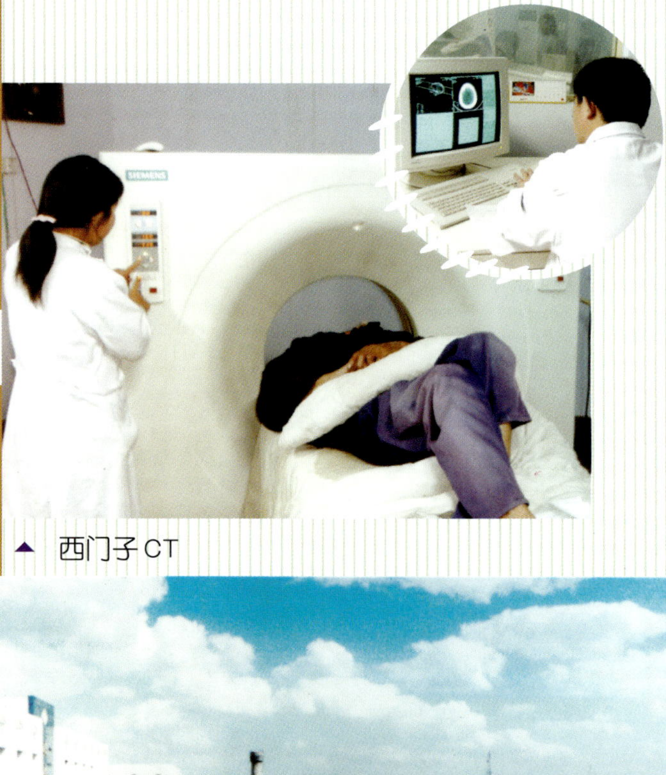

▲ 西门子CT

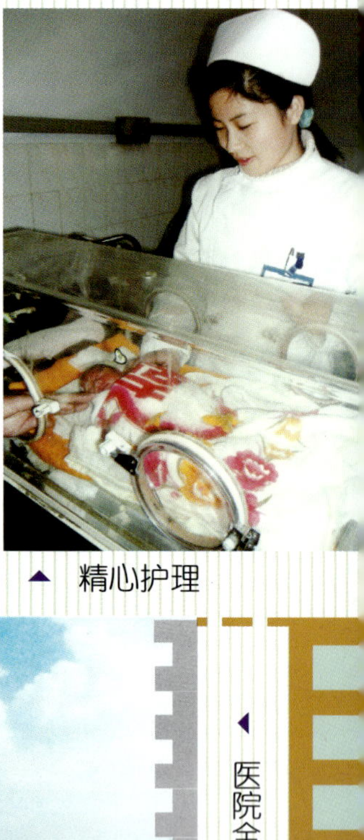

▲ 精心护理

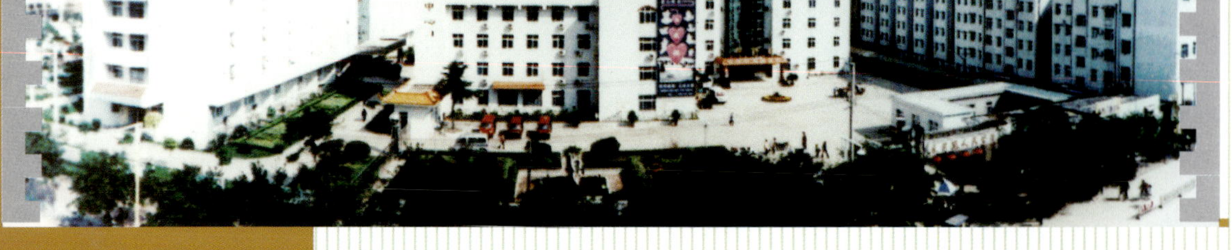

◀ 医院全貌

病房大楼正式使用。病房内彩电、空调、冰箱、电话等现代化设施齐全。中心供氧、血透、碎石、手术室、ICU室、CCU室、电脑网络、自动消防控制系统等一应俱有。目前已开展了体外循环心内直视术、先天性动脉导管未闭结扎术、二尖瓣扩张术、胰头Ca根治术、三级肝管切开取石术、脑肿瘤摘除、介入放射治疗、鼓室成形、脊桩手术、烧伤整形、白内障超声乳化并人工晶体植入等新技术和高难技术。该院眼科被列为市级临床重点专科，其眶内异物处理、眼内肿瘤切除、复杂眼外伤处理等技术已达到省内先进水平。

近年来，该院在县委、县政府和上级业务部门的正确领导下，始终坚持优质、高效、低耗，全方位建设现代化医院的服务宗旨，以病人为中心，积极开展全程优质服务、一次性投诉待岗、病人选择医生待活动，不断深化和完善人事制度和分配制度改革，取得了明显成效。2次被国家卫生部、人事部评为“全国卫生先进集体”，6次被省委、省政府、省卫生厅授予“文明单位”、“文明医院”称号，连续2年获市优质服务同级医院中第一名。

图文：肖保进、李银军

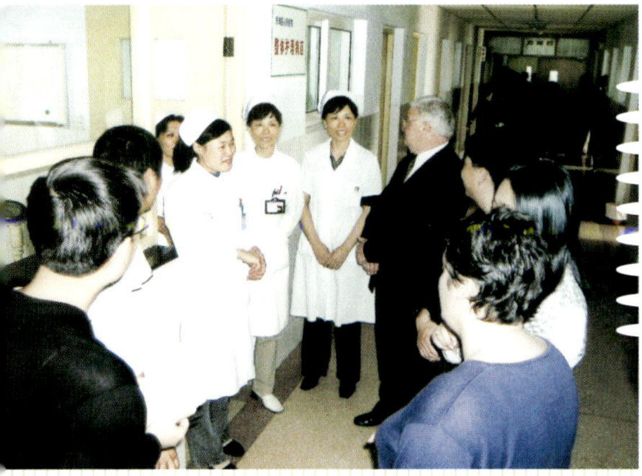

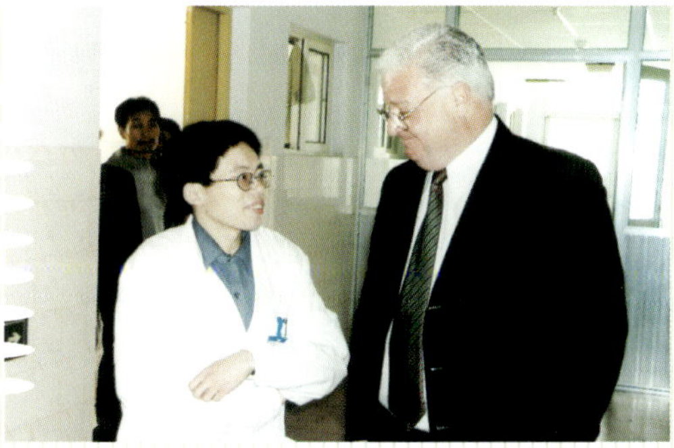

▲ 澳大利亚客人来院参观

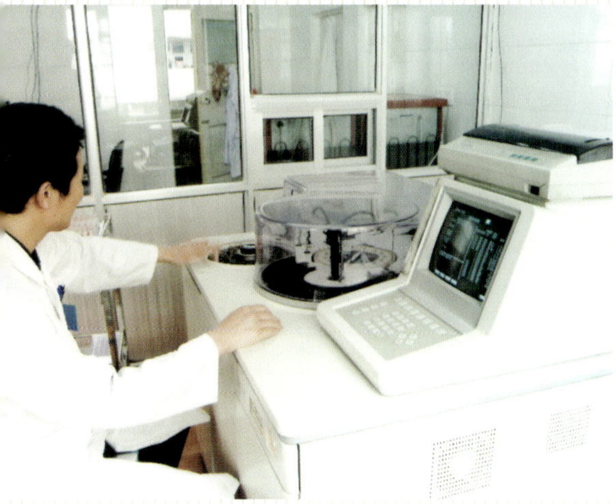

▲ 全自动生化分析仪

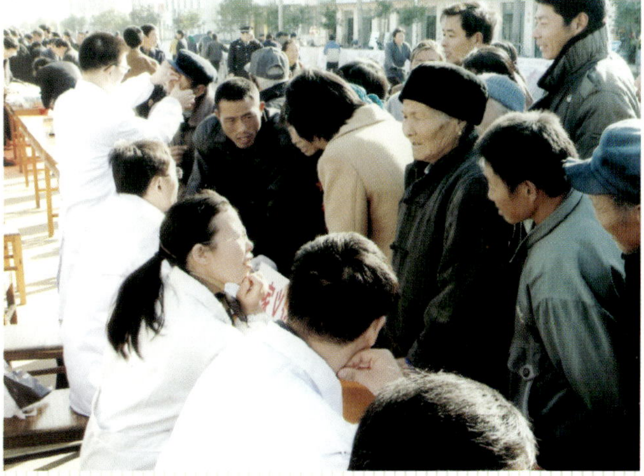

▲ 送医下乡

前进中的江苏省射阳县人民医院

地处黄海之滨、射阳河畔的江苏省射阳县人民医院是一所集医疗、急救、教学、科研、康复、保健等为一体的大型综合性“二级甲等医院”，1996年被世界卫生组织、联合国儿童基金会、国家卫生部命名为“爱婴医院”，2001年、2003年先后成为南通医学院和二军大南京军医学院教学医院，连续多年获省、市、县先进集体和文明单位称号。

世纪风雨，百年沧桑，始创于20世纪40年代的江苏省射阳县人民医院，近年来迅速崛起并不断发展壮大。全院占地面积4.5万平方米，建筑面积4.4万平方米，拥有床位450张，固定资产7000万元；职工总数491人；全院设有11个病区，31个专业临床科室，13个医技科室，拥有肿瘤、腹腔镜、介入3个治疗中心和病理会诊、远程会诊2个会诊中心及1个急救中心。

医院坚持实施“人才立院、科技兴院、品牌树院”三大战略。经过多年的培养和打造，医院目前已拥有一支精英荟萃、力量雄厚的技术队伍。医院拥有卫技人员410人，其中高级知识分子56人，中级知识分子177人，兼职教授副教授26人。医院按照“科技是第一生产力”的战略思想，积极开展医学科研，大力发展品牌专科。骨科已成为盐城市重点临床专科。普外科的胰十二指肠切除，胸外科的全肺切除，骨科的脊柱手术，妇产科的子宫癌、卵巢癌广泛根治，泌尿外科肾癌的广泛根治，以及腹腔镜、前列腺汽化电切镜、宫切镜在外科系统的广泛应用，为医院发展奠定了坚实的基础。心内科心脏起搏器的安装，神经内科的微创手术，消化内科胃镜下手术与治疗，肿瘤科的化疗与放疗，呼吸科的肺穿刺，肾内科的血透等在周边地区有较高美誉。医院除能开展“二甲”医院的各种技术项目外，还能开展三级医院技术项目44个。

一流的设施和精良的装备，为医院迈向现代化提供了强劲的物质支撑。医院在全市首家引进了射频肿瘤热疗机，先后投资1000多万装备了世界名牌日本岛津数字胃肠机，日本欧林巴氏电子胃镜、电子肠镜、胆道镜、纤维支气管镜，日本东亚XT-1800I五分类血球计数仪，德国西门子医用电子直线加速器、六排螺旋CT，德国狼牌胆囊切除腹腔镜。美国杜邦全自动生化分析仪，库尔特全自动血球分析仪，I-STAT便携式血气分析仪，美国纽邦200同步呼吸机，瑞典金宝AK95血透机等高档进口设备98台（件）。

“以人为本”的管理理念构建了医院深化人事分配制度改革的新框架，医院推行了干部竞争上岗、职工全员聘任、绩效多级分配等新制度，建立起了精减、高效、竞争、有序的内部运行机制。杏林春意浓，“人性化服务”、“一站式服务”、“宾馆化服务”催开了医院精神文明建设的花蕾朵朵，“满意在我院”、“创建文明窗口”、“三服务一加强”等系列活动如和煦的春风让医患间充满了温馨与亲情。

同舟共济创伟业，仁心妙术医病家。射阳县人民医院正坚持“以病人为中心”，以“病人满意”为服务追求，紧紧围绕“呵护生命，关爱健康，服务大众，奉献社会”这一文化核心，积极弘扬“诚信、仁爱、敬业、创新”的医院精神，瞄准“创建现代化医院”奋斗目标，不断创造着辉煌灿烂的明天。

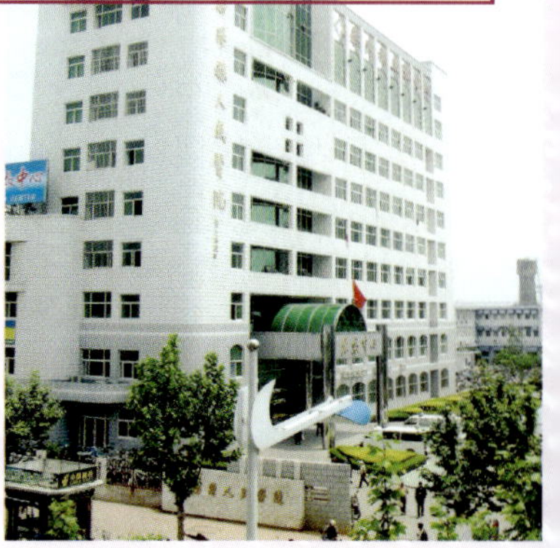

▲ 急救中心

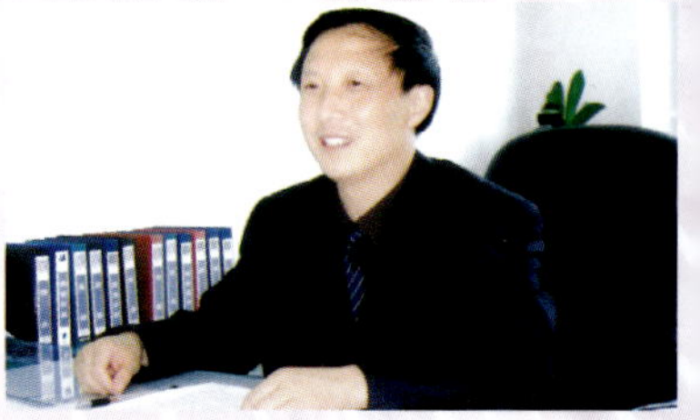

▲ 县卫生局副局长、院长：谷 庆

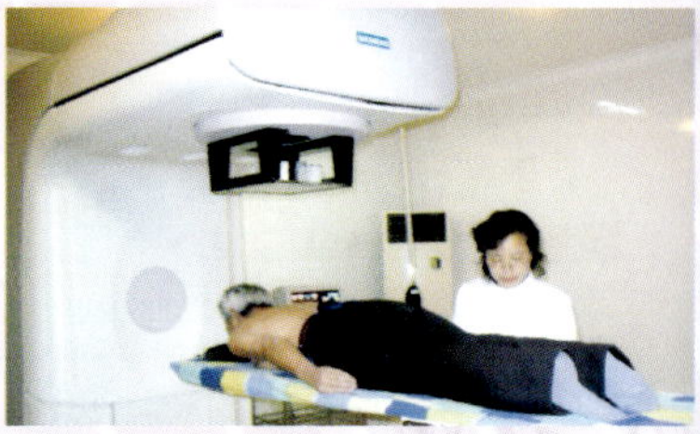

▲ 西门子直线加速器

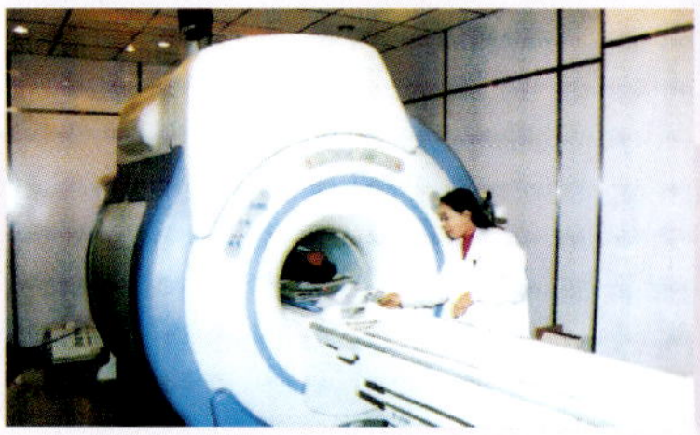

▲ 核磁共振

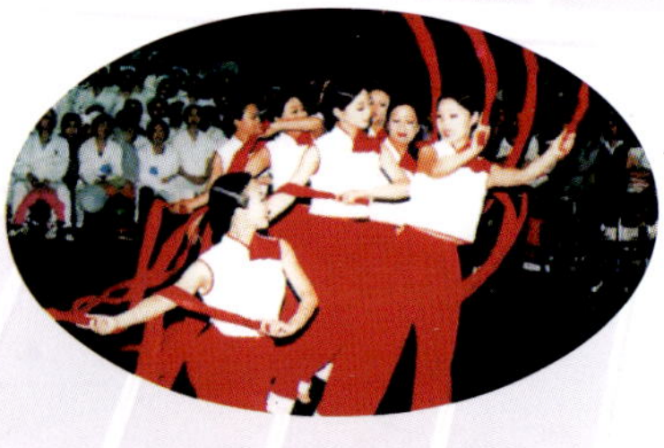

▲ 文化生活丰富多彩

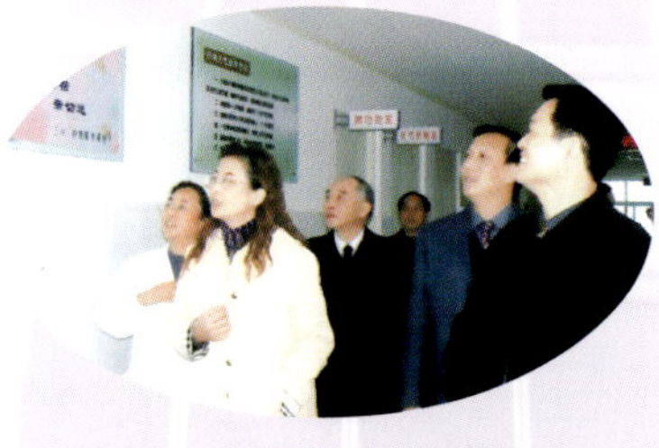

▲ 护理“三H”服务观摩

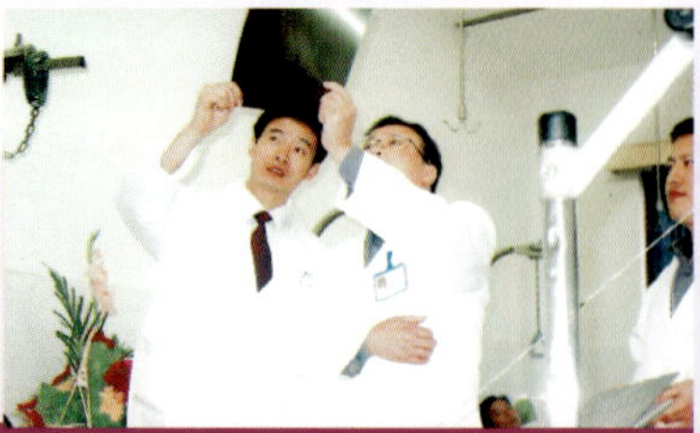

▲ 市级重点专科骨科医务人员在会诊

地址：江苏省射阳县合德镇发鸿街27号
电话：0515-2351667　传真：0515-2365020

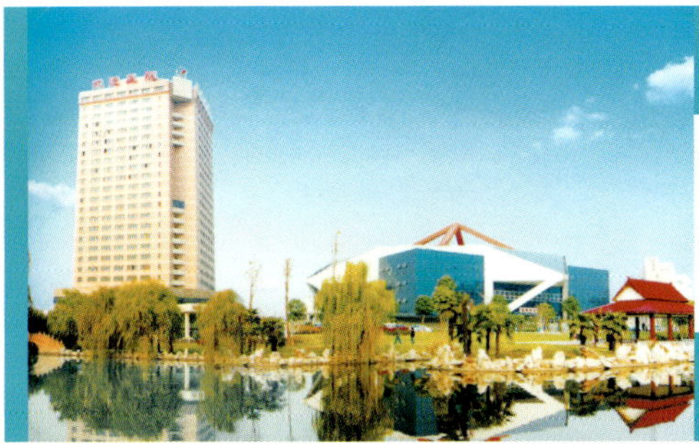

武进人民医院

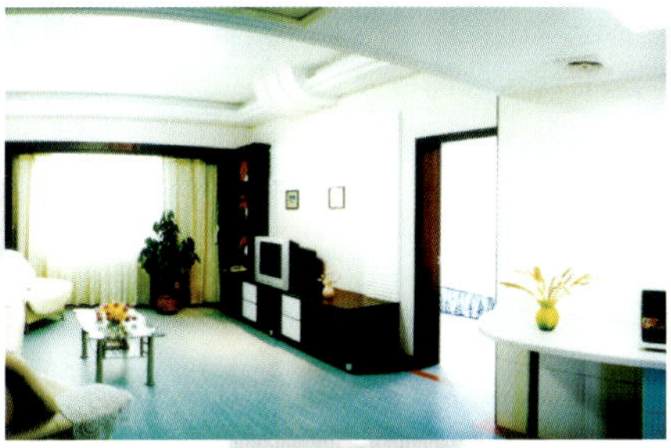

▲ 集医疗、保健、休养为一体的四星级宾馆式特需病房

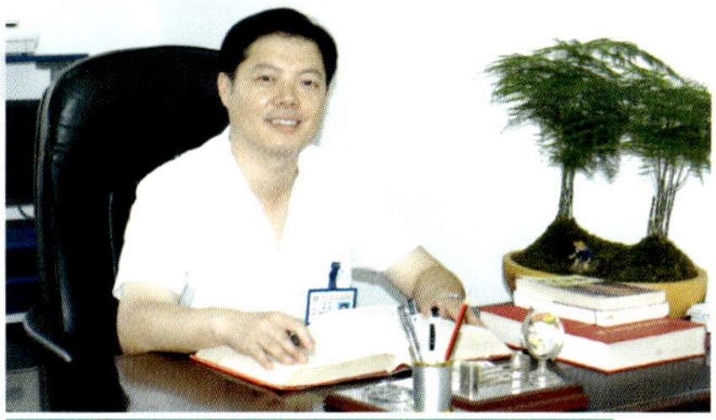

▲ 院长兼总支书记：何 东

武进人民医院地处常州市区，交通便捷，环境优美，是一所集医疗、教学、科研、预防为一体的二级甲等综合性医院，国家级爱婴医院、江苏大学附属医院、江苏大学硕士点、苏州大学医学院教学医院。

医院占地100亩，建筑面积6万方米，园林绿化率达50%。实际开放病床630张，设置临床一级学科19个、专科35个，其中心内科，心胸外科、肿瘤内科、影像科、检验科为常州市重点专科。共有在编职工670人，其中享受国务院特殊津贴专家2名，硕士生导师3名，省级有突出贡献中青年专家2名，省“333”工程培养对象2名，高级职称专家57名，硕士生13名。拥有核磁共振、螺旋CT、DSA、1000mA数字胃肠机、DU8型彩色多普勒超声诊断仪等先进医疗设备400余台（套）。成功开展了心脏移植、肝肾联合移植、PTCA、ICD、射频消融、心脏不停跳直视手术、心脏双瓣膜置换、冠状动脉搭桥、人工关节置换、脊柱手术、前列腺电气化手术等新技术项目。2003～2004年，获省新技术引进奖和市科技进步奖7项。

近两年来，医院以创建基本现代化医院及“巾帼文明示范岗”为契机，积极倡导“用爱行医、用心做事、用爱办院、用心经营”的办院方针，不断提升医疗技术水平和服务品质，医院规模迅速扩大，“三个文明”协调发展。2004年，在全省率先通过江苏省基本现代化医院评审验收，并相继荣获省级、国家级“巾帼文明示范岗”称号。

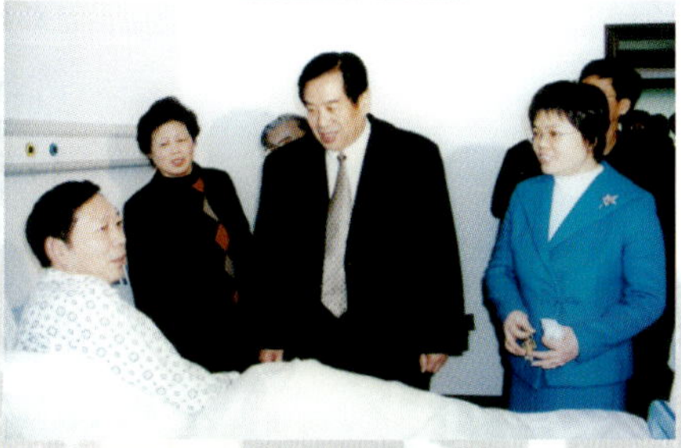

▲ 全国政协副主席李蒙来院视察

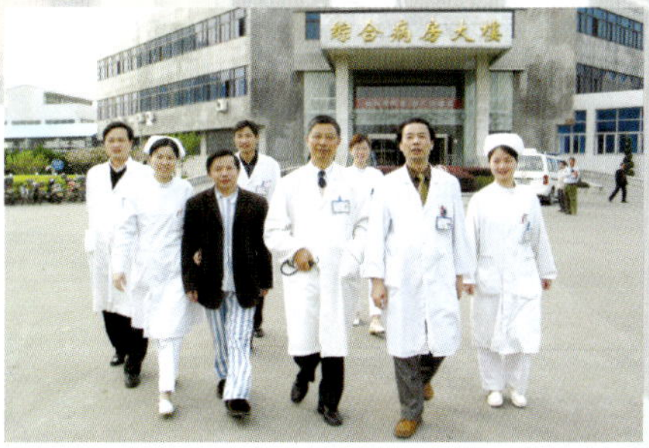

▲ 心胸外科医务人员与第3例心脏移植病人在一起

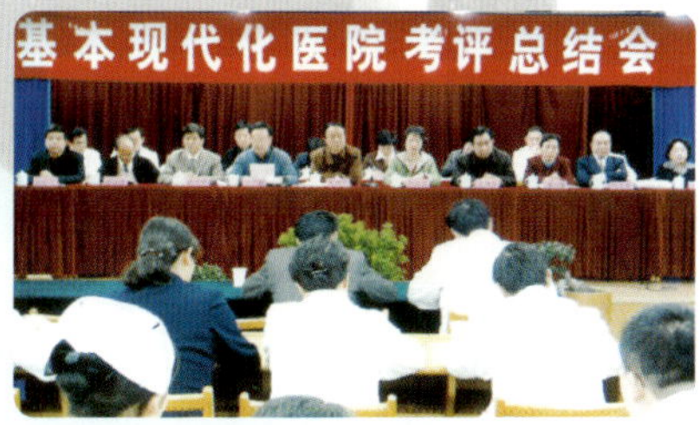

▲ 接受省卫生厅专家组基本现代化医院评审

地址：常州市永宁北路2号
邮编：213002
电话：0519－5325466

前进中的滨海县人民医院

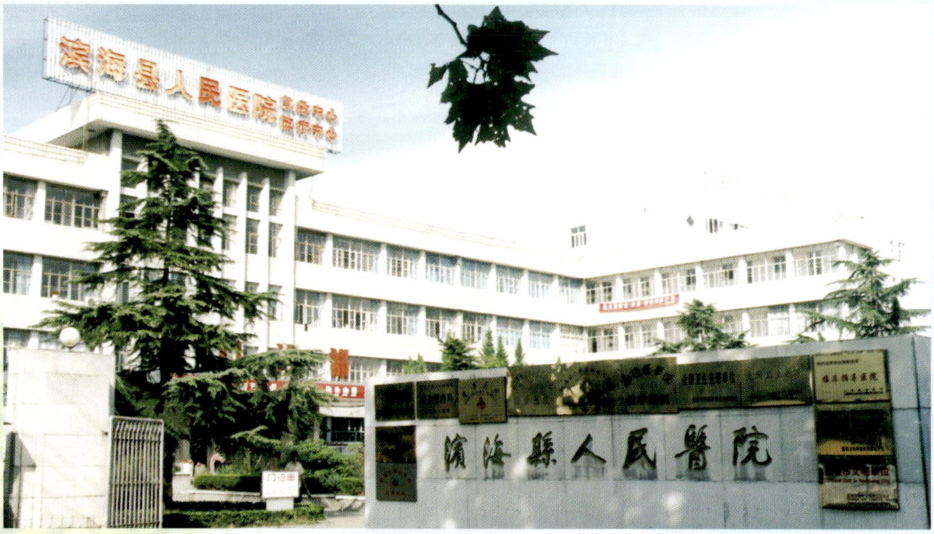

滨海县人民医院一瞥

盐城滨海县人民医院始建于1946年，在党和政府的关怀下，走过了59个光辉历程，改革开放以来，医院发生了天翻地覆的变化，已成为功能齐全的“二甲”医院。现有17个临床科室、20个医技科室、卫校一所，医技人员451人，其中高级职称62人、中级职称221人，医疗业务用房2万平方米。拥有直线加速器、螺旋CT、数字胃肠等大型医疗设备186台（件），医院不仅能开展“二甲”医院126项必备技术，尚能进行食道癌、肝叶切除、布加氏族综合症，介入治疗、血透、颅内微创等三级医院部分项目。医院以科技兴院、依法治院的方略，加强内涵建设，推进现代化进程，努力为百万滨海人民的健康事业作出积极的贡献。

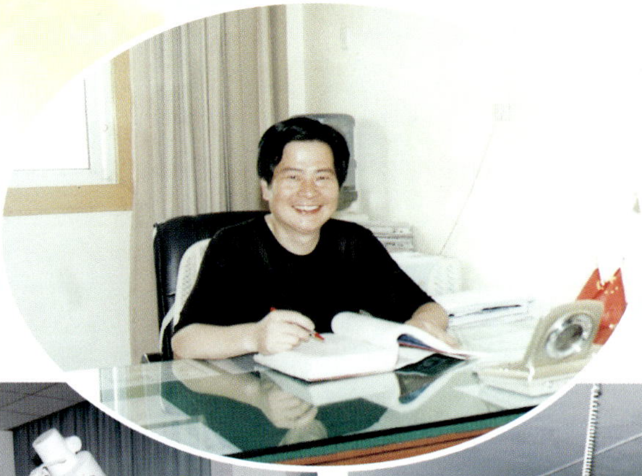

党总支书记、院长：李旦

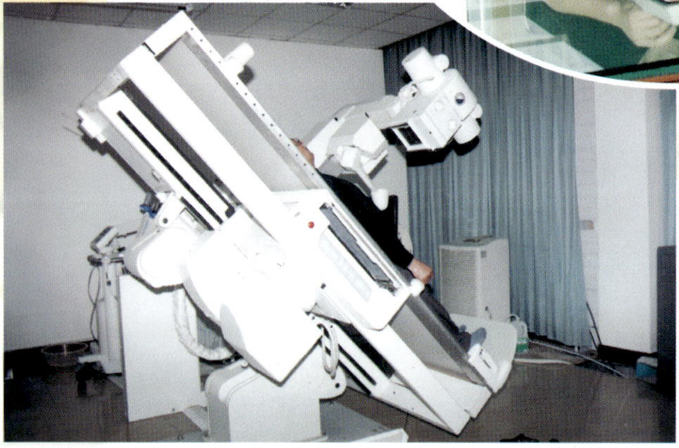

医院引进的数字胃肠镜

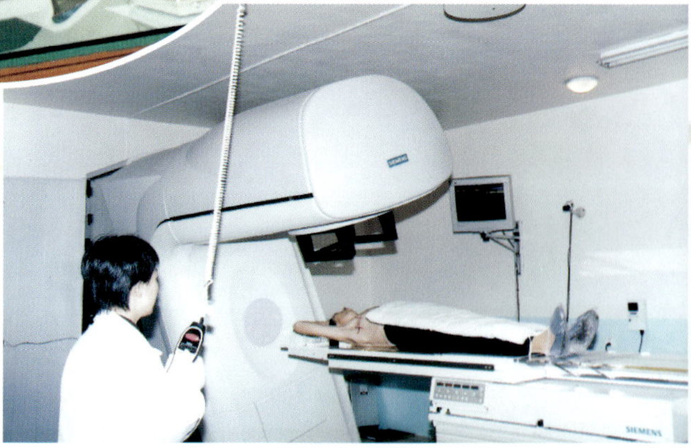

医院引进的德国西门子公司生产的直线加速器

响水县人民医院

盐城响水县人民医院始建于1966年，现占地面积3万平方米，拥有固定资产2600万元，在职职工391名，是一所集医、教、研、防为一体的二级综合性医院。

该院拥有全县最优秀的卫技人才，现有主任医师4名，副主任医师21名，主治医师及医师138名，临床护理人员120名，其中副主任护师1名。

近几年来，共引进新技术、开展新项目20余项，在省级以上刊物发表论文60余篇，宋一平同志的《第二项中国急性心肌梗塞临床治疗研究》已申报国家科技部鉴定立项，陈苏红同志科研项目《新生儿捂热综合征合并脑部病变的临床研究》已通过市级专家鉴定。在日常医疗工作中常规开展二级医院126项必备医疗服务项目，同时还能开展三甲医院部分医技项目，成功开展了心脏破裂修补术，胆总管囊肿、脑膜瘤切除术、肺癌、胃癌、食道癌根治术、胆管成形术、全髋置换术、长骨骨折髓内钉固定术、人工起搏器植入术、颅内血肿微创碎引术，经X线定引导肺介入疗法，超早期小肝癌无水酒精非手术治疗、人工股骨头置换术等等。年住院人数5000余名，门诊人数15万人次，医疗辐射人口达80万人，成为全县乃至周边市县的区域医疗中心。在盐城市重点专科评审中，消化内科已被市卫生局确定为市级重点专科。

2005年投入使用的综合门诊楼，占地面积120平方米，建筑面积7380平方米，总投资1180万元，为医院发展奠定了基础。

发展中的响水县人民医院始终以全县人民的健康为已任，一如既往地奉行“奉献社会，服务人民”的宗旨，锐意进取，深化改革，以更加精湛的技术和优质的服务回报社会与人民，用智慧与诚信创造更加美好的未来。

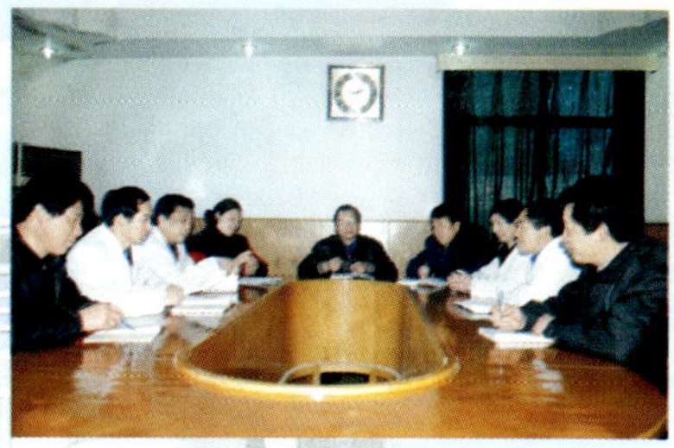

院领导一班人在研究发展规划

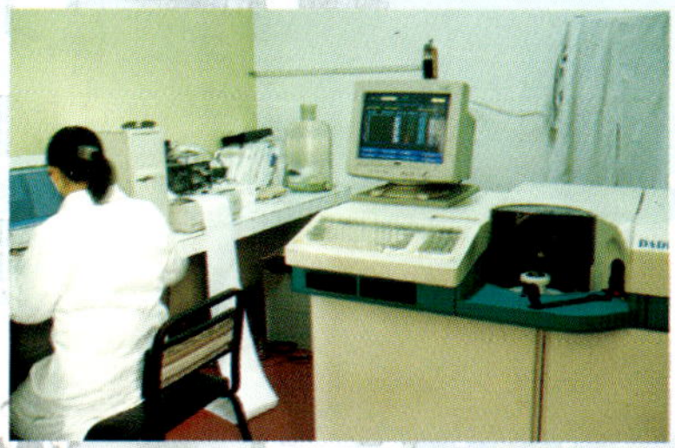

美国杜邦大型生化分析仪

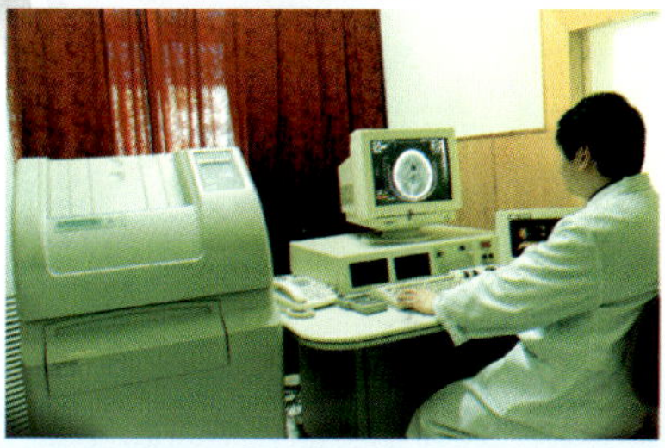

美国进口全身CT

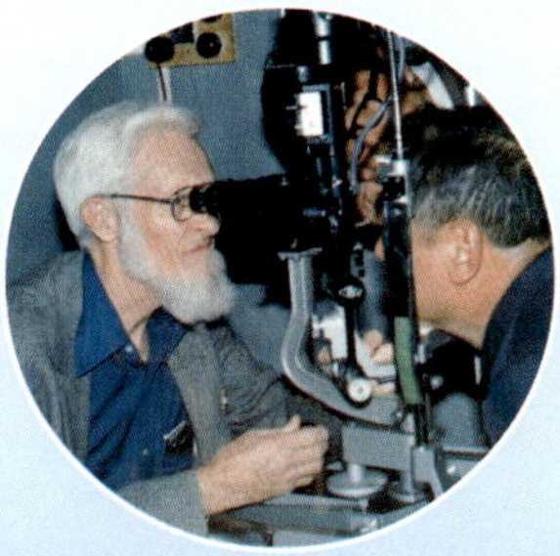

美国克雷斯蒂教授来医院会诊

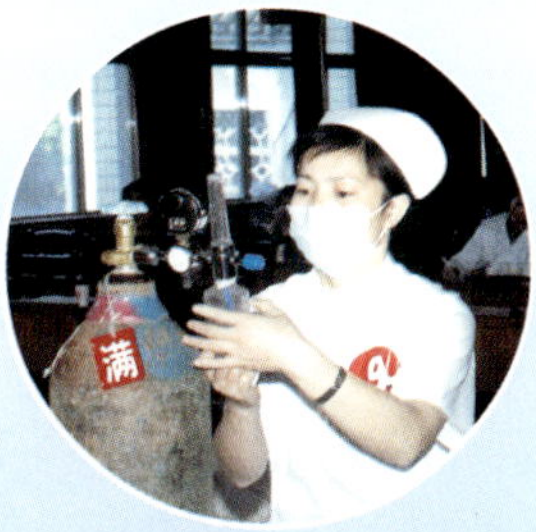

组织护理人员开展护理“三爱”美德

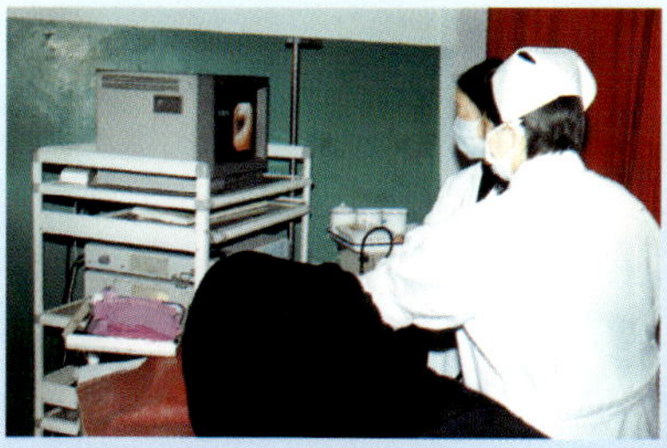

日本产电子显像胃镜

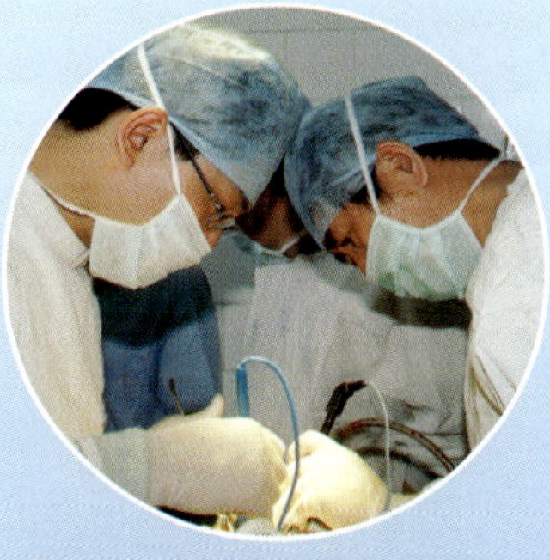

邀请上海华山医院徐启正教授来院传授技术

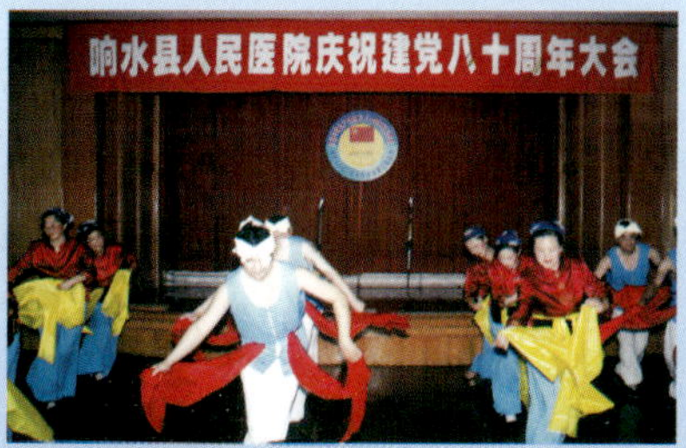

组织医务人员开展丰富多彩的文艺活动

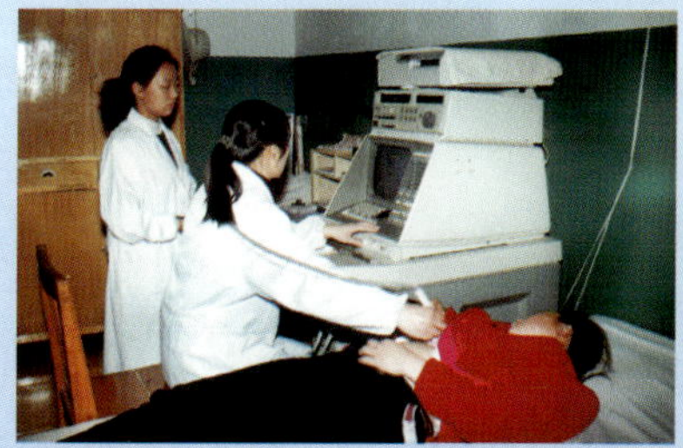

美国产惠普1000彩色多普勒

江苏省

江苏省血液中心是江苏省卫生厅直属卫生事业单位，始建于1985年7月。1997年5月开展采供血工作，负责驻宁部、省属及部队医疗机构的临床用血，同时承担全省输血业务指导、输血业务人员培训等职能。

江苏省血液中心位于风景秀丽的南京东郊风景区，毗邻紫金山和玄武湖，周边环境洁净优美，交通便利。中心占地面积8140平方米，总建筑面积18000平方米，其中新落成的集业务、科研、教学为一体，功能齐全、设施优良的采供血业务大楼面积11560平方米。中心拥有固定资产7000万元，有血液辐照仪、核酸蛋白定量分析仪、程控降温仪、荧光倒置显微镜、荧光定量PCR仪、凝胶成像系统等专项设备。中心现有工作人员131人，其中卫生专业技术人员79名(硕士研究生5人、中级以上职称40人）。中心设有业务、体采、检验、成份、供血、质控、研究、消供等业务科室。

江苏省血液中心认真贯彻实施《中华人民共和国献血法》，大力开展无偿献血。中心每天有8辆流动献血车和1个献血屋，面向社会开展献血宣传、咨询，接受志愿者献血。中心建立了“江苏血液在线”网站，开通了献血热线，设置了计算机语音查询系统，竭诚为广大献血者做好服务。近年来，中心每年接受无偿献血者约50000人次，其中一次献血400毫升者占40%。

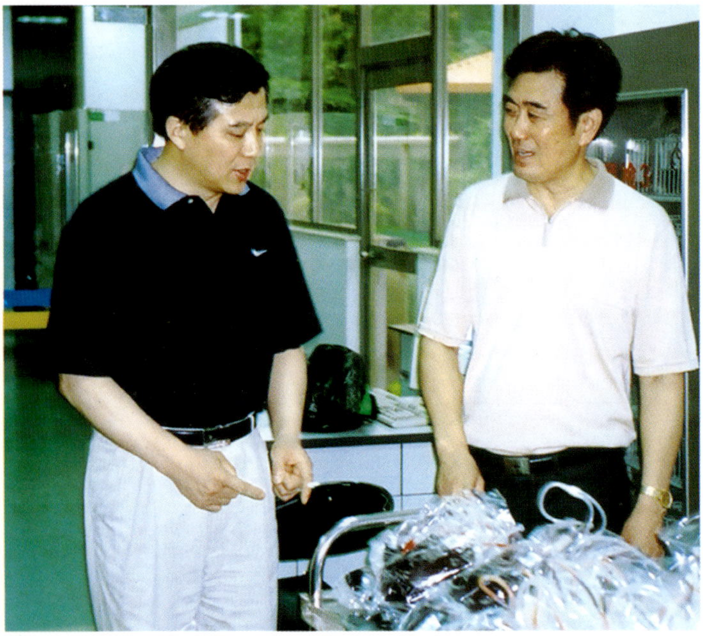
厅长郭兴华亲临血液中心指导工作

江苏省血液中心坚持“质量第一、用户第一”的方针，为临床用血做好服务。近几年年供血量增幅均在10%，其中无偿血占临床供血的比例为91.9%。中心24小时送血上门，送血覆盖率100%。中心严格按照国家有关法规、标准，对采供血业务流程进行质量控制，采供血工作应用血站信息系统管理，确保临床用血安全有效。中心不断建立和完善质量管理体系，全面加强质量管理。2004年引入ISO9001质量管理体系，使各项工作得到全面、持续、有效的改进和提高。中心不断推动输血研究工作的进展，建立了血型参比、组织配型、输血安全和干细胞深低温保存等实验室。开展了红细胞血型系统、血小板血型系统、HLA基因分型与配合试验工作及输血传染病毒的实验研究工作。目前对外开展的项目有疑难配血、新生儿溶血病血型诊断、血型抗体筛查、血小板配型及基因分型、血小板抗体检测以及HLA—B27基因检

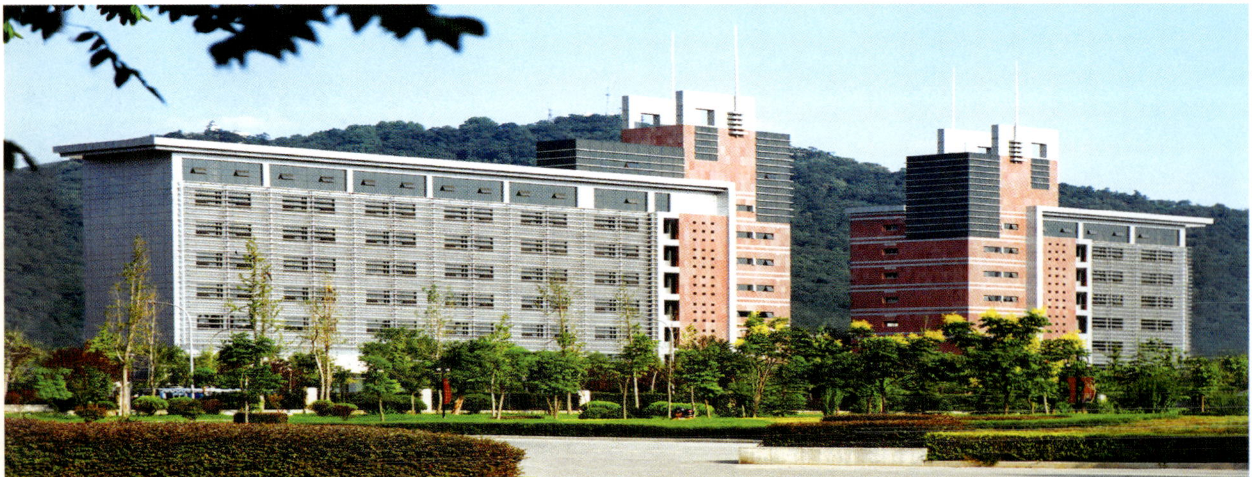
新落成的江苏省血液中心综合业务楼

血液中心

测等。中心还开展了单采血小板献血者功能筛查、血小板4℃冷藏保存的动物实验等项目研究。2004年中心《稀有血型血红细胞冰冻保存技术应用》项目获省卫生厅医学新技术引进二等奖。近三年中心在省级以上刊物发表专业论文51篇，其中核心期刊21篇。近年来，中心有计划、分层次、有重点地加速人才队伍建设，为中心的长远发展提供优质的人力资源。中心现有三名同志分别在澳大利亚悉尼血液中心、法国巴黎输血研究所、德国耶拿血液中心进修学习。

江苏省血液中心努力构建健康向上的思想文化，不断加强职工思想、职业道德教育，积极发挥党员、干部的表率作用，立足本职，争创一流业绩。通过评选服务标兵、开展采血技能比赛、提倡使用文明用语、创建“青年文明号”等提升为献血者服务的水平。中心为丰富职工的业余文化生活，设置了健身房、棋类室、球类室、电子阅览室、图书资料室以及可分别容纳180人、150人的多功能厅和学术报告厅。

江苏省血液中心将不断开拓创新，努力把中心建设成为采供血技术领先、功能齐全、设备设施精良、管理水平先进的现代化血液中心。

文：韩玲　　摄影：严华

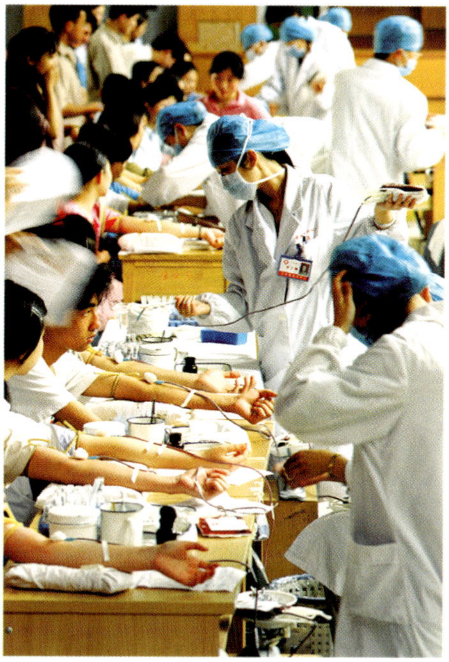

深入院校接受学生献血

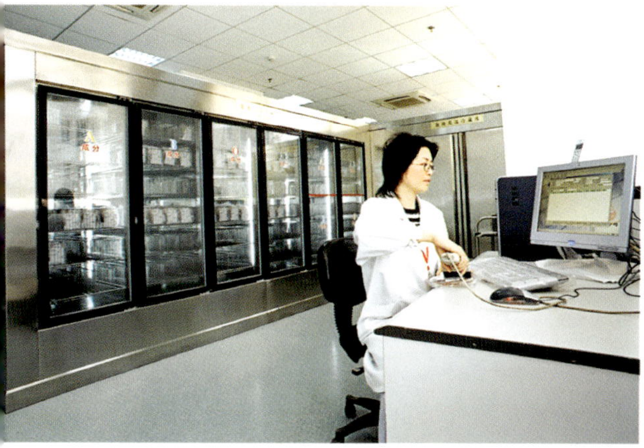

24小时向临床提供优质安全的血液

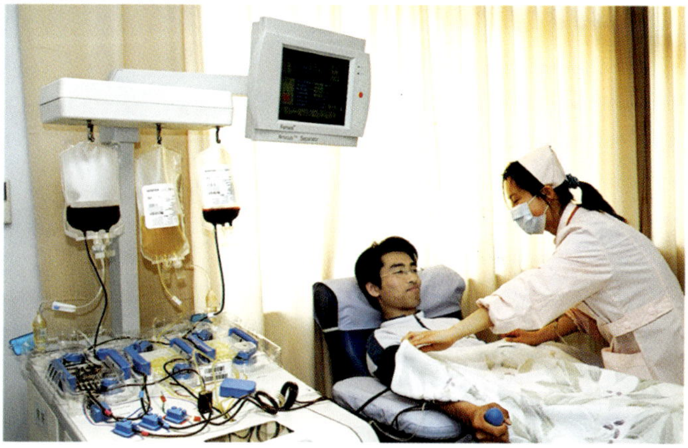

为无偿献血者提供优质服务

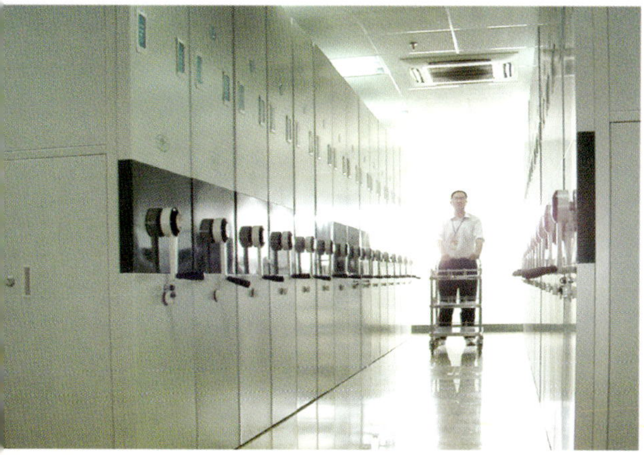

新建的综合档案室达到省一级标准

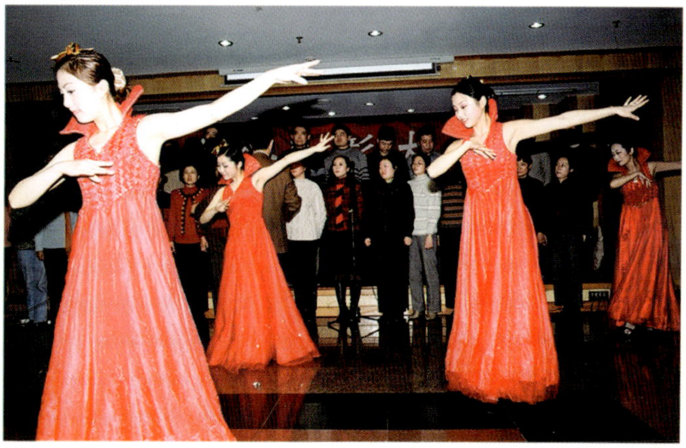

中心职工文艺演出

徐州市红十

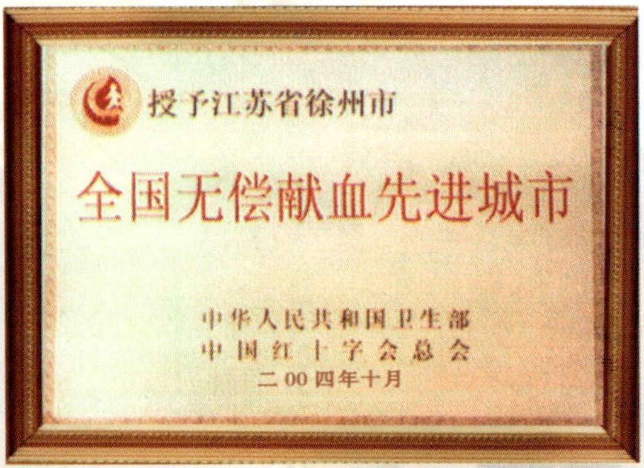

荣誉

徐州市红十字血液中心位于徐州市西安南路28号，现有编制职工87人。业务楼面积近万平方米，可向临床提供全血、成份血等十多种血液制品。近年来，血站以“三个代表”重要思想为指导，实践科学的发展观，围绕“两个率先”的奋斗目标，把加快发展落到实处。认真贯彻《中华人民共和国献血法》、《江苏省无偿献血管理条例》、《徐州市无偿献血管理条例》，将全市无偿献血工作纳入法制化轨道。切实加强无偿献血工作和血液质量管理工作，自1995年至2004年，连续被评为全国无偿献血先进城市称号。

为加强血液检测，确保输血安全，2004年投资200余万元购进全自动酶免分析系统，选派检验人员外出培训。根据国家卫生部要求，对献血者在采血前进行了初筛，采血后又进行

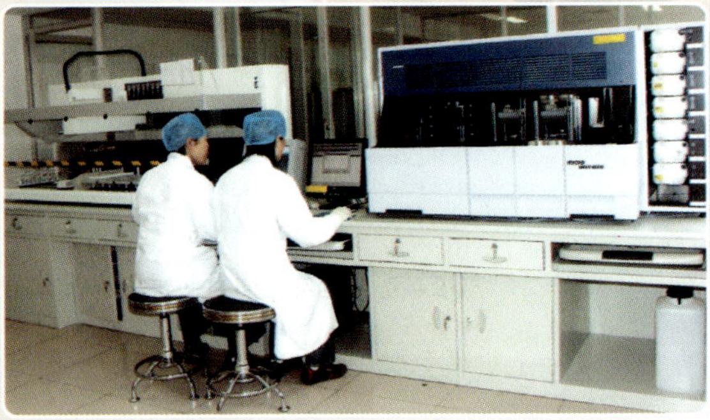

最先进的全自动酶免分析仪

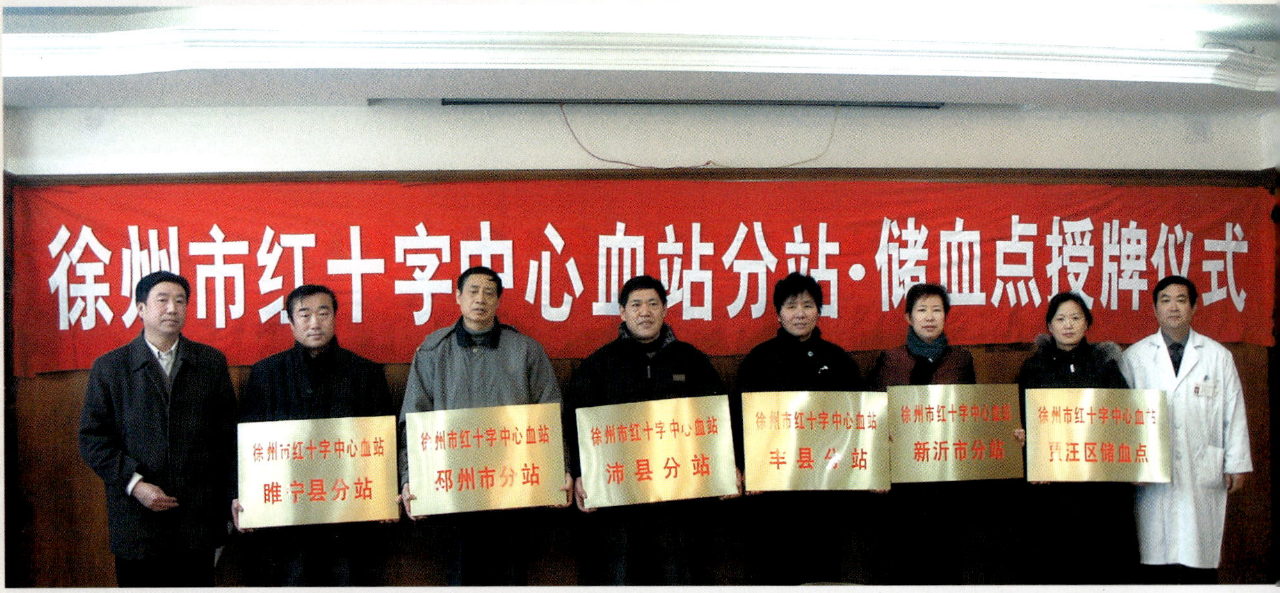

全市于2004年撤销了基层血库，建立市属分站，统一采供血集中化检测。图为授牌仪式。（左一为血液中心书记刘绍荣，右一为血液中心主任王义清）

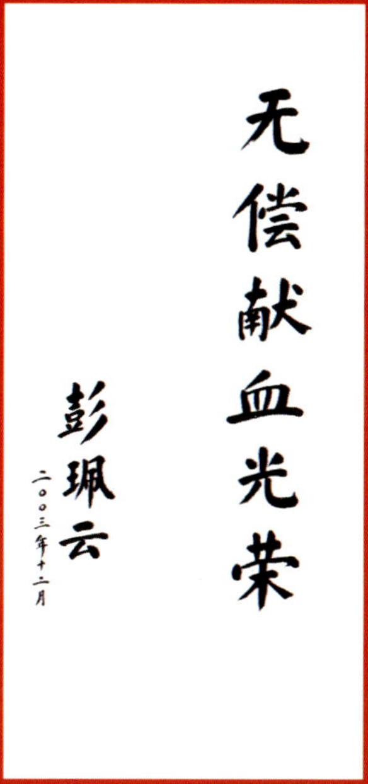

▲ 中国红十字会会长彭珮云为中心题词“无偿献血光荣”

初检和复检，系统地检测了包括：A、B、O、AB血型、RH型、甲肝、乙肝、丙肝、梅毒、艾滋和转氨酶等国家要求的项目，确保市民用上放心血。

2004年4月撤销基层血库，对市属各县建立了五个分站一个储血点，增加电脑及采血、储血设备。实行统一血源管理和血液检测，实现了徐州地区临床用血的全部无偿化。完成了血液中心微机网络的全面升级，调整了管理结构，健全了管理制度。2004年度卫生部室间质评成绩优秀，江苏省疾控中心实验室评审考核中，该中心在26家单位中总成绩第一名。四项科研成果获得省、市科研成果奖。

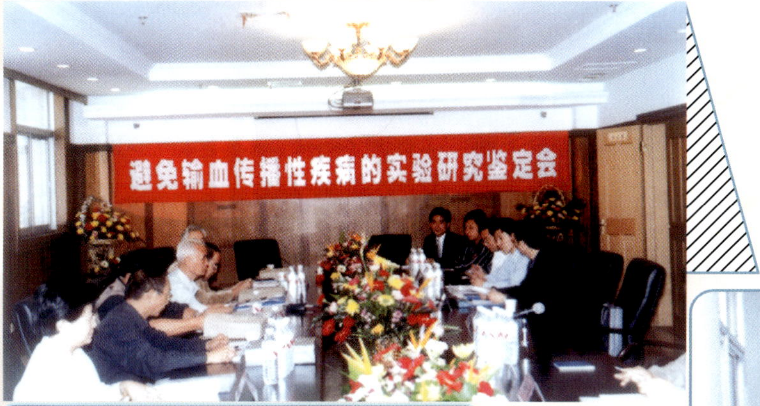

▲ 国内知名血液专家对该中心科研课题进行论证鉴定

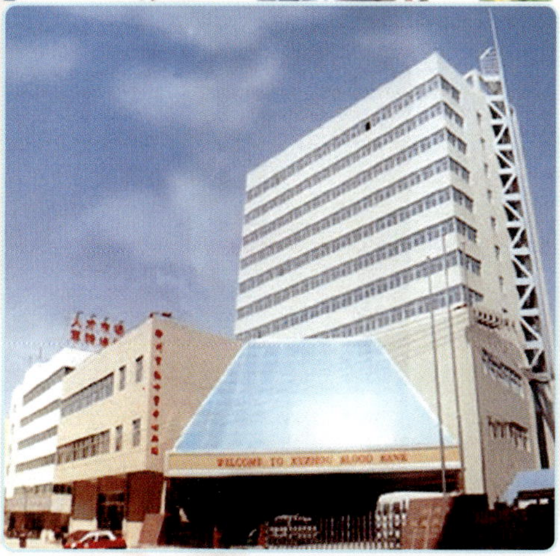

▲ 徐州市红十字血液中心综合业务楼

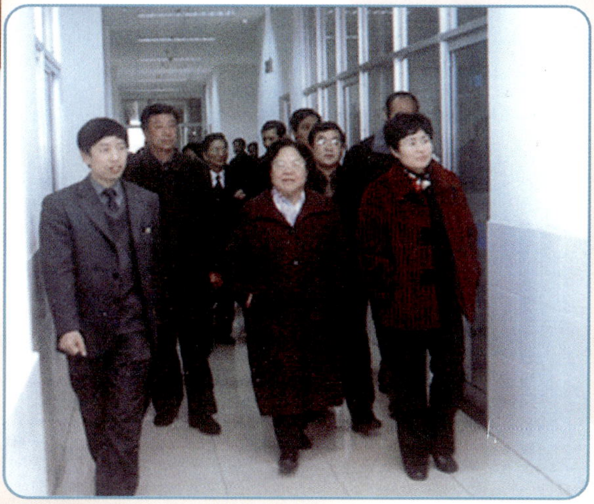

▲ 中国红十字会会长彭珮云(中)2003年11月来中心视察(右一为市政府副市长朱美华，左一为市卫生局副局长俞军，左二为市血液中心书记刘绍荣，右二为市血液中心主任王义清)

淮安市中心血站

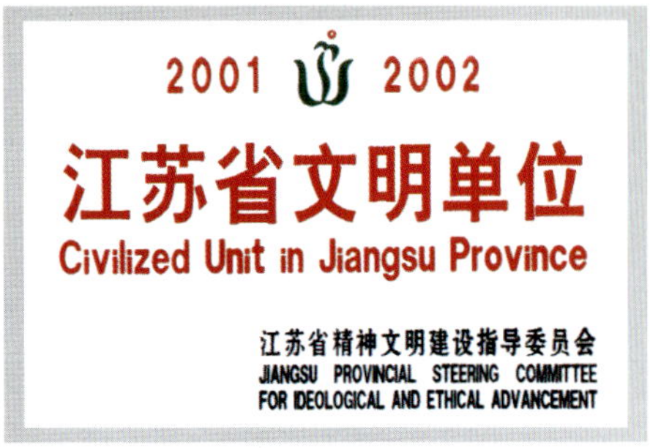

血站荣获省文明单位称号

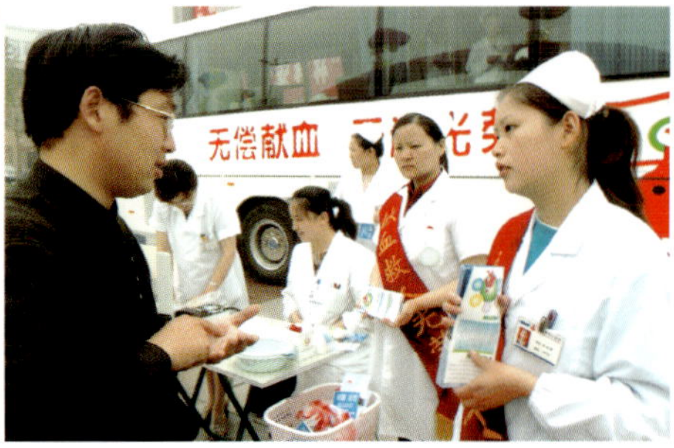

走上街头进行无偿献血宣传

淮安市中心血站成立于1983年，现占地面积10亩，采、供血大楼建筑面积5180平方米，附属建筑600平方米。现有正式职工26名，卫生专业人员21名，其中高级职称3名，中级职称9名。

淮安市中心血站在盱眙、金湖、洪泽、涟水、楚州五县（区）设立分站，全市采供血机构实行一体化质量管理，人力资源和优良的设备资源达到全市共享。2004年度全市无偿献血占临床用血比例由2003年65%上升到98%以上。

血站每年为全区医疗单位采集、检测、供应血液800多万毫升。近几年相继购买了日本三洋储血冰箱、美国贝克曼离心机、美国佰特和芬兰雷勃酶标仪与洗板机以及空调、微机、急救送血车、流动采血车、美国进口MCS-3P血液分离机、半自动生化分析仪、全自动电解质分析仪、酶免全自动等先进设备。

血站坚持狠抓质量管理，将保障血液安全作为永恒的奋斗目标，引导职工“一点一滴献爱心，一针一袋保安康，一心一意谋发展”。2004年顺利通过国家专家组对该站实施的ISO9000，2000版质量认证，获得质量管理体系证书。近几年，血站开展了“机采血小板率与相关因素的研究”，2002年度获省卫生厅科技引进二等奖，淮安市政府科技进步四等奖。“ABO新生儿溶血病与孕妇抗体关系的研究”，获2004年度省卫生厅科技引进新技术二等奖，淮安市政府科技进步三等奖。

血站党支部一班人，以献血者、用血者满意为工作目标，注重自身精神文明建设，先后连续九年被市卫生局评为党建目标管理先进单位，卫生工作目标管理先进单位；站工会先后获得“跨世纪奉献杯”立功竞赛三等功、“十五”建功立业竞赛三等功；共青团先后获得江苏省青年文明号、江苏省五四红旗团支部称号；检验科多年被卫生部临检中心主为血液检验室间质控优秀；采血科被市总工会评为“巾帼示范岗”；连续八年被市委市政府授予市级文明单位和清河区授予的区级文明单位称号，2002年度获市园林式单位称号，1999 - 2002年连续两次获省文明单位。

法人代表：朱立专　　　电　　话：0517-3664271、3644609
血站网址：www.habc.org.cn
地　　址：江苏省淮安市北京北路104-106号
邮政编码：223001

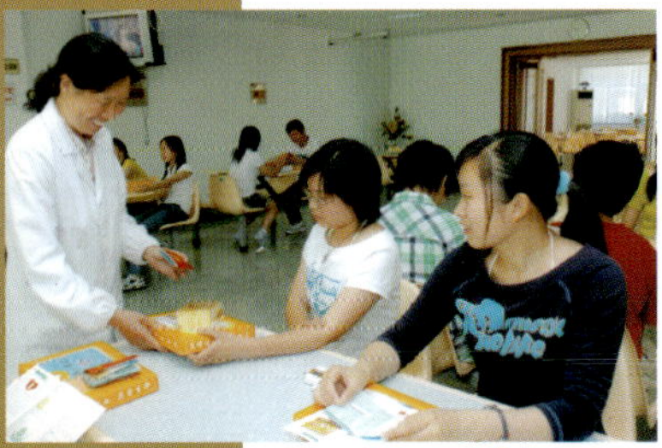

血站工作人员热情为献血者送上纪念品和献血证

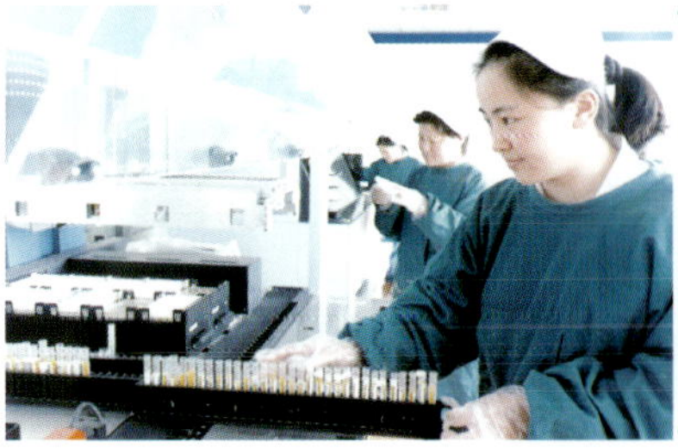

淮安市中心血站检验科工作人员正在聚精会神进行血液检测

镇江市中心血站

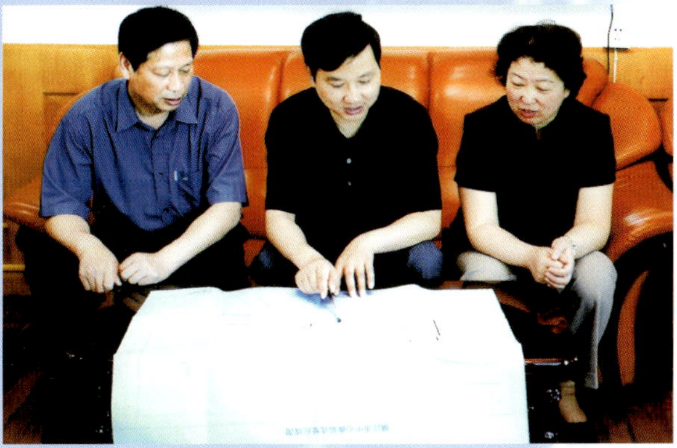

▲ 镇江市中心血站领导班子正在研究血站新址规划蓝图（中为站长、书记贺春金，左为副站长钱焕寿，右为副书记苗萍）

镇江市中心血站成立于1992年5月，承担镇江市市区及扬中市所有临床医疗用血的采集、检测、制备、贮存和供应。

全站现有正式职工43人，其中卫生专业技术人员32人，目前有高级职称6人，中级职称19人。血站现有房屋5000多平方米，拥有两套全自动酶免加样分析系统、全自动生化分析仪、血细胞分离机、-86℃深低温冰箱、大容量低温离心机等先进设备，以及完善独立的血液质量控制室、双回路高压配电、100级双净化室、流动采血车、计算机网络等设施。

长期以来，血站致力于硬件和软件的同步建设，不断强化管理、改善服务。2000年8月，率先在江苏省卫生系统中通过ISO9002：94版质量体系认证，并于2003年通过ISO9001：2000版的转版工作。

坚持科技兴站方针，2001年以来，《ALT快速检测法在筛选无偿献血者工作中的研究和应用》等多项科研课题已通过市级鉴定。2003年荣获镇江市卫生系统科技进步先进集体。血站输血研究室被确定为镇江市医学重点实验室。

积极推广无偿献血。2005年以来，全市临床用血已100%来自于无偿献血，其中街头自愿无偿献血占80%以上。

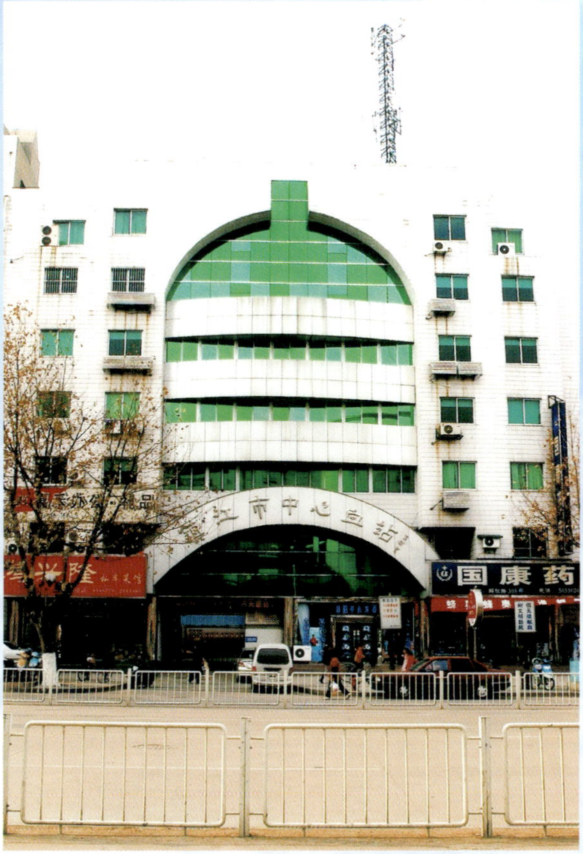

▲ 镇江市中心血站采供血综合大楼

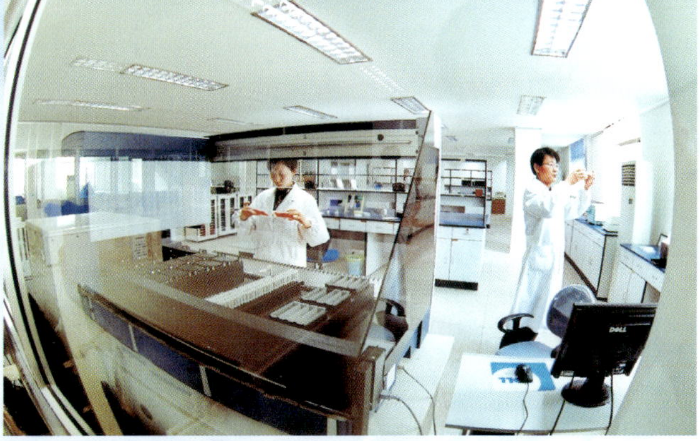

▲ 宽敞明亮、具有现代化设备的实验室一角

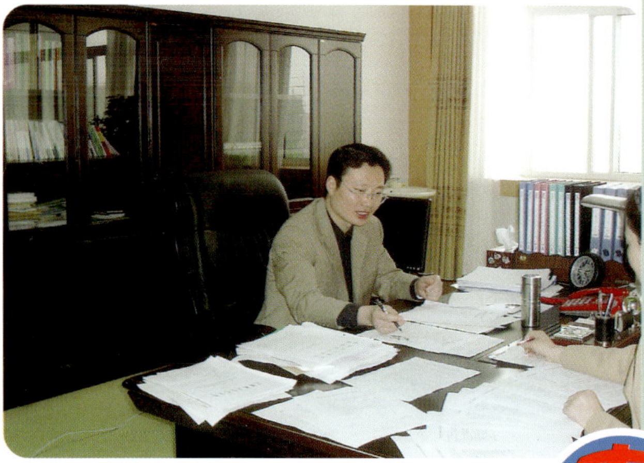

▲ 所长：王 华

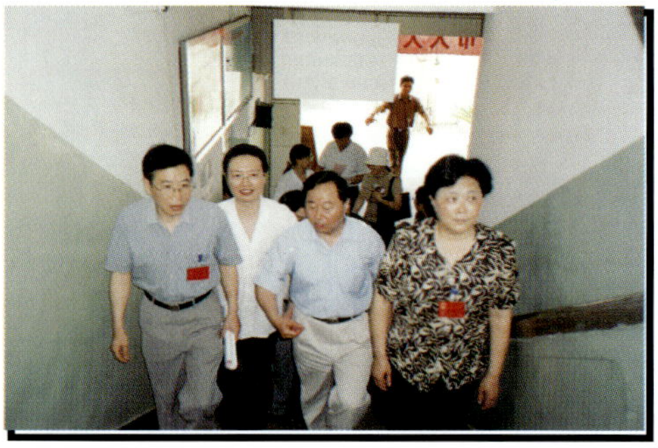

▲ 市人大副主席谢树敏（左一）视察泰州市妇幼保健院（所）

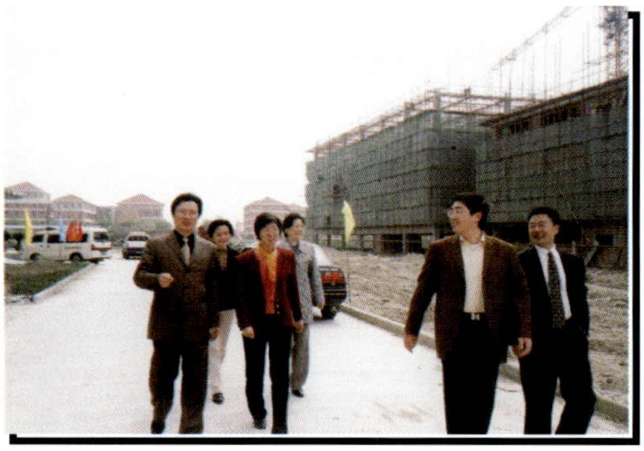

▲ 复旦大学附属妇产科医院党委书记杨国芬（左二）参观泰州市妇幼保健院（所）

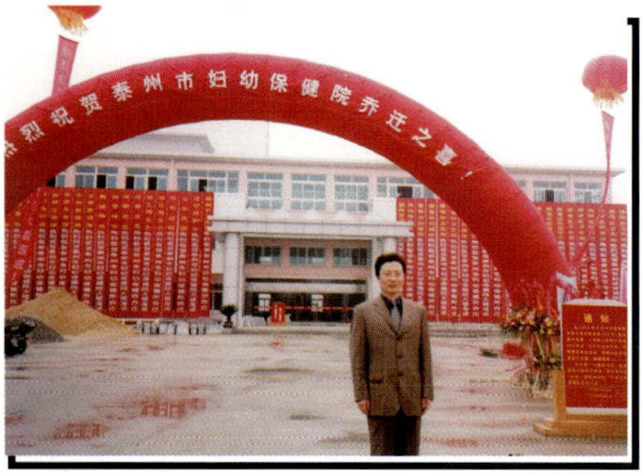

▲ 泰州市妇幼保健院（所）外景

泰州市妇幼保健院

泰州市妇幼保健院（所）始建于1952年，建所五十二年来，经过几代人共同努力，已成为一所集预防、保健、科研、教学于一体、具有相当规模的专业妇幼保健机构，承担着泰州市500万人的妇幼保健任务，是全市的妇幼保健技术指导中心、业务培训中心和市区的妇幼保健技术服务中心。

科室设立齐全，设有妇女保健科、儿童保健科、社区保健科、医技科等一级科室。开展青春期保健、婚前保健、孕产妇保健、更年期保健、乳腺病诊治、宫颈病诊治、不孕不育诊治、产前筛查、妇女营养保健、妇女心理卫生保健、集体儿童保健、散居儿童保健、儿童营养保健、儿童心理卫生保健，儿童眼、听力、口腔保健、新生儿疾病筛查等特色服务，极大地方便了服务对象就诊。江苏新生儿疾病筛查泰州分中心设在该所。为切实履行妇幼保健所的功能和任务，进一步提高保健服务质量。该所率先研发了《儿童保健计算机管理系统》软件，填补了江苏省空白。该所开办的“胎儿大学”、儿童早期教育基地，充分表达了对广大妇女儿童深切关怀。2002年该所“胎儿大学”被评为“江苏省优秀示范孕妇学校”。

为进一步打造泰州市妇幼保健、医疗、教学、科研中心，市政府和市卫生局决定，由该所于2004年正式启动了泰州市妇幼保健院基本建设工程。该工程占地45亩，总投资9000万元。目前，一期工程已完成投资近3000万元，面积达13000平米的保健、门急诊、医技综合业务楼全部装饰一新，2005年4月9日已正式投入使用。

为促进泰州市妇幼卫生事业的可持续发展，实现保健与临床的相互依托、协同发展，市卫生局报请市政府批准，决定以市妇幼保健所为主体组建泰州市妇幼保健院，为进一步完善泰州市妇幼保健功能提供了广阔的发展空间。

盐城市中医院

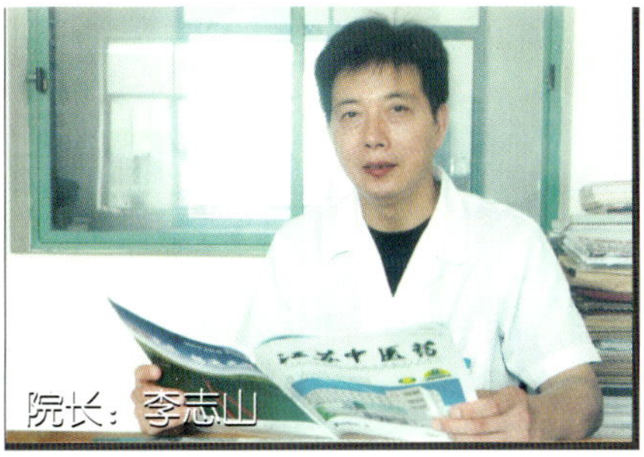
院长：李志山

盐城市中医院是一所三级甲等综合性中医院。占地面积22235平方米，建筑面积40500平方米。座落在盐城市人民中路53号。设病区12个，病床408张；现有职工420人，卫技人员340人，其中高级职称73人，中级职称150人，有6名省级名中医和6名市级名中医，有享受政府特殊津贴4人。设内、外、妇、儿、传染、针灸、骨伤、推拿、肛肠、眼科、耳鼻咽喉、皮肤、口腔、肿瘤、急诊、麻醉等一级临床科室和肝胆、脾胃、心血管、肾病、神经内科、普外、胸外、脑外、泌尿外科、儿童脑病康复中心等二级临床科室，以及咳喘、中风、椎间盘突出症、脉管炎、乳房病、男性病、不孕症等41个专科专病门诊；有省、市级重点临床专科8个，其中省级重点专科2个；有市“135”工程医学重点学科2个。拥有岛津1000毫安数字X光机、德国爱克发CR、西门子高速螺旋CT、钴-60放疗机、内照射后装机、模拟定位机、彩超、全自动生化分析仪、人工肾、动态心电图、脑电图等大型医疗仪器设备。全院年门急诊诊疗35万人次，收治住院病人8500人次。设有解放南路分院和农民街东分部。医院现为南京中医药大学和扬州大学医学院教学医院，医院附设“盐城中西医结合肿瘤医院”、“上海仁济医院盐城脑外科中心”。

该院有一批重点特色专科和临床重点学科。儿科、脾胃内科是省级重点临床专科和市“135”工程重点学科；肛肠科、骨伤科、心血管内科、肝胆内科、胸外科、肿瘤科是市级重点临床专科；针灸科、推拿科、妇产科、中医外科、皮肤科等科室，特色显著，疗效独特；脾胃、心血管、肝胆、神经内科采用中西医结合治疗疑难急重症，优势突出；肿瘤科擅长于食管癌、肝癌、妇科癌肿等各种肿瘤的中医中药、手术、放疗、化疗、介入等综合治疗；普外、胸外、骨外、脑外、妇科、泌尿外科等科室正常开展各种急、慢性疾病的手术；急诊科24小时接诊。

医院自行研制特效中药制剂57种，获省、市科技进步奖28项。全院具有浓厚的学术氛围，先后发表在省级以上学术刊物的学术论文达550余篇，出版医学专著15部。

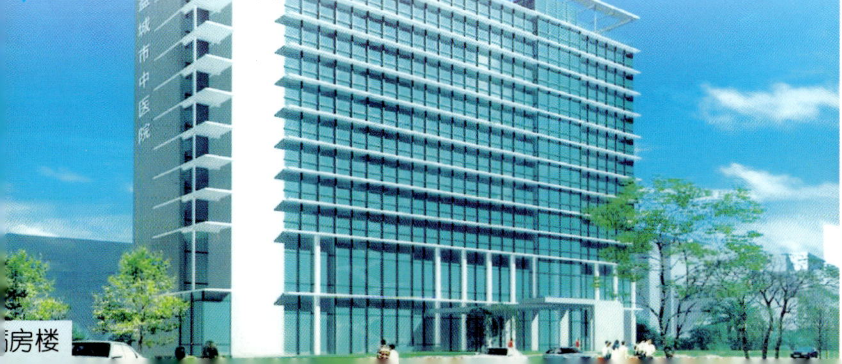

房楼

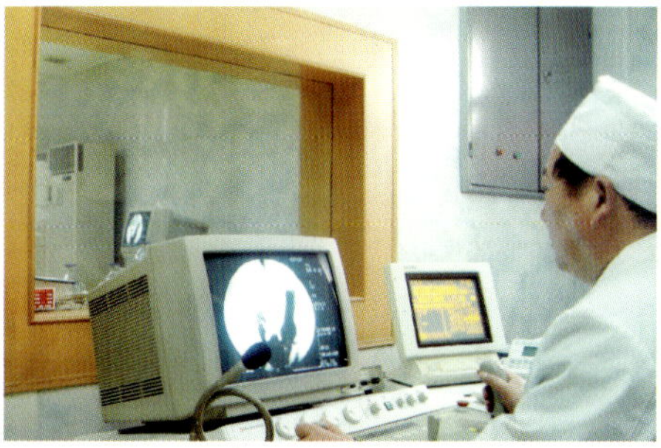
岛津1000毫安数字X光机

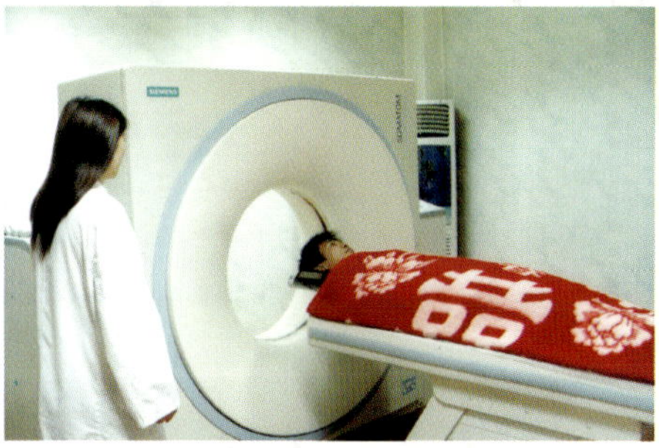
西门子螺旋CT

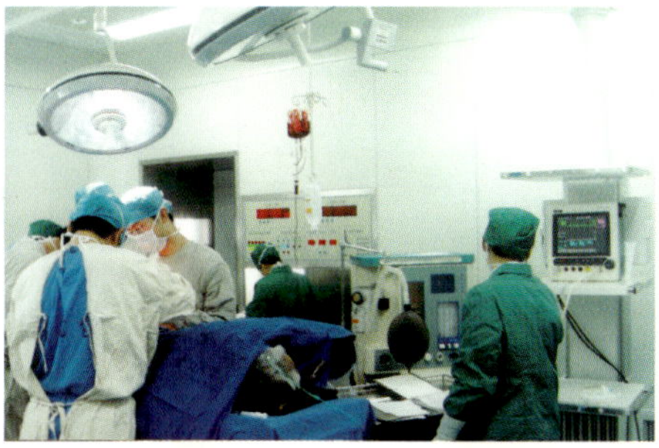
可开展器官移植等高净化条件的层流装置百级手术室

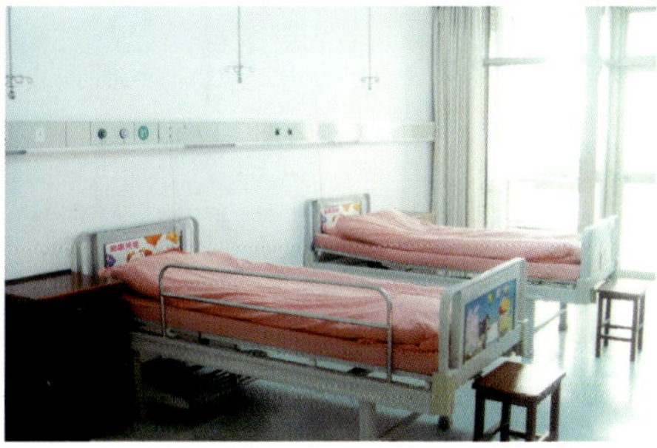
宾馆化病房

镇江市中医院

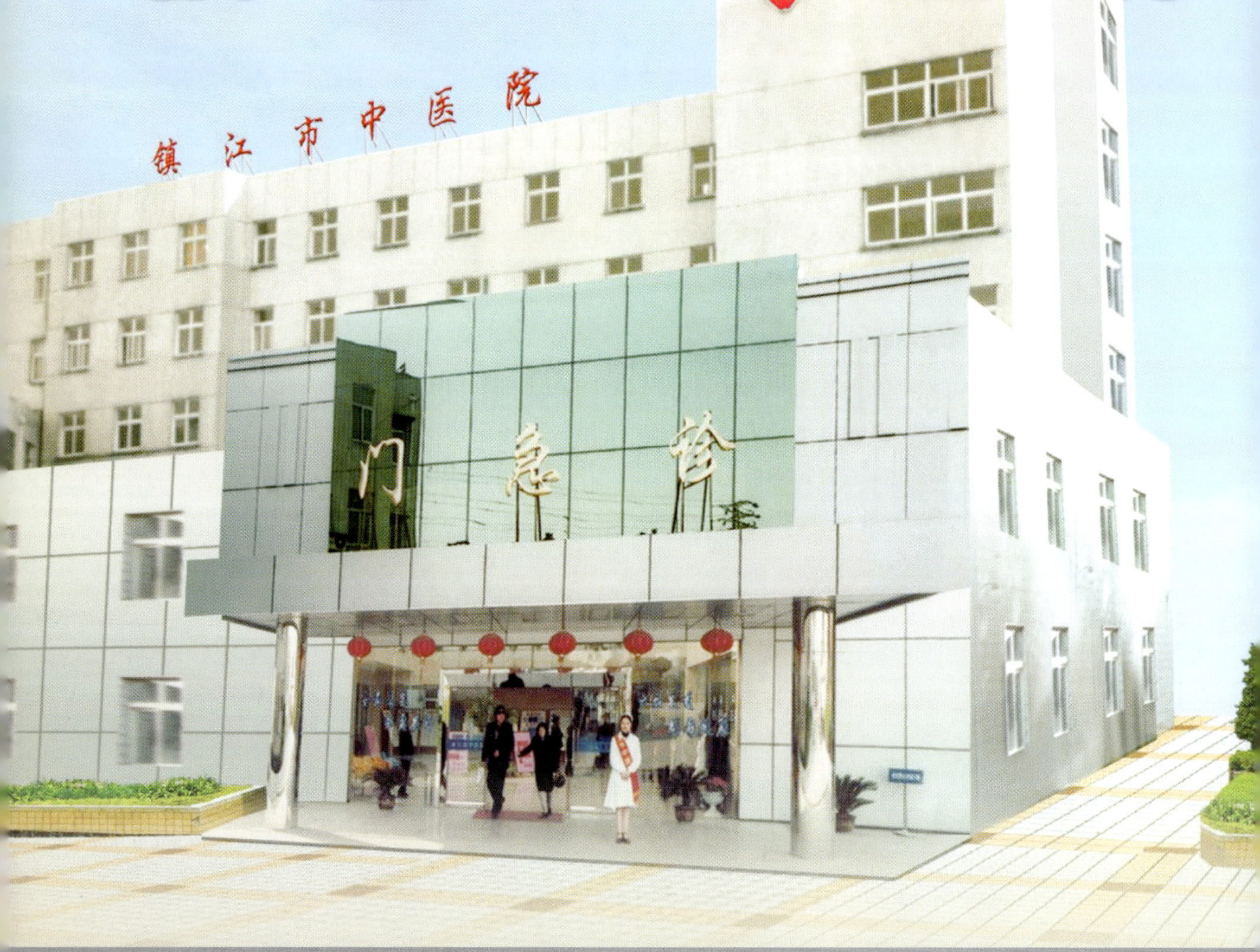

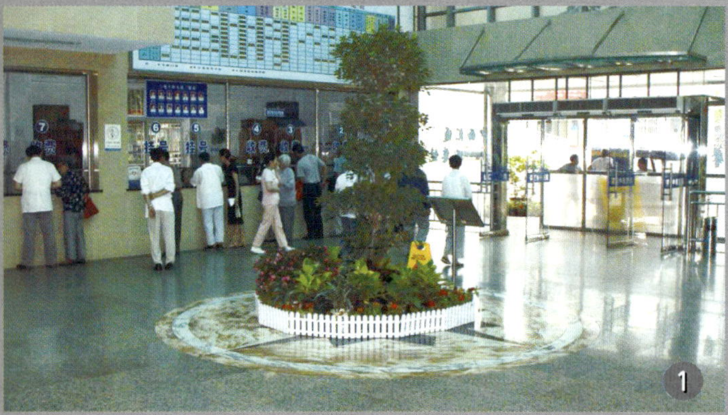

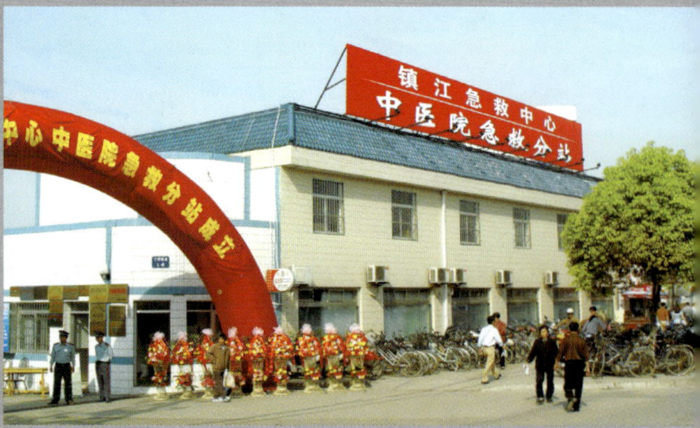

镇江市中医院创建于1958年，是一所集医疗、教学、科研、预防、康复于一体的二级甲等综合性医院，为南京中医药大学教学医院，荣获1999−2004年市消费者信得过单位，第六、七、八届市物价计量信得过单位，市绿化先进单位、价格诚信标兵单位、消费者权益保护工作先进单位、卫生系统文明单位、镇江市文明单位等光荣称号。定编床位250张，年门诊量32万人次。

医院现有医技人员262人，江苏省名中医的有9人，镇江市名中医6人。医院科室设置齐全，设有内、外、妇产、儿、急诊、骨伤、针灸、肛肠、皮肤、眼、耳鼻喉、口腔、推拿、理疗及ICU室等15个临床科室，有专科专病特色门诊32个。外科熟练开展中上腹和胸部手术、泌尿外科手术和外科急诊。骨伤科能运用中西医两法处理四肢骨折、开展人工关节置换、颈胸腰脊椎等手术。医技科室有放射、检验、病理、功能检查等诸多科室。医院拥有飞力浦6排螺旋CT机、美国惠普和LOGIQ5PRO彩色超声诊断仪、800mAX光机、全自动生化分析仪、全自动血球计数仪、五分类血球分析仪、脑血管多普勒超声诊断仪、日本奥林巴斯电子胃镜、肠镜、输尿管肾镜、日本奥林巴斯纤维咽喉镜等万元以上在用设备140多台。眼科中心引进了美国最新全电脑程序控制的超声乳化仪，配合国内最先进的手术显微镜及检查设备，聘请国内著名专家开展超声乳化治疗白内障；引进先进的KTP激光仪，治疗泪道堵塞，无需住院。

经过四十多年的艰苦奋斗，镇江市中医院已发展成为一所具有中医特色、中西医结合的综合性医院，综合服务功能明显提升，2004年5月18日市急救中心在中医院设立了全市第一家急救分站。医院将以高超的技术、称心的服务、方便的治疗、高尚的医德，竭诚为广大人民群众服务。

6

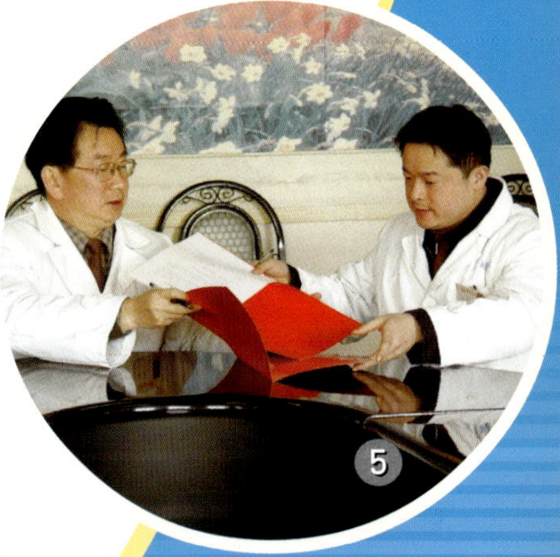
5

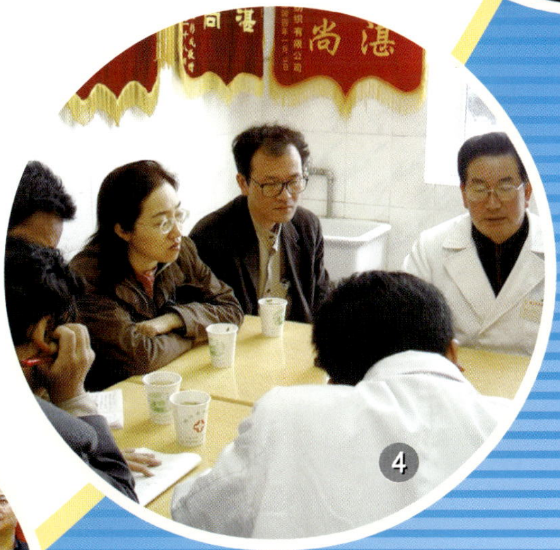
4

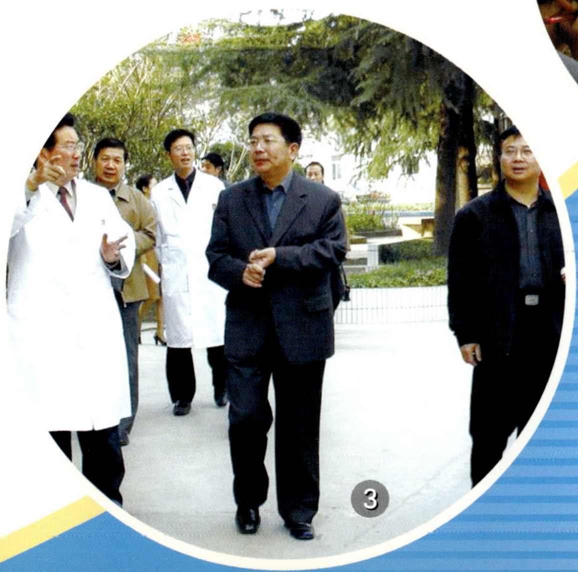
3

① 医院候诊大厅
② 市急救中心中医院急救分站
③ 省卫生厅副厅长、省中医药局局长吴坤平来院视察
④ 日本学者来院见习
⑤ 和院领导签订风险经营责任书
⑥ 中层干部竞争上岗

南通市中医院

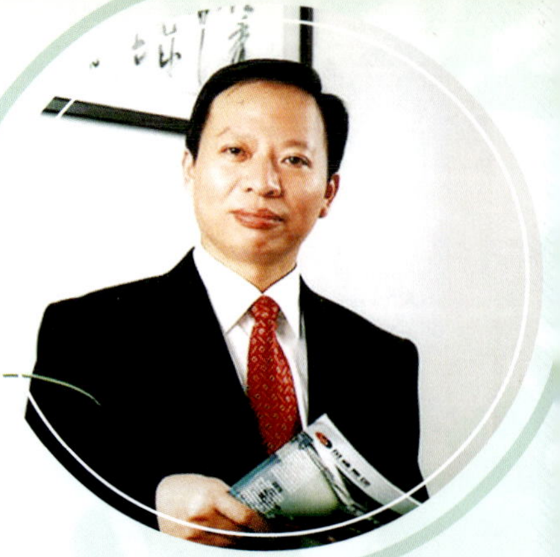

院长、党委书记：曹金海

南通市中医院是“三级甲等中医院”和“全国示范中医院”、南京中医药大学和南通大学医学院教学医院。先后获得“全国红旗单位”、“全国医药卫生先进集体”、“省文明医院”、“省、市文明单位”、“省抗非先进集体”、“南通市服务经济建设最佳单位”、“市十佳医院”等称号。

医院科室设置齐全，人才济济，设备先进，专科特色显著。共有一级临床和医技科室18个，二级临床科室14个，核定床位300张。医院现有职工460人，其中高级职称93人，中级职称129人。有全国名中医4人，省名中医3人，市名中医5人，享受国务院专家特贴7人。消化专科为南通唯一的省级重点中医专科，风湿病专科、蛇伤专科、中医妇科为市级重点中医专科，在省内外有较大影响。骨伤科、肾病专科为重点建设专科，骨伤科的颈椎手术、关节置换手术达国内先进水平，肾病专科开展的亲体肾移植为省内首例，所开展的钬激光碎石、钬激光治疗静脉曲张在省内处于先进水平。

医院拥有核磁共振、螺旋CT、DSA、数字X光机、C臂X光机、CR、全自动生化仪、彩超、电子胃镜、钬激光、准分子激光等大型仪器设备。

建院以来，获科研成果奖40多项，其中“季德胜蛇药片”、“拔核疗法治疗瘰疬”、“新药金荞麦”为国家级成果。

近几年，医院坚持“办院方向明确，中医特色更显，中西结合创新，全面发展提高”的办院方针，紧紧围绕基本现代化中医院的奋斗目标，以改革为动力，深化分配制度、干部人事制度、后勤保障制度的改革，极大地调动了干部、职工的能动性和积极性。倡导科技兴院，采取多种途径培养中医、中西医结合人才，同时，引进急需的西医人才。投入3000多万元购置的先进设备，开展了多项适应人民群众需求的技术项目，中医、中西结合专科特色更加显著。积极改善服务环境，成立病区服务中心，星期天、节假日全日门诊制，夏季夜门诊制，住院费用一日清单制等优质服务项目在市内均率先开展。注重医院文化建设，加大宣传力度，扩大了医院的影响。2004年，门急诊量26.15万人次，出院人数6420人次，总收入1.02亿元，近四年，医院的业务量和收入实现了翻两番。

南通市中医院人正以“继承、创新、求实、奋进”的精神风貌，向着基本现代化医院的目标迈进！

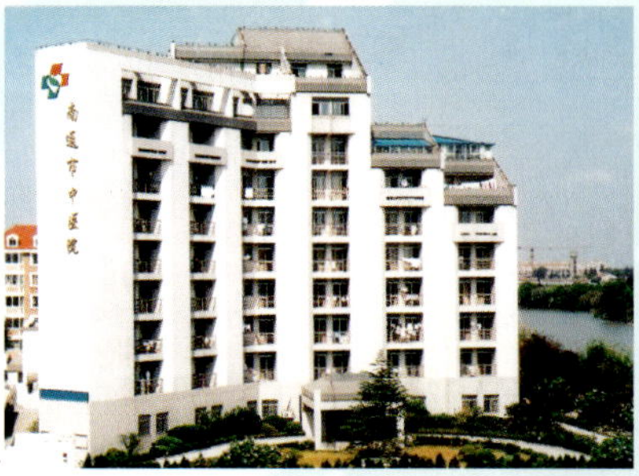

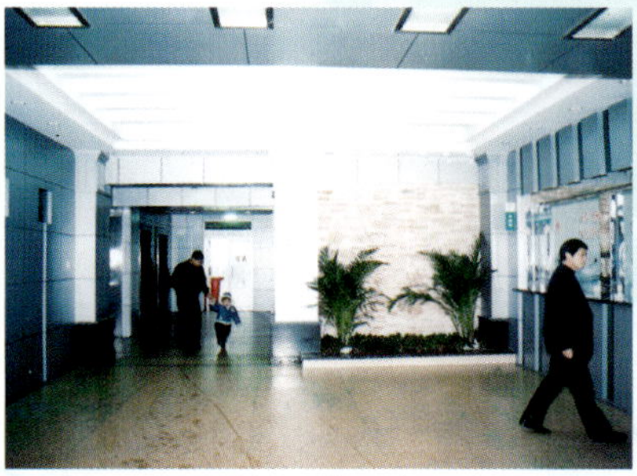

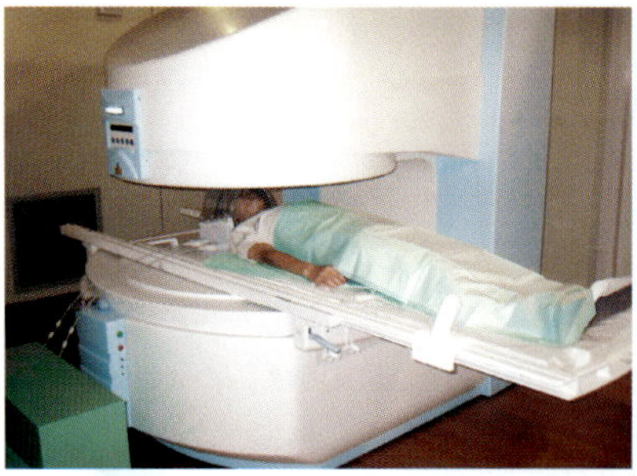

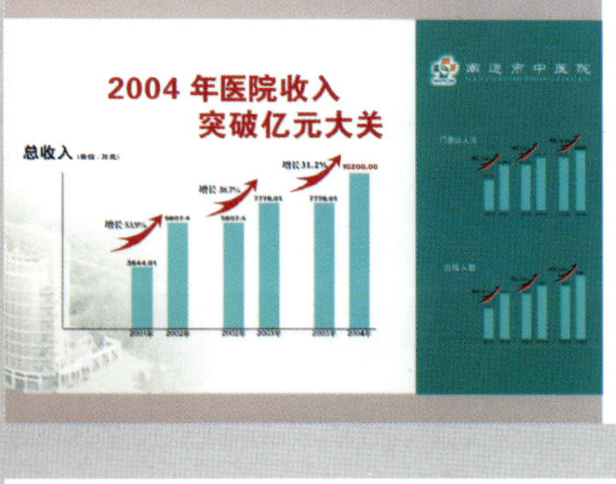

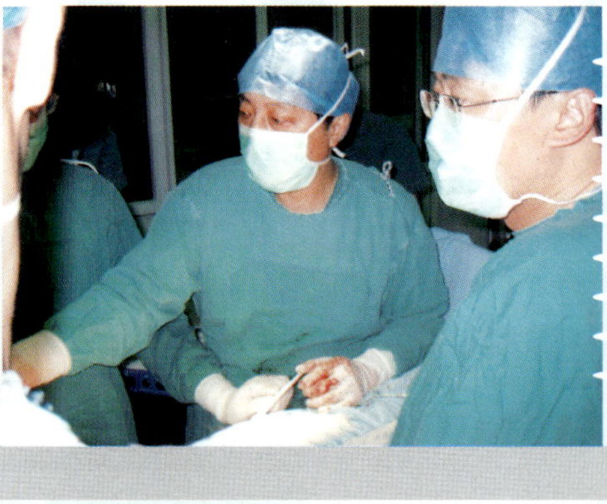

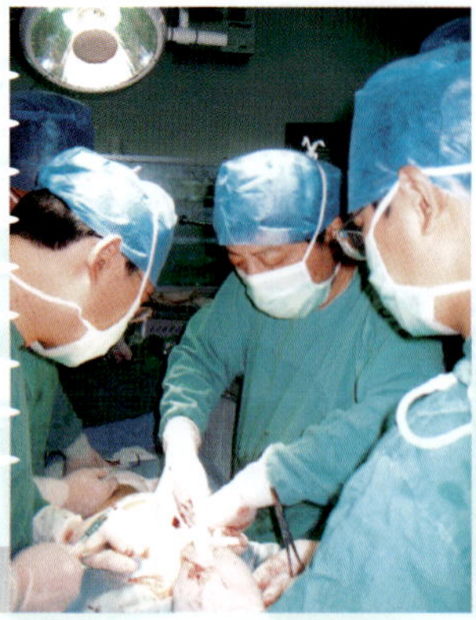

DONGTAISHIZHONG YIYUAN

东台市中医院

东台市中医院是一所中医为主、中西医结合的综合性医院。是江苏省首批二级甲等中医医院和江苏省高校实习基地，曾多次获得省卫生厅表彰并获“全国卫生文明建设先进集体”殊荣。

医院占地面积20000平方米，建筑面积15000平方米。现有中、高级技术职称人员114人。临床科室齐全，其中眼科、耳鼻喉科、中西医结合妇科为盐城市重点临床专科，1998年医院与中国中医研究院眼科医院联合创办的东台市眼科医院，是全市的眼科医、教，研中心。妇产科，肛肠科、头颈外科等特色科室，诊疗水平在本市处于领先地位。

医院拥有CT扫描仪、彩色B超、DR、全自动生化分析仪、流式细胞计数仪、电子胃镜、C型臂X光机、动态心电监护等系列先进诊疗设备，且和上海远程医疗与教育网络研究中心建立远程医疗会诊系统，能与上海、北京等十八所医院进行实时会诊、网络教育、学术交流。医院新建设入使用的7000多平方米的病房大楼，配备中心供氧、中心传呼、背景音乐、电视电话、微机网络、电视监控等现代化设施，楼内兼有净化层流手术部，为患者诊疗疾病提供了良好的医疗服务条件。

医院全体干部职工将发扬”博爱、求实、创新、 奋进“的精神、与时俱进，奋勇争先、以科学协调发展观指导医院建设，以改革创新思想促进医院发展，为人民群众身体健康提供优质服务。

地址：江苏省东台市北关路6号

电话：(0515) 5222133　5222135

邮编：224200

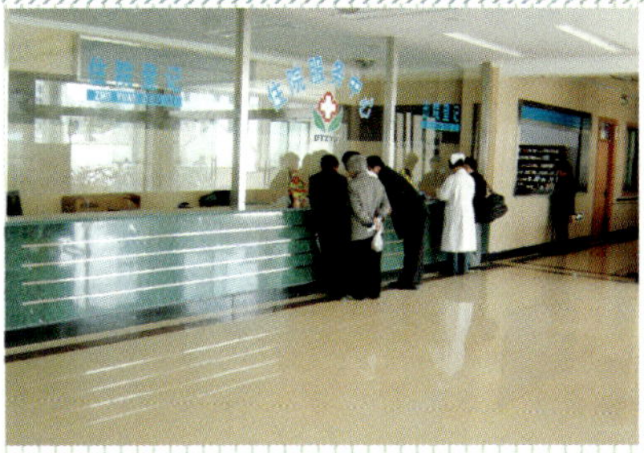

宽敞明净服务大厅

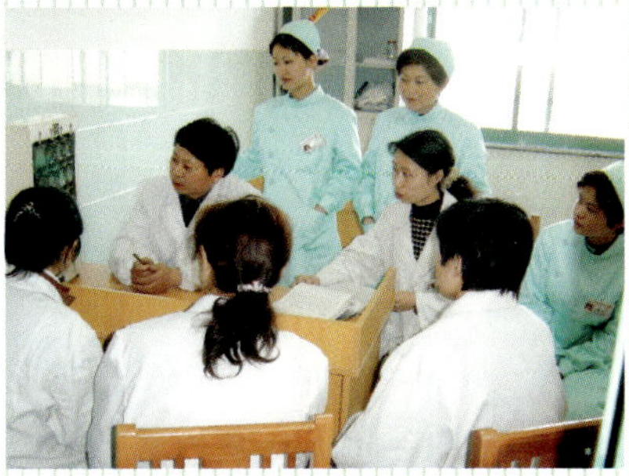

医护人员精心讨论病情

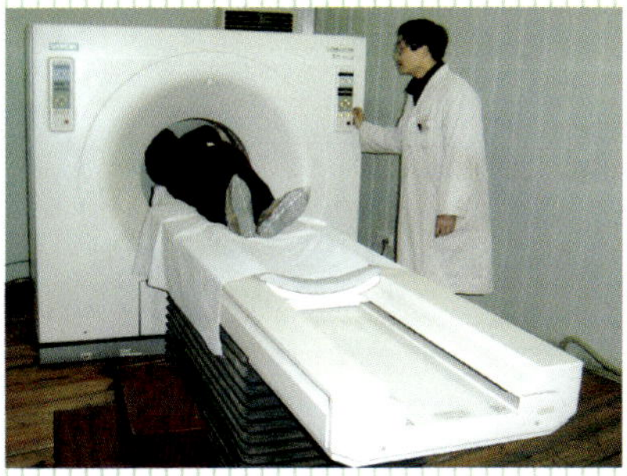

CT检查

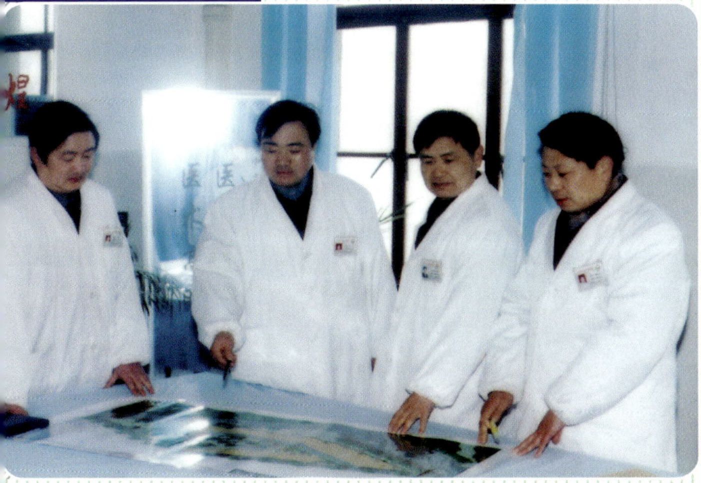

医院领导共商发展宏图

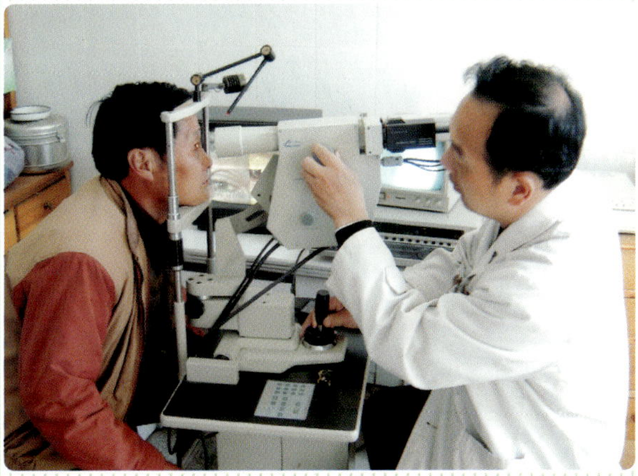

细心检查

响水县中医院

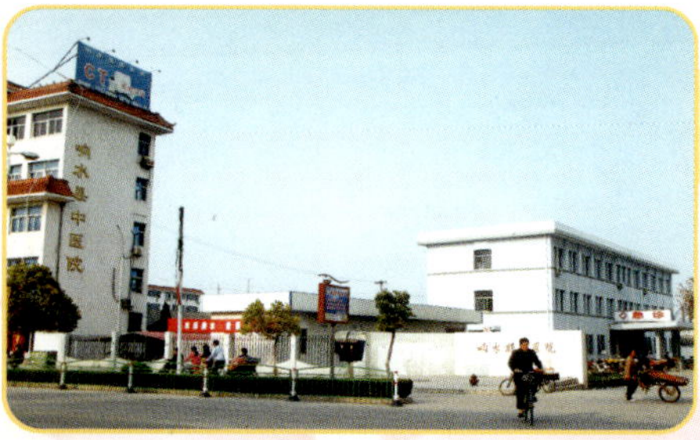

医院外景

响水县中医院是县唯一一所中医、中西医结合医院，始建于1976年。当初只有几间平房，33名职工，核定床位10张。靠一台30mA X光机、一台显微镜创业，年业务收入仅有几万。20年来，经中医院人的不懈努力，医院发生了翻天覆地的变化。今天的中医院占地面积11200平方米，建筑面积6159平方米，拥有配套设施齐全，环境舒适优雅的病房、门诊大楼。有职工151人，卫技人员126人，其中高级职称8人，中级职称45人，初级职称73人。开设床位80张，门诊74133人次，住院病人2277人次，年业务收入1200余万元。拥有美国进口GE－1800全身CT、日本进口岛津800mA X光机、美国进口ATL－HDI型彩色B超、全自动生化分析仪、体外震波碎石机等数十台各种类型医疗设备。开设内科、儿科、外科、妇产科、感染科、痔科共5个病区，开展颅脑、腹部、泌尿、妇产科各种手术，设置临床一级科室18个，并设有消化、心脏、结石病、哮喘病、糖尿病、烫伤、骨伤、痔科8个专病专科，在响水及周边地区具有较大的影响力，已经形成特色优势。医院每年发表省级以上科研论文10余篇，获省、市级科研奖3项以上，正在成长中的青年业务骨干，已经形成了临床各科人才梯队，在临床第一线全心全意为响水人民健康服务。

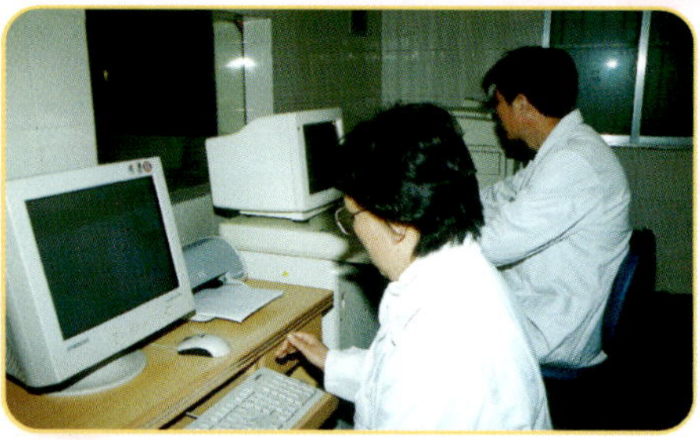

CT工作站

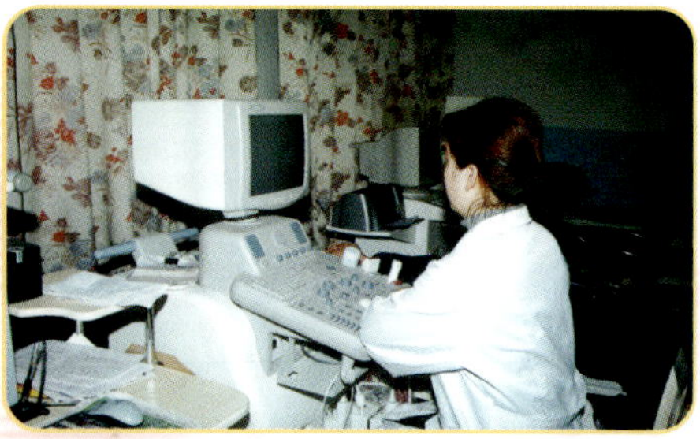

彩色B超

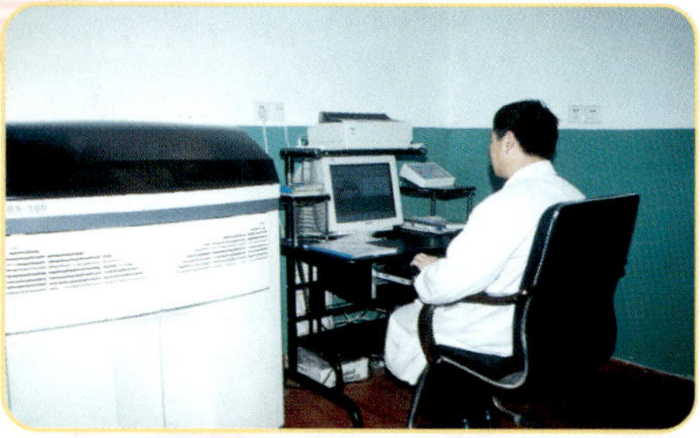

全自动生化分析仪

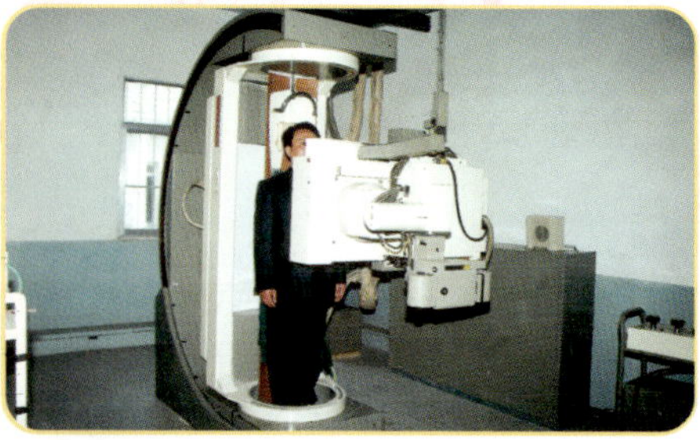

800mA X光机

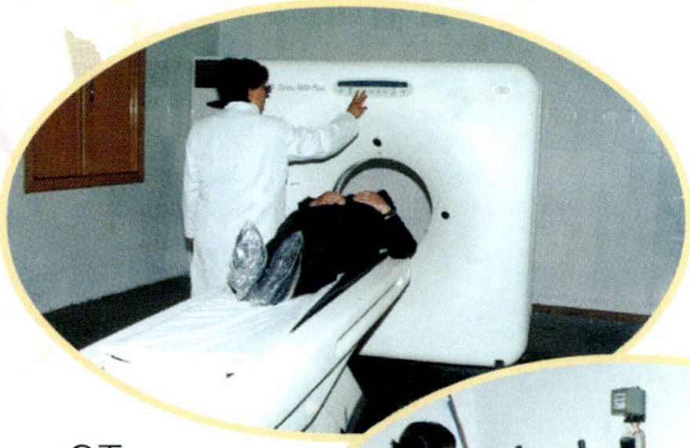

CT

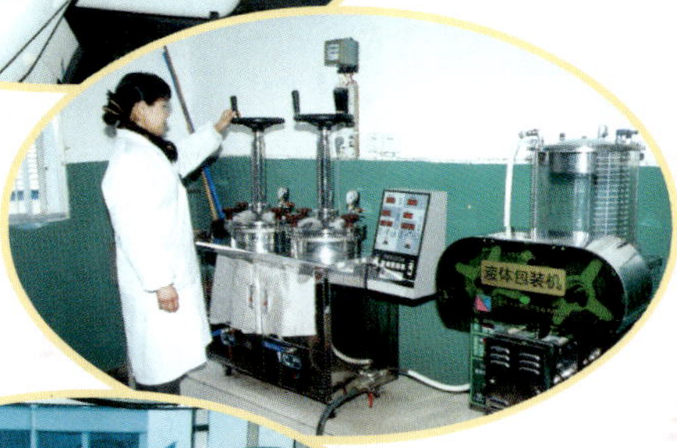

中药自动煎药机

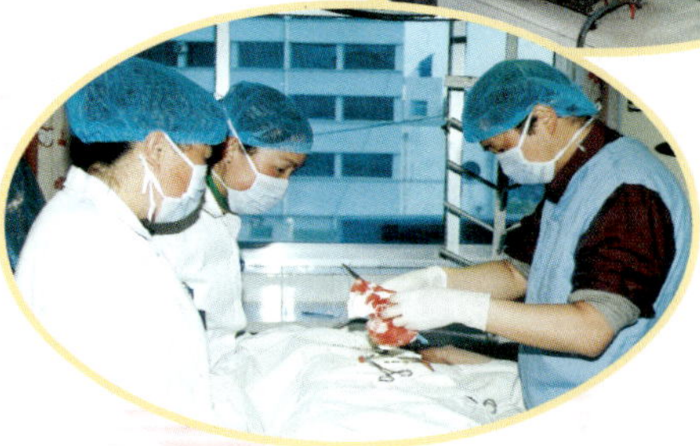

外科手术

阜宁县中医院

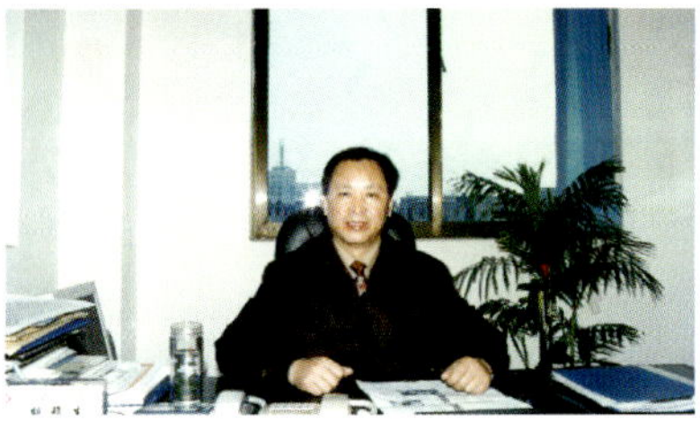

卫生局副局长、党委副书记，中医院院长、党总支书记 胡硕生

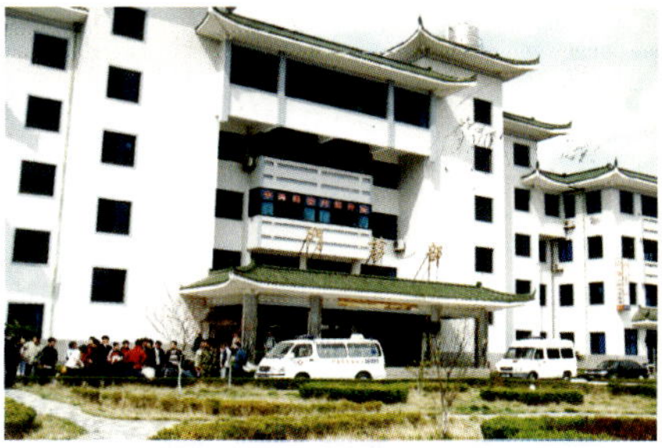

中医院门诊一景

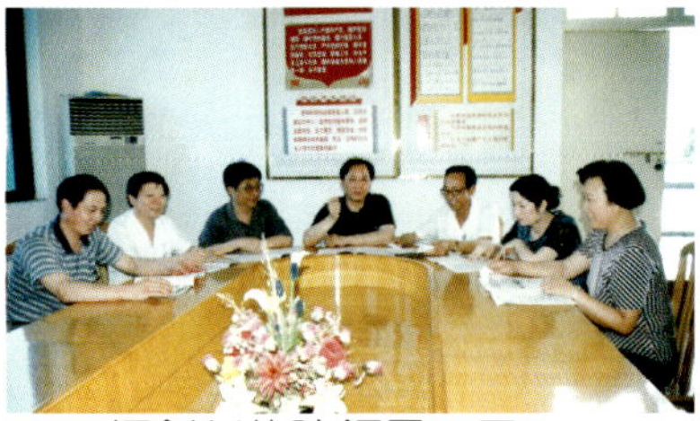

开拓创新的院领导班子

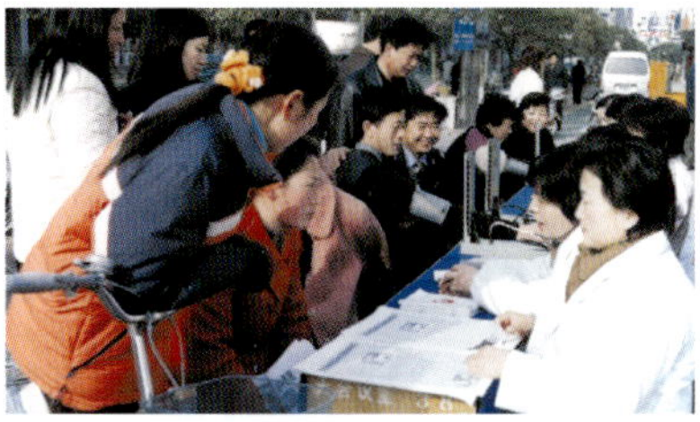

医务人员定期到社区开展服务

阜宁县中医院创建于1958年，是一所具有中医特色的综合性医院，1995年被国家中医药管理局评审为“二级甲等”中医院，1996年被国家卫生部评审为“爱婴医院”和南京中医药大学实习医院。

医院现有职工238人，有高级职称21人，中级职称以上68人，有江苏省名中医1人，盐城市名中医3人，设有内科、儿科、外科、骨伤科、感染科、妇产科、口腔、眼耳鼻喉科、中医针灸科、肛肠科等18个临床科室和13个专病门诊。配有美国进口螺旋CT机、彩超、电子胃镜、800毫安数字胃肠X光机、腹腔镜、麻醉呼吸机、万能手术床、激光机、电子手术刀、全自动化分析仪、进口中药煎药机等先进设备，手术范围已从过去单一的腹部外科发展到具有胸外、脑外科、泌尿外科多个二级科室等。肝病专科和脑卒中治疗中心被确认为市级重点专科。

近年来，该院遵照“为人民健康服务”的根本宗旨，连续两年被命名为“盐城市文明单位”，药房被命名为“诚信药房”。医院以一流的技术、全新的理念、优质的服务、舒适的环境接待每一位来院就诊的患者。有全国劳模、急诊科护士长薛巧凤、江苏省服务明星妇产科护士长崔明明等一大批高素质的医护队伍无私奉献在医疗第一线。坚持科技兴院、人才建院、服务立院等发展策略，努力打造基本现代化中医院快速发展的新平台。

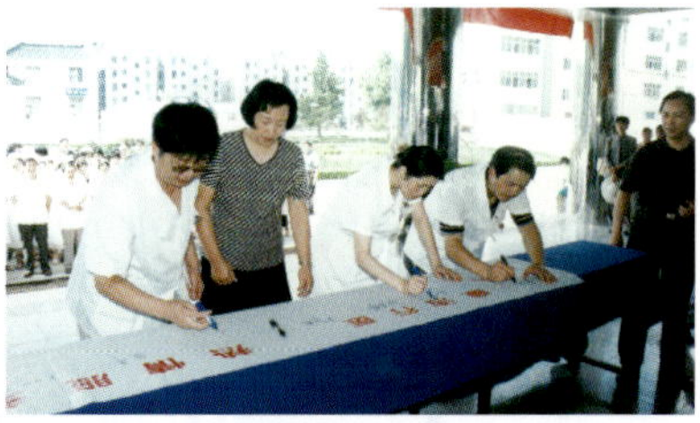

在全县卫生系统率先向社会公开承诺“无红包”医院

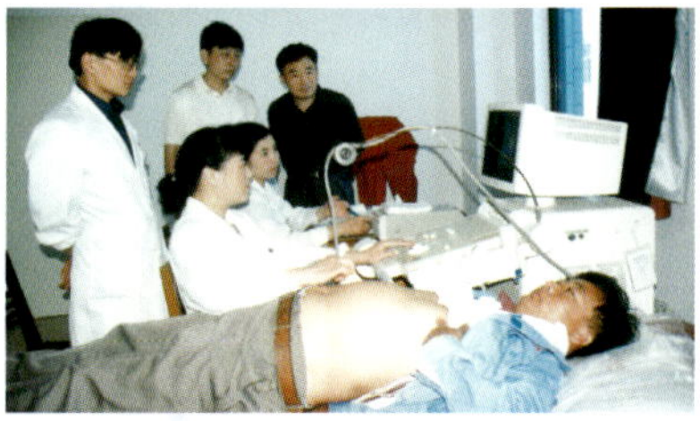

东芝340型的彩色多普勒为患者提供服务

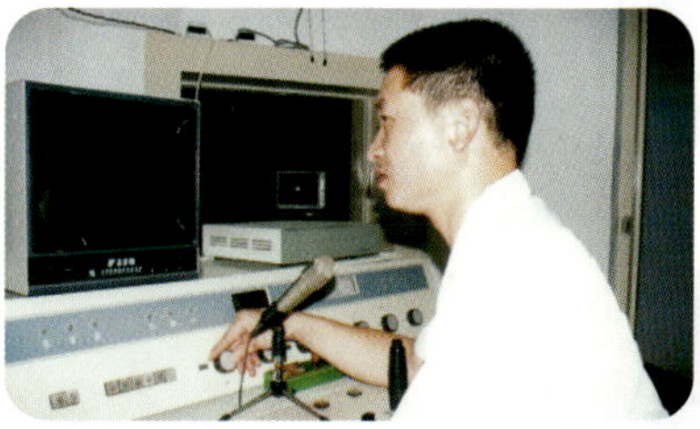

美国进口螺旋CT

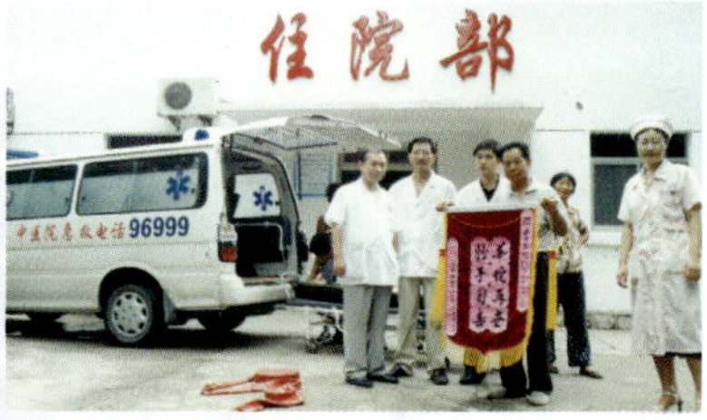

优良的医德服务受到患者的充分肯定

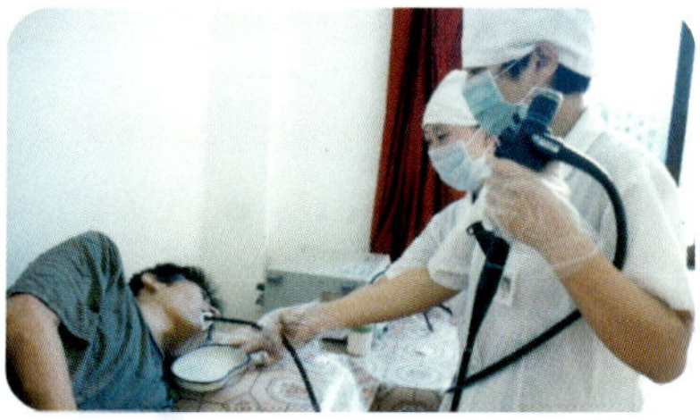

日产奥林巴斯－70型电子胃镜

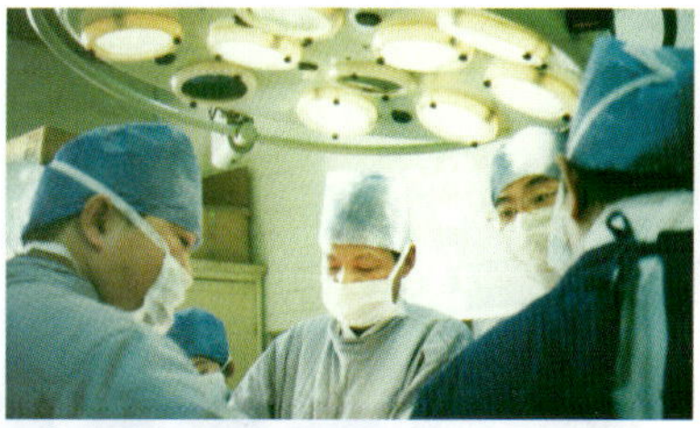

先进的腹腔镜手术为患者提供便捷的优质服务

射阳县中医院

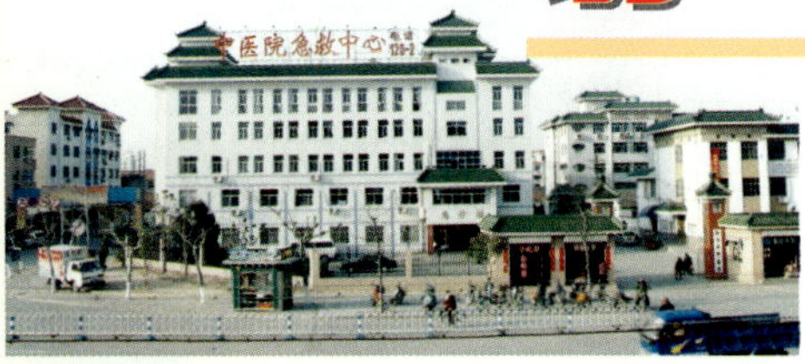

▲ 医院外貌一瞥

盐城第一、苏北一流的射阳县中医院创建于1959年、复建于1979年，现有职工236人，其中各类卫技人员205人，省名中医1人，市名中医3人，高级职称26人，中级职称78人。编制开放床位200张。占地面积15828平方米，建筑面积17908平方米。其中门诊楼、综合楼、病房楼、中医药制剂楼古色古香、配套成群。拥有核磁共振、多排螺旋CT、彩超、腹腔镜、碎石机、前列腺汽化电切镜、电子胃镜、动态心电图、800mA X光机、双人高压氧舱等1045台（套）医疗器械。固定资产总值3000万元。年门急诊16万余人次，住院5000余人次。院内设星级病房等八大病区和中西医内、外、妇、儿、急诊、骨伤、眼科、风湿寒痛、针灸、痔科、皮肤、美容、肿瘤等一级科室19个，二级科室15个，10个护理单元，医技科室9个。有糖尿病、前列腺、中风偏瘫、婴儿腹泻、乳房专病等12个特色专科门诊。“120-2”急救中心“绿色通道”24小时畅通，救护车辆在接到急救电话3分钟出车，免费接住院。医院自行研制符合《中国药典》标准且临床疗效显著的36种中药、中西医结合制剂。是一所具有中医特色、中西医结合的集医疗、教学、科研、急救、预防保健为一体的国家“二级甲等”中医院、“爱婴医院”、省“放心药房”；南京中医药大学“实习医院”；盐城市“示范中医院”、省市级“文明单位”。

院长：杨振华

地址：射阳县合德镇解放路28号

电话：0515-2322007　2333007

邮编：224300

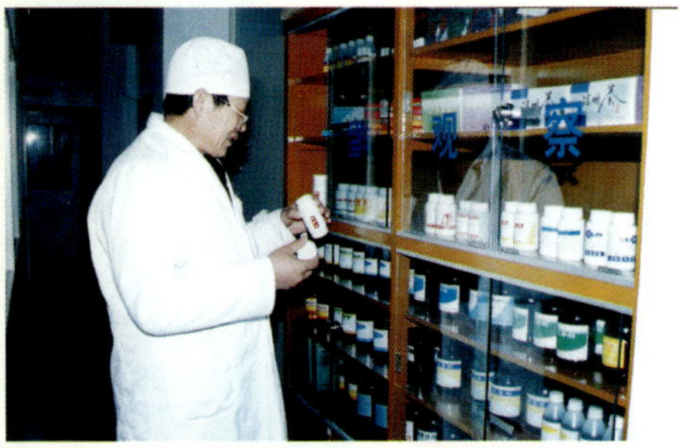

▲ 医院工作人员正在检查院产制剂质量

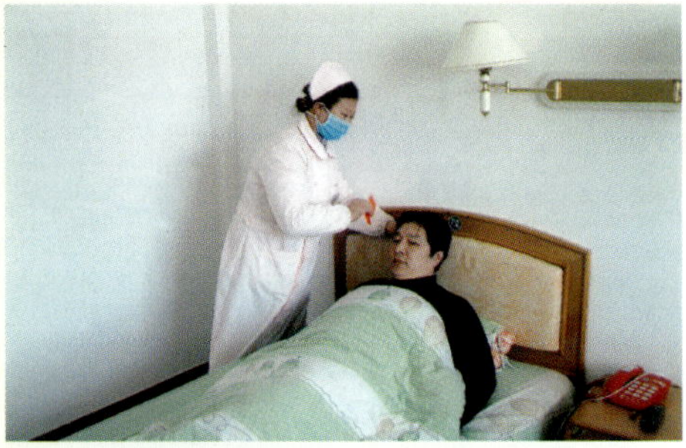

▲ 医院星级病房工作人员为病人亲情护理服务

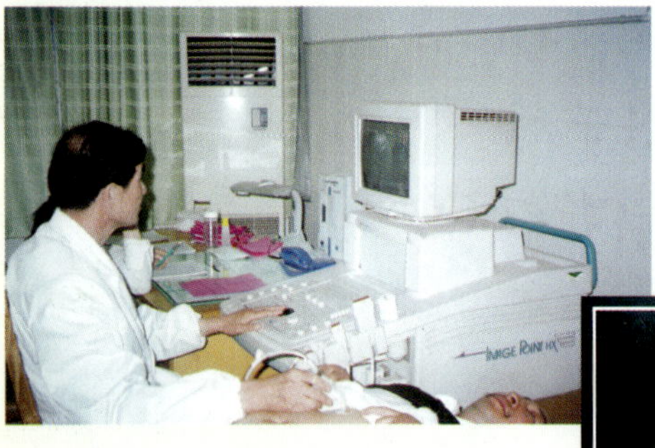

▲ 医院医务人员正在以彩色多普勒仪器为病人检查

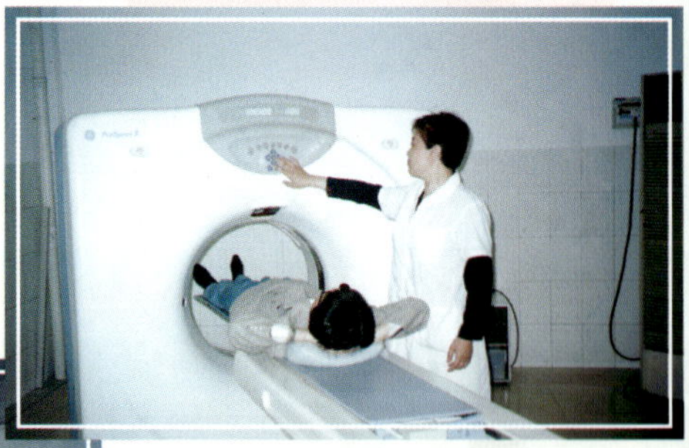

医院医务人员正在以多排螺旋CT为病人检查 ▶

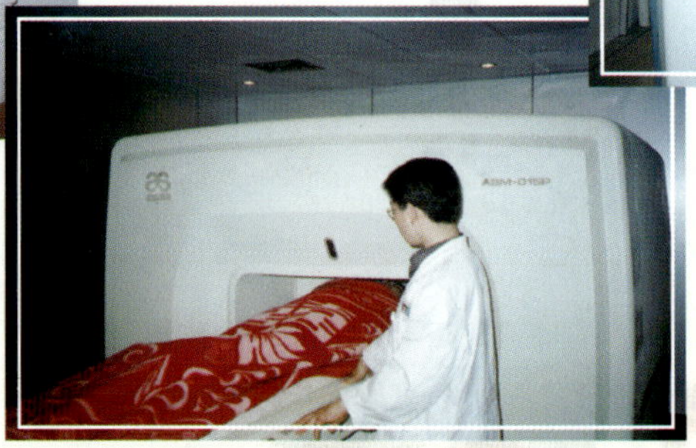

◀ 医院医务人员正在为病人以核磁共振仪器检查

江苏油田总医院

——精业厚德　同创健康

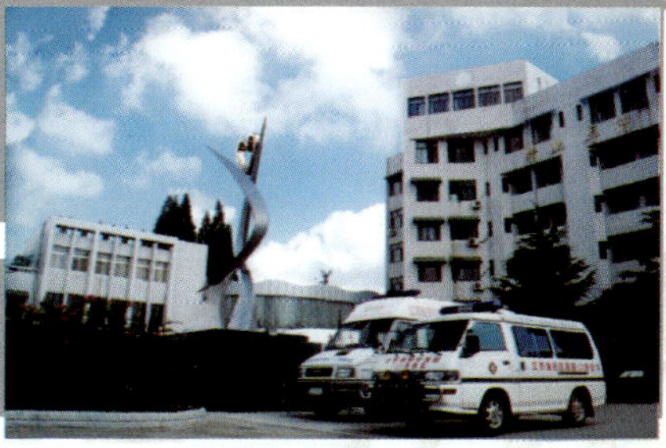

江苏油田职工医院

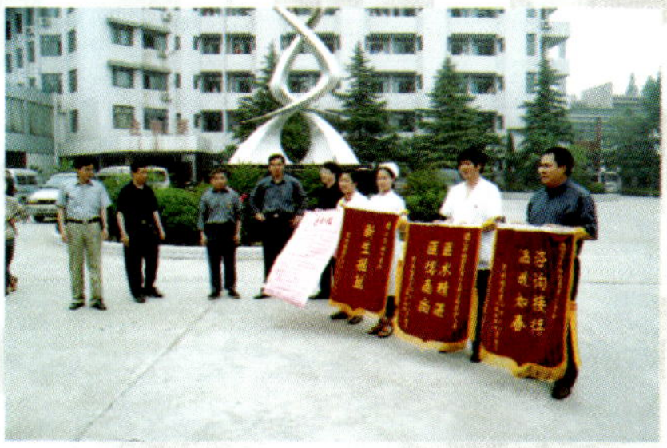

费桂龙（左三，央视《东方之子》报道人物）接受肾移植手术出院时，感谢油田医院场景

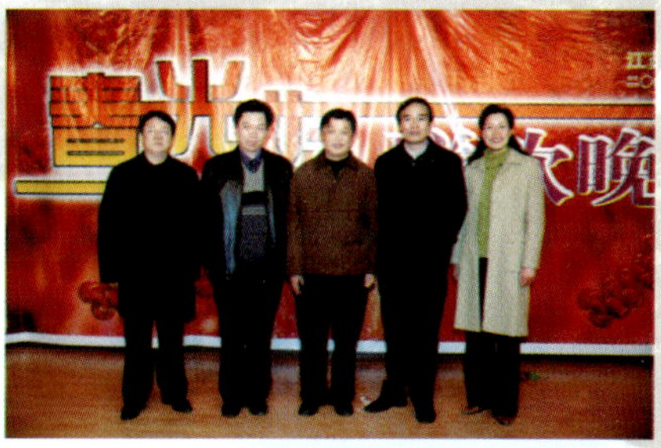

院领导班子成员（右起　纪委书记兼工会主席王雯，党委书记兼副院长龚正凡，院长兼党委副书记贾玉清，副院长张冬雷，副院长许晗秋）

江苏油田总医院创建于是1976年，位于扬州市邵伯古镇，是一所集医疗、康复、教学、科研于一体的综合性国家二级甲等医院，并拥有服务苏皖油区的疾控防治体系。1995年，被卫生部授予“爱婴医院”称号；1998年被卫生部认定为“卫生部国际紧急救援中心网络医院”；1998年以来一直保持中石化江苏油田“双文明先进单位”、扬州市“文明单位”和扬州市“十佳医院”称号。院长贾玉清被评为“扬州市有突出贡献的中青年专家”。我国外科学界泰斗、科学院院士裘法祖教授亲临该院指导工作时，欣然为“肝胆外科中心”题名。医院医疗设备先进，拥有核磁共振、螺旋CT机、大型数字化X光机、口腔曲面全景X光机、彩色多普勒、电子胃镜、ICU及CCU监护系统等高精仪器；医院技术力量雄厚，拥有主任医师9名，副主任医师46名，医疗专业中级职称人员139名，美国加利福尼亚大学医学院博士后、客座教授、病理专家杨邦杰主持病理科的工作；医院设有医疗、医技科室16个，开设床位334张。医院实施“科技兴院”战略，加快重点专科建设，肿瘤综合治疗、肝胆外科、创伤脊椎外科、肿瘤妇科、心血管内科、医学影像、肝病诊治等在苏中地区处于突出地位，器官移植更是一枝独秀、独树一帜。至今，开展腹腔镜下胆囊切除术4200余例，复杂肝内外结石和整形手术152例，肝移植3例，肾移植8例，开展各种肿瘤综合治疗2600余例。医院坚持“以病人为中心”，恪守“不收红包、不吃请、不收礼”的承诺，弘扬“精业厚德，同创健康”的医院精神，享誉遐迩。

文：戚红祥　　图：史建洲

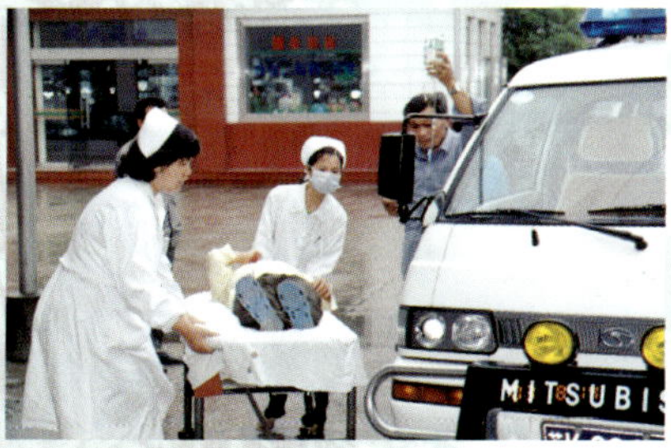

抢救急诊病人

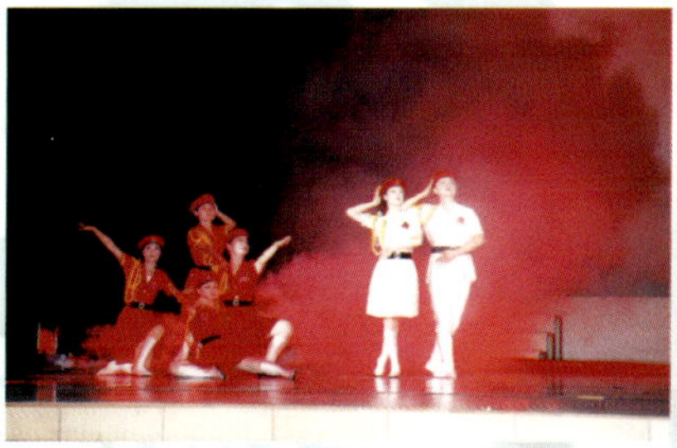

医院文化丰富多彩

医院一角

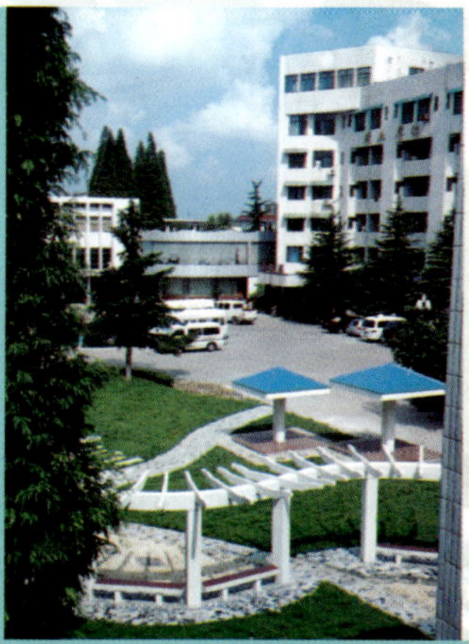

香港天福集团

——盐城仁爱医院管理有限公司

香港天福国际医院投资集团是以投资经营医疗产业为主、集影视广告、网络及相关产业为一体的大型现代化企业集团。盐城仁爱医院管理有限公司是天福集团在大陆注册的一家股份公司，主要负责拓展长三角地区的医疗业务。目前在江苏区域投资创办的医院有盐城东方女子医院、盐城东仁医院、东台市三院长青分院、盐城华济肛肠专科门诊部等医疗机构。公司人才荟萃、管理一流。共有员工420余人，其中具有高级职称58人、中级职称176人。共设置病床250张，拥有各类临床科室和医技科室30余个。盐城东方女子医院的医疗美容和妇科；盐城东仁医院的普外、消化和男性科；东台市三院长青分院的外科、妇科、耳鼻喉、肛肠和男性科和介入科；华济专科门诊部的肛肠、皮肤和风湿科等综合实力雄厚，专科特色明显。各医疗单位配备大批高、精、尖医疗设备，技术优势强，社会知名度高。

公司始终坚持“以人为本”的管理理念，以其先进的医疗设备、精湛的医疗技术、温馨的医疗环境，为广大群众提供一流的医疗服务，回报社会，造福于民。公司拟在长三角区域兼并、收购、托管、投资兴办一批医疗机构，竭诚欢迎有意者前来洽谈合作事宜，共同推进医疗产业健康有序发展！

公司地址：盐城市建军中路21号国贸大厦6楼

电　　话：0515-8367890　　0515-8383895

公司网址：http://www.ra120.com

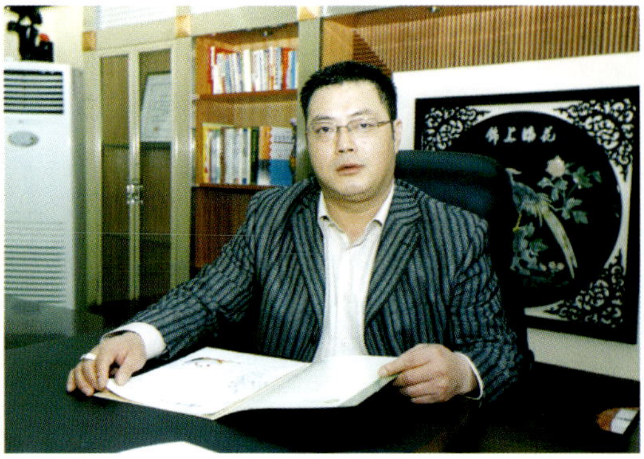

▲ 集团公司董事长詹天福

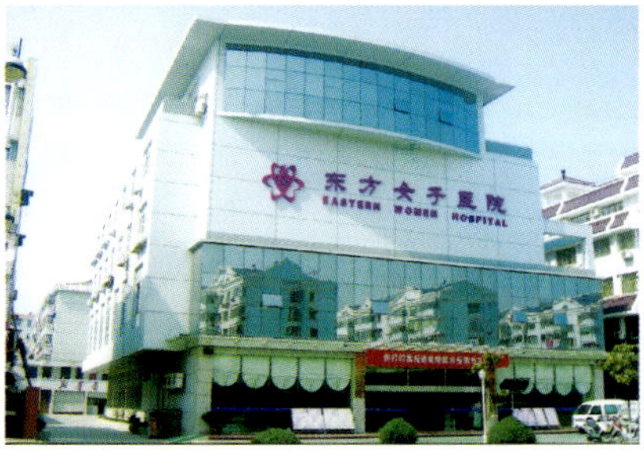

▲ 盐城东方女子医院外景

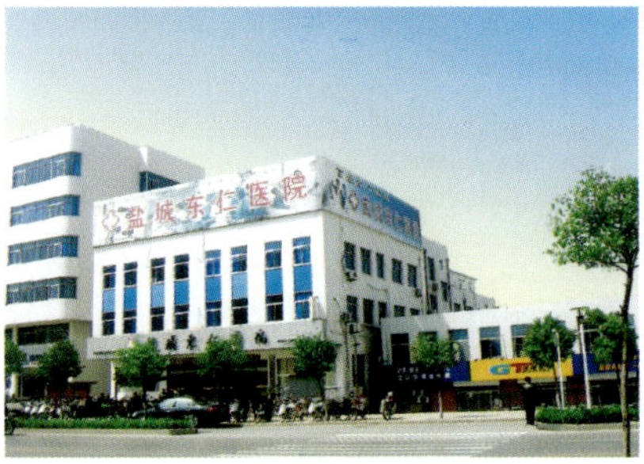

▲ 盐城东仁医院全景

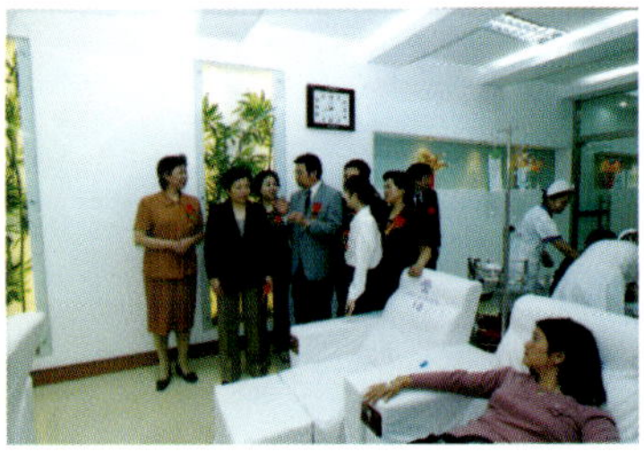

▲ 省妇联主席柏志英、市委副书记袁世珠、市卫生局局长李学义等领导视察东方女子医院

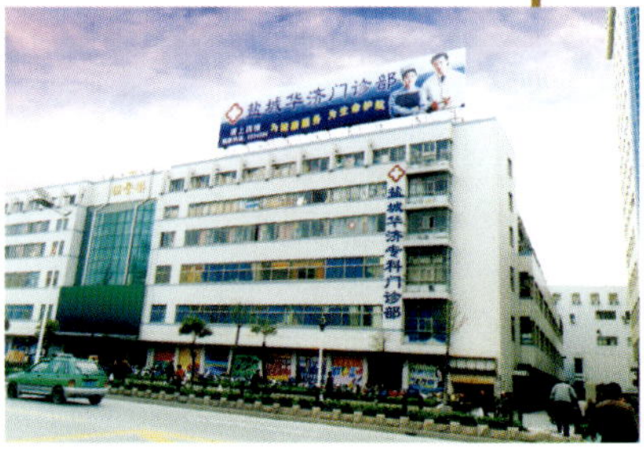

▲ 盐城华济肛肠专科门诊部

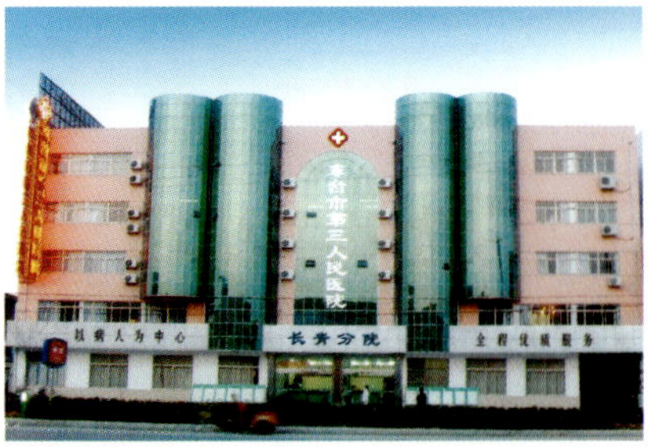

▲ 东台市长青分院门诊楼

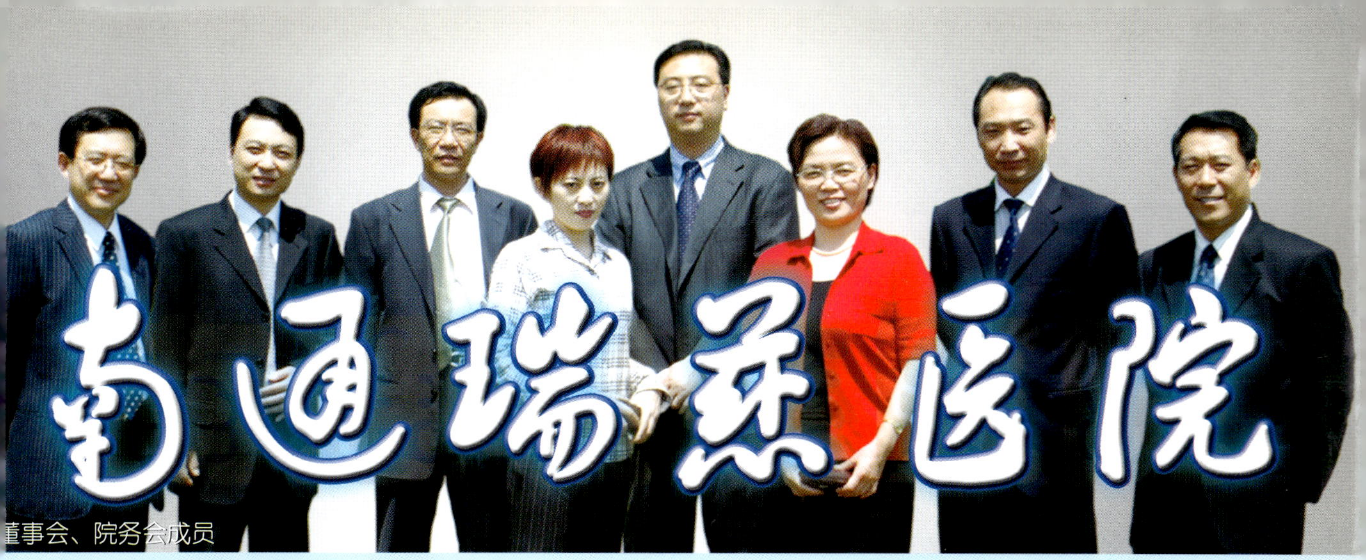

董事会、院务会成员

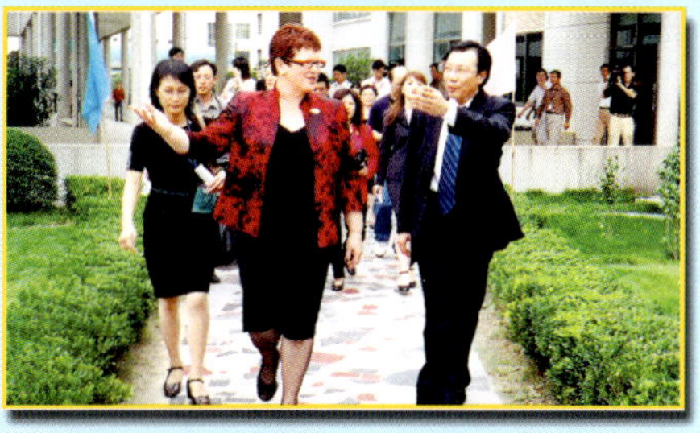
▲ 新西兰前总理希普利访问瑞慈

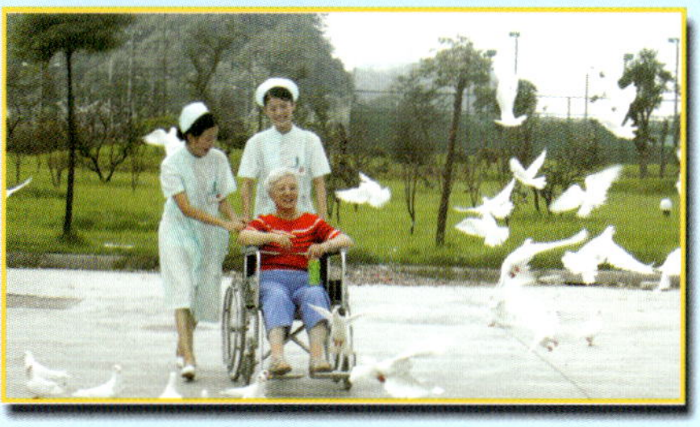
▲ 瑞慈护理

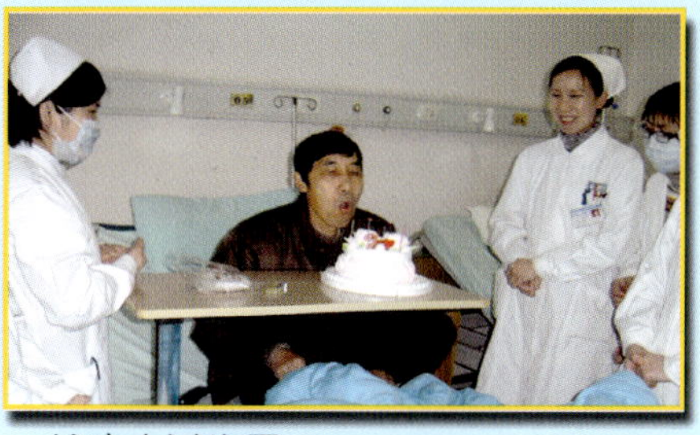
▲ 给病人过生日

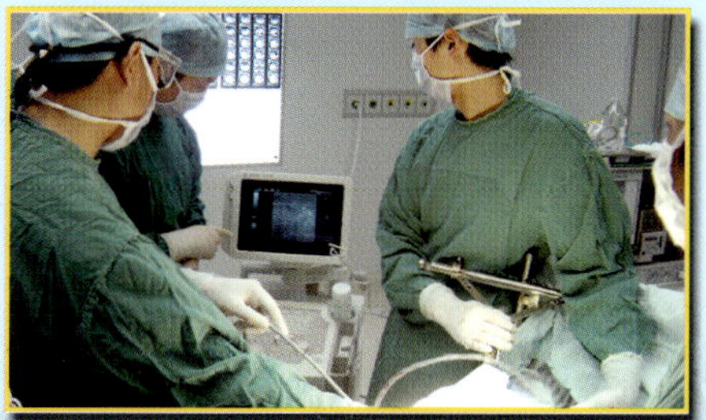
▲ B 超导引下肝癌切除手术

南通瑞慈医院（扬州大学第四临床医学院）于2004年4月19日对外开诊，占地260亩，一期建设床位650张，是一座宾馆化环境、园林化风格、人性化管理的具有相当水准的大型现代化教学医院。

医院由著名的华东建筑设计院设计，所有建筑皆为低层设计，院区环境宜人，建筑物之间以双层连廊相连，为患者提供宽敞、明亮、整洁的空间和十分便利的流程。“一人一诊”制为每一位患者提供相对安静的就诊环境，提高了患者就诊的质量。病房采用宾馆式设计，设施齐全、条件优越，可以满足不同层次患者的需要。包括HIS、LIS、PACS系统等在内的信息化管理系统大大提高了工作效率与服务质量。

瑞慈医院临床和医技科室齐全，职工800余人。现建有病区15个，临床医技科室36个。医院重要学科带头人均为国内、省内知名专家。瑞慈同时作为扬州大学第四临床医院，承担着本科生的课程教学和临床实习任务。

瑞慈以其独具特色的运作模式切入医疗市场，在南通医疗界崭露头角，激起强力冲击波。开院以来，瑞慈获得了超常规、跨越式发展。瑞慈一期成功发展了心脏中心、肿瘤中心、儿童医院、微创中心、脑科中心、骨科等六大优势医疗品牌，妇幼保健中心亦通过积极的努力，迅速确立起在南通及周边地区的强势地位，医院呈现着持续扩张的强劲势头。

医院积极致力于广泛的国内外交流与合作。目前瑞慈为复旦大学附属中山医院南通合作医院、复旦大学附属儿科医院南通合作医院；韩国三星医疗院、德国ASKLEPIOS医院姊妹医院。瑞慈同时还是美国通用电气公司中国区医疗设备示范医院、德国LAOTONG公司微创手术设备示范医院、国际大肠癌学会中国临床基地。

医院积极探索多种形式的经营与管理模式，分别与复旦大学附属华山医院、肿瘤医院联合足组建复旦大学附属华山医院南通（瑞慈）脑科中心、复旦大学附属肿瘤医院南通诊治中心；与北京安贞医院、上海国际和平妇幼保健院联合成立北京安贞—南通瑞慈心脏中心、国际和平－南通瑞慈妇幼保健技术协作中心。

瑞慈秉持“以人为本”的理念，努力构建最具效率的经营管理和医疗技术队伍，在为广大患者营造高水准、专业化就诊条件的同时，为每位员工提供自我实现的最大空间。按照现代化医院管理要求，充分整合国内外各种医疗资源，瑞慈医院正建设和经营着一所医疗、教学、科研三位一体，齐头并进的大型现代化民营医院。

盐城慈航医院

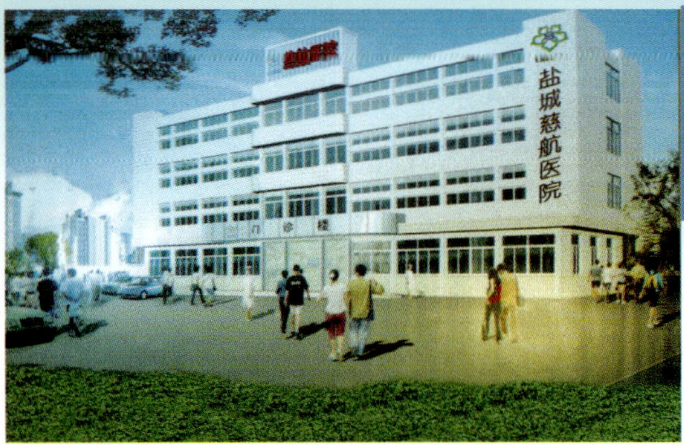

医院门诊楼

盐城慈航医院是江苏省第一家实行股份制改造的二级综合性医院，是医疗保险、农村合作医疗、企业职工生育保险及各类社会保险定点单位。医院地处繁华的盐城市区建军中路，设有内、外、妇、眼、耳鼻喉、肛肠等20多个临床科室，7个医技科室，拥有高档螺旋CT、彩色B超、全自动生化分析仪、电子胃镜等大中型医疗设备50多台件。

医院改制以来，注重服务品牌的打造，强化质量管理，注重人才培养，推动了医院两个效益的不断提高，同时也得到了社会各界的肯定，2004年在盐城市卫生局组织的病人满意度调查中，其综合满意度达到了98.5%，医院分别获得了“全市消费者服务质量满意单位”、市级“文明单位”、区“十佳文明示范窗口”，内科病区获得江苏省“巾帼示范岗”荣誉称号。

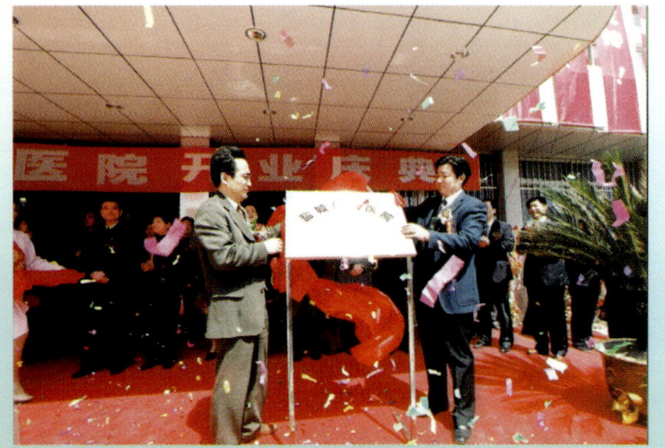

盐城市亭湖区区委书记徐超（右）、上海明阳集团董事长刘忠（左）为盐城慈航医院揭牌

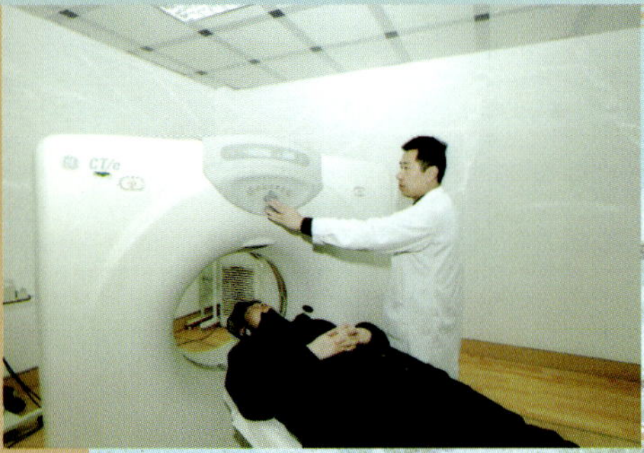

先进的医疗设备

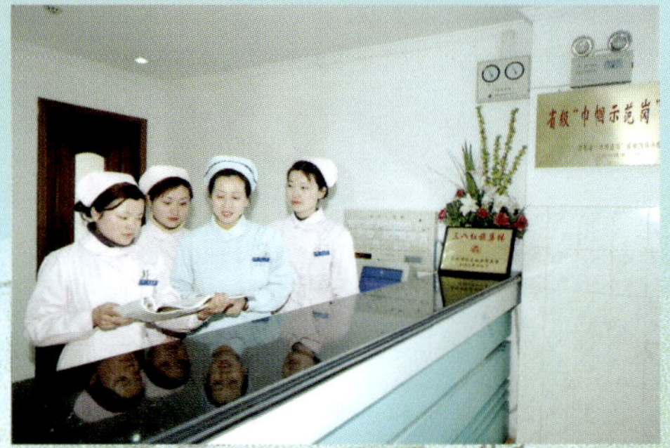

省级“巾帼示范岗”护理组

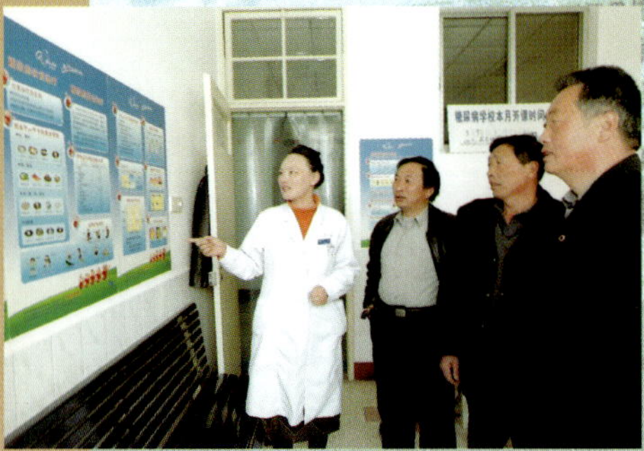

‘135’工程培养对象，糖尿病专家王侩主任在为患者讲课

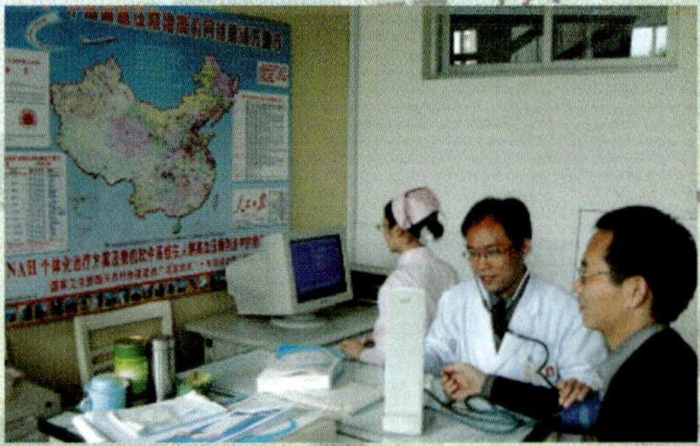

全国高血压防治微机网络盐城工作站

江都市大桥中心卫生院

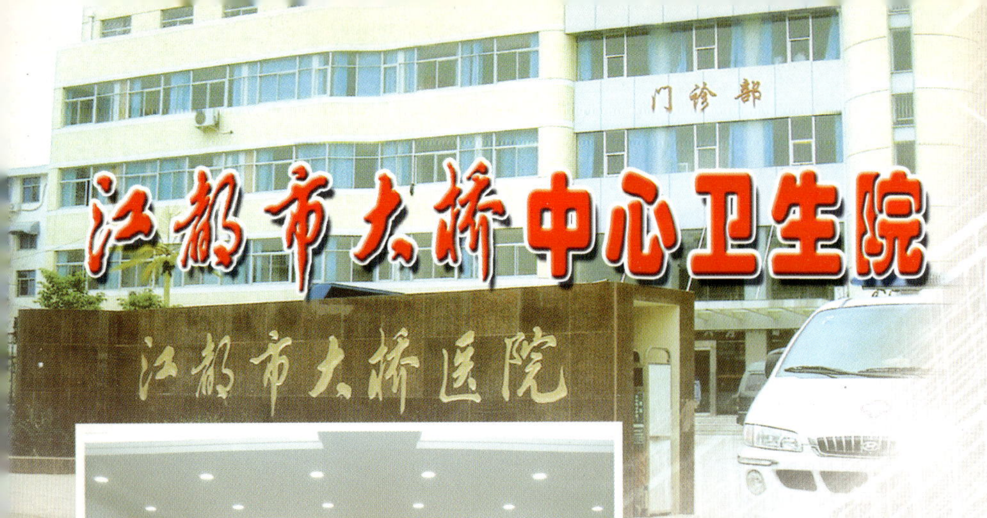

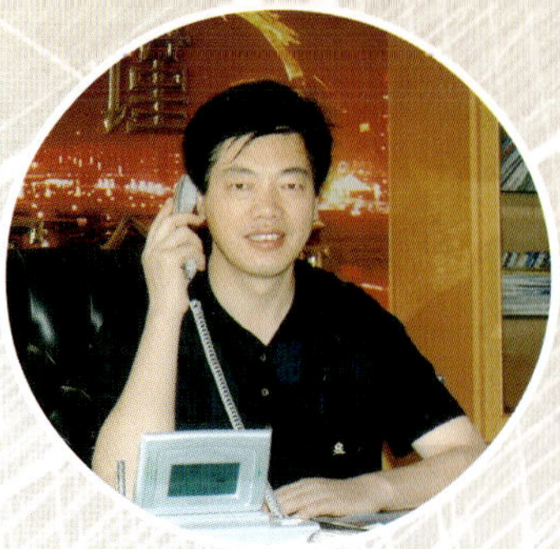

院长：蔡 坚

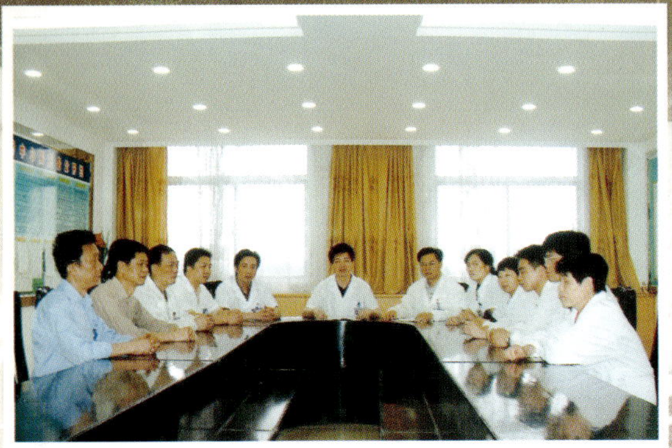

院领导集体

该院原是一所全民性质的乡镇中心卫生院，1958年建院至今，现已发展为集医疗、护理、保健、康复为一体的综合性医院。

全院现有职工160名，卫技人员136名，其中副主任医师1名，主治医师、主管护理、主管药师等40余名，大专以上学历70余人。该院医技力量雄厚，医疗设备先进，科室设置齐全，设有西医内、外科，妇产科、眼科、五官科、伤骨科、病理科、美容科，中医内、外科，儿科、皮肤科以及小针刀业务，还有口腔科、针炙理疗等20多个临床和医技科室，拥有意大利进口百胜彩色B超，日本富士能电子胃镜、肠镜、500MA电视摇控X光机、全自动生化分析仪、心电监护仪、日本光电12导联同步心电图机、进口24小时动态心电图仪、脑地形图仪、高压氧舱、红外乳腺诊断仪、病理科全套设备等先进医疗设备。内科能正常救治各种急、危、重病人；外科正常开展上腹部手术、腹腔镜手术及食道贲门癌、胰头癌根治术等高难度手术；骨科能正常开展全髋关节置换术、神经及血管吻合术、断指再植术；脑外科正常开展颅内血肿清除或引流术；妇产科能正常开展剖宫产、子宫全切及妇科腔镜手术；眼科开展了超声乳化白内障人工晶体植入术；内窥镜室开展了电子肠镜检查；B超室开展在彩超下穿刺介入治疗；检验科正常开展全套生化及各种酶谱等检查；病理科正常开展各种病理切片诊断；中医外科继承陈氏外科百年传统，擅治疔疖、疮、痈、疽、乳腺、骨关节及皮肤病，在扬州一带享有盛名。医院设有病床100张，其中爱婴病床8张，中医床位12张。

近年来，医院狠抓内部管理，加强医德医风建设，建立健全各项规章制度，深化人事制度改革，2002年投资近20万元建成了医院信息管理系统，实现了收费、药品划价统计与财务分析工作电算化，人事分配制度方面大胆改革，实施全员聘用制，干部公开竞聘上岗，实行了新的分配方案“绩效工资制”。

医院先后被评为江都市“价格诚信单位”、“先进基层党组织”，多次评为卫生系统“综合先进单位”，2003–2004江都市“文明单位”。该院领导班子在院长蔡坚同志的带领下，以“团结、严谨、务实、创新”为医院精神，勇于探索，大胆创新，与时俱进，再创辉煌。

联系电话：0514–6441035

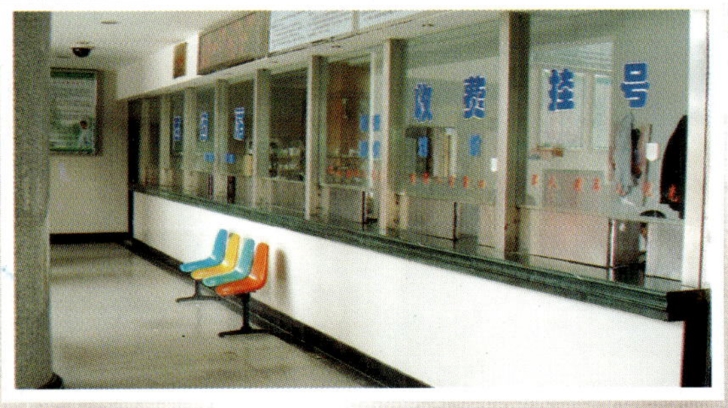

门诊大厅

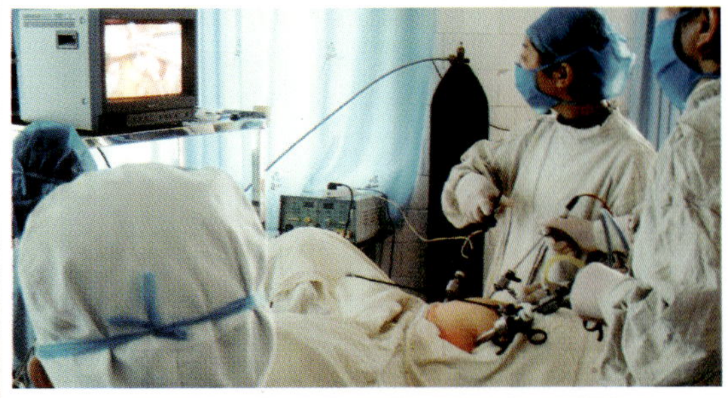

医务人员正在做腹腔镜手术

东台市许河镇卫生院

盐城东台市许河镇卫生院创建于1958年，1994年通过一级甲等医院评审，核定床位60张，各类专业技术人员80人，其中高、中级职称38人，初级职称40人，设有内、外、妇、儿、皮肤、五官科、口腔、中医、理疗、针灸等临床科室和检验、放射、B超、胃镜、心电图等医技科室。开设中医疗法治疗静脉曲张、中医肛肠特色专科。现拥有进口彩超、日本产电子胃镜、心电工作站、监护仪、500mA X 光机、全自动血球分析仪、半自动生化分析仪、尿液分析仪、手术电刀、呼吸机、麻醉机等医疗器械，医院现有固定资产600余万元。

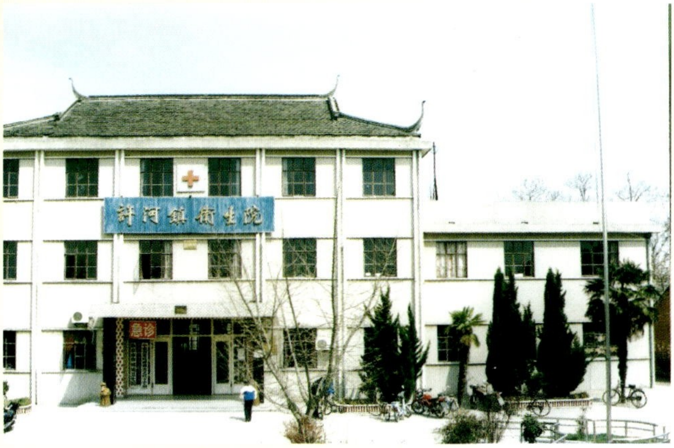

▲ 医院外景

该院不断深化内部改革，狠抓医疗质量和医疗安全管理，注重引进和培养业务技术人才，加大硬件投入，完善各项管理制度，全院上下密切配合，诊疗水平不断提高，远近患者纷纷慕名前来就诊，业务辐射范围不断扩大，经济效益和社会效益逐年提高，连续三年获得“东台市文明单位”，被盐城市人民政府表彰为“血防先进单位”。

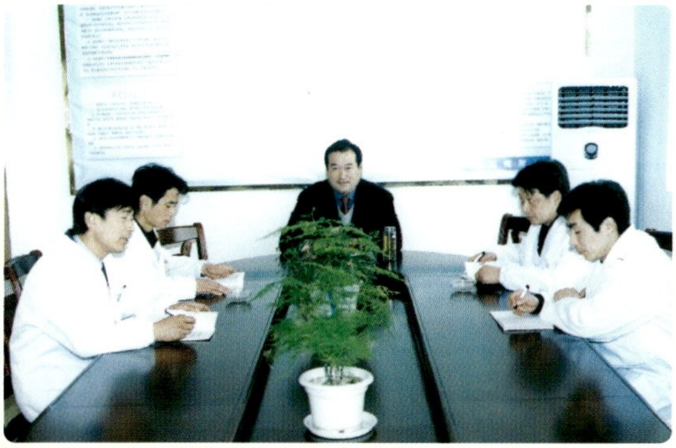

▲ 医院领导班子(中为院长何国峰)在商议医院发展规划

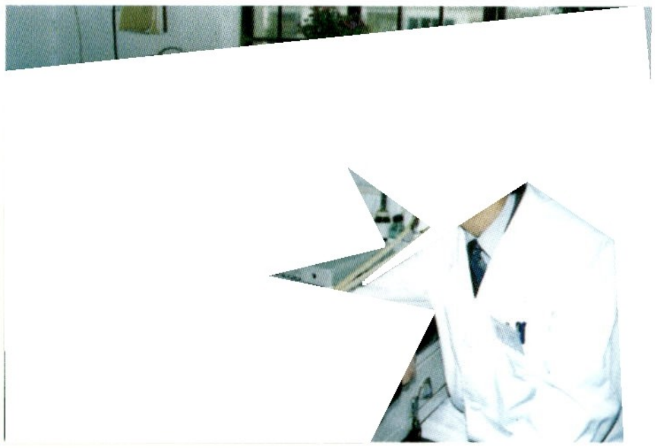

▲ 专家在为病人就诊

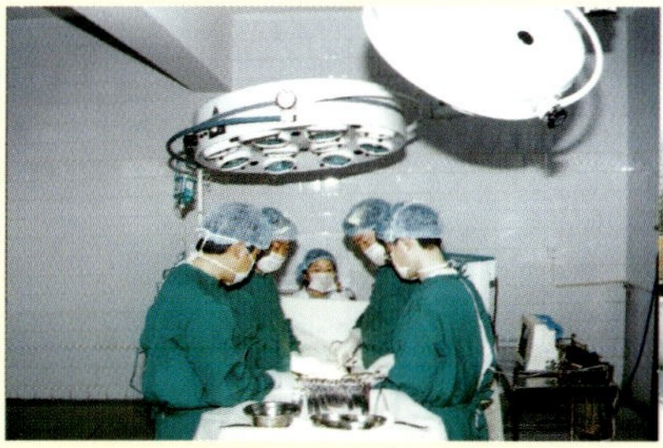

▲ 医护人员在手术

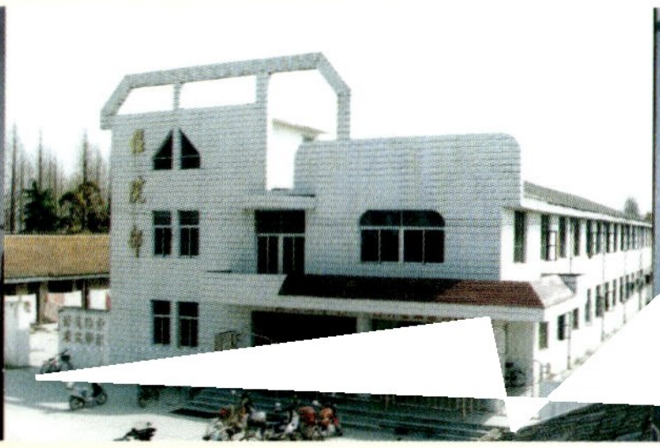

▲ 住院部

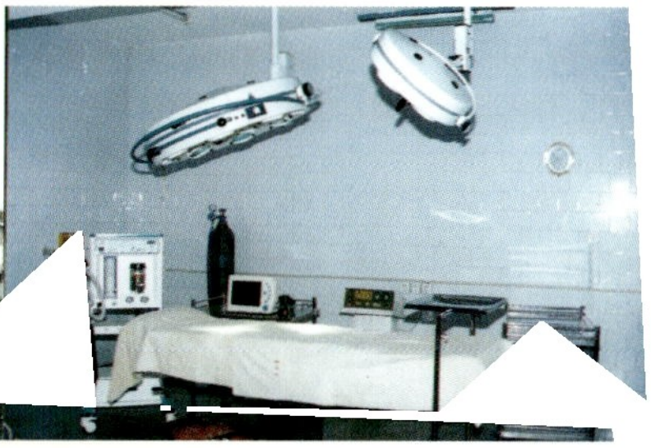

▲ 手术室

东台市时堰中心医院

医院宗旨：一切为了人民的健康

服务理念：真诚热心、体贴关爱

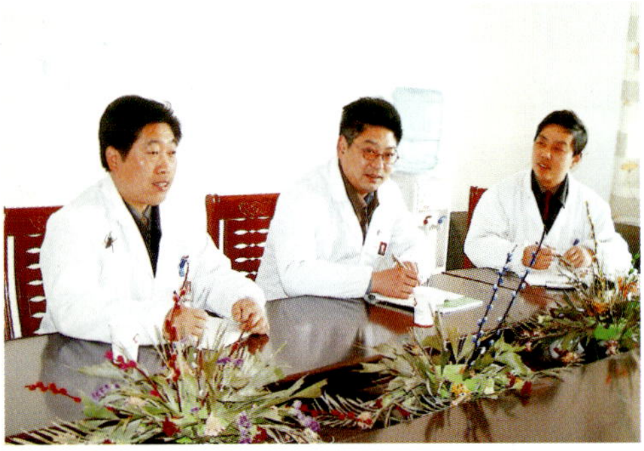

医院领导班子成员

盐城东台市时堰中心医院是一所50年代创办的全民所有制综合性中心医院，与海安、姜堰、兴化相毗邻，担负着本地区及周边地区近二十万人口的医疗、预防、保健服务以及医疗教学工作，是东台堤西地区的医疗、保健教育中心。医院四面环水，环境优美，占地面积23310平方米，总建筑面积8650平方米，现有职工125人，其中高、中级专业技术人员42人，医院床位80张，内设内、外、妇、儿、五官等临床科室齐全，医技有放射、CT室、彩色B超、心电、胃镜、检验、脑电、病理等科室齐全，配置了电子胃镜、500mA大型X光机、全身CT、自动生化分析仪、经颅多普勒、腹腔镜、膀胱镜等先进设备，年业务量1000万元。正常开展食道癌、肺癌、肠胃癌、乳腺癌、卵巢及子宫肿瘤切除根治术，开展肝内胆管结石、胆总管结石切开取石术，正常开展四肢骨折内固定术，正常开展消化道内镜治疗术，新近开展了椎间盘突出髓核摘除术、白内障超乳人工晶体植入术、颅内硬膜下血肿清除术及手外科手术，定期进行肝肺癌的介入治疗。针灸推拿科和腹腔镜专科为盐城市重点科室。近期又开设肝病、糖尿病及腰腿痛风湿病疼痛专科门诊。与上海、南京等地医疗机构，建立了长期合作关系。

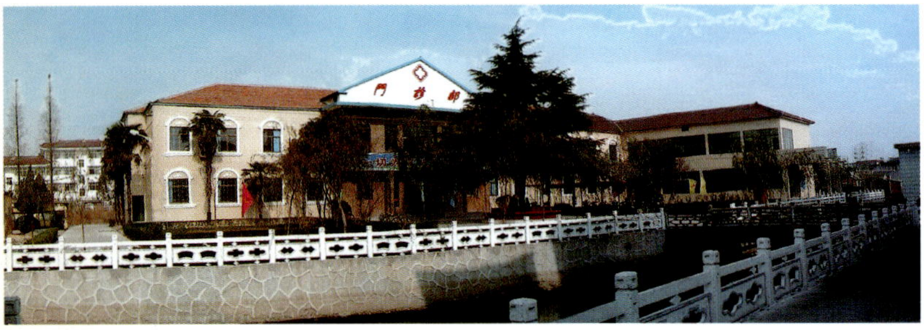

医院门诊外景一角

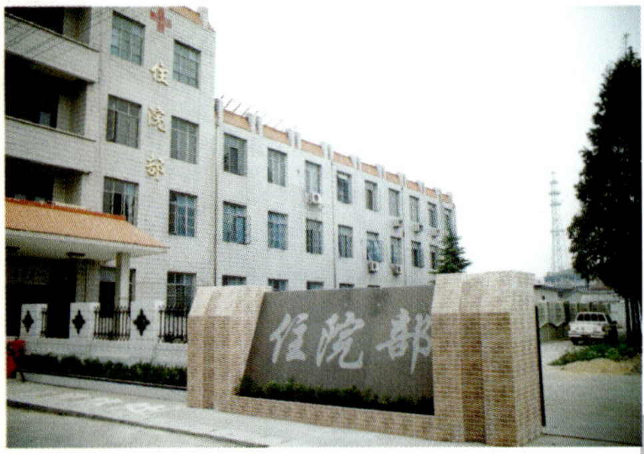

住院大楼

医院地址：东台市时堰镇人民路18号

联系电话：0515-5511144/5511169

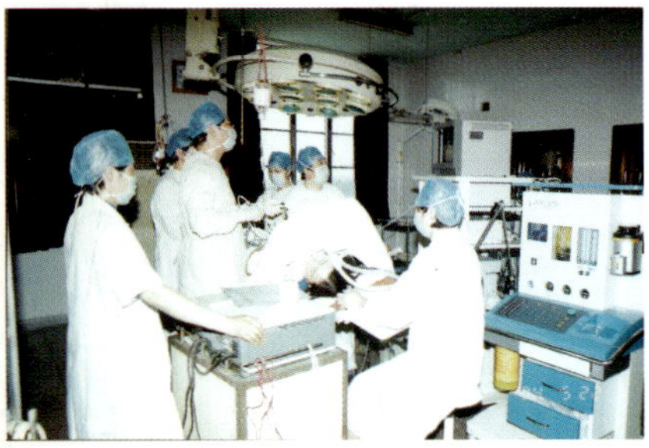

腹腔镜微创手术

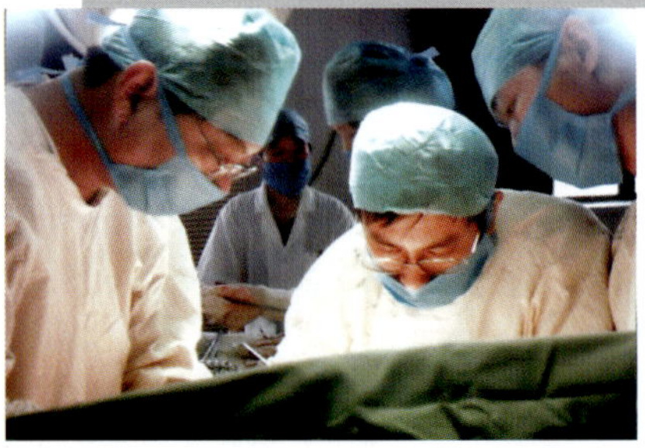

肝内胆管切开取石及部分肝叶切除手术

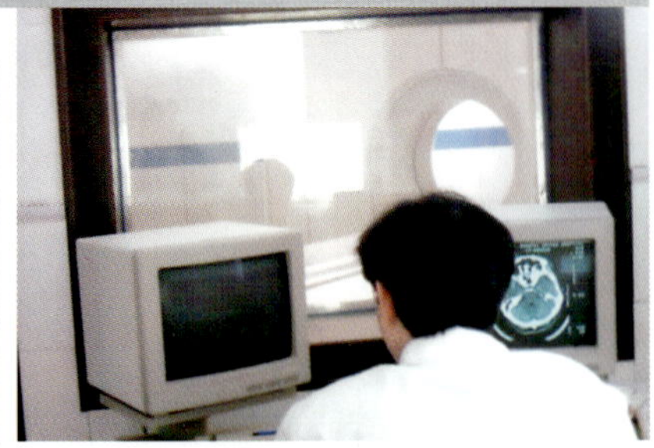

德国西门子全身CT

江苏省肿瘤医院

江苏省肿瘤防治研究所

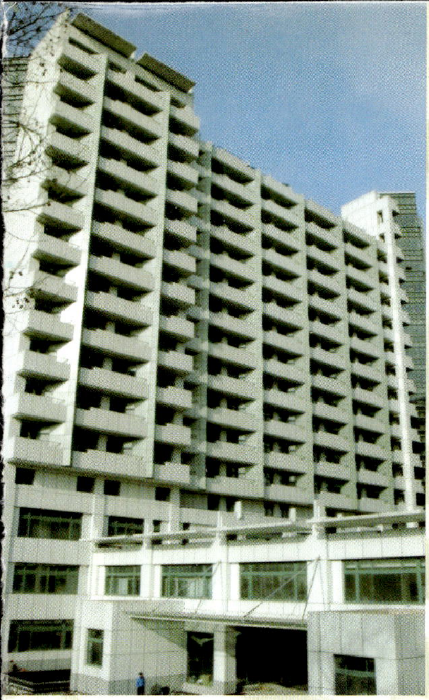

▲ 新病房楼外景

江苏省肿瘤医院位于风景秀丽的玄武湖畔，是省内惟一的省属肿瘤专科医院，是全省恶性肿瘤防、治、研、教技术指导中心，担负着本省7000万人民和邻近省部分肿瘤病人的预防、诊治任务。江苏省肿瘤防治办公室、江苏省临床检验中心挂靠在该院。该院临床治疗和基础研究工作相当繁重，由于江苏省肿瘤发病率呈逐年升高趋势，从全省各地转来的急、危、重、难病人日益增多，致使平均床位使用率常年居110%以上。2004年门急诊量129776人次，2004年住院人数达10491人，床位周转率达114.6%。

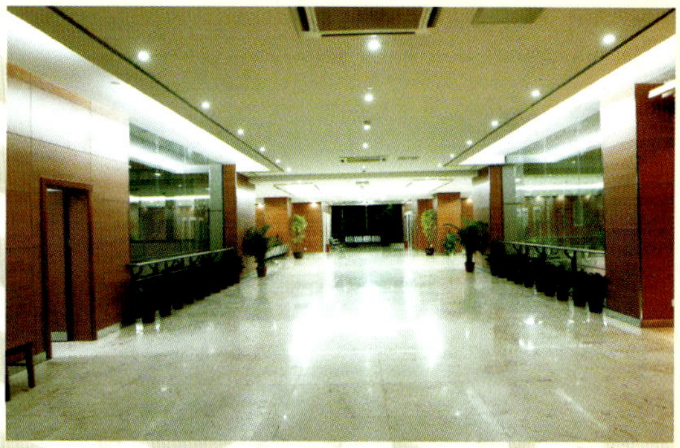

▲ 新病房楼大厅

2005年上半年竣工并投入使用的江苏省肿瘤医院新病房大楼是江苏省最大、最高的肿瘤病房楼。该大楼汲取了国内外大型现代化医院的先进经验与设计技术，在总体设计上充分体现了以人为本的理念，被省政府列为2000年为民办实事的20项重点建设项目之一。

该楼高65米，共16层，地下一层。5层至15层设11个病区，共198个病房，484张床位。大楼2-3层为手术室和ICU病房，共有14个仪器设备先进的手术室。手术室采用多通道科学化的布局和计算机智能化管理。不仅有洁净度千级、万级的手术室，还拥有洁净度最高达百级的层流手术室，这为更多的疑难、复杂、手术提供了非常好的条件。术后监护室(ICU)配有性能精良的监护仪、呼吸机、多功能高档监护病床，与手术室紧密相邻。监护室内质地精良、色彩淡雅的垂帘可根据需要隔成小间，所有术后病人都在护士直接的监护视野之内。病房以3人间为主，辅以部分两人间和单人套间。每间病房均有独立卫生间、有线电视、电话，每个病区配有活动室、示教室。病房空间面积大，拥有良好的朝向与开阔的视野，南京著名的风景区玄武湖，极目远眺，美丽的湖光山色尽收眼底，病房楼道宽敞明亮。

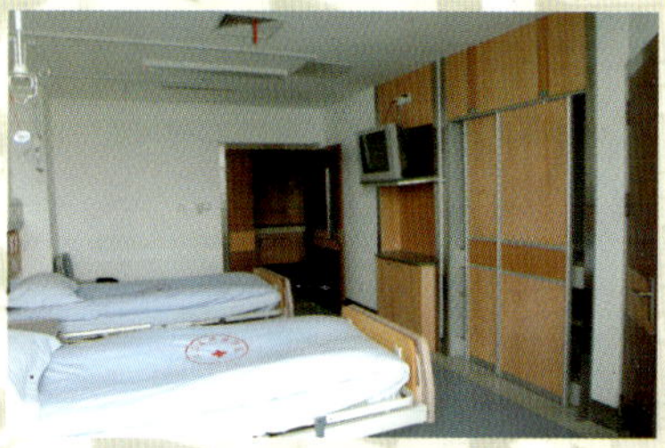

▲ 舒适的病房

16层为会议中心，有多功能厅、小型会议、学术会议室三个会议室，内配现代化会议设施。配电房、锅炉房设在地下一层。

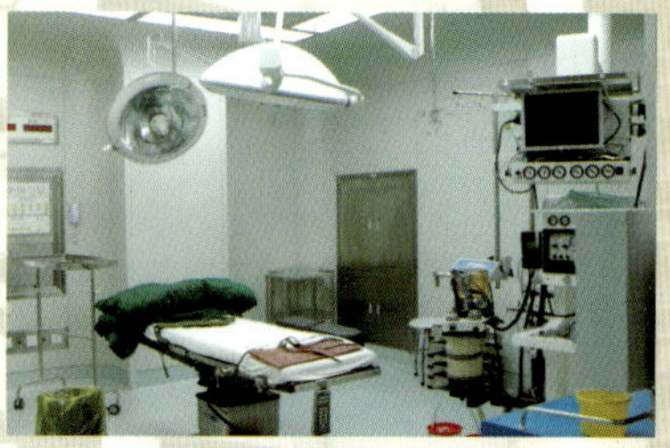

▲ 百级洁净手术室

该楼拥有全省第二家最先进的医用气动物流转输系统，设有综合布线，楼宇自控系统，病房长年恒温、恒湿，设备运行也能得到随时监控；设有安保监控系统，对出入口、重点部位、电梯进行24小时监控。一层大厅设有8平方米超大液晶显示屏。

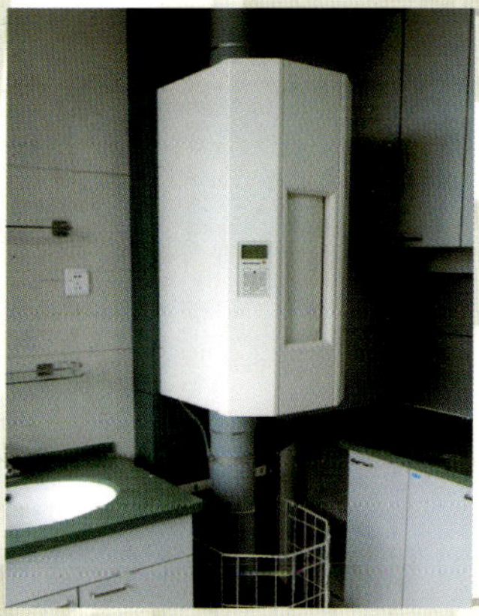

◀ 医用气动物流转输系统

新病房大楼为患者创造了舒适、方便、优美的治疗环境。使医院达到一流水平、与国际接轨，奠定了良好的基础。

文：顾晓兰　　摄影：张达青

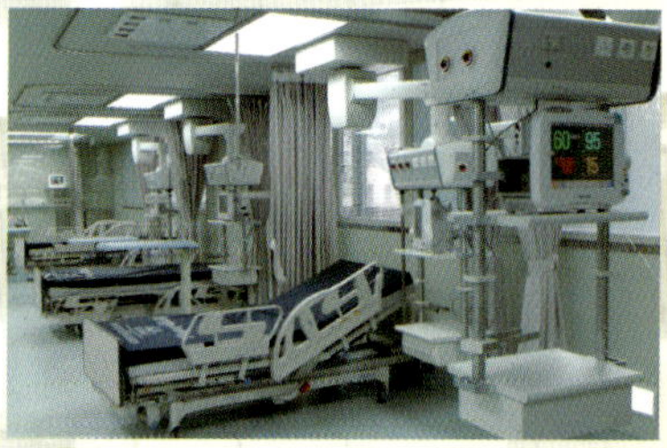

▲ 术后监护室（ICU）

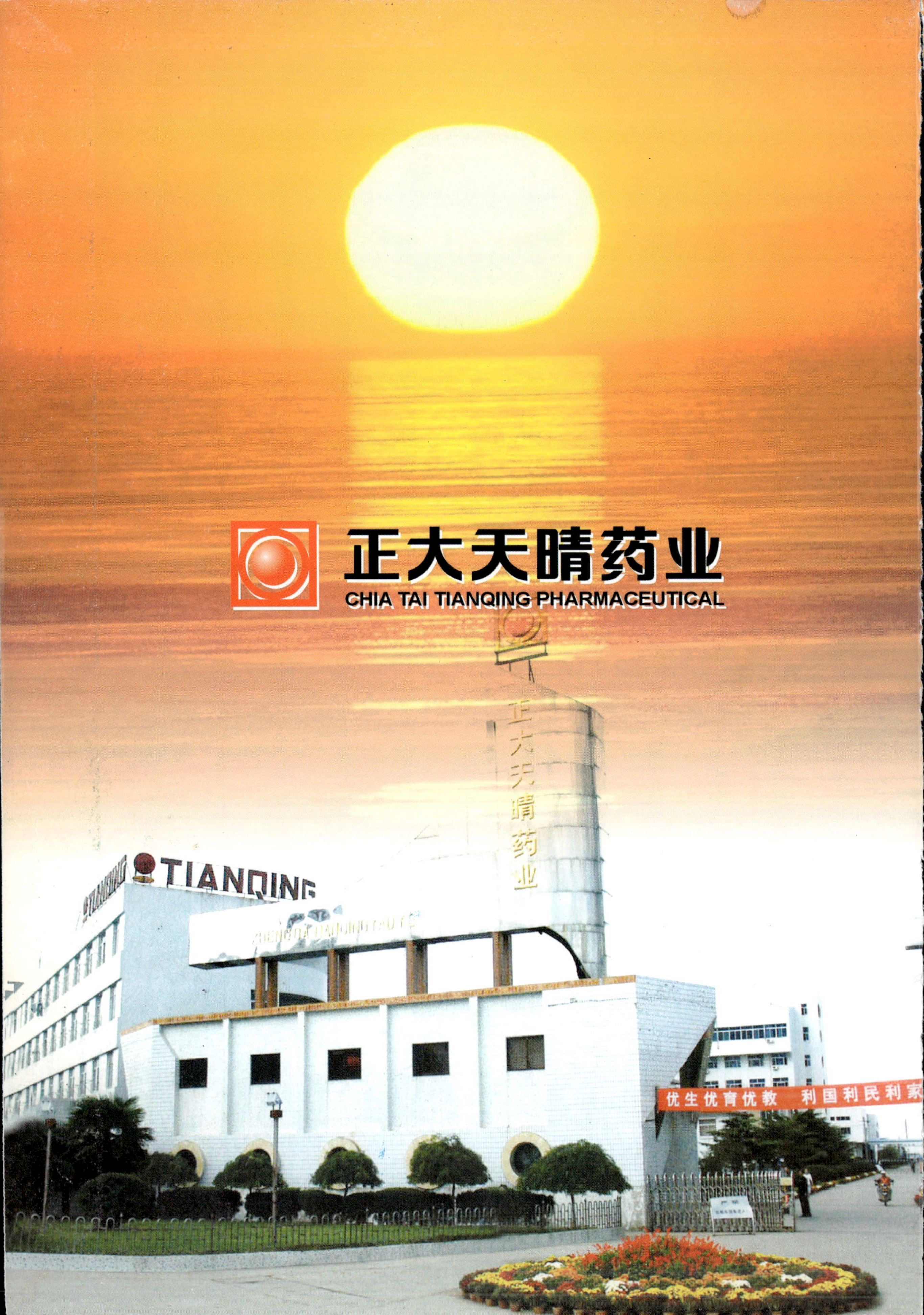
正大天晴药业
CHIA TAI TIANQING PHARMACEUTICAL
正大天晴药业
TIANQING
优生优育优教 利国利民利家